D. FRENZL

Kopf-Arbeit

Gerhard Roth / Wolfgang Prinz (Hrsg.)

Kopf-Arbeit

Gehirnfunktionen und kognitive Leistungen

Redaktionell bearbeitet von Sabine Maasen

Spektrum Akademischer Verlag   Heidelberg · Berlin · Oxford

Die Deutsche Bibliothek – CIP-Einheitsaufnahme

Kopf-Arbeit : Gehirnfunktionen und kognitive Leistungen / Gerhard Roth/Wolfgang Prinz (Hrsg.). – Heidelberg ; Berlin ; Oxford : Spektrum, Akad. Verl., 1996
   ISBN 3-86025-256-9
NE: Roth, Gerhard [Hrsg.]

Lektorat: Merlet Behncke-Braunbeck, Sabine Loss (Ass.)
Redaktion: Sabine Maasen
Produktion: Brigitte Trageser
Umschlaggestaltung: Kurt Bitsch, Birkenau
Druck und Verarbeitung: Konrad Triltsch, Würzburg

Inhaltsverzeichnis

Vorwort

Die Erforschung des Gehirns und seiner Leistungen erfährt seit einigen Jahren ein ähnlich starkes Interesse wie seinerzeit zwischen den beiden Weltkriegen die Relativitätstheorie und die Quantenphysik – und das nicht nur in den beteiligten Wissenschaften selbst, sondern auch in der breiteren Öffentlichkeit. Es sieht nunmehr danach aus, als sei die Frage, wie kognitive Leistungen durch das Gehirn realisiert werden, eine wirklich interdisziplinäre Angelegenheit geworden, bei der Neurobiologen und Kognitionspsychologen, aber auch Philosophen, Computerwissenschaftler, Mathematiker und Physiker gleichberechtigt zusammenarbeiten. Entsprechend wurden und werden seit einigen Jahren verschiedene interdisziplinäre Forschungsprogramme unter Beteiligung mehrerer dieser Disziplinen aufgelegt.

Eines davon war das von der Deutschen Forschungsgemeinschaft getragene Schwerpunktprogramm „Kognition und Gehirn", das von den Herausgebern dieses Buches zusammen mit dem Psychologen Eckart Scheerer, den Philosophen Ansgar Beckermann und Peter Bieri und dem Neurobiologen Henning Scheich konzipiert und im Jahre 1988 gestartet wurde. Es hat in den sechs Jahren seines Bestehens weder an gutem Willen noch an Arbeitsaufwand gefehlt. Dennoch muß der damalige Versuch, zwischen den drei Disziplinen einen engen und fruchtbaren Arbeitszusammenhang oder auch nur einen intensiveren Diskussionsverbund herzustellen, kritisch beurteilt werden. Bei einer Befragung der Teilnehmer, die von uns zum Ende des Schwerpunktprogramms durchgeführt wurde, erklärten die beteiligten Neurobiologen, sie hätten die Interaktion und Diskussion mit den Psychologen als sehr anregend und nützlich empfunden, auch wenn die Zusammenarbeit mit den anderen Neurobiologen weitaus wertvoller gewesen sei. Entsprechendes erklärten die Psychologen. Beide, Neurobiologen und Psychologen, fanden hingegen die Zusammenarbeit und Diskussion mit den Philosophen nicht besonders produktiv, und auch bei der Mehrzahl der beteiligten Philosophen hatte sich das anfängliche Interesse aus verschiedenen Gründen deutlich abgekühlt. Die im Schwerpunktprogramm gewonnenen Erfahrungen waren oft frustrierend und gerade deshalb sehr wertvoll, denn sie zeigten, wie schwer tatsächliche interdisziplinäre Arbeit ist.

Als eine Konsequenz aus dieser Erfahrung wurde inzwischen, wiederum unter Mitwirkung der beiden Herausgeber dieses Buches, ein neues Schwerpunktprogramm der Deutschen Forschungsgemeinschaft ins Leben gerufen, das sich eine möglichst enge Zusammenarbeit der Kognitionspsychologie und der systemischen bzw. kognitiven Neurobiologie an einem möglichst konkreten Thema zum Ziel gesetzt hat, nämlich der sensomotorischen Integration.

Insgesamt hat sich gezeigt, daß eine enge Zusammenarbeit zwischen zwei (oder gar mehr) Disziplinen eine schwierige und mühsame Angelegenheit ist, selbst wenn diese Disziplinen ein starkes gemeinsames Interesse haben und auch methodisch nicht zu weit auseinanderliegen, wie dies zwischen Kognitionspsychologie und kognitiver

Neurobiologie der Fall ist. Zu sehr sind offenbar die Einzeldisziplinen noch in ihren traditionellen Denk- und Begriffsschemata verhaftet. Gleichzeitig erscheint es dringender denn je, daß gerade diese beiden Disziplinen miteinander eng zusammenarbeiten, wenn man weiter das Ziel verfolgt, kognitive Leistungen in ihrer materiellen Verwirklichung zu verstehen.

Das vorliegende Buch will hierzu einen Beitrag leisten. Dabei geht es uns und unseren Kollegen nicht vorrangig um eine auftrumpfende Darstellung gegenwärtigen Wissens und Könnens, sondern um eine nüchterne Bestandsaufnahme dessen, was wir gegenwärtig zu den Beziehungen zwischen kognitiven Leistungen und Gehirnfunktionen aus Sicht der beiden Disziplinen sagen können. Da bisher die Neurobiologie und die Psychologie nicht wirklich gemeinsam arbeiten – zumindest nicht in Deutschland und im europäischen Ausland –, stellt dieses Buch über weite Strecken nicht so sehr eine Auslotung und Darstellung von bereits verwirklichten Gemeinsamkeiten zwischen beiden Disziplinen dar, sondern eher eine Analyse des Vorrats an Gemeinsamkeiten der Methoden, Experimente, Begriffe und Modellvorstellungen.

Dieses Buch ist ein Resultat verschiedener Initiativen; es versteht sich aber auch als eine der Früchte, die das bereits erwähnte Schwerpunktprogramm „Kognition und Gehirn" getragen hat: Wir möchten daher der Deutschen Forschungsgemeinschaft für die großzügige Unterstützung des Vorhabens danken. Die Zusammenarbeit mit dem Verlag war durch das Engagement Frau Behncke-Braunbecks und ihrer Kolleginnen zugleich angenehm und effektiv. *Last but not least* wollen wir die Kopf-Arbeit der Sekretärin würdigen, die aus vielen Manuskripten eine verlagsgerechte Druckvorlage erstellt hat: Frau John hat sich mit ihrer Sorgfalt und Geduld um diesen Band besonders verdient gemacht.

Bremen und München, April 1996
G. R., W. P. & S. M.

Teil I
Fragen über Fragen

1. Kognitive Leistungen und Gehirnfunktionen

Wolfgang Prinz, Gerhard Roth und Sabine Maasen

Die Überschrift dieses Einleitungskapitels wiederholt den Untertitel, den wir dem Haupttitel des Buches beigegeben haben – allerdings in umgekehrter Reihenfolge. Die Umkehrung der Reihenfolge beruht aber nicht auf Nachlässigkeit, sondern auf Absicht. Der Untertitel soll den *sachlichen Fundierungszusammenhang* zwischen Gehirnfunktionen und kognitiven Leistungen zum Ausdruck bringen, d.h. die Tatsache, *daß kognitive Leistungen auf Gehirnfunktionen beruhen*, so daß gewisse Gehirnfunktionen gewisse kognitive Leistungen hervorbringen. In diesem Kapitel steht aber nicht der sachliche Fundierungszusammenhang im Vordergrund, sondern der *methodische Erklärungszusammenhang* – wobei wir allerdings einen sachlichen Fundierungszusammenhang als gegeben voraussetzen. Das heißt, wir fragen uns, *wie* kognitive Leistungen überhaupt durch zugrundeliegende Gehirnfunktionen *erklärt* werden können. Wie muß ein Forschungsprogramm angelegt sein, das diese Zielsetzung verfolgt? Welche Fragen muß es bearbeiten, und auf welche Hindernisse stößt es? Und nicht zuletzt: Wie kann es mit diversen Paradoxien, wie mit den abgründigen philosophischen Rätseln umgehen, mit denen dieses Forschungsfeld seit jeher belastet ist?

Das, was wir in diesem Buch zur Sprache bringen, stützt sich hauptsächlich auf Forschungsergebnisse der Neurobiologie und der Psychologie. Dementsprechend müssen wir gleich zu Beginn vor allzu hoch gespannten Erwartungen an die Lösung philosophischer Rätsel warnen. Wir wollen diese Rätsel, mit denen das Gebiet, über das wir berichten, geradezu vermint ist, zwar keineswegs ausklammern, aber wir nehmen auch keine systematischen Anstrengungen vor, sie zu lösen. Was wir vielmehr an verschiedenen Stellen zu zeigen versuchen, ist, welche Wege die Forschung gefunden hat, ihre methodischen und theoretischen Ansätze so zu formulieren, daß die philosophischen Grundsatzfragen ausgeklammert bleiben. Was aber umgekehrt nicht bedeutet, daß wir der Meinung sind, die Ausklammerung von Problemen sei zugleich auch deren Lösung. Von diesem Dilemma wird noch verschiedentlich die Rede sein.

Wie also können kognitive Leistungen durch die zugrundeliegenden Gehirnfunktionen erklärt werden? Wir beginnen die Untersuchung dieser Frage mit einer Erörterung der Beziehungen zwischen Kopf, Gehirn und Welt (Abschnitt 1.1). Anschließend wenden wir uns der Frage zu, was man unter kognitiven Leistungen zu verstehen hat, wie man sie untersuchen kann und wie sie erklärt werden können (1.2). Im dritten Schritt erörtern wir dann, welche Möglichkeiten zur Beschreibung von Gehirnfunktionen zur Verfügung stehen und wie man vor allem Gehirnfunktionen so beschreiben kann, daß ihre Trägerfunktion für kognitive Leistungen sichtbar wird (1.3). Danach versuchen wir im vierten Abschnitt dieses Kapitels, diese beiden Fäden zusammenzuführen und einen begrifflichen und methodischen Rahmen zu skizzieren, der es erlaubt, kognitive Prozesse und Gehirnfunktionen aufeinander zu beziehen und die einen durch die anderen zu erklären (1.4). Schließlich beenden wir das Einleitungskapitel mit einer Übersicht über den Aufbau des Buches (1.5).

1.1   Kopf-Arbeit

Den ganzen Tag über sind wir mit kognitiven Leistungen beschäftigt: Wie selbstverständlich *sehen* und *erkennen* wir Personen in unserer Umgebung, und wir *hören* und *verstehen*, was sie sagen. Wenn wir etwas essen, *greifen* wir zur Gabel und *führen* sie zum Mund. Wir *sprechen* mit unserem Tischnachbarn, *denken* über seine Argumente nach und *erinnern* uns bei dieser Gelegenheit daran, ähnliche Argumente schon einmal früher *gehört* zu haben. Kurz darauf *überlegen* wir, was wir am Nachmittag tun wollen, und wir *entschließen* uns, einen Aufsatz zu *planen* und zu *konzipieren*, den wir in den nächsten Tagen *schreiben* wollen.

All dies sind kognitive Leistungen, wenn auch von ganz unterschiedlichem Charakter: *sehen*, *hören* und *verstehen*, *lesen* und *schreiben* sind Beispiele für scheinbar ganz einfache Leistungen, die uns ständig begleiten und die fast von selbst gelingen – d.h. ohne besonderen kognitiven Aufwand, den wir investieren müßten. Anders dagegen bei *nachdenken*, *sich erinnern*, *sich entschließen*, *planen* oder *konzipieren*. Hier handelt es sich um Leistungen, die ein gewisses Maß an Anstrengung zu verlangen scheinen. Diese Anstrengung kann – etwa beim Konzipieren einer Rede oder eines Aufsatzes – bis zur vollen Konzentration aller geistigen Kräfte reichen.

Dennoch: Von Leistungen reden wir nicht nur dann, wenn wir uns anstrengen, sondern immer dann, wenn wir etwas tun, was einem Gütemaßstab gerecht wird, und dieses Kriterium ist auch bei den scheinbar einfachen, anstrengungslosen kognitiven Leistungen erfüllt. Das was wir sehen, hören oder verstehen, sehen, hören und verstehen wir *richtig*, d.h. so, wie es *wirklich ist* oder *wirklich gemeint* ist. Und wenn wir sprechen oder nach einem Gegenstand greifen, tun wir das in der Regel gleichfalls so, daß damit ein bestimmter Zweck erreicht wird: Wir sprechen so, daß andere Personen in unserer Umgebung uns verstehen können, und wir führen die Greifbewegung so aus, daß wir die Gabel wirklich zu fassen bekommen.

Auch andere Tiere sind den ganzen Tag über mit kognitiven Leistungen beschäftigt: kognitive Leistungen sind keineswegs eine Domäne von uns Menschen. Tiere sind ständig mit der Wahrnehmung ihrer Umgebung und der Ausführung von Handlungen beschäftigt, und sie sind dabei im großen und ganzen recht erfolgreich: Fröschen gelingt es, Fliegen zu fangen und zu fressen; Störche schaffen es, in ihre angestammten Brutreviere zurückzukehren, und Fernsehhunden gelingt es sogar, Räuber, Mörder und sonstige mafiose Gangster aufgrund ihres Geruchs zu identifizieren. Allerdings machen wir gewöhnlich zweierlei Abstriche, wenn wir über kognitive Leistungen von Tieren sprechen. Zum einen sind wir uns darin einig, daß bestimmte Leistungen für Tiere nicht in Betracht kommen und für Menschen reserviert sind. Das gilt z.B. für alle kognitiven Leistungen, die an eine komplexe syntaktische Sprache gebunden sind: Sprechen, sprachliche Äußerungen verstehen, lesen, schreiben usw.

Zum anderen sind wir uns darüber im klaren, daß wir über viele kognitive Leistungen von Tieren eigentlich nur *in Gänsefüßchen* reden können. Gänsefüßchen sind nämlich immer dann angebracht, wenn wir zur Beschreibung kognitiver Leistungen das gleiche Vokabular verwenden, mit dem wir auch die kognitiven Leistungen unserer Mitmenschen beschreiben – wenn wir also z.B. davon reden, daß der Frosch die Fliege „erkennt", der Storch „überlegt", in welche Richtung er fliegen muß, oder der Fernsehhund „sich erinnert", daß der finster dreinblickende Mensch, an dem er gerade herumschnuppert, so riecht wie das fremde Halstuch, das am Tag zuvor in der Nähe der Leiche gefunden worden war. Gänsefüßchen verwenden wir, um zum Ausdruck zu bringen, daß wir im Fall der Tiere über die subjektiven Erlebnisse, die mit diesen kognitiven Leistungen einhergehen, im Grunde nichts wissen, und daß wir keineswegs sicher sind, ob es sie überhaupt gibt und ob sie denen ähnlich sind, die wir selbst haben, wenn wir diese Leistungen vollbringen. Dementsprechend kann es nicht verwundern, daß diese Diktion aus dem wissenschaftlichen Sprachgebrauch längst verschwunden ist und einer Redeweise Platz gemacht hat, die sich ausschließlich auf die Beschreibung objektiv beobachtbarer Verhaltenstatsachen zentriert: auf die Tatsache, daß der Frosch die Fliege *fängt*, daß der Storch zu seinem alten Brutplatz *zurückkehrt* und der Hund eine bestimmte Person *stellt* und *anknurrt*.

Irgendwie findet das alles „im Kopf" statt. Aufgeklärt, wie wir sind, wissen wir natürlich, daß kognitive Leistungen auf *Kopf-Arbeit* beruhen, d.h. auf Prozessen, die sich in den *Gehirnen* von Lebewesen abspielen. Gehirne sind Zentralorgane im doppelten Sinne: Zum einen ist das Gehirn eine Informationszentrale, in der die Meldungen sämtlicher Sinnesorgane zusammenkommen. Zum anderen ist es eine Steuerungszentrale, die die Muskeltätigkeit des gesamten Körpers koordiniert und auf diese Weise zielgerichtete Handlungen ermöglicht. Insofern will der Haupttitel mehr andeuten als nur die Verhältnisse der *anatomischen Lokalisation*, d. h. die vergleichsweise banale Tatsache, daß das Trägerorgan der kognitiven Leistungen *im Kopf* lokalisiert ist. Er will gleichzeitig die *funktionelle Zentralisierung* andeuten, die sich aus der Konzentration der Grundlagen aller kognitiven Leistungen *in einem gemeinsamen Trägerorgan* ergibt. In diesem Organ laufen alle Einwirkungen aus der Außenwelt auf den Organismus zusammen, und von ihm gehen alle Einwirkungen des Organismus auf die Außenwelt aus.

Herz oder Hirn? Die Geschichte des kulturellen Wissens darüber, daß kognitive Leistungen im Kopf erbracht werden, reicht weit zurück; philosophische, medizinische und naturwissenschaftliche Abhandlungen sind seine hauptsächlichen Zeugen. Diese Texte geben u. a. Auskunft darüber, daß es wohl nicht immer selbstverständlich gewesen ist, die Wahrnehmung und Verarbeitung von Sinnesreizen im Kopf zu verorten. Im Gegenteil – auch das Herz war lange Zeit ein ernsthafter Kandidat. Daß schließlich der Kopf über das Herz gesiegt hat, ist – etwas salopp betrachtet – unmittelbar verknüpft mit dem allmählichen Niedergang des ursprünglichen Forschungsgegenstands dieser Abhandlungen: der Seele.

Die Untersuchungen der antiken Ärzte und Philosophen galten nicht „kognitiven Leistungen", sondern der Seele. Sie fragten: Wo hat die Seele im Körper ihren Ort? Die cardiozentristische These, deren prominentester Vertreter Aristoteles war, war der Meinung, das Herz sei Sitz der Empfindungen, der Leidenschaften und des Verstands. Wie kam er zu dieser Meinung? Aristoteles hatte die Blutgefäße entdeckt und beobachtet, daß sie im Herzen zusammenlaufen. Diese Beobachtung macht das Herz zum plausiblen Kandidaten für ein zentrales Steuerorgan, das über die Blutgefäße die Verbindung zur Körperperipherie organisiert: Es schickt über die mit *Pneuma* gefüllten Arterien „Lebensgeist" zu den Organen, und umgekehrt unterrichten die Sinnesorgane das Herz über die Vorgänge in der Außenwelt. Die Seele ist in all diesen Vorgängen präsent. Dem Gehirn schreibt Aristoteles lediglich die Funktion der Temperierung zu: aus Wasser und Erde gebildet, diene es der Kühlung des Organismus. Im Herzen sei das Blut am wärmsten, im Gehirn am kältesten; deshalb könne das Gehirn nicht der Sitz der Seele sein.

Diese Behauptung war von Beginn an mit einer Gegenthese konfrontiert. Für die cephalozentrische Gegenthese, wonach der Sitz der Seele im Gehirn sei, wirbt bereits ein ägyptischer Papyrus ca. 3000 v.Chr.; bekannt wird sie aber vor allem durch die

Vorsokratiker. Demokrit etwa postuliert ein materielles Substrat für alle Seelenvor-
gänge, die sogenannten Seelenatome, die im gesamten Körper verteilt seien und durch
eine komplexe Physik die Empfindungen regulierten. Die Denkvorgänge verortet Demokrit jedoch allein im Gehirn und schreibt ihm überdies eine allgemeine Integrati-
onsfunktion zu: Es ist nicht nur »Wächter des Gedankens oder des Verstands«, sondern »überwacht die höchste Extremität wie ein Wachtposten, eine Zitadelle des
Körpers...« (vgl. dazu Changeux, 1984, S. 15). Dem Herzen behält er eine andere
Funktion vor: es sei die »Nährmutter des Zorns«. Mit seiner spekulativen Trinitätsleh-
re unterstreicht Platon die cephalozentrische These: Danach sind die Begierden im
Unterleib, die Willenskraft zwischen Hals und Brust und die Vernunft im Gehirn
verortet. – Auch hier ist die Seele in allen Vorgängen präsent.

Erst im Mittelalter bahnt sich eine Entscheidung zugunsten der cephalozentrischen
These an. Dabei spielte nicht nur das zunehmende physiologische Wissen eine Rolle,
sondern auch die christliche Doktrin von der Immaterialität der Seele. Diese Doktrin
erlaubte es nicht länger, nach dem Ort der Seele im Körper zu fragen, einerlei, ob es
sich um Herz oder Hirn handelte (vgl. Zilles, 1994, S. 182). Sie ließ es jedoch zu,
dieses Problem indirekt zu verfolgen, und dies geschah auf zwei Wegen. Erstens war
es erlaubt, nach der Lokalisation des Wahrnehmungsmechanismus zu fragen, der
zwischen Außenwelt und Seele vermittelt, und zweitens war es erlaubt, nach der
Lokalisation bestimmter seelischer Einzelfunktionen zu fragen, die der rationalen Seele zugeschrieben wurden (Vorstellung, Vernunft und Gedächtnis). Da sowohl der
Wahrnehmungsmechanismus wie auch die rationale Seele von den meisten Autoritäten nicht dem Herzen, sondern dem Gehirn zugerechnet wurden, setzte sich die cephalozentrische These allein schon aus diesen Gründen allmählich durch – jedenfalls was
die kognitiven Leistungen betrifft.

In der wissenschaftlichen Diskussion gilt spätestens seit Descartes das Gehirn als
endgültiger Sieger über das Herz, und dies sogar unter Einschluß der Seele. (Die
cardiozentrische These überlebt bei ihm in nur einem Aspekt: Es sei der vom Herzen
zum Gehirn entsandte Blutstrom, der die animalischen Geister, das Pneuma, erzeuge;
diese wiederum ergössen sich in die Gehirnkammern und gelangten von dort durch
Köperöffnungen in die Nerven, um auf den Körper einzuwirken.) Die Verbindung
von anatomisch-physiologischem Wissen und christlicher Doktrin gelingt ihm jedoch
nicht ohne Bruch: Auf der einen Seite konzipiert er – ganz materialistisch – den
menschlichen Körper als Maschine; auf der anderen Seite verteidigt er – ganz meta-
physisch – die einzigartige, immaterielle und unteilbare Seele. Seinen Ausweg findet
er per Analogieschluß: Er erklärt die Zirbeldrüse zu dem Ort, an dem sich die einmalige Seele mit dem Körper verbindet. Warum? Sie habe den wesentlichen Vorzug, nur
einmal vorzukommen, wohingegen die anderen Teile des Gehirns doppelt seien, und
schließlich könne man doch auch nur »einen einzigen Gedanken von einer bestimmten
Sache zu einem bestimmten Zeitpunkt haben« (vgl. dazu Changeux, 1984, S. 22).

Im literarischen Diskurs – und im Diskurs des Alltagslebens – hat das Herz dagegen
noch immer nicht vollständig abgedankt. Shakespeares Frage »Tell me where the
fancy bred. Or in the heart or in the head.« (*Der Kaufmann von Venedig*, III, 2, S. 64)
ist nurmehr rhetorisch zu verstehen. Das kulturelle Wissen darüber, wo „die Seele" zu
verankern ist, hat sich zwar auch im Alltagsverständnis zugunsten des Gehirns entschieden. Doch die seelischen Vorgänge sind nicht ohne Rest in den „kognitiven
Leistungen" aufgegangen: Daß es sich nämlich in Fragen, die etwa die Liebe oder die
Empathie betreffen, anders verhalten könnte, scheint zumindest in Metaphern wie „Du
liegst mir am Herzen" oder „Das geht mir zu Herzen" konserviert – mag man dies für

ein Beispiel der Ungleichzeitigkeit kulturellen Wissens halten, das mit Wissensbeständen unterschiedlichster Art hantiert. Wohl wissend, wo die Wahrnehmung und Verarbeitung von Sinnesreizen stattfindet: im Gehirn, lokalisiert man die subjektiven Ergebnisse dieser Wahrnehmung sprachlich zuweilen dort, wo man den Sitz der Seele wähnt: im Herzen. Die Kopf-Arbeit überläßt man hier getrost der Kognitions- und Hirnforschung.

Im übrigen ist allerdings auch im alltäglichen Diskurs und im literarischen Diskurs der Kopf längst gegenüber dem Herzen dominant, wenn es um kognitive Leistungen geht. Wir lassen uns etwas durch den Kopf gehen oder zerbrechen uns sogar den Kopf, wenn es gilt, ein schwieriges Problem zu lösen. Wenn jemand dagegen die Kontrolle verliert, halten wir ihn für kopflos, oder wir tippen uns an den Kopf, um anzudeuten, daß wir ihn für verrückt halten. Als literarisches Gegenbeispiel zum Kaufmann von Venedig mag der (inzwischen schon etwas angegilbte) Kinderbuchklassiker *Doktor Dolittle und seine Tiere* gelten (Lofting, o.J.). Im X. Kapitel dieses Buches betritt das „allerseltenste Tier" die Szene: Das Stoßmich-Ziehdich, das mütterlicherseits von den abessinischen Gazellen und den asiatischen Gemsen und väterlicherseits von den Einhörnern abstammen soll. Seine Besonderheit besteht darin, daß es über zwei Köpfe verfügt – ein Anblick, der, wie Abbildung 1.1 zeigt, selbst den gelehrten Doktor Dolittle, dem sonst nichts Tierisches fremd ist, in Verblüffung und Verlegenheit versetzt. Auch wenn er die Vorteile der Zweiköpfigkeit durchaus sieht (z.B. daß das Stoßmich-Ziehdich gleichzeitig essen und sprechen kann, ohne dabei unhöflich zu sein), fragt er sich dennoch irritiert, wie ein solches Tier jemals einen festen Gedanken fassen kann. Die monströse Zweiköpfigkeit des Stoßmich-Ziehdich macht schlagartig klar, worin der Vor- und der Nachteil unserer normalen Einköpfigkeit besteht: Einerseits erlaubt sie es uns, unsere kognitiven Vorgänge zu konzentrieren und zu koordi-

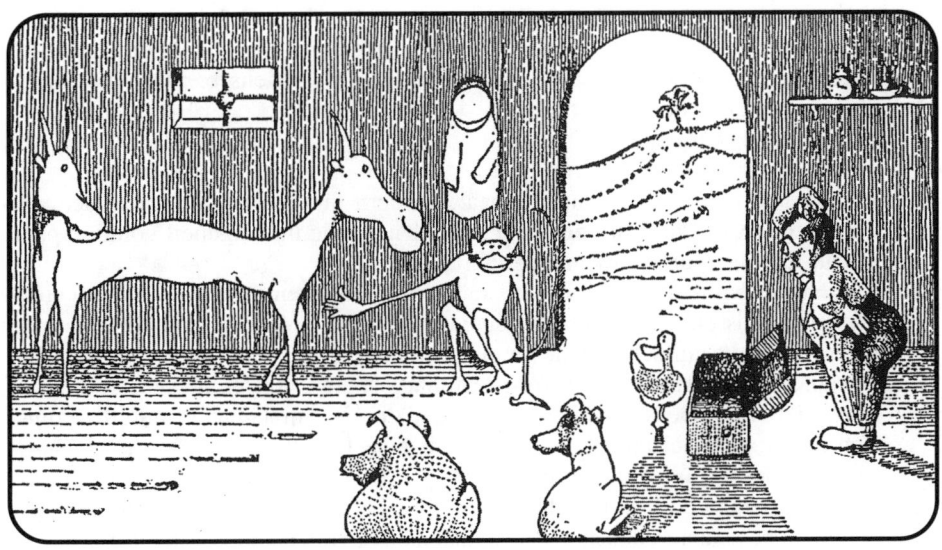

"Gott schütze uns", rief die Ente. "Wie kann das je einen festen Gedanken fassen?"

1.1 Die Vorstellung des Stoßmich-Ziehdich. Aus Lofting (o.J., S. 83); Abdruck mit Genehmigung des Cecilie Dressler/Nord-Süd-Verlags.

nieren (*einen festen Gedanken zu fassen*). Andererseits verhindert sie, daß wir mehrere Dinge gleichzeitig tun können (*essen und sprechen, ohne unhöflich zu sein*).

Nervensysteme und Gehirne. Was immer man von Doktor Dolittles Erwägungen halten mag – sie spiegeln nichts weiter als allgemein verbreitete Vorstellungen darüber, wie kognitive Leistungen normalerweise organisiert sind. Sie sind hochgradig integriert und koordiniert und legen deshalb die Vorstellung eines einzigen zentralen Trägerorgans nahe.

Allerdings dürfen wir uns hier nicht täuschen lassen. Für die Nervensysteme höherer Tiere (und ausschließlich solche sind in Doktor Dolittles Umgebung anzutreffen) ist zweifellos ein hoher Grad von funktioneller Integration und struktureller Zentralisierung charakteristisch. Das gilt aber keineswegs für das Tierreich insgesamt. Eine Reihe von Tieren weist relativ diffuse, nicht zentralisierte Nervensysteme auf, und es scheint so, als wäre ein gewisser Grad an Zentralisierung im Lauf der Evolution mehrfach und unabhängig voneinander in verschiedenen Gruppen des Tierreichs „erfunden" worden. Dieses Bild steht im Widerspruch zu der weitverbreiteten Auffassung, die biologische Evolution im allgemeinen und die Evolution der Nervensysteme und Gehirne im besonderen verlaufe strikt unilinear, d.h. innerhalb einer aufsteigenden Entwicklungslinie: Sie nehme ihren Ausgang bei Einzellern, Schwämmen und Hohltieren, welche die einfachsten Nervensysteme besitzen, über die Plattwürmer, Ringelwürmer, Insekten, Mollusken usw. bis hin zu den Wirbeltieren und ende beim Menschen als dem höchsten Wesen mit dem kompliziertesten und leistungsfähigsten Gehirn. Dies ist das antike Konzept der *Scala naturae*, welches seine großartigste Ausprägung bei Carl von Linné erfuhr und das abendländische biologische Denken stark geprägt hat. Es ist uns noch heute völlig geläufig, indem wir z.B. von niederen und höheren Wirbeltieren sprechen und indem der Mensch überall und immer als die Krone der Schöpfung bzw. der Evolution angesehen wird. Es beinhaltet, daß automatisch dasjenige, was dem Zustand des Menschen ähnelt, als *hochentwickelt* angesehen wird. Dies gilt insbesondere für das Gehirn: So sehen wir wie selbstverständlich einen großen Neocortex als entwickelt und ein großes Riechhirn (wie bei Haien oder Insektenfressern unter den Säugetieren) als primitiv an, nur weil Menschen kein gut entwickeltes Geruchssystem besitzen.

Seit langem ist aber bekannt:

1) Die Evolution verläuft nicht unilinear, sondern divergent, d.h. unter vielfacher Abspaltung von Entwicklungslinien, von denen jede ihre eigene Evolution parallel zur Evolution anderer Linien erfährt.
2) Die Evolution schreitet nicht generell vom Einfachen zum Komplexen voran. Natürlich müssen wir annehmen (ohne Belege dafür zu haben), daß die allerersten Nervensysteme einfach gebaut waren, aber nach dem Erreichen eines bestimmten Komplexitätsgrades vor etwa 700 Millionen Jahren gibt es neben der weiteren Komplizierung ebenso häufig eine sekundäre Vereinfachung (Simplifizierung), und in den allermeisten Fällen finden wir eine Konstanz der Merkmale (Stasis) über Hunderte von Millionen Jahren.
3) Komplizierung und Vereinfachung der Organismen allgemein und der Nervensysteme im besonderen haben vielfach unabhängig voneinander stattgefunden.

Ein kurzer Blick auf die Evolution der Nervensysteme zeigt das folgende Bild (vgl. dazu auch Roth & Wullimann, 1996). Einzeller besitzen per definitionem kein Nervensystem, haben aber ein System zur Aufnahme und Verarbeitung von Sinnesreizen und zur motorischen Koordination. Das einfachste Nervensystem findet sich bei den Hohltieren (Coelenteraten). Es ist bei den seßhaften Formen (z.B. *Hydra*) noch weitgehend unzentralisiert (Abb. 1.2), während es bei Quallen (der beweglichen Form) bereits zentralisierte Strukturen aufweist, z.B. in Form eines Ring-Nervensystems. Manche Quallen haben auch bereits komplizierte Sinnesorgane (Rhopalien).

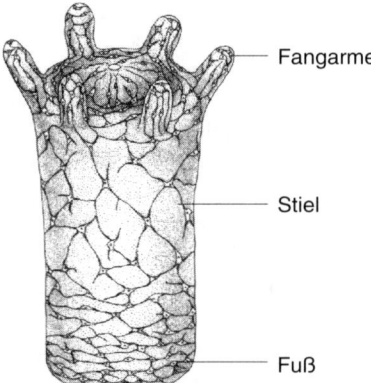

Fangarme

Stiel

Fuß

1.2 Der Süßwasserpolyp *Hydra* im kontrahierten Zustand. *Hydra* besitzt das einfachste Nervensystem, das aus einem „diffusen" Nerven-Netzwerk besteht. Allerdings gibt es auch hier Konzentrationen von Nervenzellen an den Armen und am unteren Ende des Stiels. Nach Tyler, 1983, verändert.

Ein *Zentralnervensystem* einschließlich eines *Gehirns* findet sich zuerst bei Plattwürmern (Plathelminthen) – und es ist hier, wie bei allen Gruppen, die Gehirne ausbilden, „im Kopf" lokalisiert (Abb. 1.3). Der Kopf ist ein Körperteil, der drei

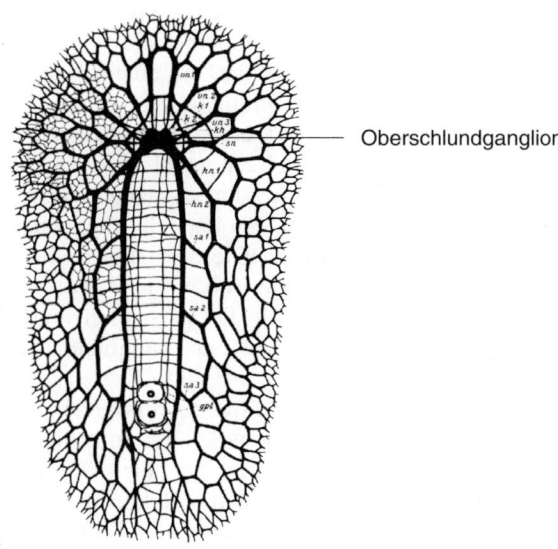

Oberschlundganglion

1.3 Nervensystem des Plattwurms *Notoplana atomata*. Am Vorderende des Kopfes ist eine Konzentration von Nervenzellen in Form eines „Oberschlundganglions" beziehungsweise Gehirns zu finden, von dem eine Reihe von dicken und dünnen Längssträngen ausgehen. Hiervon geht ein „diffuses" Netzwerk in die Körperperipherie ab. Aus Bullock und Horridge, 1965, verändert.

wichtige Funktionen bzw. Organe in sich vereinigt, die eng miteinander zusammenhängen: Organe der Nahrungsaufnahme, Sinnesorgane, die die Nahrungsaufnahme
steuern, und schließlich das Gehirn. Bei den Plattwürmern besteht das Zentralnervensystem aus einem Gehirn als einem doppelseitigen „Oberschlundganglion", das Eingänge von den meisten Sinnesorganen bekommt und den Kopfbereich motorisch innerviert, plus einer wechselnden Anzahl von Längssträngen, die aus Zellen und Fasern
bestehen und vom Gehirn aus den Körper durchlaufen. Die Längsstränge besitzen
viele Querverbindungen. Es können sich auch lokale Verdichtungen von Nervenzellen
zu *Ganglien* ergeben. Innerhalb der Plathelminthen gibt es einige Gruppen, die unabhängig voneinander eine erhebliche Komplizierung des „Gehirns" (Oberschlundganglions) erfahren haben. Dieser Bauplan der Plattwürmer liegt den Nervensystemen großer Gruppen „wurmartiger" Tiere zugrunde, z.B. den Fadenwürmern (Nema-
toden) und den Schnurwürmern (Nemertinen), ist dort aber komplizierter und spezialisierter.

Das Nervensystem der großen Gruppe der Weichtiere (Mollusken, d.h. Schnecken,
Muscheln, Kopffüßler) läßt sich ebenfalls auf den Plattwurm-Grundbauplan zurückführen. Es weist ein paariges Gehirn und zwei Paare von Längssträngen auf, die
ursprünglich nicht in Ganglien gruppiert sind. Bei den verschiedenen Gruppen der
Weichtiere sind – meist unabhängig voneinander – eine Vielzahl von Ganglien außerhalb des Gehirns entstanden. Ebenso haben sich bei den Schnecken und den Kopffüßlern vielfach unabhängig voneinander komplizierte Gehirne ausgebildet. Diese Entwicklung findet ihren Höhepunkt im Gehirn von *Octopus*, welches das größte und
komplizierteste Gehirn aller Wirbellosen darstellt. Muscheln (von denen allein es
viermal so viele Arten gibt wie Wirbeltiere insgesamt) zeigen dagegen ein sekundär
stark vereinfachtes Nervensystem, das sich im Zusammenhang mit der sessilen Lebensweise ausgebildet hat.

Anneliden (Ringelwürmer) und Arthropoden (Gliedertiere, d.h. Krebse, Spinnen
und Insekten, rund 90% aller Tiere) besitzen ein Strickleiter-Nervensystem (Abb. 1.4).
Es besteht im ursprünglichen Zustand aus einem Gehirn, von dem paarige, an der
Bauchseite verlaufende Längsstränge ausgehen, mit einem Ganglienpaar pro Körper-
segment. Diese sind in Längs- und Querrichtung durch Faserzüge miteinander verbunden, was den typischen Strickleiter-Anblick bewirkt. Innerhalb der Ringelwürmer und
innerhalb der Gliederfüßler haben sich vielfach unabhängig voneinander komplizierte
Gehirne ausgebildet, wobei ein direkter Zusammenhang mit der Lebensweise nicht
erkennbar ist. Es finden sich Spezialisierungen im Gehirnbereich, z.B. die Ausbildung
sogenannter Zentralkörper und Pilzkörper. Diese Pilzkörper haben zum Teil unterschiedliche sensorische Funktionen (olfaktorisch, visuell, multimodal; vgl. Kapitel 7).
Ein anderer häufig aufgetretener Prozeß ist die Verschmelzung von Bauchganglien,
der in der Ausformung einer einzigen Gehirn-Bauchganglienmasse bei Spinnen seinen
Höhepunkt erreicht.

Im Gegensatz hierzu haben große Gruppen von Arthropoden, z.B. Milben (eine der
größten Tiergruppen überhaupt), eine sehr starke Vereinfachung des Nervensystems
erfahren. Eine solche radikale Vereinfachung gilt auch für das Nervensystem der
Stachelhäuter (Echinodermen). Hier ist, wie die Rekonstruktion ihrer phylogeneti-
schen Ahnenreihe zeigt, ein ursprünglich vorhandenes Zentralnervensystem offenbar
sekundär verlorengegangen.

Eines der größten Rätsel ist die Herkunft des Zentralnervensystems der Wirbeltiere
(Vertebraten) und damit auch unseres Gehirns, denn es läßt sich nicht auf irgendein
ZNS der anderen Tiergruppen zurückführen. Ähnlich wie bei Insekten ist das ZNS der

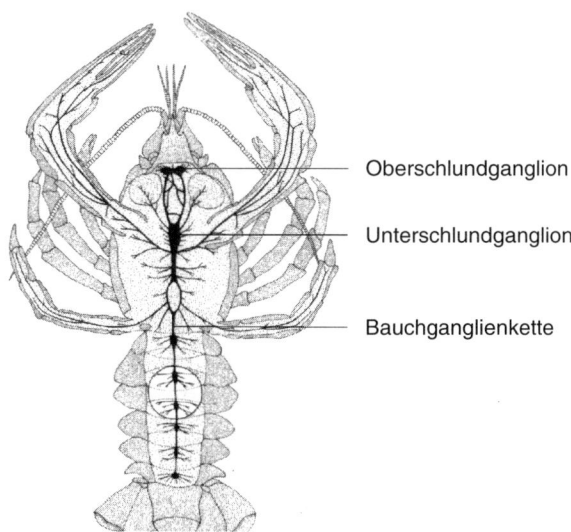

Oberschlundganglion

Unterschlundganglion

Bauchganglienkette

1.4 Nervensystem eines Flußkrebses. Es besteht aus einem Oberschlundganglion bzw. Gehirn, einem Unterschlundganglion und einer Kette von (miteinander verschmolzenen) Bauchganglien. Nach Tyler, 1983, verändert.

Vertebraten außerordentlich stereotyp, mit seiner Gliederung in fünf (bzw. sechs) Hirnteile und Rückenmark und des feineren Aufbaus dieser Teile (Abb. 1.5). Innerhalb der Evolution des Vertebratengehirns haben sich keine radikal neuen Strukturen herausgebildet; vielmehr hat eine Vergrößerung (und Komplizierung) oder Verkleinerung (und Vereinfachung) von Strukturen vielfach parallel stattgefunden. Dies betrifft z.B. das Kleinhirn und die Großhirnrinde. Die verbreitete Anschauung, der Neocortex sei ein Neuerwerb der Säuger, ist daher falsch. Vielmehr besitzen alle Wirbeltiere einen Neocortex oder entsprechende (homologe) Strukturen. Diese sind sekundär verkleinert bei Amphibien und stark evoluiert bei Vögeln und Säugern. Bei Primaten und Walen fand unabhängig voneinander ein Auswuchern (Hypertrophie) der Großhirnrinde insgesamt und des assoziativen Neocortex im besonderen statt.

Wie in Kapitel 4 genauer dargestellt, fügt sich das menschliche Gehirn in diese Trends ein. Eine „Verkopfung" hat viele Male im Tierreich stattgefunden, und diejenige, die uns „auszeichnet", ist nicht einmal die eindrucksvollste – denn darin werden wir von Elefanten, Delphinen und anderen Walen weit übertroffen.

Kopf in der Welt – oder Welt im Kopf? Wenn kognitive Tätigkeit Kopf-Arbeit ist, dann bedeutet das, daß die Gegenstände, die wir wahrnehmen, die Gedanken, die uns durch den Kopf gehen (!), und die Pläne, die wir verfolgen, ihren Ursprung und ihre Grundlage in Prozessen haben, die sich *in unserem Kopf* abspielen. Und obwohl wir genau wissen, daß es sich so verhält, würden wir niemals auf die Idee kommen, z.B. den Baum, den wir gerade betrachten, die Schachkonstellation, die wir gerade analysieren, oder die Reise, die wir gerade planen, *in unserem Kopf* zu lokalisieren. Wie kann man diese Tatsachen miteinander vereinbaren? Warum befindet sich die Welt, die wir wahrnehmen, nicht in unserem Kopf – nachdem doch die Prozesse, die sie erzeugen, zweifellos in unserem Kopf ablaufen? Mit dieser Frage stoßen wir auf eine klassische Paradoxie, die so alt ist wie die Philosophie selbst.

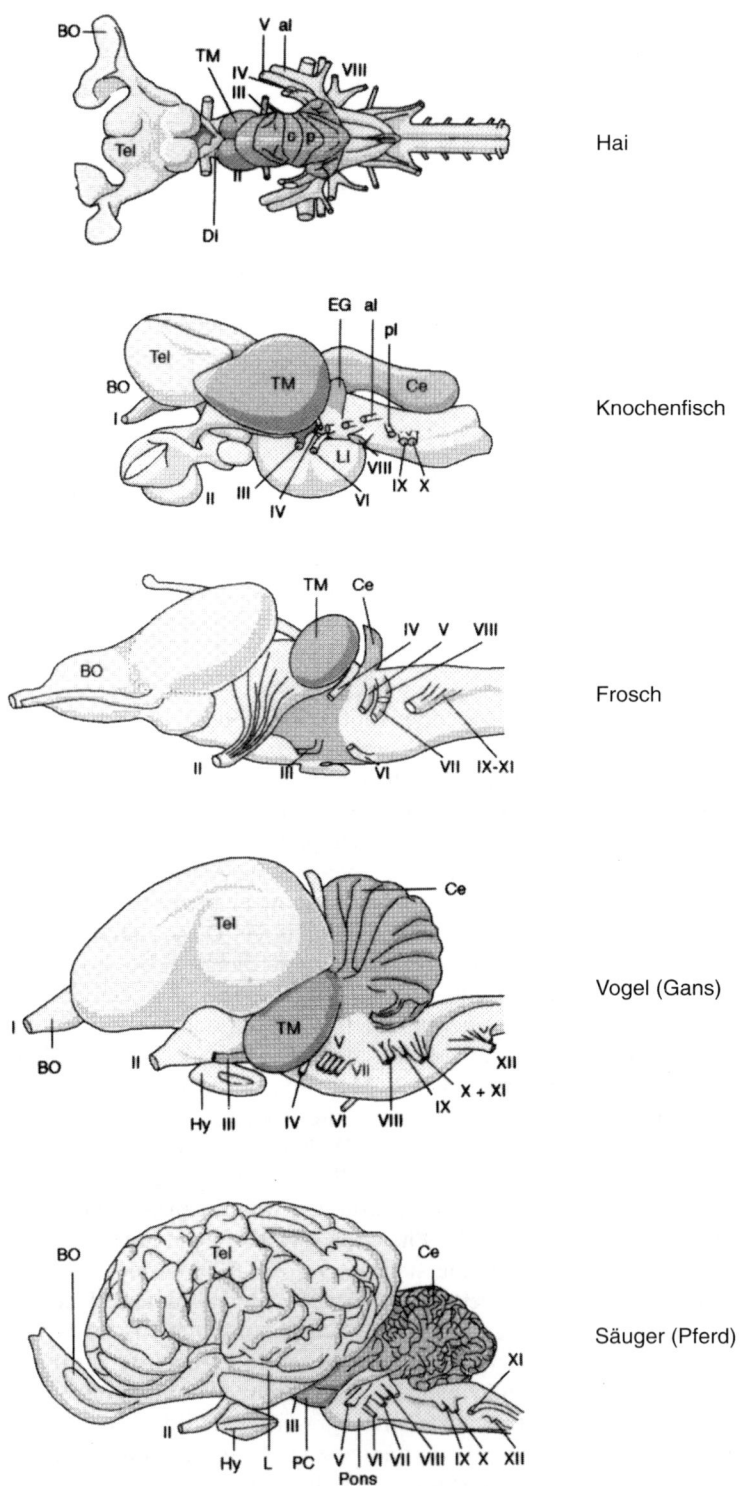

Hai

Knochenfisch

Frosch

Vogel (Gans)

Säuger (Pferd)

Bei näherem Hinsehen zeigt sich, daß die Paradoxie sogar noch etwas komplizierter ist. Im Grunde genommen müssen wir nämlich drei Tatsachen widerspruchsfrei miteinander vereinbaren:

1)   Unser Körper – und damit unser Kopf – ist von unserer Umwelt umgeben.
2)   Die Prozesse, die für die kognitive Repräsentation unserer Umwelt verantwortlich sind, spielen sich in unserem Kopf ab.
3)   Trotzdem nehmen wir die Verhältnisse nicht so wahr, daß sich unsere Umwelt in unserem Kopf befindet, sondern so, daß unser Körper (Kopf) von unserer Umwelt umgeben ist.

Zur Auflösung dieser Paradoxie müssen wir einen Schlüsselbegriff einführen, ohne den man kognitive Leistungen nicht verstehen kann: den Begriff der *Repräsentation*. Wenn wir ihn einführen, sehen wir, daß die Paradoxie nur dadurch entsteht, daß wir die *gleichen Wörter* zur Bezeichnung *unterschiedlicher Sachverhalte* verwendet haben.

In Abbildung 1.6 ist eine schematische Repräsentation der Verhältnisse skizziert, die der Paradoxie zugrunde liegen. Betrachten wir zunächst das schwarze Teilsystem: Der schwarze Bereich K steht für den Kopf (oder allgemeiner auch: Körper) eines Tieres, der von seiner Umwelt U umgeben ist. Das Verschachtelungsverhältnis zwischen K und U bringt die Tatsache zum Ausdruck, daß der Kopf eines Lebewesens ein Bestandteil der physischen Welt ist, die ihn im übrigen umschließt. Dies ist die Aussage, die Satz 1 enthält.

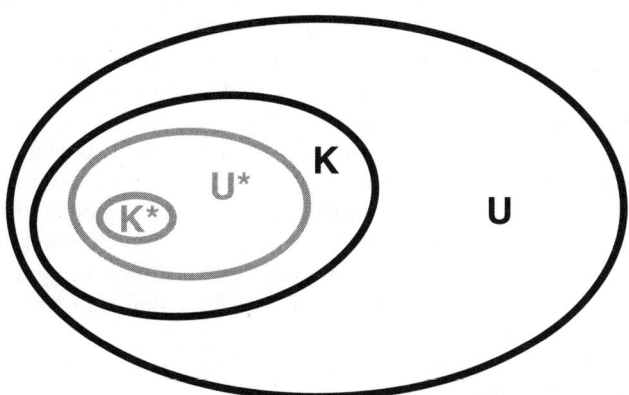

1.6 Schema zur Illustration der Beziehungen zwischen repräsentierten physischen und repräsentierenden kognitiven Sachverhalten (schwarze bzw. graue Bereiche). Erläuterungen im Text.

◄   **1.5** Schemazeichnungen verschiedener Wirbeltiergehirne (Hai, Knochenfisch, Frosch, Vogel, Säuger). Abkürzungen: I–XII = Hirnnerven, al = anteriorer Seitenliniennerv, BO = Bulbus olfactorius (Riechkolben), c = zentraler Kleinhirnlobus, Ce = Cerebellum (Kleinhirn), Di = Diencephalon (Zwischenhirn), EG = Eminentia granularis, Hy = Hypophyse, LI = Lobus inferior, p = posteriorer Kleinhirnlobus, PC = Pedunculus cerebri, pl = posteriorer Seitenliniennerv, Tel = Telencephalon (Endhirn), TM = Mittelhirn-Tectum. Aus Roth und Wullimann, 1996, verändert.

Das graue System steht für die kognitive Welt des Organismus, den wir betrachten, und da wir wissen, daß sie auf Trägerprozessen im Kopf des betrachteten Organismus beruhen, haben wir das graue System in den schwarzen Kopf K eingetragen. Im übrigen ist das graue System als eine *Repräsentation* des schwarzen Systems anzusehen. Das heißt unter anderem, daß das graue System auch die Verschachtelungsstruktur des schwarzen Systems abbildet, indem es gleichfalls einen Kopf (Körper) K* von einer Umwelt U* unterscheidet, wobei es K* *innerhalb von U** abbildet. Das graue System beschreibt somit genau die Verhältnisse, die in Satz 3 angesprochen sind: daß wir nämlich unsere Umwelt (U*) *außerhalb* unseres Kopfes K* wahrnehmen bzw. – umgekehrt formuliert – unseren Kopf oder Körper als Bestandteil unserer Umgebung.

Die eigentliche Verwirrung stiftet Satz 2, der davon redet, daß die Prozesse, die für die kognitive Repräsentation unserer Umwelt verantwortlich sind, sich *in unserem Kopf* abspielen – und dieser Satz ist es ja, der die weiterführende Frage suggeriert, warum wir dann unsere Umgebung nicht *in unserem Kopf* wahrnehmen. Wir sehen jetzt, daß, wer so fragt, zwei Systeme durcheinanderbringt – genauer gesagt – zwei Köpfe: das repräsentierte (schwarze) System mit den Komponenten K und U und das repräsentierende (graue) System mit den Komponenten K* und U*. So zu fragen ist aber nicht zulässig, und zwar deshalb nicht, weil die Lokalisation der *wahrgenommenen* Umgebung nur relativ zum *wahrgenommenen* Kopf oder Körper erfolgen kann – d.h. nur *innerhalb* des repräsentierenden (grauen) Systems –, und *nicht* relativ zum physischen Kopf oder Körper, der dem repräsentierten (schwarzen) System angehört. Wenn wir diese Vermengung der beiden Systeme ausschließen, verschwindet die Paradoxie. Wir haben es dann nur noch mit zwei gleichartig strukturierten Teilsystemen zu tun: dem objektiven Körper K, der von der objektiven Umgebung U umgeben ist und dem wahrgenommenen Körper K*, der von seiner wahrgenommenen Umwelt U* umschlossen ist – wobei das zweite System das erste repräsentiert.

Dabei bleibt völlig offen, *wie* das Gehirn es fertigbringt, eine (graue) Repräsentation der (schwarzen) Verhältnisse zu erstellen. Entscheidend ist, daß die Prozesse, die diese Repräsentation erzeugen, selbst nicht in den Inhalt der Repräsentation eingehen – mit der Folge, daß ihr (graues) Ergebnis gar nicht wissen kann, daß es auf Prozessen im (schwarzen) Kopf beruht. Hierzu wäre eine Metaperspektive erforderlich, die das schwarze und das rote System gleichzeitig erfaßt – etwa analog einem Beobachter, der zusieht, wie ein Film gedreht wird. Aus der Metaperspektive überblickt man nicht nur den Film selbst (graues System), sondern auch die gefilmten Ereignisse (schwarzes System) – und vor allem: den Herstellungsprozeß, durch den die repräsentierten in die repräsentierenden Ereignisse übergehen.

Im Hinblick auf unsere eigenen kognitiven Leistungen ist uns diese Metaperspektive aber prinzipiell verschlossen. Wir kennen sozusagen nur unser graues System, von dem wir ja selbst ein Bestandteil sind. Die Wissenschaften versuchen allerdings, diese

---

Die Unterscheidung zwischen einem schwarzen und einem grauen System läßt sich natürlich nicht nur auf das beobachtete System anwenden (d.h. den Organismus, dessen kognitive Leistungen wir verstehen wollen), sondern auch auf das beobachtende System selbst (d.h., die Person, die diese Leistungen verstehen will). Aus dieser Perspektive ist anzumerken, daß das in Abbildung 1.6 skizzierte Modell, das im beobachteten System zwischen einem schwarzen und einem grauen Subsystem unterscheidet, *insgesamt* dem grauen Subsystem des beobachtenden Systems zuzurechnen ist. Daß es dort entstehen kann, beruht seinerseits natürlich auf einer Reihe von Prozessen im schwarzen Subsystem des Beobachters. Das ändert aber nichts daran, daß die Unterscheidung zwischen „schwarzen" und „grauen" Prozessen im beobachteten System eine Leistung des „grauen" Subsystems und damit eine kognitive Leistung des beobachtenden Systems ist.

Metaperspektive einzunehmen. Das heißt, sie versuchen zu verstehen, wie die Ausbildung von Repräsentationen funktioniert und durch welche Gehirnprozesse sie realisiert wird. Unter welchen Bedingungen nehmen organische Prozesse im Gehirn die Eigenschaft an, Information *über* irgendetwas anderes zu sein? Das ist die Frage, die wir mit der Unterscheidung zwischen den (schwarzen) Inhalten der physischen Welt und den (grauen) Inhalten der kognitiven Welt eingeführt haben: Wie entsteht die Reprä-sentation des einen durch das andere? Diese Frage ist es, der wir in den späteren Kapiteln dieses Buches an einer Reihe von Beispielen im einzelnen nachgehen wollen.

1.2   Kognitive Leistungen

Was sind kognitive Leistungen? Wie kann man sie untersuchen, und wie kann man sie erklären? Die Perspektive, aus der wir diese Fragen jetzt beleuchten wollen, ist überwiegend die der Psychologie. Das bedeutet, daß so schwer verdauliche Begriffe wie *Geist* oder *Bewußtsein* zunächst außer Ansatz bleiben (was übrigens der Psychologie nicht besonders schwerfällt, weil sie sich in ihrer Forschungspraxis ohnedies fast ausschließlich auf Verhaltensleistungen stützt und Bewußtseinserscheinungen kaum noch eine Rolle spielen; vgl. hierzu Kapitel 3 und Kapitel 12).

Was ist unter kognitiven Leistungen zu verstehen? Unter welchen Bedingungen nimmt das Verhalten eines Tieres den Charakter einer Leistung an? Einer der ersten Autoren, der sich mit dieser Frage auseinandergesetzt hat, war der englische Evolutionsbiologie und Psychologe Herbert Spencer. Spencer hat ein gigantisches Lebenswerk verfaßt, das von der Idee getragen war, die von seinem Zeitgenossen Charles Darwin entwickelte Evolutionstheorie nicht nur für die Biologie, sondern auch für alle übrigen Bereiche der Wissenschaften fruchtbar zu machen. So hat er unter anderem auch ein zweibändiges Werk mit dem Titel *Principles of Psychology* hinterlassen, das 1882 in deutscher Übersetzung erschien (Spencer, 1882/1886). Spencer war (neben Darwin selbst) einer der ersten Wissenschaftler, der auch das Verhalten von Tieren unter dem Gesichtspunkt diskutiert hat, was es zum Überleben des Individuums und schließlich der Spezies beitragen kann.

Spencer unterschied zwischen zweierlei Anpassungen, mit denen Lebewesen für den Daseinskampf gerüstet sind: Einerseits sind sie für das Überleben in ihren jeweiligen organischen Nischen gerüstet, und zwar dadurch, daß sie mit speziellen Organen ausgestattet sind, die ihnen eine Anpassung an die Lebensverhältnisse gestatten, die in diesen Nischen dauerhaft gegeben sind. Diese morphologischen Anpassungen zu beschreiben und zu analysieren, ist Aufgabe der *Biologie*. Aufgabe der *Psychologie* ist es demgegenüber, Anpassungen zu beschreiben und zu analysieren, die es den Lebewesen erlauben, sich an kurzfristig wechselnde Umgebungsbedingungen anzupassen, d. h. an aktuelle Veränderungen, die sich innerhalb der ökologischen Nischen abspielen. Im wesentlichen geschieht diese Anpassung an kurzfristig wechselnde Umgebungsbedingungen durch situationsadäquates Verhalten. Dazu rechnet vor allem die bei höheren Tieren ausgeprägte Fähigkeit, zweckmäßiges Verhalten zu erlernen, und dazu rechnen alle damit im Zusammenhang stehenden kognitiven Funktionen wie Wahrnehmung, Gedächtnis, Bewegungssteuerung usw.

Mit diesen Überlegungen hat Spencer die Grundlagen für eine evolutionsbiologisch fundierte Verhaltenswissenschaft begründet, die Verhalten als eine besondere Kategorie von Anpassungsleistungen versteht: Das Verhalten von Tieren gilt in dem Maße als

Leistung, in dem es ihre *fitness* stützt und fördert – das heißt letztlich: in dem es dazu beiträgt, die Chancen für die Weitergabe der eigenen Gene zu erhöhen. Hier treffen wir auf eine ebenso einfache wie kompromißlose Antwort auf die zuvor angedeutete Frage, welcher Gütemaßstab im Spiel ist, wenn von kognitiven Leistungen die Rede ist. Nimmt man eine biologische Perspektive ein, ist *fitness* letztlich das einzige Kriterium, an dem der Leistungscharakter von Verhalten verankert werden kann.

Auf den ersten Blick mag dies recht befremdlich erscheinen, weil wir eigentlich daran gewöhnt sind, kognitive Leistungen unter ganz anderen Gesichtspunkten als ausgerechnet den ihres Beitrags zum individuellen und kollektiven Überleben zu beurteilen. Kognitive Leistungen pflegen wir nach Wahrheit und Richtigkeit zu beurteilen (z.B. wenn wir einen Gegenstand als das erkennen, was er *wirklich ist*, oder wenn wir eine Gleichung *richtig* lösen), danach, ob sie gelernte *Regeln befolgen* oder *verletzen* (etwa im Verkehr), danach, ob sie von *reichem* Wissen und *kluger* Überlegung zeugen, oder auch danach, wie *schnell*, wie *fehlerfrei* oder auch wie *elegant* sie zustandekommen. Das heißt, der Praxis des täglichen Lebens legen wir gesellschaftlich genormte Gütemaßstäbe an, wenn wir das Verhalten von Menschen und Tieren unter Leistungsgesichtspunkten beurteilen, und wir machen uns keine Gedanken darüber, wie diese Gütemaßstäbe mit dem biologischen Kriterium der *fitness* zusammenhängen, und ob sie womöglich darauf zurückgeführt werden können.

Aus biologischer Perspektive kann hieran kein Zweifel bestehen. Was nämlich aus dieser Perspektive zählt, ist die *fitness* des jeweiligen *Verhaltens*, und diese wird im Durchschnitt um so größer sein, je präziser die Information über die aktuelle Umgebungssituation ist, die den verhaltenssteuernden kognitiven Funktionen zur Verfügung stellen. Kognitive Funktionen wie Wahrnehmung, Aufmerksamkeit, Gedächtnis, Denken stellen entscheidende Anteile der Information zur Verfügung, die in die Verhaltenssteuerung eingehen – mit der Folge, daß die Situationsadäquatheit des Verhaltens um so höher sein kann, je richtiger, präziser und schneller die Ergebnisse der kognitiven Prozesse zur Verfügung stehen, die in die Verhaltenssteuerung eingehen. Auf diese Weise schlägt das biologische Kriterium der *fitness* auf die sozialen Normen zur Beurteilung kognitiver Leistungen zurück und verkörpert sich in ihnen.

Für die Analyse der Forschungspraxis der experimentellen Kognitionspsychologie ist es relativ gleichgültig, ob man diese biologische Rahmenperspektive teilt oder ob man sie ablehnt. Die psychologische Untersuchung kognitiver Leistungen hat es natürlich nicht mit der *fitness* von Verhaltensweisen zu tun (die sie im Kontext psychologischer Experimente ja gar nicht messen könnte), sondern ausschließlich damit, ob Personen bestimmte Aufgaben richtig oder falsch, schnell oder langsam bearbeiten, welche Fehler sie machen, wie sie im Laufe von Übung ihre Leistung verbessern, welche Rolle es dabei spielt, wie müde, wie alt oder wie gesund sie sind, welcher Bildungsschicht oder welchem Geschlecht sie angehören u. dgl.

Leider ist die Psychologie noch nicht alt genug, als daß sie schon mit einer etablierten und allgemein akzeptierten Systematik kognitiver Leistungen aufwarten könnte. Obwohl es hierzu verschiedentlich Vorschläge gegeben hat, sind sie immer wieder von der anschließenden Forschung überholt worden – überholt in dem Sinne, daß neue kognitive Leistungen und neue Aufgaben in den Vordergrund des Interesses getreten sind, die in den alten Klassifikationen überhaupt nicht vorkamen. Deshalb wollen wir uns hier damit begnügen, anstelle einer Systematik einiger der klassischen Funktionsbereiche aufzuzählen, in die kognitive Leistungen allgemein eingeteilt werden.

In der im deutschen Sprachraum verbreiteten Systematik der Psychologie werden kognitive Funktionen überwiegend im Bereich der *Allgemeinen Psychologie* untersucht. Zum Kernbereich der kognitiven Funktionen rechnen *Wahrnehmung*, *Aufmerksamkeit*, *Gedächtnis* und *Denken*, und in enger Beziehung zu kognitiven Funktionen stehen die Bereiche *Wille*, *Handlungssteuerung*, *Motivation* und *Emotion*. Jeder der genannten Bereiche besteht selbst wieder aus einer Vielzahl von experimentellen und theoretischen Ansätzen, in denen zum Teil sehr unterschiedlichen Fragen nachgegangen wird. So kann man in allen genannten Forschungsgebieten zwischen solchen Fragestellungen unterscheiden, die vorwiegend auf die Analyse kognitiver *Strukturen* gerichtet sind, und diese unterscheiden von solchen Fragestellungen, die sich vorwiegend auf die Analyse kognitiver *Prozesse* richten. Oft geht mit dieser Unterscheidung eine andere Unterscheidung parallel, die sich auf den *zeitlichen Erstreckungsgrad* der untersuchten Vorgänge bezieht. An dem einen Ende dieser Dimension stehen kognitive Leistungen, die innerhalb von Bruchteilen von Sekunden abgewickelt werden (z.B. das Erkennen von Buchstaben); am anderen Ende stehen solche, die sich über Monate oder Jahre erstrecken (z.B. die allmähliche Entwicklung der räumlichen Orientierung in einer Großstadt). Nimmt man hinzu, daß viele kognitive Leistungen in ganz verschiedenen inhaltlichen Bereichen untersucht werden können (etwa: Gedächtnis für ... Figuren, Wörter, Texte, Gesichter, Landschaften, Szenen, Kränkungen, Gefühle...), dann wird verständlich, daß eine systematische Klassifikation all dieser verschiedenen Leistungen so gut wie unmöglich ist.

Vor dieser Aufgabe hat die psychologische Forschung inzwischen resigniert. Statt dessen geht sie pragmatisch vor, indem sie von Fall zu Fall darüber entscheidet, welche kognitiven Leistungen sie zum Gegenstand der Analyse macht. Das hat den Vorteil hoher Flexibilität, aber den Nachteil geringer Verbindlichkeit: Jede kognitive Leistung, die auf diese Weise analysiert wird, steht zunächst nur für sich selbst, und oft ist schwer zu sehen, wie weit die Ergebnisse auf andere, ähnliche Leistungen übertragen werden können.

Wie aber untersucht man überhaupt kognitive Leistungen? Normalerweise sind Wahrnehmungs-, Denk- oder Erinnerungsprozesse in den Verhaltensstrom integriert und treten nicht isoliert auf. Will man sie untersuchen, muß man sie isolieren – sozusagen in reiner Form darstellen. Diese Isolierung von kognitiven Funktionen, die die experimentelle Psychologie systematisch betreibt, ist zugleich auch immer eine De-Kontextualisierung: Indem man einen Wahrnehmungsvorgang aus seinem natürlichen Zusammenhang herauslöst, in dem er im Alltagsleben von Personen auftritt, und eine künstliche Situation schafft, in der dieser Vorgang analysiert werden kann, läuft man Gefahr, den Vorgang selbst zu verändern. Für diese Dekontextualisierung ist die experimentelle Psychologie oft verurteilt worden – namentlich von Vertretern der sozialwissenschaftlich orientierten Zweige der Psychologie, die darauf hingewiesen haben, daß in so hochgradig komplexen und vernetzten Systemen wie dem kognitiven System von Menschen praktisch alles mit allem zusammenhängt – mit der Folge, daß jeder Vorgang verändert wird, wenn man ihn aus seinem natürlichen Beziehungsgeflecht herauslöst.

Prinzipiell entkräften läßt sich dieser Einwand kaum. Das einzige, was man tun kann (und zugleich das einzige, was zu tun übrigbleibt, weil es andere methodische Zugriffe auf die Analyse kognitiver Leistungen überhaupt nicht gibt), zielt darauf ab, sein Gewicht pragmatisch abzuschwächen. Genau dies geschieht in der experimentellen Forschung. Sie macht aus der Not eine Tugend, indem sie die Abhängigkeit kognitiver Leistungen von Kontextfaktoren zum systematischen Untersuchungsgegenstand erhebt.

Eine andere wichtige Konsequenz, die sich aus der künstlichen Isolierung kognitiver Funktionen ergibt, besteht darin, daß die natürlichen Anlässe fehlen, die im Alltagsleben dazu führen, daß man etwas beobachtet, sich an etwas erinnert oder über etwas nachdenkt. Für diese natürlichen Anlässe muß im Experiment ein künstlicher Ersatz geschaffen werden, und dies geschieht in der Instruktion: Die Versuchsperson wird *aufgefordert*, sich an etwas zu erinnern, über etwas nachzudenken oder etwas zu erkennen, und sie wird in vielen Fällen aufgefordert, dies *so schnell wie möglich* und *so fehlerfrei wie möglich* zu tun. Das bedeutet, daß der *natürliche Anlaß* durch eine *künstliche Aufgabe* ersetzt wird. Dabei muß der *Leistungsanreiz*, der in natürlichen Situationen von selbst gegeben ist, durch die Vorgabe einer expliziten *Leistungsanforderung* ersetzt werden. Mit anderen Worten: Das natürliche *Motiv*, etwas Bestimmtes zu tun (und es gut und richtig zu machen), wird durch die künstliche *Aufgabe* ersetzt, etwas zu tun (und es so schnell und so richtig wie möglich zu machen). Aus der Abhängigkeit der Leistung von den Bedingungen der Aufgabe werden dann Rückschlüsse auf die Struktur und die Funktion der *Mechanismen* gezogen, die diesen Leistungen zugrunde liegen.

Wie werden nun kognitive Leistungen erklärt? Auch in dieser Hinsicht kann das in der Textbox beschriebene Experiment als exemplarisch gelten. Die kognitive Leistung ist der Vergleichsprozeß, dessen Dauer durch die Reaktionszeit gemessen wird. Erklärt wird diese Leistung dadurch, daß sie als Arbeitsergebnis eines *informationsverarbeitenden Mechanismus* verstanden wird (in diesem Fall eines Mechanismus, der den Testreiz nacheinander mit den Repräsentationen der einzelnen Listenreize vergleicht). Die einzelnen Eigenschaften dieses Mechanismus werden, wie das Beispiel zeigt, aus den experimentellen Beobachtungen darüber erschlossen, wie die kognitive Leistung von den einzelnen experimentellen Bedingungen abhängt. Grundsätzlich lassen sich der Mechanismus und seine Eigenschaften immer nur *indirekt erschließen*, niemals *direkt beobachten*. Direkt zu beobachten ist nur der Zusammenhang von Reizen und Reaktionen, und genau aus diesen Zusammenhang können Eigenschaften der Mechanismen, die zwischen Reizen und Reaktionen vermitteln, indirekt erschlossen werden.

Dies ist die Logik, die die moderne Psychologie verwendet, um kognitive Leistungen zu erklären: Das Erklärte sind beobachtbare Fakten auf der Reiz- und der Reaktionsseite, d.h. auf der Eingangs- und der Ausgangsseite des Systems, dessen Arbeitsweise aufgeklärt werden soll. Das Erklärende besteht demgegenüber aus *erschlossenen Mechanismen*, die innerhalb des Systems zwischen Eingang und Ausgang vermitteln.

Was für Vermittlungsmechanismen kommen hierfür in Betracht, und in welcher Sprache bzw. sprachlichen Metaphorik können sie beschrieben werden? Was diese Frage anbelangt, sind in der Geschichte der Psychologie recht unterschiedliche Vorschläge gemacht worden, und einige davon konkurrieren auch heute noch miteinander (vgl. Kapitel 3). Einen Vorgang erklären, den man nicht versteht, heißt soviel wie: ihn auf einen anderen Vorgang, den man besser versteht, zurückführen – auf einen Vorgang von prinzipiell bekannter Struktur also. Die Erklärungsangebote, die die Geschichte der Psychologie für kognitive Leistungen bereithält, lassen sich grob in drei Kategorien einteilen:

1) *Erklärungen durch Bewußtseinsprozesse.* Zustandekommen kognitiver Leistungen dadurch, daß sie vermittelnde Mechanismen annehmen, die sich im Bewußtsein abspielen oder die zumindest bewußtseinsfähig sind. Erklärungen dieser Art haben vor allem in den frühen Tagen der Psychologie als die eigentlichen psychologischen Erklärungen gegolten. Ihre Schwäche besteht darin, daß es offenbar viele kognitive Leistungen gibt, die ohne erkennbare Beteiligung von Bewußt-

1.1: Das Sternberg-Experiment

Ein Beispiel soll helfen, die Vorgehensweise der experimentalpsychologischen Forschung zu charakterisieren und klarzumachen, was es überhaupt heißt, kognitive Leistungen zu messen, und was es bedeutet, wenn deren Abhängigkeit von Kontextfaktoren untersucht wird. Betrachten wir eine inzwischen klassische Versuchsanordnung, die in den sechziger Jahren von dem amerikanischen Kognitionspsychologen Saul Sternberg entwickelt wurde (Sternberg, 1966, 1967). Wir beschreiben zunächst die Aufgabe, dann typische Ergebnisse und kommen schließlich auf die Schlußfolgerungen zu sprechen, die man aus den Ergebnissen über die Struktur der zugrundeliegenden Informationsverarbeitungsprozesse ziehen kann.

Aufgabe: Wir befinden uns in einem psychologischen Labor. Darunter muß man sich in diesem Fall einen künstlich beleuchteten Raum vorstellen, der gegen Außengeräusche weitgehend abgeschirmt ist. Im Labor treffen wir auf eine *Versuchsperson*, die an einem Tisch vor einem PC sitzt. Der eigentliche Versuch besteht darin, daß auf dem Display des Computers nacheinander einzelne *Reize* dargeboten werden und die Versuchsperson diese Reize mit bestimmten *Reaktionen* beantwortet. Die Einzelheiten der Aufgabe – d. h. welche Reize mit welchen Reaktionen zu beantworten sind – werden der Versuchsperson vor Beginn in einer *Instruktion* erläutert, die ihr in schriftlicher oder mündlicher Form gegeben wird.

Der eigentliche Versuch besteht aus einer großen Zahl gleichartig aufgebauter *Durchgänge*. Die Abfolge der Ereignisse, die einen Durchgang ausmachen, ist in Abbildung 1.7 dargestellt. Die dort skizzierten Ereignisse nehmen einen Zeitraum von etwa 8–10 Sekunden ein, und man muß sich vorstellen, daß nach Abschluß eines einzelnen Durchgangs der nächste beginnt (mit der gleichen Grundstruktur, aber mit anderen Reizen).

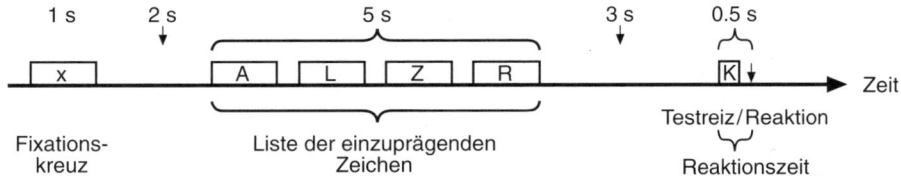

1.7 Abfolge der Ereignisse innerhalb eines Versuchsdurchgangs im Sternberg-Experiment.

Ein Durchgang beginnt damit, daß auf der Mitte des Bildschirm ein Fixationskreuz erscheint. Das Kreuz markiert die Stelle, auf die die Versuchsperson ihren Blick und ihre Aufmerksamkeit richten soll. Es wird für ca. 1 Sekunde dargeboten und verschwindet dann wieder. Etwa zwei Sekunden später beginnt die Darbietung einer kurzen *Liste* von Buchstaben, die nacheinander am gleichen Ort wie zuvor das Fixationskreuz präsentiert werden – jeder für die Dauer von einer Sekunde. Diese vier Zeichen (z. B. A, L, Z, R) soll die Versuchsperson sich einprägen. Danach vergeht eine weitere Pause von (z. B.) drei Sekunden, und anschließend wird, wiederum am gleichen Ort, ein weiterer Buchstabe dargeboten (in diesem Fall K). Dieser Buchstabe wird als *Testreiz* bezeichnet.

Zuvor ist in der Instruktion der Versuchsperson die folgende Aufgabe gestellt worden: Sie muß den Testreiz daraufhin überprüfen, ob er in der zuvor dargebotenen Liste der einzuprägenden Zeichen enthalten war oder nicht. Das Ergebnis ihrer Überprüfung – *Ja* oder *Nein* – teilt sie durch das Niederdrücken einer von zwei Reaktionstasten mit, die vor dem Display auf dem Tisch montiert sind (eine Taste für *Ja*, die andere für *Nein*). Die Instruktion verlangt es, die betreffende Taste *so schnell wie möglich* niederzudrücken. Gemessen wird dabei die *Reaktionszeit*, d. h. die Zeit, die zwischen dem Beginn der Darbietung des Testreizes und dem Drücken der Taste verstreicht. Mit der Reaktion ist der Durchgang beendet, und nach einer Pause von einigen Sekunden beginnt der nächste Durchgang, in dem sich die gleiche Aufgabe mit einer neuen Liste einzuprägender Zeichen und einem neuen Testreiz wiederholt.

Die kognitive Leistung, die hier von der Versuchsperson verlangt wird, ist sehr einfach. Damit sie die Aufgabe bewältigen kann, ist es zunächst erforderlich, daß sie sich die Zeichen der Liste in irgendeiner Form einprägt. Dann muß sie den Testreiz mit den Elementen der eingeprägten Liste *vergleichen*. Anders formuliert: In dem Augenblick, in dem der Testreiz erscheint, beginnt im kognitiven System der Versuchsperson ein Prozeß, in dem der (aktuell verfügbare) Testreiz mit (im Gedächtnis gespeicherten) Repräsentationen der einzelnen Listenreize verglichen wird. Dieser Vergleichsprozeß ist die kognitive Leistung, die in dieser Aufgabe gemessen wird. Gemessen wird sie durch die *Zeit*, die sie beansprucht, wenn sie so schnell wie möglich ausgeführt wird.

Das eigentliche Ziel des Experiments besteht aber nicht darin, die Dauer dieses Vergleichsprozesses kennenzulernen, sondern seine Struktur aufzuklären und die Mechanismen zu verstehen, in denen der Prozeß zustandekommt. Um diesem Ziel näherzukommen, hat Sternberg Experimente durchgeführt, in denen er die Länge der Einprägungsliste systematisch variierte, d. h. die Anzahl der Zeichen, die die Versuchsperson sich merken muß und mit denen sie den danach gezeigten Testreiz zu vergleichen hat. Dabei interessierte ihn die Frage, ob und wie die Zeit, die die Versuchsperson für den Vergleich zwischen Testreiz und Liste benötigt, von der Länge der Einprägungsliste abhängt.

Ergebnis: Das Ergebnis war eindeutig (vgl. Abbildung 1.8A). In der Tat hängt die Reaktionszeit für den Vergleich des Testreizes von der Anzahl der zuvor einzuprägenden Zeichen ab – jedenfalls bei Listen bis zu sechs Zeichen. Die Abhängigkeit ist monoton, und in diesem Fall sogar linear: Je mehr Reize man sich zu merken hat, desto länger ist die Reaktionszeit. Oder noch etwas präziser: Für jedes Zeichen, um das die Einprägungsliste wächst, verlängert sich die Reaktionszeit für den Testreiz um einen konstanten Betrag.

Dieser Effekt ist gleich nach seiner Entdeckung berühmt geworden – vor allem wohl deshalb, weil hier ein ganz einfacher gesetzmäßiger Zusammenhang vorzuliegen scheint, der durch einen ebenso einfachen hypothetischen Mechanismus erklärt werden kann; eine Situation, von der die Psychologie träumt, seit sie überhaupt als Wissenschaft existiert. Dieser hypothetischer Mechanismus könnte wie folgt aussehen: Wenn der Testreiz dargeboten wird, wird er nacheinander mit den im Gedächtnis gespeicherten Reizrepräsentationen verglichen. Wenn die Einprägungsliste *n* Reize enthielt, stehen dementsprechend zum Zeitpunkt der Testreizdarbietung *n* Reizrepräsentationen zur Verfügung. Mit der Darbietung des Testreizes beginnt eine serielle Durchmusterung der Liste der Reizrepräsentationen, die so lange andauert, bis entweder eine dem Testreiz entsprechende Reizrepräsentation angetroffen wird (und die *Ja*-Taste betätigt wird) oder die Liste der Reizrepräsentationen bis zum Ende durchlaufen ist, ohne daß eine dem Testreiz entsprechende Repräsentation angetroffen wird (und entsprechend die *Nein*-Taste betätigt wird).

Aus dieser Überlegung ergibt sich, daß die *Nein*-Reaktion in jedem Fall erst abgegeben werden kann, nachdem der Testreiz mit sämtlichen gespeicherten Repräsentationen der Liste verglichen worden ist; die *Nein*-Reaktion setzt also jedesmal *n* Einzelvergleiche voraus. Die *Ja*-Reaktion kann dagegen nach dieser

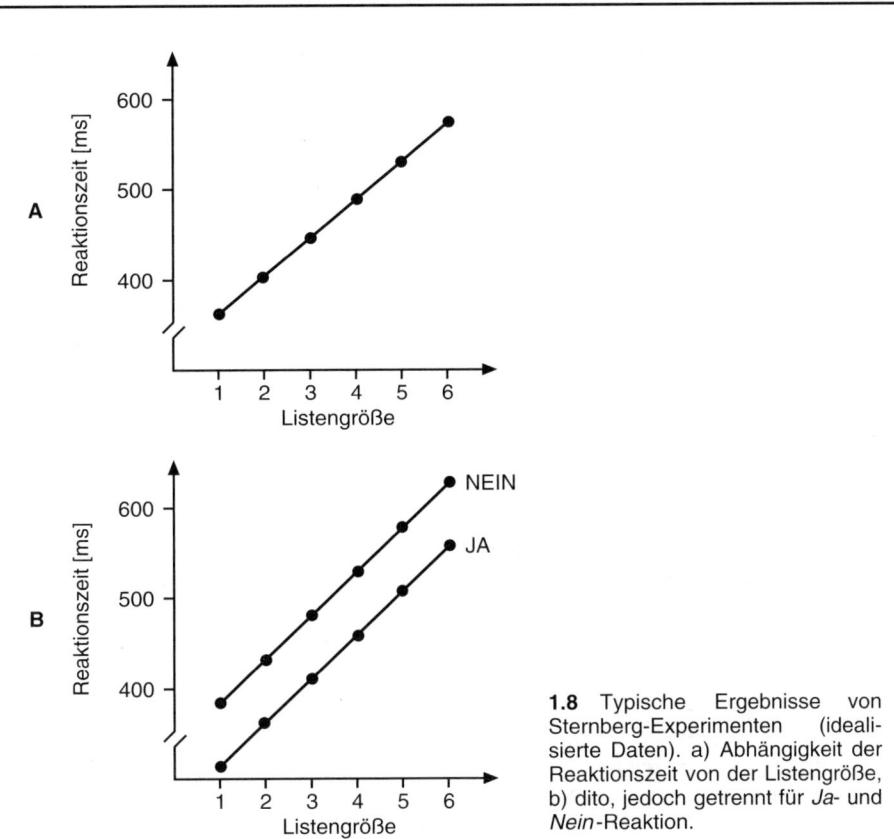

1.8 Typische Ergebnisse von Sternberg-Experimenten (idealisierte Daten). a) Abhängigkeit der Reaktionszeit von der Listengröße, b) dito, jedoch getrennt für *Ja*- und *Nein*-Reaktion.

Logik in den meisten Fällen schon früher abgegeben werden – nämlich immer dann, wenn bei der seriellen Abarbeitung der Teilvergleiche das Gegenstück zum Testreiz angetroffen wird und daraufhin der Durchmusterungsprozeß abgebrochen wird (*abbruchfähige Durchmusterung*). Wenn dies mit gleicher Häufigkeit an jeder der *n* möglichen Positionen in der Durchmusterungsreihenfolge geschieht, dann kann die *Ja*-Reaktion bereits nach weniger als *n* Teilvergleiche ausgelöst werden (genau: nach *(n+1)/2* Teilvergleichen). Im einzelnen ergäben sich danach für die verschiedenen Listengrößen die folgenden Werte für die Anzahl der erforderlichen Teilvergleiche für die *Nein*- bzw. die *Ja*-Reaktion:

Aus dieser Überlegung folgt: Damit eine *Nein*-Reaktion abgegeben werden kann, müssen immer genau so viele Teilvergleiche durchgeführt werden, wie Zeichen in der Liste enthalten sind, und zwar deshalb, weil die Logik der Aufgabe es verlangt, daß man *Nein* erst sagen kann, nachdem man alle gespeicherten Elemente überprüft hat. Eine *Ja*-Reaktion kann aber früher abgegeben werden, nämlich sobald das dem Testreiz entsprechende Element angetroffen wird. Die Werte in der Tabelle zeigen, daß dann der Anstieg der Funktionsgleichung in Abbildung 1.8 für *Ja*- und für *Nein*-Reaktionen unterschiedlich sein müßte: Für *Nein*-Reaktionen müßte er doppelt so steil sein wie für *Ja-Reaktionen*.

Das ist, wie gesagt, das Versuchsergebnis, das man aufgrund der Modellvorstellung einer abbruchfähigen seriellen Durchmusterung der gespeicherten Listenelemente erwarten muß. Die tatsächlichen Versuchsergebnisse entspre-

Tabelle 1.1:   Anzahl der erforderlichen Teilvergleiche bei abbruchfähiger Durchmusterung von Gedächtnislisten im Sternberg-Experiment. Die Tabelle gibt für *Nein*- und für *Ja*-Reaktionen an, wieviele Teilvergleiche für die jeweilige Listengröße erforderlich sind. Für die *Nein*-Reaktionen entspricht die Zahl der erforderlichen Teilvergleiche der Listengröße *n*. Für die *Ja*-Reaktionen beläuft sich die Anzahl der erforderlichen Teilvergleiche dagegen auf *(n+1)/2*.

Listengröße	n	1	2	3	4	5	6
Nein-Reaktion	n	1	2	3	4	5	6
Ja-Reaktion	$(n+1)/2$	1	1,5	2,0	2,5	3,0	3,5

Erläuterung für $n = 2$: Die *Nein*-Reaktion setzt voraus, daß beide gespeicherten Reizrepräsentationen überprüft worden sind (2 Teilvergleiche). Die *Ja*-Reaktion kann dadurch zustandekommen, daß entweder bereits die erste oder erst die zweite überprüfte Reizrepräsentation mit dem Testreiz identisch ist. Im ersten Fall ist 1 Teilvergleich erforderlich, im zweiten Fall 2 Teilvergleiche, bevor die *Ja*-Reaktion ausgelöst werden kann. Wenn beide Fälle gleich häufig auftreten, kann die *Ja*-Reaktion im Durchschnitt nach 1,5 Teilvergleichen erfolgen).

chen dieser Erwartung aber nicht. Die Kurven für *Ja* und *Nein* verlaufen vielmehr parallel (wie idealtypisch in Abbildung 1.8B skizziert). Wir haben es hier mit dem Fall zu tun, daß ein Experiment eine zuvor entwickelte theoretische Modellvorstellung *falsifiziert*: die Verhältnisse, die man aufgrund der vorgegebenen Modellvorstellung erwarten müßte, treten nicht ein.

Schlußfolgerungen: Aufgrund dieser Ergebnisse hat Sternberg angenommen, daß anstelle der zunächst vermuteten *abbruchfähigen* Durchmusterung ein anderer Prozeß stattfindet, den man als vollständige oder auch *erschöpfende* Durchmusterung bezeichnen kann. Danach wird die Liste im jeden Fall vollständig durchmustert, bevor eine Reaktion ausgelöst wird. Wurde bei dieser Durchmusterung ein Gegenstück zum Testreiz gefunden, dann wird die *Ja*-Reaktion ausgelöst, wurde keines gefunden, die *Nein*-Reaktion. Auf den ersten Blick mag diese Modellvorstellung unökonomisch und deshalb unplausibel erscheinen. Sie hat aber, wie Sternberg selbst bereits gesehen hat, gegenüber der abbruchfähigen Durchmusterung einen entscheidenden Vorteil: Die Abgabe einer *Ja*-Reaktion kann sich jetzt auf eine breitere Grundlage stützen als bei abbruchfähiger Durchmusterung. Bei abbruchfähiger Durchmusterung kommt eine *Ja*-Reaktion dann zustande, wenn ein einzelner Teilvergleich positiv ausfällt; bei vollständiger Durchmusterung kommt sie dagegen dann zustande, wenn (bzw. dadurch, daß) ein einzelner Teilvergleich wesentlich positiver als alle übrigen ausfällt. Im ersten Fall stützt sie sich auf ein absolutes, im zweiten dagegen auf ein relatives Entscheidungskriterium.

Sternbergs Experimente haben eine große Zahl von Folgeuntersuchungen ausgelöst, die viele Aspekte des von ihm vorgeschlagenen Modells in Frage gestellt, andere Aspekte aber auch bestätigt haben. Alles in allem gibt es gute Gründe zu bezweifeln, ob das Modell der erschöpfenden Durchmusterung bereits das letzte Wort zur Erklärung der linearen Abhängigkeit der Reaktionszeit von der Listengröße ist. Hier ist nicht der Ort, diese Entwicklungen zu verfolgen, und wir wollen das Beispiel an dieser Stelle abbrechen. Es sollte ja lediglich dazu dienen, die Vorgehensweise der psychologischen Forschung bei der Untersuchung kognitiver Leistungen exemplarisch vorzuführen: Im psychologischen Experiment wird eine *kognitive Leistung* (Vergleich) unter verschiedenen *Kontextbedingungen* (Listenlänge) untersucht, und aus der Abhängigkeit der Leistung von den Bedingungen werden Rückschlüsse auf die Struktur und die Funktion der *Mechanismen* gezogen, die diesen Leistungen zugrunde liegen.

seinsprozessen zustandekommen (z. B. die Reaktionen in der Sternberg-Aufgabe). Die übliche Entgegnung auf diesen Einwand lautet, daß einfache und/oder hoch geübte kognitive Leistungen den bewußten Charakter der Vermittlungsprozesse allmählich unmerklich werden lassen.

2) *Erklärungen durch Gehirnprozesse.* Lange Zeit galt der direkte Rückgriff auf hypothetische Gehirnfunktionen als die einzige Alternative zur Erklärung durch Bewußtseinsprozesse. Allerdings waren (und sind wohl auch noch heute) die einschlägigen Kenntnisse über die Arbeitsweise des Gehirns so eingeschränkt, daß hirnphysiologische Erklärungen weithin den Charakter von Spekulationen haben. Ihr Erklärungswert wird als gering empfunden, weil sie kognitive Leistungen durch Prozesse „erklären", die selbst noch weitgehend klärungs- und erklärungsbedürftig sind.

3) *Erklärungen durch Prozesse dritter Art.* Nachdem es lange Zeit so schien, als wären die Sprache der Bewußtseinserscheinungen und die Sprache der Gehirnfunktionen die einzigen Kandidaten für eine theoretische Sprache der Kognitiven Psychologie, sind in neuerer Zeit noch weitere Kandidaten hinzugekommen. Dabei handelt es sich um Sprachen, die gleichsam neutrale Mechanismen beschreiben – weder Bewußtseinserscheinungen noch Gehirnprozesse, sondern abstrakte Prozesse, die in beiden enthalten sind. Ein prägnantes Beispiel ist die Sprache der *Informationsverarbeitung,* von der die gegenwärtige Kognitionspsychologie ausgiebig Gebrauch macht.

Die Modellskizze für das Sternberg-Experiment erläutert die Logik, nach der diese Sprache funktioniert: Als elementare Grundprozesse fungieren einfache Vergleichsprozesse. Sie werden in einem seriellen Durchmusterungsprozeß aneinandergereiht, und am Ende dieses Prozesses werden ihre Ergebnisse im Hinblick auf die zur Verfügung stehenden Antwortalternativen bewertet. Mit anderen Worten: Der verborgene Mechanismus, der kognitive Leistungen hervorbringt, wird als ein *informationsverarbeitendes System* verstanden, das nach bestimmten vorgegebenen Regeln funktioniert. Die Regeln sind zum Teil in der Grundausstattung des Systems angelegt, zum Teil werden sie für die jeweilige Aufgabe durch die Instruktion festgelegt – ganz ähnlich einem Computer, dessen konkrete Aktivität durch Vorgaben auf ganz unterschiedlichen Ebenen bestimmt wird: die Hardware, das Betriebssystem, das gerade aktivierte Programm und schließlich die Daten, die aktuell eingegeben werden.

Computerjargon als theoretische Sprache der Psychologie: Das mag auf den ersten Blick befremdlich, vielleicht sogar lächerlich erscheinen. Hat die Psychologie nichts Besseres zu tun als sich an eine ingenieurwissenschaftliche Disziplin anzuhängen? Die Antwort ist einfach genug: Was zählt ist der Erfolg, und kein anderes theoretisches Programm ist in der Geschichte der Erforschung kognitiver Leistungen so erfolgreich gewesen wie der gegenwärtig verbreitete Ansatz der Informationsverarbeitung. Erfolgreich ist dieser Ansatz zum einen im intradisziplinären Kontext, d.h. innerhalb der Erklärungslogik der Psychologie selbst. Durchaus erfolgversprechend ist er zum anderen auch im interdisziplinären Kontext, d.h. für die Entwicklung einer gemeinsamen Erklärungslogik und einer gemeinsamen theoretischen Sprache für Psychologie und Neurobiologie (vgl. Abschnitt 1.4). Trotzdem: Die Sprache der Informationsverarbeitung muß aber keineswegs das letzte Wort in der Suche nach einer angemessenen Sprache zur Erklärung kognitiver Leistungen sein. Sie ist nichts weiter als der erfolgreichste Erklärungsansatz, der bisher zur Verfügung steht, und zudem der vorerst einzige, der die Chance bietet, Psychologie und Neurobiologie zusammenzuführen –

unbeschadet der Tatsache, daß Gehirne in vieler Hinsicht ganz anders funktionieren als herkömmliche Computer.

1.3   Glanz und Elend der Neurobiologie

Für den Neurobiologen ist das Gehirn in erster Linie ein Organ des Körpers genauso wie das Herz, die Niere und die Leber. Man kann seinen Aufbau, seine zelluläre Zusammensetzung und seinen Stoffwechsel untersuchen, ohne sich um seine kognitiven Funktionen zu kümmern bzw. ohne sie zumindest in das Zentrum des eigenen Forschungsinteresses zu stellen. Kognitive Neurobiologie stellt deshalb nur einen kleinen Teil der gesamten Neurowissenschaften dar. Die meisten neurobiologischen Forschungen haben zelluläre oder gar subzelluläre Prozesse zum Gegenstand, bei denen kognitive Leistungen überhaupt keine und Fragen der neuronalen Informationsverarbeitung eine nur untergeordnete Rolle spielen.

Daß dies möglich ist, hängt mit zwei Tatsachen zusammen. Die erste betrifft dem Umstand, daß Nervenzellen typische Zellen im Körper von Vielzellern sind, d.h. sie haben einen Zellkörper mit einem Zellkern, umgeben von Zellplasma, und dieses Plasma ist umhüllt von einer Zellmembran. Das Zellplasma wiederum hat alle üblichen subzellulären Bestandteile. Der Stoffwechsel, die Prozesse der Aktivierung von Genen, die Synthese von Biomolekülen (z.B. Eiweißen und Nucleinsäuren) – all dies ist wie in nahezu jeder Körperzelle. Natürlich weisen Nervenzellen manche Spezialisierungen auf, diese sind aber keineswegs so dramatisch wie etwa bei roten Blutkörperchen, die keinen Zellkern besitzen. Auch die Fähigkeit, elektrische Membranpotentiale aufzubauen, aufrechtzuerhalten und weiterzuleiten, ist keineswegs einzigartig für Nervenzellen, denn alle Zellmembranen, auch die von Pflanzen, haben diese Eigenschaften, und Aktionspotentiale kann man selbst an Pflanzenzellen registrieren. Ionenkanäle, die für die Entstehung und Fortleitung neuronaler Erregung notwendig sind (vgl. Kapitel 4), finden sich auch an anderen Körperzellen, z.B. Muskelzellen, Blutzellen oder Eizellen, und deshalb hat man viele molekularbiologische Untersuchungen über neuronale Membrankanäle gar nicht an Membranen von Nervenzellen, sondern an Eizellen oder Muskelzellen durchgeführt. Auch die Erregungsübertragung mithilfe chemischer Botenstoffe findet sich überall bei Pflanzen und Tieren. Der tiefere Grund hierfür ist, daß bei der Evolution der ersten Nervensysteme auf zellulärem Niveau kaum etwas völlig neu „erfunden" wurde, sondern daß bereits bestehende Mechanismen der Erzeugung und Übertragung von Erregung und damit von zellulärer Kommunikation benutzt und weiterentwickelt wurden.

Der zweite Umstand hat damit zu tun, daß man das Gehirn auf sehr verschiedenen strukturellen und funktionalen Ebenen untersuchen und sich dabei auf eine einzige Ebene beschränken kann, ohne von den Vorgängen auf den anderen Ebenen überhaupt Kenntnis zu nehmen. Ganz grob können wir zuerst die subzelluläre, d.h. genetische und molekulare Ebene unterscheiden, dann die zelluläre Ebene, die das Entstehen, den Bau und die Funktion von Nervenzellen und ihrer größeren Bestandteile beinhaltet. Die nächste Ebene ist die kleinerer und größerer Nervenzellverbände. Diese bilden ihrerseits funktionale Einheiten in Form von Zellkernen, Schichten, Kolumnen usw., die zu Hirnzentren zusammengeschlossen sind. Diese zusammengenommen konstituieren die strukturelle und funktionale Organisation des gesamten Gehirns. Dieses steht wiederum in Wechselwirkung mit dem Körper einerseits und der Umwelt andererseits (der Körper ist für das Gehirn eine Umwelt besonderer Art), so daß eine weitere Untersuchungsebene diese Wechselwirkung umfaßt, z.B. in Hinblick auf die hormonale Steuerung von Körpervorgängen oder auf die sensorische Steuerung motorischer Reaktionen. Eine letzte Betrachtungsebene ergibt sich hinsichtlich der Merkmale und Bedingungen der individualgeschichtlichen und stammesgeschichtlichen Entwicklung des Gehirns und seines Organismus.

Viele neurobiologische Labors in aller Welt sind dabei, den molekularen Aufbau der verschiedenen Ionenkanäle in der Nervenzellembran (oder ersatzweise in der Membran von Ei- oder Muskelzellen) zu untersuchen und z.B. der Frage nachzugehen, wie diese Kanäle sich öffnen und schließen. Intensiv untersucht wird die Interaktion zwischen neurochemischen Botenstoffen und diesen Kanälen, insbesondere die Struktur und Funktion sogenannter Rezeptoren, d.h. Stellen auf den Membrankanälen, an welche die Transmittermoleküle spezifisch binden. Scherzhaft spricht man innerhalb der Neurowissenschaften von der „Mafia der Kanalarbeiter". Diese Art von Forschung ist sehr erfolgreich, und viele der Strukturen und Vorgänge sind weitgehend aufgeklärt. Diese Untersuchungen sind typische molekularbiologische, molekulargenetische und biochemische Forschungen, und niemand braucht sich dabei Gedanken zu machen, in welchem „höheren" kognitiven Zusammenhang sie stehen.

Eine ihrer Sternstunden erlebte in den fünfziger Jahren die moderne Neurobiologie (und die moderne Naturwissenschaft allgemein) mit der Aufklärung der Mechanismen, die der Entstehung und Fortleitung von Aktionspotentialen zugrunde liegen (vgl. Kapitel 4), und zwar durch die genialen Experimentatoren und Theoretiker A. L. Hodgkin, A. F. Huxley und B. Katz. Diese Untersuchungen wurden an einem Stück Riesenaxon des Tintenfisches *Loligo* durchgeführt, weil man hiermit am besten experimentieren konnte. Rein zufällig erwies es sich, daß die dabei gewonnenen neurophysiologischen Erkenntnisse allgemein für Nervenfasern gelten. Auch die heutigen Untersuchungen über den Zusammenhang zwischen der Aktivität einzelner Ionenkanäle und bestimmter Transmitter und Neuromodulatoren einerseits und neuronalen Erregungszuständen andererseits werden stets an möglichst einfach zu manipulierenden „Systemen" (am besten isolierten Membranstückchen) gemacht. Dasselbe gilt für das Studium der Prozesse an den Kontakten zwischen Nervenzellen, den Synapsen. Hier sucht man sich die größten und am häufigsten vorkommenden Synapsen aus, am besten noch innerhalb von Zellkulturen; funktionale oder gar kognitive Gesichtspunkte spielen bei dieser Auswahl keine Rolle.

Natürlich gibt es auch viele Gruppen auf der Welt, die komplexere neurobiologische Geschehnisse untersuchen. Ein seit längerem sehr beliebter Forschungsgegenstand ist die aktivitätsabhängige Veränderung synaptischer Erregungsübertragung, Langzeitpotenzierung oder LTP genannt (vgl. Kapitel 7). Auslösend hierfür war die durchaus „kognitive" bzw. „systemische" Idee, daß Lernen und Gedächtnis auf plastischen Veränderungen von synaptischen Kontakten innerhalb von Nervenzell-Netzwerken beruhen. Um dies überhaupt im Detail untersuchen zu können, suchte man nach einfachen Netzwerken und fand diese einerseits im Nervensystem der Meeresschnecke *Aplysia* und andererseits im Hippocampus der Säuger – einer Struktur, die beim Menschen zudem noch mit der Organisation des Wissensgedächtnisses zu tun hat (vgl. Kapitel 4 und 7). Allerdings ist man inzwischen weit davon entfernt, dies auch in diesem komplexen Zusammenhang zu untersuchen, sondern man schneidet den Hippocampus, z.B. den von Ratten, in dünne Scheiben, die man in einer Nährflüssigkeit für einige Stunden „am Leben" erhalten kann. Nun kann man mit Reiz- und Registrierelektroden sowie mit Pharmaka nahezu beliebig synaptische Kontakte modulieren.

Inwieweit – und ob überhaupt – diese Vorgänge an Zellen, bei denen alle natürlichen Ein- und Ausgänge abgeschnitten sind, etwas mit Gedächtnis im eigentlichen Sinn zu tun haben, ist sehr umstritten und interessiert die meisten Hippocampus- und LTP-Forscher auch nicht.

Intensiv untersucht wird die Struktur von Sinneszellen, z.B. Photorezeptoren in unserer Netzhaut, Geruchsrezeptoren in der Riechschleimhaut oder innere Haarzellen in unserem Innenohr. Diese Sinnesrezeptoren sind gut zugänglich oder lassen sich gut isolieren, und sie lassen sich leicht physikalisch oder chemisch reizen. Man kann als Sinnesphysiologe sein Leben mit dem Studium eines Mechano- oder Photorezeptors und des Umwandlungsprozesses von physikalischem Reiz in Membranerregung verbringen, ohne auch nur einen Gedanken daran zu verschwenden, wohin die Erregung weitergeleitet wird und wozu das Ganze überhaupt dient.

In viel geringerem Maße (wenngleich immer noch von vielen hundert Labors in der Welt) wird die Funktion einzelner Zellen in den verschiedenen Gehirnzentren untersucht, und diese geringe Zahl hat einen gutem Grund. Diese Zellen sind schwer zugänglich, befinden sich meist in einem komplexen und wenig verstandenen System von Ein- und Ausgängen, und oft bekommt man gar nicht genau heraus, worauf diese Zellen eigentlich spezialisiert sind. Nahezu immer stellt sich heraus, daß sie auf viele Reize reagieren und nicht nur auf einen (was die Sache sehr vereinfachen würde). Selbst bei „einfachen" Nervensystemen wie denen von Insekten oder Amphibien verliert man sich schnell in dieser „Breitbandigkeit" von Nervenzellen.

Trotz bewundernswürdiger Fortschritte der systemischen Neurophysiologie ist kein Sinnessystem irgendwelcher Tiere wirklich gut verstanden. Dies liegt neben der Komplexität auch „einfacher" Nervensysteme und der „Breitbandigkeit" der neuronalen Antworteigenschaften in der Tatsache begründet, daß Nervenzellen stets Komponenten von kleineren und größeren Nervenzell-Netzwerken sind. Deren Eigenschaften sind überhaupt erst die Bausteine perzeptiver und kognitiver Leistungen, nicht die einzelner Neurone. Die Untersuchung derartiger Netzwerke ist aber methodisch sehr schwierig. Man kann vielleicht mit großem experimentellem Geschick in ein Netzwerk von 100 Neuronen 100 Mikroelektroden einstechen – dann ertrinkt man aber in Registrierdaten. Alternativ läßt sich mithilfe aufwendiger bildgebender Verfahren die Aktivitätsverteilung in solchen Nervennetzen darstellen; dann entgehen dem Experimentator aber meist die zellulären (und subzellulären) Mechanismen.

Das Verständnis der strukturellen und funktionalen Organisation neuronaler Netzwerke ist wohl zur Zeit die größte Herausforderung an die Neurobiologie, denn auf diesem Niveau entstehen die „emergenten" Eigenschaften von Nervensystemen und Gehirnen. Es ist bisher nicht einmal gelungen, Netzwerke, die nur aus wenig mehr als zehn Neuronen bestehen, vollständig in ihren Aktivitätszuständen zu verstehen. Diese wenigen Neurone sind so komplex miteinander verschaltet, und jede Synapse ist für sich ein derart komplexes funktionales System, daß auch die fortgeschrittensten mathematischen Modelle bisher nicht ausreichen, sie adäquat zu beschreiben.

Große Fortschritte hat die moderne Neuroanatomie mit immer neuen Methoden für den Aufweis der komplizierten Verbindungen im Gehirn von Wirbellosen und Wirbeltieren erlebt. Während man früher mühsam durch unterschiedliche Färbemethoden an Schnitten von Gehirnen die auf- und absteigenden Nervenbahnen zwischen Kernen und Zentren verlaufenden Faserverbindungen verfolgte, injiziert man heute in kleinste Hirnbereiche oder gar in einzelne Nervenzellen spezielle Färbesubstanzen, die dann die Nervenfasern „entlangkriechen" und die neuronalen Verbindungen wie auch die Morphologie einzelner Zellen auf das Genaueste darstellen. Die dabei enthüllte strukturelle Komplexität ist überwältigend und für den Neuroanatomen ein ästhetisches Vergnügen. Allerdings handelt es sich hier um statische Gegebenheiten, und die Brücke zur Physiologie und Funktion ist schwer zu schlagen. Neuroanatomen sind berüchtigt dafür, daß sie sich nicht um Funktionen und Leistungen kümmern.

Sehr viele Kenntnisse wurden und werden über die Lokalisation von Gehirnzentren gesammelt, die perzeptiven, kognitiven und motorischen Leistungen bei Tier und Mensch zugrunde liegen. War es früher das Studium der Folgen von Hirnverletzungen, so ist es heute der Einsatz sogenannter bildgebender Verfahren (s. unten), welche derartige Lokalisationen ermöglichen. Während man aber als molekularer und zellulärer Neurobiologie die kognitiven Leistungen völlig vernachlässigen kann, so muß man sich umgekehrt als Neuroanatom oder als Neuropsychologe überhaupt nicht für die zellulären Prozesse interessieren (und tut dies in aller Regel auch nicht).

Wir sehen hier Glanz und Elend der Neurobiologie nahe beieinander: Dort wo man die zellulären und molekularen Prozesse an Nervenzellen untersucht, entgehen die komplexen funktionalen Bezüge und erst recht die höheren kognitiven Leistungen. An einer einzelnen Nervenzelle, geschweige denn an einem Ionenkanal, ist nichts Kognitives. Umgekehrt verbleibt man im rein Beschreibenden, wenn man nur Neuroanatomie und Lokalisation von Hirnfunktionen betreibt. Hirnforschung will aber neben einer beschreibenden auch eine erklärende Wissenschaft sein, eine Wissenschaft, welche die *zellulären Mechanismen* angeben kann, die kognitiven (und anderen) Leistungen des Gehirns zugrunde liegen. Drei Aspekte, nämlich 1) die Beschreibung von Strukuren auf möglichst vielen Ebenen, 2) die Dynamik der Vorgänge und 3) ihre Funktionen, müssen aber zusammenkommen, wenn man das Gehirn als ein informationsverarbeitendes und bedeutungserzeugendes System verstehen will, denn nur hierdurch wird der Brückenschlag zur Psychologie möglich.

1.4 Kognition und Gehirn

Wie können Psychologie und Neurobiologie bei der wissenschaftlichen Analyse kognitiver Leistungen zusammenarbeiten? Einerseits ist Skepsis angebracht. Denn die Charakterisierung der Vorgehensweise in den beiden Disziplinen hat deutlich gemacht, daß weder die Psychologie noch die Neurobiologie so arbeitet, daß sie eine direkte Beziehung zwischen kognitiven Leistungen und Gehirnfunktionen herstellt. Psychologische Forschung geht von der Charakterisierung kognitiver Leistungen aus, dringt aber bei ihrer Erklärung nicht bis zu Gehirnfunktionen vor. Neurobiologische Forschung geht umgekehrt von der Charakterisierung von Gehirnprozessen aus, dringt aber bei dem Versuch ihrer funktionellen Beschreibung kaum bis zur Erklärung kognitiver Leistungen vor.

Andererseits ist aber auch ein gewisser Optimismus angebracht, und zwar aus zweierlei Gründen. Sie betreffen methodische und thematische Entwicklungen, die die beiden Forschungsansätze neuerdings zunehmend miteinander verbinden.

Methodische Zusammenarbeit. Eine Standardmethode der kognitiven Neurobiologie besteht darin, daß man einem Versuchstier oder einer Versuchsperson bestimmte Umweltereignisse darbietet, die geeignet sind, ein Sinnesorgan zu stimulieren. Dieser Reiz kann z.B. ein ein farbiger bewegter Gegenstand sein, ein einfacher Klang oder ein Blumenduft. Gleichzeitig wird in bestimmten Regionen des Gehirn die Aktivität der Nervenzellen registriert. Dies führt man entweder –

in der Regel bei Versuchstieren – am freiliegenden Gehirn durch oder am „intakten" Menschen (oder auch an Tieren mit hinreichend großem Gehirn) mithilfe der Elektroencephalographie (EEG), der Magnetencephalographie (MEG) oder sogenannter bildgebender Verfahren (s. unten). Bei diesen letzteren Untersuchungen registriert man die Tätigkeit großer Verbände, die Tausende oder Millionen von Neuronen umfassen.

Wir können in einem solchen Experiment, in dem wir z.B. die visuelle Reizverarbeitung im Gehirn untersuchen wollen, einem Versuchstier oder einer Versuchsperson eine kleine rote Pappscheibe vor einem weißen Hintergrund darbieten und nun mit den unterschiedlichen Verfahren feststellen, welche Hirnareale bzw. welche Neurone beim Anblick dieses Stimulus aktiv sind. Wir können die Scheibe einmal unbewegt präsentieren, ein andermal hin- und herbewegen; wir können Farbe oder Größe der Scheibe verändern, eine Kugel statt der Scheibe verwenden, oder wir präsentieren die Zeichnung oder das Foto eines Gesichts mit einem bestimmten Ausdruck. Wir werden dabei – falls wir Glück haben – feststellen, daß entsprechend der unterschiedlichen visuellen Merkmale des Reizes (Größe, Farbe, Bewegung, Gestalt, Zwei- bzw. Dreidimensionalität, Bedeutung) ganz unterschiedliche Hirnareale und Neurone bzw. Neuronenklassen in ihnen aktiv sind, und wir sind schließlich (hoffentlich) in der Lage, Gesetzmäßigkeiten der Beziehung zwischen visuellem Reiz und lokaler Hirnaktivität zu erkennen. Der Hirnforscher spricht dann von „farbcodierenden" oder „bewegungssensitiven" Nervenzellen oder von „Gesichterneuronen", um die Beziehung zwischen visuellem Reiz und der Erhöhung der Antwortraten eines Neurons zu charakterisieren. Nicht immer ist er sich dabei der Tatsache bewußt, daß *er* diese Zuschreibung vollzieht und daß nichts in der Aktivität des Neurons selbst farbig, bewegt oder gesichtermäßig ist. Dies ist die Quelle vieler Mißverständnisse.

Einen weiteren Schritt können wir für den Fall gehen, daß wir das Experiment mit einer Versuchsperson gemacht haben. Wir können sie nämlich fragen, was sie sieht. Sie wird uns etwa berichten, sie habe eine kleine rote bewegte Scheibe, eine grüne Kugel oder die Zeichnung eines fröhlichen Gesichts wahrgenommen. Auf diese Weise können wir nicht nur die visuellen Reize und die Hirnaktivität miteinander in Beziehung setzen, sondern auch Hirnaktivität und Berichte über das Wahrgenommene, von denen wir annehmen dürfen, daß sie mit bestimmten bewußten Erlebniszuständen der Versuchsperson zusammenhängen. Im Prinzip kann ich das alles natürlich an mir selbst durchführen, um die – meist theoretische – Möglichkeit auszuschließen, daß die Versuchsperson nicht die Wahrheit sagt oder um die Schwierigkeiten bei der sprachlichen Umsetzung der Wahrnehmungserlebnisse zu vermeiden.

Entgegen der landläufigen Meinung von der Unfaßbarkeit geistiger und emotionaler Vorgänge ist die moderne Hirnforschung heute in der Lage, anhand unterschiedlichster Methoden diejenigen Prozesse im menschlichen Gehirn zu untersuchen und sogar bildlich darzustellen, die zu definierten kognitiven Prozessen parallel verlaufen. Seit einigen Jahrzehnten in Gebrauch, aber heute noch genauso nützlich wie früher, ist die *Elektroencephalographie.* Im EEG wird die synchronisierte elektrische Aktivität sehr vieler Neurone vor allem in der Großhirnrinde gemessen, indem man Kontaktelektroden auf die Kopfhaut von Menschen und Versuchstieren aufbringt. Diese Elektroden messen die elektrischen Ströme, die entlang den senkrecht zur Cortexoberfläche angeordneten Pyramidenzellen verlaufen. Da diese Aktivität aber nicht im Gehirn selber oder an seiner Oberfläche erfaßt wird, sondern durch die Schädeldecke und die Kopfhaut hindurch, kommen die Ströme an den Elektroden sehr gedämpft an und müssen hochgradig verstärkt werden. Aus physikalischen Gründen können auch nur Ströme in denjenigen Cortexteilen registriert werden, die parallel zur Kopfoberfläche verlaufen und in denen die Pyramidenzellen senkrecht zu ihr stehen. Wenn man auf der Kopfhaut 32 oder gar mehr als hundert Elektroden anbringt, so kann man mit modernen Auswertungsverfahren ein raumzeitliches Bild der Aktivitätsprozesse im Gehirn während kognitiver und geistiger Prozesse darstellen (*EEG-Imaging*).

Eine besondere Registriertechnik auf der Grundlage des EEGs ist die Messung *ereigniskorrelierter Potentiale* (EKPs). Dabei werden Reize einer bestimmten Modalität (z.B. visuell oder auditorisch) präsentiert, etwa in Form eines Lichtblitzes oder eines Clicks, aber auch die Darstellung von Gesichtern, Wörtern oder kurzen Sätzen, während über einem begrenzten Kopfareal das EEG jeweils für einige Sekunden registriert wird. Mithilfe mehrfacher Registrierung und anschließender Filterung der Signale aus dem EEG und ihrer Verrechnung erhält man eine Kurve, die aus Ausschlägen des elektrischen Stroms besteht. Die „frühen" Auslenkungen der Kurve (0–100 ms nach Reizbeginn) repräsentieren automatisierte Reizverarbeitungsprozesse des Gehirns, während die späteren negativen und positiven Ausschläge mit kognitiven Funktionen zusammenhängen. So spiegelt die nach ungefähr 100 ms auftretende negative Auslenkung (die „N100", auch „N1" genannt) vorbewußte Aufmerksamkeitsprozesse im Gehirn wider, während die nach etwa 300 ms auftretende positive Auslenkung („P300" oder „P3") mit der Bewertung von Neuheit, Komplexität oder Wichtigkeit von sensorischen Ereignissen durch das Gehirn korreliert ist. Das Auftreten der P300 fällt auch mit dem Bewußtwerden von Sinnesreizen zusammen. EKPs können auch von rein mentalen Prozessen registriert werden, z.B. bei visueller Vorstellung oder einem „Aha-Erlebnis" beim Problemlösen.

Die *Magnetencephalographie* (MEG) funktioniert ähnlich wie die Elektroencephalographie, mit dem Unterschied, daß nicht die vertikalen elektrischen, sondern die parallel zur Kopfoberfläche sich ausbreitenden magnetischen Anteile der Aktivität von Nervenzellverbänden in der Großhirnrinde registriert werden. Entsprechend lassen sich mit MEG nur Aktivitäten in denjenigen Cortexteilen erfassen, die innerhalb der Hirnfurchen senkrecht zur Oberfläche angeordnet sind (dort, wo die Pyramidenzellen parallel zur Kopfoberfläche stehen). EEG und MEG ergänzen sich – allerdings ist die räumliche Auflösung des MEG etwas besser als die des EEG, da sich die magnetischen Signale im Gehirngewebe geringer ausbreiten als die elektrischen und deshalb weniger „verschmiert" sind. Das MEG ist aber gegenüber dem EEG ein immer noch sehr aufwendiges und teures Verfahren. Beide Verfahren sind in der Lage, die Hirnaktivität im Millisekundenbereich zu erfassen, d.h. im Zeitbereich synaptischer Prozesse.

Die *bildgebenden Verfahren* funktionieren ganz anders, sind aber ebenso aufwendig und teuer wie das MEG. Während EEG und MEG die Aktivität der Nervenzellen im Gehirn direkt messen, machen die bildgebenden Verfahren von der Tatsache Gebrauch, daß neuronale Erregungen, einschließlich derjenigen, die kognitiven Leistungen zugrunde liegen, von einer lokalen Erhöhung der Hirndurchblutung und des Hirnstoffwechsels (vornehmlich hinsichtlich des Sauerstoff- und Zuckerverbrauchs) begleitet sind. Bei der *Positronen-Emissions-Tomographie* (PET) wird dem Blut ein Positronen aussendendes Isotop (z.B. ^{15}O) eines Stoffwechselprodukts (z.B. Zucker) zugeführt, das u.a. auch ins Gehirn gelangt. Die Positronen kollidieren im Gewebe mit Elektronen. Dabei werden zwei Gamma-Strahlen in entgegengesetzter Richtung ausgesandt, die mit Detektoren registriert werden. Hieraus läßt sich mithilfe eines aufwendigen Auswertverfahrens ein dreidimensionales Aktivitätsbild des Gehirns berechnen. Die räumliche Auflösung von PET geht in den Millimeterbereich, jedoch benötigt das

Erstellen eines aussagekräftigen PET-Bildes 45 bis 90 Sekunden. Hiermit können schnellere neuronale Prozesse nicht erfaßt werden. Zur Verbesserung der Nachweisgrenze wird in der Regel über mehrere Registrierungen an einer einzelnen Versuchsperson sowie an unterschiedlichen Versuchspersonen gemittelt, wobei die individuellen Unterschiede in der Gehirngröße verrechnet werden müssen. Auch liefert PET keine Darstellung der Anatomie des untersuchten Gehirns. PET-Bilder können aber mit röntgentomographischen 3D-Darstellungen kombiniert werden.

Die *Kernresonanzspektroskopie* (NMR) nutzt die Tatsache aus, daß sich in einem starken Magnetfeld viele Atomkerne mit ihren Magnetachsen parallel zu den Feldlinien ausrichten (sie werden „magnetisiert"). Beim Anlegen eines zweiten, rotierenden Magnetfeldes werden die Magnetachsen der Protonen kurzzeitig ausgelenkt und beginnen zu „kreiseln". Wenn nun das zweite Magnetfeld abgeschaltet wird, dann kehren die Kerne zurück in ihre frühere Position und sendcn dabei ein Radiosignal aus. Dieses Signal gibt Aufschluß über die Art und Position des Kerns sowie die physikalische und chemische Beschaffenheit der Umgebung. Hiermit lassen sich – anders als beim EEG, MEG oder bei der PET – genaue anatomische Darstellungen von Gehirnen in vivo und in situ erreichen. Bei der *funktionellen* Kernresonanzspektroskopie (fNMR) werden die Unterschiede der Radiosignale in Abhängigkeit von Unterschieden der physikalischen Beschaffenheit des arteriellen (d.h. sauerstoffreichen) oder des venösen (sauerstoffarmen) Blutes ausgenutzt, die durch die lokale Stoffwechselaktivität und neuronale Aktivität hervorgerufen werden. Die räumliche Auflösung des fNMR ist in etwa gleich gut wie die von PET, während die zeitliche Auflösung bis in den Bereich weniger Sekunden geht.

Man kann heute mit diesen Verfahren im klinischen Bereich in vielen Fällen bei Vorliegen kognitiver Defizite eines Patienten vorhersagen, welche hirnorganischen Defekte zugrunde liegen, und umgekehrt. Wenn etwa eine Person nach einem Schlaganfall keine Farbwahrnehmung mehr besitzt, so kann man darauf schließen, daß das visuelle corticale Areal V4 beeinträchtigt ist. Hat sie Störungen in der Raumwahrnehmung oder -orientierung, so sind parietale Areale in Mitleidenschaft gezogen (z.B. das Cortexareal 7a). Sprachstörungen lassen je nach Symptomatik auf Defekte im Broca- oder Wernicke-Sprachzentrum schließen. Selbst diejenigen Prozesse, die „rein geistigen" Tätigkeiten wie Vorstellen, Erinnern, das Erfassen der Bedeutung von etwas Gesagtem oder Gelesenem zugrunde liegen, lassen sich im Gehirn lokalisieren.

Theoretische Konvergenzen. So beeindruckend die Erkenntnisse und so überzeugend die Theorien der modernen Biologie sein mögen, offen bleibt die Frage, wie die Geschehnisse auf zellulärer oder sogar subzellulärer Ebene mit den globalen Aktivitätszuständen des Gehirns zusammenhängen, die ihrerseits – vermutlich – die Grundlage kognitiver Leistungen bilden. Auf der einen Seite geht man davon aus, daß diese globalen Zustände aus der Interaktion von Tausenden, Millionen oder gar Milliarden von Nervenzellen resultieren, auf der anderen Seite ist aber an den einzelnen Nervenzellen überhaupt nichts Kognitives: Pyramidenzellen in der primären Hörrinde sehen bis in mikroskopische Details nicht anders aus als in der visuellen oder motorischen Rinde, und auch an den von ihnen produzierten Aktionspotentialen ist überhaupt nichts Auditorisches, geschweige denn Sprachliches oder Musikalisches. Die funktionale Spezifität – so vermutet man – entsteht vielmehr durch die spezifischen Eingänge und die intrinsischen Verschaltungen, durch die sie mit anderen Nervenzellen in Verbindung stehen. Worauf es dabei aber ankommt, weiß noch niemand; nicht einmal die Natur des „neuronalen Codes" ist bekannt, also die Sprache, in der die Neurone miteinander „reden". Das ist die eine Seite des Problems.

Die andere Seite: So beeindruckend die vorliegenden Ergebnisse der psychologischen Erforschung kognitiver Leistungen auch sein mögen – es bleibt die Frage, wie diese Leistungen durch Gehirnprozesse realisiert werden. Die psychologische Forschung hält sich von diesen Fragen fern und liefert für ihre Beantwortung keinerlei Anhaltspunkte. Sie spricht nur die Sprache kognitiver Leistungen, und diese Sprache kann nicht ohne weiteres in eine der vielen Sprachen übersetzt werden, in denen die Neurobiologie Gehirnprozesse beschreibt.

Die Forschung im Übergangsfeld zwischen Neurobiologie und Psychologie trifft hier auf große begriffliche Schwierigkeiten, die sich z.B. darin äußern, daß viele Forscher ständig zwischen der physiologischen und der kognitiven (und zum Teil der mentalistischen) Beschreibungs- und Erklärungsebene hin- und herspringen. Tun sie dies nicht, ist jedes Gespräch zwischen Psychologie und Neurobiologie unmöglich; tun sie es aber, so laufen sie Gefahr, Kategorienfehler zu begehen (d.h. unvereinbare Begriffsebenen miteinander zu vermischen) und Pseudoerklärungen zu geben. Dieses Begriffsdilemma zu lösen ist eine der Hauptaufgaben, die Psychologie und Hirnforschung gemeinsam bewältigen müssen.

Immerhin ist in den letzten Jahren nicht nur in der Methode, sondern auch in der Theorie eine gewisse Konvergenz von psychologischer und neurobiologischer Forschung zu verzeichnen. Die Forschungsprogramme der beiden Disziplinen bewegen sich zwar, wie wir gesehen haben, nicht direkt aufeinander zu, aber sie steuern doch einen gemeinsamen Fluchtpunkt an – sozusagen eine dritte Sprache, über die sie sich verständigen können, auch wenn sie ihre eigenen Sprachen nicht, oder noch nicht, direkt ineinander übersetzen können.

Die Psychologie spricht die Sprache kognitiver Leistungen und hat keine Möglichkeit, sie direkt in die Sprache der Gehirnprozesse zu übersetzen; sie faßt kognitive Leistungen aber als Arbeitsergebnisse von informationsverarbeitenden Systemen auf. Umgekehrt spricht die Neurobiologie die Sprache der Gehirnprozesse und hat kaum eine Möglichkeit, sie direkt in die Sprache kognitiver Leistungen zu übersetzen. Dagegen kann sie sich sehr wohl in der Sprache der Informationsverarbeitung verständlich machen, indem sie Strukturen und Prozesse im Gehirn als informationsverarbeitende Systeme und Strukturen beschreibt (bzw. als materielle Trägerprozesse solcher Prozesse und Strukturen).

Kognitive Leistungen werden durch informationsverarbeitende Systeme erzeugt, die in Gehirnprozessen realisiert sind – dies ist mit einem Wort das theoretische Bindeglied zwischen dem im übrigen ganz unterschiedlich angelegten Forschungsansätzen von Psychologie und Neurobiologie. Dieses Pflänzchen ist es, zu dessen Entwicklung das vorliegende Buch beitragen will. In der Tat ist es zur Zeit noch ein Pflänzchen, denn obwohl in beiden Disziplinen schon seit geraumer Zeit mit Konzepten der Informationsverarbeitung operiert wird, sind diese Entwicklungen bisher weitgehend parallel und unabhängig voneinander verlaufen – mit der Folge, daß es zur Zeit noch kaum gemeinsam entwickelte theoretische Vorstellungen gibt. Was es stattdessen nach unserer Überzeugung gibt, ist das, was in der Politik gern als *Vorrat an Gemeinsamkeiten* bezeichnet wird – ein Vorrat von gemeinsamen Gestaltungsmöglichkeiten also, den man im politischen Raum gern beim Abschluß von Koalitionsverhandlungen beschwört und von dem man beim Scheitern von Koalitionen zu sagen pflegt, daß er verbraucht ist. Das Buch verfolgt allerdings nicht so sehr das Ziel, diesen Vorrat an Gemeinsamkeiten emphatisch zu beschwören, sondern ihn nüchtern zu beschreiben.

Und wie steht es schließlich mit der subjektiven Seite der menschlichen Kognition? Wer uns bis hierhin gefolgt ist, mag sich wundern, daß wir das, was von vielen für den eigentlichen Kern der Frage nach den Beziehungen zwischen kognitiven Leistungen und Gehirnfunktionen gehalten wird, nur ganz am Rande erwähnt haben: den Umstand nämlich, daß wir (jedenfalls als Menschen) von der Tätigkeit jener hypothetischen informationsverarbeitenden Mechanismen nicht nur aus der Perspektive der Dritten Person Kenntnis haben (indem wir kognitive Leistungen und Gehirnfunktionen anderer Lebewesen registrieren), sondern auch aus der Perspektive der Ersten Person (indem wir bewußte Erlebnisse bei uns selbst verzeichnen). Natürlich haben wir in diesem Kapitel die damit zusammenhängenden Fragen nicht etwa vergessen, sondern absichtlich ausgeklammert, und zwar deshalb, weil sie für das Thema dieses Buches keine zentrale Rolle spielen. Vorrangiges Thema ist die Beschreibung der gegenwärtigen Beiträge der Neurobiologie und der Psychologie zur Erklärung kognitiver Leistungen – eine Fragestellung, die sich ausschließlich auf Vorgänge und Sachverhalte bezieht, die aus der Perspektive der Dritten Person beschrieben werden und die durch Einbeziehung der Perspektive der Ersten Person an Klarheit und Stringenz nicht gewinnen, sondern nur verlieren könnte (vgl. hierzu Kapitel 12).

Das bedeutet aber keineswegs, daß wir der Meinung sind, daß die Perspektive der Ersten Person mit wissenschaftlichen Mitteln überhaupt nicht bearbeitet werden kann oder soll. Vor allem könnte es lohnend sein, die Informationsverarbeitungs-Konzeption kognitiver Leistungen, die wir als gemeinsamen Fluchtpunkt von Neurobiologie und Psychologie identifiziert haben, daraufhin zu untersuchen, ob und wie weit sie uns auch zu einem besseren Verständnis der subjektiven Erscheinungen der Ersten Person verhelfen kann, die die kognitiven Leistungen der Dritten Person begleiten, und welche Ideen sie zum Verständnis der Beziehungen zwischen Erster und Dritter Person beisteuern kann. Das Buch hat dementsprechend ein Hauptthema und ein Nebenthema. Ihr Zusammenhang ist in Abbildung 1.9 skizziert. Im Hauptthema verfolgen wir, wie zwei Dritte Personen – ein Neurobiologe und ein Psychologe – von verschie-

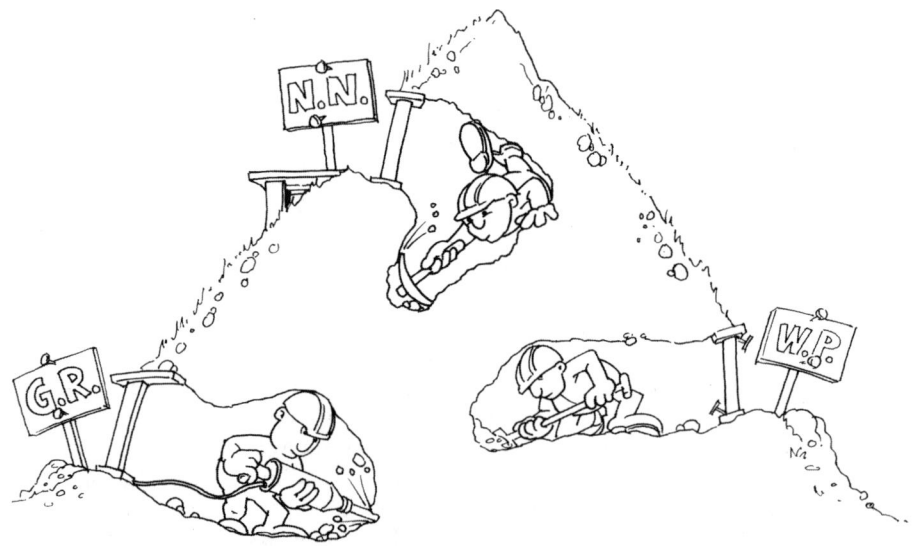

1.9 Ein Neurobiologe (G.R.) und ein Psychologe (W.P.) bei der Arbeit im Berg. Eine anonyme Person (N.N.; vermutlich eine Philosophin oder ein Philosoph) treibt von oben weitere Gänge in den Berg.

denen Seiten einen Tunnel in einen Berg treiben, in der Hoffnung und Erwartung, möglichst bald an einem gemeinsamen Punkt aufeinanderzutreffen. Im Nebenthema verfolgen wir, wie gleichzeitig eine Erste Person – ein Philosoph vielleicht? – den einen oder anderen weiteren Tunnel gräbt, gleichfalls getrieben von der Hoffnung, irgendwann den gemeinsamen Fluchtpunkt zu erreichen.

1.5 Übersicht

Im anschließenden Teil II beginnen wir unsere Untersuchung des Zusammenhangs zwischen Gehirnfunktionen und kognitiven Leistungen mit einem Blick in die Forschungsgeschichte. In Kapitel 2 gibt Ernst Florey einen Abriß der einschlägigen Ideengeschichte der Hirnforschung, der von der Antike bis zur Gegenwart reicht. In Kapitel 3 beschreibt Eckart Scheerer die Entwicklung der Vorstellungen von der Beziehung zwischen kognitiven Leistungen und Gehirnfunktionen in den letzten 150 Jahren, d.h. seit den Anfängen der wissenschaftlichen Psychologie.

Anschließend schreiten wir von der Geschichte zur Systematik. Die Teile III und IV bilden den systematischen Kern unserer Exploration des Vorrats an Gemeinsamkeiten zwischen der neurobiologischen Erforschung des Gehirns und der experimentalpsychologischen Analyse kognitiver Leistungen:

Teil III ist den neurobiologischen Ansätzen zur funktionellen Beschreibung von Hirnfunktionen gewidmet. Zunächst stellt Gerhard Roth in Kapitel 4 das Gehirn des Menschen vor und diskutiert die Frage, welche der verschiedenen Beschreibungsebenen sich am besten für eine funktionelle Charakterisierung eignet, d.h. eine Charakterisierung, die seine Funktion als Trägerorgan kognitiver Leistungen deutlich werden läßt. In Kapitel 5 beschreibt Andreas Engel grundlegende Funktionsprinzipien visueller Systeme. In Kapitel 6 erläutert Wolfgang Walkowiak an verschiedenen Beispielen aus dem Tierreich die Arbeitsweise auditorischer Systeme. Schließlich setzen sich in Kapitel 7 Randolf Menzel und Gerhard Roth mit Phänomenen des Lernens, des Gedächtnisses und der Plastizität auseinander, d.h. mit langfristigen Veränderungen der neurobiologischen Grundlagen kognitiver Leistungen.

Teil IV ist den experimentalpsychologischen Ansätzen zur Erforschung kognitiver Leistungen gewidmet. In Kapitel 8 beschreibt Martin Eimer die experimentelle Analyse von Wahrnehmungs- und Aufmerksamkeitsprozessen. Forschungsansätze zur Untersuchung der Handlungssteuerung werden in Kapitel 9 von Jochen Müsseler, Gisa Aschersleben und Wolfgang Prinz vorgestellt. In Kapitel 10 trägt Thomas Goschke zusammen, was die experimentelle Psychologie über Lern- und Gedächtnisprozesse weiß und welche Gehirnfunktionen mit diesen Leistungen in Verbindung gebracht werden können.

Teil V konzentriert sich auf das Nebenthema des Buches, die Beziehungen zwischen kognitiven Leistungen, Gehirnfunktionen und Bewußtseinserscheinungen. Er enthält vier Diskussionsbeiträge, die einige Aspekte dieses schwierigen Beziehungsgefüges beleuchten. Zunächst diskutiert Ansgar Beckermann in Kapitel 11 einige Probleme, die sich aus philosophischer Sicht ergeben, wenn man das Projekt verfolgt, mentale Phänomene neurobiologisch zu erklären. In Kapitel 12 begründet Martin Eimer die Auffassung, daß die wissenschaftliche Analyse des Zusammenhangs zwischen kognitiven Leistungen und Gehirnfunktionen weitgehend unabhängig von der Analyse der Beziehungen zwischen Gehirnfunktionen und Bewußtseinserscheinungen vorgenommen werden kann, ja sogar muß. In den letzten beiden Kapiteln werden schließlich zwei sehr unterschiedlich angelegte Bewußtseinstheorien vorgestellt. In Kapitel 13 diskutiert Hans Flohr eine Theorie der zellulären, molekularbiologischen und neurochemischen Grundlagen des Bewußtseins, während in Kapitel 14 Wolfgang Prinz eine psychohistorische Spekulation über die Entstehungsbedingungen von Bewußtsein skizziert. Wie gesagt: vier ganz unterschiedliche Diskussionsbeiträge – Beiträge zu einer Diskussion, für die es leider keinen Diskussionsleiter gibt. Niemand ist in der Lage, zum Schluß alles zusammenzufassen und zu sagen, wie es wirklich ist.

Literatur

Changeux, J.-P. *Der neuronale Mensch. Wie die Seele funktioniert – Die Entdeckungen der neuen Gehirnforschung.* Reinbek bei Hamburg (Rowohlt) 1984.

Lofting, H. *Doktor Dolittle und seine Tiere.* Berlin (Williams & Co.) o.J.

Roth, G.; Wullimann, M. F. *Evolution der Nervensystem und Sinnesorgane.* In: Dudel, J.; Menzel, R.; Schmidt, R. (Hrsg.) *Neurowissenschaft: Vom Molekül zur Kognition.* Heidelberg (Springer) 1996.

Spencer, H. *Die Prinzipien der Psychologie.* Stuttgart (E. Schweizerbartsche Verlagsbuchhandlung) Bd. 1: 1882, Bd. 2: 1886.

Sternberg, S. *High-Speed Scanning in Human Memory.* In: *Science* 153 (1966), S. 652–654.

Sternberg, S. *Two Operations in Character Recognition. Some Evidence From Reaction-Time Measurements.* In: *Perception and Psychophysics* 2 (1967), S. 45–53.

Zilles, K. *Vom Seelenorgan zum neuronalen System – historische und gegenwärtige Konzepte zur Lokalisation von Hirnfunktionen.* In: Fedrowitz, J.; Matejovski, D.; Kaiser, G. (Hrsg.) *Neuroworlds. Gehirn – Geist – Kultur.* Frankfurt (Campus) 1994.

Teil II
Aus der Forschungsgeschichte

Die Vorstellung, daß geistige Vorgänge eine konkrete Grundlage in Gehirnprozessen haben, ist uns inzwischen zwar vertraut, aber sie bereitet unserer Intuition immer noch große Schwierigkeiten. Sind nicht geistige Vorgänge ihrer Natur nach etwas völlig anderes, ja andersartiges als die physiologischen Prozesse, die sich in unseren Gehirnen abspielen? Wie soll man sich vorstellen, daß das eine auf das andere einwirkt – sei es, daß geistige Vorgänge auf körperliche Prozesse einwirken, sei es, daß umgekehrt physiologische Prozesse geistige Vorgänge verursachen?

In den folgenden beiden Kapiteln beschreiben Ernst Florey und Eckart Scheerer ausgewählte Kapitel aus der Geschichte dieser Probleme. Der Beitrag von Ernst Florey betrachtet vor allem die Geschichte der Hirnforschung – angefangen von den frühen spekulativen Lehrmeinungen der klassischen Philosophie bis zu den modernen Auseinandersetzungen darüber, von welcher Art diejenigen Prozesse im Gehirn sind, die als Trägerprozesse kognitiver Leistungen in Betracht kommen.

Der Beitrag Eckart Scheerers betrachtet den im Vergleich dazu relativ kurzen Ausschnitt der Geschichte der modernen Psychologie, der in der Mitte des 19. Jahrhunderts beginnt. Gegenüber der klassischen Ideengeschichte, die Florey vorstellt, untersucht Scheerer in seinem Beitrag bestimmte problemgeschichtliche Entwicklungen im Hinblick darauf, was man aus ihnen über bestimmte systematische Fragen lernen kann. Im Mittelpunkt steht dabei die Überlegung, daß die Frage nach den Beziehungen zwischen kognitiven Prozessen und Gehirnvorgängen sich unterschiedlich stellt, je nachdem ob man eine einstufige oder zweistufige Kognitionstheorie zugrunde legt. Der inhaltliche Vorschlag, auf den die Erörterung dieser Frage hinausläuft, kann zugleich auch als ein Beitrag zu dem Diskussionsforum in Teil V gelesen werden.

2. Geist – Seele – Gehirn: Eine kurze Ideengeschichte der Hirnforschung

Ernst Florey

2.1 Die psychische Dimension des Gehirns

Die Beziehung zwischen Körper und Seele und das Verhältnis von Geist und Gehirn sind auch heute Grundthemen der philosophischen, ebenso wie der naturwissenschaftlichen Debatte. Obwohl in den biologisch orientierten Naturwissenschaften der „klassische" Materialismus, der im 19. Jahrhundert Mode wurde, noch immer geistert, nähern sich mehr und mehr Philosophen der Problematik der Hirnforschung, und die Hirnforscher selbst fühlen sich heute erneut in den Bannkreis philosophischer Argumentation gezogen.

Daß psychische Leistungen eng mit Hirnfunktionen verknüpft sind, wird nicht in Zweifel gezogen. Nicht wenige Philosophen und Psychologen, und sicherlich die meisten Hirnforscher sind der Überzeugung, daß die Psyche des Menschen nichts anderes ist als ein Gehirnzustand. Durch Benutzung mehrerer umgangssprachlicher Wörter wird dabei die psychische Dimension des Menschen – und seines Gehirns – angedeutet, ohne daß diesen Wörtern eine besondere begriffliche Definition unterlegt wird. Dazu gehören Adjektive wie „seelisch", „geistig", „mental" – oder eben „psychisch"; dazu gehören die Substantiva „Seele", „Geist" und „Psyche". Diese Wörter werden dann nur metaphorisch gebraucht, ohne daß ihnen eine objektive Realität unterlegt wird – man sagt, sie hätten keine ontologische Bedeutung. Dies ist immer dann der Fall, wenn argumentiert wird, daß Geist, Seele und Psyche „an sich" gar keine Existenz hätten, daß sie Funktionszustände des lebenden Gehirns seien. In diesem Sinne haben Geist, Seele und Psyche außerhalb des Gehirns kein „Sein".

Schon vor zweihundert Jahren hat der bedeutende, in Halle und in Berlin wirkende Mediziner und Physiologe Johann Christian Reil (1759–1813) im ersten Band des von ihm 1796 neu gegründeten *Archiv für Anatomie und Physiologie* diese auch heute gültige Position der Hirnforschung erläutert, indem er zu den Grundbegriffen „Materie", „Seele" und „Geist" Stellung bezog:

>>*Materie* nehmen wir als ein Object im Raume durch Hülfe unserer äusseren Sinne wahr, und zeigen durch dieses Wort den Inbegriff sinnlicher Prädicate an, die wir an einem Objecte des *äußeren* Sinnes wahrnehmen. Materie bleibt also immer noch Erscheinung; der letzte absolute Grund materieller Erscheinungen ist ein blosser Begriff und die Aufgabe, was dieser absolute Grund eigentlich sey, hat keinen verständlichen Sinn für uns. *Vorstellungen* nehmen wir mit Hülfe unseres *inneren* Sinnes wahr. Sie sind also in der Erfahrung eben so gewiß als körperliche Phänomene, aber specifisch von ihnen verschieden. Sucht man zu diesen Vorstellungen einen reellen Grund außer demselben: so tappet man im Finstern und ergreift einen leeren Begriff – *Geist*. Eine *Seele*, als Substanz betrachtet, die den absoluten Grund der Vorstellungen enthält, ist ein Ding, für welches wir in der Erfahrung keinen Beweis haben. Wir können sie daher auch nicht als einen Erklärungsgrund oder als eine Ursache thierischer Erscheinungen in einer rationellen Naturlehre annehmen...‹‹

Diese programmatischen Worte haben für die heutige Hirnforschung – einschließlich Psychologie und Neurophysiologie – uneingeschränkte Gültigkeit. Für viele, vielleicht für die meisten Anatomen, Physiologen, Neurologen und Psychologen des 19. Jahrhunderts treffen sie allerdings nicht zu. Auch wenn sie den Antivitalismus auf ihre Fahnen schrieben, waren sie zutiefst von der Realität der Seele überzeugt. Emil Du Bois-Reymond (1818–1896), Hermann von Helmholtz (1821–1894), Wilhelm Wundt (1832–1920) und Theodor Fechner (1801–1887) stellten aus prinzipiellen Gründen die Seele außerhalb der Reichweite von Physik, Anatomie und Physiologie.

Im religiösen Leben, wie auch in der in unserem Kulturkreis lebendigen Alltags-Weltanschauung, sind Seele und Geist auch heute Realitäten, die keiner physikalischen oder physiologischen, schon gar keiner anatomischen „Erklärung" bedürfen. Die sich mit diesen Begriffen verbindenden Vorstellungen (Abbildung 2.1) sind antiken Ursprungs und entsprechen durchaus den Konzepten, die auch in den alten philosophischen und naturwissenschaftlichen Texten zu finden sind.

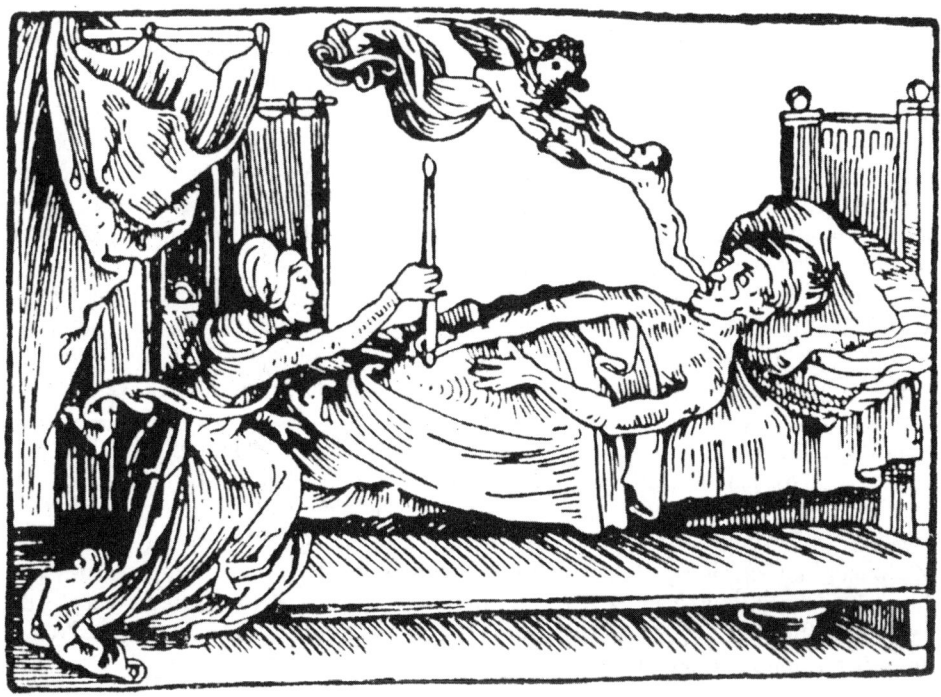

2.1 Volkstümliche Darstellung der Seele, die aus dem Munde eines Sterbenden entweicht; der seelenlose Körper wird dann zerfallen. Holzschnitt von Jörg Nadler aus einem Frühdruck der Lutherbibel aus dem Jahre 1520. Die Gleichsetzung von Seele und Atem (= *pneuma* = *spiritus*) ist antiken Ursprungs, die Lehre von der Seele als Formprinzip des Körpers geht zurück auf Aristoteles.

2.2 Vorbemerkungen zur Geschichte der Hirnforschung

Motivation für die Hirnforschung war stets die Frage nach dem Verhältnis von Seele und Körper, von Geist und Gehirn und von Gehirn und Körper. Wie immer man sich zur Problematik einer Realität von Seele und Geist stellte, am Vorhandensein und an der Bedeutung des Gehirns konnte man nicht zweifeln.

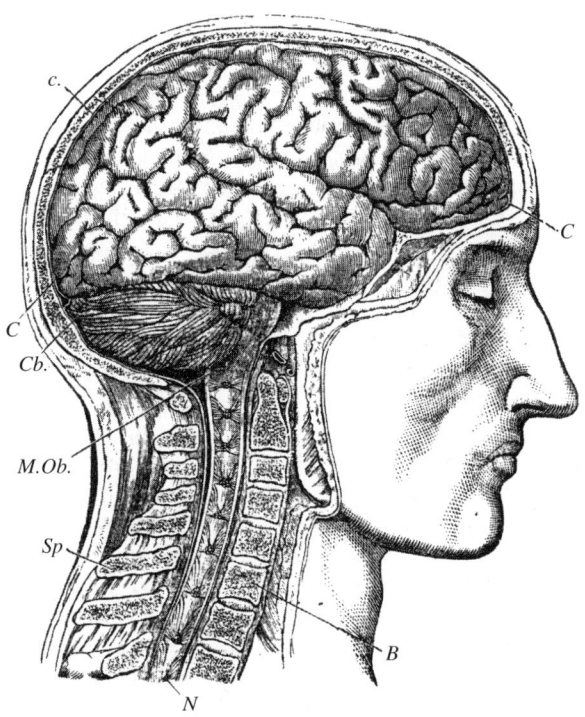

2.2 Das Gehirn erfüllt den Kopf des Menschen. Die Kopfform wird durch dieses große Gehirn bestimmt. Die Abbildung stammt aus dem klassischen Lehrbuch von Thomas Henry Huxley (1825–1895) *Lessons in Elementary Physiology* (1. Auflage 1866, 6. Auflage 1917). Der Hirnschädel und der Wirbelkanal sind eröffnet, so daß die Oberfläche von Großhirn (Cerebrum, C), Kleinhirn (Cerebellum, Cb), Medulla oblongata (M.ob.) und Rückenmark erkennbar sind. An der Oberfläche des Rückenmarks sind, segmental angeordnet, dorsale (sensible) und ventrale (motorische) Nervenwurzeln erkennbar, die sich zu den aus dem Wirbelkanal austretenden Nerven (N) vereinigen. Die knöchernen Wirbel sind im Längschnitt erkennbar (B = Wirbelkörper, S = Wirbelfortsatz). Hirnhäute und Blutgefäße sind entfernt.

Die Geschichte der naturwissenschaftlichen Erforschung von Struktur und Funktionsweise des Gehirns (Abbildung 2.2) läßt zwei Grundmotive erkennen:

1) *Das medizinische Motiv*, das sich aus medizinischer Erfahrung und Zielsetzung ergibt. Hirnforschung hat dementsprechend die Aufgabe, den Zusammenhang zwischen Hirnverletzung bzw. -erkrankung und körperlichen Krankheitszuständen aufzuklären und aufgrund der so gestellten Diagnose wo möglich Linderung oder Heilung einzuleiten.

2) *Das philosophisch-spekulative Motiv*, das sich aus dem Wunsch ergibt, das Verhältnis von Geist und Körper zu begreifen. Hirnforschung hat dementsprechend die Aufgabe, die physischen (hirnphysiologischen) Voraussetzungen geistiger Tätigkeit und Befindlichkeit aufzudecken – mit allen Konsequenzen einer hirnphysiologisch begründeten Weltschau. Im einzelnen geht es dabei um die Aufklärung der physiologischen Grundlagen kognitiver Fähigkeiten, letztlich aber um eine physiologische Begründung des menschlichen Verhaltens – und zwar sowohl des normalen wie auch des pathologischen Verhaltens.

Die jeweils angewandten Methoden und die damit erzielten Ergebnisse der Hirnforschung müssen unter drei Aspekten bewertet werden:

1) *Dem systematischen Aspekt:* Beobachtungen werden unter dem Gesichtspunkt einer logisch-systematischen An- und Einordnung erfaßt. Jeder Beobachtung liegt bereits ein mehr oder weniger vorgefaßtes Begriffsgefüge zugrunde, und der Beobachter wendet Bewertungskriterien an, die seinem normativen Naturverständnis entsprechen.

2) *Dem technischen Aspekt:* Er resultiert aus der Tatsache, daß – sofern Hirnforschung ein naturwissenschaftliches Anliegen ist – naturwissenschaftliche Forschung immer nur nach Maßgabe der jeweiligen technischen bzw. instrumentellen Möglichkeiten fortschreiten konnte. Dabei ergab sich die Wahl der Instrumente nicht nur aus der Verfügbarkeit technischer Neuerungen, sondern auch aus der jeweiligen methodischen Zielsetzung. Heute verlangt man von exakter naturwissenschaftlicher Forschung die Durchführung von Experimenten, in welchen die Abhängigkeit einer ausgewählten abhängigen Variablen (z.B. Druck) von der Dimension einer bestimmten unabhängigen Variablen (z.B. Temperatur) untersucht wird. Diese Art des Experimentierens wurde erst zum Ende des 16. Jahrhunderts in jener naturwissenschaftlichen Disziplin eingeführt, die wir heute als Physik bezeichnen. Und seit dem 18. Jahrhundert wurde diese Methode des Experimentierens auch für das Fachgebiet der Chemie grundlegend. In den biologischen Wissenschaften kam derartiges Experimentieren erst im 19. Jahrhundert auf, ist aber auch heute noch keineswegs das ausschließliche Verfahren des Erkenntnisgewinns: Die Fachgebiete der Morphologie (Analyse der äußeren Form), Anatomie (Analyse der inneren Strukturen) und Histologie (Analyse der zellulären Strukturen, insbesondere der Gewebe) gründen nicht auf Experimenten, sondern auf reiner, beschreibender Beobachtung. Auch die für die biologischen Wissenschaften so grundlegende Evolutionstheorie ist nicht das Ergebnis gezielter Experimente, sondern beruht auf der Interpretation eines äußerst umfangreichen Materials von systematisch erfaßten Einzelbeobachtungen, deren Erhebung mehrere Generationen von Naturforschern beschäftigt hat.

3) *Dem akademischen Aspekt:* Dieser ergibt sich aus den Interessenrichtungen und Methodologien der jeweiligen akademischen Disziplinen. Bis ins 19. Jahrhundert war die Hirnforschung ausschließlich die Angelegenheit der medizinischen Fakultäten, vornehmlich der Anatomen und Histologen. Erst im 20. Jahrhundert hat sich die Hirnforschung zu einem interdisziplinären Unternehmen entwickelt, an dem heute Physiker, Chemiker, Informatiker, Psychologen und Verhaltensforscher genauso beteiligt sind wie Physiologen, Anatomen und Histologen. Eine experimentelle Psychologie gibt es erst seit der Begründung dieser Methodik durch den Leipziger Physiologen, Philosophen und Psychologen Wilhelm Wundt

(1832–1920), der dort 1892 das erste Laboratorium für experimentelle Psychologie einrichtete. Vorher (1874) hatte er, noch in Heidelberg, sein wegweisendes Werk *Grundzüge der physiologischen Psychologie* veröffentlicht, dessen Denkweise die spätere interdisziplinäre Forschung geprägt hat.

Natürlich sind alle die hier skizzierten Motivationen und Aspekte der Hirnforschung miteinander verwandt und bilden einen natürlichen Zusammenhang. Es ist aber wichtig, sich darüber im klaren zu sein, daß wissenschaftliche Erkenntnis aus bestimmten Motivationen resultiert und durch die technischen wie akademischen Voraussetzungen der Forschungspraxis begrenzt ist.

Verfahren und Methoden der Forschung bestimmen die Art der Ergebnisse: Mit Elektroden kann man nicht die Form der Nervenzellen bestimmen, mit dem Mikroskop nicht die chemische Natur ihrer Moleküle aufklären. Mit dem Mikrotom kann man keine Hirnanatomie betreiben, und mit keinem der angegebenen Verfahren kann man erkunden, welche Empfindung, welche Wahrnehmung, welcher Gedanke durch die Tätigkeit des Gehirns entsteht. Die Entscheidung für den Einsatz bestimmter Instrumente und Geräte, für ein bestimmtes Testverfahren oder für die Auswahl der Versuchsanordnung beruhen also auf der jeweiligen Fragestellung – und diese ist Folge einer bestimmten Konzeption oder Hypothese, letztlich aber auch einer Erwartung, die sich auf eine bestimmte Weltsicht gründet.

Daß man Elektroden verwendet hat – und noch verwendet – beruht auf der Überzeugung, daß elektrische Vorgänge im Nervensystem eine bedeutende Rolle spielen. Aber was Elektrizität eigentlich ist, das begann man erst im 17. Jahrhundert zu ergründen. Die Fragestellung, die zu elektrischen Messungen führte, wurde also erst damals sinnvoll. Daß es Nervenzellen im Gehirn gibt, weiß man erst seit etwas mehr als 150 Jahren; die Suche nach solchen Zellen aber war die Folge der Erkenntnis, daß alle lebenden Organismen aus Zellen aufgebaut sind, und diese Zellenlehre entstand erst im 19. Jahrhundert. Bis dahin konnten Fragen nach Struktur und Funktion von Nervenzellen nicht konzipiert werden. Erst in unserem Jahrhundert hat man zu untersuchen begonnen, durch welche chemischen Signale diese Zellen in Wechselwirkung treten. Vorher war diese Problemstellung gar nicht in Sicht, denn es mußte erst in mühsamer Kleinarbeit entdeckt werden, daß Nervenzellen und Nervenfasern nicht unabhängige Gebilde sind, sondern Teile eines Ganzen, das man dann als Neuron bezeichnet. Diese „Neuronen-Doktrin" erforderte einen ganz neuen Forschungsansatz. Erst die letzten Jahrzehnte des 20. Jahrhunderts haben dann die Erkenntnis gebracht, daß es gerade die Wechselwirkung der zu Netzwerken verschalteten Neurone ist, welche das Gehirn zu kognitiven Leistungen (Wahrnehmen, Erkennen) befähigt. Aber diese Erkenntnis stammt nicht etwa aus experimentalwissenschaftlich gewonnenen Daten, sondern aus der Erfahrung mit elektronischen Rechenmaschinen (Computern). Die neuen Wissenschaftszweige der Systemtheorie, der Kybernetik und der Informatik einschließlich der Theorie neuronaler Netzwerke haben in die Hirnforschung völlig neue Denkweisen eingebracht. Die Erkenntnis konnte nicht ausbleiben, daß die elektronischen Gehirne nicht ausreichen, die Leistungen des Gehirns zu erklären, da ihnen wesentliche Merkmale fehlen: die der *Plastizität*, der *Selbstorganisation* und der *Regeneration*. Zur Frage des „psychophysischen" Parallelismus konnte freilich auch die neue Denkweise nichts beitragen: Ob Computer, und seien sie noch so intelligent, bewußt erleben können, was in ihnen „elektronisch" vorgeht, ist für ihre Leistungsfähigkeit und für ihre tatsächlichen Leistungen völlig irrelevant. Ob ein bewußter Geist kausal durch Gehirnvorgänge entstehen kann, ob er am Ende eben doch, im ontologischen Sinne, existiert, und ob dieser Geist – oder die Seele – gar in die Gehirnmaschine eingreifen kann, das sind Fragen, die gegenwärtig erneut, aber eben unter einem ganz neuen Blickwinkel heiß diskutiert werden.

Die gegenwärtige Debatte verwendet notwendigerweise Begriffe und Kenntnisse, die selbst eine lange Geschichte haben. Man muß sich darüber im klaren sein, daß die philosophischen Ideen, welche Bezug zum Gehirn nehmen, in jeder Epoche einem anderen naturwissenschaftlichen Kenntnisstand zuzuordnen sind. Das Gehirn, von dem Platon spricht, ist ein anderes, als das, welches Aristoteles erörtert. Und wenn Decartes über das Gehirn schrieb, dann hatte er wieder ein anders geartetes Gehirn vor Augen. Aber so sehr wir über so manchen scheinbar „modernen" Zug in seiner Argumentation staunen müssen – die Hirnstruktur, die er dabei voraussetzte, war weit entfernt von der, die den Neurologen des 19. Jahrhunderts bekannt wurde. Die heutige Hirnforschung stützt sich auf ein faktisches Wissen, dessen Umfang man als gigantisch bezeichnen muß und das kein einzelner Forscher mehr bewältigen kann. Die Fakten selbst aber sind determiniert durch einen Begriffskanon, der historisch uneinheitlich gewachsen ist. Grundlegende Begriffe wie „Erregung", „Hemmung", „Integration", „Verschaltung", „Synapse", „Transmittersubstanz", „Aktionspotential", „Modulation" und viele andere haben keine klare Definition mehr, die sich aus gegenwärtigem Detailwissen ergeben könnte. Diese Begriffe lassen sich nur aus der Wissenschaftsgeschichte verstehen.

Die Hirnforschung der europäisch-arabischen Tradition hat eine mehr als zweitausendjährige Geschichte. Es hat sehr lange gedauert, bis nicht nur die äußere Form, sondern auch die innere Struktur des Gehirns erkannt wurde. Die Erforschung der inneren Struktur begann erst im 18. Jahrhundert, und erst im 19. Jahrhundert haben dann die neuen Techniken der Mikroskopie, insbesondere die neuen Verfahren der Zellfärbung zur strukturellen Begründung jenes Dogmas der modernen Hirnforschung geführt, das man als die Neuronen-Doktrin bezeichnet hat. Die Funktionsweise der neuentdeckten Mikrostrukturen, der Neurone, wurde erst in unserem 20. Jahrhundert einer experimentellen, d.h. biophysikalischen und biochemischen Analyse zugängig.

Bis zum Begin des 19. Jahrhunderts beruhte das Wissen über Form und Struktur des Gehirns auf den Ergebnissen anatomischer Untersuchungen, deren Instrumentarium aus einfachen chirurgischen Instrumenten bestand. Die Erfahrungen der Ärzte mit den Auswirkungen von Schädelverletzungen auf geistige Fähigkeiten und das Bestreben, die Bedeutung der verschiedenen Teile des Gehirns für diese Fähigkeiten zu erkennen, waren zwar Grundmotivation zu diesen Studien, aber das Hauptinteresse galt der Erforschung der Zusammenhänge zwischen Seele und Körper, zwischen Geist und Gehirn.

Nur in seltenen Fällen waren Gehirne von Menschen für eine eingehendere Untersuchung, die über die bloße Feststellung von Verletzungen hinausging, verfügbar. Gewöhnlich behalf man sich mit dem Studium des Gehirns von Tieren. Aus den Ergebnissen von Tiersektionen und einfachsten Experimenten an lebenden Tieren wurde schon im Altertum auf Struktur und Funktion des menschlichen Gehirns rückgeschlossen. Natürlich basierte die Interpretation der Befunde auf der gängigen Vorstellungsweise der jeweils herrschenden Philosophie – soweit überhaupt von einer Trennung von Philosophie und Naturwissenschaft geredet werden kann.

Medizin und Naturwissenschaft blieben bis zur Zeit der Renaissance, bis zum Aufkommen mathematisch fundierter Experimentalforschung also, spekulativ, d.h. es gab keinen intersubjektiven Konsens der Forscher, sondern lediglich die Überzeugungskraft einzelner Autoritäten, mit der sie ihre Schüler zu Anhängern machten konnten. Kontroversen wurden nicht durch im Experiment gewonnene Befunde gelöst, sondern durch Argumente ausgetragen, deren Stichhaltigkeit allenfalls durch Verweis auf Einzelbeobachtungen gestützt wurde.

Den Beginn der experimentellen Naturwissenschaft kann man auf die Zeit um 1600 datieren. Ihr Themenkreis beschränkte sich zunächst auf jenes Gebiet, das wir heute als Physik bezeichnen. In den medizinischen und biologischen Wissenschaften begann man erst zum Ende des 18. Jahrhunderts zu experimentieren, und die physiologische Erforschung des Gehirns nahm noch später, nämlich gegen Ende des 19. Jahrhunderts, ihren Anfang.

Die mehr als zweitausendjährige Geschichte der wissenschaftlichen Erforschung der Funktionen und Funktionsweisen des menschlichen Gehirns war immer schon geprägt durch die Wechselwirkung zwischen Hirnforschung und Philosophie, auch wenn dies in den einschlägigen medizinischen Werken der großen medizinischen Lehrer wie Hippokrates (460–377), Celsus (um 25–50), Galenus (130–201) oder Fernel (1497–1558) und denen der späteren Mediziner nicht ausdrücklich erklärt wird. Die Fragestellungen dieser Forschung waren – und sind – letztlich philosophisch begründet, und die Darstellung ihrer Ergebnisse folgte immer dem Begriffskanon der jeweils vorherrschenden philosophischen Position. Dies wird besonders deutlich bei der Betrachtung der Erkenntnisse über die Rolle und Funktionsweise der mit dem Gehirn verbundenen Sinnesorgane (denn hier ist entscheidend, welche Bedeutung und Wertigkeit den Begriffen wie „Außenwelt", „Vorstellung", „Wahrnehmung" und „Erkennen" zugeordnet wird) oder der Erkenntnisse über die Beziehung der Hirntätigkeit zu willkürlichen Bewegungen (denn hier spielt die Bedeutung solcher Begriffe wie „Bewegung", „Verhalten", „Wille" und „Bewußtsein" eine grundlegende Rolle). Die philosophischen Begriffe selbst aber sind historisch bedingt. Der moderne Hirnforscher, der sich in Diskussionen zum Leib-Seele-Problem wagt, tut also gut daran, die philosophische Begriffsgeschichte zu studieren.

Der Blick zurück, die Befassung mit der Geschichte der Hirnforschung lohnt sich und ist sogar unerläßlich, wenn wir den heutigen Stand dieser so faszinierenden Wissenschaft bewerten wollen. Die folgende Darstellung ist nur eine Skizze dieser Geschichte. Selektiv beleuchtet sie einzelne Phasen der Erforschung des Gehirns vom Standpunkt einer Ideengeschichte.

2.3 Die Wurzeln der Hirnforschung in der griechischen Antike

Schon in der Antike waren viele Ärzte und Philosophen der Ansicht, daß das Gehirn alle nach außen wirkenden Aktionen des Körpers steuert. Die Kenntnisse von Struktur und Funktionsweise des Gehirns und der Nerven waren freilich äußerst begrenzt. Der Philosoph und Naturforscher Aristoteles (384–322) vertrat sogar die Auffassung, daß nicht das Gehirn, sondern das Herz der Sitz von Wahrnehmung und Empfindung sei und daß von diesem aus die Körperfunktionen geregelt würden. Auch heute ist diese Auffassung durchaus lebendig: In der volkstümlichen Rede ist uns diese zentrale Rolle des Herzens vertraut. „Mit dem Herzen dabei sein", „sich von Herzen freuen" oder „die Liebste im Herzen tragen" sind Ausdrücke, die sich nicht so verändern lassen, daß das Wort Herz durch Gehirn ersetzt werden könnte. Man hat eben niemanden „von Gehirne gern", keiner hat „sein Hirn in Heidelberg verloren", und niemand nimmt sich etwas „zu Gehirne".

Trotzdem ist die wissenschaftliche These des Aristoteles von der zentralen Bedeutung des Herzens verwunderlich, zumal schon Alkmaion von Kroton (570–500) und der so einflußreiche Arzt Hippokrates (460–377) wie auch viele Ärzteschulen nach ihm das Gehirn als Zentralorgan des Körpers erkannten. Alkmaion hatte Tierköpfe seziert und entdeckt, daß es röhrenartige Verbindungen von den Augen zum Gehirn gibt. Aristoteles, der ebenfalls eingehende anatomische Studien betrieb, erkannte aber diese Verbindungen als Blutgefäße. Was also lag näher, als eine Verbindung zum Herzen anzunehmen! Aristoteles konnte sich auch auf die Erfahrungen des in Agrigent lebenden Schülers des Alkmaion, berufen, nämlich auf den sowohl als Arzt wie auch als Dichter, Philosoph und Politiker wirkenden Empedokles (um 500–um 430), der ebenfalls diese Gefäße gesehen hatte und daher dem Herzen eine zentrale Bedeutung für das Seelenleben, einschließlich Empfindung und Wahrnehmen, zuschrieb. Zu Aristoteles' Zeit kannte man noch nicht den heute gebräuchlichen funktionellen Begriff „Nerv". Was Aristoteles sah, nannte er – einem bereits bei Alkmaion gebräuchlichen Konzept entsprechend – *poroi* („Poren", „Röhren").

Alkmaion hatte aus seinen Untersuchungen geschlossen, daß das Gehirn der Sitz des Wahrnehmens und des Denkens ist und hat wichtige Erkenntnisse über die Sinnesorgane vermittelt. So beschrieb er die Cochlea (Schnecke) des Innenohrs als Sitz des Gehörs und entwarf eine Theorie des Sehens, wonach ein im Auge entstehendes „inneres Licht" sich mit dem reflektierten Licht der dem Auge zugewandten äußeren Gegenstände vereinigt und so ein der Seele wahrnehmbares Bild erzeugt. Von Alkmaion bis Aristoteles, und auch noch bei späteren Autoren, vermitteln „Poren" zwischen Außenwelt und Innenwelt. Bei Alkmaion sind diese *poroi* hohle Gänge, welche je nach Sinnesart mit „Erde", „Luft", „Wasser", oder „Feuer" gefüllt sind und so zwischen dem inneren Organ der Wahrnehmung und dem Erdigen oder Festen (z.B. beim Tastsinn), dem Wässrigen (z.B. beim Geschmackssinn), dem Luftigen (Gerüche, Töne) und dem Feurigen (bei der visuellen Wahrnehmung, dem Sehen) vermitteln. Solche als hohle Kanäle interpretierbaren Stränge konnte man in Sektionen an Menschen und Tieren sehen: Sie ziehen von den Augen zur Hirnbasis und vom Innenohr, der Nase und der Zunge zum Gehirn; heute bezeichnen wir sie als Nerven. Aristoteles interpretierte aber diese Stränge als Blutgefäße. Was Alkmaion für eine funktionelle Verbindung der Sinnesorgane mit dem Gehirn gehalten hatte, waren also *poroi*, Blutgefäße, die zum Herzen ziehen. Aus heutiger Sicht haben beide teilweise recht, Alkmaion wie Aristoteles: Die Sinnesnerven werden von Blutgefäßen begleitet.

Das wärmeerzeugende Herz war für Aristoteles die oberste körperliche Instanz. Das soll aber nicht heißen, daß er das Herz als „Sitz der Seele" auffaßte: Die Seele ist ja bei Aristoteles die „Form" der Materie des ganzen Körpers, sie ist das formbildende Prinzip. Diese Seele ist überall im Körper präsent, sie kann also auch das, was in den Sinnesorganen geschieht, wahrnehmen, aber eben auch das, was im Herzen vorgeht. Durch seine Verbindung mit den Sinnesorganen kann das Herz über die Sinne beeinflußt werden, und die Seele kann dieses empfinden.

Für Aristoteles war das Gehirn noch eine undifferenzierte, kalte Masse, von unbestimmter Struktur. Bei seinen anatomischen Studien fand er, daß lediglich die äußere Hülle des Gehirns mit Blutgefäßen versorgt ist, das Gehirn selbst hielt er für blutleer. So schrieb er dem Gehirn die Funktion eines Kühlorgans zu. Die Wärme des Blutes darf man dabei nicht einfach als ein Temperaturphänomen auffassen. Für Aristoteles – und für Generationen von Forschern nach ihm, bis in unser 20. Jahrhundert! – war diese animalische Wärme auch das Lebensprinzip. In der Lunge, so lehrte Aristoteles, tritt mit der Luft eine geistige Substanz, das *pneuma*, in das Blut über, und in einer Art

Verbrennungsprozeß werden im Herzen die aus der Nahrung aufgenommenen Stoffe zu Nährstoffen unter Wärmebildung umgewandelt. Das Herz ist das Zentralorgan des Körpers. Über die mit *pneuma* gefüllten Arterien schickt es „Lebensgeist" zu den Organen, über die blutgefüllten warmen Venen die lebenspendenen Nährstoffe. Und durch die Verbindung mit den Sinnesorganen wird es indirekt über den Zustand und die Vorgänge der Außenwelt informiert, es wird gleichsam zum inneren Sinn. In der Meinung von Aristoteles ist das Gehirn als „Seelenorgan" ungeeignet.

Schon zu Aristoteles' Lebzeiten begann aber die anatomische Erforschung des Gehirns. In der Medizinschule des damals zu Groß-Griechenland gehörigen Alexandria betrieben Herophilos (335–280) und der aus Keos stammende Erasistratos (um 304–240/245) hirnanatomische Studien. Die alexandrinischen Hirnforscher beschrieben die vom Gehirn austretenden bzw. ins Gehirn eintretenden Nerven und faßten Hirn, Rückenmark und Nerven als ein funktionell zusammenhängendes System auf. Man unterschied Großhirn und Kleinhirn, unterstellte sogar einen Zusammenhang zwischen Ausprägung der Gehirnwindungen und Intelligenzleistung, und man beschrieb die Hirnhöhlen. Diese heute als Hirnventrikel bezeichneten Räume im Inneren des Gehirns dachte man sich als mit einer besonderen, feinstofflichen Substanz, dem *pneuma*, gefüllt. Herophilos beschrieb vom Gehirn und Rückenmark ausgehende Nerven, welche als Werkzeuge des Willens Muskelbewegung erzeugen können, und andere, welche Sinneseindrücke vermitteln. Diese Sinnesnerven waren für ihn *poroi*, hohle Gebilde. Erasistratos faßte die Nerven, insbesondere die optischen Nerven, welche von den Augen zum Gehirn ziehen, ebenfalls als hohl auf und nahm an, daß sie wie die Hirnhöhlen mit *pneuma* gefüllt sind, ja daß das Nerven*pneuma* mit dem *pneuma* der Hirnhöhlen kommuniziert.

2.4 Vom *pneuma* zum Nervensaft

Bei Alkmaion bestanden alle Körper aus vier Elementen, dem feurigen, dem luftigen, dem wässrigen und dem erdigen. Wohl im Anschluß an die Pythagoräer nahm Platon (427–347) noch ein fünftes Element an, den Weltäther, eine unbewegte Substanz, welche den Raum des Weltalls ausfüllt. Dieses Konzept eines fünften Elements, des Äthers, findet sich wieder bei Aristoteles und später als *quinta essentia* bei den Philosophen des Mittelalters. Es hatte Bestand bis ins 20. Jahrhundert. Erst in der Folge der Einsteinschen Relativitätstheorie verschwand der Weltäther aus der naturwissenschaftlichen Weltsicht. Der anstelle „Äther" oft verwendete Ausdruck *pneuma* war ein Begriff, der auch im Sinne von Geist oder Seele verwendet wurde. In der uns geläufigeren lateinischen Übersetzung *spiritus* ist uns diese Bedeutung (oder Doppelbedeutung!) geläufig.

Mit dem antiken *pneuma*, insbesondere dem der stoischen Philosophen und Mediziner, hat es eine besondere Bewandtnis. Ohne Kenntnis seiner Bedeutung ist die Hirnforschung der letzten 2 000 Jahre nicht zu verstehen, denn das antike *pneuma*-Konzept liegt allen späteren Hypothesen über die Funktionsweise von Nerven und Gehirn zugrunde.

Zu dieser in Alexandria entwickelten neurologischen *pneuma*-Lehre führen zwei Wege. Der eine geht von Aristoteles aus: Sein Nachfolger als Leiter der peripathetischen Schule war Theophrast, der dann einen Schüler mit Namen Praxagoras heranzog, und bei diesem studierte Herophilos, ehe er nach Ägypten ging, um an dem von

Ptolemeos I. eingerichteten Museion von Alexandria zu forschen und zu lehren. Der andere Weg beginnt in einer anderen Athener Schule, nämlich der des Begründers der griechischen Stoa, Zenon (um 336–um 262). Zenons Nachfolger war Kleanthes, und dessen Nachfolger war der aus Soloi in Kilikien (einem Landstrich von Kleinasien) stammende Arzt und Philosoph Chrysippos (280–206), der große Systematiker der Stoa. Bei ihm nun studierte Erasistratos, ehe er nach Alexandrien ging, wo er wie Herophilos am Museion anatomische Studien betrieb.

Wenn nun Herophilos und Erasistratos lehrten, daß in den Hirnhöhlen und im Inneren der hohlen Nerven *pneuma* enthalten ist, so verwendeten sie diesen Begriff mit allen Konsequenzen der hellenistischen stoischen Philosophie: Das *pneuma* erfüllt und beseelt das ganze Universum. Es belebt die Organismen und wird insbesondere von den Tieren und vom Menschen mit der Atemluft, in der es enthalten ist, in den Körper aufgenommen. Alkmaion hatte bereits gelehrt, daß das *pneuma* der Luft beim Atmen durch die Nase direkt in das Gehirn gelangt. Dieses *pneuma* ist zwar etwas Materielles, ist aber auch „geistig", denn es ist auch die körperliche Substanz Gottes, dessen Denken die Gesetze darstellt, nach denen alles in der Natur geschieht. Die Seelen von Mensch und Tier haben an diesem göttlichen *pneuma* teil – daher kann Erasistratos das *pneuma* der Hirnhöhlen als Seele auffassen.

Daraus ergibt sich eine neue Wahrnehmungstheorie: Die hohlen Sinnesnerven kommunizieren mit dem *pneuma* der Hirnhöhlen. Die verschiedenen Sinneserregungen werden dort zusammengeführt, und es entsteht die Synthese einer Wahrnehmung der gesehenen, gehörten, gefühlten, gerochenen und geschmeckten Gegenstands, dessen verschiedene Qualitäten auf die Sinnesorgane einwirken. Diese Synthese ist ein Akt des *Gemeinsinns*, eines Organs des inneren Sinnes. In der späteren Philosophie und Psychologie blieb das Konzept eines Gemeinsinns unter dem Namen *sensus communis* erhalten, ist aber heute nicht mehr gebräuchlich. Nur in der englischen Alltagsprache hat sich das Wort erhalten, freilich mit abgewandelter Bedeutung – *common sense* (d.h. „gesunder Menschenverstand").

Die stoische Philosophie war monistisch. Ein Leib-Seele-Problem, wie es seit Descartes' Einführung eines strikten Dualismus immer wieder – und immer noch – diskutiert wird, kannte sie nicht. Der logisch-rationale Geist Gottes ist *pneuma*, und von derselben Substanz ist die menschliche Denkseele, die von Gott nur graduell, nicht prinzipiell verschieden ist. Das Hirn-*pneuma* gehört dem Seelen-*pneuma* an und stellt lediglich eine verdichtete Version desselben dar. So kann also die vernunftbegabte Denkseele das wahrnehmen, was ihr die *pneuma*-gefüllten Sinnesnerven im *pneuma* der Hirnhöhlen, dem inneren Sinn, zur Darstellung bringen. Was bei dieser Sinneswahrnehmung geschieht, läßt sich in etwa so zusammenfassen: Das in den Sinnesnerven befindliche *pneuma* steht unter mehr oder weniger starker mechanischer Spannung (*tónos*). Im aktiven Wahrnehmungsakt wird dieses „gespannte" Nerven*pneuma* in Richtung Sinnesorgan aktiviert, und rückwirkend erzeugen die Sinnesorgane ihrerseits eine Aktivierung („Erregung") des Nerven*pneuma*. Der ganze doppelsinnige Vorgang wurde als *aísthesis* bezeichnet, ein Begriff, den schon Aristoteles verwendete. In unserer heutigen Sprache würden wir den Vorgang der von der Denkseele ausgehenden Aktivierung des Nerven*pneuma* als Aufmerksamkeit bezeichnen, denn bekanntlich nehmen wir nur das wahr, worauf unsere Aufmerksamkeit gerichtet ist, auch wenn die anderen Sinnesnerven funktionstüchtig sind.

Die Stoiker nannten die Vernunft *diánoia*, sofern sie am Prozeß der Wahrnehmung beteiligt ist. Aus dem Zusammenwirken von aktiviertem Nerven*pneuma* und der *diánoia* entsteht die *phantasía*, die Vorstellung. Auch die Denkseele kann im *pneuma* der

Hirnhöhlen solche Vorstellungen erzeugen, indem sie dort Erinnerungsbilder hervorruft und sie so dem denkenden Verstand zur Betrachtung vorführt.

Bei den alexandrinischen Hirnforschern war also das *pneuma* der Hirnhöhlen das „Seelenorgan". Trotzdem nahmen sie an, daß auch die Substanz des Gehirns selbst, insbesondere die Windungen des Großhirns an den Verstandesleistungen beteiligt sind. Diese Tradition der Identifizierung von Seelenfunktion und Hirnhöhlen setzte sich bis ins Mittelalter fort, wurde aber dabei noch ausgebaut. Man bezeichnete die Hirnhöhlen als *cellulae*, in Analogie zu den mönchischen Zellen der Klöster. Charakteristisch ist die Darstellung bei Albertus Magnus (um 1200–1280), der in seinen Werken die Philosophie und Naturwissenschaft der – von ihm aus gesehen – letzten anderthalb tausend Jahre resümierte und interpretierte. Die Lehre von den Hirnzellen und deren Funktion findet sich in seiner Schrift *De homine*, die in seinem erst 1498/99 in Venedig gedruckten Werk *Summa de creaturis* enthalten ist und später des öfteren – mit Illustrationen – nachgedruckt wurde. Danach enthält das Gehirn drei hintereinander gelegene, mit *spiritus* gefüllte Zellen, von denen die vorderste als Organ des Gemeinsinns (*sensus communis*), die zweite der Bewertung des Wahrgenommenen und die dritte dem Gedächtnis dient. Bei früheren Autoren des Mittelalters hießen diese Zellen *phantastica*, *syllogistica* und *memorialis*. Albertus faßte die erste Zelle als Sitz des Gemeinsinns, aber auch der durch die Sinne erzeugten inneren Bilder (*phantasíae*) und der durch die Seele erzeugten Vorstellungen (*imaginationes*) auf. Die mittlere Hirnhöhle (Zelle) faßte er als Sitz des intellektuellen Erkennens (*cogitatio*) und des Bewertens (*aestimatio*) auf. Die hintere, dritte Zelle war dem Gedächtnis (*memoria*) zugewiesen. Ähnliche Darstellungen der Hirnzellen wurden auch von anderen Autoren immer wieder in leicht veränderter Form verwendet (Abbildung 2.3). Berühmt ist die Abbildung, die der Freiburger Abt Gregor Reisch (um 1470–1525) in der von ihm verfaßten ersten deutschen Enzyklopädie, der *Margarita Philosophica* (1. Auflage 1503) gab (Abbildung 2.4). Sie zeigt die vier höheren Sinnesorgane für Geruch (*olfactus*), Geschmacks (*gustus*), Gehör (*auditus*) und Sehen (*visus*) mit dem vordersten Teil des ersten Hirnventrikels verbunden, der mit der Bezeichnung *sensus communis* gekennzeichnet ist. Die anderen Bezeichnungen dieser *cellula* sind *fantasia* und *imaginativa*. Diese erste Hirnhöhle ist mit der zweiten durch einen Gang verbunden, der wohl im Anklang an die Erörterungen Albertus Magnus' als *vermis* bezeichnet wird. Diese zweite Zelle ist gewöhnlich mit den Worten *cogitativa* und *estimativa* bezeichnet. Die letzte Zelle trägt die Aufschrift *memorativa* oder *memoria*. Albertus erwähnt ein im Verbindungsgang zwischen zweiter und dritter Zelle gelegenes wurmförmiges Klümpchen (*caruncula, quae facta est ad modum vermis*, also „ein nach Art eines Wurmes geformtes Fleisch-Wärzchen"), dessen Bewegung die Strömung der Ventrikelflüssigkeit regelt. In den Illustrationen steht die Bezeichnung *vermis* allerdings im Kanal zwischen erstem und zweiten Hirnventrikel. Dieses Modell eines beweglichen Auswuchses, der die Strömung des *spiritus* der Hirnkammern regelt, wurde später von René Descartes aufgegriffen. Er setzte an seine Stelle einen *conidium* genannten beweglichen Zapfen (die Zirbeldrüse). Davon wird noch die Rede sein.

Auch moderne Lehrbücher der Hirnanatomie beschreiben die Hirnkammern, wobei sie allerdings vier Kammern unterscheiden: Die vorderen zwei Kammern, die im Inneren der beiden Großhirnhemisphären liegen (= 1 und 2) sind jede durch eine enge Öffnung mit dem unpaarigen 3. Ventrikel verbunden, der seinerseits durch einen

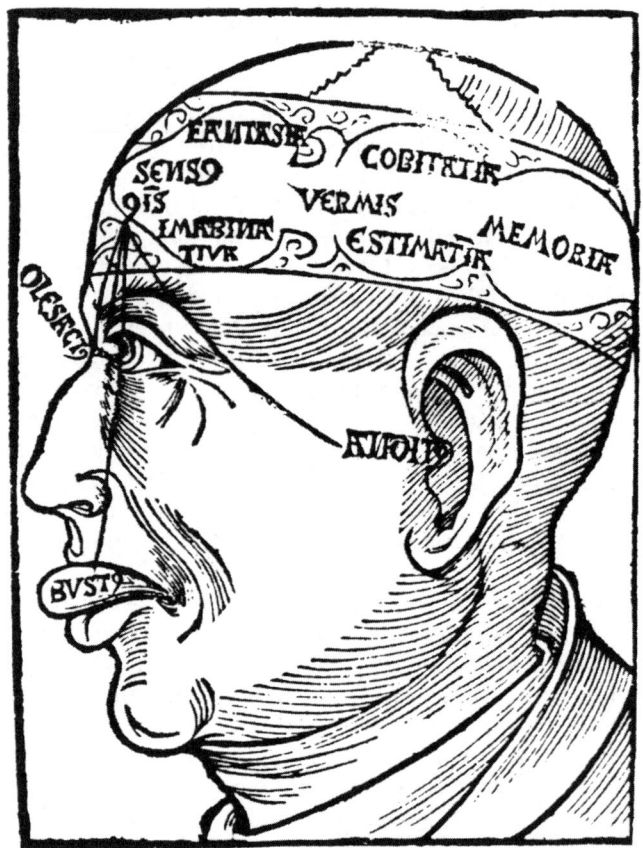

2.3 Bis zum 16. Jahrhundert hielt man die mit Nervengeist (*spiritus animalis*) gefüllten Hirnhöhlen für die funktionell bedeutsamsten Strukturen des Gehirns. Im Mittelalter nannte man sie *cellulae* (Zellen) oder *ventriculi* (Ventrikel, *ventriculus* = „kleiner Hohlraum"). Die hier gezeigte Darstellung stammt aus der übersetzten, 1525 in London veröffentlichten Version (*The Noble Experyence of the Vertuous Handywarke of Surgeri*) eines Handbuchs der Chirurgie von Hieronymus Brunschwig (um 1450–um 1512), das 1497 in Augsburg gedruckt wurde (*Dis ist das buch der Cirurgia Handwirckung der wundartzney*). Linien deuten die Verbindung von drei der fünf „äußeren" Sinne (Schmecken = *gustus*; Riechen = *olfactus*; Hören = *auditus*; Sehen = *visus*; Tastsinn = *tactus*) mit dem Gemeinsinn (*sensus communis*) an, der seinen Sitz im vordersten Ventrikel hat, dem auch die *fantasia* (Vorstellungskraft) und die *vis imaginativa* (Anschauungsvermögen) zugeordnet sind. Ein enger Kanal (*vermis*) verbindet den ersten mit dem zweiten Ventrikel, dem Sitz der *vis cogitativa* (Denkvermögen) und der *vis aestimativa* [*estimativa*] (Urteilsvermögen). Die dritte Hirnzelle ist der Sitz des Gedächtnisses (*memoria*). Ganz ähnliche Abbildungen finden sich in mehreren anderen Werken des 16. Jahrhunderts. Ihnen allen ist gemeinsam, daß sie die Hirnwindungen nur mit einigen Schnörkeln andeuten. Erst 300 Jahre später erkannte man, daß diesen Windungen der Hirnrinde die Hauptrolle bei der Hirntätigkeit zukommt.

engen Kanal, den Aquaeduct, mit dem 4. Ventrikel verbunden ist. Wie man heute weiß, sind die Kammern mit einer durch Absonderung aus dem Blut gebildeten Flüssigkeit gefüllt, dem Liquor cerebrospinalis.

Aus dem antiken *pneuma* (*spiritus*) ist längst eine Flüssigkeit geworden, deren chemische Zusammensetzung heute bekannt ist. Bis zum Ende des 18. Jahrhunderts aber war die Natur des in Hirn und Nerven vorkommenden Fluidums, wie immer man

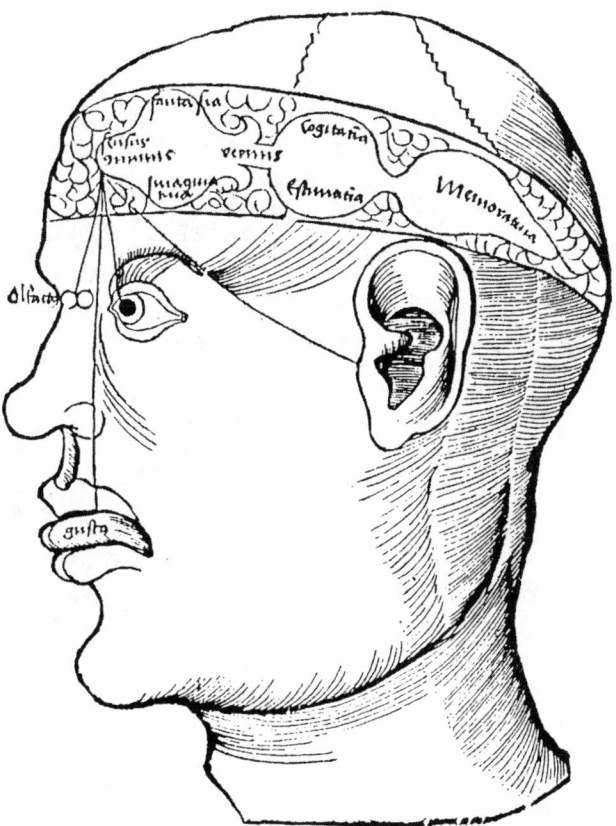

2.4 Idealisierte Darstellung der äußeren Sinne (*visus, auditus, olfactus, gustus*) und der Hirnzellen, mit denen sie direkt (*sensus communis*) und indirekt verbunden sind. Den Hirnzellen sind die Seelenvermögen, der *fantasia* (Anschauungsvermögen), [*vis*] *imaginativa* (Vorstellungsvermögen), [*vis*] *cogitativa* (Denkvermögen), [*vis*] *estimativa* (Urteilsvermögen) und [*vis*] *memorativa* (Gedächtnisfähigkeit) zugeordnet. (Aus einer 1517 erschienenen späteren Ausgabe der ersten deutschen Enzyklopädie, die der Freiburger Abt Gregor Reisch 1503 erstmals herausgab).

es auch benannte, unbekannt. Der in Mainz wirkende Neuroanatom Samuel Thomas Soemmerring (1755–1830) veröffentlichte 1796 sein berühmt gewordenes Buch *Über das Organ der Seele*, in welchem er erneut die in den Hirnventrikeln befindlichen Flüssigkeit für das eigentliche Seelenorgan hielt (Abbildung 2.5). Diese These war durchaus möglich, denn die Überzeugung war damals weit verbreitet, daß die mit *spiritus* (auch wenn dieser eine physikalische Flüssigkeit darstellte) gefüllten Nervenfasern zum Hohlraum der Hirnventrikel hin offen seien. Diese Anschauung hielt sich bis zur ersten Hälfte des 19. Jahrhunderts: Das Gehirn war ein System von Nervenfasern, es war Anfang und Ende der Nerven. Dem so gearteten Gehirn Tätigkeiten zuzuschreiben, die man geistig, mental oder intelligent nennen konnte, mußte absurd erscheinen. An der Existenz einer menschlichen Seele konnte man nicht zweifeln, freilich auch nicht daran, daß das Gehirn ein, ja *das* Organ dieser Seele ist.

Doch zurück zur Antike! Für Herophilos war das Hirn-*pneuma* eine Substanz, die mit der Atemluft in den Körper gelangte, einerseits direkt durch die Nase (Sektionsbe-

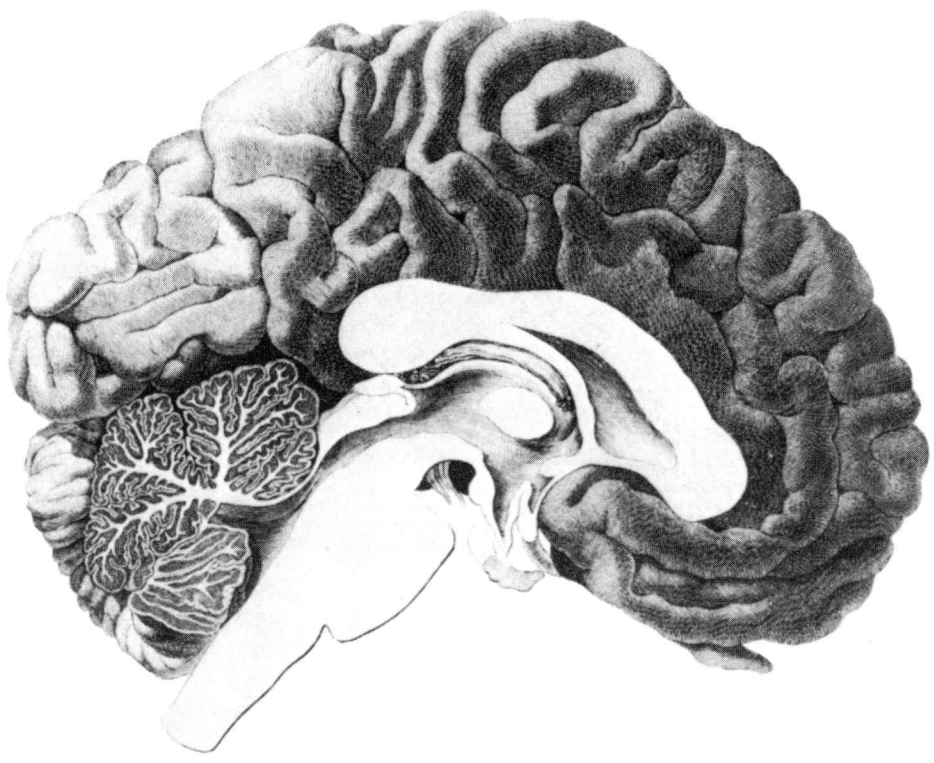

2.5 Ende des 18. Jahrhunderts war der Bau des Gehirns, so weit er sich mit dem bloßen Auge erkennen läßt, bereits gut beschrieben. Diese meisterhafte Darstellung eines Sagittalschnitts durch das menschliche Gehirn stammt von Sammuel Thomas Soemmerring (1755–1830) und ist seinem 1796 in Königsberg erschienenen Werk *Das Organ der Seele* entnommen. Soemmerring kam zu der Erkenntnis, daß die in den Hirnhöhlen enthaltene cerebrospinale Flüssigkeit der Sitz der Seele sei. Wie seinerzeit Descartes hielt er die Nervenfasern für hohl und zu den Ventrikeln hin offen. Soemmerring war ein geachteter Anatom, aber er gab eigentlich nur der Descartes' schen Konzeption der Hirnstruktur und -funktion einen realistischen anatomischen Unterbau, wobei er auf die antike Vorstellung eines beseelten Hirn-*pneuma* zurückgriff.

funde an frischen Tiergehirnen hatten ergeben, daß sich röhrenförmige Ausstülpungen der vorderen Hirnventrikel in die Nase hinein erstrecken), andererseits über die Lungen, wo das *pneuma* der Luft in die Lungenvene aufgenommen und dem Herzen zugeführt wird. Dort, so hieß es, wird es umgewandelt in ein *pneuma zootikón*, und über die Arterien und deren feinste Verzweigungen den Körperorganen zugeführt, wie das schon Aristoteles gelehrt hatte. Dieses *pneuma* erreicht auch das Gehirn, wo es erneut veredelt wird zum *pneuma noietikón*, das in den Hirnkammern gespeichert, von dort aber durch die hohlen Nerven und deren feinste Verzweigungen mit allen Körperteilen in Verbindung tritt, diese steuert und deren Aktivität dem Gehirn mitteilt. Das Blut, das von den Eingeweiden kommend Nährstoffe führt, wird im Herzen erwärmt und dann über die Venen und deren feinste Verzweigungen dem ganzen Körper zugeführt, um diese zu ernähren.

Drei Jahrhunderte später hat dann der in Rom wirkende griechische Arzt und Philosoph Galenus (129–199), zu Deutsch Galen genannt, diese alexandrinische Lehre weiter ausgebaut. Seine Werke waren medizinisches Dogma für mehr als tausend Jahre. Aus dem griechischen *pneuma* wurde der lateinische *spiritus*. Noch war der Blutkreislauf nicht entdeckt, aber Galen erkannte, daß auch die Arterien wie die Venen Blut führen.

Galens Schema der Organisation des menschlichen Körpers, insbesondere seine „Säftelehre" (Abbildung 2.6), hat die Lehren der Medizin bis zum 16. Jahrhundert

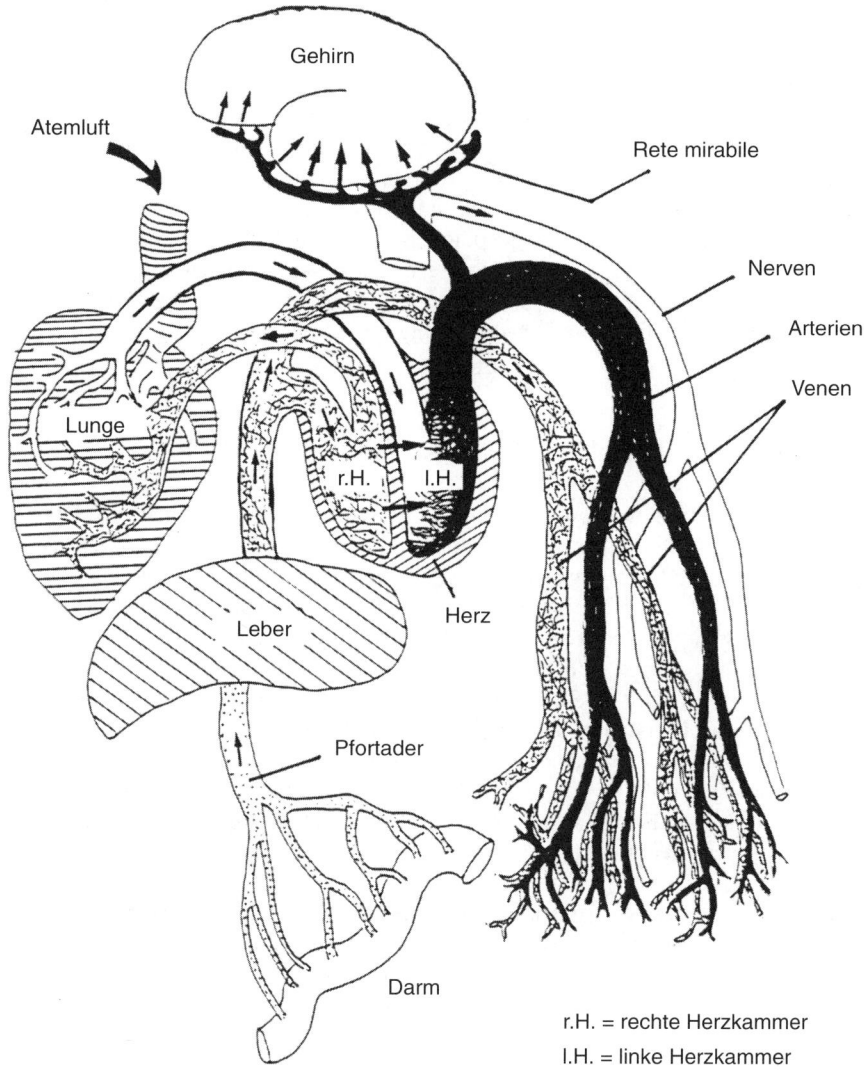

2.6 Schema der *spiritus*-Lehre des griechisch-römischen Arztes und Philosophen Galen. Aus den der Nahrung entnommenen Nährstoffen wird in der Leber der *spiritus naturalis* gebildet, der dann im Herzen unter dem Einfluß des mit der Luft eingeatmeten *spiritus* (*pneuma*) zum *spiritus vitalis* umgewandelt wird. Im Gehirn entsteht dann aus diesem *spiritus vitalis* der *spiritus animalis*. Die drei *spiritus* werden allen Organen des Körpers zugeführt: ersterer über die Venen, der *spiritus vitalis* über die Arterien und letzterer über die Nerven. Die Leber ist das blutbildende Organ. Das Blut ist Träger des *spiritus naturalis* (venöses Blut) und des *spiritus vitalis* (arterielles Blut). Die Venen ernähren, die Arterien beleben, die Nerven beseelen.

beherrscht. Danach bringen die Pfortadern den Körpersaft, der die Nährstoffe von den Eingeweiden aufgenommen hat, zur Leber. Dort werden diese verarbeitet und dem in der Leber neu gebildeten Blut beigemischt, das hier mit einem besonderen *spiritus naturalis* beladen wird. Das derart „spiritualisierte" Blut tritt dann in die große Hohlvene über, die es der rechten Herzkammer zuführt, mit ihren anderen Zweigen aber den ganzen Körper versorgt. Die rechte Herzkammer pumpt dieses nährstoffreiche Blut in die Lungen. Der in die Lunge eingeatmete *spiritus* (das *pneuma* der Stoiker) gelangt durch ein besonderes Gefäß in die linke Herzkammer, wo er sich mit dem durch das Septum (das die linke von der rechten Herzkammer trennt) eindringende Blut vermischt. Dabei entsteht Wärme und eine neue Form des *spiritus*, der *spiritus vitalis*. Dieser wird dann über das System verzweigter Arterien durch den ganzen Körper verteilt und auch dem Gehirn zugeführt. Dort sondert ein an der Hirnbasis befindliches Netz von arteriellen Blutgefäßen, das „Wundernetz" (*rete mirabile*), diesen Geist in erneut veränderter Form ab, und dieser dringt dann als *spiritus animalis* in die Hirnventrikel ein, in denen er gespeichert und dann über die vom Gehirn ausgehenden Nervenröhren dem ganzen Körper zugeführt wird. Dieses antike Konzept des *spiritus animalis* (französisch *esprit animaux*, zu deutsch: „Nervengeist", eigentlich „Seelengeist") blieb bis in die Neuzeit erhalten.

2.5   Struktur und Funktion des Gehirns bei René Descartes

Mit der Entdeckung des Blutkreislaufs, die sich mit der Publikation von William Harveys (1578–1657) *Exercitatio anatomica de motu cordis et sanguinis in animalibus* auf das Jahr 1628 festlegen läßt, kommt die galenische Tradition zu einem abrupten Ende. Die Venen sind keine Gefäße, die Blut in den Körper führen, sondern haben die Funktion, Blut aus dem Körper zum Herzen zurückzuschaffen. Harvey befaßte sich allerdings nicht mit dem Gehirn oder dem Nervensystem. Trotzdem wurde nun in der Hirnforschung ein Umdenken nötig, und dies auch aus anderen Gründen. Die neue Wissenschaft der Mechanik, die sich auf die von Galilei begründete Experimentalphysik stützen konnte, ließ auch die Frage aufkommen, ob sich das Nervensystem und insbesondere die Funktion des menschlichen Gehirns mechanisch verstehen ließe. Die Gesetze der Hydraulik, die schon bei den Überlegungen zum Blutkreislauf erfolgreich angewendet werden konnten, sollten auch zum Verständnis der Hirn- und Nerventätigkeit beitragen.

René Descartes (1596–1650), Mathematiker, Naturwissenschaftler und Philosoph, hat mit seinem radikalen Dualismus eine neue Weltsicht begründet. War vorher die göttliche Geist-Seele ein Teil der Welt, so wurde sie nun aus dem mechanisch verstehbaren Universum ausgeschlossen. Sie wurde auch aus dem Körper des Menschen vertrieben, der, wie Descartes in seinen erst nach seinem Tode 1664 veröffentlichten Werken *Traité de l'Homme* und *La description du corps humain* erklärte, auch ohne Zutun der Seele wie eine Maschine funktionieren kann. Anstelle des geistigen, dem antiken *pneuma*-Konzept entstammenden *spiritus animalis* postulierte Descartes eine physikalisch, d.h. mechanistisch verstehbare Flüssigkeit, der er allerdings denselben antiken Namen, *spiritus animalis*, gab, der in französischer Sprache nun eben *esprit animal* heißt. In deutschsprachigen Abhandlungen wurde dieser Begriff, entsprechend dem nun auch gebräuchlichen lateinischen Ausdruck *fluidum nerveum*, zum „Nervengeist".

Das Gehirn ist bei Descartes Anfangs- und Endstation der aus hohlen, mit Nervengeist gefüllten Fasern zusammengesetzten Nerven (Abbildung 2.7). Diese Konzeption blieb bis zur Entdeckung der Nervenzellen am Ende der dreißiger Jahre des letzten Jahrhunderts aktuell. (Auf die von Soemmerring gezogene Konsequenz wurde bereits im vorigen Abschnitt verwiesen.) Descartes konnte das Gehirn als eine Reflexmaschine auffassen. Wesentlicher Bestandteil dieser Maschine war die in die (ganz undifferenziert dargestellten) Hirnhöhlen hineinragende Zirbeldrüse. Descartes kannte ihre Struktur durch seine anatomischen Studien an Tiergehirnen; er wußte, daß sie gut durchblutet ist, und nahm an, daß sie die Ventrikelflüssigkeit (den *esprit animal*) aus dem Blut gewinnt und absondert. Die Oberfläche der Zirbeldrüse dachte er sich wie ein Spiegel glänzend. Sie konnte die aus erregten Sinnesnervenfasern kommenden gerichteten Druckwellen reflektieren und in die ihr zugekehrten Öffnungen motorischer Nervenfasern umleiten.

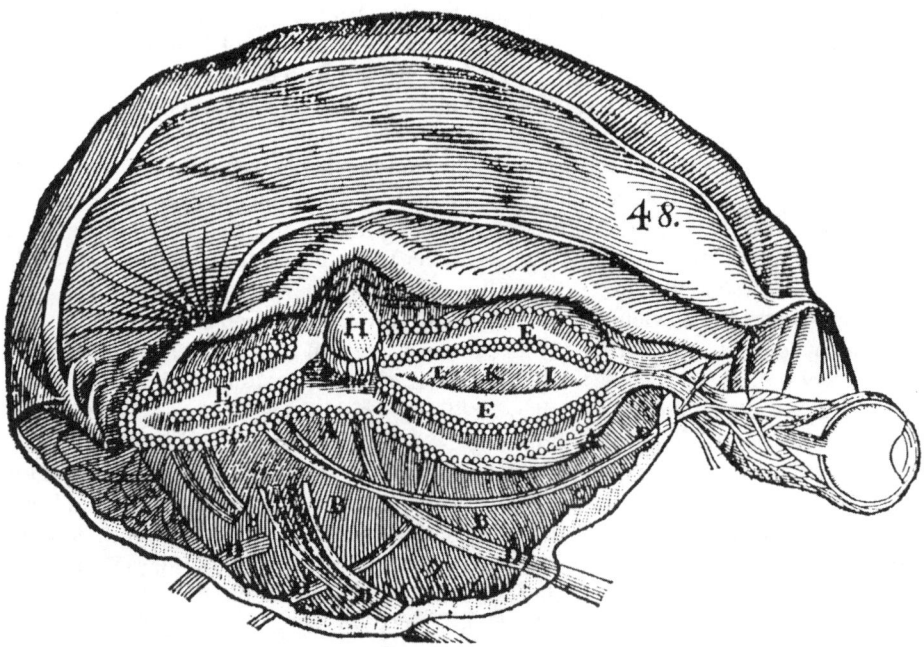

2.7 Eine völlig neue Sicht der Gehirnstruktur eröffnete der Universalgelehrte René Descartes (1596–1650), der erstmals die Konzeption eines aus hohlen Nervenfasern aufgebauten Nervensystems zu einer mechanistischen Theorie der Hirnfunktion verwendete. Das menschliche Gehirn ist demnach ein Nervengewebe, »dessen Maschen ebenso viele kleine Röhrchen sind, durch die die *spiritus animales* eintreten können« – so beschreibt Descartes seine Struktur. Die Röhrchen sind die zu den Hirnventrikeln (E) hin offenen Nervenfasern, von denen manche (B) kurz sind und sich nur innerhalb des Gehirns erstrecken, während andere lang sind und, zu Bündeln zusammengefaßt, als Nerven (D) aus dem Gehirn austreten bzw. – von den Sinnesorganen kommend – in das Gehirn eintreten. H ist die Zirbeldrüse (Pinealorgan, Epiphyse). Die Ziffer „48" markiert die harte Hirnhaut (dura mater), darunter, ebenfalls schraffiert gezeichnet, ist die weiche Hirnhaut (pia mater) angedeutet; möglicherweise ist aber damit das Dach der Hirnhöhlen gemeint. Die von Louis de la Forge entworfene Abbildung ist der 1469 erschienenen französischen Fassung des von Descartes ursprünglich lateinisch abgefaßten Werkes *Tractatus de homine et de formatione foetus*, 1642 in Amsterdam veröffentlicht, entnommen.

Was aber konnte so ein Gehirn leisten? Man versteht leicht, daß ein solches Gehirn nur eine Reflexmaschine sein kann. Bewußtes Wahrnehmen und durch den Willen herbeigeführte Bewegungen konnte Descartes dagegen nur damit erklären, daß er die Annahme wagte, die immaterielle menschliche Seele könne nicht nur das an der Oberfläche der Zirbel abgebildete Muster der Sinnesnerven-Erregungen wahrnehmen, sondern auch noch die Zirbeldrüse so bewegen, daß der von ihr ausgehende Druck des *esprit animal* in entsprechende motorische Nervenfasern geleitet wird und damit zu willkürlichen Bewegungen führt. Diese Wechselwirkung von materieller Zirbeldrüse und immaterieller Seele ist ein Schwachpunkt der Descartes'schen Konzeption, denn sie verlangt eine kausale Wechselwirkung einer vom materiellen Sein (*res extensa*) prinzipiell verschiedenen Substanz der Seele (*res cogitans*).

Einer der bedeutendsten neuzeitlichen Systematiker der Medizin, der in Halle lehrende Friedrich Hoffmann (1660–1742) versuchte, das Dilemma dadurch zu lösen, daß er auf Leibniz' (1646–1716) damals ganz modernes Konzept einer „prästabilierten Harmonie" zurückgriff: Gott hat die körperliche und geistige Welt in der Weise geschaffen, daß die den physikalischen Gesetzen gehorchende materielle Welt parallel zur immateriellen geistigen Welt voranschreitet. Auch Hoffmann postulierte einen alles durchdringenden Weltäther, der zusammen mit anderen Blutbestandteilen aus den Blutgefäßen des Gehirns in die Nervenfasern ausgepreßt wird. In den Nervenfasern würde er dann zusammen mit feinsten elastischen Partikeln ein *fluidum subtilissimum aethericum*, den *spiritus animalis*, das Nervenfluidum, bilden.

Bis zur Begründung der realistischen Anatomie durch den damals an der Universität von Padua tätigen Andreas Vesalius (1514–1564) galt die antike Vorstellung, daß der *spiritus animalis*, welcher die Hirnhöhlen und das Innere der Nerven erfüllt, aus den Blutgefäßen des Gehirns – insbesondere von der schon erwähnten *rete mirabile* an der Hirnbasis – abgesondert wird. Erst die Forschungen von Vesalius ergaben, daß diese *rete* beim menschlichen Gehirn – im Gegensatz zum Gehirn von Rind oder Pferd – gar nicht vorhanden ist. Ausführlich hat er darüber in seinem epochemachenden Werk *De humanis corporis fabrica*, das 1543 in Basel gedruckt wurde, berichtet. Vesalius verdanken wir die ersten realistischen Abbildungen des meschlichen Gehirns, insbesondere auch der Hirnhöhlen (Abbildung 2.8). Eine noch genauere Darstellung des Gehirns und seiner Versorgung mit Blutgefäßen gab der in Oxford lehrende Arzt und Naturforscher Thomas Willis (1621–1675) in seinem Buch *Cerebri anatome* (1664). Er erklärte, daß der *spiritus animalis* aus den feinen Blutgefäßen der Hirnrinde durch einen Destillationsprozeß abgesondert würde und dort in die offenen Röhren der Nervenfasern eintrete. Kurz darauf, 1666, erschien ein Werk des damals an der Universität Bologna lehrenden Marcello Malpighi (1628–1694) über die Großhirnrinde (*De cerebri cortice*), in welchem er eine drüsige Struktur der Hirnrinde postulierte. Bei Anwendung eines Mikroskops hatte er in der Hirnoberfläche kleine Körperchen gesehen, die von feinsten Blutgefäßen versorgt werden. Er hielt sie für kleine Drüsen, welche den *spiritus animalis* bilden und absondern. Govert (Godefried) Bidloo (1649–1713), Anatom an der Universität Leiden, hat aufgrund einer Beschreibung, die ihm Malpighi zugeschickt hattte, eine Abbildung angefertigen lassen und veröffentlicht (Abbildung 2.9). Malpighis Darstellung wurde viel zitiert, da sie die These unterstützte, daß der *spiritus animalis* in der Großhirnrinde entsteht.

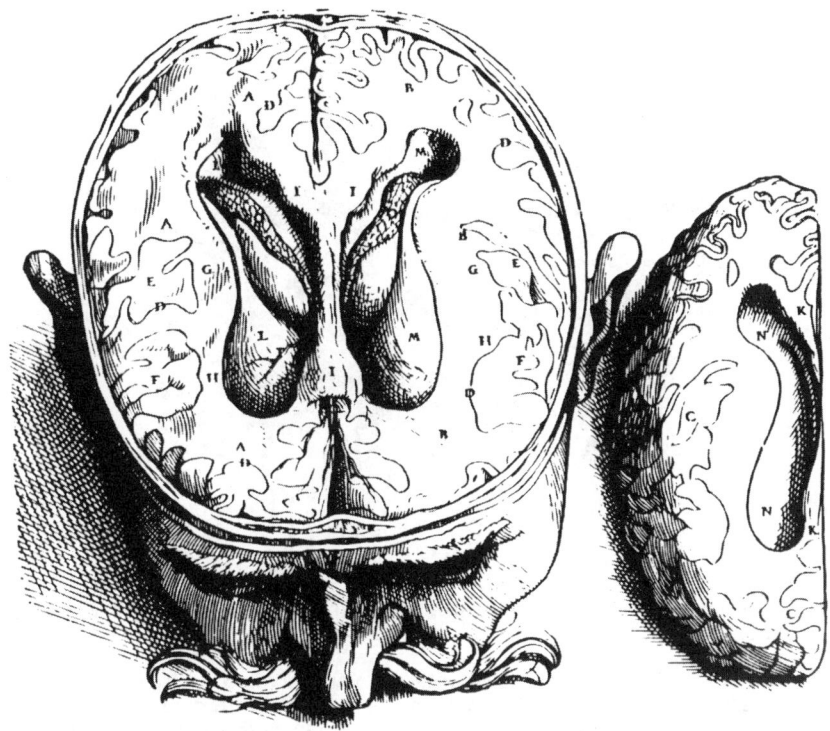

2.8 Mit dem epochemachenden Werk *De humani corporis fabrica*, 1543 in Basel veröffentlicht, hat Andreas Vesalius (1514–1564) eine völlig neue Art der realistischen anatomischen Darstellung in die Naturwissenschaft eingeführt. Auch er hielt an der Meinung fest, daß in den Hirnhöhlen der aus dem *spiritus vitalis* des Blutes stammende *spiritus animalis* gespeichert und durch die Nerven allen Körperorganen zugeführt wird. Die hier gezeigte Abbildung gibt die beiden Ventrikel des Großhirns korrekt wieder, skizziert aber die Hirnrinde so ungenau, daß zu erkennen ist, daß Vesalius deren funktionelle Bedeutung nicht einmal ahnte. Der rechte Teil des Bildes zeigt die invertierte linke Großhirnhemisphäre im Horizontalschnitt und darin das Dach des entsprechenden Ventrikels.

2.6 Die Entdeckung der animalischen Elektrizität

Hoffmanns *Fundamenta medicinae* wurden 1695 veröffentlicht. Im Jahre 1713 schrieb dann Isaak Newton (1643–1727) in der zweiten Auflage seines berühmten Werkes, den *Philosophiae Naturalis Principia Mathematica*, er halte das Nervenfluidum für einen *electric and elastic spirit*. Es waren nun nicht mehr die Gesetzmäßigkeiten der Fortpflanzung von elastischem Stoß und von Druckwellen, die man im Anschluß an Descartes zur Erklärung der Nerventätigkeit (heute: Nervenerregung) herangezogen hatte, sondern die Fortleitung von Elektrizität, die man der Nerven- und Hirntätigkeit zugrunde legen konnte.

Die Möglichkeit einer im lebenden Organismus wirkenden Elektrizität bewegte die Gemüter. Der Bologneser Anatom Tommaso Laghi (1709–1764) hat bereits die These vertreten, daß das in den Nerven enthaltene Fluidum tatsächlich von elektrischer Natur sein könne, da die Nerven von einer isolierenden Haut umhüllt seien. Leopoldo Marc-

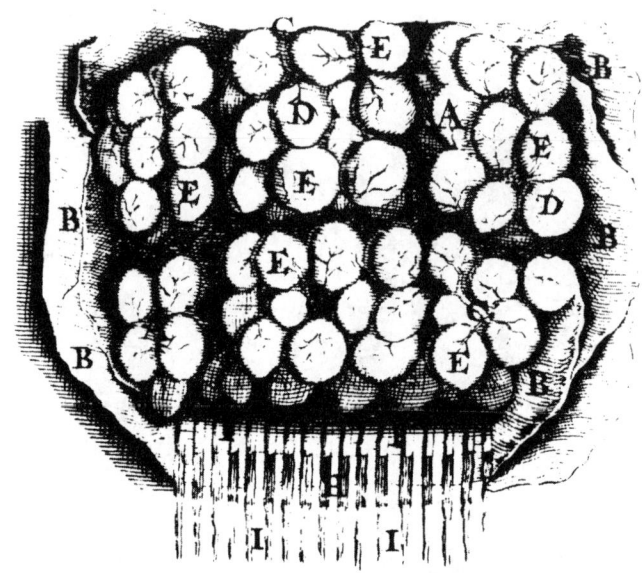

2.9 Im 17. Jahrhundert entstand das Konzept der Hirnrinde als einer funktionell besonderen Struktur. In seinem Werk *De viscerum structura excercitatio anatomica* (Bologna, 1666) widmete Marcello Malpighi (1628–1694) der Hirnrinde (dem cerebralen Cortex) ein eigenes Kapitel. Darin beschreibt er, was er im Mikroskop zu sehen meinte: drüsige Körperchen, die von feinen Blutgefäßen versorgt sind und die ihre Ausfuhrgänge (Nervenfasern?) in die darunterliegende Hirnsubstanz schicken. Diese Drüsenkörperchen der Hirnrinde wären demnach der Ort, wo der aus dem Blut austretende *spiritus vitalis* zum *spiritus animalis* umgewandelt und dem Gehirn (und seinen Ventrikeln) zugeführt wird. Malpighi schickte eine Beschreibung seiner Befunde an den in Leiden wirkenden Anatomen Govert Bidloo, der dazu eine Abbildung herstellen ließ, die er in seiner *Anatomia humani corporis* (Amsterdam 1685) veröffentlichte. Diese Abbildung ist hier reproduziert. B: die zurückgeschlagenen Hirnhäute, D und E: Drüsenkörperchen, I: Ausfuhrgänge. Malpighi ließ sich täuschen – es gibt keine solchen Körperchen. Seine Interpretation beruhte auf dem noch vorherrschenden Glauben an den im Nervensystem wirkenden *spiritus*.

Antonio Caldani (1725–1813), ebenfalls Anatom in Bologna, erhielt im Jahre 1760 das ehrenvolle Amt, die öffentliche Karnevals-Demonstration abzuhalten. Als er hierbei diese Ansicht vortrug, erregten sich die Gemüter der Kollegen derart, daß er Bologna verlassen mußte. Zwanzig Jahre später, im Jahre 1780, verteidigte ein weiterer Anatom der Universität von Bologna bei gleichem Anlaß die elektrische Natur des Nervenfluidums und bezeichnete die Elektrizität geradezu als das Lebensprinzip. Es war der später so berühmt gewordene Luigi Galvani (1737–1798), der in unzähligen Experimenten bereits nachgewiesen hatte, daß die Beinmuskeln von Fröschen unglaublich empfindliche Detektoren der Elektrizität sind und unter dem Einfluß der Elektrizität genauso zucken, als würden sie durch die Nerven aktiviert. Später konnte er dann nachweisen, daß die Muskeln, und wahrscheinlich auch die Nerven, selbst Elektrizität besitzen, die er als „animalische Elektrizität" bezeichnete. Diese Entdeckung, 1791 erstmals publiziert, versetzte die wissenschaftliche Welt in Aufregung, auch wenn sie auf einem Analogieschluß beruhte. Noch gab es kein Meßinstrument, mit dem man elektrische Ströme nachweisen konnte!

Galvani war noch ganz von der antiken *pneuma*-Lehre überzeugt, wie sie seinerzeit Galen verkündet hatte. In derselben Abhandlung, in welcher er seine Entdeckung verkündete, schrieb er: »Wir glauben also, daß das elektrische Fluidum durch die Kraft des Gehirns bereitet und wahrscheinlich aus dem Blute entwickelt wird und in die Nerven geht und innen durch sie fließt, mögen sie hohl oder leer sein, oder, was wahrscheinlicher ist, eine sehr flüchtige Lymphe oder ein anderes sehr flüchtiges Fluidum, welches, wie die meisten meinen, von der Rindensubstanz des Gehirns abgeschieden wird, enthalten.« (Galvani, 1791/1894, S. 54)

In der Folge wurde eifrig geforscht, und mit neuen, hochempfindlichen Geräten gelang es dem Berliner Physiologen Emil Du Bois-Reymond (1818–1896), an herauspräparierten lebenden Muskeln und Nerven die nach Reizungen auftretenden elektrischen Ströme nachzuweisen. In einem dreibändigen Werk *Untersuchungen über die thierische Elektrizität* (1848, 1849, 1884) beschrieb er die Entdeckungsgeschichte und die Ergebnisse seiner eigenen Untersuchungen ausführlich. Mit Hirnforschung hat er sich nicht abgegeben, aber er bewirkte mit seinen Untersuchungen die Erkenntnis, daß sich die Funktionsweise des Nervensystems mit physikalischen Methoden erforschen läßt. Schon Galvani hatte die Methode der elektrischen Nervenreizung eingeführt. Konnte man sie auch auf das Gehirn anwenden? Galvani war sogar noch weiter gegangen. Durch die Ergebnisse seiner Experimente, so schrieb er 1791, »wird vielleicht die geheimnisvolle und bisher lange vergeblich erforschte Natur der Thierseele ihrem Dunkel entzogen werden. Wie dem aber auch sei, so wird deren Elektricität in Zukunft nach unseren Versuchen, wie ich meine, niemand mehr in Zweifel ziehen.«

Der so einflußreiche, in Dorpat wirkende Anatom und Physiologe Karl Friedrich Burdach (1776–1847) erklärte in seinem 1819–1826 erschienenen dreibändigen Werk *Vom Baue und Leben des Gehirns* die der Seelentätigkeit zugrundeliegende „Nervenkraft" als energetische Transformation von Elektrizität. In der Folge wurde diese Affinität des Psychischen zur Elektrizität immer wieder aufs neue postuliert.

Aus dem *spiritus animalis* war nun ein elektrisches Fluidum, und aus dem bewegten Fluidum ein elektrischer Strom geworden. Die Funktion des Gehirns konnte von nun an „elektrisch" erklärt werden. Dabei spielte sehr bald das Konzept des Nervenimpulses eine wichtige Rolle. Man konnte schon in den sechziger Jahren des 19. Jahrhunderts nachweisen, daß die Nervenerregung pulsartig ist. Sie besteht aus einem oder mehrern Nervenimpulsen, die jeder nur wenige tausendstel Sekunden dauern. Längere Erregungen bestehen aus Impulsfolgen. Wie man zu dieser Schlußfolgerung kam – ohne Instrumente, die derart kurze (und schwache!) elektrische Stromstöße messen können, ist ein besonderes Kapitel, das hier nicht erörtert werden kann.

Man konnte also erwarten, daß die Tätigkeit des Gehirns als zeitliches und räumliches Muster von elektrischen Pulsen meßbar sein müßte, und man konnte hoffen, daß wenigstens in der Summe solcher Pulse die elektrische Gehirntätigkeit nachweisbare sein würde. Tatsächlich hat 1875 der englische Arzt Richard Caton (1842–1926) in Experimenten an Kaninchen, Katzen und Affen mit Hilfe eines empfindlichen Galvanometers oszillierende Ströme nachweisen können, die auftreten, wenn die Tiere Kopfdrehungen oder Kaubewegungen ausführten, oder wenn verschiedene Hautstellen gereizt wurden. Die Ströme waren an der Oberfläche der Großhirnrinde meßbar, und zwar in Arealen, die von anderen Autoren bereits als für die betreffenden Funktionen zuständig erkannt worden waren. Als Professor für Physiologie (Liverpool) hat Caton diese Experimente weiter ausgebaut. Andere Mediziner haben diese Forschungen weitergeführt. Im Jahre 1928 hat dann der deutsche Neurologe Hans Berger (1873–1941) mit Hilfe besonders empfindlicher Registriergeräte und mit Elektroden, die außen auf die Kopfhaut aufgesetzt wurden, die Hirnströme nachweisen können. Er nannte die so

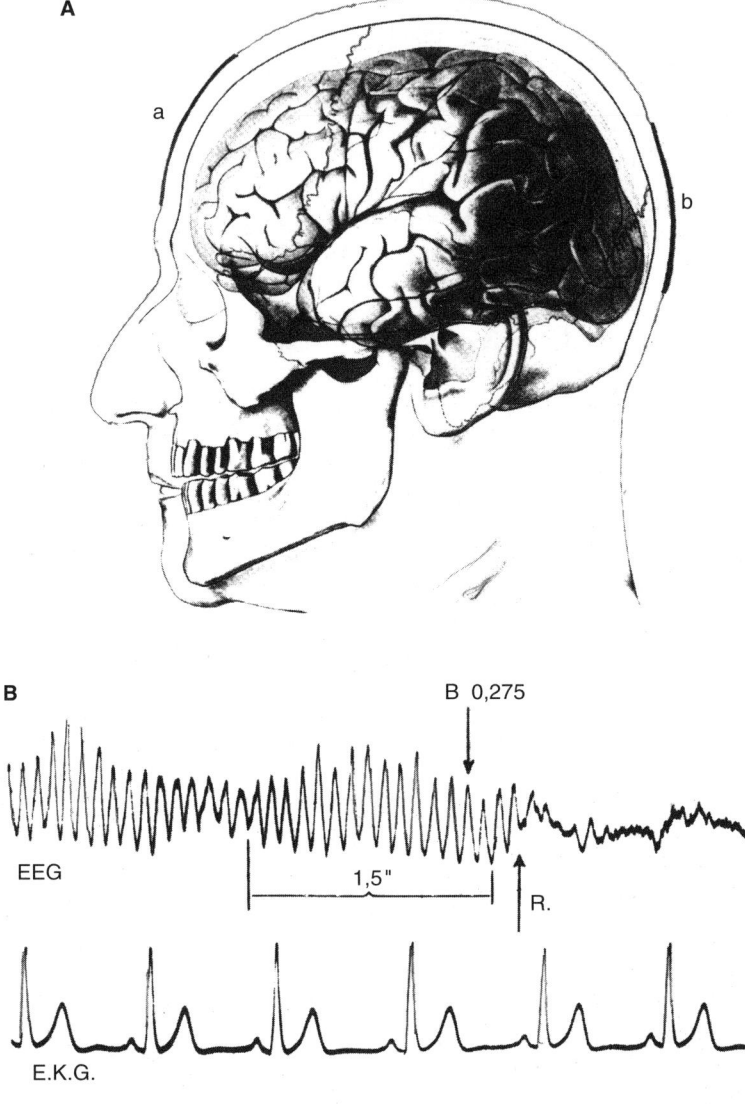

2.10 Mit seiner Entdeckung der Methode zur Ableitung von „Hirnströmen" von der äußeren Kopfhaut hat der in Jena wirkende Psychiater Hans Berger (1873–1941) eine neue Ära der „nicht-invasiven" Erkundung normaler und pathologischer Hirnaktivitäten eröffnet. Das Schaubild A zeigt die Lage des Gehirns im Kopf eines Patienten und die Position der außen an Stirn und Hinterkopf befestigten Silberfolien, a und b, von denen Drähte zu den Registriergeräten führen. Die Registrierung in B zeigt in der untersten Spur ein Zeitsignal in Form einer Schwingung von 10 Hertz. Darüber ist das vom Patienten abgeleitete Elektrokardiogramm (EKG) gezeigt. Die oberste Spur zeigt nun das „Elektrenkephalogramm", die Aufzeichnung der registrierten Hirnströme (heute: Elektroencephalogramm). Die im „ruhenden" Gehirn erzeugten Oszillationen erlöschen, wenn der Handrücken des Patienten berührt wird. Der Pfeil bei B gibt den Zeitpunkt der Berührung, der Pfeil bei R den Zeitpunkt der ersten Reaktion an. Die Abbildungen stammen aus dem 1938 von der Kaiserlich Leopoldinisch-Karolinischen Deutschen Akademie der Naturforscher in Halle veröffentlichten Abhandlung Bergers *Das Elektrenkephalogramm des Menschen*.

erhaltenen Aufzeichnungen „Elektrenkephalogramme" (Abbildung 2.10). Die Elektro-encephalographie wurde seither immer weiter entwickelt. Man benützt heute eine große Zahl von Elektroden zur simultanen Ableitung und Darstellung der Hirnströme verschiedener Hirngebiete. Vergleiche der so gewonnenen Stromkurven mit Nerven-impulsen, die man mit besonderen Miroelektroden von einzelnen Hirnzellen abgeleitet hat, ergaben, daß die Hirnströme keineswegs summierte Nervenimpulse sind. Die Genese des Elektroencephalogramms ist immer noch nicht ganz geklärt.

2.7 Kurzer Exkurs in die Geschichte der Erforschung der Elektrizität

Verfolgt man die Geschichte der Elektrophysiologie – so nannte man später jene Forschungsrichtung, welche die Erregungsvorgänge im Nervensystem mit Hilfe elek-trischer Reizung und elektrischer Messungen untersuchte –, so muß man dabei die Forschungsgeschichte der Physik berücksichtigen. Nur so wird klar, weshalb der Fort-gang der Konzeption eines wie eine elektrische Maschine funktionierenden Gehirns eine so lange Anlaufszeit hatte.

Als Begründer der Elektrizitätslehre kann man den Londoner Arzt William Gilbert (1544–1603) ansehen, dessen bahnbrechendes Werk *De magnete, magneticisque cor-poribus, et magnete tellure; Physiologia nova, plurimis argumentis et experimentis demonstrata* im Jahre 1600 erschien. Darin wird erstmals von einem elektrischen Fluidum gesprochen. Dieses ließ sich durch Reibung bestimmter Körper, z.B. Glas, erzeugen und konnte auch über Distanzen weg leichte Körper, kleine Daunenfedern etwa, anziehen, konnte aber auch auf andere Körper übertragen werden. Erst 1729 entdeckte der bereits im Altersheim lebende Stephen Gray (1661–1736), daß das elektrische Fluidum durch Hanfschnüre, nicht aber solche aus Seide, und besonders gut aber durch Metalldrähte fortgeleitet werden kann. Er unterschied bereits Leiter und Nichtleiter und fand, daß Nichtleiter besonders geeignet sind, Elektrizität zu speichern. Der Direktor des Pariser Botanischen Gartens, Charles Dufay (1698–1739), setzte Grays Experimente systematisch fort. Ihm verdanken wir die Entdeckung, daß es zwei Arten von elektrischer Substanz gibt: Die eine kann durch Reiben von Glas, die andere durch Reiben von harzartigen Körpern, etwa von Bernstein erzeugt werden. Ein durch Reiben „harzelektrisch" gemachter Seidenfaden wird von einem anderen, mit Harz-Elektrizität beladenen Körper abgestoßen, von einem geladenen Glas dagegen angezo-gen. Jean-Antoine Nollet (1700–1770), seit 1740 Lehrer der königlichen Prinzen und Prinzessinnen, erfand das Blättchen-Elektroskop. Es bestand aus zwei gleichartigen, nebeneinander hängenden Blättchen eines Nichtleiters, deren Aufhängung mit dem zu untersuchenden Körper leitend verbunden waren. Der Grad ihres Auseinanderwei-chens (Abstoßung durch gleichnamige Elektrizität) konnte als Maß der elektrischen Ladung verwendet werden. Der an der Universität Leiden wirkende Experimentalphy-siker Peter Musschenbroek (1692–1761) entwickelte 1746 die von Nollet so genannten „Leidener Flaschen". Es waren aus besonders gut isolierendem Glas gefertigte, mit leitendem Wasser gefüllte Gefäße, die außen mit Metallfolie überzogen waren (eine Verbesserung, die auf den Londoner Arzt William Watson zurückgeht) und in deren Inneres ein Metallstift eingesetzt war, durch den das Wasser elektrisch geladen werden konnte. In solchen Gefäßen ließ sich Elektrizität über längere Zeit speichern. Das Gerät fand weite Verbreitung. Aufsehen erregte die Tatsache, daß Berührung des

Metallstifts einer beladenen Leidener Flasche einen heftigen, schmerzhaften Schlag verursachte.

Benjamin Franklin (1706–1790), der viele Experimente zur Erforschung der Elektrizität durchführte, hat die auch heute noch gebräuchlichen Begriffe „plus" und „minus" für die beiden Arten von Elektrizität eingeführt und aus der bei der Artillerie gebräuchlichen Terminologie die Begriffe „Ladung" und „Entladung", „Batterie" (mehrere zusammengeschaltete Elektrizitätsspeicher) und „feuern" (für die explosionsartige Funkenentladung) eingeführt. Alle diese Begriffe wurden in die spätere Elektrophysiologie eingeführt und finden sich noch heute in jedem modernen Lehrbuch der Physiologie auf die Tätigkeit des Nervensystems angewandt.

An der Kaiserlichen Akademie in St. Petersburg versuchte Franz Theodosius Aepinus (1724–1802) in einem 1759 veröffentlichten Werk *Tentamen Theoriae Electricitatis et Magnetismi* eine erste mathematische Behandlung elektrischer und magnetischer Phänomene. In Frankreich entdeckte der französische Ingenieur Augustin Coulomb (1736–1806) mit Hilfe einer Torsionswaage, daß elektrostatische Anziehung und Abstoßung mit dem Quadrat der Entfernung abnehmen. Die Beziehungen zwischen Magnetismus und elektrischem Strom hat dann der Dänische Physiker Hans Christian Oersted (1777–1851) entdeckt und 1820 erstmals veröffentlicht.

Der deutsche Physiker Johann Salomo Schweigger (1779–1857) verstärkte das durch einen elektrischen Strom verursachte Magnetfeld, indem er den Leiter, einen mit Isolierschicht bedeckten Draht, um eine Spule wickelte. Unter Ausnutzung dieser „Spule" entwickelte dann André Marie Ampère (1779–1857) jenes Meßinstrument, das heute meist als Galvanometer bezeichnet wird und mit dem sich nun erstmals elektrische Ströme messen ließen. Mit einem solchen Gerät, das er allerdings noch wesentlich empfindlicher gemacht hat, führte der Berliner Physiologe Du Bois-Reymond Mitte des 19. Jahrhunderts seine bahnbrechenden Experimente zum Nachweis elektrischer Ströme in lebenden Nerven und Muskeln durch (Abbildung 2.11). In der Einleitung des ersten Bandes seiner 1848 erschienen *Untersuchungen über thierische Electrizität* erklärte er stolz: »Es ist mir, wenn mich nicht alles täuscht, gelungen, jenen hundertjährigen Traum der Physiker und Physiologen von der Einerleiheit des Nervenwesens und der Electrizität, wenn auch in etwas abgeänderter Gestalt, zu lebensvoller Wirklichkeit zu erwecken.« (Du Bois-Reymond, 1848, S. xv)

Als Gymnasialprofessor in Köln entdeckte Georg Simon Ohm (1789–1854) 1817 jene Gesetzmäßigkeiten, die heute als Ohmsches Gesetz bekannt sind; veröffentlicht hat er sie erst 1826. Es folgten die Forschungen von Faraday, Maxwell, Gauss, Laplace und anderer – und so entstanden die Begriffe Induktion, Spannung, Potential, Widerstand. Und mit der Einführung neuer Meßgeräte (für Widerstand, Strom und Spannung) einigte man sich auf die Meßgrößen Ohm, Ampère, und Volt – um nur die bedeutendsten zu nennen, die in den Theorien der neueren Elektrophysiologie so wichtig wurden. Die neuen physikalischen Theorien der Elektrostatik und Elektrodynamik ermöglichten den Bau immer empfindlicherer Meßgeräte. Aber erst mit der Erfindung des Kathodenstrahl-Oszilloskops Ende der zwanziger Jahre unseres Jahrhunderts wurde es möglich, den zeitlichen Verlauf einzelner Nervenimpulse zu messen. Es hat dann mehr als zwei Jahrzehnte gedauert, bis elektronische Verfahren entwickelt wurden, die den Einsatz von Mikroelektroden mit Spitzendurchmessern von weniger als 1 Mikrometer (und daher einem elektrischen Widerstand von mehreren Millionen Ohm) ermöglichten. In den letzten vier Jahrzehnten entstand dann fast explosionsartig das physiologische und biophysikalische Wissen, welches die Grundlage der modernen Neurobiologie ist.

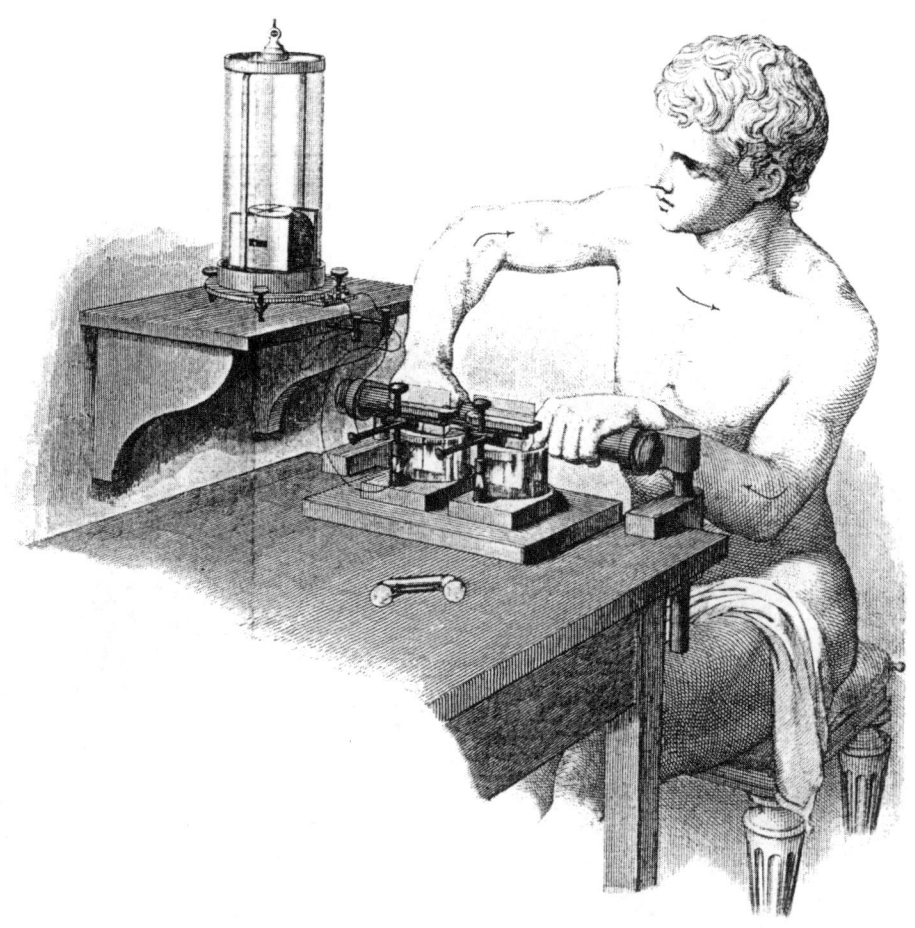

2.11 Im Jahre 1845 hat Emil Du Bois-Reymond erstmals im Selbstversuch die elektrischen Ströme nachgewiesen, die bei willkürlichen Muskelkontraktionen entstehen. In idealisierter Darstellung hat er das Experiment im Band 2 seinen *Untersuchungen über thierische Elektricität* (1849) dargestellt. Die klassisch-antike Tradition der Neurowissenschaften kommt hier auffallend zur Geltung. Die Zeigefinger tauchen je in ein mit Salzlösung gefülltes Gefäß, welches die Ableitelektroden enthält, die mit einem hochempfindlichen Strom-Meßgerät verbunden sind.

2.8   Das Gehirn als ein Fasersystem

Bis zur Mitte des 16. Jahrhunderts war man über den Kenntnisstand der antiken Hirnforscher kaum hinausgekommen. Dann begann der große Aufschwung der Formanalyse. Aber erst zweihundert Jahre später wagte man sich an die Untersuchung der inneren Hirnstrukturen.

Ohne Zuhilfenahme der inzwischen längst erfundenen Mikroskope, die sie als untauglige Geräte ablehnten, nur mit Pinzetten, Skalpell und feinen Nadeln bewaffnet, gelang einigen Meistern der Sezierkunst eine überraschend differenzierte Darstellung der Hirnstruktur. Soemmerrings anatomische Forschungen (siehe Abbildung 2.5) setzten einen neuen Standard, und die Darstellungen der inneren Hirnstrukturen durch den geschickten Neurologen Franz Joseph Gall (1758–1828), der nach seiner Vertreibung aus Wien in Paris forschte, erreichte mit der Publikation des zusammen mit seinem Mitarbeiter Caspar Spurzheim herausgegebenen vierbändigen Werkes *Anatomie et physiologie du système nerveux en général, et du cerveau en particulier* (1810–1819) einen wohl nie mehr erreichten Höhepunkt detaillierter anatomischer Darstellung (Abbildung 2.12). Und doch ergaben diese Bilder noch keinen Sinn. Die Beschreibung

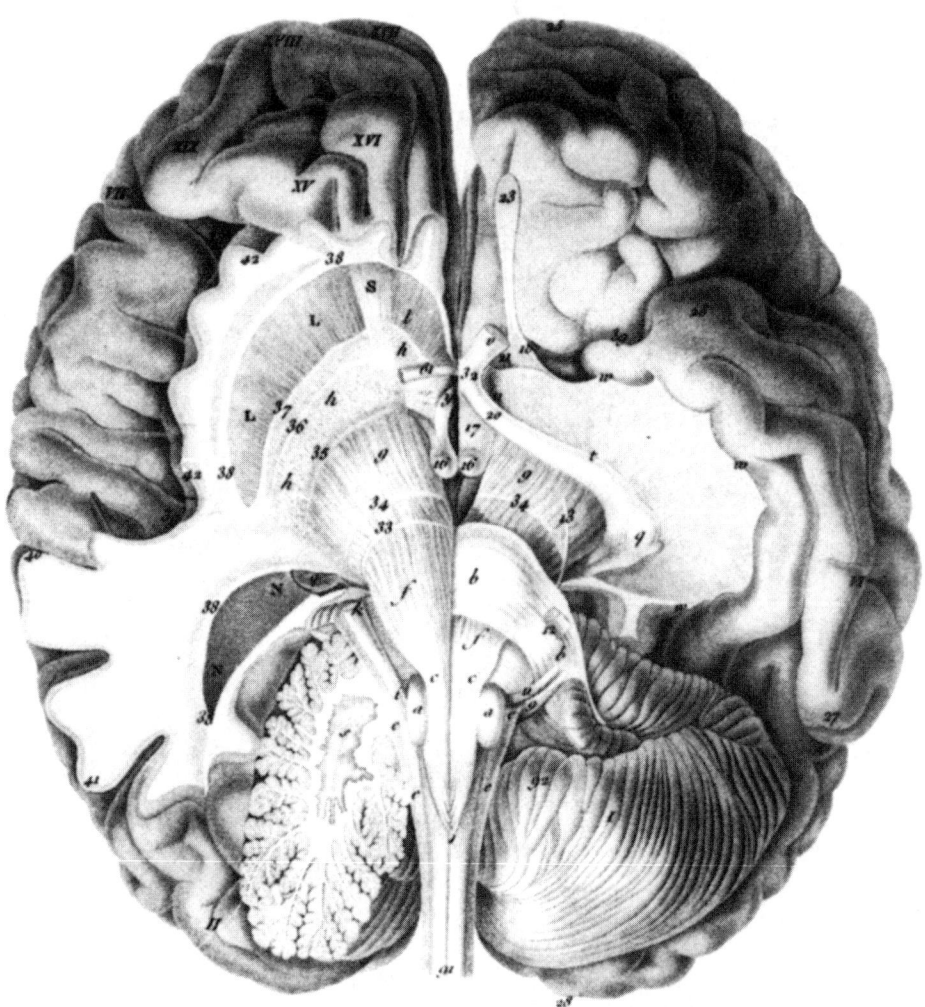

2.12 Nur mit Schere, Skalpell, Pinzette und feinen Nadeln studierte der aus Wien stammende und seit 1805 in Paris wirkende Hirnforscher Franz Joseph Gall (1775–1828) den Aufbau des Gehirns von Menschen, Säugetieren und Vögeln. Seine anatomischen Darstellungen sind auch heute noch unübertroffen. Die hier gezeigte Abbildung eines präparierten menschlichen Gehirns entstammt dem Atlas eines vierbändigen Werkes, das er zusammen mit Gaspard Spurzheim unter dem Titel *Anatomie et physiologie du système nerveux en général, et du cerveau en particulier* 1810–1819 in Paris veröffentlichte.

allein konnte noch keine Aufklärung der Funktionen der beschriebenen Teile erbringen. Gall hatte zwar versucht, individuelle Unterschiede in der Ausprägung einzelner Gebiete der Hirnrinde zu erfassen und sie mit besonderen Eigenschaften der Individuen, von denen die Gehirne stammten, in Beziehung zu setzen. Die Ergebnisse hatten aber keine große Überzeugungskraft und lieferten keine Anhaltspunkte dafür, was sich etwa in den betreffenden Hirnteilen abspielen könnte, etwa als Ursache für besondere Befähigungen (z. B. Sprachbegabung) oder Fehlleistungen (z. B. asoziales Verhalten).

So blieb das Gehirn ein zwar geordnetes, aber eben noch unverständliches Gewirr von Nervenfasern – Endstation der Sinnesnerven, Ausgangsort der Bewegungsnerven. Das Gehirn galt seit der Antike als unempfindlich. Mechanische oder chemische Hirnreizung löste weder Empfindung noch Bewegung aus; dies wurde immer wieder festgestellt. Bewegungsreaktionen (Muskelkontraktion) gab es nur, wenn diejenigen Hirnstellen gereizt wurden, die in der Nähe des Austritts motorischer Nervenbahnen lagen. Verständlich, daß man da auch in damals durchaus möglichen elektrischen Hirnreizungen keinen Sinn sah. Eine eigenständige Hirntätigkeit konnte man auch nicht erwarten. Entweder ist die Seele selbst – und nur sie – imstande, Nervenfasern zu erregen, oder diese Erregung geschieht durch Sinnesorgane, oder im Inneren des Gehirns durch reflektorische Beeinflussung. Zur Sinneswahrnehmung bedarf es der geordneten Erregung von Sinnesnerven, wie sie in den Sinnesorganen erzeugt werden, und zur Erzeugung von Bewegungen bedarf es der (reflektorischen) geordneten Erregung motorischer Nerven.

Es mußte geradezu abwegig erscheinen, in einem derartigen Gehirn die „Seelenvermögen" – bewußtes Denken, Fühlen, Erkennen, Wahrnehmen und Wollen – als Erregungszustände der Nervenfasern zu suchen. Trotzdem erhoffte man sich aber von noch detaillierteren Analysen der Hirnstruktur neue Aufschlüsse.

Mit der Einführung des Mikroskopes begann dann eine neue Phase der Erforschung des Nervensystems. Man versuchte zunächst, mit Hilfe des Mikroskops die bisher nur geforderte aber noch nie gesehene Röhrennatur der Nervenfasern nachzuweisen und damit für die Lehre vom *spiritus animalis*, vom Nervenfluidum also, einen soliden Beweis zu liefern. Antony van Leeuwenhoek (1632–1723) hatte schon 1717 mit seinem einfachen Mikroskop einen frischen Nervenquerschnitt angesehen und vermeinte, erkennen zu können, daß die einzelnen Nervenfasern tatsächlich hohl sind. Der Berliner Mikroskopiker Johann Gottfried Ehrenberg (1795–1876) hat dann mehr als hundert Jahre später Nervenfasern im Gehirn beobachtet und stellte fest: »Diese lassen deutlich eine äußere und eine innere Gränze der Wandung erkennen, wodurch klar hervortritt, daß sie innen hohl sind. Das Innere . . . ist überall ganz wasserhell, so daß man sie für Dunst- oder Wasserführend halten könnte.« (Ehrenberg, 1833, S. 452).

Man konnte also noch an den *spiritus animalis*, den Nervengeist, glauben. Und dieser Glaube hatte weitreichende Konsequenzen, denn im Glauben an den *spiritus* steckte immer noch die antike Konzeption einer Beziehung des Nervengeistes zum menschlichen Geist, wenn nicht zum Weltgeist. Die Aktivierung oder Erregung der *spiritus*-gefüllten Sinnesnerven konnte, ja mußte sich direkt umsetzen in eine Empfindung. Und so nimmt es nicht wunder, daß die Physiologen des 19. Jahrhunderts, sofern sie sich mit Fragen der Sinnesphysiologie befaßten, daran glaubten, daß die Erregung der Sinnesnerven gleichzusetzen ist mit Sinnesempfindung. Der Berliner Anatom und Physiologe Johannes Müller (1801–1858) drückte das aus in seinem „Gesetz der spezifischen Sinnesenergien", das nichts anderes besagt, als daß jeder Sinnesnerv die Kraft (Energie) hat, eine ihm entsprechende spezifische Empfindung hervorzurufen –

der Sehnerv eine Lichtempfindung, der Hörnerv eine Tonempfindung, jeder Tastnerv eine Tastempfindung. Die späteren physiologischen Theorien der Farbwahrnehmung und der Gehörwahrnehmung (Helmholtz, Young, Hering) gingen alle davon aus, daß die Erregung bestimmter Sinnesnervenfasern immer zu farbspezifischer oder tonspezifischer Wahrnehmung führt: So geschieht also das Farbensehen „in" den Fasern der Retina und der Sehnerven, die Wahrnehmung bestimmter Töne „in" bestimmten Nervenfasern des Hörnerven. Demnach sind schon diese Sinnesnervenfasern als Seelenorgane aufzufassen. Ist also das Gehirn nur der Ort der großen Synthese durch den „Gemeinsinn", wo der Ton und die Farbe für die wahrnehmende Seele zum klingenden Gegenstand werden, Getastetes und Gesehenes zum dreidimensionalen Körper?

2.9   Die Entdeckung der Nervenzellen

Das Gehirn als Fasersystem ergab keinen Sinn, sofern man in dieser Struktur die Erklärung für die „psychischen Erscheinungen" finden wollte, es sei denn, man hätte sich auf die Position eines „psycho-physischen Parallelismus" zurückgezogen, oder man hätte eine Reflex-Theorie unterschrieben, wie sie Descartes aufstellte, unter Verzicht auf eine Erklärung der psychischen Dimension der Erregungsvorgänge.

In dieses Dilemma kam wie mit einem Donnerschlag die Entdeckung, daß das Gehirn neben den Nervenfasern auch Nervenzellen enthält. Ehrenberg hatte sie 1833 bereits gesehen, aber für Blutkörperchen gehalten. Der damals in Prag lehrende Anatom und Physiologe Johann Evangelista Purkynje (1787–1869) beschrieb dann 1838 als erster die großen Nervenzellen des Kleinhirns, die später nach ihm Purkinjezellen genannt wurden. Und nun häuften sich die Befunde, und bald überzeugte man sich davon, daß die Nervenzellen (man nannte sie erst noch „gangliöse Körper", „Ganglienkugeln", oder einfach „Kugeln") essentielle Bestandteile des Gehirns sind. Ehrenberg hielt sie für drüsig, also Gebilde, welche ein Sekret (den Nervengeist?) absondern. Gabriel Gustav Valentin (1810–1883), damals noch bei Purkinje in Breslau tätig, hielt diese Kugeln für Grundstrukturen jedes Nervensystems. Er verkündete 1836 seine These, das Nervensystem, insbesondere das Gehirn, bestünde aus einem inneren Marksystem (heute: die weiße Substanz) und einem Rindensystem (heute: die graue Substanz). Die erste bezeichnete er als das „leitende niedere System" (es besteht aus Nervenfasern), das zweite als das „schaffende höhere System" (es besteht im wesentlichen aus Kugeln). Für das Eintreten bewußter Empfindungen sei es nötig, daß die in das Gehirn eintretenden Nervenfasern möglichst nahe an die Kugeln der Hirnrinde herantreten. Körperbewegungen, andererseits, würden dadurch bewirkt, daß der Wille die feinsten Enden der (motorischen) Nervenfasern erregt. Valentin erinnerte an die »in früheren Zeite« geäußerte Ansicht, daß die »Tätigkeit des Nervensystems... mit den Wirkungen der Electricität« identisch sei. Er spekulierte nun, daß die inzwischen entdeckten elektro-magnetischen Felder die Wechselwirkung von Nervenfasern und Kugeln erklären könnte, da »jeder einem thätigen Leiter hinreichend genäherte Leiter ohne unmittelbare Berührung, sondern selbst noch durch eine isolirende Schicht getrennt, dennoch afficirt werde.« (Valentin, 1836, S. 176). Purkinje selbst bezeichnete die von ihm entdeckten „gangliösen Körperchen" als „Sammler, Erzeuger und Verteiler des Nervenagens" – ganz im Sinne der schon erwähnten alten Ansicht von Malpighi, wenn man unter dem „agens" der Nerven das besondere Fluidum, den alten *spiritus animalis*, versteht, der aus dem Blut in die Ganglienzellen übertritt und von diesen auf die Nervenfasern „verteilt", also in sie abgegeben wird.

Mit Aufkommen der neuen Zellenlehre, die 1839 erstmals von Theodor Schwann (1810–1882), damals noch Mitarbeiter von Johannes Müller, verkündet wurde, und die dann Rudolf Virchow (1821–1902) in der berühmt gewordenen *Cellularpathologie* 1858 in ihre moderne Fassung brachte, wurden nun die gangliösen Kugeln, die Ganglienkugeln, in den Rang von Ganglienzellen erhoben. Virchow hielt diese Ganglienzellen für „Erreger der elektrischen Strömungen" und hielt sie für den eigentlichen Ort, an welchem die Sinnesnervenfasern durch deren Erregung eine Empfindung hervorrufen. Nicht die Fasern, sondern die Ganglienzellen sind nun die Vermittler psychischer Ereignisse. Schon 1851 hatte der Marburger Anatom Ludwig Fick (1813–1858) erklärt, die Ganglienzelle sei »Productor der psychischen Vorgänge«. In der vierten Auflage seiner *Cellularpathologie* (1871) bemerkt dann Virchow zur Frage, welche Teile des Gehirns der „Sitz" der psychischen Funktionen (Bewußtsein, Gedächtnis, Denken und Vorstellen) seien, man könne wohl nicht daran zweifeln, »daß an gewisse Gruppen von Hirnelementen die psychische Thätigkeit geknüpft ist, daß innerhalb dieser Gruppen Ganglienzellen die eigentlich wirksamen Elemente sind und daß diese Ganglienzellen gewisse specifische Eigenthümlichkeiten haben müssen, wodurch sie sich von anderen [Zellen] unterscheiden.« (Virchow, 1871, S. 313).

In welcher Beziehung aber stehen die Ganglienzellen und die Nervenfasern? Diese Frage wurde zu einem Hauptthema der Hirnforschung. Fünf Jahrzehnte hindurch wurde darüber gestritten, ob die Nervenfasern Fortsätze der Ganglienzellen sind, oder ob diese Beziehung auf einer Täuschung durch ungenügende Optik oder mangelhaftes Beobachten beruhe. Die Evidenz für eine Einheit von Faser und Ganglienzelle war schließlich überwältigend. Der Berliner Anatom Wilhelm von Waldeyer (1836–1921) faßte schließlich die Ergebnisse der bisherigen Forschungen zusammen. Mit einer programmatischen Veröffentlichung in der Deutschen Medizinischen Wochenschrift führte er 1891 den Begriff Neuron ein zur Bezeichnung der aus Faser (Axon) und Zellkörper (Soma) bestehenden Nervenzelle.

Das Neuron wurde zum Elementarbaustein des Nervensystems erklärt. Und damit begann eine neue Phase der Erforschung des Nervensystems. Mit einem Schlag wurde die Konzeption eines spezifischen Nervenfluidums, eines *spiritus animalis*, der mit der Ventrikelflüssigkeit kommuniziert, aufgegeben, und man mußte nach einem neuen Funktionsprinzip suchen.

Wenn das im wesentlichen aus Zellen aufgebaute Gehirn die Einheitlichkeit der Seele repräsentiert, dann muß es eine Kommunikation der Hirnzellen, der Neurone geben. An Stelle eines durch die Hirnventrikel verfügbaren gemeinsamen Wirkungsortes mußte die Wechselwirkung der zellulären Elementareinheiten, der Neurone, treten. Dies verlangte nun nach einem neuen Programm der Hirnforschung: Es mußte geklärt werden, in welcher Weise die Neurone im Gehirn angeordnet und wie sie miteinander verbunden sind. Ganz spezifisch wollte man wissen, ob bestimmten Hirnleistungen oder psychischen Fähigkeiten (Wahrnehmen, Lernen, Gedächtnis, Bewegungssteuerung) bestimmte Hirnareale zuzuordnen sind, und vor allem, ob die Zellen der verschiedenen Hirngebiete besondere strukturelle Eigenheiten aufweisen.

Zunächst war aber von Interesse, wie die Neurone des Gehirns, insbesondere deren Fasern, angeordnet sind. Man mußte herausfinden, welche Hirngebiete mit welchen anderen durch Nervenfasern (Axone) verbunden sind und wo die Zellkörper dieser Fasern liegen. Man war sich bald darüber im klaren, daß die Endigungen der Axone irgendwie mit den Zellkörpern der Neurone der kontaktierten Hirngebiete verbunden sein müssen. Die Forschung ging dabei zwei zunächst ganz verschiedene Wege: der eine betraf die Aufklärung des zellulären Aufbaus des Gehirns, der andere die funktionelle Analyse.

2.10   Die Analyse des zellulären Aufbaus des Gehirns

Mehrere Verfahren wurden zur Strukturaufklärung verwendet. Vom toten, chemisch fixierten und gefärbten Gehirn wurden Serienschnitte hergestellt, und aus diesen wurde dann der Verlauf der Nervenfasern rekonstruiert. Pionier dieser Methode war der Arzt und Anatom Benedict Stilling (1810–1879), der sich von 1842 an vierzig Jahre lang der Darstellung des Aufbaus von Gehirn und Rückenmark widmete. Diesem sozusagen statischen Verfahren standen Untersuchungen gegenüber, die sich die Degeneration von Nervenfasern zunutze machten, die im lebenden Rückenmark und Gehirn nach gezielter Durchtrennung in den nun vom Zellsoma separierten Axonen eintritt. Entdeckt wurde das Phänomen von dem Wiener Neurologen Ludwig Tuerk (1810–1868), und von dem in Bonn, dann in London wirkenden Histologen und Phyiologen Augustus Waller (1816–1870). Die Methode erwies sich als besonders vorteilhaft, wenn entschieden werden mußte, ob die Fasern, welche zwei Hirnteile miteinander verbinden, ihre Zellkörper in dem einen oder im anderen Hirnteil haben. Da anzunehmen war, daß Erregungsleitung immer vom Zellsoma weg führt, konnte somit festgestellt werden, welcher Hirnteil welchen beeinflußt. War man zunächst davon ausgegangen, daß diese „Wallersche Degeneration" nur den vom Soma des betroffenen Neurons abgetrennten Axonfortsatz betrifft, so fand später der Münchener Neurologe Bernhard von Gudden (1824–1886), daß auch der Zellkörper selbst nach Trennung von seinem Axon einer „sekundären Degeneration" unterliegt. Somit konnte der Verlauf der neuronalen Verbindungen im Gehirn mit noch größerer Genauigkeit verfolgt werden. Guddens Forschungen schafften die Grundlagen des heutigen Wissens über die Verbindungen der einzelnen Hirnteile zueinander.

Es gab aber noch einen weiteren Ansatz zur Erforschung des strukturellen Aufbaus des Gehirns. Dieser wurde von dem Leipziger Neurologen und Psychiater Paul Flechsig (1847–1929) entwickelt. Er entdeckte, daß in der Embryonalentwicklung des Menschen die verschiedenen Nervenbahnen, etwa die, welche die Sinnesorgane mit der Großhirnrinde verbinden, sich in einer bestimmten Sequenz „myelinisieren". Im Gehirn verschieden alter Foeten konnte Flechsig die entsprechenden Faserzüge, jeden für sich, durch spezifische Anfärbung des Myelins (der fettigen Substanz der Axonhüllen) selektiv darstellen. Erstmals konnte nun gezeigt werden, daß jedem Sinnesorgan bestimmte Felder der Hirnrinde zugeordnet sind. Besonders fasziniert war Flechsig von der Beobachtung, daß sich zuerst die Verbindungen der Sinnesorgane (Augen, Ohren, Zunge, Nase) mit den zugehörigen Hirngebieten etablieren und daß dann, wenn sich beim Kinde die ersten Anzeichen geistiger Tätigkeit bemerkbar machen, die Nervenverbindungen zu anderen Hirngebieten heranreifen, die er als Organe des Denkens auffaßte, als Assoziationszentren. Erstmals konnte nun eine Zuordnung psychischer Defekte zu Hirndefekten plausibel gemacht werden. Man muß Flechsigs Rektoratsrede von 1894 lesen, die den programmatischen Titel *Gehirn und Seele* hatte, um einen Eindruck von der neuen Denkweise zu bekommen, die sich aus den Ergebnissen seiner neuen histologisch-anatomischen Untersuchungen ableiten ließ. Das Gehirn erschien nun als eine unglaublich differenzierte Maschine, und man konnte tatsächlich glauben, daß nun die psychischen Leistungen als Leistungen einer Hirnmechanik begreifbar würden. Flechsig war überzeugt, daß das Denken ein Gehirnvorgang ist und sich *im* Gehirn abspielt. Er machte sich lustig über den zu seiner Zeit viel beachteten Philosophen der Berliner Universität, Friedrich Paulsen (1846–1908), der in der 1893 erschienenen zweiten Auflage seiner *Einleitung in die Philosophie* erklärt hatte: »Gedanken sind nicht im Gehirn; man kann ebensogut sagen, sie seien im Magen oder im Monde. Das eine ist nicht ungereimter als das andere.« (Paulsen, 1893, S. 137). Flechsig konterte: »Daß das Denken im Gehirn vor sich geht, ist die Überzeugung zahlreicher geisteskräftiger, hochverdienter Männer – während ich bisher in Wirklichkeit nur von Verrückten und Blödsinnigen die Äußerung vernommen habe, daß ihre Seele in den Magen, auf den Mond – oder auf den Sirius gefallen sei.« (Flechsig, 1896, S. 37).

Voraussetzung für die neue Einstellung zum Gehirn war die Überzeugung, daß den einzelnen Hirnteilen, insbesondere denen des Großhirns und seiner Rinde, jeweils andere, ganz spezifische Funktionen zukommen. Diese sollten sich dann aus den besonderen Struktureigenschaften der Neurone verstehen lassen.

Flechsig war nicht der einzige, der so dachte. Und seine Methode, die Myelinisierung der Verbindungsbahnen zu verfolgen, war nicht das einzige Verfahren, das die zelluläre Gliederung der Hirnteile darstellen konnte. Camillo Golgi (1843–1926) entdeckte 1873 eine Methode, Neurone mit Silberchromat selektiv anzufärben, so daß sie in ihrer ganzen Gestalt schwarz im durchsichtigen Gewebe sichtbar wurden. Diese „reazione nera" hat die Hirnforschung im wahrsten Sinne des Wortes revolutioniert. Nicht nur die Faserverbindungen konnten nun dargestellt werden, sondern auch die detaillierte Konfiguration und Anordnung der Zellkörper in den interessierenden Hirngebieten.

Golgi und eine Reihe anderer Hirnforscher kamen nun aufgrund der Bilder, die sie mit der neuen Färbemethode erhielten, zu dem Ergebnis, daß die bäumchenartigen Verästelungen (Dendriten) der Zellkörper mit Endzweigen der Axone anderer Neurone ein Fasernetz, ein Reticulum, bilden (Abbildung 2.13). Die funktionelle Kommunikation von Neuron zu Neuron sollte, so meinten sie, über dieses Retikulum stattfinden. Andere Forscher aber, allen voran der spanische Neuroanatom Santiago Ramón y Cajal (1852–1934), kamen zu ganz anderen Ergebnissen. Sie fanden, daß die Endzweige der Axone „Endfüßchen" bilden, welche mit den Zweigen der Zellkörper anderer Neurone in Kontakt treten, ohne daß es zur Verschmelzung kommt. Kommunikation der Neurone geschieht demnach durch Kontakt. Als 1906 sowohl Golgi, als auch Ramón y Cajal für ihre Entdeckungen den Nobelpreis erhielten, bestanden beide noch auf ihren so verschiedenen Ansichten. Ramón y Cajal hat in jahrzehntelangen Untersuchungen den zellulären Aufbau der verchiedensten Regionen des Gehirns des Menschen, aber auch den mehrerer Tierarten erforscht (Abbildung 2.14).

Aber während die Anatomen und Histologen noch stritten, hatte sich die Hypothese der neuronalen Kommunikation durch Kontakt – im Sinne von Ramón y Cajal – bei den Physiologen bereits durchgesetzt. Schon 1896 gab der englische Physiologe Charles Scott Sherrington (1857–1952) den Kontaktstellen den Namen „Synapse". Seither spricht man von der synaptischen Erregungsübertragung. Wenn, wie man allgemein annahm, die Erregung von Neuronen ein elektrisches Phänomen ist, dann ließ sich die synaptische Erregungsübertragung als ein elektrisches Phänomen verstehen: Der elektrische Strom des „präsynaptischen" Neurons fließt über den synaptischen Kontakt in das „postsynaptische" Neuron. Den physikalisch geschulten Physiologen machte dieses Konzept einer elektrischen Erregungsübertragung keine

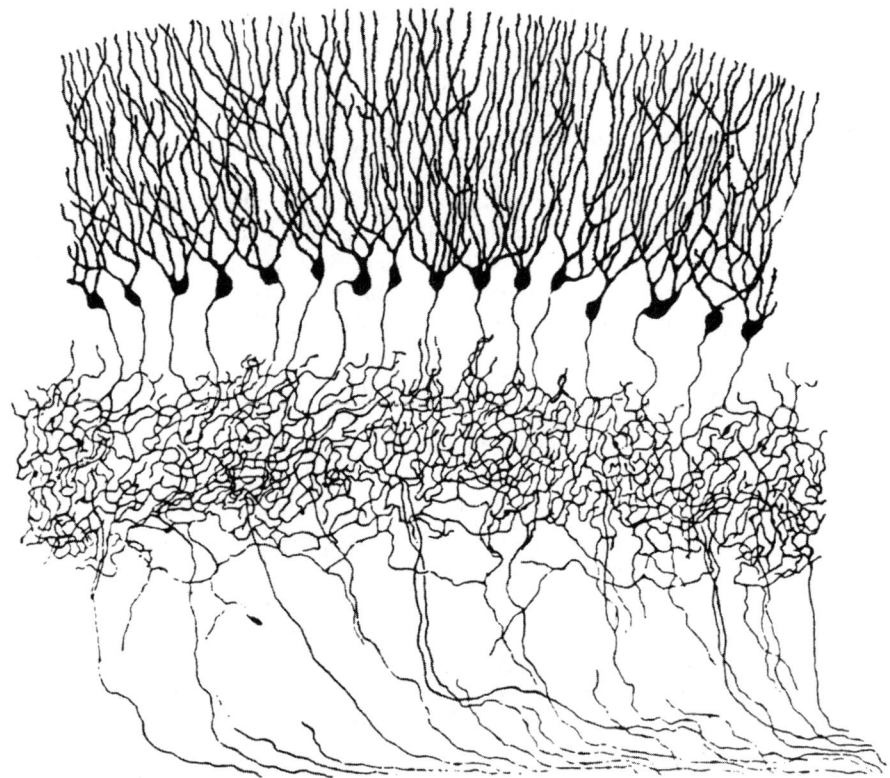

2.13 Die im 19. Jahrhundert entwickelten neuen Methoden der Färbung dünner Gewebeschnitte ermöglichte erstmals die genauere Darstellung des zellulären Aufbaus des Gehirns. Mit einer besonderen Technik gelang es dem in Pisa praktizierenden Arzt Camillo Golgi (1844–1926) Nervenzellen und Nervenfasern schwarz auf durchsichtigem Grund selektiv sichtbar zu machen. Er wurde darufhin als Professor der Anatomie an die Universitäten von Pavia und Turin berufen. Golgi kam zu dem Ergebnis, daß jede Nervenzelle mit ihren netzartigen Endverzweigungen mit den Endzweigen anderer Zellen ein Geflecht bildet, ein Retikulum. Diese Abbildung aus seiner 1906 anläßlich der Verleihung des Nobelpreises in Stockholm gehaltenen Rede *La doctrine du neurone: Théorie et faits* zeigt das besonders eindringlich.

Schwierigkeiten. Im Gegenteil – man konnte nun erst recht das Gehirn als eine elektrische Maschine auffassen. Die Folge war dann eine Fülle von Experimenten, in denen man die elektrische Aktivität des Gehirns erforschen wollte.

Die Zellenlehre und insbesondere die neue Doktrin vom neuronalen Aufbau des Gehirns brachten eine Wende im Denken über das Gehirn. Vorher war man davon ausgegangen, daß das Gehirn Endstation und Ausgangsort von Nervenfasern ist, sozusagen ein Nervenknoten, eine Zentralstation der Nerven, die ein „Nervensystem" bilden, dessen zentraler Teil, das Gehirn, sozusagen ein „Zentralnervensystem" darstellt (beide Begriffe sind noch in Gebrauch). Nun mußte man annehmen, daß die Hirnzellen, die Neurone, eine eigenständige Aktivität entfalten können. Damit öffneten sich ganz neue Perspektiven. Das Gehirn war nicht mehr nur passiver Empfänger der sensorischen Einwirkungen der Außenwelt; es konnte auch selbstständig aktiv sein. Mit solchen Überlegungen wurde selbst die These plausibel, daß das Denken eine

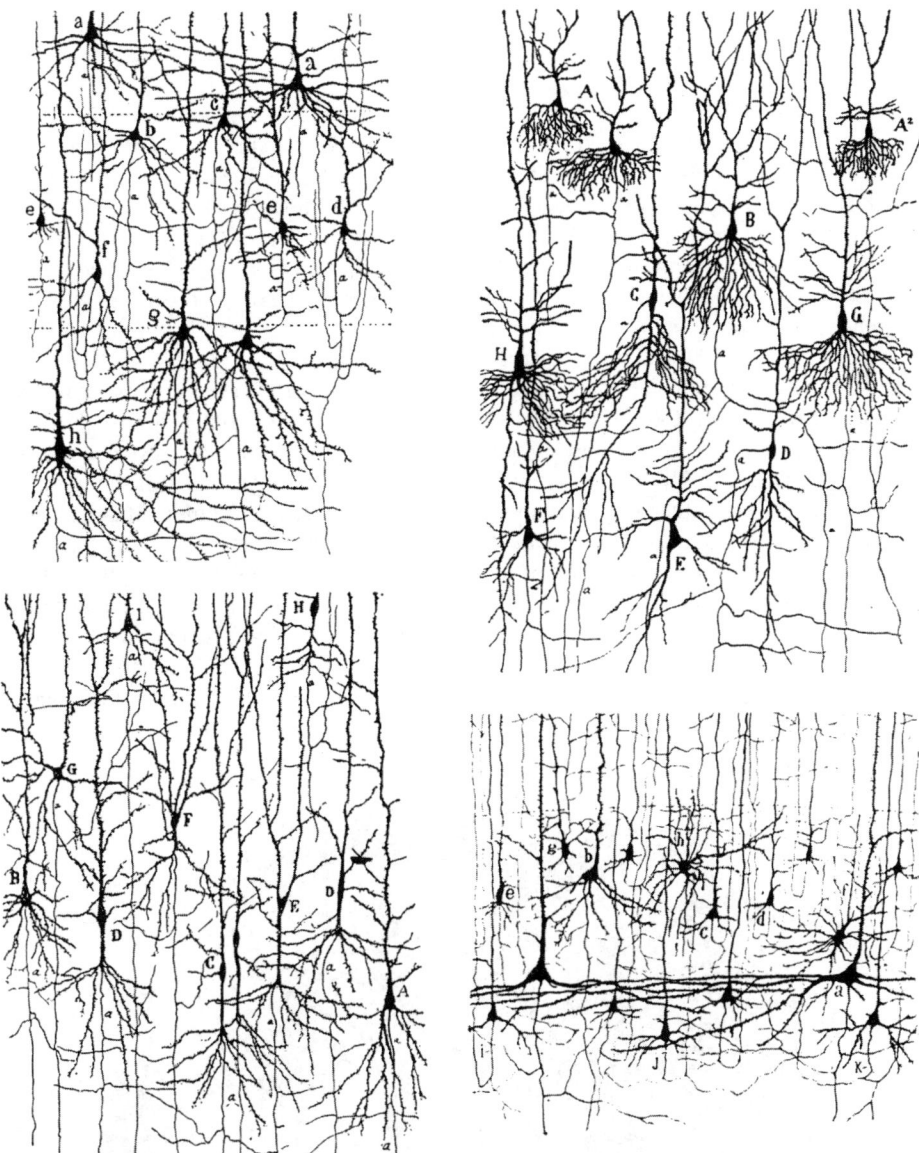

2.14 Der spanische Anatom und Histologe Santiago Ramón y Cajal (1852–1934) hat die „Golgi-Färbung" weiter vervollkommnet und die Darstellung des zellulären Aufbaus des Nervensystems, insbesondere des Gehirns, zu der heute gültigen Form geführt. Ihm verdanken wir den überzeugenden Nachweis, daß die Endigungen der Nervenfasern besondere Strukturen sind, welche mit anderen Zellkörpern und deren Ausbreitungen Kontakt aufnehmen ohne in einem Retikulum – wie es Golgi forderte – mit den Endzweigen anderer Zellen zu verschmelzen. Diese Abbildungen der Nervenzellen verschiedener Gebiete der Hirnrinde stammen aus seinem zweibändigen Werk *Histologie du système nerveux de l'homme* (Paris, 1909–1911). Die verschiedenen Typen von Nervenzellen (Neuronen) sind durch Buchstaben gekennzeichnet. Mit seinen Forschungen hat Cajal die zelluläre Architektur der Hirnrinde und anderer Teile des Nervensystems erstmals beschrieben.

Hirntätigkeit sei. Und wenn das Denken ein inneres Sprechen ist, dann liegt es nahe, nach dem neuronalen Apparat zu suchen, der die Sprache erzeugt und das Sprachverständnis ermöglicht.

Schon 1861 hatte der Pariser Neurologe und Anthropologe Paul Broca (1824–1880) bei der Autopsie eines Epileptikers, der die Fähigkeit zu sprechen verloren hatte, entdeckt, daß ein engbegrenzter Hirndefekt in der Rinde des linken Frontallobus des Großhirns vorlag. Später konnte er weitere derartige Befunde vorlegen, und seither hat sich das Konzept eines nach Broca benannten „Sprachzentrums" in der linken Großhirnrinde gehalten. Man konnte nun davon ausgehen, daß auch andere Rindengebiete für bestimmte Funktionen spezialisiert sind. Diese Spezialisierung erhoffte man besser verstehen zu können, wenn sich zeigen sollte, daß Anordnung und Form der Nervenzellen verschiedener Hirnareale tatsächlich verschieden sind.

In jahrelanger Arbeit hat später Korbinian Brodman (1868–1918), Mitarbeiter der Berliner Hirnforscher Cecile Vogt (1875–1962) und Oskar Vogt (1870–1950), die Hirnrinde des Menschen und vieler Säugetierarten mikroskopisch analysiert und festgestellt, daß sich einzelne Rindenbereiche in ihrem zellulären Aufbau auffallend unterscheiden. Die Resultate hat Brodmann zunächst in seinem bekannten Standardwerk *Vergleichende Lokalisationslehre der Großhirnrinde* im Jahre 1909 veröffentlicht (Abbildung 2.15). In Zusammenarbeit mit den Vogts wurde dann ein Hirnatlas erstellt, der die Gliederung der Hirnrinde deutlich macht, gerade so wie eine Landkarte die einzelnen Länder zur Darstellung bringt. Aber während die Landkarten nur die Oberflächen bezeichnen, entstand nun ein Bild der Tiefenstruktur, d.h. der Zytoarchitektonik der Hirnrinde. Die auffallende Gliederung der Hirnrinde ließ auf eine funktionelle

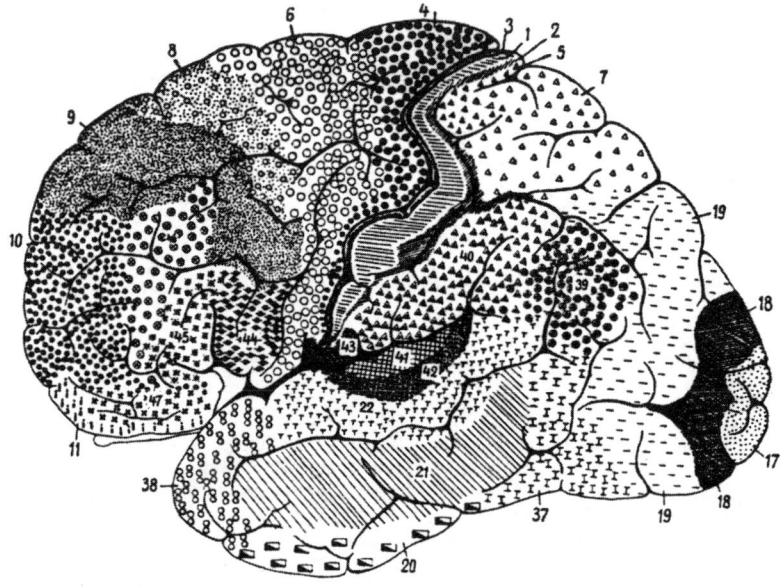

2.15 Diese berühmte Abbildung aus Korbinian Brodmanns Buch *Vergleichende Lokalisationslehre der Großhirnrinde* (Leipzig, 1909) zeigt die Gliederung der Großhirnrinde, die sich anhand der charakteristischen Verschiedenheiten der Konfiguration und Anordnung der Neurone ergibt. Es war zu vermuten, daß die so charakterisierten Areale jeweils besondere Funktionen haben. Diese histologischen Befunde sind eine wesentliche Stütze der Lokalisationslehre.

Gliederung schließen. Es bedurfte nun der physiologischen Experimente, um die funktionelle Bedeutung der einzelnen Hirnregionen aufzuklären. Sind tatsächlich verschiedene psychische Funktionen in verschiedenen Hirngebieten lokalisiert?

2.11 Der Streit um die Lokalisationslehre

Die strukturellen Unterschiede der verschiedenen Großhirnareale, wie sie von Brodman und anderen aufgezeigt wurden, sind eindeutig. Um so mehr überrascht es, daß sie zu den damals klassischen Untersuchungen des französischen Neurologen Jean Pierre Flourens (1794–1864) in krassem Widerspruch standen. Flourens hatte in umfangreichen Tierversuchen durch Abtragen kleinerer oder größerer Areale der Hirnrinde nachgewiesen, daß alle Teile des Großhirns gleichmäßig an allen Funktionen der Wahrnehmung und der Willensäußerungen teilhaben. Er hatte außerdem berichtet, daß durch mechanische oder elektrische Reizung der verschiedensten Rindenbezirke weder Empfindungen noch Bewegungen ausgelöst werden können. Außerdem hatte Flourens gezeigt, daß nach Entfernung kleiner Areale der Hirnrinde, die zunächst beeinträchtigten Funktionen von anderen Hirnteilen übernommen und damit die Defekte wieder ausgeglichen würden. Hatte der am Collège de France in Paris wirkende berühmte Flourens am Ende gepfuscht?

Niemand hatte mehr angenommen, daß Hirnreizung irgendwelche Effekte haben könnte, als im Jahre 1870 der Berliner Physiologe und Anatom Gustav Fritsch (1838–1927) und der Züricher Psychiater Edouard Hitzig (1838–1907) Reizversuche am eröffneten Schädel eines Hundes machten und entdeckten, daß ganz bestimmte Bezirke der Hirnrinde Kontraktionen der Muskeln der Beine auf der gegenüberliegenden Körperseite auslösen konnten. Verschiedene Muskelgruppen konnten so aktiviert werden. Es ergaben sich eindeutige Hinweise darauf, daß jeder Muskelgruppe ein bestimmtes, kleines Areal der Hirnrinde entsprach.

Fritsch und Hitzig kamen zu dem Schluß, daß »sicher einzelne seelische Functionen, wahrscheinlich alle, zu ihrem Eintritt in die Materie oder zur Entstehung aus derselben auf circumscripte Centra der Großhirnrinde angewiesen sind«. (Fritsch & Hitzig, 1870, S. 331). Dieser Satz ist auch insofern bedeutsam, als er eine Einstellung zur Hirnforschung deutlich macht, die im Descartesschen Sinne dualistisch ist: Psychische „Funktionen" können in die Materie des Gehirns eintreten! Jedenfalls war der im Archiv für Anatomie, Physiologie und wissenschaftliche Medicin veröffentlichte Artikel der beiden Forscher damals eine Sensation. Nicht nur widersprachen die neuen Befunde der Lehre von der „Äquipotentialität" der Hirnrinde, wie sie Flourens verkündet hatte, sie zeigten auch, daß die Hirnrinde elektrisch reizbar ist – allerdings nur jener Bereich, der für Muskelbewegungen, die Motorik also, zuständig ist.

Erst sehr viel später haben die Untersuchungen des Neurochirurgen Wilder Penfield (1891–1976) und des Physiologen Herbert Jasper (geb. 1903), die sie am freigelegten Gehirn von wachen Patienten durchführten, gezeigt, daß punktförmige elektrische Reizung einer Großhirnwindung, die der für Muskelbewegung zuständigen Hirnwindung benachbart ist, ortsspezifische Empfindungen hervorruft, so als würde eine bestimmte Körperstelle berührt. Bei Reizung des Schläfenlappens entdeckten sie, daß während der Reizung die Patienten Szenen aus ihrer Vergangenheit erlebten, oft mit einer solchen Intensität, daß sie diese Erinnerungen für aktuelle Wirklichkeit hielten. Sollte das bedeuten, daß in diesen Arealen des Großhirns die Gedächtnisspuren niedergelegt sind?

Ende des 19. Jahrhunderts hat der in Halle und in Strassburg lehrende Physiologe Friedrich Leopold Goltz (1834–1902) das Großhirn von Hunden stückweise und schichtenweise abgetragen und kam zu Ergebnissen, welche die von Flourens bestätigten. Etwa zur selben Zeit machte der an der Universität von Edinburgh lehrende Physiologe David Ferrier (1843–1928) ähnliche Experimente an Affen und verkündete, daß die verschiedenen Partien der Großhirnrinde ganz verschiedene Funktionen hätten, die durch Entfernen dieser Hirnteile zerstört würden. Wer hatte nun recht? Eine kritische Nachuntersuchung, allerdings wieder an Hunden, durch den Berliner Physiologen Herrmann Munk (1839–1912) ergab nun einen überraschenden Befund: Abtragung einzelner Bereiche der Hirnrinde bewirkt zwar jeweils spezifische Defekte, aber nach einiger Zeit, manchmal schon innerhalb von wenigen Tagen, verschwinden diese Defekte wieder! Die Hirnrinde ist also fähig, verlorene Funktionen zu ersetzen, indem andere Hirnregionen die Rolle der zerstörten Hirnpartien übernehmen. Munk war nicht der einzige, der Ferrier beschuldigte, ein schlechter Experimentator zu sein. Ferriers Affen waren offenbar schon Stunden nach der Operation gestorben. In seinem 1881 erschienen Bericht *Ueber die Functionen der Großhirnrinde* faßte Munk Ferriers Arbeitsweise mit den Worten zusammen: »Roh war operirt, roh beobachtet, roh geschlossen. ... So stellten sich die Versuche als nichts anderes dar, als schlecht zurechtgemachte Belege vorgefaßter Meinungen...« (Munk, 1881, S. 7). Man muß diese Kritik Munks ernstnehmen. Ferrier hat freilich später noch Bedeutendes geleistet. In den modernen Lehrbüchern der Hirnphysiologie werden die Schlußfolgerungen Ferriers als Grundlage der Lokalisationslehre zitiert.

Tatsächlich haben zahlreiche Untersuchungen der letzten Jahrzehnte bestätigt, daß besonders die Areale des „Motorcortex" und des primären sensorischen Cortex eine anatomisch lokalisierbare Gliederung aufweisen, und ähnliches hat man für den in der Okzipitalregion des Großhirns befindlichen „visuellen Cortex" nachweisen können. Die Ergebnisse wurden gewöhnlich im „akuten" Experiment gewonnen; die Versuchstiere wurden also nicht über einen längeren Zeitraum hindurch beobachtet. Auf eine mögliche Rekonstitution gestörter Funktionen wurde, mit wenigen Ausnahmen, nicht geachtet. Neuere Studien vor etwa dreißig Jahren haben aber ergeben, daß selbst die Funktion der „Sehrinde" nach deren Zerstörung von anderen, benachbarten Rindengebieten übernommen werden können, so daß zunächst blind gemachte Hunde wieder sehend werden. Ist die Großhirnrinde ist also doch „äquipotentiell"?

2.12   Das Gehirn als neuronales Netzwerk

Die Neuronen-Doktrin in ihrer erweiterten Form besagt, daß das menschliche Gehirn aus einer riesigen Zahl (Schätzungen schwanken zwischen hundert Milliarden und einer Billion) von Neuronen besteht, die miteinander „synaptisch verschaltet" sind.

Kaum war das Konzept des Neurons als Elementareinheit des Nervensystems etabliert, und kaum hatten sich die Physiologen für die Idee der synaptischen Erregungsübertragung von Neuron zu Neuron begeistert, da entwickelte der Wiener Physiologe Sigmund Exner (1846–1926) Schemata neuronaler Verschaltungen, welche den »Versuch einer physiologischen Erklärung der psychischen Erscheinungen« darstellten. Unter diesem Titel erschien 1894 sein wegweisendes Buch, in dem er seine neuen Einsichten erläuterte. Er ging von der Überzeugung aus, daß das Gehirn aus miteinander durch neuronale Faserzüge verbundenen Zentren besteht, denen jeweils besondere

Funktionen zukommen. In seinen Schemata werden Wahrnehmungen und Gefühle genauso erklärt wie etwa willentliche Handlungen. Interessant ist, daß dabei bereits Hemmungsvorgänge gleichwertig neben Erregungsvorgängen berücksichtigt werden. Manche seiner Bilder erinnern verblüffend an moderne Konzepte neuronaler Schaltkreise, wie sie in der Folge der Entwicklung von Computern entwickelt wurden (Abbildung 2.16). Exners Buch hatte zunächst keinen nennenswerten Einfluß; seine Bedeutung wird erst heute erkannt.

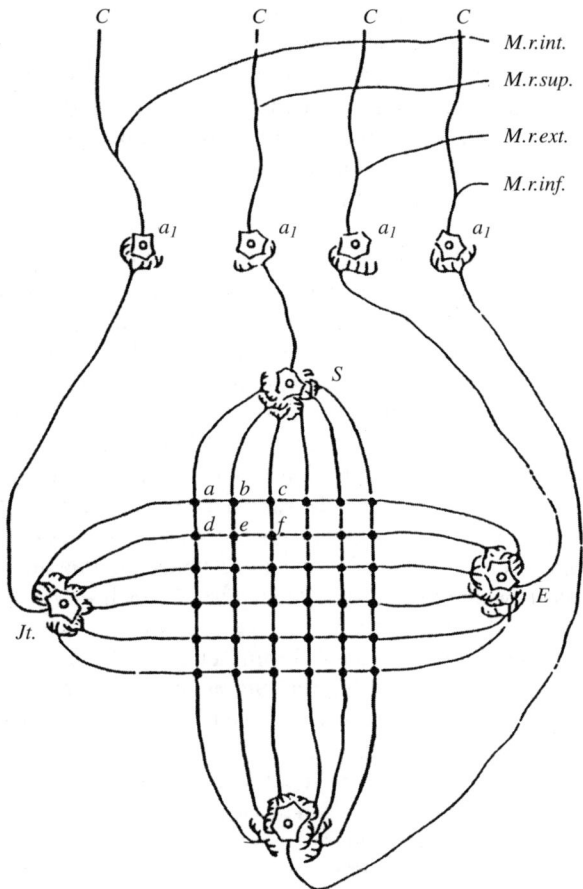

2.16 Die These vom neuronalen Aufbau des Gehirns wurde von dem Wiener Anatomen Sigmund Exner genutzt, um neue Konzepte der Wechselwirkung der Neurone zu entwickeln, mit denen sämtliche „psychischen Erscheinungen" erklärt werden könnten. Exner entwickelte bereits Modelle neuronaler Netzwerke wie sie dann, freilich erst hundert Jahre später, in Mode kamen. Das hier abgebildete Schema erklärt den Mechanismus der visuellen Bewegungswahrnehmung und der damit verbundenen Steuerung der Augenbewegung. Jf, Jt, E und S sind Neurone, die durch Nervenendigungen von Neuronen der Retina erregt werden – und zwar mit zeitlicher Verzögerung, die sich aus der Distanz zu den retinalen Netzwerk-Knotenpunkten a–f ergibt. Diese werden je nach Bewegung des auf die Retina projizierten Objekts sukzessive erregt. Die motorischen Neurone a_1–a_4, aktivieren dann die entsprechenden Augenmuskeln (M. internus, M. superior, M. externus und M. inferior), so daß das Auge der Bewegung automatisch folgt. Die mit C bezeichneten Fasern der C-Neurone ziehen dann zum „Sehzentrum" des Gehirns, wo die Bewegungswahrnehmung erfolgt. (Aus S. Exner *Entwurf zu einer physiologischen Erklärung der psychischen Erscheinungen*, Wien 1894)

Die Entwicklung elektronischer Rechner in den vierziger Jahren unseres Jahrhunderts, die auf der Basis eines binären Zahlensystems funktionieren, legte die Analogie von binären Schaltelementen, wie sie in den Rechnern eingesetzt werden, und Hirnneuronen, die ebenfalls als binäre Elemente aufgefaßt werden können (da sie entweder erregt oder unerregt sein können), nahe. Der Mathematiker John von Neumann (1903–1952) formulierte die Konsequenzen dieser Analogie aus und stellte sie in vielen Vorträgen den Neurowissenschaftlern vor. Daraus entstand eines der einflußreichsten Bücher, das unter dem Titel *The Computer and the Brain* im Jahre 1952 posthum erschien. Nach Neumann ist die Arbeitsweise des Gehirns in mancher Hinsicht anders als die der damals verfügbaren Rechner. Salopp formuliert stellten viele Kenner der Materie fest, das Gehirn hätte keine Computer ersinnen müssen, wenn es selbst einer sei!

Inzwischen hat sich aber die Szene gründlich verändert. Moderne Computer erfüllen alle Kriterien (z. B. Parallelverarbeitung), die v. Neumann seinerzeit als Kennzeichen der neuronalen Gehirnmaschine angeführt hatte. Heute könnte man sagen, daß das Gehirn Computer ersinnen mußte, weil es nicht wußte, daß es ein Computer ist – und was für einer!

Die Neurobiologie wird heute von der Neuronen-Doktrin beherrscht. Das Gehirn wird tatsächlich als eine neuronale Maschine aufgefaßt, und viele Hirnforscher sind jetzt der Überzeugung, daß diese Maschine nach dem Prinzip kybernetischer Schaltkreise funktioniert. Die Neurone spielen in dieser Denkweise die Rolle von elektrischen Schaltelementen. Das derartig funktionierende Gehirn ist also eine elektrische Maschine! Dabei ist man sich durchaus darüber im klaren, daß die Neurone solcher Computer-Gehirne künstliche, äußerst einfache Schaltelemente sind. Dem wirklichen Gehirn gesteht man natürlich echte, lebende Neurone zu. Aber man ist überzeugt, daß diese echten Neurone eben auch zu Netzwerken verbunden sind, die man dann mit dem Namen neurale Netzwerke kennzeichnet. Es ist bezeichnend, daß das aus dem Wort Neuron abgeleitete Adjektiv neuronal zur Kennzeichnung der künstlichen Systeme verwendet wird, während man für das natürliche Gehirn ein neues Kunstwort – neural – benützt.

Neu ist der Gedanke einer neuralen Hirnmaschine nicht. Schon Paul Flechsig hat ihn vor hundert Jahren ausgesprochen, und Sigmund Exner war davon überzeugt, daß auf der Grundlage neuronaler Schaltkreise sich alle „psychischen Erscheinungen" erklären lassen. Aber wo bleibt der Geist, wo steckt die Seele? Das neue, das neurale Gehirn *ist* der Geist, die Seele, die Psyche! Wer mit der Philosophie des Aristoteles vertraut ist, wird in diesem neuen Denkansatz dessen Lehre von der Seele als der Systemeigenschaft des Körpers wiedererkennen.

2.13   Erregung und Hemmung

Vom Standpunkt der heutigen Hirnforschung kann man den Eindruck gewinnen, daß die Ideengeschichte gradlinig von der Entdeckung der „tierischen Elektrizität" bis zur Konzeption der neuronalen Netzwerke der Gegenwart verlief. Die elektrischen Erregungsvorgänge – vom Membranrauschen über Einzelkanalströme und Miniaturpotentiale bis hin zu den Aktionspotentialen – sind Grundlage der Hypothesen über das Zustandekommen der psychischen Erscheinungen (um in der Sprache Exners zu bleiben). Das elektrische Feuern der Gehirn-Neurone repräsentiert, so heißt es, die Ereignisse der Außenwelt.

Moderne Lehrbücher der Physiologie, und besonders solche der Neurophysiologie, vermitteln den Eindruck, als wären Nervenfasern flüssigkeitsgefüllte Membranschläuche, und selbst die Zellkörper der Neurone werden als Membransäckchen dargestellt. Die in deren Inneren vorhandene Flüssigkeit wird ebenso wie das die Nervenzelle umgebende Medium als wässrige Lösung anorganischer Ionen präsentiert. Das Modell, das diesem Bild entspricht, ist das der „Membrantheorie" der elektrischen Erregung, die 1901 von Julius Bernstein, einem Schüler von Du Bois-Reymond, veröffentlicht wurde. In der durch die englischen Biophysiker Alan L. Hodgkin (geb. 1914) und Andrew F. Huxley (geb. 1917) modifizierten Form ist sie Grundlage der heute gültigen Lehre von der elektrischen Natur des Nervenimpulses (Aktionspotential) und der sogenannten synaptischen Potentiale. So gesehen sind neuronale Netzwerke tatsächlich elektrische Maschinen, und die Ströme, die darin fließen, sind einfache Ionenströme – ermöglicht freilich durch energieverbrauchende „Ionenpumpen", welche die Konzentrationen der verschiedenen Ionenarten in der Flüssigkeit des Zellinneren gegenüber denen der Außenlösung verschieden halten, bis eben durch Einwirkung bestimmter Reize die betreffende Membran für die eine oder andere Ionensorte durchlässig gemacht wird, so daß nun Ionenströme durch die so erregte Membran fließen können. Der Nervenimpuls ist demnach ein Ionenstrom, der von einer Änderung des Membranpotentials begleitet ist. Dieser Zustand der betroffenen Membran wird als Erregung bezeichnet und die Fortleitung des Nervenimpulses (Aktionspotentials, Aktionsstroms) als Erregungsleitung. Die zu Netzwerken zusammengeschalteten Neurone sind durch Synapsen miteinander verbunden, an denen Erregungsübertragung stattfinden kann (vgl. Abschnitte 2.10 und 2.12).

Erregung wird heute im Sinne der Membrantheorie als elektrischer Vorgang verstanden – auch wenn es ein umfangreiches Wissen über die molekularen (d.h. chemischen!) Voraussetzungen dazu gibt. Ein Zitat aus dem klassischen amerikanischen Lehrbuch Physiology and Biophysics aus dem Jahre 1966 (herausgegeben von Theodore C. Ruch und Harry D. Patton) ist typisch:

Das Aktionspotential ist die einzige Ausdrucksweise, welche dem Nervensystem verfügbar ist; es ist die Nachricht, die von Sinnesorganen zum Gehirn..., und von Rückenmark und Gehirn zu den Muskeln geleitet wird... Tatsächlich läßt sich alles Fühlen und Tun zurückführen auf einen geordneten, sequentiellen Austausch minutiöser Mengen von Kaliumionen gegen winzige Mengen von Natriumionen... Die Vielfalt des Erlebens und Handelns ist das Resultat der Übermittlung von Aktionspotentialen innerhalb des Nervensystems, und der Modulation der Entladungsmuster solcher Aktionspotentiale. (Ruch & Patton, 1966, S. 153).

Diese Bevorzugung des elektrischen Aspekts der Nerven- und Gehirntätigkeit mutet fast wie ein Atavismus an, ein Rückfall in die Zeit, als man meinte, den in Gehirn und Nerven fließenden *spiritus* animalis oder den „Nervengeist" mit einem elektrischen Fluidum identifizieren zu können. Ein Rückblick auf die Forschungen des 19. Jahrhunderts belehrt uns aber, daß man früher viel differenzierter dachte.

Du Bois-Reymond, dem wir die Grundlegung der Elektrophysiologie verdanken (s. Abschnitt 2.7), erklärte den elektrischen Erregungsvorgang durch die Annahme einer Rotation elektrisch geladener Moleküle. Sein Schüler, der später in Königsberg wirkende Physiologe Ludimar Hermann (1838–1914), dem wir bahnbrechende Leistungen auf dem Gebiete der Elektrophysiologie verdanken, faßte den elektrischen Nervenimpuls nur als Teilaspekt des Erregungsvorgangs auf, der aus einem explosionsartig ablaufenden oxidativen Stoffwechselvorgang besteht. Bis weit hinein in unser Jahrhundert hielten die Elektrophysiologen tatsächlich die elektrischen Vorgänge nicht für das Wesen, sondern für ein Symptom des Erregungsvorgangs.

Von entscheidender Bedeutung für die Ideen zur Nerven- und Hirnfunktion war die Entdeckung von Hemmungsprozessen, die durch Nerven- oder Gehirnreizung bewirkt werden können. Konnte man bis zur Mitte des 19. Jahrhunderts davon ausgehen, daß die „Nerventätigkeit" aus Erregungsprozessen besteht, so wurde nun deutlich, daß gewisse Nervenbahnen die Erregungsvorgänge in anderen Teilen oder Zellen des Nervensystems, in manchen Fällen auch die Aktivität (Kontraktion) von Muskeln, unterdrücken können. 1854 gelang es Ernst Heinrich Weber, (1795–1878) und seinem Bruder Eduard Weber (1806–1871) (beide waren Anatomen und Physiologen in Leipzig), bei Fröschen durch Reizung des Nervus vagus den Herzschlag zum Stillstand zubringen. In seinem Buch *Michael Foster and the Cambridge School of Physiology* (1978) bezeichnete Gerald Geison diese Ergebnisse als die bedeutendste neurophysiologische Entdeckung des 19. Jahrhunderts.

Ebenfalls an Fröschen hat dann 1863 der russische Physiologe Iwan Michailowitsch Setschenow (1829–1905) nachgewiesen, daß elektrische oder chemische Reizung gewisser Hirnpartien Rückenmarksreflexe unterdrücken können. Setschenow sprach sogar von „Hemmungscentra" des Gehirns. Er postulierte das Vorhandensein besonderer Hemmungsneurone, deren Wirkung nicht Erregung, sondern Hemmung ist. Dieses Schema (Abbildung 2.17A) läßt sich unschwer in ein modernes Schema umzeichnen (Abbildung 2.17B), wenn man in Setschenows Zeichnung die damals ja noch unbe-

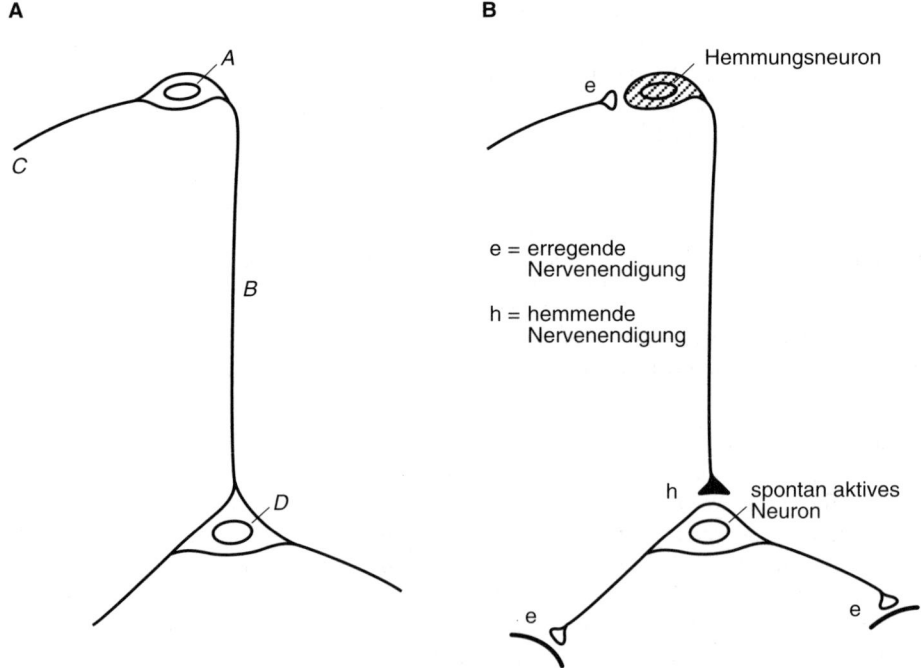

2.17 Setschenows Modell der Einschaltung nervöser „Hemmungscentra" (Hemmungsneurone) in einem neuronalen Schaltkreis. A: die Originalabbildung, B: moderne Fassung des Schemas. C ist die Endstrecke eines erregenden Neurons, das ein Hemmungszentrum (Hemmungsneuron), A, erregt, dessen Fortsatz B ein spontan aktives Neuron hemmt. (Nach Setschenow, 1886).

kannten Synapsen einfügt. Ein anderer russischer Physiologe, L. N. Simonoff, hat dann 1866 Setschenows Ergebnisse in Experimenten an Säugetieren (Hunden) bestätigen können.

Nicht lange darauf entdeckte ein weiterer russischer Physiologe, der später so berühmt gewordene Iwan Pawlow (1849–1936), der damals im Laboratorium von Carl Ludwig in Leipzig arbeitete, daß bei Süßwassermuscheln (Anodonta) elektrische Reizung bestimmter Nerven den Schließmuskel der Schalen zu Erschlaffung bringt. Der damals in Prag, später in Jena wirkende Physiologe Wilhelm Biedermann (1852–1929) wies dann 1887 nach, daß die Beinnerven von Flußkrebsen Nervenbahnen enthalten, deren Reizung die durch Stimulation motorischer Nerven bewirkte Muskelkontraktionen verhindert.

Alle diese Experimente bewiesen also, daß die durch Nerven- oder Hirnreizung bewirkten Hemmungserscheinungen nicht einfach die Abwesenheit von Erregung bedeuten, sondern einen besonderen Prozeß darstellen, der von dem der Erregung prinzipiell verschieden ist. Diese Hemmungsphänomene gaben aber Rätsel auf: Sollte es sich bei den beobachteten Hemmungen um Prozesse handeln, die denen der Erregung geradezu entgegengesetzt sind? Leiten Hemmungsbahnen „hemmende Nervenimpulse", erkennbar als Aktionsströme mit umgekehrtem Vorzeichen, deren Wirkung dann das Gegenteil der erregenden Wirkung der üblichen erregenden Nervenimpulse sind? Oder sind die Orte, an denen die hemmende Wirkung eintritt, verschieden von denen, welche Erregung vermitteln, oder gibt es gar zwei Arten von Nervenenden? Diese Fragen wurden experimentell, aber auch histologisch eingehend untersucht – mit recht unsicherem Ergebnis. Nur eines stand schließlich fest: Auch hemmende Nerven(bahnen) zeigen die gleichen elektrischen Erscheinungen (Aktionsströme) wie die bisher bekannten erregenden Nerven.

Der als Nachfolger von Purkynje in Prag lehrende Physiologe Ewald Hering (1834–1918), dem wir grundsätzliche Erkenntnisse über den Sehvorgang verdanken, und zwar insbesondere über die Funktionsweise der Retina, führte ein neues Begriffspaar zur chemischen Erklärung der Erregungs- und Hemmungsvorgänge ein, nämlich Assimilation und Dissimilation. Der Begriff der Assimilation war bereits in der Pflanzenphysiologie geläufig, wo er den Einbau von Kohlensäure in organische Moleküle (Zucker) bedeutete. Assimilation bedeutet also den Energie-speichernden Aufbau, Dissimilation den Energie-freisetzenden Abbau bestimmter Moleküle.

In seinen 1878 publizierten Arbeiten *Zur Lehre vom Lichtsinn* entwickelte Hering seine auch heute noch viel zitierte Theorie der Gegenfarben, die zum Modellfall wurde für gegensinnige Effekte von Nervenreizung. Hering postulierte drei Sehsubstanzen: eine Schwarz-Weiß-Substanz, eine Rot-Grün-Substanz, und eine Blau-Gelb-Substanz. Diese Substanzen sollen in den retinalen Sehzellen, in denen sie vorkommen, in simultanen Prozessen einer Assimilation und einer Dissimilation unterworfen sein, wobei im Ruhezustand beide Prozesse im Gleichgewicht stehen. Durch Licht bestimmter Wellenlänge würde dann der eine, durch Licht anderer Wellenlängen der gegenläufige Prozeß verstärkt. Im Falle der Schwarz-Weiß-Zellen, sollen fast alle Wellenlängen des sichtbaren Lichts die Dissimilation der Sehsubstanz bewirken, in der Dunkelheit würde dann die Assimilation den ursprünglichen Zustand wieder herstellen. Ähnliches sollte in den beiden anderen Sehzell-Typen geschehen, nur daß dabei jeweils ein Wellenlängenbereich Assimilation, ein anderer die Dissimilation bewirken würde. Reize können also in Sinneszellen gegenläufige Prozesse verstärken, sie können die Assimilation oder die Dissimilation steigern. In einer ausführlichen Veröffentlichung *Zur Theorie der Vorgänge in der lebendigen Substanz* (1888) hat

Hering dann dieses Prinzip zur Grundlage aller Lebensprozesse erhoben und damit auch eine neue Grundlage zum Verständnis von Erregung und Hemmung geschaffen. Sie wurde sogleich von anderen Physiologen aufgegriffen: In jeder Zelle, also auch in allen Nervenzellen, sollen Assimilation und Dissimilation gleichzeitig ablaufen. Erregung bedeutet demnach Steigerung der Dissimilation, Hemmung dagegen eine gesteigerte Assimilation. Der Physiologe Max Verworn (1863–1923), ein Mitarbeiter von Biedermann in Jena, postulierte das Vorhandensein besonderer, stickstoffhaltiger Biogenmoleküle, deren Aufbau dem Prozeß der Assimilation, deren oxidativer Abbau (letztlich unter Abspaltung von CO_2 und Wasser) dem Prozeß der Dissimilation entspräche. In Abwandlung dieser Hypothesen hat Wilhelm Wundt (*Physiologische Psychologie*, 1. Auflage 1874, aber auch noch in der 6. Auflage 1908) die im Nervensytem vorkommenden – und die durch inhibitorische Nerven (z.B. Vagus-Innervation des Wirbeltierherzens) verursachten – Hemmungen auf anabolische, die Erregungsvorgänge dagegen auf katabolische Prozesse zurückgeführt.

Die Konzeption Herings gestattete erstmals eine Erklärung jener Vorgänge, die man heute als Spontanerregung bezeichnen würde. Nervenzellen, bei denen aus wie immer gearteten Gründen dissimilatorische Prozesse überwiegen, würden sich in einem Zustand der Erregung befinden, und wenn – wie allgemein vermutet wurde – eine momentan gesteigerte Dissimilation in derselben Zelle eine Steigerung der Assimilation hervorruft, käme es zu einer Oszillation, zu rhythmischen Erregungen, zu spontanen Entladungen oder Serien von (fortgeleiteten) Aktionsströmen. So entdeckte man dann in Experimenten zur Bestätigung dieser Konzeption das Refraktärstadium, das ja heute zu einem Grundkonzept der Physiologie gehört und in jedem Lehrbuch ausführlich dargestellt wird. Das Refraktärstadium wurde wiederholt zur Erklärung von Hemmungserscheinungen im Zentralnervensystem gemacht: Ein Reiz, der in die Periode des Refraktärstadiums eines Neurons fällt, ist wirkungslos, d.h. er kann keine Erregung, kein Aktionspotential, erzeugen. Der später so berühmte Edgar Douglas Adrian (1889–1977; Nobelpreis 1932) erklärte 1924 die reziproke Hemmung spinaler Motoneurone auf diese Weise.

Die schon erwähnten Erfahrungen mit der Wirkung von Nerven auf Muskeln und auf das Herz, aber auch mit Nervenwirkungen auf Blutgefäße, auf Drüsen und auf Eingeweidemuskulatur führten bald zur Erkenntnis, daß es eigene Hemmungsnerven gibt, die für Hemmungserscheinungen verantwortlich sind. Der englische Physiologe Walter Holbruck Gaskell (1847–1915) erklärte 1886, »daß alle Gewebe von zwei separaten Nerven von gegensätzlichen Eigenschaften innerviert sind; der eine erzeugt im Gewebe einen konstruktiven, der andere einen destruktiven Stoffwechsel.« (Gaskell, 1886, S. 451). Diese Nerven könnte man daher als anabolisch bzw. katabolisch bezeichnen. Wenn sich nun Erregung mit Hilfe elektrischer Meßgeräte als „Negativitätswelle" nachweisen ließ, dann konnte man fordern, daß sich bei einer Hemmung die katabolischen (assimilatorischen) Prozesse in einer „Positivitätswelle" äußern. Gaskell hat noch 1886 nachweisen können, daß Reizung des Vagusnerven im ruhenden Herzmuskel tatsächlich eine solche „Positivität" erzeugt. Diese Ergebnisse wurden später von anderen Physiologen bestätigt.

Der Siegeszug der Neuronen-Doktrin und die sich Anfang des 20. Jahrhunderts durchsetzende Erkenntnis der für die Funktionsweise des Gehirns dominierenden Rolle der Synapsen führten schließlich zu der Überzeugung, daß es hemmende und erregende Synapsen gibt und daß hemmende Synapsen in der Hauptsache für die Hemmungserscheinungen verantwortlich sind. Wenn auch bei hemmenden Neuronen und ihren Axonen die Erregungsleitung wie bei den erregenden Neuronen in der Ausbreitung einer „Negativität" bestand, dann mußte es von der Natur der Synapsen abhängen, ob das Resultat einer an den Endigungen ankommenden Erregung ein Erregungs- oder ein Hemmungsprozeß ist. Die Überzeugung, daß es sich bei Erregung wie bei Hemmung letztlich um Stoffwechselvorgänge handelt, ließ es wahrscheinlich scheinen, daß die Synapsen auf chemischem Wege wirksam werden. William McDougall (1871–1938), der damals am University College in London lehrte, hat 1903 die Ideengeschichte zu diesem Thema in seinem in der Zeitschrift *Brain* erschienenen Artikel *The nature of the inhibitory process within the nervous system* ausführlich dargestellt. Schon zwei Jahre später, 1905, stand die Hypothese, daß durch Nervenerregung an den Synapsen eine für die Wirkung verantwortliche Substanz freigesetzt wird, in ihren Grundzügen fest. Grundlage waren Untersuchungen an peripheren Systemen.

Thomas Renton Elliott (1877–1961), damals als „George Henry Lewes" Student in Physiology" in Cambridge tätig, entdeckte, daß Adrenalin die Wirkung der Stimulation sympathischer Nerven nachahmt. Der Herzschlag wird beschleunigt und verstärkt, Eingeweidemuskeln dagegen werden erschlafft; an Organen, die nicht sympathisch innerviert sind, bleibt Adrenalin wirkungslos. Der Schluß lag nahe, daß die sympathischen Nervenfasern an ihren Endigungen in den Synapsen Adrenalin als Wirkstoff abgeben (zumal man bereits wußte, daß die Adrenalin-bildenden Nebennieren eigentlich umgewandelte sympathische Nerven sind!). Es muß aber an Synapsen eine Struktur existieren, welche den Nervenimpuls bzw. die unter seinem Einfluß abgesonderte „Überträgersubstanz" empfängt und in die entsprechende (postsynaptische) Reaktion transformiert. Elliotts Lehrer, John Newport Langley (1852–1925), bezeichnete später diese Struktur als „rezeptive Substanz". In einer vorläufigen Mitteilung, die 1904 im Journal of Physiology erschien, wagte Elliott die Erklärung, daß bei Nervenreizung von den Nervenenden eine Substanz abgegeben würde, welche für die Nervenwirkung verantwortlich ist. »Adrenalin könnte also das freigesetzte chemische Stimulans sein.« Analoges postulierte zwei Jahre später der Pharmakologe Walter Ernest Dixon für die Wirkungsweise parasympathischer Neurone, die am Herzen hemmend wirken. Langley präsentierte 1905 und noch einmal 1906 in größerer Ausführlichkeit dieselbe Hypothese auf der Grundlage seiner Experimente an Skelettmuskeln, die durch Reizung motorischer Nerven erregt werden (sich kontrahieren). Langley postulierte eine Kettenreaktion: Die an der Synapse freigesetzte Substanz reagiert mit einer (postsynaptischen) Rezeptorsubstanz in der Oberfläche der Muskelfaser. Diese Rezeptorsubstanz bewirkt ihrerseits den Stoffwechsel einer „Hauptsubstanz", welcher die Muskelkontraktion ermöglicht.

Der Grazer Pharmakologe Otto Loewi (1873–1961) hat dann 1921 in Experimenten an isolierten Herzen von Fröschen und Kröten nachweisen können, daß bei Reizung des Vagusnerven im Herzen eine Substanz („Vagusstoff") freigesetzt wird, die, mit der Füllflüssigkeit auf ein zweites Herz übertragen, dieses zweite Herz genauso hemmt wie das durch Vagus-Reizung gehemmte Spenderherz. Die Wirkung dieses Stoffes konnte durch Zugabe von Atropin genauso verhindert werden wie die Vaguswirkung selbst. Es ist von großem wissenschaftshistorischem Interesse, daß schon 1907 Dixon ganz ähnliche Experimente am Hundeherzen durchgeführt hatte, aber sie waren unbeachtet geblieben. Die Experimente Loewis lieferten also die ersten überzeugenden Beweise für die schon durch die Experimente von Elliott, Langley und Dixon nahegelegte These, daß Neurone an ihren Endigungen in den Synapsen auf chemischem Wege – durch Freisetzung einer besonderen Substanz (in heutiger Sprechweise: Transmittersubstanz) – auf die postsynaptische Zelle einwirken. Langley hatte schon 1905 und 1906 erklärt, daß je nach der Art der Rezeptorsubstanz die ausgelösten postsynap-

tischen Stoffwechselvorgänge eine Erregung oder eine Hemmung darstellen. Er postulierte damals im Hinblick auf die von anderen (z.B. Gaskell) bereits angenommene
doppelte Innervation und auf die oben erwähnten eigenen Experimente sowie die von
Elliott,»daß eine [innervierte] Zelle motorische [erregende] oder hemmende rezeptive
Substanzen ausbildet, oder beide, und daß der Effekt eines Nervenimpulses abhängt
von der Proportion dieser zwei Arten von rezeptiver Substanz, die durch den Nervenimpuls affiziert werden.« (Langley, 1905, S. 412). Damit war bereits deutlich gemacht,
daß nicht die chemische Natur der freigesetzten Substanz, sondern die chemische
Natur der rezeptiven Substanz (in heutiger Sprechweise: Rezeptorsubstanz) und die an
sie gekoppelten Stoffe bestimmen, ob Erregung oder Hemmung resultiert. In eindring-
licher Weise wurde dies im Jahre 1922 durch Brinkman und van Dam mit folgendem
Experiment bewiesen: In einer Tandem-Transfusion an jeweils zwei Fröschen wurde
eine Blutersatzlösung erst dem Herzen des einen, dann über die verbindenden Gefäße
dem Magen des zweiten Frosches zugeführt. Wurde beim ersten Frosch der Vagus
gereizt, dann wurde das Herz dieses Frosches gehemmt; durch Übertritt des freigesetzten Hemmstoffes in die Transfusionsflüssigkeit gelangte dieser dann in die Magen-
wand des zweiten Frosches und verursachte dort eine Kontraktion, genauso wie das
eine Vagusreizung des Magens bewirkt hätte. Wurden beim ersten Frosch Sympathi-
cus-Fasern gereizt, entstand Herzbeschleunigung, der Magen des zweiten Frosches
dagegen wurde gehemmt.

Was die Erforschung peripherer Systeme eingeleitet hatte, mußte nun in der biochemischen und biophysikalischen Erforschung der zellulären Wechselwirkungen im
Zentralnervensystem fortgesetzt werden. Der Streit, ob im Rückenmark und im Gehirn
die „synaptische Übertragung" auf elektrischem Wege (durch Ionenströme) oder chemisch (durch Freisetzung von Transmittersubstanzen) erfolgt, dauerte mehrere Jahrzehnte. Es war bald klar geworden, daß die Hypothese, daß Reflex-Hemmung auf der
Interferenz von Erregungsprozessen (Stichwort: Refraktärstadium) beruht, unzureichend ist. Der Durchbruch kam um 1950 mit der Einführung der Mikroelektroden, fein
ausgezogener Glaskapillaren, die gewöhnlich mit konzentrierter KCl-Lösung gefüllt
waren und deren Spitzendurchmesser weniger als 1 Mikrometer betrug. In Verbindung
mit besonderen Mikromanipulatoren und mit neuentwickelten elektronischen Geräten
(Kathodenfolger, Gleichspannungsverstärker) gelang es damit, die elektrischen Vorgänge an einzelnen Zellen des Zentralnervensystems zu messen. Der australische
Neurophysiologe John Carew Eccles (geb. 1903) hat hier epochemachende Pionierar-
beit geleistet, und zwar zusammen mit Neurophysiologen aus aller Welt, die zu ihm
kamen, um in seinem Laboratorium diese neuesten Techniken und Methoden zu lernen. Die dazugehörige Ideengeschichte hat Eccles in dem von Chandler und Crane-
field 1959 herausgegebenen Buch *The Historical Development of Physiological Thought* eindringlich dargestellt. Von besonderer Bedeutung war der Einsatz einer neuen
Technik zur Applikation kleinster Mengen von Ionen und ionisierter Substanzen, die
Mikroiontophorese. Mit ihrer Hilfe konnten diese Stoffe direkt an die einzelnen Zellen
herangebracht werden.

Zunächst gelang der eindeutige Nachweis, daß es im Zentralnervensystem hemmende Neurone gibt, die hemmende (inhibitorische) Synapsen bilden, an denen eine Freisetzung besonderer Transmittersubstanzen stattfindet. Es zeigte sich bald, daß die
inhibitorischen Neurone einen ungewöhnlich hohen Prozentsatz der im Zentralnervensystem vorhandenen Neurone darstellen. In manchen Hirnteilen, z.B. dem Kleinhirn,
ist ihre Zahl größer als die der erregenden Neurone. Es wurde nun möglich, die
Wechselwirkung identifizierter einzelner Neurone zu studieren und Schaltkreise zu

identifizieren, in denen die Rolle der erregenden und der hemmenden Neurone deutlich wird. Die Untersuchung der neuronalen Verschaltung im Kleinhirn war besonders erfolgreich und läßt sich in dem 1967 erschienenen Buch von Eccles, Ito und Szenthágothai nachlesen, das den programmatischen Titel trägt *The Cerebellum as a Neuronal Machine*. Ähnliches gelang aber auch in Untersuchungen anderer Hirnabschnitte, inbesondere der Großhirnrinde.

Die chemische Untersuchung des Gehirns ergab inzwischen bedeutende Aufschlüsse und führte zur Überzeugung, daß es eine ganze Reihe von Transmittersubstanzen gibt, die sich jeweils verschiedenen Neuronen zuordnen lassen. Diese Substanzen können die synaptische Wirkung der sie enthaltenden Neurone hervorrufen. So findet man die Gamma-Aminobuttersäure (GABA) immer in hemmenden (inhibitorischen) Neuronen, und man hat genügend Beweise dafür, daß diese Substanz an den hemmenden Synapsen abgegeben wird und für deren Wirkung verantwortlich ist. Andere hemmende Neurone benutzen Glyzin (Gly), wieder andere Noradrenalin (NA), Dopamin (DA) oder 5-Hydroxytryptamin (5HT). Von NA, DA und 5HT kennt man aber auch erregende Wirkungen: Nicht die Transmittersubstanz charakterisiert die Wirkung, sondern die rezeptive Substanz, wie das schon Langley postuliert hatte. Prinzipiell kann man also aus der chemischen Natur eines Neurons, bzw. der für ein Neuron charakteristischen Transmittersubstanz, nicht auf die Art der Wirkung des Neurons schließen. Dasselbe Neuron kann über verschiedene Synapsen an der einen postsynaptischen Zelle hemmend, an einer anderen erregend wirken.

In den letzten Jahren hat man gelernt, die verschiedenen „rezeptiven Substanzen" (Rezeptoren) mit Hilfe von Antikörpern – und von an Antikörper gebundenen Farbstoffen – zu identifizieren und sichtbar zu machen. Selbst an einer einzigen Synapse können mehrere Rezeptor-Typen vorkommen. Man hat auch viele der im Anschluß an Rezeptor-Aktivierung (durch Transmittersubstanzen) eintretenden molekularen Reaktionen identifizieren können. So ergibt sich heute ein sehr realistisches Detailbild jener Vorgänge, welche zu Beginn des Jahrhunderts von den englischen Physiologen Elliott, Langley und Dixon postuliert wurden. Hemmung und Erregung sind tatsächlich komplexe chemische Prozesse: Es sind, verallgemeinernd ausgedrückt, Stoffwechselvorgänge. Die inzwischen weitgehend aufgeklärten Ionenströme, welche die durch Transmittersubstanzen verursachte Öffnung von ionenspezifischen Kanälen in der postsynaptischen Zellmembran ermöglicht, sind nur mehr eine Begleiterscheinung sehr komplexer Stoffwechselvorgänge – und damit schließt sich der Kreis zu den Argumenten der Physiologen des 19. Jahrhunderts, Hering, Verworn, Wundt und Hermann.

2.14 Das Gehirn als chemische Maschine

Es muß auffallen, daß es im Denkgebäude der modernen Hirnforschung offenbar eine Dichotomie gibt zwischen der „elektrischen" und der „chemischen" Erklärung der Hirnfunktionen. Die Netzwerktheorie operiert sehr erfolgreich mit Neuronen, die als elektrische Schaltelemente verstanden und daher leicht nachgeahmt werden können. Auch die in neuronalen Schaltkreisen vorkommenden inhibitorischen Vorgänge lassen sich elektrisch „modellieren". Daß diese Denkweise prinzipiell unzureichend sein muß, liegt aber auf der Hand, wenn man die neuen Erkenntnisse der chemischen Prozesse in Nervenzellen in Betracht zieht.

Die Vorherrschaft, des „elektrischen Hirnmodells" läßt sich erklären durch den Sieg der Membrantheorie. Um zu verstehen, wie – und warum – sich seit den Frühzeiten der Elektrophysiologie, und besonders gegen Mitte unseres Jahrhunderts die Denkweise der Physiologen geändert hat, muß man die Fortschritte der Technik berücksichtigen. Bis in die ersten Jahrzehnte unseres Jahrhunderts hat man mit Hilfe von Galvanometern bioelektrische Ströme gemessen. Die oben erwähnten neuen elektrophysiologischen Apparate ermöglichten nun die Messung von bioelektrischen Spannungen (*Potentialen*). Die schon erwähnte Membrantheorie Bernsteins, jahrzehntelang umstritten, löste die Hermannsche Alterationstheorie ab. Nicht mehr die Stoffwechselvorgänge standen im Vordergrund der Überlegungen, sondern die Verteilung und Umverteilung anorganischer Ionen. Die Einführung der Elektronenmikroskopie und die Entdeckung der Zellmembran – etwa zur gleichen Zeit, als die neue Mikroelektrodentechnik ihren Siegeszug antrat, führte dazu, daß das Augenmerk nun ganz auf die Zellmembran und auf das Membranpotential und dessen Veränderungen gerichtet wurde. Man sprach nun vom Aktionspotential oder Spitzenpotential (engl.: spike), von synaptischen Potentialen und von Generatorpotentialen. Im Anschluß an das Theoriengebäude, das die schon erwähnten Biophysiker Hodgkin und Huxley errichtet hatten, konnte man die beobachteten Potentialänderungen als Folge veränderter Ionenleitfähigkeiten erklären. Die an Synapsen freigesetzten Transmittersubstanzen hatten nun nicht mehr die Aufgabe, katabolische oder anabolische Stoffwechseländerungen zu bewirken; ihre Wirkung sah man nun in der Öffnung von Membranporen, den „Ionenkanälen".

So bestechend nun die Netzwerktheorie des Gehirns ist, die aufgrund der neuen Systemtheorie und Kybernetik entstand und damit auskommt, Neurone als elektrische Bauelemente in neuronalen Schaltkreisen aufzufassen, so ungenügend ist sie – trotz ihrer unbestreitbaren Erfolge – angesichts des inzwischen verfügbaren Wissens um die chemischen Prozesse, die sich bei Nervenerregung und -hemmung im Gehirn abspielen.

Was im vorausgehenden Abschnitt besprochen wurde, sind ja nur die Anfänge. Inzwischen weiß man, daß es auch „chemische Übertragung" von Nervenendigungen auf Nervenendigungen gibt – mit erregender oder hemmender Wirkung auf Transmitterfreisetzung. Und was noch überraschender ist: Es gibt im Gehirn auch reziproke Synapsen, an denen es Transmitterfreisetzung von einer Nervenzelle gibt, die ganz lokal eine sie innervierende Nervenendigung hemmend oder erregend beeinflussen kann.

Und damit ist das Arsenal der chemischen Wechselwirkungen noch nicht erschöpft! Seit der Entdeckung der spontanen Transmitterfreisetzung, 1952, durch die englischen Biophysiker Berhard Katz und Paul Fatt fand man immer mehr Hinweise dafür, daß Nervenendigungen an den Synapsen, auch ohne daß sie dazu durch ankommende Nervenimpulse erregt werden, Transmittersubstanz abgeben und damit die postsynaptischen Zellen dauernd mehr oder weniger beeinflussen. Ob und wie diese spontane Freisetzung gesteuert wird, ist noch unbekannt. Jedenfalls gibt es eine Kommunikation zwischen Neuronen, die nicht von Nervenimpulsen begleitet ist. Es ist auch inzwischen bekannt geworden, daß es Neurone gibt, die gar keine Nervenimpulse erzeugen, sondern nur langsame Potentialänderungen aufweisen, die aber offenbar ausreichen, in benachbarten Neuronen Reaktionen (Erregung oder Hemmung) auszulösen. Im Gehirn sind es möglicherweise bis zu 25 % aller Neurone, die sich so verhalten.

Transmittersubstanzen werden offenbar nicht nur an Synapsen abgegeben, sondern auch an anderen Stellen der Endstrecken von Nervenfortsätzen. Kleine Gruppen von

Nervenzellen im Hirnstamm haben weitverzweigte Axone, die mit hunderttausenden von Endzweigen große Teile des Gehirns erreichen und dort auf nichtsynaptischem Wege Transmittersubstanzen (insbesondere NA, DA und 5HT) abgeben. Transmittersubstanzen können über größere Strecken diffundieren. Rezeptive Substanzen (Rezeptoren für Transmittersubstanzen) sind nicht auf die synaptischen Membranregionen postsynaptischer Zellen beschränkt, sondern können auch an anderen neuronalen Zelloberflächen vorkommen. Ihre Aktivierung durch Transmittersubstanzen verändert die Erregbarkeit der betroffenen Zellareale, beeinflußt aber vor allem auch die Stoffwcchselprozesse, die sich dort abspielen. Unter anderem können so die Prozesse der Synthese, der Speicherung, und der Freisetzungsrate von Transmittersubstanzen gesteuert werden. Man spricht hier von Modulation und nennt Neurone, die auf nichtsynaptischem Wege andere Neurone beeinflussen, „Modulatorneurone".

Seit den siebziger Jahren ist bekannt, daß Nervenendigungen nicht nur eine, sondern zwei und mehr verschiedene Transmittersubstanzen enthalten können. Es ist noch nicht bekannt, ob alle Transmittersubstanzen eines Neurons gleichzeitig freigesetzt werden, ob es einer Steuerung unterliegt, welche Transmittersubstanz abgegeben wird und, wenn mehr als eine, ob die Proportion einer Kontrolle unterliegt.

Natürlich geben alle diese chemischen Vorgänge irgendwie auch Anlaß zu elektrischen Strömen und Potentialen. Aber viele der im Zellinneren ablaufenden chemischen Prozesse sind nicht durch meßbare elektrische Signale erkennbar. Das Gehirn ist eine sehr komplexe chemische Maschine, und wir sind noch weit davon entfernt, ihre Funktionsweise zu kennen.

2.15 Offene Fragen

Die Geschichte der Hirnforschung ist notwendig eine Ideengeschichte. Forschung vollzieht sich immer auf der Basis einer Forschungsidee, und diese Idee selbst ist wieder aus der Geschichte geboren. Der große Umschwung im Denken über das Gehirn, der sich im Gefolge der neuen Ideen über den zellulären Aufbau der Organismen ergab, führte zur Neuronen-Doktrin und der Idee eines Neuronalen Netzwerkes.

Ob man es nun als elektrische oder chemische Maschine auffaßte – das Gehirn wurde im 19. Jahrhundert zu einer neuronalen Maschine. Bis dahin konnte man das aus aus hohlen, *spiritus*-gefüllten Fasern bestehende Gehirn als ein offenes System auffassen, als Summe der Anfangs- und Endstrecken der Nervenfasern, die zu den Hirnventrikeln hin offen sind. Über den Zusammenhang mit dem *spiritus animalis* konnte der Geist (die Seele) direkt in das Hirngeschehen eingreifen und durch seinen Willen das motorische Geschehen bestimmen. Nun wurde das zelluläre Gehirn zu einem geschlossenen System. Neurone konnten aus sich heraus (stoffwechselbedingt) spontan-aktiv werden und Hirnaktivitäten einleiten. Erstmals wurde klar, daß ein solches Gehirn selbst befähigt sein könnte, Sprache zu erzeugen und daß das Denken ein neuronaler Gehirnprozeß sein könnte und nicht ein Akt eines – immateriellen – Geistes.

Die Idee einer neuronalen Maschine hat aber bedeutende Fakten verdeckt. Diese Idee läßt ja alle nicht-neuronalen Elemente aus dem Spiel – die Blutgefäße etwa, und die Gliazellen. Die Untersuchung der Großhirnrinde hat ergeben, daß diese Hirnstruktur hoch-kapillarisiert ist und daß das Muster der Anordnung der Kapillaren eine Gliederung der Hirnrinde in unterschiedliche Felder ergibt, ähnlich wie es eine Gliederung nach Form und Anordnung der Neurone gibt. Was ist die funktionelle Bedeutung?

Es gibt im Gehirn der Säugetiere weit mehr Gliazellen als Nervenzellen. Diese Zellen nehmen den Raum zwischen den Neuronen und deren Fortsätzen ein – und sie vermitteln zwischen Blutkapillaren und Neuronen. Welche funktionelle Bedeutung haben sie? Als man begann, sich mit Gliazellen zu befassen, war die Neuronen-Doktrin bereits etabliert, und die Idee eines neuronalen Gehirns ließ keinen funktionellen Platz für die Glia. Dies muß um so mehr verwundern, als die Untersuchungen der letzten Jahre zeigten, daß Gliazellen elektrische und chemische Phänomene zeigen, die denen der Neurone ähneln. Gliazellen synthetisieren und sezernieren Substanzen, die chemisch den Transmittersubstanzen der Neurone gleichen. Die Zahl der Forscher, die sich mit Gliazellen abgeben, ist zwar in letzter Zeit stark gestiegen, aber immer noch verschwindend klein gegenüber der Zahl der „Neuronenforscher". Dies mag erklären, warum die Glia bisher noch nicht in die Interpretation der Hirnströme (EEG) und der Bilder, welche durch die neuesten Verfahren der Tomographie (z.B. der PET) erzeugt werden, eingegangen ist, und warum es noch kein Konzept eines glio-neuralen Gehirns gibt. Alles deutet darauf hin, daß im Verlauf der nächsten Jahre innerhalb der Hirnforschung ein erneuter Umschwung im Denken einsetzen wird.

Die Frage nach dem zellulären Substrat des Bewußtseins ist überschattet von der Idee eines psychophysischen Parallelismus – der Ansicht, daß der physikalische Prozeß nur die eine, der psychische Prozeß die andere Seite desselben neuralen Systems ist. Es ist aber längst durch Experimente erwiesen, daß die Erregungsvorgänge der allermeisten Hirnneurone nie bewußt werden, ja daß es ein beträchtliches Zeitintervall gibt zwischen neuraler Erregung und dem Zeitpunkt des Bewußtwerdens. Dabei ist bis heute nicht geklärt, welche Neurone für das bewußte Erleben unmittelbar zuständig sind! Kann es bewußte und nicht-bewußte Neurone geben? Entsteht das Bewußtsein aus einer besonderen Art des Zusammenwirkens von Neuronen? Und wenn das so wäre, um welche Neurone handelt es sich, wo sind sie zu finden und wie sehen sie aus?

Eigenartigerweise fehlt auch bis heute ein überzeugendes Konzept, welches es begreiflich macht, welchen Sinn und Zweck das bewußte Erleben hat. Ist es nur Wirkung oder kann es auch Ursache sein? Es könnte sein, daß das Bewußtsein ein Zustand des Gehirns ist. Neurologen und Neurochirurgen kennen Hirnverletzungen oder -schäden, welche zu Bewußtseinsverlust führen. Aber sind Verletzungen und Schäden ausreichende Hinweise für eine Lokalisation? Es wurde einmal gegen die Lokalisationslehre eingewendet, man könne wohl nicht aus der Tatsache, daß das Kitzeln der Fußsohlen ein Lachen auslöst, schließen, daß die Fußsohlen ein Lachzentrum sind. Und vergessen wir nicht: Im Bewußtsein erst entstehen Berührungsgefühle, Farben, Töne, Geschmäcke und Gerüche. Wie entstehen diese „Sinnesqualitäten"? Wie, so muß man unter dem Eindruck der Neuronen-Doktrin fragen, entsteht das Kontinuum der Wahrnehmung aus einem Spektrum diskreter elektrischer Nervenimpulse?

Die heutigen Kenntnisse über die Gehirnmaschine sind, verglichen mit dem Wissensstand etwa der letzten Jahrhundertwende, überwältigend. Angesichts der Bedeutung der Frage nach dem Zusammenhang von Gehirn und Geist (um diese einfache Metapher zu benutzen) sind sie immer noch ungenügend. Diese Einsicht macht bescheiden. Was wir aus der Sicht der Philosophen – und der Psychologen – über den Geist wissen, ist mehr als das, was uns die Hirnforschung über diesen Geist lehren kann.

Literatur

Anon. *The History and Philosophy of Knowledge of the Brain and its Functions.* Oxford (Blackwell) 1958; Nachdruck Israel, Amsterdam, 1973.

Brazier, M. A. *A History of the Electrical Activity of the Brain.* London (Pitman Medical Publ.) 1961.

Brazier, M. A. *A History of Neurophysiology in the 17th and 18th Centuries: From Concept to Experiment.* New York (Raven Press) 1984.

Brazier, M. A. *A History of Neurophysiology in the 19th Century.* New York (Raven Press) 1988.

Brinkmann, R.; van Dam, E. *Die chemische Übertragbarkeit der Nervenreizwirkung.* In: *Pflügers Archiv* 196 (1922) S. 66–82.

Clarke, E. *The Doctrine of the Hollow Nerve in the Seventeenth and Eighteenth century.* In: Stevenson, L. G.; Multhauf, R. P. (Hrsg.) *Medicine, Science and Culture.* Baltimore (Johns Hopkins Press) 1968. S. 123–141.

Clarke, E.; Jacyna, L. S. *Nineteenth-Century Origins of Neuroscientific Concepts.* Berkeley, CA (University of California Press) 1987.

Clarke, E.; O'Malley, C. D. *The Human Brain and Spinal Cord – A Historical Study Illustrated by Writings from Antiquity to the Twentieth Century.* Berkeley, CA (University of California Press) 1968.

Creutzfeldt, O. D. *Cortex Cerebri – Performance, Structural and Functional Organization of the Cortex* (Hrsg. und Übers. Mary Creutzfeld). Göttingen (Hubert) 1993.

Dixon, W. E. *Vagus Inhibition.* In: *British Medical Journal* 2 (1906).

Dixon, W. E. *On the Mode of Action of Drugs.* In: *Medical Magazine* 16, 454 (1907).

Du Bois-Reymond, E. *Untersuchungen über die thierische Electricität*, Bd. I. Berlin (Reimer) 1848.

Eccles, J. C. *A Revire and Restatement of the Electrical Hypothesis of Synaptic Excitatory and Inhibitory Action.* In: *Arch. Sci. Physiol.* 3 (1949) S. 567–584.

Eccles, J. C. *From Electrical to Chemical Transmission in the Central Nervous System.* In: *Notes and Records of the Royal Society* 30 (1976) S. 219–230.

Ehrenberg, C. G. *Nothwendigkeit einer feineren mechanischen Zerlegung des Gehirns und der Nerven vor der chemischen.* In: *Annalen der Physik und Chemie* 7 (1833) S. 449–473.

Elliot, T. R. *On the Action of Adrenalin.* In: *Journal of Physiology* 31 (1904).

Finger, S. *Origins of Neuroscience – A History of Explorations Into Brain Function.* Oxford (Oxford University Press) 1994.

Flechsig, P. *Gehirn und Seele.* 2. Aufl., Leipzig (Veit & Comp.) 1896.

Florey, E. *Synaptic and Non-Synaptic Transmission: A Historical Perspective.* In: *Neurochemical Research* 9 (1984) S. 413–427.

Florey, E. *Magnetismus, Elektrizität und das Nervensystem. Eine Ideengeschichte.* In: Wilhelmi, B. (Hrsg.) *Theoretische Grundlagen und Probleme der Biologie.* Jena (Friedrich-Schiller-Universität Jena) 1988. S. 141–163.

Florey, E. *Geschichte der Neurophysiologie.* In: *Lexikon der Biologie, Bd. 10.* Freiburg (Herder) 1992. S. 358–370.

Florey, E. *Vom Nervengeist zur Neuronendoktrin.* In: Rötzer, F. (Hrsg.) *Vom Chaos zur Endophysik.* München (Boer) 1994. S. 203–224.

Florey, E.; Breidbach, O. (Hrsg.). *Das Gehirn – Organ der Seele?* Berlin (Akademie Verlag) 1993.

Fritsch, G.; Hitzig, E. *Über die elektrische Erregbarkeit des Großhirns.* In: *Archiv für Anatomie, Physiologie und wissenschaftlichen Medicin* 37 (1870) s. 300–332.

Galvani, A. *De viribus electricitatis in motu musculari commentarius.* In: *Bononensi scientiarum et artium instituto atque academia commentarii* 7 (1791) S. 364–415. (deutsch: *Abhandlung über die Kräfte der Electricität bei der Muskelbewegung.* Leipzig (Engelmann) 1894.

Gask, G. E. *Early Medical Schools. III. The School of Alexandria.* In: *Ann. Med. Hist.* 3 (1940) S. 383–392.

Gaskell, W. H. *The Electrical Changes in the Quiescent Cardiac Muscle Which Accompany Stimulation of the Vagus Nerve.* In: *Journal of Physiology* 7 (1886) S. 451–452.

Gibson, W. C. *The Early History of Localization in the Nervous System.* In: Vinken, P. I.; Bruyn, G. W. (Hrsg.) *Handbook of Clinical Neurology, Vol. 2: Localization in Clinical Neurology.* Amsterdam (North Holland) 1969. S. 4–14.

Harles, C. F. *Versuch einer vollständigen Geschichte der Hirn- und Nervenlehre im Altertum.* Erlangen, 1801.

Hebb, D. O. *Intelligence, Brain Function and the Theory of Mind.* In: *Brain* 82 (1959) S. 260–275.

Home, R. W. *Electricity and the Nervous Fluid.* In: *J. Hist. Biol.* 3 (1970) S. 235–251.

Langley, J. N. *On the Reaction of Cells and of Nerve-Endings to Certain Poisons.* In: *Journal of Physiology* 33 (1905) S. 374–413.

Langley, J. N. *Croonian Lecture: On Nerve Endings and on Special, Excitable Substances in Cells.* In: *Proceedings of the Royal Society London* B78 (1906) S. 170–194.

Leyacker, J. *Zur Entstehung der Lehre von den Hirnventrikeln als Sitz psychischer Vermögen.* In: *Arch. Gesch. Med.* 19 (1927) S. 253–286.

Loewi, O. *Über humorale Übertragbarkeit der Herznervenwirkung. I. Mitteilung.* In: *Pflügers Archiv* 189 (1921) S. 239–242.

McDougall, W. *The Nature of the Inhibitory Processes Within the Nervous System.* In: *Brain* 26 (1903) S. 153–191.

Munk, H. *Ueber die Functionen der Grosshirnrinde.* Berlin (Hirschwald) 1881.

Paulsen, F. *Einleitung in die Philosophie.* 2. Aufl., Berlin (Hertz) 1893.

Pfeifer, R. A. *Die Geschichte der Hirnforschung und die Behandlung von Hirnerkrankungen.* Leipzig (Hirzel) 1953.

Rather, L. J. *Some Relations Between Eighteenth-Century Fiber Theory and Nineteenth-Century Cell Theory.* In: *Clio Medica* 4 (1969) S. 191–202.

Rose, F. C.; Bynum, W. *Historical Aspects of the Neurosciences.* New York (Raven Press) 1982.

Rothschuh, K. E. *Die antike Pneuma- oder Spirituslehre.* In: *Ciba Zeitschrift* 8 (1958) S. 2950–2954.

Rothschuh, K. E. *Vom Spiritus animalis zum Nervenaktionsstrom.* In: *Ciba Zeitschrift* 8 (1958) S. 2954–2980.

Ruch, T. C.; Patton, H. D. (Hrsg). *Physiology and Biophysics.* Philadelphia (Saunders) 1966.

Schneider, A. *Die Psychologie Alberts des Grossen nach den Quellen dargestellt – I. Teil.* Münster 1903.

Schumacher, J. *Antike Medizin. Die naturphilosophischen Grundlagen der Medizin in der griechischen Antike.* 2. Aufl. Berlin (de Gruyter) 1933.

Setschenow, J. *Physiologische Studien über die Hemmungsmechanismen für die Reflextätigkeit des Rückenmarks im Gehirn des Frosches.* Berlin (Hirschwald) 1863.

Shepherd, G. M. *Foundations of the Neuron Doctrine.* Oxford (Oxford University Press) 1991.

Simonoff, L. N. *Die Hemmungsmechanismen der Säugethiere experimentell bewiesen.* In: *Reicherts und Du Bois-Reymonds Archiv* (1866) S. 545-564.

Soury, J. *Le système nerveux central – structure et fonctions; Histoire critique des théories et doctrines.* Paris (Carre et Naud) 1899.

Spillane, J. D. *The Doctrin of the Nerves – Chapters in the History of Neurology.* Oxford (Oxford University Press) 1981.

Temkin, O. *On Galen's Pneumatology.* In: *Gesnerus* 8 (1951) S. 180f.

Valentin, G. *Über den Verlauf und die letzten Enden der Nerven.* In: *Verhandlungen der Kaiserlichen Leopoldinisch-Carolinischen Akademie der Naturforscher* Bd. 10. Breslau, Bonn (Eduard Weber) 1836, S. 51–240.

Virchow, R. *Die Cellularpathologie in ihrer Begründung auf physiologische und pathologische Gewebelehre.* 4. Aufl., Berlin (Hirschwald) 1871.

Walker, A. E. *The Development of the Concept of Cerebral Localization in the Nineteenth Century.* In: *Bull. Hist. Med.* 31 (1957) S. 99–121.

Young, R. M. *Mind, Brain and Adaptation in the Nineteenth Century.* Oxford (Clarendon Press) 1970.

3. Einmal Kopf, zweimal Kognition: Geschichte und Gegenwart eines Problems

Eckart Scheerer

3.1 Monismus und Dualismus; einstufige und zweistufige Psychologie

Als Historiker der Psychologie kann man verschiedene Ausgangspunke wählen. Das erste Buch mit dem Titel *Über die Seele* wurde etwa 320 v. Chr. von Aristoteles verfaßt, der auch einige kleinere Werke zu psychologischen Fragen schrieb. Von der Spätantike bis zum Beginn der Neuzeit bestand die Psychologie – die übrigens als Teil der Physik galt – im wesentlichen darin, daß die einschlägigen Werke des Aristoteles kommentiert wurden. Einen Namen hatte sie in dieser Periode noch nicht; die Bezeichnung „Psychologie" läßt sich erstmals in der Mitte des 16. Jahrhunderts nachweisen und setzt sich erst nach 1700 allgemein durch. Doch bleibt die Psychologie noch lange ein Teilgebiet der Philosophie. Zu einer selbständigen Einzelwissenschaft entwickelte sie sich, indem sie die experimentelle Methode und das messende Verfahren der Naturwissenschaft übernahm. Dieser Vorgang vollzog sich in der zweiten Hälfte des 19. Jahrhunderts. Wenn die Psychologie heute im öffentlichen Urteil und in der Systematik der Universität nicht selten zu den „Geisteswissenschaften" gezählt wird, so ist dies das Ergebnis einer Reaktion, die (fast ausschließlich im deutschen Sprachraum) zu Beginn dieses Jahrhunderts gegen die naturwissenschaftlich-experimentelle Psychologie einsetzte. Sie konnte aber auch in Deutschland nicht verhindern, daß die Psychologie wenigstens in methodischer Hinsicht ihre Allianz mit den Naturwissenschaften beibehalten hat, wie z.B. an der Tatsache deutlich wird, daß experimentelle und quantitative Methoden zur obligatorischen Grundausbildung im Diplomstudiengang Psychologie gehören.

Was haben die Psychologie und ihre Geschichte mit „Kopf-Arbeit" zu tun? Das hängt davon ab, wie man die Metapher von der Kopfarbeit in exaktere Begriffe übersetzt – wobei hier nur ihr erster Teil, der „Kopf", interpretiert werden soll. Zunächst einmal lassen sich „Kopf" und „Herz" einander entgegensetzen. Dann steht „Kopf" für „Verstand", vielleicht auch „Vernunft", während „Herz" sich auf Gefühl und Willen bezieht. Schon Aristoteles hat diese Unterscheidung für fundamental gehalten, ohne sie freilich auf „Kopf"/„Herz" zu beziehen; denn er betrachtete das Herz als Organ des Psychischen überhaupt (s. hierzu Florey, Kap. 2, in diesem Band). Bei ihm tritt sie als Dichotomie zwischen zwei psychischen Grundfunktionen auf, nämlich dem Erkennen und dem „Streben". Noch heute ist sie als Unterscheidung zwischen Kognition und Motivation so fundamental, daß z.B. die Allgemeine Psychologie an den meisten deutschen Universitäten entlang dieser Linie in zwei Teilfächer aufgeteilt ist.

Innerhalb der kognitiven Prozesse gibt es eine zweite, ebenfalls von Aristoteles systematisch auf den Begriff gebrachte Unterscheidung, diejenige zwischen sinnlicher und intellektueller Erkenntnis, zwischen Empfindung und Denken. Metaphorisch klingt sie in dem Paar „Hand/Kopf" und in dem Kontrast zwischen Handarbeit und Kopfarbeit an. Der letztere drückt primär eine soziologische oder ökonomische Realität aus, aber er hat auch eine psychologische Dimension. Wenn wir mit der Hand arbeiten, dann befinden wir uns in unmittelbarem Kontakt mit der Außenwelt, während die Erkenntnis, die in und durch Kopfarbeit gewonnen wird, vermittelt ist – zu einem Grade, der im Extremfall zu der Vorstellung eines „reinen", von der sinnlich erkannten Außenwelt ganz unabhängigen Denkens geführt hat.

Schließlich erweist sich die Metapher von der Kopfarbeit auch noch als Ergebnis der Rezeption einer wissenschaftlichen Erkenntnis durch die Alltagssprache – der Erkenntnis nämlich, daß die materielle Realisierung des Denkens durch ein im Kopf befindliches Organ, nämlich das Gehirn, vollzogen wird. Wenn wir etwas „im Kopf" haben, dann haben wir es uns so fest eingeprägt, daß wir keine äußeren Hilfsmittel brauchen, um uns daran zu erinnern. (Das englische Idiom *to know by heart* steht für den gleichen Grundgedanken, jedoch mittels der älteren Vorstellung von der Lokalisation des Wissens im Herzen.) In kompakter, unanalysierter Form drückt die Metapher die Überzeugung von der Identität zwischen Denktätigkeit und Hirntätigkeit aus – kompakt und unanalysiert deswegen, weil sie keinerlei Kenntnisse über die Funktionsweise des Gehirns voraussetzt. Tatsächlich können wir ja die Tätigkeit unseres eigenen Gehirns überhaupt nicht beobachten und diejenige unserer Mitmenschen nur mit Hilfe von technischen Verfahren, die erst in diesem Jahrhundert entwickelt wurden.

Die Gemeinsamkeit zwischen wissenschaftlicher und alltäglicher Psychologie besteht nicht darin, daß die erstere eine systematische Explikation der letzteren wäre; vielmehr sind beide durch den gleichen historisch überlieferten Bestand an psychologischen Grundbegriffen und daraus abgeleiteten Problemstellungen geprägt. Daß die Psychologie die Methoden der Naturwissenschaft übernahm, hatte nicht zur Folge, daß die Begriffe, Theorien und Probleme ihrer philosophischen Vorgeschichte verschwanden, wohl aber, daß sie mit anderen Mitteln, nämlich mit Experiment und Messung statt mit bloßen Argumenten angegangen wurden. Die historische Kontinuität der Begriffe und Fragestellungen erlaubt es uns, die „Kopfarbeit"-Idiomatik als Leitlinie für einen selektiven Überblick über die Geschichte der naturwissenschaftlich-experimentellen Psychologie zu verwenden. Dabei setzen wir die erste Bedeutung (Kopf gegen Herz) kommentarlos voraus, weil sie der Abgrenzung von „Kognition" als Gegenstandsbereich dient, aber keine Aussage über ihre funktionellen Probleme macht. Anders steht es mit den beiden anderen Dimensionen.

Die aristotelische Unterscheidung zwischen Sinnesempfindung als „niederer" und Denken als „höherer" Form der Erkenntnis – also „Hand" gegen „Kopf", um im Bilde zu bleiben – hat in der gesamten philosophischen Tradition Gültigkeit behalten und wird auch von der wissenschaftlichen Psychologie zunächst vorausgesetzt. Deskriptiv unterscheiden sich Wahrnehmung und Vorstellung in der Tat dadurch, daß erstere (sieht man von Sonderfällen wie Halluzinationen ab) an die Tätigkeit der Sinnesorgane und damit an das „Hier und Jetzt" gebunden ist, letztere aber nicht. Das Brandenburger Tor kann ich nur wahrnehmen, wenn ich davor stehe und es sich am Grund meiner Augen abbildet; dagegen kann ich es mir aus jeder beliebigen räumlichen und zeitlichen Entfernung vorstellen, vorausgesetzt, ich habe es „im Kopf", d.h. im Gedächtnis. Dieser deskriptive Unterschied bezieht sich aber nur auf die Bedingungen von Wahrnehmung und Denken; daraus folgt nicht notwendig, daß es einen ebenso durchgreifenden funktionellen Unterschied zwischen beiden geben muß. Je nachdem, ob diese Folgerung gezogen wird oder nicht, ergeben sich zwei verschiedene Perspektiven auf die Erklärung kognitiver Prozesse. Sie lassen sich schon in der philosophischen Phase der Psychologie nachweisen, finden jedoch ihre volle Entfaltung erst nach Einführung von Experiment und Messung. Und zwar handelt es sich um den Gegensatz zwischen einer einstufigen und einer zweistufigen Konzeption. Die erstere behauptet, daß alle kognitiven Prozesse aus einem einheitlichen Prinzip abzuleiten sind; die zweitere behauptet, daß zur Erklärung von Kognition (mindestens) zwei Prinzipien anzunehmen sind, und zwar so, daß sich die „höhere" Form von Kognition nicht auf die niedrigere Form reduzieren, d.h. aus ihr erklären läßt.

Schon vom Standpunkt der Alltagspsychologie läßt sich der Gegensatz der theoretischen Sichtweisen provisorisch verdeutlichen. Nehmen wir unser Beispiel vom Erkennen des Brandenburger Tors oder irgendeinen anderen Akt des Erkennens aufgrund von Information aus den Sinnesorganen. Unter normalen Wahrnehmungsbedingungen vollzieht sich das Erkennen so rasch und ohne geistige Anstrengung, daß Wahrnehmen und Erkennen überhaupt nicht als separate Funktionsstufen zu Bewußtsein gelangen: Man sieht (hört usw.) Personen, Dinge und Ereignisse sofort und unmittelbar als das, was sie sind. Es gibt jedoch Ausnahmen. Über einen zerstreuten Professor ist die folgende Anekdote überliefert. Er trifft einen mit ihm befreundeten Buchhändler, der einen Bruder hat, der ihm sehr ähnlich sieht, und redet ihn wie folgt an: »Zuerst habe ich gedacht, daß Sie Ihr Herr Bruder sind, dann habe ich gemerkt, daß Sie es selbst sind ... und jetzt merke ich, daß Sie doch Ihr Herr Bruder sind«. Oder allgemeiner: Hat man sich auf der Ebene der Wahrnehmung getäuscht, so reagiert man umgangssprachlich mit dem Satz: »Ich habe gedacht, daß ... «. Die Worte „Merken" und „Denken" bringen hier den Grundansatz der zweistufigen Kognitionstheorie zum Ausdruck. Er besteht in der Intellektualisierung der Wahrnehmung, d.h. in der Annahme, daß die Wahrnehmung zusätzlich zum bloßen Bewußtsein von „Sinneseindrücken" noch mindestens einen weitergehenden Verarbeitungsakt erfordert, der dem Typus des logischen Denkens entspricht und sich nicht auf das bloße „Haben" eines Sinneseindrucks reduzieren läßt.

Umgekehrt läßt sich der Grundgedanke der einstufigen Kognitionstheorie als Angleichung der intellektuellen an die sensorische Erkenntnis verständlich machen. Er ist, wieder alltagspsychologisch, in der Rede von Gedächtnisinhalten als („Erinnerungs-)bildern" niedergelegt. Maßgeblich ist hier die Ähnlichkeit zwischen geistigen Zuständen und ihren Gegenständen. Ebenso wie Wahrnehmungs"bilder" ihren Gegenständen gleichen, so sind die Erinnerungs"bilder" den ursprünglichen Wahrnehmungen zumindest ähnlich, und geistige Inhalte werden nach dem Prinzip der Ähnlichkeit miteinander verknüpft („assoziiert"). Obwohl Aristoteles den Unterschied zwischen sensorischer und intellektueller Erkenntnis scharf akzentuiert hat, meinte er doch, daß Denken ohne (anschauliche) Vorstellungen nicht möglich sei; auch gilt er (wenn auch nur bedingt zu Recht) als Urheber der Assoziation als Grundgesetz der gegenseitigen Hervorrufung von Vorstellungen. Wie in der Alltagspsychologie, so koexistierten auch bei ihm eine zweistufige und eine einstufige Konzeption der Kognition.

Mit der unanalysierten Gleichsetzung von Denken und Gehirnvorgängen, wie sie in der Alltagserfahrung vorgenommen wird, hat sich die philosophische Psychologie nicht zufrieden gegeben, und zwar spätestens seit René Descartes (ca. 1640). Dieser reduzierte das Gehirn (ebenso wie den gesamten Organismus) auf eine Maschine – d.h. auf ein materielles System, das räumlich ausgedehnt ist und dessen Tätigkeiten ausschließlich durch Lageveränderungen seiner Teile realisiert werden – und erblickte das Wesentliche des Denkens negativ in seiner Unräumlichkeit und positiv in der unmittelbaren Gewißheit, die wir von ihm haben. Damit handelte man sich das Problem ein, wie denn die unräumlichen, unmittelbar zugänglichen Denkvorgänge mit den räumlichen, nur mittelbar zugänglichen materiellen Vorgängen im Gehirn zusammenhängen. Es ist als Leib-Seele-Problem bekannt geworden und wird heute, in Anlehnung an englische Sprachgewohnheiten (*mind-body problem*), meistens als Geist-Gehirn-Problem bezeichnet. Die substantivische Formulierung („Geist, Gehirn") entspricht allerdings nicht mehr dem aktuellen Problemstand. Denn während in der philosophischen Tradition die Beziehung zwischen zwei „Substanzen" (d.h. selbständig existierenden Realitätsbereichen) namens „Seele" gegen „Körper" oder „Geist" gegen „Materie" thematisiert wurde, ging man schon im 19. Jahrhundert dazu über, geistiges und materielles Geschehen als Eigenschaften aufzufassen, ohne „hinter" diesen Eigenschaften einen unveränderlichen „Träger" anzunehmen. Dies vorausgesetzt, wird auch die heutige Problemlage zum Geist-Gehirn-Problem von zwei hauptsächlichen Ansätzen beherrscht. Entweder man behauptet, daß zwischen kognitiven („geistigen") Prozessen und den sie realisierenden Gehirnvorgängen ein unüberbrückbarer, prinzipieller Unterschied besteht und vertritt damit eine dualistische Position, oder man negiert im Sinne einer monistischen Position das Bestehen eines solchen Unterschieds.

Für den Dualismus sind kognitive Prozesse gewissermaßen ein Fremdkörper in der Natur, für den Monismus sind sie Teil der Natur. Derzeit diskutiert man als Unterschiede zwischen kognitiven und physiologischen Prozessen vor allem die beiden folgenden. Erstens: Hirnprozesse sollen rein quantitativ bestimmt sein, während geistigen Zuständen qualitativer Charakter zukommt. So sieht man z.B. Farben, man hört Töne, während weder die Gehirnprozesse noch die gesehenen, gehörten usw. Gegenstände selbst farbig oder tönend sind. Zweitens: Materielle Prozesse können zwar Träger von Bedeutungen sein (z.B. Schallwellen im Fall der Sprache), sie sind aber selbst bedeutungslos, während es für kognitive Prozesse charakteristisch ist, daß sie sich auf Gegenstände beziehen, die zwar objektiv außerhalb des kognitiven Systems liegen, aber als Bedeutung dem jeweiligen Zustand innewohnen: Man sieht die Rose als Rose und nicht als Anordnung von Farbpunkten. Auch hier ist der Unterschied zwischen Beschreibung und Erklärung zu beachten. In deskriptiver Hinsicht werden auch vom Monismus qualitative Natur und semantischer Gehalt als Eigenschaften kognitiver Prozesse anerkannt, nur behauptet er, daß es sich dabei um Eigenschaften handelt, die sich aus bestimmten Gesetzmäßigkeiten der Gehirntätigkeit erklären lassen. Eine starke Variante des Monismus ist die Identitätstheorie, wonach kognitive und materielle Prozesse miteinander identisch, d.h. in letzter Instanz nicht voneinander unterscheidbar sind. Sie befindet sich damit in Übereinstimmung mit der alltäglichen Redeweise vom Denken als „Vorgang im Kopf". Aber anders als diese setzt sie das Denken nicht mit Vorgängen im Gehirn gleich, die das jeweilige Subjekt des Denkens prinzipiell überhaupt nicht beobachten kann, sondern mit den neurophysiologischen Vorgängen, wie sie auf dem Hintergrund des jeweiligen Forschungsstandes der wissenschaftlichen Erkenntnis aus der Außen-Perspektive zugänglich sind.

Monismus und Dualismus werden im allgemeinen als einander ausschließende Perspektiven auf das Geist-Gehirn-Problem gesehen. Entweder man behauptet, daß kognitive Prozesse auf Gehirnvorgänge reduzierbar sind, oder man behauptet, daß eine solche Reduktion prinzipiell unmöglich ist. Es wird unterstellt, daß sowohl alle kognitiven Prozesse wie auch alle Hirnprozesse in sich homogene Klassen von Vorgängen sind. Bezüglich der Kognition sollte die Existenz einer einstufigen und einer zweistufigen Perspektive zur Vorsicht raten. Akzeptiert man die zweistufige Kognitionstheorie, so ist es wenigstens denkbar, daß „niedere" und „höhere" Form der Kognition bezüglich ihrer Reduzierbarkeit auf Gehirnvorgänge differieren; möglicherweise gilt sie für die „niedere" Form von Kognition, nicht aber für die höhere. Aber auch Gehirnprozesse müssen nicht unbedingt von einer Art sein. Wissenschaftlich erfassen wir sie nicht direkt, sondern mit Hilfe einer Vielzahl von Methoden, die hinsichtlich ihrer zeitlichen und räumlichen Auflösung und der Korngröße der untersuchten materiellen Vorgänge (von der Elektrochemie der Zellmembran bis hin zu makroskopischen Durchblutungsänderungen ganzer Hirnregionen) stark divergieren. Dadurch wird das Problem gestellt, welche dieser Integrationsebenen für den Versuch einer Reduktion von kognitiven Prozessen auf Hirnprozesse (oder sogar ihrer Identifikation) relevant ist. Auch auf dem Hintergrund einer einstufigen Kognitionstheorie ist daher nicht von vornherein mit einer einheitlichen Beziehung zum materiellen Träger zu rechnen. Vielleicht besteht Identität oder Reduzierbarkeit nicht schlechthin, sondern nur hinsichtlich des relevanten Integrationsniveaus der Vorgänge im Gehirn, während kognitive Prozesse im Hinblick auf ein anderes (niedrigeres) Integrationsniveau als irreduzibel erscheinen.

Im folgenden skizziere ich die Geschichte der naturwissenschaftlichen Psychologie im deutschen Sprachraum im Hinblick auf die beiden aufgewiesenen Dichotomien: einstufige und zweistufige Konzeption der Kognition, monistische bzw. dualistische Perspektive auf das Geist-Gehirn-Problem. Dabei gehe ich von der Hypothese aus, daß zweistufige Kognitionsauffassung mit Dualismus und einstufige Auffassung mit Monismus einhergeht – einem Monismus freilich, der eine Physiologie „von oben", d.h. auf einem hohen Integrationsniveau der Prozesse im Gehirn, beinhaltet.

Der historische Überblick setzt bei zwei Pionieren der wissenschaftlichen Psychologie ein, die selbst keine Psychologen, sondern der Ausbildung nach Mediziner und der beruflichen Stellung nach Physiker gewesen sind: Gustav Theodor Fechner und Hermann Helmholtz. Sie repräsentieren Extrempositionen auf den Dimensionen „einstufig/zweistufig" und „monistisch/dualistisch". Eine Synthese der beiden Pole wird dann durch Wilhelm Wundt, dem „Vater der experimentellen Psychologie" erreicht. Sie bricht in der Generation nach Wundt wieder auseinander, und zwar infolge eines Widerspruchs zwischen einer Wende der Psychologie in eine „ganzheitliche" Richtung und der weiterhin primär mechanistischen Ausrichtung der Physiologie. Dadurch treten wieder zweistufige und dualistische Positionen in den Vordergrund. Jedoch zeigt die Gestalttheorie, daß eine einstufige/monistische Position durch Revision auch der physiologischen Grundannahmen gangbar ist. Mit ihr endet der historische Überblick. Er wird durch eine Betrachtung des heutigen Stands der Problematik „Kognition und Gehirn" ergänzt. Ich referiere zwei Typen der Modellierung kognitiver Prozesse: die symbolorientierte und die neurokognitive Theorie, wobei sich die eine als zweistufig/dualistisch und die andere als einstufig/monistisch erweist. Obwohl sie beide Kinder des Computerzeitalters sind und damit jüngeren Datums als die historischen Positionen, stehen sie auf abstrakter Ebene in Kontinuität zu diesen und können retrospektiv dazu dienen, die historischen Kontroversen besser zu verstehen. Den Schluß bildet ein Versuch, die Grenze zwischen „niederen" und „höheren" Formen der Kognition anhand der sozialen Genese von Symbolen zu bestimmen und die Irreduzibilität der symbolischen, „höheren" Funktionsebene nicht aus der Funktionsweise des Gehirns als eines geschlossenen physikalisch-chemischen Systems, sondern aus seiner Rolle als Zentralorgan eines sozial-interaktiven Organismus herzuleiten (vgl. auch Prinz, 1976, S. 868).

3.2   Gustav Theodor Fechner und die innere Psychophysik

Bekannt geworden ist Gustav Theodor Fechner vor allem als Begründer der Psychophysik, die aus heutiger Perspektive die Theorie und Praxis der Empfindungsmessung zum Gegenstand hat. Doch die so umschriebene „äußere" Psychophysik war für Fechner nur Mittel zu seinem eigentlichen Zweck, nämlich eine exakte funktionale Beziehung zwischen physischen (d.h. materiellen, körperlichen) und psychischen Prozessen zu finden – eine Aufgabe, die er der „inneren" Psychophysik stellte. Das heute nach ihm benannte logarithmische Gesetz für die Abhängigkeit der Empfindungs- von der Reizstärke galt seiner eigenen Meinung nach für die innere Psychophysik, und hierin sind ihm weder seine Zeitgenossen noch die Nachwelt gefolgt, indem sie die logarithmische Transformation auf die Beziehung zwischen Reizen und Empfindungen, also die äußere Psychophysik, bezogen.

Etwas größeren Erfolg hatte er als Neubegründer der Identitätsheorie, die erstmals von Spinoza um 1680 vorgeschlagen worden war. Physisches und Psychisches, so Fechner, unterscheiden sich nur vom „Standpunkt der Betrachtung": Was „von außen" als physischer Prozeß erscheint, ist uns „von innen" als psychisches Phänomen gegeben. Abstrahiert man vom Standpunkt der Betrachtung, so sind Physisches und Psychisches miteinander identisch, nicht jedoch in dem Sinne, daß „hinter" ihnen irgendeine gemeinsame, unerkennbare „dritte" Realität läge. Der „Innenstandpunkt" bedingt einige nur dem Psychischen zukommende Eigenschaften, wozu vor allem das qualitative Moment des Erlebens zählt; Farben, Töne, Gerüche usw. sind nur der psychischen „Tagansicht" zugänglich, während die „Nachtansicht" der Naturwissenschaft grundsätzlich qualitätslos ist. In quantitativer Hinsicht wird die phänomenale (erscheinungsmäßige) Verschiedenheit zwischen Psychischem und Physischem durch die logarithmische (und damit nicht-lineare) Transformation zwischen Energie der „psychophysischen Erregung" und Empfindungsstärke sichergestellt.

Der Zugang zu Fechners Identitätslehre wird dadurch erschwert, daß Fechner sie nicht auf die Geist-Gehirn-Beziehung beschränkte, sondern die „Beseeltheit" der Pflanzen (Fechner, 1848) und schließlich auch des Planeten Erde (Fechner, 1851) wissenschaftlich bewiesen zu haben meinte. Betrachtet man solche knolligen Hypothesen in ihrem Entstehungskontext, so findet man, daß um die Mitte des vorigen Jahrhunderts die „Allbeseelungslehre" – wenn auch in verschiedenen Varianten – in Deutschland nahezu Allgemeingut der Gelehrten gewesen ist, und zwar (wie bei Fechner) im Dienste der Versöhnung zwischen Naturwissenschaft und Religion oder zwecks Begründung einer wissenschaftlich fundierten Ersatzreligion. Ernst Haeckel, dem Darwins Evolutionstheorie ihre Durchsetzung in Deutschland verdankt, hielt z.B. einzelne Atome für beseelt. Gegenüber solchen Exzessen nimmt sich Fechners Begründung für die Beseeltheit von Pflanzen und Planeten eher nüchtern aus. Sie interessiert uns hier nicht aus inhaltlichen Gründen, sondern bezüglich der Frage nach den Eigenschaften, die ein materielles System haben muß, um eine seelische „Innenseite" aufzuweisen.

Fechners Antwort ist: Ob ein System psychische Eigenschaften hat oder nicht, wird ausschließlich durch seine physikalisch beschreibbare Dynamik bestimmt; außer den relevanten physikalischen Dimensionen gibt es keine zusätzlichen Parameter, die für die Beseeltheit eines Systems verantwortlich wären. Doch was sind die relevanten physikalischen Dimensionen? Negative Auskünfte erhält man von Fechner in Fülle. Zentralisierte Organisation (oder die Existenz eines „Zentralorgans") ist nicht Voraussetzung für Psychisches, denn sonst könnten die Pflanzen keine Seele aufweisen. Auch geht es nicht um Materialeigenschaften wie etwa die chemische Konstitution oder die Zusammensetzung aus Proteinen. Irrelevant ist ferner der Maßstab des Systems; er kann vom Sonnensystem bis zum Einzeller reichen. Entscheidend ist die Bewegungsform der „Teilchen", die ein System bilden, und zwar muß diese einerseits periodisch (Fechner, 1873) und andererseits „solidarisch", d.h. kohärent sein, ohne daß eine mechanische Koppelung vorliegt. Dadurch sieht Fechner den Bereich des Organischen von dem des Anorganischen unterschieden, in dem es (auf Korpuskularniveau) nur starre Translationsbewegungen oder kalorische Zufallsbewegungen geben soll. Dieser Begriff des Organischen ist natürlich weiter als der sonst übliche, ist doch das beste „Bild" der Bewegungen in einem organischen Molekül die „Bewegungen der Massen unseres Sonnensystems"; mehr: Sie sind nicht nur Bild, sondern fallen selbst unter den Begriff der organischen Bewegung. Anachronistisch ausgedrückt: Das Sonnensystem besitzt eine fraktale Geometrie, indem sich auf verschiedenen Integrationsebenen immer wieder eine periodisch-kohärente Systemdynamik prinzipiell gleicher Art vorfindet, deren „Selbsterscheinung" im Innenaspekt ein Universum von (individuellen) „Seelen" konstituiert.

Obwohl Fechner die Zentralisierung als Voraussetzung des Psychischen im allgemeinen ablehnte, hat er doch eingeräumt, daß beim Menschen (und bei den höheren Tieren) das Gehirn der Träger des Psychischen ist, so daß hier die allgemeine Leib-Seele-Identität in die Geist-Gehirn-Identität übergeht. Innerhalb des Gehirns lehnt er jedoch irgendeinen „Zentralteil" – etwa als „Sitz des Bewußtseins" – konsequent ab. Näherhin ist die oszillatorische „psychophysische Bewegung" – sie stellt einen Sonderfall periodischer Bewegung dar – systemdynamisches Korrelat psychischer Prozesse. Den erlebten Qualitäten (Farben, Tönen usw.) entsprechen demnach Schwingungsmuster verschiedener Frequenz, Amplitude und Phase; ob es sich um elektrische, chemische oder gar mechanische Oszillationen handelt, bleibt offen. Jedoch treten die psychophysischen Oszillationen als solche nicht ins Bewußtsein, sie bleiben unterschwellig.

Den Begriff der Schwelle hat nicht Fechner in die Psychologie eingeführt – das verdanken wir Herbart –, wohl aber hat er den ausgiebigsten Gebrauch von ihm gemacht. Wieder ist ein verkürztes Rezeptionsmuster zu beobachten, indem nur die Tatsache im historischen Bewußtsein verblieben ist, daß Fechner sein Gesetz mittels Verkettung relativer Unterschiedsschwellen (unter Voraussetzung ihrer Konstanz nach dem Weberschen Gesetz) gewonnen hat. Indessen drückt der Sachverhalt der Schwelle mehr und anderes aus als eine Begrenzung der Unterschiedsempfindlichkeit im Rahmen der „äußeren" Psychophysik. Als Bewußtseinsschwelle bezeichnet er die Grenze zwischen unbewußten und bewußten psychischen Prozessen – eine Grenze, die ihrerseits dem Gesetz der psychophysischen Oszillation unterliegt, indem sie z.B. dem Schlaf-Wach-Rhythmus folgt.

Sucht man in der Psychologie Fechners nach irgendeiner fundamentalen Dichotomie, so ist es zweifellos diejenige zwischen „bewußt" und „unbewußt". Aber dadurch wird keine wie auch immer geartete unterschiedliche Beziehung zum physischen Träger des Psychischen eingeführt; unbewußte psychische Zustände sind ebenso Innenaspekt psychophysischer „Oszillationen" wie bewußte, sie sind von Fechner – als Konsequenz aus seinem Gesetz, das der absoluten Reizschwelle die Empfindungsstärke 0 zuschreibt – als „negative Empfindungen" aufgefaßt worden, deren Größe denjenigen Energiebetrag bezeichnet, der nötig wäre, um sie über die Bewußtsseinsschwelle zu heben. Eine andere Kategorie unbewußter Zustände sind die „Erinnerungen", die von Fechner als Resonanzmuster beschrieben worden sind. Da es sich hier um „Tendenzen zur Oszillation" handelt, wird auch hier das einstufige Prinzip der Fechner-schen Psychologie nicht durchbrochen.

Fechner war an „reiner" Psychologie nicht interessiert, obwohl er ihre Möglichkeit nicht in Zweifel gezogen hat: Ebenso wie der Naturwissenschaftler vom Innenaspekt abstrahiert, so kann der Psychologe vom Außenaspekt abstrahieren. Dennoch gibt es eine Fechnersche Psychologie, und zwar findet sie sich in den Abschnitten über „innere Psychophysik" seines Hauptwerkes (Fechner, 1860). In ihr bedient er sich durchweg der „psychophysischen Repräsentation" oder „Substitution" psychologi-scher Sachverhalte durch hypothetische physikalische (nicht etwa physiologische!) Analogien. Nicht zufällig – denn seine Identitätstheorie, die ja mit einer nicht-vitalisti-schen Biologie gekoppelt ist, fordert eine physikalistische Interpretation.

3.3 Hermann v. Helmholtz: Empfindung und Wahrnehmung

So wichtig die „Seelenfrage" für Fechner war, so wenig hat er sich um das Problem der Kognition gekümmert. Das drückt sich auch darin aus, daß er keinen Unterschied zwischen „Empfindung" und „Wahrnehmung" macht. Seine Psychologie ist sozusa-gen defekt-einstufig, indem sie das Problem der gegenständlichen Referenz der Wahr-nehmung ausblendet. Den Zeitgenossen ist dies aufgefallen; so hat z.B. Ewald Hering eingewendet, daß durch das logarithmische Gesetz die realitätsgetreue Erfassung ge-genständlicher Merkmale ausgeschlossen werde (Hering, 1876). Hering postulierte daher ein Gesetz der linearen Transformation von Reizgrößen in Empfindungsgrößen und führte Abweichungen von der Linearität auf lokale Interaktionen zwischen Stellen im zentralen Sehfeld zurück, auch er im Dienste einer einstufigen, der Geist-Gehirn-Identität verpflichteten Psychologie. Damit setzte er sich in Gegensatz zu Hermann Helmholtz, der gleichzeitig mit Fechners *Elementen der Psychophysik* in seiner *Phy-siologischen Optik* (1861–1867) die für viele seiner Zeitgenossen maßgebliche Unter-scheidung zwischen Empfindung und Wahrnehmung formulierte, wonach nur der letzteren gegenständlicher Bezug zukommt, indem sie die Empfindungen als „Zei-chen" für die Außenwelt deutet.

Helmholtz greift dabei auf eine Voraussetzung zurück, die heute nicht mehr unmit-telbar einsichtig ist, den meisten seiner Zeitgenossen jedoch selbstverständlich gewor-den war. Es ist die Überzeugung von der ausschließlichen Subjektivität und Punktför-migkeit der Empfindung. Das heißt, Empfindungen sind mentale Zustände, die auf den Dimensionen „Modalität" (d.h. Sinnesgebiet), „Qualität" und „Intensität" variieren – aber z.B. keine räumlichen oder zeitlichen Eigenschaften haben – und deren Inhalt der jeweilige Zustand der relevanten sensorischen Nerven bzw. bei Helmholtz bereits ihrer „Endorgane", d.h. der primären sensorischen Projektionsfelder ist. Dies ist das von Johannes Müller 1833 formulierte „Gesetz der spezifischen Sinnesenergien", wonach wir nicht Zustände „außer uns" empfinden, sondern die Betätigung („Energie") unse-rer Sinnesnerven, und zwar unabhängig von den sie auslösenden Außenreizen – wie am Beispiel der Lichtempfindung bei Druck oder Schlag auf den Augapfel deutlich wird. Dies vorausgesetzt, stellt sich die Frage, wie wir von sensorischen Zuständen als alleinigem Inhalt der Empfindung zur Wahrnehmung der Außenwelt gelangen. Nach Helmholtz handelt es sich hier um einen Prozeß der (intellektuellen) Deutung, der sich in Form eines unbewußten Schlusses vollzieht und als dessen Resultat die Empfindun-gen zu Zeichen für Zustände der Außenwelt werden.

Das Konzept der unbewußten Schlüsse läßt sich hinter Helmholtz bis mindestens zu Schopenhauer zurückverfolgen und hat ihn in einen Prioritätsstreit mit seinem damaligen Mitarbeiter Wilhelm Wundt verwickelt. In der Version von Helmholtz selbst stammen die Prämissen der unbewußten Schlüsse aus der Erfahrung, der Schluß von den Prämissen auf die Konklusionen ist induktiv, sein psychologischer Mechanismus ist die Assoziation. Und zwar besteht die Assoziation »im Anerkennen einer gesetzlichen Verbindung zwischen unseren Bewegungen und den dabei auftretenden Empfindungen« (Helmholtz, 1879, S. 42). Bewege ich z. B. die Augen, so wird dadurch eine Verschiebung des Netzhautbildes bewirkt, die ich aufgrund der Tatsache, daß meine Augenbewegung auf einen Willensimpuls zurückzuführen ist, von einer durch Außenweltbewegungen bewirkten Verschiebung des Netzhautbildes unterscheiden kann. Auf dem Niveau der Empfindung wären beide Arten der Bewegung des Netzhautbildes einander äquivalent; diese Mehrdeutigkeit wird durch die Assoziation mit dem Willensimpuls aufgelöst.

Hinter diesen Formulierungen verbergen sich einige Probleme. Induktionsschlüsse sind logisch nicht zu begründen, so daß es fragwürdig erscheint, ob es sich bei den unbewußten Schlüssen überhaupt um Schlüsse handelt. Fragt man ferner, warum sie „unbewußt" genannt werden, so trifft man auf die Schwierigkeit, daß Helmholtz den von ihm vorausgesetzten Bewußtseinsbegriff nicht expliziert hat. Vielleicht hätte er sie besser „ungewußt" nennen sollen; denn er konzipiert sie nach Art eines *know-how*, wie es etwa in gesellschaftlichem „Takt" verkörpert ist. Modern ausgedrückt – sie gehören in die Domäne des prozeduralen und nicht des deklarativen Wissens.

Von Helmholtz gibt es keine Äußerung zum Geist-Gehirn-Problem; es gehörte für ihn zum Bereich der Metaphysik, und seine eigenen Beiträge zu philosophischen Problemen sind überwiegend erkenntnistheoretischer Natur. Doch läßt sich seine Stellungnahme erschließen, und zwar am Leitfaden der von ihm vorgenommenen Unterscheidung zwischen Physiologie und Psychologie. Obwohl Empfindungen für Helmholtz subjektive Zustände sind, weist er ihre Untersuchung nicht der Psychologie, sondern der Physiologie zu. Den Begriff der Empfindung verwendet er häufig synonym mit demjenigen der neuralen Erregung und vertritt damit implizit einen identitätstheoretischen Standpunkt. Domäne der Psychologie ist dagegen die Erfahrung, d. h. die Gesamtheit der Denk- und Willensprozesse, die es ermöglichen, von den subjektiven Zuständen zur Erkenntnis der Außenwelt zu gelangen. Und in bezug auf diese Domäne der Erfahrungswirkungen denkt Helmholtz dualistisch, ja sogar interaktionistisch. Der Willensimpuls – unentbehrliche Voraussetzung für die Disambiguierung der Empfindungen – ist für ihn ein „rein psychischer Akt", der selbst keine physischen Ursachen hat; er löst aber die „Kette der physischen Ursachen" aus, die für den „Erfolg" – nämlich die Rückführung der Empfindungen auf eine reale Außenwelt – verantwortlich sind (Helmholtz, 1879, S. 39). Den beiden Gliedern der mentalen Dyade kommt also eine verschiedene Beziehung zu cerebralen Prozessen zu.

Ungewöhnlich ist die zweistufige Kognitionstheorie von Helmholtz insofern, als sie den Vorgang der Assoziation für die „höhere" Stufe der Kognition in Anspruch nimmt. Dies ist eine Anleihe aus der gleichzeitigen britischen Psychologie, die für Helmholtz maßgeblich gewesen ist. Spätere zweistufig orientierte Kognitivisten werden die Erklärung unbewußter Schlüsse durch Assoziationen ablehnen, aber das von Helmholtz am effektivsten propagierte Grundschema beibehalten.

3.4   Wilhelm Wundt: Assoziation und Apperzeption

Schon als „Vater der experimentellen Psychologie" würde Wilhelm Wundt einen Platz in unserer Darstellung beanspruchen, viel mehr aber noch wegen seiner Ideen über zwei Prinzipien des psychischen Geschehens, die heute neue Aktualität gewonnen haben. Da ihm jedoch dann und wann vorgeworfen wurde, die experimentelle Psychologie gleich zu Beginn auf den falschen Weg gebracht zu haben, zuvor einige Bemerkungen darüber, an welche Voraussetzungen er sie geknüpft hat.

Introspektion und Experiment dürften wohl für die meisten von uns Gegensätze sein, und in der Tat hat William James (1890) – der Patriarch der amerikanischen Psychologie – die Sache so dargestellt. Nicht so Wilhelm Wundt. Für ihn ist experimentell kontrollierte Introspektion die Methode der „physiologischen" (d.h. experimentellen) Psychologie. Experimentell kontrolliert muß die Introspektion deswegen sein, weil sie Beobachtung ist, und Beobachtung ist nur möglich, wenn die zu beobachtenden Ereignisse willkürlich und wiederholt herbeigeführt und variiert werden können, also im Experiment. Was nun die „inneren" Ereignisse betrifft, auf die sich die Introspektion ihrem Namen nach richtet, so sind sie nur dann beobachtbar, wenn sie durch äußere Reize ausgelöst werden. Den Inhalt der Introspektion bilden sensorische, eventuell auch emotionale Attribute der Reize, keineswegs aber Reflexionen über die Art ihrer Verarbeitung. Für die Praxis des Wundtschen Laboratoriums bedeutet dies, daß die Experimente ganz überwiegend Schwellenbestimmungen, Reaktionszeitmessungen und tachistoskopische Versuche waren, wie sie im Prinzip auch heute noch durchgeführt werden. Kehrseite dieser restriktiven Theorie und Praxis des Experiments ist, daß Wundt seine Anwendbarkeit auf höhere geistige Vorgänge wie etwa Erinnerung und Denken in Abrede stellte; deren Studium verwies er an die Völkerpsychologie, die man am besten als genetische Sozialpsychologie beschreibt und die sich neben der einfachen Tatsachenfeststellung der Methode der psychologischen Interpretation bedient.

Für Wundt war die Klassifikation des Psychischen unentbehrliche Vorarbeit einer wissenschaftlichen Psychologie. Er legt ein Vierfelderschema zugrunde, das auf der Dimension „einfach/komplex" psychische Elemente und psychische Gebilde und auf der Dimension „objektiv/subjektiv" zwischen Kognition und Emotion unterscheidet. Wir haben also Empfindungen und Vorstellungen als „objektive" und elementare Gefühle und komplexe Emotionen als „subjektive" geistige Inhalte. Man vermißt an diesem Schema den Willen; dieser ist nach Wundt kein selbständiges psychisches Phänomen, sondern die allgemeine Verlaufsform psychischer Prozesse überhaupt.

Mit der Dimension „einfach/komplex" korreliert, aber nicht vollständig mit ihr zusammenfallend, ist die Unterscheidung zwischen zwei Funktionsebenen des Psychischen, nämlich der assoziativen und der apperzeptiven Ebene. Dabei handelt es sich um den aktuellsten und gleichzeitig um den am meisten mißverstandenen Aspekt der Wundtschen Psychologie. Letzteres teilweise deswegen, weil Wundt darin eine Reihe von Oppositionen untergebracht hat, die vom Standpunkt der meisten heutigen Psychologen unabhängig voneinander sein dürften, so etwa: unwillkürlich/ willkürlich, simultan/sukzessiv, große/geringe Kapazität, diffuser/gerichteter Verlauf, subjektive/objektive Ordnung, anschaulich-vorsprachliche/logisch-grammatische Form.

Was zunächst die assoziative Ebene betrifft, so ist bei Wundt entscheidend, daß die Assoziation zwischen unselbständigen Elementen mentaler Inhalte stattfindet und daß sich die Ebene der beobachtbaren mentalen Inhalte aus dem Zusammenwirken von hypothetischen Einheiten unterhalb dieser Ebene erst konstituiert. Die traditionelle Ausdrucksweise „Assoziation der Ideen" hielt Wundt für mißverständlich, da sie die Existenz „fertiger" Ideen voraussetze, die nachträglich in assoziativen Zusammenhang gebracht würden. Demgegenüber sei es Aufgabe einer psychologischen Theorie der Assoziation, die Oberflächendynamik der Assoziationen durch Reduktion auf das Zusammenwirken elementarer Verbindungsvorgänge zu erklären (Wundt, 1892). Entsprechendes gilt für die Reproduktion der Vorstellungen. Nie wird Wundt müde, gegen die „herbartianische Ideenmetaphysik" zu polemisieren, wonach mentale Repräsentationen »Objekte [sind], die in das Bewußtsein ein- und wieder aus ihm austreten, und die sich ... ebensoviel oder wenig wie die äußeren Objekte, auf die sie sich beziehen, verändern« (Wundt, 1911, S. 452). Dagegen ist Wundt überzeugt, daß sich bei jeder Reproduktion der Bestand der reproduzierten Vorstellung ändert; sie wird in einen neuen mentalen Zusammenhang gebracht, der durch die Verbindung ihrer Elemente zu den Begleitumständen ihrer Reproduktion bestimmt wird.

Indessen hat Wundt die Wirkung der Assoziation nicht auf die Gedächtnistätigkeit („Vorstellungsreproduktion") beschränkt; sie ist auch beim „sensorischen Erkennen" beteiligt, und zwar in Form der simultanen Assimilation von Empfindungselementen an vorhandene Vorstellungselemente. Dabei wird nicht vorausgesetzt, daß wir das zu erkennende Objekt schon einmal gesehen haben. Wir erkennen einen Tisch nicht deswegen als Tisch, weil er uns an irgendeinen speziellen Tisch „erinnert", sondern aufgrund einer internen Repräsentation, die gewissermaßen den „Durchschnitt" aller von uns jemals gesehenen Tische enthält und durch jeden neuen Erkennungsakt modifiziert werden kann. Typische Leistungen der Assimilation sind für Wundt z.B. beim Worterkennen das „Übersehen" von Fehlern und das Erkennen aufgrund von Wortfragmenten. Heute bezeichnet man das als Leistungen der Musterergänzung und der spontanen Generalisation.

Die Apperzeption hat bei Wundt die Aufgabe einer „mentalen Exekutive". Physiologisch ist sie den sensorischen und motorischen Zentren des Großhirns übergeordnet und reguliert deren Tätigkeit durch hemmende Impulse (Wundt, 1908, S. 383); psychologisch ist sie ein elementarer geistiger Willensakt und als solcher der aktive Aspekt der Aufmerksamkeit, deren Wirkung darin besteht, Empfindungen klar und deutlich zu machen – eine Konzeption, die Wundt von Gottfried Wilhelm Leibniz (ca. 1720) übernommen hat. Ihre Kapazität ist begrenzt, sobald sie als Akt betrachtet wird; denn sie kann »in einem gegebenen Zeitpunkt immer nur eine Handlung ... vollbringen« (Wundt, 1911, S. 548). Aus der Unfähigkeit, mehrere Handlungen gleichzeitig auszuführen, ergibt sich eine strikte Serialität apperzeptiver Akte.

Im höheren (sprachlichen, gedanklichen) Geschehen – das Gegenstand der „Völkerpsychologie", auch der Logik ist – besteht die spezifische Leistung der Apperzeption in der Produktion syntaktisch strukturierter kognitiver Zustände. Am deutlichsten wird dies an Wundts (1900, S. 245) Definition des Satzes als »sprachliche[r] Ausdruck für die willkürliche Gliederung einer Gesamtvorstellung in ihre in logische Beziehung zueinander gesetzten Bestandteile«. Am Anfang eines Satzes steht eine (z.B. assoziativ angeregte) Gesamtvorstellung. Ihre willentliche (und daher apperzeptive) Gliederung vollzieht sich in einer Anzahl binärer Schritte, deren erster die Zerlegung in (logisches) Subjekt und (logisches) Prädikat ist und die dann vorwiegend auf der prädikativen Seite fortgeführt wird. Das gleiche gilt vom „apperzeptiven Gedankenverlauf", nur daß hier die binäre Gliederung in einem Urteil resultiert. Sprachliche Äußerung („Satz") und Gedanke („Urteil") werden also nach denselben syntaktischen

Prinzipien aus einer simultanen Gesamtvorstellung in eine sukzessive Verkettung von „Vorstellungen" transformiert.

Den apperzeptiven Gedankenverlauf hat Wundt, am Beispiel einer Periode aus Kants *Kritik der reinen Vernunft*, mit dem assoziativen Gedankenverlauf, am Beispiel schizophrenen „Wortsalats", konfrontiert: sachlich-logische Ordnung in jenem, persönlich-idiosynkratische in diesem. Das heißt, die „Ordnung" des Wortsalats ist aus der Zeitfolge der Einprägung der von ihm ausgedrückten Einzelvorstellungen und ihren Ähnlichkeitsbeziehungen abzuleiten, diejenige der Kantschen Periode aus der gemeinsamen Abkunft aus einer „Gesamtvorstellung" und der durch sie garantierten semantischen Kohärenz. Fragt man nämlich, wodurch sichergestellt ist, daß ein Satz eine bestimmte Gesamtvorstellung „ausfaltet" und nicht vielmehr eine andere, so kann die Antwort nur in der beiden – Gesamtvorstellung und Satz – gemeinsamen Bedeutung bestehen.

Assoziativer und apperzeptiver Gedankenverlauf, und ganz allgemein die assoziative und die apperzeptive Funktionsebene, unterscheiden sich bezüglich ihrer Realisierung durch Gehirnprozesse. Für erstere gilt nämlich der psychophysische Parallelismus, für letztere nicht. Unter „psychophysischem Parallelismus" versteht man die Konzeption, wonach jedem psychischen Zustand ein Gehirnzustand zugeordnet ist, ohne von ihm kausal abhängig oder – wie bei Fechner – seine „Innenansicht" zu sein. Maßgebend für die „Rücknahme" der Fechnerschen Identitätslehre in den Parallelismus war einesteils der Gedanke, daß die absolute Unvergleichbarkeit des Physischen und des Psychischen ihre Identität ausschließe, und zum anderen die Kritik an Fechners Panpsychismus. „Psychisch" und „bewußt" sind für Wundt identisch, und Kriterium des Bewußtseins ist für ihn die Fähigkeit zur aufgeschobenen Reaktion, die er frühestens bei (einfachen) Tieren konstatiert. Also keine beseelten Pflanzen mehr! Überhaupt ist der psychophysische Parallelismus für Wundt nur insofern berechtigt, als er empirisch begründet oder wenigstens heuristisch extrapoliert werden kann; und unter dieser Leitlinie schränkt er ihn „nach oben" hin ein, indem er nur für psychische Elemente und deren Sukzession ein cerebrales Parallelkorrelat anerkennt.

Weil Wundt die Apperzeption aus dem psychophysischen Parallelismus herausgenommen hat, wurde ihm gelegentlich unterstellt, sie als „rein geistigen", materiell überhaupt nicht realisierten Prozeß aufzufassen; doch ohne Grund, hat er ihr doch sogar ein eigenes neurales „Zentrum" (im Frontalhirn) zugewiesen. Vielmehr steht bei Wundt die Apperzeption unter dem Prinzip der psychischen Kausalität, das jedoch mit der physischen Kausalität der Gehirnprozesse niemals in Widerspruch geraten kann. Über Wundts Konzept der psychischen Kausalität ist viel gerätselt worden, zumal es eine ganze Reihe von untergeordneten Prinzipien enthält, deren Gemeinsamkeit auf den ersten Blick nicht einfach festzustellen ist. Grundgedanke dürfte sein, daß geistiges Geschehen durch die Relation zwischen Zweck und Mittel, materielles Geschehen dagegen durch die Relation zwischen Ursache und Wirkung bestimmt wird. Entscheidend ist dabei, daß Zwecke und die Mittel zu ihrer Realisierung in einem logischen Begründungszusammenhang stehen, der für das geistige Geschehen dieselbe Rolle spielt wie für das materielle Geschehen das Prinzip von der Erhaltung der Energie.

Die assoziative und die apperzeptive Funktionsebene wirken beim tatsächlichen Ablauf jedes psychischen Prozesses untrennbar ineinander: Apperzeptive Funktionen werden assoziativ angeregt, und umgekehrt werden die Glieder apperzeptiver „Gedankenketten" sekundär assoziativ miteinander „verwoben". Wundts Psychologie kombiniert also die begriffliche Antithese von Assoziation und Apperzeption mit ihrer explanatorischen Synthese.

3.5   Brentano und die Folgen: Inhalte und Akte

Ein Zufall der Geschichte wollte es, daß im selben Jahr 1874 sowohl Wundts „Grundzüge der physiologischen Psychologie" (in erster Auflage) als auch Franz Brentanos „Psychologie vom empirischen Standpunkt" erschienen sind. Brentanos Psychologie interessiert uns, weil sie zu einer von der Wundtschen ganz verschiedenen zweistufigen Konzeption Anlaß gegeben hat. Überdies hat Brentano in ihr erstmals (seit der Scholastik) einen Grundbegriff der heutigen Philosophie des Geistes, den der Intentionalität, formuliert.

Anders als Wundt bedient sich Brentano der Introspektion im landläufigen Sinne, d.h. ohne sie experimenteller Kontrolle zu unterziehen; seine Psychologie ist empirisch, aber nicht experimentell. Im übrigen geht Brentanos hauptsächliches Interesse auf die Abgrenzung des Psychischen vom Physischen und auf die Klassifikation der psychischen Phänomene. Die erwähnte zweistufige Psychologie ist aus Brentanos Unterscheidung zwischen Psychischem und Physischem entstanden.

„Ich höre einen Ton": An diesem Satz läßt sich Brentanos Ansatz illustrieren. Er bringt nämlich zwei grundverschiedene Phänomene zum Ausdruck – ein physisches und ein psychisches. Der Ton ist ein physisches Phänomen, das Hören ein psychisches, und zwar näherhin ein Phänomen des Vorstellens. Der grundlegende Unterschied zwischen beiden Klassen von Phänomenen ist folgender: Physische Phänomene sind nur Phänomene, d.h. sie enthalten nichts außer sich selbst. Psychische Phänomene sind dagegen durch „intentionale Inexistenz" oder auch „Richtung auf ein Objekt" charakterisiert, d.h. sie enthalten intentional einen Gegenstand in sich (Brentano, 1874, S. 115) – in unserem Beispiel eben das physische Phänomen „Ton", und zwar in der Weise einer Betätigung (das „Hören"), weswegen Brentano die psychischen Phänomene auch als „Akte" bezeichnet hat. Ferner sind psychische Phänomene bewußt, und zwar in doppeltem Sinn. Zum einen, weil sie einen Inhalt haben, was nach Brentano (1874, S. 181) das Kriterium für Bewußtsein ist. („Bewußtsein" ist immer „Bewußtsein von etwas" – dieser jedem heutigen Kognitionswissenschaftler vertraute Satz geht darauf zurück.) Zweitens deswegen, weil jeder Akt außer seinem Gegenstand noch sich selbst zum (sekundären) Gegenstand hat (Brentano, 1874, S. 202). Somit kann jeder Akt als „Erkenntnis seiner selbst" betrachtet werden, er ist gleichzeitig Repräsentation und Meta-Repräsentation.

Physische Phänomene »erscheinen in der Empfindung«. Dieser Satz Brentanos (1874, S. 91) bezeichnet die Schwierigkeit, welche Brentanos Abgrenzung des Psychischen vom Physischen einer Denkweise bereiten mußte, welche sich schon seit Beginn des 19. Jahrhunderts an die reine Subjektivität der Empfindung gewöhnt hatte. Mögen auch vom Standpunkt des Alltagswissens Töne, Farben usw. objektive, extramentale Sachverhalte sein, so ist die wissenschaftliche Weltsicht schon seit langem (im Grunde seit Galilei) daran gewöhnt, sie „in den Geist" zu verlegen und als Empfindungsqualitäten von den sie auslösenden Reizen, die selbst nicht tönen oder farbig sind, zu unterscheiden. Andererseits konnte niemand Brentano widersprechen, wenn er (an derselben Stelle) konstatierte: »Die Farbe ist nicht das Sehen, der Ton nicht das Hören«. Was lag zur Überwindung dieser Diskrepanz näher, als Brentanos Unterscheidung in das Mentale hineinzuverlegen, indem man aus seinen „physischen Phänomenen" eine besondere Klasse psychischer Phänomene machte? Aus dieser (hier aufs Wesentliche zusammengezogenen) Überlegung resultierte ein neuer Typ von zweistufiger Psychologie, in der Inhalte und Akte die beiden Grundklassen des Psychischen bildeten.

Die Durchsetzung der Aktpsychologie – wie sie verkürzend genannt wurde – ist Ergebnis eines komplexen historischen Prozesses, der am besten als Empörung gegen die „Vaterfigur" Wundt beschrieben wird und sich, grob gerechnet, in den ersten beiden Dekaden dieses Jahrhunderts vollzogen hat. Man war weder mit der Methode, noch mit den Grundbegriffen und dem theoretischen Inhalt der Wundtschen Psychologie länger zufrieden. Methodisch wurde die restriktive Auffassung des Experiments und die damit verbundene „Auslieferung" höherer kognitiver Prozesse an die (jetzt als „geisteswissenschaftlich") aufgefaßte Völkerpsychologie kritisiert. Da man jedoch an der Introspektion als grundlegender Methode der Psychologie festzuhalten wünschte, verfiel man auf einen Typ des Experimentierens, der vor allem dessen äußerliche Merkmale – also z.B. Zeitmessung – beibehielt, ohne daß sie einen wesentlichen Bestandteil der Auswertung gebildet hätten. Als Grundbegriff der Wundtschen Psychologie wurde, sicher nicht zu Unrecht, die Apperzeption betrachtet und teils in einen psychischen Akt von vielen, teils im Hinblick auf eine ihrer wichtigsten Wirkungen – die „Klarheit" von Empfindungen – in ein Attribut psychischer Inhalte verwandelt. Bezüglich des theoretischen Inhalts nahm man vor allem an der Aufteilung in elementare und komplexe psychische Inhalte Anstoß. Dabei setzte die Kritik überwiegend an den elementaren Inhalten ein und negierte teilweise deren Existenz, was besonders prägnant in der verbreiteten Kennzeichnung des Wundtschen Ansatzes als Elementenpsychologie zum Ausdruck kommt.

Man kritisierte nicht nur Wundts Psychologie, sondern auch den von ihm propagierten und zunächst durchgesetzten psychophysischen Parallelismus. Dieser war (einmal abgesehen von der Beschränkung auf die assoziative Funktionsebene) insofern dualistisch, als er aus der Unvergleichbarkeit von Empfindungsqualitäten und Hirnprozessen auf die Unmöglichkeit schloß, erstere durch letztere zu erklären – ein auch heute noch vielfach akzeptierter Schluß. Aber er lehnte eine kausale Abhängigkeit zwischen Physischem und Psychischem ab, und daran entzündete sich die Kritik. Neben einer Minderheitsmeinung, die sich im Sinne des Epiphänomenalismus für eine einseitige kausale Abhängigkeit des Psychischen vom Physischen aussprach, findet sich um die Jahrhundertwende ein Mehrheitsvotum zugunsten der Theorie der psychophysischen Interaktion, wonach nicht nur psychische Prozesse von Hirnprozessen kausal abhängig sind, sondern auch das Umgekehrte der Fall ist. Diese interaktionistische Wende ist zwar nicht völlig deterministisch, aber doch im Sinne einer statistischen Korrelation mit dem Übergang zu einem neuen Typus zweistufiger Psychologie verknüpft.

Die hier vorgeführte Liste der Einwände gegen Wundt ist unvollständig und spart z.B. die Kritik an der Gleichsetzung von „psychisch" und „bewußt" aus, die mit völlig verschiedener Zielsetzung von Sigmund Freud und von John B. Watson – dem Begründer des Behaviorismus – vorgetragen wurde. Auch suggeriert sie eine Einheitlichkeit der Gegenpositionen, die so nicht gegeben war. Vielmehr hatte die Zurückweisung der Wundtschen Psychologie den Zerfall dieser Wissenschaft in „Schulen" oder „Systeme" zur Folge, die einander bekämpften. Deren Vielfalt zu erfassen, ist nicht unsere Aufgabe. Jedoch sollen wenigstens zwei Typen zweistufiger Konzeptionen vorgestellt werden.

Die erste ist als Grazer Schule bekannt geworden, da sie durch den in Graz tätigen Philosophen Alexius Meinong angeregt wurde. Ihr Grundgedanke ist ein Prinzip der doppelten Repräsentation: Aus Empfindungen können einerseits direkt Vorstellungen entstehen, andererseits werden aus den so entstandenen „Sinnesvorstellungen" Vorstellungen zweiter Ordnung „produziert", die relationale und gestalthafte Eigenschaften haben. Von den Empfindungen unterscheiden sich die Vorstellungen insofern, als sie sich als geistige Akte auf extramentale Gegenstände beziehen. Hier wird also – anders als bei Brentano – ein Unterschied zwischen „Inhalt" und „Gegenstand" gemacht: Das Vorstellen erfaßt durch seinen Empfindungsinhalt seinen Gegenstand, es ist in Empfindungen „fundiert", ohne sich (wegen seines relationalen Charakters) vollständig in sie auflösen zu lassen. Die Empfindungen dachte man sich, ganz auf der Linie der damaligen Physiologie, als vollständig und unmittelbar durch die Tätigkeit der Sinnesorgane determiniert, wenn auch zentral repräsentiert. Dagegen ist die Vorstellungsproduktion im wesentlichen optional und erfahrungsabhängig, dennoch soll sie ebenso naturgesetzlich durch Hirnvorgänge realisiert werden wie die Empfindung. Der damalige Zustand der Physiologie erlaubte es freilich nicht, die hierfür zuständigen Hirnvorgänge näher zu spezifizieren. In psychologischer Hinsicht fällt die Vorstellungsproduktion im wesentlichen mit der willkürlichen Aufmerksamkeit zusammen und erweist damit eine gewisse Affinität zum Wundtschen Apperzeptionsbegriff, der ebenfalls die aktive Seite der Aufmerksamkeit zum Ausdruck bringen sollte.

Vielleicht gerade deswegen, weil sie sich in ihrer Konzeption einer zweistufigen Verarbeitung – peripher determinierte, obligatorische Verarbeitung elementarer Merkmale, zentral determinierte, optionale Produktion komplexer Merkmale – auf einer Linie befand, die noch heute dem psychologischen *common sense* entspricht, ist die Grazer Schule weitgehend in Vergessenheit geraten. Dagegen ist die Erinnerung an die Würzburger Schule noch recht lebendig, obwohl sie kein theoretisch kohärentes „System" herausgebildet hat. Die Schüler ihres Begründers Oswald Külpe entwickelten nach dessen 1908 erfolgtem Weggang aus Würzburg jeweils ihre eigenen theoretischen Konzeptionen, zwischen denen ganz allgemein, aber nicht in der konkreten Durchführung gewisse Konvergenzen bestehen. In unserem Zusammenhang sind vor allem die Auffassungen von Karl Bühler und Otto Selz von Interesse.

Die ursprüngliche „Entdeckung", die zur Formierung der Würzburger Schule geführt hat, bestand in der Existenz unanschaulicher Vorstellungen. Sie war ein Ergebnis der „Relaxation" der Wundtschen Anforderungen an das Experiment. Die Versuchspersonen wurden z.B. gefragt, was Kant unter „transzendentaler Apperzeption" verstanden habe, und sollten anschließend berichten, was in ihnen während der Suche nach der Antwort vorgegangen sei. Häufig konnten sie überhaupt keine psychischen Inhalte konstatieren, zumindest keine Inhalte von jener quasi-sensorischen Natur, die seit Aristoteles als konstitutiv für den Begriff der Vorstellung angesehen worden waren. Jedoch wurde dieses „Ergebnis" keineswegs allgemein anerkannt, und außerhalb Würzburgs konstatierte man z.B. bei der Beantwortung von Denkproblemen Spannungserlebnisse, die in die Kategorie der kinästhetischen Vorstellungen eingeordnet wurden. Als *imageless thought controversy* in den USA rezipiert und weitergeführt, hat die Tatsache, daß je nach „Schulrichtung" der „Chefs" die introspektiven Berichte ganz verschieden ausfielen, entscheidend zur Diskreditierung der Introspektion als psychologischer Erkenntnisquelle und bei J.B. Watson auch des Bewußtseinsbegriffs beigetragen. Die weit weniger für theoretische Erwartungshaltungen anfällige Wundtsche Variante der Introspektion ist dabei in Vergessenheit geraten.

Von dem bloß negativen Befund der Unanschaulichkeit von Denkerlebnissen geht man unter den Würzburgern bald zu deren positiven Charakteristik und theoretischen Einordnung über. August Messer bringt 1912 die Dichotomien Akt/Inhalt und unanschaulich/anschaulich in Parallele, indem er Akte als unanschauliche und Empfindungen als anschauliche Bewußtseinselemente kennzeichnet; neben diesem deskriptiven Unterschied sind Akte funktional durch gegenständliche Gerichtetheit und dynamische

Wirkung auf den Ablauf von Erlebnissen gegenüber den Inhalten, die als „nur vorhanden" erlebt werden, ausgezeichnet.

Für Karl Bühler (1907) sind Gedanken »irreduzible Einheiten der Denkerlebnisse« und als solche vor allem durch Regelbewußtsein gekennzeichnet. Gemeint ist damit nicht, daß »an die Regel gedacht wird«, sondern das Denken eines Gegenstands »in einer Regel«, also etwa als Anwendungsfall oder Herkunftsbestimmung einer Regel. Das Regelbewußtsein ist »ein Gedanke, in dem bestimmte Gegenstände, die der Logiker als Gesetze bezeichnet, adäquat gedacht werden«. Als Wahrnehmungspsychologe hat Bühler mit nur unwesentlichen Modifikationen an der überlieferten zweistufigen Konzeption festgehalten. Es gibt Empfindungen, die den „Stoff" für die „Form" der Wahrnehmung bereitstellen, die im Gegensatz zur Empfindung „darstellende", d.h. repräsentationale Funktion hat. Die letztere wird allerdings nicht mehr, wie bei Helmholtz, durch unbewußte Denktätigkeit, sondern durch einen auf das Ganze gerichteten Auffassungsakt realisiert.

In der Würzburger Schule nimmt Otto Selz insofern eine Sonderstellung ein, als er sich von dem letztlich bewußtseinsdeskriptiven Akt/Inhalt-Schema gelöst und den Begriff der Operation in den Mittelpunkt zumindest der Denkpsychologie gerückt hat. Und zwar definiert er „intellektuelle Operationen" als »nur z.T. bewußte, wiederholbare Gesamtprozesse, die als Ganzes einer Zielsetzung zugeordnet sind« (Selz, 1922, S. 373). Ziele sind bei Selz als „Schemata" repräsentiert – eine funktionale Rolle, die an Wundts Bestimmung der „Gesamtvorstellung" als Ausgangspunkt der apperzeptiven Analyse erinnert; auch ist die „Zuordnung" von Operationen zu Zielen ein Begründungs-, nicht ein physischer Ursache-Wirkungs-Zusammenhang. Insofern nimmt Selz Wundts Programm einer Kognitionstheorie „von oben" auf, allerdings in methodisch anderer Absicherung, aufgrund der Inhaltsanalyse von Selbstbeobachtungsprotokollen, also mit Hilfe der von Wundt verpönten experimentellen Untersuchung des „geordneten Denkverlaufs". Auch Selz kombiniert die Analyse „von oben" mit einem Zugang zur Kognition „von unten". Hierher gehört sein Gedanke, daß hoch überlernte intellektuelle Operationen „reflexartig" durch auslösende Bedingungen aktiviert werden, und seine Beschreibung der Antizipation von Zielen auf dem Wege der „Komplexergänzung", d.h. der Ausfüllung von Lücken in einem Zielschema – ein Konzept, das an Wundts Begriff der Assimilation erinnert.

Insgesamt hat die Würzburger Schule eine prononciert zweistufige Perspektive auf kognitive Prozesse eingenommen. Dagegen wird man bei ihren Vertretern vergeblich eine Stellungnahme dazu suchen, wie man sich die Realisierung kognitiver Prozesse durch das Gehirn vorzustellen habe. Eine Ausnahme bildet allenfalls Selz, der „von unten" angeregte kognitive Prozesse gerne in Ausdrücken der Reflexphysiologie beschreibt; aber die physiologischen Analogien enden bei ihm, wenn es sich um die Aktivierung von Operationen durch Ziele handelt. Fast ausnahmslos stellt man in der auf Wundt folgenden und gegen ihn gerichteten deutschen Psychologie auffallende Zurückhaltung in bezug auf physiologienahe Theoriebildung fest. Dies dürfte gerade auf einen wissenschaftlichen Fortschritt zurückzuführen sein, nämlich die Einbeziehung höherer kognitiver Prozesse in die experimentelle Analyse. Ein vergleichbarer Fortschritt vollzog sich etwa gleichzeitig in der Physiologie, nur ging er in andere Richtung: Man entwickelte erstmals brauchbare Methoden zur elektrophysiologischen Erforschung der Gehirntätigkeit und emanzipierte sich damit von der „subjektiven Sinnesphysiologie", die bis dahin der einzige methodische Zugang zu einer Physiologie der Kognition gewesen war. Man operierte also in der Psychologie und in der Physiologie auf ganz unterschiedlichen Ebenen der Analyse, und dies machte es praktisch unmöglich, einen an die Empirie der beiden Wissenschaften anknüpfenden Diskurs zum Geist-Gehirn-Problem aufrechtzuerhalten, wie er bis zum Ende des 19. Jahrhunderts selbstverständlich gewesen war.

3.6 Wolfgang Köhler und der psychophysische Isomorphismus

Die einzige Ausnahme von der physiologie-neutralen Entwicklung in der nach-Wundtianischen Psychologie bildet die Berliner Schule der Gestaltpsychologie. Sie entwikkelte eine kompromißlos einstufige, in vielem an Fechner erinnernde Konzeption. In der Regel wird das „Dreigestirn" Max Wertheimer, Kurt Koffka und Wolfgang Köhler als Begründer der Gestaltpsychologie benannt, tatsächlich wurden aber ihre für das Gehirn-Geist-Problem relevanten Gesichtspunkte im wesentlichen durch Köhler herausgearbeitet, so daß wir uns auf ihn beschränken können.

Heute ist kaum noch nachzuvollziehen, in welchem Maße der Jargon der Ganzheit als intellektuelles „Leitfossil" die erste Hälfte unseres Jahrhunderts vor allem in Deutschland beherrscht hat. Praktisch in allen wissenschaftlichen Disziplinen traten „Ganzheitslehren" hervor; besonders anfällig war aber die Psychologie. Wohl keine psychologische Richtung – mochte sie auch in der konkreten Durchführung noch so mechanistisch orientiert sein – hat es versäumt, „sich zum Ganzheitsprinzip zu bekennen". Obwohl von allen diesen Ganzheitsrichtungen heute nur noch die Gestaltpsychologie außerhalb der professionellen Historiographie der Psychologie einen gewissen Bekanntheitsgrad hat, befand sie sich nicht etwa im Hauptstrom des damaligen „Ganzheitsdenkens", sondern nahm eine ausgesprochene Sonderstellung ein, und zwar aus zwei Gründen.

Erstens: die nüchterne, ohne Abstriche an den üblichen Standards der wissenschaftlichen Begriffs- und Theoriebildung vorgenommene Auffassung des Gestaltprinzips. Während man anderwärts das „Wesen" der Ganzheit gerade in ihre Unanalysierbarkeit setzte, meint „Gestalt" – so wie der Begriff von Köhler und seinen Kollegen verwendet wurde – immer „gegliederte" und damit analysierbare Ganzheit. Definiert sind Gestalten durch die erstmals von Christian v. Ehrenfels (1890) angegebenen Kriterien der Transponierbarkeit und der Ganzbestimmtheit der Teile (auch eher mißverständlich als „Übersummativität" bekannt). Eine Melodie z.B. bleibt in verschiedenen Tonarten dieselbe, sie ist transponierbar, und ein Ton wird nur dadurch zur Tonika, Dominanten usw., daß er in der jeweils definierten Tonart als solcher auftritt. Zwar sind die Ehrenfels-Kriterien theorieneutral (und wurden von ihrem Entdecker selbst im Sinne einer zweistufigen Konzeption interpretiert), aber gerade deswegen können sie quasi als operationale Definition der empirischen und theoretischen Analyse gestalthafter Repräsentationen zugrunde gelegt werden.

Zweitens: die naturalistische Durchführung des Gestaltprinzips. Alle anderen „Ganzheitspsychologien" schränkten das Prinzip der Ganzheit entweder auf die psychische Ebene ein oder schrieben doch wenigstens den psychischen Prozessen eine „höhere", physiologisch oder gar physikalisch nicht erklärbare Ganzheit zu. Mit solchen dualistischen Ansätzen vergleiche man den Titel von Wolfgang Köhlers (1924) Pionierwerk *Die physischen Gestalten in Ruhe und im stationären Zustand* – die physischen, nicht die psychischen! Köhler führt hier die These durch, daß die Hirnprozesse selbst den Ehrenfels-Kriterien genügen und damit Gestalten sind, und zwar aufgrund ihrer physikalisch-chemischen Eigenschaften. Akzeptiert man diese These, dann fällt jede Notwendigkeit eines vitalistischen oder psychischen „Ganzheitsfaktors" weg, und man gelangt, wie Fechner, zu einem identitätstheoretischen – von Köhler in die Formel »Denn was innen, das ist außen« gefaßten – „Physikalismus von oben". Man handelt sich damit das Problem ein, wie physikalische Prozesse „mit Innenseite" von bloß „äußeren" unterschieden werden können, und in der Tat hat Köhler gelegentlich mit dem Gedanken gespielt, auch die unbelebte Materie könne phänomenale Eigenschaften aufweisen. Im allgemeinen beschränkt er jedoch seine identitätstheoretische Konzeption auf das „psychophysische Niveau", d.h. auf jene Prozesse in der Großhirnrinde, von denen aus der Erfahrung bekannt ist, daß sie notwendige Bedingung für das Auftreten phänomemaler Eigenschaften sind.

Köhler limitiert und präzisiert Fechners Identitätstheorie, indem er sie auf Struktureigenschaften einschränkt, qualitative Eigenschaften – speziell Empfindungsqualitäten – aus ihr eliminiert und dadurch Identität zwischen Psychischem und Physischem (und nicht nur eine ein-eindeutige Beziehung) erreicht. Das so gewonnene Prinzip des psychophysischen Isomorphismus – es behauptet die Strukturidentität psychischer und physischer Zustände auf dem psychophysischen Niveau – läßt sich am besten an einem Beispiel verdeutlichen. Wenn wir ein Dreieck sehen, so muß es einen Hirnzustand geben, der sowohl die drei Ecken als auch ihre Anordnung enthält, und zwar nicht in einem „abstrakten", symbolischen Code, sondern in genau der analog-räumlichen Struktur, die im Wahrnehmungsinhalt präsent ist, wobei aber alle Arten von Transformationen zugelassen sind (Köhlers Beispiel: wie etwa durch Dehnung eines Gummibandes), die die geometrische Anordnung intakt lassen. Oder einfacher ausgedrückt: Gesehene Figuren sind gleichzeitig und in derselben Form im Geist wie im Gehirn.

Schon zur Zeit ihres Entstehens, mehr noch aber heute widerspricht die isomorphistisch präzisierte Identitätstheorie verbreiteten Denkgewohnheiten. Sie kann sehr wohl falsch sein – Köhler hat sie für prinzipiell empirisch überprüfbar gehalten – aber ihre Falsifikation setzt einen richtigen Begriff von ihr voraus. Daher mögen zwei verbreitete, aber auf unzureichender Kenntnis beruhende Einwände kurz berührt werden. Der eine unterstellt Köhlers Theorie eine Homunculus-Konzeption der Wahrnehmung. Mit der Strukturidentität zwischen Wahrnehmungsinhalt und Hirnprozeß sei nichts gewonnen, da man – um z.B. ein corticales Dreieck als solches zu erkennen – einen „kleinen Mann im Gehirn" benötige, der eben jenes Dreieck „betrachtet", als ob es ein äußeres Objekt wäre. Aber der psychophysische Isomorphismus besagt nicht, daß die Wahrnehmung die corticale Struktur zum Inhalt hat; vielmehr hat sie das jeweilige äußere Objekt aufgrund der corticalen Struktur zum Inhalt. Das Erkennen läßt sich auf isomorphistischer Basis z.B. durch Resonanz erklären, ohne daß ein innerer Betrachter in Anspruch genommen werden müßte. Ein anderer Einwand hält die Theorie bereits für widerlegt, indem er auf die nicht-analoge Natur „des" neuralen Codes, z.B. des Frequenzmusters von Aktionspotentialen hinweist. Tatsächlich unterstellt die Theorie jedoch nicht, daß die psychophysisch (d.h. für das Entstehen phänomenaler Strukturen) relevanten Prozesse auf dem Niveau einzelner Neuronen angesiedelt sind; vielmehr avisiert sie großräumige Integrationsprozesse etwa von der Art, wie sie heute unter dem Stichwort „kohärente Erregung von Neuronenverbänden" erforscht werden. Allgemeiner fordert sie, die „Korngröße" der Erforschung des psychophysischen Niveaus so zu wählen, daß die „Phänomene bewahrt werden". Das heißt, die Eigenschaften des phänomenalen Erlebens sollen ohne reduktionistische Abstriche als das zu Erklärende akzeptiert werden. In der Auswahl des zu Erklärenden kommt der Psychologie ein methodologischer Vorrang gegenüber der Physiologie zu. Daher muß man Köhlers Psychologie kennen, wenn man sein Isomorphismus-Prinzip verstehen will.

Obwohl die Gestaltpsychologie durchaus die Existenz unbewußter psychischer Prozesse akzeptiert, ist das phänomenale Bewußtsein für sie unentbehrliche Erkenntnisquelle der Psychologie. Daraus folgt aber nicht, daß sich die Psychologie der Introspektion zu bedienen habe. Gefordert ist vielmehr die Verwendung einer „neutralen", von theoretischen Vorannahmen möglichst freien Beobachtungssprache. So ist es z.B. unangemessen, auf dem Niveau der Beobachtung von „Scheinkontur", „Scheinbewegung" usw. zu sprechen, wenn die entsprechenden Phänomene von „wirklicher" Kontur, Bewegung usw. nur durch Kenntnis ihrer Entstehungsbedingungen, nicht aber aufgrund des Phänomenbestandes selbst unterschieden werden können. Die Prädikate der neutralen Beobachtungssprache sind nicht isolierte Sinnesqualitäten, sondern Eigenschaften von Gegenständen, Personen und Ereignissen in der realen Außenwelt, so wie sie uns in den Phänomenen gegeben sind.

Allgemeinstes Ergebnis der Anwendung der phänomendeskriptiven Methode ist die Zurückweisung des – von Köhler als „Konstanzannahme" bezeichneten – Prinzips der zweistufigen Psychologie, wonach auf einer ersten Stufe der Verarbeitung eine feste Zuordnung zwischen dem Erregungsmuster an der Peripherie und dessen corticaler Repräsentation besteht, die phänomenal als „reine" oder „einfache" Empfindung gegeben ist und erst in einem zweiten Verarbeitungsschritt auf reale Gegenstände bezogen wird. Ein solches „Empfindungsmosaik" ist jedoch nach Köhler niemals Inhalt der unmittelbaren Erfahrung, ebensowenig wie die unterstellte zweistufige Verarbeitungssequenz. Phänomenale Repräsentationen – so würde man sich heute ausdrücken – richten sich grundsätzlich auf distale Gegenstände und nicht auf proximale Erregungsmuster. Schon zu Köhlers Zeit war allerdings bekannt, daß die corticale Repräsentation des visuellen Systems retinotop organisiert ist. Dieser Befund würde aber nur dann zur Beibehaltung der „Konstanzannahme" zwingen, wenn die retinotope Organisation nicht nur physiologisch, sondern auch „psychophysisch", d.h. auf der Ebene des phänomenalen Erlebnisses realisiert wäre. Akzeptiert man die empirischen Ergebnisse der Gestaltpsychologie, so ist dies nicht der Fall. Daraus folgt, daß retinotop organisierte Karten nicht zum psychophysischen Niveau gehören, sondern ihm vorgelagert sind.

Zu suchen ist also ein Organisationsmodus des psychophyischen Niveaus, der das Prinzip der retinotopen Organisation transzendiert. Köhler schlug die folgende Lösung vor. Das psychophysische Niveau, so meinte er, funktioniert nicht nach Art einer „Maschine", sondern nach dem Prinzip der „freien" Selbstverteilung elektrischer Ladungen in einem Elektrolyten. Sieht man von zeitgebundenen Momenten seiner Konzeption, wie etwa der Negierung der Neuronentheorie ab, so läßt sie sich als Votum für eine Theorie der dynamischen Selbstorganisation des psychophysisch relevanten corticalen Geschehens beschreiben. Maschinelles und selbstorganisierendes Geschehen unterscheiden sich hinsichtlich Herkunft und Anzahl der Freiheitsgrade: wenige, extern „auferlegte" Freiheitsgrade bei der Maschine, viele, intern sich entwickelnde beim selbstorganisierenden System. Der Unterschied fällt nicht etwa mit der Dichotomie „anorganisch/organisch", sondern weit eher mit dem Gegensatz „künstlich/natürlich" zusammen; denn grundsätzlich stehen alle materiellen Systeme, denen kein „Zweck" zugeordnet werden kann, unter ihrer eigenen Systemdynamik, die sich allerdings nur in geschlossenen Systemen frei entwickeln kann. Dementsprechend beschreibt Köhler die sensorischen Afferenzen als zwar unentbehrliche, aber letztlich die Anzahl der Freiheitsgrade reduzierende „Randbedingungen" für die freie Systemdynamik auf dem psychophysischen Niveau. Köhler hat den Gedanken der freien Erregungsverteilung vor allem zur Erklärung des Gestaltprinzips der Ganzbestimmtheit der Teile in Anspruch genommen und dabei die philosophische Problematik einer „Kausalität von oben" durchaus gesehen. Infolgedessen ersetzte er den anstößigen Begriff des Ganzen durch den des Feldes, als eines Systems, dessen Dynamik durch abgestufte lokale Interaktionen zwischen sämtlichen „Punkten" vermittelt ist. Die Untersuchung komplexer Systeme dieser Art ist heute wieder sehr aktuell.

3.7   Symbolverarbeitung und Neurokognition

In der deutschsprachigen „klassischen" Psychologie gibt es offenbar mindestens zwei „Traditionslinien" (Scheerer, 1991). Die eine, einstufige, führt von Fechner zur Gestalttheorie Wolfgang Köhlers, die andere, zweistufige, von Helmholtz zu den verschiedenen Varianten der Kombination von psychischen Inhalten mit psychischen Produktionen, Akten und Operationen. Unser Überblick konnte nicht vollständig sein. Auf der einstufigen Seite wären noch Physiologen wie Ewald Hering, Biologen wie Richard Semon und Psychiater wie Eugen Bleuler einzubeziehen; die zweistufige Linie ist durch die gesamte Psychologie zwischen den beiden Weltkriegen, sofern sie nicht der Gestalttheorie verpflichtet war, vertreten. Ohne daß für jede einzelne Theorie der detaillierte Nachweis geführt werden konnte, stellte sich eine Korrelation zwischen Psychologie und Stellungnahme zum Geist-Gehirn-Problem heraus: Einstufige Kognitionstheorie geht mit Monismus, zweistufige Psychologie mit Dualismus einher.

Allen von uns referierten Ansätzen ist gemeinsam, daß sie vor Beginn des Computerzeitalters entstanden sind und nach dessen Eintritt entweder schon längst Geschichte waren oder – wie die Berliner Gestalttheorie – ihren schöpferischen Höhepunkt überschritten hatten. Der programmierbare Elektronenrechner ist nicht nur ein bequemes Werkzeug der Wissenschaft – als solches würde er ihr äußerlich bleiben –, sondern er beeinflußt in steigendem Maße ihre Erkenntnismöglichkeiten und ihre Theoriebildung, und zwar auf mindestens zwei Ebenen: Erstens ermöglicht er die Simulation von komplexen, unter vielen Freiheitsgraden operierenden Systemen – Systeme der Art also, wie sie z.B. von der Gestalttheorie als „selbstorganisierend" beschrieben worden sind. Und zweitens haben seine Funktionsweise und seine Leistungen manche Forscher(innen) dazu veranlaßt, ihm Eigenschaften des menschlichen Denkens zuzuschreiben und daraus eine allgemeine Kognitionstheorie abzuleiten. Der zuletzt genannte Gesichtspunkt ist in dem Schlagwort „Künstliche Intelligenz" niedergelegt, das in einer „starken" Variante die Überzeugung ausdrückt, daß progammierbare Elektronenrechner nicht nur eine Theorie des menschlichen Denkens zur Verfügung stellen, sondern selbst denken. Vor allem unter dem Eindruck der Künstlichen Intelligenz haben sich in den letzten zwanzig Jahren eine ganze Reihe von früher jeweils für sich vorgehenden Disziplinen unter dem Stichwort „Kognitionswissenschaft" zu einem interdisziplinären Forschungskomplex zusammengeschlossen, der inzwischen an vielen führenden Universitäten mit eigenen Instituten vertreten ist.

Bezüglich der Grundlagenprobleme der Kognitionswissenschaft besteht seit etwa 10 Jahren eine Kontroverse, die unter anderem auch gegensätzliche Positionen zu den Fragen umfaßt, über deren historische Dimension soeben berichtet worden ist. Das ist insofern etwas überraschend, als die aktuelle kognitionswissenschaftliche Kontroverse um eine Frage kreist, die historisch gar nicht gestellt werden konnte, die Frage nämlich, ob es legitim und notwendig ist, das Funktionieren der Kognition nach Art eines programmierten Elektronenrechners zu erklären. Durch die Theorie der Symbolverarbeitung wird diese Frage mit „ja" beantwortet. Die Gegenposition ist unter verschiedenen Namen bekannt: Konnektionismus, Theorie der verteilten Parallelverarbeitung, neurale Netzwerkmodellierung. Diese Namensvielfalt reflektiert auch sachliche Differenzen – nicht bezüglich der ablehnenden Stellungnahme zur Symbolverarbeitungstheorie, sondern hinsichtlich der Frage, ob in der Modellierung reale (und nicht nur extrem idealisierte) Eigenschaften der neuralen Verarbeitung erfaßt werden. Im gegenwärtigen Kontext ist nur eine Modellierung mit dem Anspruch auf „neurale Realität" von Interesse. Um dies möglichst scharf herauszustellen, verwenden wir den Sammelbegriff „neurokognitive Theorie" und meinen damit die modelltheoretische und empirische Untersuchung kognitiver Prozesse, soweit sie durch das „natürliche" Gehirn realisiert werden, und zwar nach grundsätzlich anderen Prinzipien als denen des programmierten Elektronenrechners.

Da die nun folgende Darstellung häufig den Begriff der Repräsentation heranziehen muß, wollen wir ihn vorweg kurz erläutern. Im historischen Abriß wurde der Begriff „Vorstellung" verwendet, und zwar in zwei verschiedenen Bedeutungen. Zum einen bezeichnet er dasjenige, was wir meinen, wenn wir umgangssprachlich von „Vorstellung" reden, nämlich einen Wissens- oder Gedächtnisinhalt, den wir „im Kopf" haben, wobei hier gerade nicht die sinnliche Erkenntnis gemeint ist. Zum anderen steht er aber auch für jeglichen kognitiven Zustand, der sich auf äußere Gegenstände bezieht und als Träger von Bedeutung auftreten kann, also auch für Wahrnehmungen. Der Begriff der Repräsentation, wie er von der Kognitionswissenschaft verwendet wird, unterstellt die zweite, weitere Bedeutungsvariante. Interne Repräsentation sind Zustände eines Systems, die sich auf externe Zustände beziehen.

Nach der Symboltheorie sind natürliche ebenso wie künstliche kognitive Systeme „Syntaxmaschinen". Die universelle „Währung" der Kognition sind Symbole, d.h. diskrete Klassen materieller Zustände, die in ihrer Gesamtheit ein endliches Inventar umfassen und semantisch interpretierbar sind. Interne Repräsentationen bestehen aus solchen Symbolen, und zwar so, daß sie strukturiert, kontextentbunden, intern-semantisch und passiv sind. Strukturiert, weil ihre Bedeutung durch die Bedeutung der sie aufbauenden Symbole und die zu ihrer Kombination angewendeten Regeln eindeutig festgelegt ist; kontextentbunden, weil zumindest die Bedeutung elementarer Symbole konstant ist und nicht von ihrem Kontext abhängt; intern-semantisch, weil jedem Bedeutungsunterschied ein formaler Unterschied entsprechen muß und sich daher interne Repräsentationen mit verschiedener Bedeutung rein systemintern unterscheiden lassen; und passiv, weil Repräsentationen „Daten" sind, die unverändert bleiben, solange nicht mit ihnen operiert wird.

Nach der neurokognitiven Theorie gibt es in natürlichen wie in künstlichen Nervensystemen funktionelle und strukturelle Einheiten – Neuronen –, die exzitatorisch oder inhibitorisch untereinander verknüpft sind. Das „Gewicht" dieser Verbindungen und das von ihnen gebildete Muster ist nicht von vornherein festgelegt, sondern adaptiv modifizierbar. Der Erregungs- bzw. Aktivierungszustand der Verarbeitungseinheiten ist kontinuierlich abgestuft und breitet sich entlang der Verbindungen proportional zu deren Stärke aus. Infolge dieser Funktionsweise sind neurokognitive Repräsentationen holistisch, kontextsensitiv, extern-semantisch und aktiv. Holistisch, weil die Repräsentation nicht durch einzelne Verarbeitungseinheiten, sondern durch deren Verbindungsmuster und die in ihm fließende Aktivierung geleistet wird; kontextsensitiv, weil die holistische Repräsentation zwar einen verschiedenen Beitrag verschiedener Teile zur

Gesamtbedeutung zuläßt, dieser Beitrag aber immer relativ zum Ganzen ist; extern-semantisch, weil notwendige Voraussetzung von Bedeutungsentstehung die adaptiv verarbeitete Einwirkung der Systemumgebung ist; aktiv, weil die bloße Tatsache der Aktivierung eines Musters von Verarbeitungseinheiten ihre repräsentationale Funktion realisiert, ohne daß ein gesonderter Abrufungsvorgang oder dgl. stattfinden muß.

Obwohl die beiden Ansätze Zuständigkeit für die gesamte Kognition beanspruchen, ist jeder von ihnen für bestimmte Typen kognitiver Leistungen besonders erfolgreich. Die Stärke der Neurokognition liegt in der Erkennung, Ergänzung und spontanen Generalisation von Mustern, die Symbolverarbeitung leistet dort am meisten, wo es sich um Problemlösen aufgrund von explizit formulierten Regeln handelt. Diese Präferenzen sind einer verschiedenen Perspektive auf das Verhältnis zwischen Repräsentationen und Regeln geschuldet. In der Symboltheorie sind zumindest die allgemeinen Regeln für die Komposition und Transformation von Repräsentationen vorweg definiert (was nicht ausschließt, daß spezielle Regeln induktiv gefunden werden), während es in der Neurokognition um die nachträgliche Extraktion von verhaltensrelevanten Regelhaftigkeiten aus der jeweiligen Gegenstandsdomäne geht. Eine ähnliche Divergenz besteht bezüglich des Modus der Zielerreichung: Wie „weiß" ein System, daß es ein bestimmtes Ziel erreicht hat? Nach der Symboltheorie aufgrund einer expliziten Zielrepräsentation und einer daran orientierten Bewertung des momentanen Zustands; nach der Neurokognition aufgrund eines spontanen Prozesses der Gleichgewichtseinstellung durch gleichzeitige Erfüllung mehrfacher Randbedingungen. Symbolorientierte Modelle werden demnach durch explizite Regeln und Ziele gesteuert, neurokognitive Modelle benutzen Regelhaftigkeiten und streben implizit nach Zielen.

Kontrastiert man die beiden Ansätze im Hinblick auf die Dichotomie „Symbol"/ „neuronale Aktivierung" oder die genannten Unterschiede in der Auffassung der internen Repräsentation, so hat man zunächst den Eindruck, daß es sich bei beiden um einstufige Konzeptionen wenn auch gegensätzlichen Inhalts handelt. Es gibt jedoch mindestens zwei Gründe für die Annahme, daß die Symbolverarbeitungstheorie notwendig einen zweistufigen Ansatz impliziert. Erstens: Sie beschränkt das Geistige auf die Symbolebene und betrachtet den Gedanken einer nicht-symbolischen, analogen Repräsentation als widersinnig. Dadurch ist sie gezwungen, der Symbolverarbeitung den Prozeß der Transduktion, der „Übersetzung" physikalisch-chemischer Zustandsgrößen in einen Symbolcode vorzuschalten. Dieser soll nicht im Sinnesorgan stattfinden, sondern ist funktional definiert, ohne daß ihm ein fester Ort im Gehirn zugewiesen werden könnte (Pylyshyn, 1984). Aber auch innerhalb der Symbolebene selbst gibt es, zweitens, ein starkes Motiv für eine zweistufige Auffassung. Es besteht in der Frage, wie die systeminterne Semantik Referenz auf systemexterne Gegenstände gewinnt. Vor allem J.A. Fodor (1983) hat die Auffassung vertreten, daß die dazu benötigten Daten durch eine Reihe starr organisierter, informationell voneinander isolierter Eingangsmodule verfügbar gemacht werden. Diese verarbeiten zwar Symbole, aber das in den anderen Modulen und in einem zentralen Anteil des Symbolsystems vorhandene Wissen steht ihnen nicht zur Verfügung. Mißt man Fodors Zweiteilung zwischen Eingangsmodulen und zentralem, allseitig durchlässigen Verarbeitungssystem am tatsächlichen Bestand der psychologischen Forschung, so wird deutlich, daß sich die experimentelle Psychologie vorwiegend mit jenen Prozessen befaßt, die Fodor der modularen Eingangsebene zuweist – was nicht heißt, daß sie seine speziellen Annahmen über deren strikt modulare Organisation teilen muß.

Wenigstens auf der Eingangsseite gibt es in der neurokognitiven Theorie keine immanente Tendenz zu einer zweistufigen Konzeption. Physikalische Größen wirken hier auf Eingangseinheiten und werden von diesen in ebenfalls physikalisch-chemisch zu deutende Aktivierungsstärken umgewandelt. Etwas anders steht es, wenn man die Leistung des gesamten Systems betrachtet. Zwar gibt es innerhalb eines neurokognitiven Systems keine Symbole, aber viele Autoren akzeptieren Smolenskys (1988) Vorschlag, daß in solchen Systemen durch Zusammenwirken zahlreicher „Subsymbole" eine symbolische Funktionsweise entsteht; allerdings als emergente Eigenschaft des gesamten Systems, die keine zusätzliche, separate Verarbeitungsstufe (nach Art der Transduktion) erfordert. Ob hier eine zweistufige Konzeption vorliegt, hängt davon ab, ob starke (d. h. irreduzible) oder schwache Emergenz angenommen wird oder nicht – die Akten darüber sind noch nicht geschlossen.

Die Theorie der Symbolverarbeitung ist auch als Theorie physischer Symbolsysteme (Newell, 1980) bekannt, und dies legt nahe, daß sie eine monistische Stellungnahme zum Geist-Gehirn-Problem einnimmt. Richtig ist daran, daß Symbole grundsätzlich materiell realisiert sein müssen, d. h. sie sind keine immateriellen Entitäten, es gibt keinen „körperlosen" Geist. Substanzdualismus liegt also nicht vor, wohl aber Eigenschaftsdualismus. Die mentale „Software" – und zwar sowohl die funktionale Architektur wie auch die Abarbeitung von Programmen mit algorithmischer Struktur – ist funktional autonom gegenüber der materiellen „Hardware", da sie auf Systemen mit so verschiedenen materiellen Eigenschaften wie dem natürlichen Gehirn und dem Elektronenrechner „laufen" kann. Aber selbst wenn dieses Postulat der multiplen Instantiierbarkeit aufgegeben würde, verbliebe immer noch eine bestimmte, als Funktionalismus bekannte Variante des Eigenschaftsdualismus. Danach sind mentale Zustände weder durch ihre materielle Realisierung noch durch ihre Eigenschaften als Bewußtseinsinhalte, sondern allein durch ihre kausale Rolle in bezug auf andere mentale Zustände definiert. Die dadurch definierte mentale Kausalität entspricht dem Typus des logischen Schließens und soll mit der physischen Kausalität zwar nicht in Widerspruch geraten, aber auch nicht auf sie reduzierbar sein, da mentale Zustände nach ganz anderen Gesichtspunkten zu klassifizieren sind als die sie realisierenden materiellen Zustände.

Für die Neurokognition haben P. M. Churchland (1989) und P. S. Churchland (1986) eine monistische Perspektive auf das Geist-Gehirn-Problem formuliert, und zwar in Form des Eliminations-Materialismus. Dieser konstatiert das Fehlen einer konsistenten Beziehung zwischen alltagspsychologischen Verhaltenserklärungen und neurowissenschaftlichen Theorien und schließt daraus, daß mentale Eigenschaften nicht in das wissenschaftliche Weltbild integriert werden können. Jedoch wird sich die Entscheidung für oder gegen eine identitätstheoretische Position nicht an der Psychologie des „Mannes auf der Straße", sondern an den begrifflichen Kategorien und substantiellen theoretischen Problemen der wissenschaftlichen Psychologie zu orientieren haben. Tut man dies, so erscheint die Annahme der Geist-Gehirn-Identität mit der neurokognitiven Theorie verträglich, vorausgesetzt, man findet eine gemeinsame Beschreibungsebene für Geistiges und Materielles.

Zwischen den historischen Traditionslinien und der aktuellen theoretischen Auseinandersetzung zwischen Symbolverarbeitungstheorie und neurokognitiver Theorie gibt es, dies sei eingeräumt, zwei Bruchstellen. Die eine ist uns schon bekannt. Sie besteht in der Erfindung des programmierbaren Elektronenrechners und ihren Konsequenzen. Für die Symboltheorie liefert er erstmals den Nachweis, daß formale Symbolverarbeitung ausreichend ist, kognitive Prozesse zu erklären; daraus folgt, daß Symboltheoretiker Anhänger der „starken" Version von Künstlicher Intelligenz sein können. Die neurokognitive Theorie wurde in ihren Anfängen zwar durch den Aufbau von Elektronenrechnern aus logischen Schaltelementen und deren Parallelisierung mit Nervenzellen beeinflußt – gemäß dem jetzt veralteten Schlagwort vom „Elektronengehirn" –, aber sie hat sich im wesentlichen von der Vorstellung vom Gehirn als einem Computer gelöst und benutzt ihn nur zum Zwecke der Simulation. Die zweite Diskontinuität besteht darin, daß die klassische Psychologie gewohnt war, die Begriffe „mentale" und „bewußte" Repräsentation gleichzusetzen – *notabene* ohne deswegen eine subjektivistische Forschungsmethodik zu praktizieren! Dagegen sind für die heutige Kognitionsforschung mentale Repräsentationen nicht notwendigerweise bewußt. Das obligatorische „Ausgehen vom Bewußtsein" hat durchaus Implikationen für die spezifischen Gesichtspunkte, unter denen die Debatten zwischen ein- und zweistufiger Konzeption der Kognition stattfinden. Köhlers Polemik gegen die „Konstanzannahme" setzt z.B. voraus, daß deren Anhänger die Empfindungen (als Produkte lokaler Erregung) auf dem psychophysischen Niveau lokalisiert sein ließen. Aber die allgemeine Struktur des Problems bleibt die gleiche, wenn – wie durch die Symboltheorie – umgekehrt das Bewußtsein als definierende Eigenschaft mentaler Zustände und Prozesse ausgeschaltet wird. Auch dann wird durch die Annahme von Transduktion und modularer Eingangsebene eine zweistufige Architektur der Kognition postuliert.

Als Produkte der Computerrevolution sehen Symboltheorie und Neurokognition ihre historischen Vorläufer in der Regel nicht in der Psychologie. Die Symboltheorie wendet sich an die Geschichte der Mathematik und Logik. Nicht ganz zu Unrecht, denn der Gedanke, Kognition als formale Symbolverarbeitung zu erklären, wurde erstmals von G. W. Leibniz im Rahmen seiner Bemühungen um eine neue Grundlage der Logik gefaßt, und Leibnizens Theorie der „symbolischen Kognition" hat in der Psychologie keine Spuren hinterlassen. Unter den Autoren, die in unserer historischen Skizze vorkommen, wird nur Otto Selz als „Vorläufer" des Symbolansatzes gewürdigt (Newell & Simon, 1972). Von neurokognitiver Seite verweist man auf einige frühe Ansätze zu Netzwerktheorien in der Physiologie und sieht sich, was die Psychologie betrifft, als Erbe des Behaviorismus – einer psychologischen Richtung, die zwar mit dem Konzept der Assoziation gearbeitet hat, aber in ihrem Hauptstrom gerade die Problematik der Kognition aus der Psychologie verbannen wollte.

Was die heutige und die klassische Problematik der Kognition miteinander verbindet, sind jedoch nicht einzelne Begriffe und Theorien, sondern die Problematik selbst – die Tatsache, daß Kognition sowohl einstufig als auch zweistufig erklärt wurde und wird, und daß ihre Realisierung durch das Gehirn sowohl monistisch als auch dualistisch konzipiert wurde und wird. Richtet man dergestalt den Blick auf Grundlagenpobleme statt auf einzelne Theorien, dann werden historische Zusammenhänge sichtbar, die bei einer mehr aufs Einzelne gerichteten Rezeption verborgen bleiben. Sie sollen hier kurz resümiert werden, und zwar vor allem unter den Gesichtspunkten der allgemeinen Struktur von Kognition und Gehirn und den Dimensionen mentaler Repräsentation.

Voraussetzung dafür, Kognition aus der Tätigkeit des Gehirns als eines physikalisch-chemischen Systems abzuleiten, ist ein „makroskopisches", auf das System und nicht auf dessen lokale Komponenten abzielendes Verständnis der Gehirntätigkeit. Diese Linie wurde erstmals von Fechner eingenommen und über von uns nicht im einzelnen verfolgte Zwischenstufen durch die Gestalttheorie wiederbelebt. Tatsächlich weist diese zahlreiche Übereinstimmungen mit dem neurokognitiven Ansatz auf, wobei vor allem das Prinzip der selbsttätigen Herausbildung von Gleichgewichtszuständen auf dem Wege der gleichzeitigen Erfüllung mehrerer Randbedingungen hervorzuheben ist (Scheerer, 1994).

Obwohl Fechner den Begriff der mentalen Repräsentation (traditionell ausgedrückt: der „Vorstellung") nicht thematisiert hat, verdanken wir ihm eine wichtige Voraussetzung für eine einstufige Konzeption der Repräsentation: den Gedanken, daß „Erinnerungen" in Form von Resonanzmustern gespeichert sind, die durch neue Sinneseindrücke automatisch reaktiviert werden, wobei diese an die schon vorhandenen Muster angeglichen werden. Dieser Gedanke wird in Wundts Konzept der Assimilation weiterverfolgt, vor allem im Hinblick auf seine Konsequenzen für eine korrekte Beschreibung von mentalen Repräsentationen, die dem sensorischen Erkennen zugrunde liegen. Diese sind nämlich sowohl aktiv als auch kontextsensitiv. Gegen die von Wundt angenommene Auflösbarkeit solcher Repräsentationen in lokale Elemente hat dann die Gestalttheorie ihr Prinzip der holistischen (vom Ganzen her bestimmten) Repräsentation gesetzt und in Form von Köhlers Feldprinzip die Wechselwirkung zwischen lokalen Bestandteilen von Repräsentationen als Realisierung der Ganzbestimmtheit vorgeschlagen.

Man sieht: Die von der Neurokognition hervorgehobenen Voraussetzungen für eine einstufige Konzeption mentaler Repräsentation sind in der hier herausgearbeiteten Traditionslinie schon vorzufinden, mit der einzigen Ausnahme der externen Semantik. Tatsächlich ist der Gestalttheorie immer wieder ihre „endogene" Ausrichtung vorgeworfen worden, d.h. die Ableitung der Dynamik mentaler Repräsentationen aus einer „autochthonen", von innen her bestimmten Dynamik der Gehirnprozesse. Ohne im einzelnen nachprüfen zu wollen, inwieweit dieser Vorwurf berechtigt ist, müssen wir einräumen, daß die Entstehung kontextsensitiver, aktiver und holistischer Repräsentationen unter dem Einfluß der Systemumgebung erst durch die neurokognitive Theorie theoretisch begreiflich gemacht werden konnte, und zwar mit Hilfe der Computersimulation. Leitidee ist jetzt nicht mehr die Resonanz schlechthin, sondern die adaptive Resonanz.

Der symboltheoretische Ansatz knüpft in doppelter Hinsicht an Helmholtz und die von ihm rezipierte, von uns ausgeblendete ältere Tradition an. In erster Linie dadurch, daß er Ähnlichkeit zwischen mentalen Repräsentationen und ihren Gegenständen als Voraussetzung der Repräsentation negiert. Mentale Repräsentationen sind ebenso wie sprachliche Zeichensysteme insofern völlig willkürlich, als nur die „regelmäßige Korrespondenz" (Leibniz) zu ihren Gegenständen Voraussetzung für ihre repräsentationale Funktion ist. Helmholtzianer sind Symboltheoretiker dann, wenn sie – wie Fodor das tut – eine zweistufige Systemarchitektur mit den Komponenten „Eingangsmodule" und „plastisches System von Schlußfolgerungen" annehmen. Problematisch ist vom Standpunkt der Symbolverarbeitung die helmholtzianische Rückführung der unbewußten Schlüsse auf Assoziation. Hier bildet das Wundtsche Konzept der apperzeptiven Funktionsebene ein Korrektiv. Auf ihr werden Denken und Sprache durch dieselben syntaktischen Regeln gesteuert, und die kontextsensitiven Repräsentationen der assoziativen Ebene werden in strukturierte Repräsentationen umgewandelt. Die Herausnahme der apperzeptiven Ebene aus dem psychophysischen Parallelismus wird von Wundt mit Argumenten motiviert, die sich in dem philosophischen Funktionalismus der Symboltheoretiker wiederfinden. Von Selz wird dann vor allem die Notwendigkeit einer Zielrepräsentation als steuernder Instanz für problemlösendes Verhalten hervorgehoben. Sie bildet den direkten theoretischen Gegensatz zu dem gestaltpsychologischen Prinzip der selbsttätigen Gleichgewichtseinstellung und ist auch heute der Hauptpunkt, an dem sich die Geister der Symboltheorie und der Neurokognition scheiden.

Die wohl engste Rückführung einer symboltheoretischen Annahme auf die klassische Tradition ist hinsichtlich des Postulates der passiven Repräsentation gegeben.

Hier handelt es sich im wesentlichen um die Fortführung des Inhalt/Akt-Schemas der Grazer und Würzburger Schulen; denn die dort unterstellten „Inhalte" sind „Sinnesdaten", die passiv auf ihre Verarbeitung durch produzierende und transformierende Prozesse „warten", ebenso wie das die Repräsentationen des Symbolansatzes als „Datenstrukturen" tun.

Nicht alle historischen Vorgänger der Symboltheorie haben einen unüberwindbaren Gegensatz zu einer Erklärung des kognitiven Geschehens aus den Prinzipien der Assoziation und der Ähnlichkeit zwischen Repräsentation und Gegenstand postuliert, wie dies für die heutigen Symboltheoretiker gilt (Fodor & Pylyshyn, 1988). Bestes Beispiel dafür ist Wilhelm Wundt mit seiner Synthese zwischen assoziativer und apperzeptiver Funktionsebene. Hier hat sich sozusagen positiv ausgewirkt, daß der Computer mit seinem Grundprinzip der formalen Symbolverarbeitung noch nicht zur Verfügung stand. Daher war man nicht genötigt, den Symbolbegriff rein formal zu fassen und ihn mit dem inhaltsbezogenen Begriff der Assoziation als seinem kontradiktorischen Gegensatz zu konfrontieren. Wie jede andere Innovation, so hat eben auch der Computer seine Folgelast.

3.8   Was lehrt uns die Geschichte?

Eine Problematik, die unter so verschiedenen historischen Bedingungen auftritt, verliert ihr ausschließlich historisches Interesse und legt eben deshalb die Vermutung nahe, daß sie substantieller Natur ist. Aber worin besteht ihre Substanz? Was ist das allgemeinste Unterscheidungsmerkmal zwischen dem einstufigen und dem zweistufigen Zugang zum Psychischen, und warum wird dadurch eine monistische bzw. dualistische Perspektive auf das Geist-Gehirn-Problem nahegelegt? Wie die Antwort auf diese Frage aussehen könnte, erfahren wir, indem wir uns ein letztes Mal der Psychologie Wilhelm Wundts zuwenden und ihren Grundansatz mit der heute üblichen Zugangsweise zu einem wohl erstmals von Wundt formulierten Problem vergleichen.

Von allen zweistufigen Psychologien, die wir kennengelernt haben, unterscheidet sich die Psychologie Wundts einerseits durch ihre synthetische Auffassung der mentalen Dyade und andererseits durch die Einbettung ihrer beiden Glieder in verschiedene Entstehungskontexte. Synthetisch, denn Wundt hat Assoziation und Apperzeption nicht einfach miteinander konfrontiert, sondern als notwendige Bestimmungsmerkmale jedes psychischen Prozesses konzipiert, und zwar im Sinne eines Zusammenwirkens von Initiative und Kontrolle (Apperzeption) und Ausführung (Assoziation) mentaler Akte. Unterschiedlich im Entstehungskontext, denn die assoziative Funktionsebene ist nach Wundt individuell determiniert, die Apperzeption sozial; zumindest ihre sprachlichen und logischen Funktionen setzen die Einbettung des individuellen Geistes in eine „geistige Gemeinschaft" voraus.

Wenn Wundt die soziale Genese der Apperzeption hervorhebt, akzentuiert er auch ihre symbolische Funktionsweise. Darin unterscheidet er sich grundlegend von den heutigen Symboltheoretikern, die in der Regel eine individuelle Genese der Symbolfunktion unterstellen. Dagegen hat Wundt die symbolische Funktionsebene genetisch aus kommunikativen Gesten abgeleitet. Zugestanden, Wundt kannte nicht den Begriff eines Elementarsymbols, wie er von der Symbolverarbeitungstheorie unterstellt wird; seine Symbole sind makroskopischer, sie setzen bei der logisch-grammatischen Struktur natürlicher Sprachen ein und nicht bei der algorithmischen Struktur berechenbarer

Funktionen. Dennoch gibt es eine Konvergenz. Sie besteht im arbiträren „Format" der symbolischen Repräsentation, d.h. im Fehlen einer Ähnlichkeitsbeziehung zwischen Symbolen und ihren Referenten. Dabei wird unter „Ähnlichkeit" eine strukturerhaltende Abbildung verstanden, dergestalt, daß das Symbol in der Anordnung seiner Teile oder Aspekte die Struktur seines Referenten abbildet.

Auf der assoziativen Funktionsebene ist die Repräsentation nach dem Ähnlichkeitsprinzip verwirklicht. Dies mag zunächst überraschen, da wir in der Wundtschen Assimilation ein Äquivalent zu der holistischen Repräsentation nach Art der Neurokognition gesehen haben. Tatsächlich leisten aber gerade diese eine strukturerhaltende Abbildung, und zwar dann, wenn man die Beziehung zwischen einzelnen Repräsentationen und ihren Referenten verläßt und zu der Beziehung zwischen Systemen von Repräsentationen und ihrer Gegenstandsdomäne übergeht. Dann gilt nämlich die von Shepard (1981) als „sekundärer Isomorphismus" bezeichnete Regel: Je ähnlicher die Elemente einer Gegenstandsdomäne, desto ähnlicher die sie abbildenden internen Repräsentationen. Für die erste, assimilative Stufe der Assoziation hat dies Wundt (1911, S. 534) in seinem Prinzip der „Gleichheitsverbindung" anerkannt, wobei allerdings der Gedanke einer Abbildung auf der Ebene hypothetischer „Bewußtseinselemente" im Sinne der von Köhler kritisierten Konstanzannahme noch nicht aufgegeben ist. Löst man die Gestalttheorie von ihrer historisch begreiflichen, doch im Rückblick überzogenen Polemik gegen die Wundtsche „Elementenpsychologie", so kann man ihre einstufige Konzeption als Ergebnis einer „Amputation" der apperzeptiven Funktionsebene verständlich machen. Zurück bleibt eine Psychologie, die ausschließlich analoge Repräsentation anerkennt, wobei „analog" hier dasselbe bedeuten soll wie „ähnlich", d.h. strukturerhaltend auf der Ebene von Domänen und nicht von einzelnen Repräsentationen.

Geschichte und Gegenwart eint also ein gemeinsames Generalthema: Einstufige Psychologie fordert analoge Repräsentation, zweistufige Psychologie fordert symbolische Repräsentation. Nun zu den Konsequenzen für das Geist-Gehirn-Problem!

Trotz aller Meinungsverschiedenheit über andere Fragen sind Symbolisten und Neurokognitivisten über eines einig: Analogrepräsentationen können nur durch physikalische Systeme implementiert werden, sie entstehen, indem systemexterne physikalische Parameter in systeminterne, ebenfalls physikalische Parameter transformiert werden – „physikalisch" im weiten, auch „chemisch" umfassenden Sinne genommen. Pylyshyn (1984) benutzt gerade diesen Gedanken, um jegliche Analogrepräsentation aus seiner rein symbolorientierten Kognitionspsychologie auszuscheiden; und die Aktivierungsstärke als physikalischen Parameter zu deuten, ist für die Neurokognition ebenso charakteristisch, wie nicht-organische Systeme zur Analyse des Geschehens in organischen Systemen zu verwenden. Hier wirft die Gegenwart Licht auf die Geschichte, indem sie uns erklärt, warum einstufige Psychologie in der Regel auch physikalistische Psychologie gewesen ist. Doch impliziert dies nur dann einen identistischen Monismus, wenn mit Köhler die Geist-Gehirn-Beziehung nicht ihrerseits als arbiträr, sondern im Sinne des psychophysischen Isomorphismus als Strukturidentität auf der für sie relevanten Beschreibungsebene gefaßt wird.

Für symbolische Repräsentationen ist Strukturidentität mit Gehirnzuständen auf der relevanten Beschreibungsebene nicht möglich. Rein als physikalisch-chemisches System betrachtet, funktioniert das Gehirn nach dem Prinzip der analogen Repräsentation; Aktionspotentiale einzelner Nervenzellen, die sich (vereinfacht) als digitaler, binärer Code darstellen, liegen weit unterhalb des psychophysischen Niveaus; kein Symboltheoretiker würde sie mit den von ihm postulierten Symbolen identifizieren.

Grundsätzlich lassen sich Wege zur Symbolisierung (Transduktion) analog repräsentierender Hirnzustände denken, etwa durch die Einführung von Schwellen oder anderen nicht-linearen Transformationen. Aber dadurch wird nur ein Aspekt der Elementarsymbole erfaßt, nämlich ihr diskreter, digitaler Code. Das Problem, wie ein solcher Hirnzustand eine kausale Rolle spielen kann, wird damit nicht gelöst. Denn ein als strukturidentisch mit einem mentalen Zustand aufgefaßter Hirnzustand soll (nach den Prämissen der Symboltheoretiker selbst) seine kausale Rolle nur nach Maßgabe seiner Stellung in einem inferentiellen, auf semantischer Kohärenz beruhenden System entfalten können. Semantische Kohärenz ist aber nicht Eigenschaft von Zuständen des Gehirns als physikalisch-chemischem System, sondern entsteht auf dem Niveau ihrer Beziehung zu systemexternen Sachverhalten.

Es gibt jedoch einen Ausweg aus dem Dilemma. Unterstellen wir einmal, ein System operiere in einer Umgebung, die ihrerseits bereits symbolisch strukturiert ist. Unter hinreichender Vereinfachung läßt sich die Sprache als ein solches System auffassen, und zwar dann, wenn sie als semantisches System betrachtet wird, d.h. unter Abstraktion von ihrer expressiven und pragmatischen Funktion. Genauer gesagt, müßte die unterstellte Semantik komponentiell strukturiert sein, sie müßte die Eigenschaften struktureller (im Gegensatz zu holistischen) Repräsentationen aufweisen. Inwieweit dies für natürliche menschliche Sprachen erfüllt ist, bleibt eine umstrittene Frage. Immerhin ist die Existenz semantischer Universalien – d.h. in allen menschlichen Sprachen vorkommenden Bedeutungsdimensionen – wohl unumstritten; keine Sprache kommt ohne binäre, ggf. noch weiter ausdifferenzierbare Kontraste wie etwa „oben/unten", „hinten/vorn", „rechts/links", „innen/außen", „groß/klein" usw. aus. Ebenso dürfte es wohl zum Grundbestand sprachlich dargestellten menschlichen Wissens gehören, daß gewisse Tätigkeiten durch ein und dasselbe Organ vollzogen werden – also z.B. essen, trinken und sprechen mit dem Mund. Aber die darauf bezogenen Ausdrücke der gesprochenen Sprache sind einander nicht unbedingt ähnlich; die „Ausfaktorierung" von Organ und Tätigkeit wird eher durch gestische und auf einem späteren Niveau durch graphische Mittel symbolisiert, wenn z.B. in einem noch piktographischen Inventar „essen" durch die Zeichen für „Mund" und „Getreide" und „trinken" durch „Mund" und „Wasser" wiedergegeben wird. Allgemein läßt sich vermuten, daß die Symbolisierung der Sprache nicht durch einen einzigen „Kanal" (also z.B. die gesprochene Sprache), sondern in evolutionärer Perspektive durch die Koordination verschiedener Kommunikationskanäle zustande gekommen ist (Scheerer, im Druck). Minimalforderung an Sprache als (objektiv) symbolisches System bleibt jedoch die nicht nach dem Analogprinzip funktionierende Strukturierung des kontinuierlichen akustisch-artikulatorischen Stroms durch eine komponentielle Semantik elementarer Bedeutungskontraste.

Wenn diese Überlegungen nicht völlig in die Irre gehen, dann läßt sich die Funktionsweise eines Systems nur dann als symbolisch beschreiben, wenn es in der Umgebung des Systems schon Symbole gibt. Interne Symbole sind Klassen von Gehirnzuständen, die nicht durch ihre Ähnlichkeit, sondern durch ihre gemeinsame Bedeutung zusammengehalten werden; und die Bedeutung wird nicht durch das individuelle Gehirn generiert, sondern durch individuelle Gehirne als Zentralorgane von Lebewesen, die Zugang zu einer Gemeinschaft von „Sprachbenutzern" haben. Da sich eine symbolische Funktionsebene, die durch Internalisierung externer Symbolsysteme herausbildet, nicht auf die Funktion individueller Gehirne reduzieren läßt, ist damit eine dualistische Lösung des Geist-Gehirn-Problems indiziert; der „Geist" ist dann derjenige Aspekt der Hirntätigkeit, der nicht auf die Gehirntätigkeit allein reduzierbar ist.

Andererseits gibt es selbstverständlich einen weiten Bereich nicht symbolisch vermittelter, die (im weitesten Sinne) physikalische Interaktion mit der Umwelt realisierender und durch sie adaptiv geformter Hirntätigkeiten. Für sie läßt sich eine identitätstheoretische Perspektive auf das Geist-Gehirn-Problem aufrechterhalten.

Eine zweistufige Psychologie scheint zumindest auf dem Niveau des Menschen unumgänglich zu sein. Nur liegt die Grenze zwischen den beiden Ebenen nicht zwischen subjektiven Zuständen und (individuell erworbener) gegenständlicher Referenz, auch nicht zwischen (anschaulichen) Inhalten und (unanschaulichen) Akten oder Operationen, sondern da, wo sie Wilhelm Wundt gezogen hat: zwischen individuellen Anpassungsvorgängen und sozial vermittelten, überindividuellen Bedeutungssystemen.

Natürlich kann kein Zweifel daran bestehen, daß die beiden Formen von Kognition – die individuelle und die soziale – in *einem* Kopf wohnen, aber wohnen sie auch in einem gemeinsamen Gehirn? Zwischen den beiden Großhirnhemisphären gibt es beim Menschen eine klare Funktionsteilung, deren allgemeinster Gesichtspunkt von Smolensky (1988) als „symbolische" gegen „intuitive" Verarbeitung bezeichnet wird. Dennoch wäre es nicht berechtigt, von zweimal Kognition in zwei Gehirnen oder auch nur Gehirnhälften zu sprechen, denn die bei der überwiegenden Mehrzahl der Menschen vorliegende Spezialisierung der linken Hemisphäre für sprachliche Information ist eine evolutionäre Anpassung an die spezifischen Anforderungen der Rezeption und Produktion von Sprache und wird mit den prinzipiell gleichen Mechanismen geleistet wie die intuitive (d.h. analoge) Funktion der rechten Hemisphäre. Nicht die Verarbeitung ist symbolisch oder analog, sondern die verarbeitete Information. Also doch: zweimal Kognition, einmal Kopf und einmal Gehirn!

Literatur

Brentano, F. *Psychologie vom empirischen Standpunkte.* Leipzig (Duncker & Humblot) 1874.

Bühler, K. *Tatsachen und Probleme zu einer Psychologie der Denkvorgänge. I. Über Gedanken.* In: *Archiv für die gesamte Psychologie* 8 (1907) S. 297–365.

Churchland, P. M. *A Neurocomputational Perspective.* Cambridge, MA (MIT Press) 1989.

Churchland, P. S. *Neurophilosophy.* Cambridge, MA (MIT Press) 1986.

Ehrenfels, Ch. v. *Über Gestaltqualitäten.* In: *Vierteljahresschrift für wissenschaftliche Philosophie* 13 (1890) S. 249–292.

Fechner, G. Th. *Nanna, oder über das Seelenleben der Pflanzen.* Leipzig (Voss) 1848.

Fechner, G. Th. *Zend-Avesta, oder über die Dinge des Himmels und des Jenseits.* Leipzig (Voss) 1851.

Fechner, G. Th. *Elemente der Psychophysik.* Leipzig (Breitkopf & Härtel) 1860.

Fechner, G. Th. *Einige Ideen zur Schöpfungs- und Entwickelungsgeschichte der Organismen.* Leipzig (Breitkopf & Härtel) 1873.

Fodor, J. A. *The Language of Thought.* New York (Crowell) 1975.

Fodor, J. A. *Representations.* Cambridge, MA (MIT Press) 1983.

Fodor, J. A.; Pylyshyn, Z. W. *Connectionism and Cognitive Psychology: A Critical Analysis.* In: *Cognition* 28 (1988) S. 1–71.

Helmholtz, H. *Handbuch der physiologischen Optik.* Leipzig (Voss) 1861.

Helmholtz, H. *Über die Thatsachen in der Wahrnehmung.* Berlin (Hirschwald) 1879.

Hering, E. *Zur Lehre von der Beziehung zwischen Leib und Seele: I. Über Fechner's psychophysisches Gesetz.* In: *Sitzungsberichte der Kaiserlichen Akademie der Wissenschaften, Mathemantisch.-Naturwissenschaftliche Classe, Abt. 3* Bd. 72, S. 310–348 (1876).

James, W. *The Principles of Psychology.* New York (Macmillan) 1890.

Köhler, W. *Die physischen Gestalten in Ruhe und im stationären Zustand.* Erlangen (Verlag der Philosophischen Akademie) 1924.

Messer, A. *Über den Begriff des „Aktes".* In: *Archiv für die gesamte Psychologie* 24 (1912) S. 253–275.

Newell, A.; Simon, H. A. *Human Problem Solving.* Englewood Cliffs, NJ (Prentice-Hall) 1972.

Newell, A. *Physical Symbol Systems.* In: *Cognitive Science* 4 (1980) S. 135–183.

Prinz, W. *Kognition, kognitiv.* In: Ritter, J.; Grün-der, K. (Hrsg.) *Historisches Wörterbuch der Philosophie, Band 4.* Basel, Stuttgart (Schwabe & Co.) 1976. S. 866-877.

Pylyshyn, Z. W. *Computation and Cognition.* Cambridge, MA (MIT Press) 1984.

Scheerer, E. *Konnektionismus und Symbolverarbeitung: einige Traditionslinien in der deutschen Psychologie.* In: *Zeitschrift für Psychologie* Suppl. 11 (1991) S. 25–44.

Scheerer, E. *Psychoneural Isomorphism: Historical Background and Current Relevance.* In: *Philosophical Psychology* 7 (1994) S. 183–210.

Scheerer, E. *Orality and Literacy: Implications for the Modeling of Cognitive Processes.* In: Velichkovsky, B. M.; D. Rumbaugh (Hrsg.) *Human by Nature: Evolution and Development of Language.* Hillsdale, NJ (Erlbaum) im Druck.

Selz, O. *Zur Psychologie des produktiven Denkens und des Irrtums.* Bonn (Cohen) 1922.

Shepard, R. N. *Psychophysical Complementarity.* In: Kubovy, M.; Pomerantz, J. (Hrsg.) *Perceptual Organization.* Hillsdale, NJ (Erlbaum) 1981. S. 279–342.

Smolensky, P. *On the Proper Treatment of Connectionism.* In: *Behavioral and Brain Sciences* 11 (1988). S. 1–74.

Wundt, W. *Grundzüge der physiologischen Psychologie* (1. Aufl.). Leipzig (Engelmann) 1874.

Wundt, W. *Bemerkungen zur Associationslehre.* In: *Philosophische Studien* 7 (1892) S. 329–361.

Wundt, W. *Völkerpsychologie, Band I/2: Die Sprache, zweiter Teil.* Leipzig (Engelmann) 1900.

Wundt, W. *Grundzüge der physiologischen Psychologie, Band 1* (6. Aufl.). Leipzig (Engelmann) 1908.

Wundt, W. *Grundzüge der physiologischen Psychologie, Band 3* (6. Aufl.) Leipzig (Engelmann) 1911.

Teil III
Die neurobiologische Erforschung von Gehirnfunktionen

Im nachfolgenden Teil des Buches geht es um eine Darstellung der tatsächlichen oder vermuteten neurobiologischen Grundlagen kognitiver Prozesse. Es ist klar, daß hierbei nur ein kleiner Ausschnitt aus der sich zur Zeit stürmisch entwickelnden kognitiv orientierten Hirnforschung geliefert werden kann. Das folgende Kapitel versucht jedoch, einige Möglichkeiten des Brückenschlags zur Psychologie zu zeigen.

In Kapitel 4 liefert Gerhard Roth neuroanatomisches und neurophysiologisches Grundwissen. Dabei werden zuerst der Aufbau von Nervenzellen und die Entstehung und Übertragung neuronaler Erregung behandelt; dann werden Bau und Funktion des menschlichen Gehirns dargestellt, zusammen mit vergleichenden Aspekten hinsichtlich der Gehirne anderer Wirbeltiere. Anschließend werden das limbische System und das motorische System genauer beschrieben – zwei funktionale Systeme, die bei kognitiven Leistungen eine wichtige Rolle spielen, aber häufig als „nichtkognitiv" angesehen und entsprechend stiefmütterlich behandelt werden. Schließlich wird die Frage erörtert, inwieweit sich das menschliche Gehirn in Bau und Funktion von den Gehirnen anderer Tiere, insbesondere anderer Primaten, unterscheidet.

Es schließen sich Kapitel an, die zwei für den Menschen besonders wichtige Sinnessysteme behandeln, nämlich das visuelle System, dargestellt durch Andreas Engel, und das auditorische System, dargestellt durch Wolfgang Walkowiak. Das Sehsystem ist das am besten untersuchte sensorische System des Menschen und der Wirbeltiere überhaupt, wenngleich auch hier Vieles (Skeptiker sagen: das Wesentliche) noch nicht verstanden ist. Immerhin existieren hier tragfähige Brücken zur Wahrnehmungspsychologie, insbesondere zur Gestalttheorie. Daher befaßt sich das Kapitel von Andreas Engel vornehmlich mit den neurophysiologischen Grundlagen der Merkmalsanalyse und der Segmentierung. In diesem Zusammenhang werden der Aufbau des Auges und die Erregungsverarbeitung in der Netzhaut dargestellt. Es folgt eine Beschreibung der nachgeschalteten Verarbeitungsstufen des Sehsystems einschließlich der Antworteigenschaften visueller Nervenzellen in der Sehrinde, die für die Merkmalsanalyse „zuständig" sind. Schließlich wird das Problem des Zusammenfügens visueller Information zu einer Gestaltwahrnehmung diskutiert.

Das auditorische System ist bei Mensch und anderen Wirbeltieren weit weniger verstanden. Die Physik des Hörens und die Vorgänge an der auditorischen Peripherie sind – oder erscheinen – viel komplizierter als die des Sehens, wenngleich in den letzten Jahren viele Erkenntnisse neu hinzugewonnen wurden. Deshalb nehmen auch im Kapitel von Wolfgang Walkowiak diese beiden Problembereiche einen relativ breiten Raum ein. Daran schließt sich eine Darstellung der zentralen Hörbahn an, die ebenfalls komplizierter aufgebaut ist als die Sehbahn. Abschließend wird die Rolle der Großhirnrinde bei der Wahrnehmung von Sprache und beim Sprechen sowie beim Musikhören behandelt – von Fähigkeiten also, die wir als besonders „menschlich" ansehen.

Im Kapitel von Randolf Menzel und Gerhard Roth geht es um die verhaltensbiologischen und neurobiologischen Grundlagen von Lernen und Gedächtnis. Dabei wird zuerst ein Überblick über Typen des Lernens gegeben. Dann erörtern die Autoren die verschiedenen Formen von Gedächtnis und ihre zeitliche Organisation und fragen nach ihrer Lokalisation im Gehirn. Als ein mögliches Modell für Lernen werden dann aktivitätsabhängige ontogenetische Prozesse diskutiert und der gegenwärtige Kenntnis- und Hypothesenstand hinsichtlich der zellulären und molekularen Grundlagen von Lernen und Gedächtnis vermittelt. Schließlich befassen sie sich mit dem Zusammenhang von Gedächtnis, Gefühlen und Bewertung.

4. Das Gehirn des Menschen

Gerhard Roth

Einleitung

Das vorliegende Buch beschäftigt sich mit der Frage, wie beim Menschen Gehirn und kognitive Leistungen zusammenhängen. Dies ist eine schwierige Frage, denn das Gehirn ist aus Nervenzellen aufgebaut, die auf den ersten Blick nichts mit kognitiven Leistungen zu tun haben. So kann man als Neurobiologe sein Leben lang Aufbau und Aktivität von Nervenzellen studieren, ohne sich den geringsten Gedanken über kognitive Leistungen des Gehirns zu machen. Der Zusammenhang zwischen einzelnen Nervenzellen und kognitiven Leistungen ist – von Ausnahmen abgesehen – sehr vermittelt und erstreckt sich über viele Zwischenstufen, z.B. kleinere und größere Verbände von Nervenzellen, die zusammen kleinere und größere Hirnzentren oder -bereiche bilden, bis hin zur Gesamtaktivität des Gehirns und dem von ihm erzeugten Verhalten. Was wir in diesem Zusammenhang verstehen wollen, ist die *funktionale Organisation* des Gehirns. Dies erst – so wurde bereits im Einleitungskapitel gesagt – ermöglicht den Brückenschlag zur Psychologie.

Allerdings sind im Gehirn die Funktionen nicht von den Strukturen zu trennen, denn beide bedingen sich gegenseitig: Strukturen legen Funktionen fest, und die Funktionen verändern die Strukturen (z.B. beim Lernen). Die Leistungen des Gehirns lassen sich nicht einfach in Form von Flußdiagrammen beschreiben, wie dies in der Vergangenheit vielfach versucht wurde. Vielmehr müssen wir letztendlich dazu kommen zu verstehen, daß eine bestimmte Leistung gerade (und vielleicht nur) durch eine ganz bestimmte anatomische Verknüpfung bestimmter Hirnzentren zustandekommt, die ganz bestimmte Interaktionsweisen festlegt. Dies ist allerdings erst in wenigen Fällen gelungen.

Um diesen komplizierten Zusammenhang und die dabei aufgeworfenen Probleme behandeln und verstehen zu können, müssen wir über ein hinreichendes Wissen über den Bau und die Funktion des menschlichen Gehirns verfügen. Dieses Grundwissen soll im vorliegenden Kapitel geliefert werden. Dabei soll zuerst Basiswissen über den Aufbau von Nervenzellen und die Entstehung und Übertragung neuronaler Erregung vermittelt werden; dann werden Bau und Funktion des menschlichen Gehirns dargestellt, zusammen mit vergleichenden Aspekten hinsichtlich der Gehirne anderer Wirbeltiere. Anschließend werden zwei funktionale Systeme genauer dargestellt, die in den folgenden Kapiteln dieses Buches nicht ausführlich behandelt werden, die aber bei kognitiven Leistungen eine wichtige Rolle spielen, nämlich das *limbische System* und das *motorische System*. Schließlich wird die Frage diskutiert, inwieweit sich das menschliche Gehirn in Bau und Funktion von den Gehirnen anderer Tiere, insbesondere anderer Primaten, unterscheidet.

4.1   Neurobiologisches Basiswissen

4.1.1   Aufbau einer Nervenzelle

Gehirne sind aus zwei Typen von Zellen aufgebaut, nämlich aus Nervenzellen, *Neurone* genannt, und aus Gliazellen. Gliazellen haben vielfältige Funktionen: Sie spielen als Mikroglia bei der Regeneration von entzündetem oder verletztem Nervengewebe eine wichtige Rolle, dienen als Stütz- und Leitgerüst für das Nervengewebe (Radialglia, Astrocyten), insbesondere während der Ontogenese. Sie bilden die Myelinscheiden von Nervenfasern (Schwannzellen, Oligodendroglia) und sind an der Aufrechterhaltung des sogenannten extrazellulären Milieus beteiligt, das für die Erregungsverarbeitung der Nervenzellen nötig ist.

In Abbildung 4.1 sind einige Neurone aus dem Gehirn des Menschen dargestellt, um einen Eindruck von ihrer morphologischen Vielfalt zu geben. Allerdings gibt es durchaus einen Standardaufbau, wie in Abbildung 4.2 wiedergegeben ist. Nervenzellen besitzen in aller Regel einen *Dendritenbaum*, welcher der Aufnahme neuronaler Erregung und ihrer Fortleitung zum *Zellkörper* (*Soma* oder *Perikaryon* genannt) dient. Dieser Dendritenbaum kann an Größe und Gestalt außerordentlich verschieden sein, nämlich sehr schmal und lang oder kurz und kugelförmig um den Zellkörper herum angeordnet oder aber weit ausladend. Bei vielen Nervenzellen ist ein Primär- oder Hauptdendrit vorhanden, der sich in Dendriten zweiter und dritter Ordnung (Sekundär- und Tertiärdendriten) aufspaltet. Diese nennt man *apikale* Dendriten. Manchmal, z.B. bei Motoneuronen, sind auch mehrere Hauptdendriten vorhanden. Bei vielen Nervenzellen entspringen *basale* Dendriten dem Zellkörper; sie sind bei den Pyramidenzellen der Großhirnrinde besonders ausgeprägt. Ein Fortsatz, Nervenfaser oder *Axon* genannt, leitet die neuronale Erregung von der Nervenzelle fort. Das Axon kann am Zellkörper oder an einem Hauptdendriten entspringen. Sein Ursprungsort wird *Axonhügel* genannt. Ein Axon kann kurz oder lang sein (d.h. wenige Tausendstel Millimeter oder mehr als einen Meter) und sich ähnlich wie der Dendritenbaum überall in seinem Verlauf in Seitenäste, *Kollaterale*, aufspalten und Kontakte mit den Dendriten, Zellkörpern oder Axonen anderer Nervenzellen bilden. Allerdings haben eine Reihe von Nervenzelltypen, besonders diejenigen, die nur mit lokaler Erregungsverarbeitung befaßt sind, kein Axon. Hier erfolgt die Erregungsfortleitung direkt über die Dendriten.

Nervenzellen haben über *Synapsen* miteinander Kontakt. Wie in Abbildung 4.2 dargestellt, können Synapsen zwischen Axonen und Dendriten, Axonen und Zellkörpern, Axonen und anderen Axonen, aber auch zwischen Dendriten bestehen. Es gibt zwei Arten von Synapsen, *elektrische* und *chemische* Synapsen. Bei den elektrischen Synapsen sind zwei Nervenzellen über sehr enge Zellkontakte (*gap junctions*) miteinander verbunden, durch welche die elektrische Erregung direkt und ohne weitere Verzögerung von einer Zelle zur anderen hinüberläuft. Bei den chemischen Synapsen wird die elektrische Erregung nicht direkt übertragen, sondern durch chemische Botenstoffe, *Neurotransmitter* (oder einfach *Transmitter*), vermittelt (vgl. auch Abbildung 4.7). Chemische Synapsen bestehen aus einem präsynaptischen Teil (der *Präsynapse*), in der Regel dem Endknöpfchen eines Axons, und einem postsynaptischen Teil (der *Postsynapse*), der je nach Lage ein Stück Membran des Zellkörpers, eines Dendriten oder des Axons einer anderen Nervenzelle sein kann. Oft tragen – wie in Abbil-

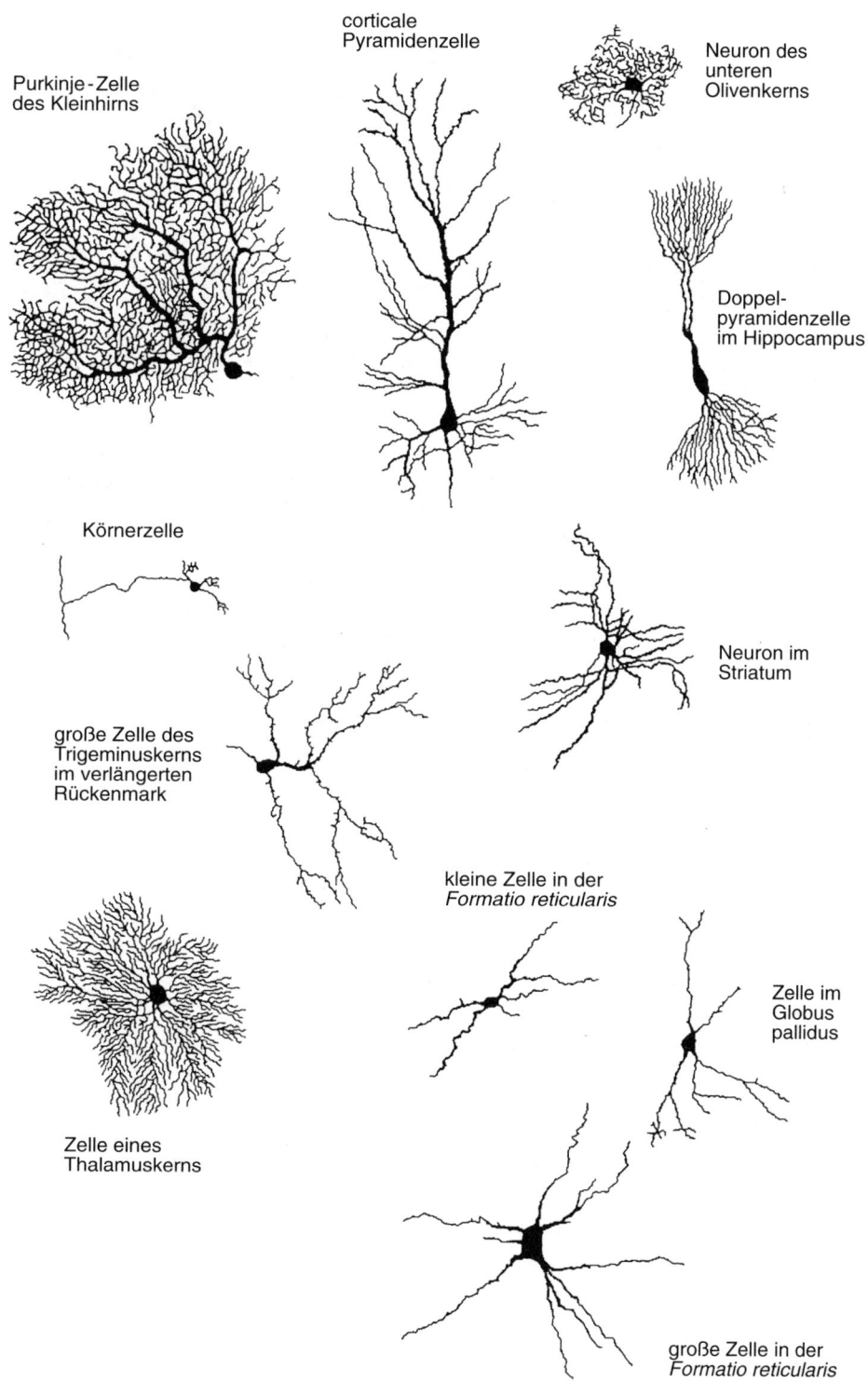

Purkinje-Zelle des Kleinhirns

corticale Pyramidenzelle

Neuron des unteren Olivenkerns

Doppel-pyramidenzelle im Hippocampus

Körnerzelle

Neuron im Striatum

große Zelle des Trigeminuskerns im verlängerten Rückenmark

kleine Zelle in der *Formatio reticularis*

Zelle im Globus pallidus

Zelle eines Thalamuskerns

große Zelle in der *Formatio reticularis*

4.1 Neuronen-Typen aus dem menschlichen Gehirn. Nach Fischbach, 1992, verändert.

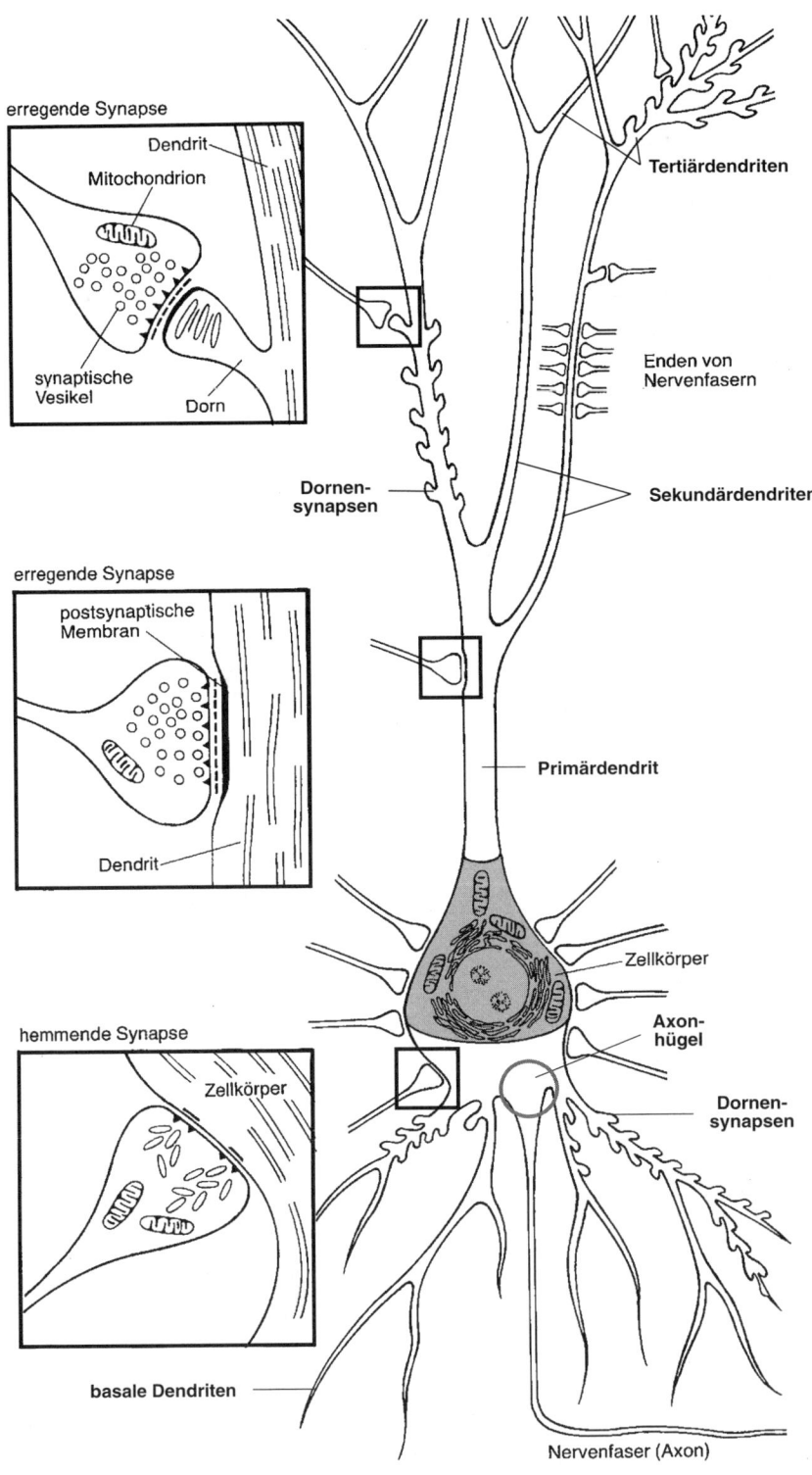

erregende Synapse

Dendrit

Mitochondrion

synaptische
Vesikel

Dorn

Tertiärdendriten

Enden von
Nervenfasern

Dornen-
synapsen

Sekundärdendriten

erregende Synapse

postsynaptische
Membran

Dendrit

Primärdendrit

Zellkörper

Axon-
hügel

Dornen-
synapsen

hemmende Synapse

Zellkörper

basale Dendriten

Nervenfaser (Axon)

dung 4.2 dargestellt – Dendriten einer Nervenzelle kleine Vorsprünge, *Dornfortsätze (spines)*, die besondere Orte für Synapsen zwischen axonalen Endknöpfchen und Dendriten darstellen. Prä- und Postsynapse stehen nicht in unmittelbaren Kontakt, sondern sind durch den synaptischen Spalt getrennt. Dieser Spalt wird durch die Ausschüttung von Transmittern überbrückt (vgl. Abbildung 4.7).

4.1.2 Entstehen und Fortleitung elektrischer Erregung an einer Nervenzelle

Die Funktion der Nervenzellen besteht im wesentlichen in der Aufnahme, Verarbeitung und Fortleitung elektrischer und chemischer Signale. Diese Funktion wird dadurch ermöglicht, daß die Membranen der Nervenzellen – wie übrigens die Membranen anderer Zellen auch – elektrisch geladen sind, und zwar in der Weise, daß eine *elektrische Potentialdifferenz* zwischen innen und außen besteht. Diese Differenz entsteht durch die unterschiedliche Verteilung von positiv und negativ geladenen Atomen oder Molekülen, *Ionen* genannt. Positiv geladene Ionen heißen *Kationen*, negativ geladene *Anionen*. Bei Nervenzellen handelt es sich vornehmlich um negativ geladene organische Ionen und um anorganische Ionen. Letztere sind negativ geladene Chlorid-Ionen (Cl^-), positiv geladene Kalium- und Natrium-Ionen (K^+, Na^+) und doppelt positiv geladene Calcium-Ionen (Ca^{++}). Die Zellmembran weist winzig kleine Öffnungen auf, *Ionenkanäle* genannt, durch die je nach Durchmesser bestimmte Ionen in die Zelle und aus ihr heraus wandern können. Man spricht deshalb von K^+-, Na^+-, Cl^-- und Ca^{++}-Ionenkanälen.

Wie in Abbildung 4.3 schematisch dargestellt, befinden sich die organischen Anionen (A^-) gehäuft an der Innenseite der Nervenzelle, da sie wegen ihrer Größe durch keinen der Ionenkanäle passen. Die anorganischen Ionen dagegen können im Prinzip durch die Zellmembran hindurchwandern, allerdings ist die Membran in ihrem *Ruhezustand* nur für K^+ nahezu vollkommen und für Cl^- bereits weniger durchlässig. Für Na^+ ist sie im Ruhezustand nahezu undurchlässig, weil die meisten Na-Kanäle dann geschlossen sind. Daher befinden sich im Ruhezustand zehnmal mehr Na-Ionen außen an der Zellmembran als an ihrer Innenseite. Die unterschiedliche Durchlässigkeit bzw. Undurchlässigkeit der Membran wirkt dem „Bestreben" der Ionen entgegen, sich innen und außen gleichmäßig zu verteilen, also einen *Konzentrationsausgleich* herbeizuführen. Die negativen organischen Ionen, die die Zelle nicht verlassen können, machen das Zellinnere *stark negativ* gegenüber dem Außenmilieu. Ohne diese Tatsache könnten sich die K^+ gleichmäßig innen und außen verteilen, denn sie können ja mehr oder weniger ungehindert hinein- und hinauswandern. Sie werden aber in ihrer Mehrzahl durch die organischen Anionen aufgrund der Anziehungskraft zwischen unterschiedlich geladenen Teilchen „festgehalten"; deshalb befinden sich rund zwanzigmal mehr K^+ im Zellinnern als draußen. Die elektrische Anziehungskraft zwischen organischen Anionen und K^+-Ionen einerseits und das Bestreben dieser Ionen, eine

◄ **4.2** Idealisierte Nervenzelle mit Synapsen. Die Dendriten (oben) dienen der Erregungsaufnahme, das Axon (unten) leitet die Erregung an andere Zellen (Nervenzellen, Muskelzellen usw.) weiter. Links sind in Vergrößerung drei verschiedene Synapsentypen gezeigt: oben eine erregende Synapse, die an einem „Dorn" eines Dendriten ansetzt („Dornsynapse"); in der Mitte eine erregende Synapse, die direkt an einem Dendriten ansetzt; unten eine hemmende Synapse, die am Zellkörper ansetzt. Nach: Gehirn und Nervensystem, 1985.

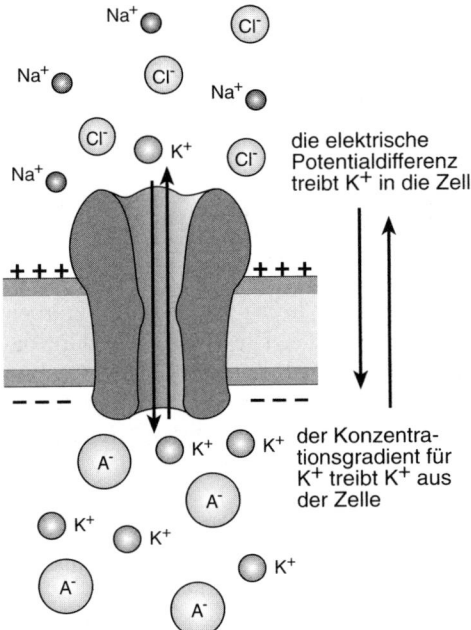

die elektrische
Potentialdifferenz
treibt K⁺ in die Zelle

der Konzentra-
tionsgradient für
K⁺ treibt K⁺ aus
der Zelle

4.3 Zustandekommen des Membran-Ruhepotentials. Durch ständigen K⁺-Ausstrom sammelt sich auf der Zellaußenseite ein positiver Ladungsüberschuß an, während innen ein Überschuß an negativer Ladung (A⁻) übrigbleibt. Für Na⁺-Ionen ist die Membran nahezu undurchlässig. Diese Ladungstrennung erzeugt ein elektrisches Feld, das zunehmend den weiteren K⁺-Ausstrom erschwert, bis schließlich ein Gleichgewicht erreicht wird, an dem die entgegengesetzt wirkenden elektrischen und chemischen Triebkräfte gleich groß sind. Die Verteilung der Cl⁻-Ionen paßt sich diesen Ladungsverhältnissen an. Aus Kandel et al., 1996.

Gleichverteilung innen und außen herbeizuführen andererseits, halten sich bei einer bestimmten Potentialdifferenz die Waage, die man das K⁺-*Gleichgewichtspotential* nennt. Es liegt bei rund minus 75 Millivolt (mV). Die negativ geladenen Chlorid-Ionen verteilen sich mit umgekehrtem Vorzeichen den Kalium-Ionen-Verhältnissen entsprechend an der Innen- und Außenseite der Membran (d.h. es befinden sich rund zwanzigmal mehr Cl-Ionen draußen als drinnen) und zeigen dasselbe Gleichgewichtspotential. Die Na-Ionen haben aufgrund ihrer stark asymmetrischen Verteilung ein Gleichgewichtspotential von +50 mV. Da sie kaum in das Zellinnere eindringen können, haben sie am stark negativen Ruhepotential der Membran kaum Anteil. Immerhin sorgen sie dafür, daß das Ruhepotential etwas positiver ist als die Gleichgewichtspotentiale von K⁺ und Cl⁻, nämlich rund minus 70 mV (statt –75 mV).

Die Fortleitung von Signalen entlang dem Axon eines Neurons beruht auf einer sehr kurzfristigen Veränderungen des Ruhepotentials, die zum Auftreten eines *Aktionspotentials* (AP) führt. Dieser Vorgang ist in Abbildung 4.4 dargestellt. Dabei wird das Zellinnere an einem Punkt auf der Membran, in der Regel am Axonhügel oder entlang des Axons, für einen Moment von etwa einer Millisekunde positiv gegenüber dem Äußeren. Dies geschieht, wenn eine elektrische Erregung eintrifft und die lokale negative Ladung von –70 mV etwas weniger negativ macht (*depolarisiert*), z.B. auf –60 mV. Beim Überschreiten dieser *Schwelle* öffnen sich schlagartig in selbstverstärkender (*regenerativer*) Weise für weniger als eine Millisekunde die zuvor geschlossenen Na-Kanäle (d.h. fast alle vorhandenen), und Na⁺-Ionen strömen entlang ihrem Konzentrationsgradienten massiv in das Zellinnere.

Die Folge dieses Vorgangs ist eine „Umpolung" des Membranpotentials auf einen Wert von ca. +40 mV, also fast auf das Ruhepotential von Na⁺ (+50 bis +55 mV). Nach der sehr kurzen Öffnung schließen sich die Na-Kanäle wieder *von selbst*. Mit sehr geringer Verzögerung gegenüber den Na-Kanälen öffnen sich die wenigen K–Kanäle,

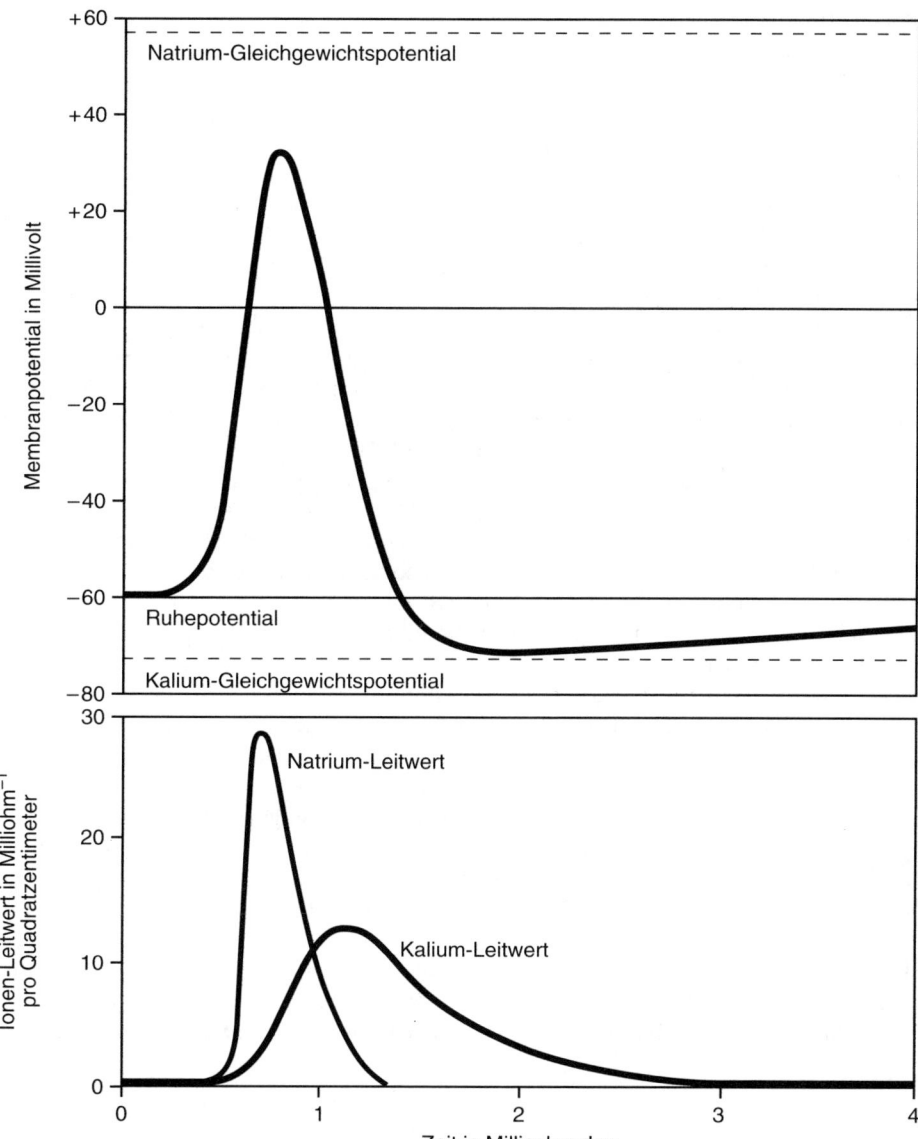

4.4 Entstehung des Aktionspotentials. Ein Aktionspotential besteht in einer vorübergehenden lokalen Änderung des Membranpotentials. Dabei öffnen sich Na⁺-Kanäle, durch die Na⁺-Ionen in das Zell- bzw. Axoninnere eindringen und die Zelle bzw. das Axon depolarisieren können. Es kommt dann zu einem selbstverstärkenden Prozeß des Öffnens weiterer Na⁺-Kanäle. Wenn das Na⁺-Gleichgewichtspotential nahezu erreicht ist, schließen sich die Na⁺-Kanäle wieder, und es öffnen sich K⁺-Kanäle, durch die K⁺-Ionen die Zelle verlassen und sie repolarisieren, bis das K⁺-Gleichgewichtspotential erreicht ist. Eine Ionenpumpe in der Membran sorgt dann dafür, daß das Ruhepotential (hier −60 mV) wiederhergestellt wird. Aus Keynes, 1985.

die zuvor noch geschlossen waren, und K⁺ strömt vermehrt aus der Zelle aus. Man spricht in diesem Zusammenhang von *spannungsgesteuerten* K- und Na-Kanälen, um anzudeuten, daß sie durch eine einlaufende elektrische Erregung bzw. die Depolarisation geöffnet werden (und nicht aufgrund der Einwirkung von Transmittern). Das selbsttätige Schließen der Na-Kanäle und das gleichzeitige Öffnen der K-Kanäle führen dazu, daß die Umpolung wieder rückgängig gemacht wird. Dabei ergibt sich ein „Überschießen" dieses Vorgangs, d.h. das Membranpotential wird kurzfristig noch negativer als das Ruhepotential; es wird *hyperpolarisiert*. Nach weiteren wenigen Millisekunden ist dann die Zelle zu ihrem negativen Ruhepotential zurückgekehrt. Der gesamte Vorgang dauert 4–5 ms. Innerhalb des Auftretens des eigentlichen Aktionspotentials, d.h. während die Flanke des APs steil auf- und absteigt, ist die Membran unerregbar gegenüber einer weiteren Depolarisation (*absolute Refraktärzeit*); während der nachfolgenden Prozesse (Hyperpolarisation und Zurückkehren zum Ruhepotential, d.h. während der *relativen Refraktärzeit*) können nachfolgende Depolarisationen bereits ein neues AP auslösen, sofern sie stark genug sind (d.h. die Depolarisation muß mehr als 10 mV betragen). Dies bedeutet, daß ein Neuron bei stärkster Reizung APs mit einer maximalen Frequenz von 1000 pro Sekunde (d.h. 1000 Hz) produzieren kann, bei schwächerer Reizung maximal etwa 200 Hz.

Das Aktionspotential ist ein *Alles-oder-nichts-Signal*: Wenn einmal durch genügende Depolarisation der Membran die Erregungsschwelle überschritten ist, dann steigt es jedesmal bis zu seinem maximalen Wert an; seine *Amplitude* bleibt also stets dieselbe. Variabel ist hingegen die *Frequenz* der Aktionspotentiale. Diese hängt davon ab, wie schnell eine Depolarisation der Membran auf eine andere folgt und wie stark sie ist; denn je stärker sie ist, desto eher kann während der relativen Refraktärzeit ein neues AP ausgelöst werden.

Die kurzfristige Depolarisation der Membran an einer Stelle in Form eines APs führt nun dazu, daß auch an benachbarten Stellen das negative Ruhepotential etwas weniger negativ wird, und dies genügt, um die spannungsgesteuerten Na-Kanäle zu öffnen und an diesen Nachbarstellen ein AP auszulösen. Dadurch pflanzt sich das AP „automatisch" über die Zellmembran fort. Die Ausbreitungsgeschwindigkeit des Signals ist dabei gegenüber der annähernden Lichtgeschwindigkeit, mit der sich elektrische Signale in Drähten oder anderen guten elektrischen Leitern ausbreiten, sehr gering, weil Zellen und Zellfortsätze viel schlechtere Leiter sind als elektrische Kabel und außerdem viel schlechter isoliert sind. Der Strom muß bei seiner Ausbreitung also einen viel höheren Widerstand überwinden und fließt – sozusagen zur Vermeidung dieses Aufwands – eher durch die Membran nach außen ab, anstatt im Innern weiterzufließen. Dies ist in Abbildung 4.5 schematisch dargestellt. Dabei ergeben sich im

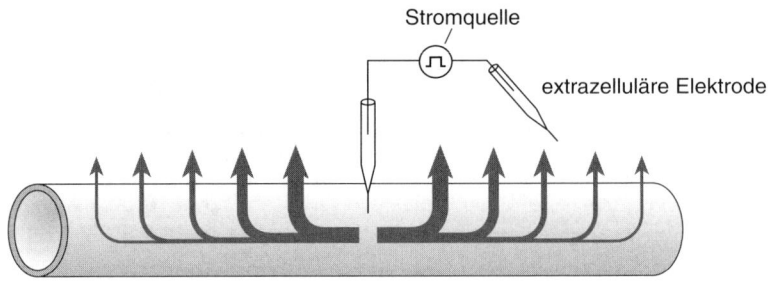

4.5 Passive Fortleitung der elektrischen Erregung an der Axonmembran (und sonstigen Zellmembranen). Injiziert man durch eine Mikroelektrode Strom in ein Axon, so folgt er dem Weg des geringsten Widerstandes zur extrazellulären Elektrode. Die Dicke jedes Pfeils gibt die relative Größe des Membranstroms wieder. Aus Kandel et al., 1996.

allgemeinen Geschwindigkeiten von weniger als einem Meter pro Sekunde. Dies ist für die meisten Distanzen, die im Innern des Gehirns zu überbrücken sind und im Bereich von Tausendsteln bis Hundertsteln von Millimetern liegen, völlig ausreichend. Wenn es jedoch um die Fortleitung entlang langer Fasern im Zentimeter- oder gar Meterbereich geht, wäre dies viel zu langsam. Eine Aktionspotential-Salve von der motorischen Großhirnrinde bis hin zu einem Fingermuskel würde dann unter Umständen 5 Sekunden unterwegs sein, und dies ließe keinerlei schnelle Reaktionen zu.

Die Leitungsgeschwindigkeit ist höher, wenn der Durchmesser der Nervenfasern groß ist, denn dies erniedrigt ihren *Längswiderstand*, und der Strom kann im Faserinnern leichter fließen. Man findet deshalb sehr dicke Axone bei Wirbellosen in den neuronalen Systemen, bei denen es auf sehr schnelle Fortleitung ankommt, z.B. in fluchtauslösenden Systemen. Eine andere Art der Steigerung der Leitungsgeschwindigkeit hat sich bei Wirbeltieren entwickelt und besteht darin, daß die Membran einer Nervenfaser mit einer zusätzlichen Isolierschicht versehen ist. Durch die gute Isolation wird der lokale Einwärtsstrom „gezwungen", im Innern der Faser größere Distanzen zurückzulegen. Dies wird bei Wirbeltieren dadurch erreicht, daß die Membran der Nervenfaser von einer *Myelinscheide* umgeben ist. Nur an wenigen, im Abstand von rund 1 mm auftretenden Stellen (den *Ranvierschen Schnürringen*) ist die Myelinscheide unterbrochen. Hier sitzen besonders viele spannungsgesteuerte Na-Kanäle. Der einmal ausgelöste Einwärtsstrom „springt", wie in Abbildung 4.6 gezeigt, im Innern der Zelle also von einem Schnürring zum anderen und löst dort eine Depolarisation und damit ein Aktionspotential aus. Bei den myelinisierten Nervenfasern findet man deshalb Leitungsgeschwindigkeiten von 100 Metern und mehr pro Sekunde. Im Gegensatz zu den Verhältnissen bei Wirbellosen müssen diese Fasern nicht übermäßig dick sein, was eine große Raumersparnis bedeutet.

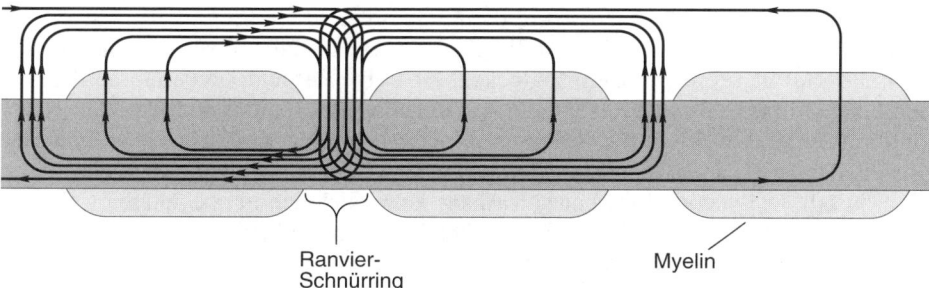

Ranvier-
Schnürring   Myelin

4.6 Aktive Fortleitung der Potentiale am myelinisierten Axon. Aktionspotentiale werden an den Ranvier-Schnürringen regeneriert. Die Schnürringe sind Unterbrechungen der Myelinscheide, die in regelmäßigen Abständen auftreten (1–2 mm). Die Myelinscheide wirkt als Isolator; entsprechend ist die Membranleitfähigkeit an den Schnürringen am größten, so daß es dort zu einem stark depolarisierenden Einwärtsstrom kommt. Dieser führt dann zu einem Aktionspotential. Aus Kandel et al., 1996.

4.1.3   Erregungsübertragung an chemischen Synapsen
und dendritische Fortleitung

Während bei den elektrischen Synapsen der Strom über Plasmabrücken, *gap junctions*, von einer Nervenzelle zur anderen fließt, erfolgt die Erregungsübertragung bei chemischen Synapsen durch die Ausschüttung von Transmittern. Im Wirbeltiergehirn sind die wichtigsten Transmitter Acetylcholin, Noradrenalin, Serotonin, Dopamin und Glutamat (alles *erregende* Transmitter) sowie Gamma-Aminobuttersäure (abgekürzt GABA) und Glycin (beides *hemmende* Transmitter). Während Acetylcholin, Glutamat, Glycin und GABA der *schnellen*, direkten Signalübertragung an der Synapse dienen, haben die Transmitter Noradrenalin, Serotonin, Dopamin und Acetylcholin im Gehirn eine *neuromodulatorische* Wirkung, d.h. sie können die Wirkung der anderen Transmitter verändern, in der Regel im Bereich von Sekunden. Außerhalb des Gehirns dient Acetylcholin der Erregungsübermittlung zwischen den motorischen Nerven und den Muskeln. Neben den Transmittern gibt es mittel- und längerfristig wirkende Neuromodulatoren, *Neuropeptide*, von denen zur Zeit bereits mehr als hundert bekannt sind.

Wie in Abbildung 4.7A gezeigt, ist die Signalübertragung an chemischen Synapsen ein komplizierter Vorgang. Neurotransmitter befinden sich in kleinsten Bläschen (*Vesikeln*) verpackt in den Endknöpfen eines Axons. Durch das Eintreffen eines Aktionspotentials (Schritt 1 in Abbildung 4.7A) werden im Endknöpfchen Calcium-Kanäle geöffnet, und Ca-Ionen strömen ins Innere (Schritt 2). Dadurch wird eine komplizierte Kaskade von chemischen Schritten ausgelöst (Schritt 3), die letztendlich dazu führt (Schritt 4), daß die Vesikel zum synaptischen Spalt wandern (Schritt 5) und dort eine winzige Menge Transmitter freisetzen (Schritt 6). Die Transmittermoleküle diffundieren in den synaptischen Spalt (Schritt 7) und wirken entweder direkt (Schritt 8) oder indirekt (Schritt 9) auf die Ionenkanäle der gegenüberliegenden, subsynaptischen Membran des nachgeschalteten Neurons ein und öffnen diese (Schritt 10). Die direkte Einwirkung geschieht dadurch, daß die Transmittermoleküle an spezifischen Rezeptorstellen auf den Ionenkanälen „andocken" und eine Öffnung herbeiführen. Bei der indirekten Einwirkung sind Rezeptoren und Ionenkanäle räumlich getrennt. Die Transmittermoleküle binden an die Rezeptoren und setzen eine Kaskade von chemischen Reaktionen (sogenannte *second messenger*) in Gang, die schließlich die Kanäle öffnen (Schritt 10). Die Second-Messenger-Kaskade kann auch den intrazellulären Calcium-Spiegel verändern (Schritt 12) und dann über eine Proteinkinase (PK) „Umbaumaßnahmen" an der Zelle bewirken (Schritt 13), die z.B. die Wirkung oder Anzahl der Ionenkanäle und damit die Effektivität der synaptischen Erregungsübertragung beeinflussen können.

Durch das Öffnen der Ionenkanäle in der subsynaptischen Membran durch *erregende* Transmitter können vermehrt Na- oder Ca-Ionen in die Zelle eindringen und eine Depolarisierung der Zellmembran hervorrufen (Schritt 11). Dies führt allerdings nicht wie am Axonhügel oder am Axon zum Auftreten eines Aktionspotentials, denn den hier vorhandenen Na- oder Ca-Kanälen fehlt die Fähigkeit, sich selbstverstärkend und damit lawinenartig zu öffnen. Vielmehr entsteht ein abgestuftes, *graduiertes* Potential (Abbildung 4.7B, rechts), dessen Stärke von der Menge des freigesetzten Transmitters und der Zahl der entsprechend aktivierten Ionenkanäle abhängt: Je mehr Transmitter, desto stärker das *erregende postsynaptische Potential (EPSP)*. Dieses Potential löst nun in den angrenzenden Membranregionen ebenfalls eine Depolarisation aus, die sich von dort aus weiter verbreitet – in der Regel entlang der Dendriten der Nervenzelle.

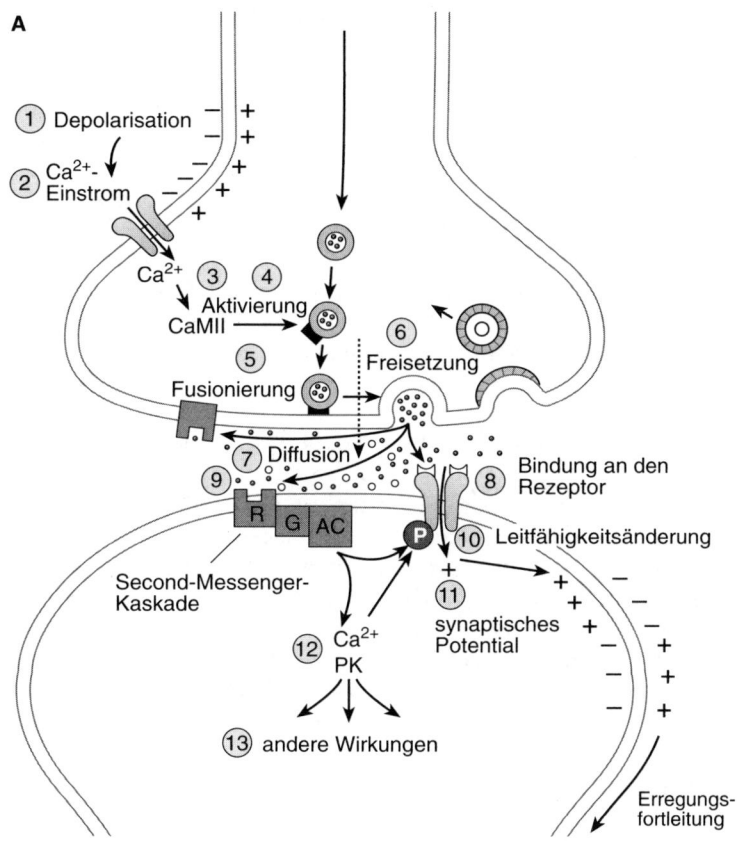

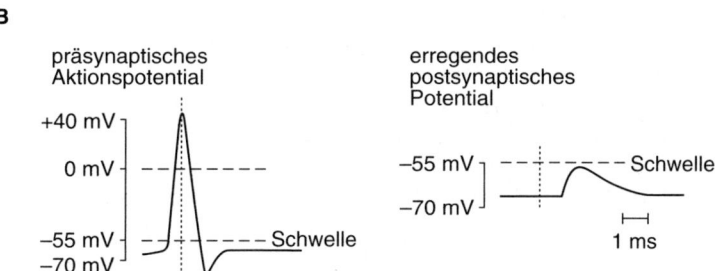

4.7 Erregungsübertragung an einer chemischen Synapse. A Der Ablauf der Ereignisse ist durch die Zahlen 1–13 gekennzeichnet. Abkürzungen: AC Adenylatcyclase; CaMII Calmodulin-abhängige Proteinkinase II; G GTP-bindendes Protein; P Phosphorylierung; PK Proteinkinase; R Rezeptor. B Das in der Präsynapse einlaufende Aktionspotential (links) löst einen Ca^{2+}-Einstrom aus (Ereignis 2 in A) aus, der die anderen Schritte (3–13) nach sich zieht. Die Leitfähigkeitsänderung (Ereignis 10 in A) führt mit einer Verzögerung von ca. 1 ms zu einem graduierten (unterhalb der Schwelle verbleibenden) postsynaptischen Potential (rechts), welches dann über die Membran weitergeleitet wird. A nach Shepherd, 1993, verändert; B aus Kandel et al., 1996.

Allerdings geschieht diese Weiterleitung nicht wie beim Axon aktiv in Form eines APs, sondern *passiv*. Dies hat zur Folge, daß sich die Erregung in ihrer Stärke mit zunehmendem Abstand von der subsynaptischen Membran abschwächt. Daher erreicht es möglicherweise nicht oder nicht in ausreichender Stärke den Axonhügel, um dort ein Aktionspotential auszulösen. Damit EPSPs ein AP auslösen können, sind weitere Faktoren nötig (s. nächsten Abschnitt).

Im Falle der Ausschüttung von *hemmenden* Transmittern (GABA, Glycin) werden ebenfalls Ionenkanäle geöffnet, aber es strömen jetzt K-Ionen aus der Zelle und in manchen Fällen Cl-Ionen in die Zelle hinein. Dies macht das Membranpotential noch negativer als das Ruhepotential, und es kommt zu einer *Hyperpolarisation* (z.B. auf -85 mV) und damit zu einem *inhibitorischen postsynaptischen Potential (IPSP)*. Dies macht die subsynaptische Membran unempfindlicher gegen eine Depolarisation.

4.1.4   Integrative Eigenschaften einer Nervenzelle

Obwohl im Nervensystem die meisten Leistungen durch die Arbeit eines *Zellverbands* zustandekommen, der wenige zehn, aber auch eine Million Nervenzellen umfassen kann, ist ein einzelnes Neuron bereits ein komplexes Verarbeitungssystem. Es ist in aller Regel der Ort gewaltiger *Konvergenz* und *Divergenz* von Erregung. Es kann mit hundert, tausend oder gar zehntausend anderen Nervenzellen über Synapsen verbunden sein und selbst wieder an dieselbe Zahl von Nervenzellen seine Erregung abgeben. Zwischen Aufnahme und Weiterleitung kommt es zu einer unterschiedlich komplizierten *Integration* der Erregung. Hierbei spielen die soeben geschilderten membranphysiologischen Prozesse eine wichtige Rolle.

Betrachten wir in Abbildung 4.8A und B eine „normale" Nervenzelle, die einen ausgedehnten Dendritenbaum und ein Axon besitzt. Sie ist besetzt mit rund zehntausend erregenden und hemmenden Synapsen, die von rund tausend anderen Nervenzellen stammen (d.h. jede Nervenzelle sitzt im Schnitt mit 10 Synapsen auf einer anderen Nervenzelle auf). Eine einzelne Synapse depolarisiert die subsynaptische Membran in Form eines EPSP um weit weniger als 1 mV (bei Motoneuronen um rund 0,2 bis 0,4 mV). Dies bedeutet, daß selbst ohne eine Abschwächung bei der Weiterleitung zum Axonhügel dieses EPSP es nicht schaffen würde, ein AP auszulösen, denn dazu sind rund 10 mV Depolarisierung nötig. Es müßten im Falle eines Motoneurons also 50 Synapsen oder mehr gleichzeitig aktiv sein, um die Membran des Axonhügels genügend zu depolarisieren. Dabei gilt: Je weiter eine einzelne Synapse vom Axonhügel

4.8 Integrative Eigenschaften einer Nervenzelle. A Ein graduiertes erregendes postsynap- ▶
tisches Potential (EPSP), das in der Dendritenregion entsteht, breitet sich passiv aus und schwächt sich dabei mit zunehmender Entfernung von seinem Ursprungsort ab. Sofern es am Axonhügel noch genügend stark ist, löst es dort ein Aktionspotential aus. Dort befinden sich zahlreiche spannungsgesteuerte Na⁺-Kanäle mit niedriger Schwelle. B Zeitliche Summation zweier durch ein Neuron A hintereinander ausgelöster dendritischer Erregungen: Bei großer Zeitkonstante der dendritischen Membran (d.h. bei langsamem Abklingen der EPSPs) können sich die beiden EPSPs addieren, und es kommt am Axonhügel zu einem Aktionspotential. Bei kleiner Zeitkonstante (schnellem Abklingen der EPSPs) addieren sich die EPSPs nicht, und es wird am Axonhügel kein Aktionspotential ausgelöst. C Räumliche Summation von zwei EPSPs, die durch die Neurone A und B hervorgerufen wurden: Bei einer größeren Längskonstanten der dendritischen Membran (großer Reichweite des EPSP) summieren sich am Axonhügel die gleichzeitig einlaufenden EPSPs auf und lösen ein Aktionspotential aus. Bei kleinerer Längskonstanten (kleiner Reichweite des EPSP) geschieht dies nicht. Aus Kandel et al., 1996.

A

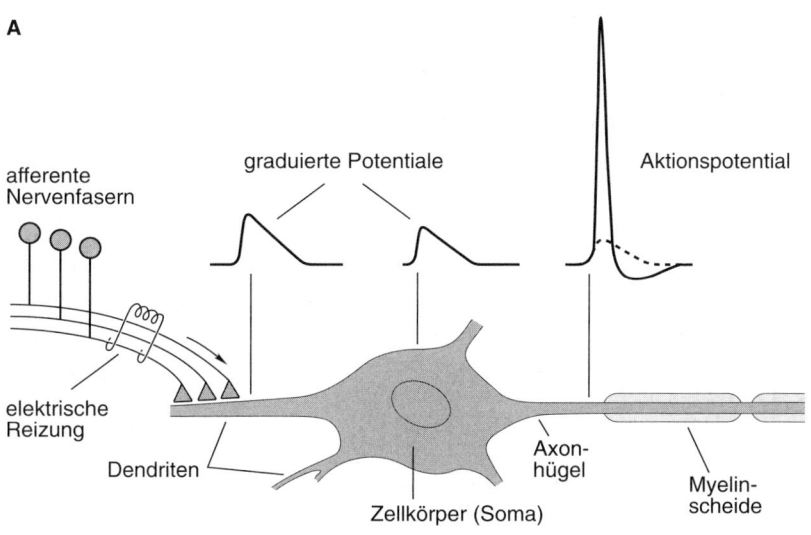

afferente Nervenfasern

graduierte Potentiale

Aktionspotential

elektrische Reizung

Dendriten

Axonhügel

Zellkörper (Soma)

Myelinscheide

B zeitliche Summation

C räumliche Summation

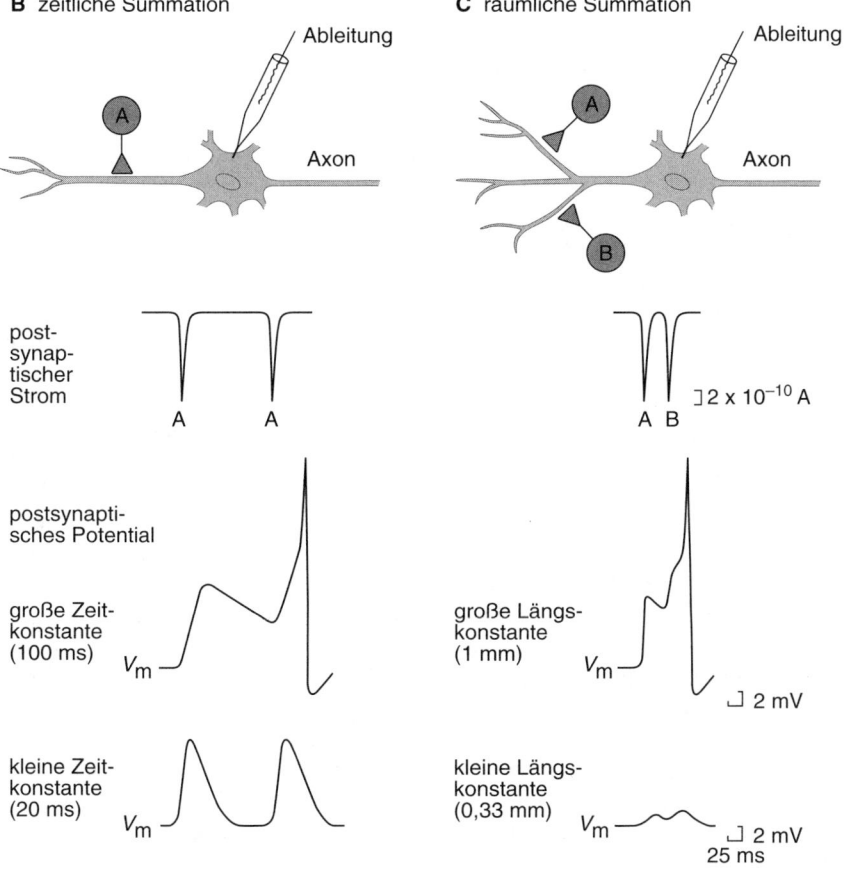

Ableitung

Axon

Ableitung

Axon

postsynaptischer Strom

A A

A B

2×10^{-10} A

postsynaptisches Potential

große Zeitkonstante (100 ms) V_m

große Längskonstante (1 mm) V_m

2 mV

kleine Zeitkonstante (20 ms) V_m

kleine Längskonstante (0,33 mm) V_m

2 mV

25 ms

entfernt ansitzt (z.B. an distalen Dendriten), desto größer der Abfall des EPSP und desto mehr Synapsen müssen gleichzeitig aktiv sein, damit die Zelle „feuert". Dies bedeutet auch, daß eine einzelne Zelle eine andere nur dann erregen kann, wenn sie mit vielen Synapsen an ihr aufsitzt. Normalerweise feuert also eine Zelle dann, wenn mehrere bis viele vorgeschaltete Neurone *gleichzeitig* und *gleichartig* auf sie einwirken.

Damit haben wir bereits zwei wichtige Faktoren kennengelernt, welche die Integrationsleistung einer Nervenzelle bestimmen, nämlich erstens den *Sitz* einer Synapse (d.h. ob weit entfernt vom Axonhügel oder nahe), und zweitens die *räumliche Summation* synaptischer Aktivität (d.h. wieviele Synapsen zur selben Zeit ein EPSP produzieren). Allerdings bestimmt der Sitz der Synapsen nicht allein ihre Wirkung auf das Gesamtverhalten der Zelle, denn der Spannungsabfall eines EPSP kann unterschiedlich sein, je nachdem wie gut oder schlecht die Dendritenmembran es fortleitet. Dendritische Leitfähigkeiten können durchaus um eine Größenordnung variieren. Das heißt, im einen Fall schwächt sich ein EPSP schon auf 0,1 mm stark ab, im anderen Fall erst auf 1 mm. Dies letztere würde bedeuten, daß bei den Größenverhältnissen an einer „normalen" Nervenzelle ein EPSP durchaus die Chance hat, relativ unabgeschwächt den Axonhügel zu erreichen, wo es allerdings *allein* in der Regel kein AP auszulösen vermag. Dies geschieht selbst bei guter dendritischer Leitfähigkeit erst dann, wenn viele Synapsen gleichzeitig oder kurz hintereinander aktiv sind.

Damit auch bei schlechter dendritischer Leitfähigkeit oder bei wenigen aktiven Synapsen ein AP ausgelöst werden kann, gibt es einen weiteren Mechanismus, nämlich die *zeitliche Summation* der EPSPs (Abbildung 4.8B). EPSPs unterschiedlicher Synapsen können stark in ihrer Abklingrate variieren, d.h. hinsichtlich der Zeit, die verstreicht, bis die Depolarisation der Membran wieder stark abgesunken ist. Diese kann 1 ms, aber auch 20 ms dauern. Wenn die Abklingzeit (charakterisiert durch die *Zeitkonstante* der erregten Membran) genügend lang ist, dann trifft das nächste EPSP ein, bevor das vorhergehende ganz abgeklungen ist und sitzt ihm auf. Geschieht dies mehrfach hintereinander, dann können sich am Axonhügel mehrere schwache Potentiale „aufschaukeln" und ein AP auslösen.

Die Aussage, daß ein EPSP auf dem Weg zum Axonhügel *rein passiv* geschieht, ist nicht ganz korrekt, denn es gibt an manchen Stellen des Dendritenbaums bestimmte „Verstärkerzonen", an denen lokal ein Aktionspotential entsteht, weil dort spannungsgesteuerte Ca-Kanäle sitzen, und so das EPSP vorübergehend „aufpäppeln". Die Zahl und räumliche Verteilung dieser dendritischen Triggerzonen beeinflussen natürlich die Chance eines EPSP, zum Axonhügel „durchzukommen", und damit die Integrationsleistungen eines Neurons.

Der wichtigste Faktor für die Integrationsleistung einer Nervenzelle ist jedoch das *zahlenmäßige Verhältnis* von erregenden und hemmenden Synapsen – und natürlich die Tatsache, *wo* diese ansetzen. Sind Erregung und Hemmung gleich stark, hervorgerufen durch dieselbe Zahl erregender und hemmender Synapsen an denselben Stellen, so heben sie sich natürlich gegenseitig auf, während unterschiedliche Zahlenverhältnisse der beiden Synapsentypen, kombiniert mit unterschiedlichen Ansatzorten, sehr unterschiedliche Erregungszustände hervorrufen. Hemmende Synapsen tendieren dazu, in der Nähe des Axonhügels anzusetzen, während erregende Synapsen vermehrt in distalen Dendritenbereichen zu finden sind. Dadurch können die hemmenden Synapsen, selbst wenn sie viel geringer an Zahl sind, den Erregungsfluß sehr effektiv, sozusagen in der Hinterhand, beeinflussen. Ebenso können hemmene Synapsen, die an wichtigen Gabelpunkten des Dendritenbaums sitzen, ganze dendritische Bereiche „abschalten".

Die Kombination all dieser Faktoren, d.h. der zahlenmäßigen Verhältnisse erregender und hemmender Synapsen, ihres Sitzes an der Oberfläche der Zelle, unterschiedlicher Längs- und Zeitkonstanten der beteiligten Membranen und damit unterschiedlicher Ausmaße zeitlicher und räumlicher Integration, lassen nahezu beliebig komplexe Verarbeitungsprozesse in einer einzelnen Nervenzelle zu. Dies kann dazu führen, daß eine Nervenzelle nach einlaufender Erregung mit niedriger oder hoher Frequenz „feuert" oder die einlaufende Erregung völlig unterdrückt. Es kann auch dazu führen, daß sie selbst bei zufällig oder kontinuierlich einlaufender Erregung rhythmisch feuert oder AP-Salven mit komplizierter Zeitstruktur produziert. Ob und in welchem Maße die Zeitstruktur der Entladungen wichtige neuronale Information trägt, ist gegenwärtig nicht bekannt. Viele Nervenzellen haben die Fähigkeit, sich selbst zu depolarisieren und deshalb auch ohne äußere Reizung Aktionspotentiale zu produzieren. Man spricht hierbei von *Spontanaktivität*. Diese ist allerdings meist niederfrequent (z.B. 1–4 Hz). Bei genügender afferenter Hemmung schweigt diese Zelle, bei Reizung steigt die Feuerrate über die Spontanaktivität hinaus an.

4.1.5   Abschließende Betrachtung

Wie eingangs festgestellt, besteht das Gehirn ausschließlich aus Nervenzellen und Gliazellen. Wenn wir einmal die Beteiligung der Gliazellen an der Erregungsverarbeitung vernachlässigen, dann ergibt sich hieraus die Schlußfolgerung, daß *alle* Leistungen des Gehirns aus den geschilderten Integrationsleistungen einzelner Nervenzellen resultieren. Diese Leistungen können durchaus sehr kompliziert sein, und deshalb kommt gelegentlich der Aktivität *einzelner Neurone* eine große Bedeutung zu. In der Regel gilt dabei: In kleinen Gehirnen mit wenig Neuronen zeigen einzelne Nervenzellen eine sehr komplexe Integrationsarbeit, und deshalb können auch solche Gehirne durchaus sehr komplexe Leistungen vollbringen. In großen Gehirnen mit sehr vielen Neuronen, z.B. den Gehirnen von Primaten einschließlich des Menschen finden wir Bereiche wie die Großhirnrinde oder das Kleinhirn, die aus Millionen oder gar Milliarden von gleichartigen Neuronen mit denselben Integrationsleistungen bestehen. In einem solchen Funktionszusammenhang kommt natürlich einem einzelnen Neuron eine sehr geringe Bedeutung zu. Wenn Millionen solcher gleichartiger Neurone miteinander interagieren, dann entstehen großflächige Erregungsfelder, die – so müssen wir vermuten – Verarbeitungsleistungen ganz anderer Art darstellen als die Aktivitäten vereinzelter Neurone. Allerdings gibt es auch im menschlichen Gehirn sehr kleine Gruppen von Nervenzellen mit riesigen axonalen Aufzweigungen, die in der Lage sind, die Aktivität großer Areale in der Großhirnrinde und anderswo zu beeinflussen, z.B. Kerne der retikulären Formation, von denen noch zu sprechen sein wird.

4.2   Aufbau des menschlichen Gehirns

Zu Beginn dieses Abschnitts sollen einige wichtige neuroanatomische Begriffe und Bezeichnungen erläutert werden.

Von den Sinnesorganen, z.B. dem Auge, dem Ohr oder der Haut, zum Zentralnervensystem ziehen *sensorische* Nerven und vom Zentralnervensystem zu den Muskeln *motorische* Nerven. Es gibt rein sensorische und rein motorische Nerven; die meisten

Nerven bestehen aber aus sensorischen *und* motorischen Nervenfasern und werden deshalb als *gemischte* Nerven bezeichnet.

Eine größere Anzahl von Nervenzellen kann im Gehirn zu räumlichen und funktionalen Einheiten zusammengeschlossen sein, die man *Kerne* (*Nuclei*, Singular *Nucleus*, im folgenden abgekürzt Ncl.) nennt. Kerne können wiederum zu Kerngebieten oder Kerngruppen zusammengeschlossen sein. Diese sind durch Faserzüge miteinander verbunden, die aus den Axonen von Nervenzellen eines oder mehrerer Kerne bestehen. Faserzüge in Längsrichtung des Gehirns werden als *Trakte* (abgekürzt Tr.), solche in Querrichtung als *Kommissuren* bezeichnet. Die Trakte werden immer durch zwei, in der Regel durch Bindestrich verbundene Adjektive gekennzeichnet, z.B. Tractus corticospinalis, wobei das erste Teil-Adjektiv den Ursprungsort (hier Cortex, d.h. Großhirnrinde), das zweite den Zielort (hier Medulla spinalis, d.h. Rückenmark) bezeichnet. Zellen eines Kerns oder Areals, die ihre Axone zu anderen Kernen oder Arealen senden, nennt man *Projektionsneurone*; Zellen mit Axonen, die innerhalb der Kerne oder Areale verbleiben oder gar kein Axon besitzen, sind lokale *Verarbeitungsneurone* oder *Interneurone*.

Neben den Kernen gibt es im Gehirn auch noch andere anatomische und funktionale Einheiten, z.B. *Schichten* (*Laminae*, Singular *Lamina*), z.B. im Tectum des Mittelhirns und in der Rinde (Cortex) des Großhirns sowie *Areale* (*Areae*, Singular *Area*), vor allem in der Großhirnrinde. Faserzüge, die von Kernen, Schichten oder Arealen zu bestimmten Zielorten ausgesandt werden oder dorthin *projizieren*, nennt man *efferente* Fasern oder *Efferenzen*; solche, die von einem anderen Gehirnort zu einem Zielort einlaufen, *afferente* Fasern oder *Afferenzen* dieses Zielortes. Man sagt hierbei, Kern X projiziert nach (oder zu) Kern Y. Dabei kann derselbe Trakt in Hinblick auf den einen Kern (den Ausgangsort) efferent und auf den anderen Kern (den Zielort) afferent sein. Derartige Verbindungen im Gehirn sind häufig rückläufig oder *reziprok*, d.h. Kern X projiziert zu Kern Y und umgekehrt.

Für die Lagebeziehung von Hirnstrukturen gibt es spezielle Bezeichnungen. Alles was im Zentralnervensystem oder Gehirn oben bzw. „rückenwärts" liegt, wird als *dorsal* bezeichnet, was unten oder „bauchwärts" liegt, *ventral*. Seitliche Positionen werden als *lateral*, in der Mitte oder zur Mitte hin liegende als *medial* bezeichnet. Genau auf der Mitte liegende Strukturen sind *median*. Mit *rostral* wird alles bezeichnet, was im Gehirn oder in Teilen des Gehirns vorn (eigentlich „schnabelwärts") liegt, und mit *caudal*, alles was hinten (eigentlich „schwanzwärts") liegt. Die drei Hauptachsen des Gehirns bezeichnet man entsprechend als rostrocaudale, dorsoventrale und mediolaterale Achse (mit oder ohne Bindestrich). Zwischenrichtungen werden entsprechend als dorsolateral, mediocaudal usw. bezeichnet. Bei Kerngebieten (z.B. des Thalamus) verwendet man auch die Bezeichnung *anterior* für vordere, *posterior* für hintere, *superior* für obere und *inferior* für untere Positionen. Dazwischenliegende Positionen deutet man durch Kombination dieser Adjektive an, etwa Ncl. ventrocaudalis oder Ncl. dorsomedialis.

Das menschliche Gehirn zeigt den typischen Aufbau des Gehirns eines Säugetiers. Es besteht aus sechs Teilen, und zwar von hinten nach vorn (1) dem verlängerten Mark (Medulla oblongata), (2) Kleinhirn (Cerebellum), (3) Brücke (Pons), (4) Mittelhirn (Mesencephalon), (5) Zwischenhirn (Diencephalon) und (6) Endhirn (Telencephalon). Beim Menschen ist diese Gliederung nicht erkennbar, denn von oben, vorn und der Seite gesehen ist es nahezu ganz von der stark gewundenen Hirnrinde (Cortex) bedeckt (vgl. Abbildung 4.9.A). Nahezu das gesamte übrige Gehirn liegt im Innern. Lediglich am hinteren Teil des Cortex ist das Kleinhirn sichtbar, das beim Menschen trotz seines

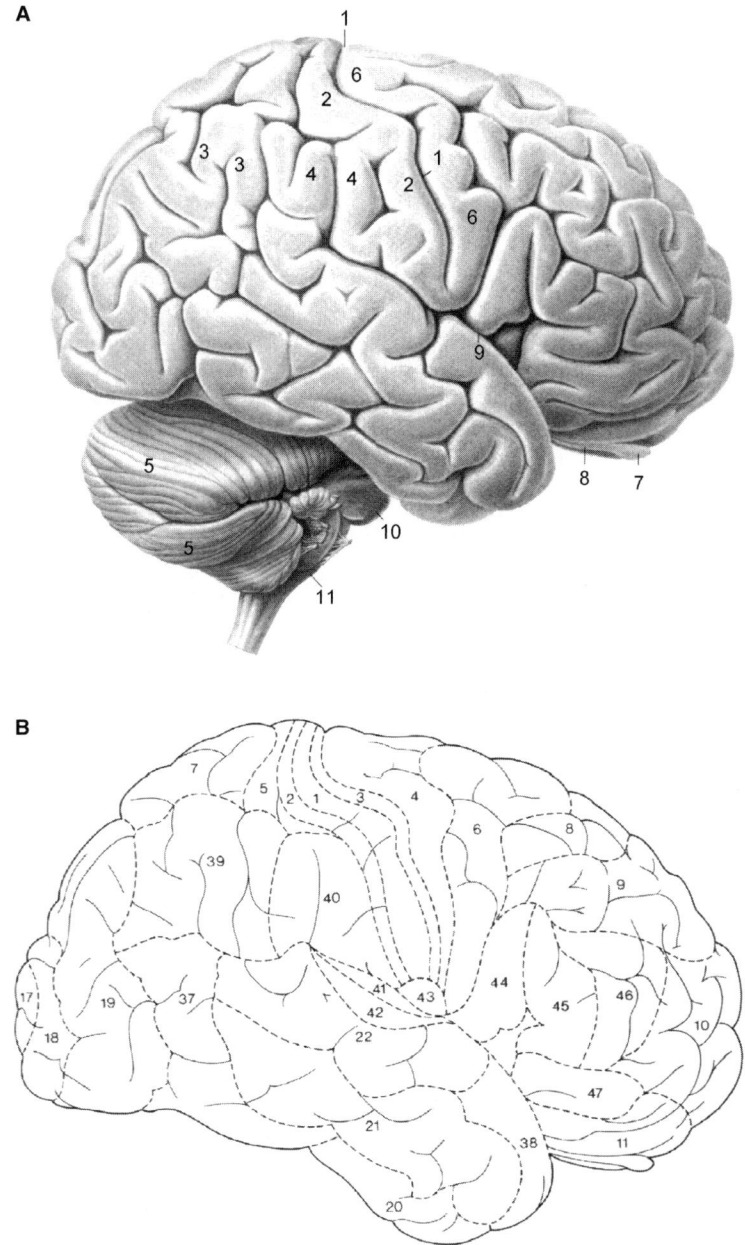

4.9 A Seitenansicht des menschlichen Gehirns. 1 Zentralfurche (Sulcus centralis); 2 Gyrus postcentralis; 3 Gyrus angularis; 4 Gyrus supramarginalis; 5 Kleinhirn-Hemisphären; 6 Gyrus praecentralis; 7 Riechkolben (Bulbus olfactorius); 8 olfaktorischer Trakt (Tractus olfactorius); 9 Sulcus lateralis; 10 Brücke (Pons); 11 Medulla oblongata. B Einteilung der seitlichen Hirnrinde in cytoarchitektonische Felder nach Brodmann.

A

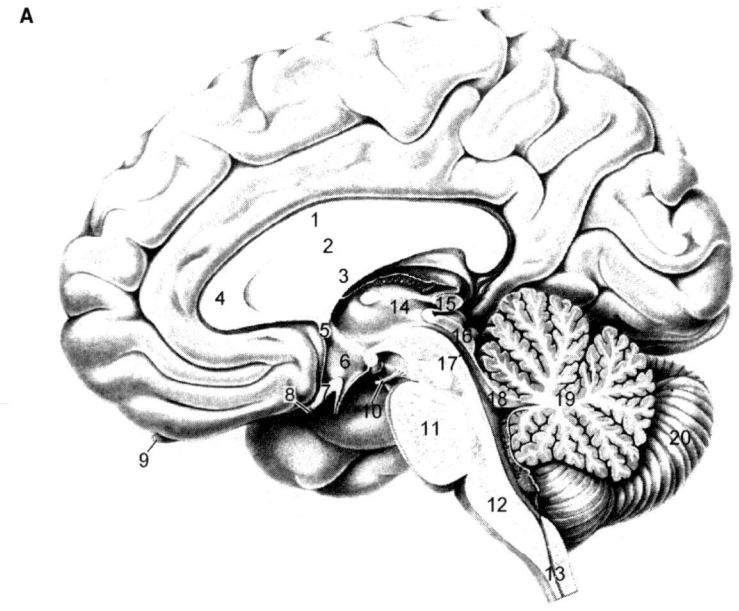

B

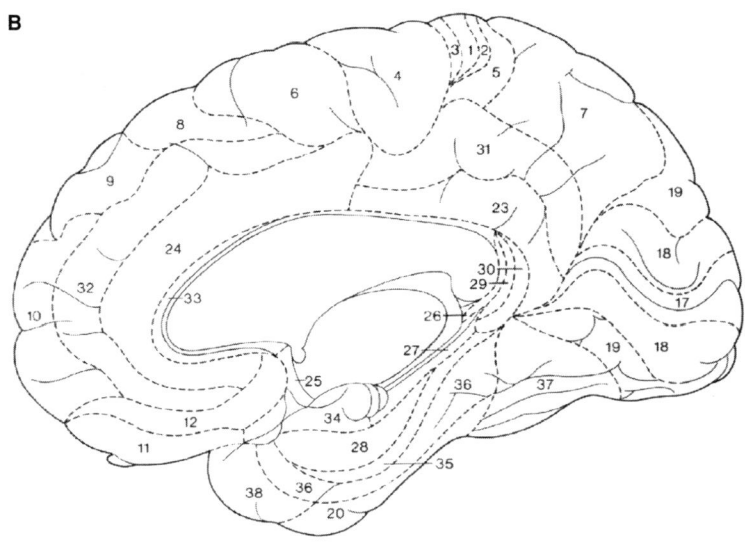

4.10 A Mediananansicht (Längsschnitt) des menschlichen Gehirns. 1 Balken (Corpus callosum); 2 Septum pellucidum; 3 Fornix; 4 Knie des Balkens; 5 Commissura anterior; 6 Hypothalamus; 7 Sehnervkreuzung (Chiasma opticum); 8 Sehnerv (Nervus opticus); 9 Bulbus olfactorius; 10 Nervus oculomotorius; 11 Brücke (Pons); 12 Medulla oblongata; 13 Rückenmark (Medulla spinalis); 14 Thalamus; 15 Pinealorgan des Epithalamus; 16 Vierhügelplatte (Lamina quadrigemina) des Mittelhirns; 17 Tegmentum des Mittelhirns; 18 vierter Ventrikel; 19 Wurm (Vermis) des Kleinhirns; 20 Kleinhirnhemisphären. B Einteilung der medialen Hirnrinde nach Brodmann.

Namens verhältnismäßig groß ist. Ganz unten und hinten ist etwas vom restlichen Gehirn sichtbar, nämlich die Brücke und die Medulla oblongata, die in das Rückenmark, die Medulla spinalis, übergeht. In der Ansicht von unten (Abbildung 4.11) und besonders im Längsschnitt (Abbildung 4.10) ist diese Gliederung jedoch gut zu verfolgen.

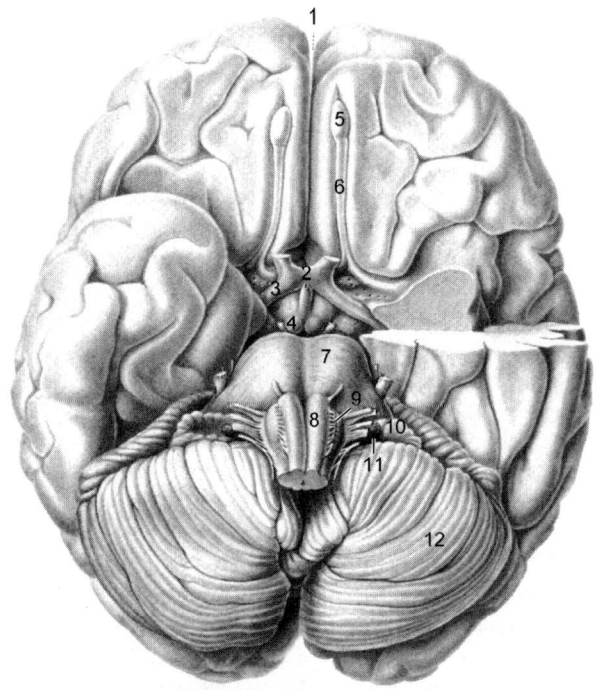

4.11 Ansicht des menschlichen Gehirns von unten. 1 Längsfurche des Gehirns (Fissura longitudinalis); 2 Sehnervkreuzung (Chiasma opticum); 3 Optischer Trakt (Tractus opticus); 4 Mamillarkörper (Corpus mamillare); 5 Bulbus olfactorius; 6 Olfaktorischer Trakt (Tractus olfactorius); 7 Brücke (Pons); 8 Pyramiden (Pyramis); 9 Olive (Oliva inferior); 10 Flocculus des Kleinhirns; 11 Plexus des vierten Ventrikels; 12 Kleinhirnhemisphären. Nach Nieuwenhuys et al. 1991, verändert.

4.2.1   Der Hirnstamm

Verlängertes Mark (Medulla oblongata), Brücke (Pons) und Mittelhirn (Mesencephalon) bilden zusammen den *Hirnstamm* (Truncus cerebri) (Abbildungen 4.10 und 4.11). Die drei genannten Teile gehen ineinander über und sind nur künstlich voneinander abzutrennen. Viele Systeme, z.B. auf- und absteigende Fasertrakte und die Formatio reticularis, durchziehen sie in ihrer ganzen Länge.

Das Verlängerte Mark (Medulla oblongata) ist die direkte Fortsetzung des Rückenmarks (Medulla spinalis). Es ist der Ort des Ein- und Austritts des neunten bis zwölften Hirnnervenpaars und enthält die motorischen und sensorischen Kerngebiete dieser Nerven. Dort befinden sich einerseits diejenigen Kerngebiete, in denen die Motoneurone sitzen, deren *efferente* Axone über den Nerven zu den Muskeln ziehen, und andererseits diejenigen Zellgruppen, an denen die sensorischen Afferenzen von den peripheren Sinneszellen bzw. Sinnesorganen enden. Der neunte Hirnnerv, der *N. glossopharyngeus*, ist ein gemischter Nerv; er versorgt motorisch Muskeln des Schlundes und zusammen mit dem *N. facialis* und dem *N. vagus* die Geschmacksknospen der Zunge und des Schlundes. Der zehnte Hirnnerv, der *N. vagus*, innerviert ebenfalls Muskeln des Gaumens und Schlundes. Besonders wichtig für den Menschen ist die motorische und sensorische Innervation des Kehlkopfs durch diesen Nerven. Eine weitere wichtige Funktion des Vagusnerven besteht in der Bildung des *parasympathischen* Nervensystems, das zusammen mit seinem Gegenspieler, dem *sympathischen* Nervensystem, die Eingeweide versorgt. Der elfte Hirnnerv, *N. accessorius*, ist rein motorisch und eigentlich ein Nerv des Rückenmarks (ein „spinaler" Nerv also); er versorgt die Nackenmuskulatur. Der zwölfte Hirnnerv, der *N. hypoglossus*, ist ebenfalls rein motorisch und innerviert die Zungenmuskulatur. Neben diesen Kernen finden sich in der Medulla oblongata auch Teile weiter vorn eintretender Nerven, z.B. der sogenannte spinale Kern des fünften Hirnnerven (*N. trigeminus*) und Kerne des achten Hirnnerven (Hör- und Gleichgewichtsnerv, *N. statoacusticus*).

Die Kerne der genannten und weiter vorn liegenden Hirnnerven werden umgeben von einer Ansammlung von Kernen und Kerngebieten, der *Formatio reticularis*, die sich von hier bis zum vorderen Mittelhirn zieht und eine Rolle bei der Kontrolle lebenswichtiger Körperfunktionen wie Schlafen und Wachen, Blutkreislauf und Atmung sowie von Aufmerksamkeits- und Bewußtseinszuständen spielt.

Als seitliche Auswölbung der Medulla oblongata ist auf beiden Seiten die *untere Olive* sichtbar, die den Olivenkern (Ncl. olivaris inferior) enthält. Die untere Olive spielt eine Rolle im Gleichgewichtssystem und steht über sogenannten Kletterfasern mit dem Kleinhirn in enger Verbindung (s. dort).

Unter dem Kleinhirn, getrennt durch den vierten Ventrikel, liegt die Brücke (Pons). Sie beinhaltet die Kerne folgender Hirnnerven: *N. trigeminus* (fünfter Hirnnerv), ein dreiästiger Nerv, der sensorisch (oder „sensibel") die Haut und Schleimhäute der Kopf- bzw. Gesichtsregion einschließlich der Zunge und die Zähne und motorisch die Kaumuskulatur versorgt. Dann folgt der *N. abducens* (sechster Hirnnerv), der einen der sechs Augenmuskeln innerviert. Daran schließt sich nach hinten der *N. facialis* (siebter Hirnnerv) an, der motorisch Kopf- bzw. Gesichtsmuskeln und sensorisch u.a. Geschmacksknospen der Zunge versorgt. Mit ihm zusammen tritt der *N. vestibulocochlearis*, auch *N. statoacusticus* genannt (achter Hirnnerv) ins Gehirn ein. Dieser Nerv ist rein sensorisch und leitet mit einem Teil, dem *N. cochlearis*, Erregungen aus dem Hörorgan im Innenohr, und mit einem anderen Teil, dem *N. vestibularis*, Erregungen aus dem Gleichgewichtsorgan, das sich ebenfalls im Innenohr befindet, zum Gehirn.

In der Brücke finden sich nachgeschaltete sensorische Kerne, auf- und absteigende Fasertrakte (insbesondere die *Pyramidenbahn*, Tractus corticospinalis, s. Abschnitt 4.2) und die sogenannten *Brückenkerne* (Nuclei pontis), in denen von der Großhirnrinde einlaufende Fasern auf ihrem Weg zum Kleinhirn umgeschaltet werden. Ebenfalls in der Brücke, zum Teil am Übergang zum Mittelhirn, sind wichtige Kerne der *Formatio reticularis* angesiedelt, nämlich der durch den Transmitter Noradrenalin gekennzeichnete *Locus coeruleus* („blauer Kern") als Teil der *lateralen* Formatio reticularis, die durch den Transmitter Serotonin charakterisierten *Raphe-Kerne* (Ncl. raphes dorsalis, pontis und magnus) als Teil der *medianen* Formatio reticularis, die durch den Transmitter Dopamin gekennzeichneten *parabrachialen Kerne* und die Kerne der *medialen* Formatio reticularis.

Das Mittelhirn (Mesencephalon) des menschlichen Gehirns ist verhältnismäßig klein und liegt unscheinbar zwischen dem Pinealorgan und dem Kleinhirn (Abbildung 4.10). Es gliedert sich in einen oberen Teil, das Mittelhirndach (*Tectum* oder *Vierhügelplatte*), und einen unteren Teil, das *Tegmentum* (Abbildung 4.12). Die Vierhügelplatte besteht aus den vorderen (*Colliculi superiores*) und hinteren Hügeln (*Colliculi inferiores*). Bei Fischen, Amphibien und Reptilien ist das Tectum vergleichsweise

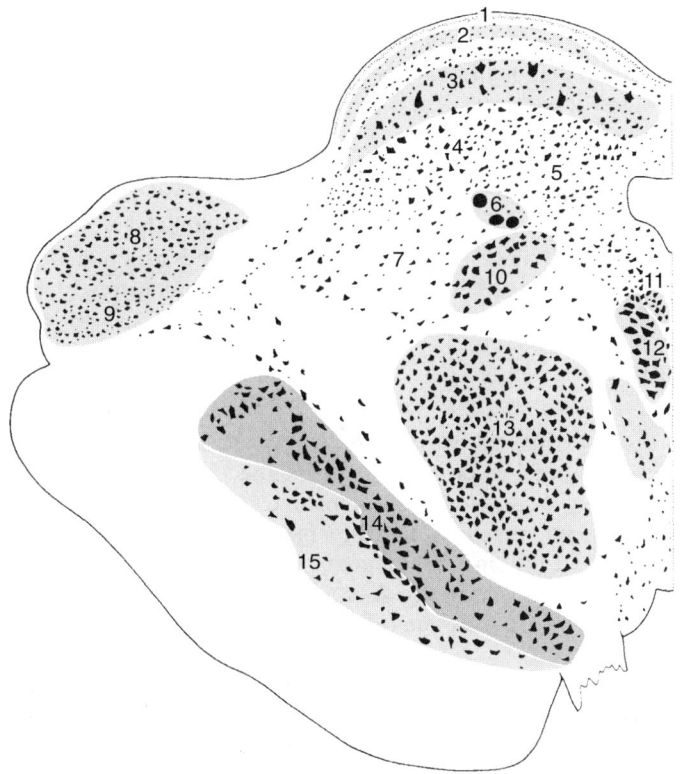

4.12 Querschnitt durch den linken Hirnstamm auf der Höhe des Colliculus superior (CS), Ncl. ruber und der Substantia nigra. 1 Stratum zonale des CS; 2 Stratum griseum superficiale des CS; 3 Stratum griseum medium des CS; 4 Stratum griseum centrale des CS; 5 zentrales Höhlengrau des Mittelhirns (Griseum centrale mesencephali); 6 Mittelhirnkern des Trigeminusnerven; 7 Nucleus cuneiformis; 8 Medialer Kniehöcker (Corpus geniculatum mediale), dorsaler Teil; 9 Medialer Kniehöcker, ventraler Teil; 10 Nucleus interstitialis; 11 akzessorischer Kern des okulomotorischen Nerven; 12 Kern des okulomotorischen Nerven; 13 Nucleus ruber; 14 Substantia nigra, pars compacta; 15 Substantia nigra, pars reticulata. Nach Nieuwenhuys et al., 1991, verändert.

groß und stellt das wichtigste sensorische, insbesondere visuelle und auditorische Integrationszentrum dar. Obwohl bei Vögeln und Säugern (einschließlich des Menschen) komplexe visuelle Leistungen vor allem im visuellen Cortex ablaufen, spielen die Colliculi superiores auch bei diesen Tiergruppen eine wichtige Rolle bei visuell und auditorisch ausgelösten Blick- und Kopfbewegungen und bei gerichteten Hand- und Armbewegungen und entsprechenden Aufmerksamkeitsleistungen (vgl. Engel,

Kapitel 5, in diesem Band). Die Colliculi inferiores sind ein wichtiges auditorisches Zentrum (vgl. Walkowiak, Kapitel 6, in diesem Band).

Das *Tegmentum* des Mittelhirns enthält die Kerne des dritten *(N. oculomotorius)* und vierten Hirnnerven *(N. trochlearis)*, beides Augenmuskelnerven; außerdem enthält es durchziehende Fasertrakte (vor allem die Pyramidenbahn) und Anteile der Formatio reticularis sowie Zentren, die für Bewegung und Handlung wichtig sind. Der *Nucleus ruber* („roter Kern") ist über direkte und indirekte Verbindungen mit dem Cortex, Cerebellum und Rückenmark eine wichtige Schaltstation des *extrapyramidalen motorischen Systems* (s. unten). Die *Substantia nigra* („schwarze Substanz") besteht aus zwei Teilen, der Pars compacta und der Pars reticulata. Die Pars compacta stellt eine Ansammlung dopaminerger Neurone dar, die Fasern zum Striatum senden. Die Substantia nigra ist wie der Nucleus ruber Teil des extrapyramidalen Systems (vgl. Abschnitt 4.3.2).

Um den das Mittelhirn durchziehenden „Aquädukt" (den Verbindungskanal zwischen drittem und viertem Ventrikel) herum liegt das *zentrale Höhlengrau*, eine kompakte Zellansammlung. Sie hat mit Schmerzempfindung und der Verarbeitung schädlicher Reize und sonstiger stark emotionsbegleiteter Zustände zu tun und ist ein Teil des limbischen Systems, das in Abschnitt 4.3.1 gesondert besprochen wird.

4.2.2   Kleinhirn

Das Kleinhirn (Cerebellum) hat beim Menschen wie bei den meisten Säugetieren eine beträchtliche Größe (Abbildungen 4.10, 4.13). Es gliedert sich grobanatomisch in zwei Teile, den *Lobus flocculonodularis* (zusammengesetzt aus dem *Flocculus* und dem *Nodulus*) und das *Corpus cerebelli*, der die eigentliche Masse des Kleinhirns bildet. Das Corpus cerebelli ist in Längsrichtung eingeteilt in einen unpaaren Mittelteil, den *Wurm* (Vermis), und die seitlichen *Kleinhirnhemisphären*, und in Querrichtung in einen vorderen Lappen (Lobus anterior) und einen hinteren Lappen (Lobus posterior).

Funktional ist das Kleinhirn aus drei Teilen zusammengesetzt. Der erste Teil umfaßt *Flocculus* und *Nodulus* sowie Teile des Wurms (*Lingula* und *Uvula*); der Nodulus ist eng mit dem Gleichgewichtssystem verbunden und wird deshalb auch *Vestibulo-Cerebellum* genannt; der Flocculus enthält vorwiegend visuomotorische Eingänge. Zusammen tragen beide Teile zur Steuerung des Gleichgewichts und der Augenfolgebewegungen bei. Der zweite Teil umfaßt den inneren Teil des vorderen Lappens und die Pyramis des Wurms; er erhält über das Rückenmark Eingänge von den Muskelspindeln und heißt deshalb auch *Spino-Cerebellum*. Der dritte Teil umfaßt die Kleinhirnhemisphären und bildet den größten Teil des Kleinhirns. Er ist über die tiefen Kleinhirnkerne (s. unten) und die Brückenkerne (Nuclei pontis) eng mit der Großhirnrinde verbunden und heißt deshalb auch *Ponto-Cerebellum*; er ist an der Steuerung der feinen Willkürmotorik beteiligt und spielt – zusammen mit den Basalkernen – eine wichtige Rolle beim „Starten" solcher Bewegungen (vgl. Abschnitt 4.3.2).

Das Kleinhirn besitzt eine stark gewundene Rinde (den *Cortex cerebelli*). Ihr Aufbau ist sehr regelmäßig: Sie besteht aus drei Schichten – einer tiefliegenden, kleinzelligen Körnerzellschicht, einer großzelligen Purkinjezellschicht und einer oberflächlichen Molekularschicht. Purkinjezellen sind die Ausgangsneurone des Kleinhirns und wirken *inhibitorisch* auf die sogenannten tiefen Kleinhirnkerne (Ncl. dentatus, Ncl. fastigii und Ncl. globosus et emboliformis); die Körnerzellen dagegen sind reine

A

Vermis

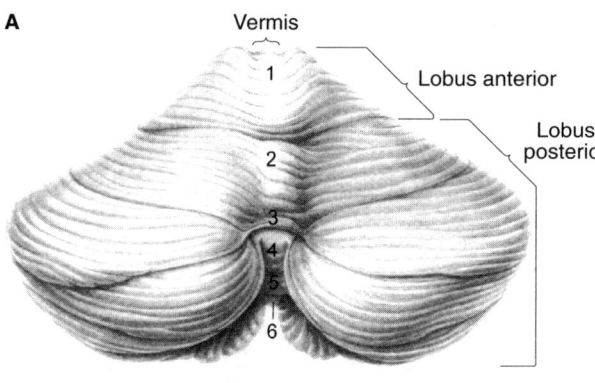

Lobus anterior

Lobus posterior

B

Vermis

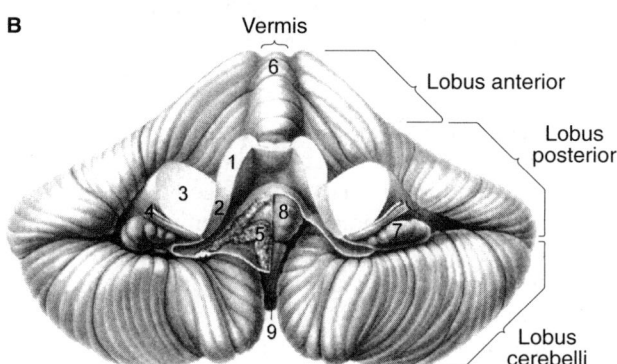

Lobus anterior

Lobus posterior

Lobus cerebelli

C

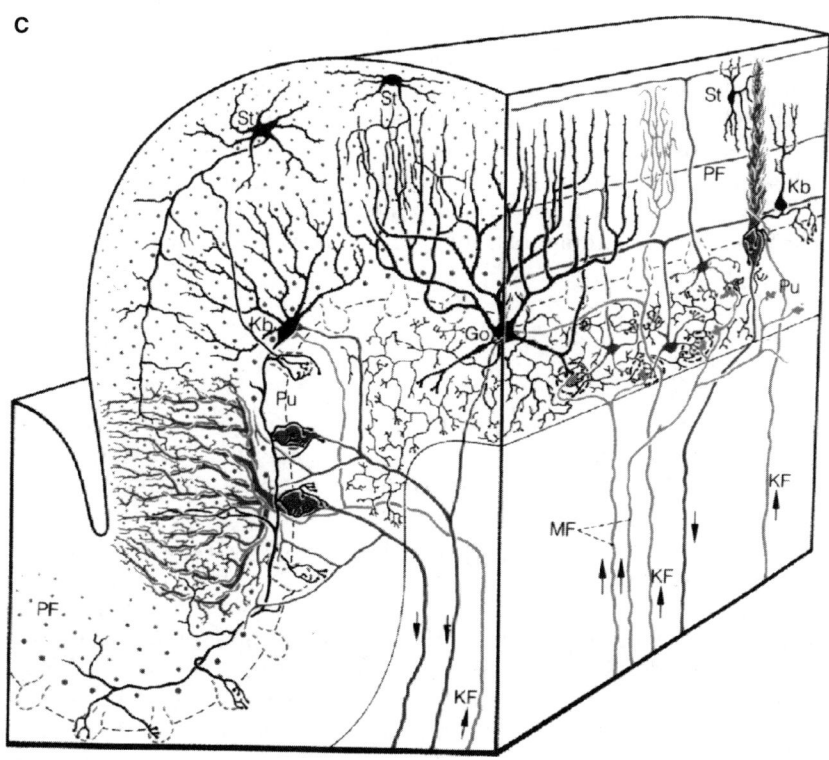

4.13 Kleinhirn. A Aufsicht. 1 Culmen; 2 Declive; 3 Folium vermis; 4 Tuber vermis; 5 Pyramis vermis; 6 Uvula vermis. B Sicht von unten. 1 oberer Kleinhirnstiel (Pedunculus cerebellaris superior); 2 unterer Kleinhirnstiel (Pedunculus cere- bellaris inferior); 3 mittlerer Kleinhirnstiel (Pedunculus cerebellaris medius); 4 Nervus vestibulocochlearis; 5 Plexus des vierten Ventrikels; 6 Culmen; 7 Flocculus; 8 Nodulus; 9 Uvula vermis. C Funktionaler Aufbau des Kleinhirns. Abkürzungen: Go Golgi-Zelle; Kb Korbzelle; KF Kletterfasern, MF Moosfasern, PF Parallelfasern, Pu Purkinjezellen, St Sternzellen. A, B nach Nieuwenhuys et al., 1991, verändert; C aus Benninghoff, 1994.

Interneurone. Die Purkinjezellen gehören von ihrer Gestalt her zu den eindrucksvollsten Nervenzellen im Gehirn überhaupt (s. Abbildung 4.1). Sie stehen mit ihrem weitverzweigten, aber flachen Dendritenbaum wie Spalierobst hintereinander, durch das die Parallelfasern hindurchziehen (Abbildung 4.13). Das Kleinhirn erhält sensorische Eingänge aus der zum Gleichgewichtssystem gehörenden unteren Olive; diese Fasern enden als sogenannte *Kletterfasern* an den Purkinjezellen. *Moosfasern* aus verschiedenen Hirngebieten, z.B. der Brücke, der Formatio reticularis, dem Colliculus superior, den Vestibulariskernen und dem Rückenmark, enden an den Dendriten der Körnerzellen. Deren Axone steigen in die Molekularschicht auf, gabeln sich dort rechtwinklig zu den Dendritenbäumen der Purkinjezellen und bilden als *Parallelfasern* Kontakte mit Hunderten von Purkinjezellen. Das Kleinhirn weist die regelmäßigste Architektur des ganzen Gehirns auf. Es wird geschätzt, daß es allein 300 Milliarden Neurone enthält, die allerdings fast alle Interneurone sind, denn von den Purkinjezellen gibt es nur rund 80 000. Jede dieser Purkinjezellen hat Kontakt mit 200 000 Parallelfasern, wobei jede Faser etwa 100 Synapsen mit den Dendriten einer Purkinjezelle bilden kann.

Die Purkinjezellen projizieren zu den „tiefen" Kleinhirnkernen, d.h. dem Ncl. fastigii, Ncl. dentatus und Ncl. interpositus (= Ncl. globosus et emboliformis), die in enger Nachbarschaft zu den Vestibulariskernen und zur unteren Olive liegen und den eigentlichen Ausgang des Cerebellum bilden. Die Purkinjezellen haben eine *hemmende* Wirkung auf die tiefen Kleinhirnkerne. Von diesen projiziert der Ncl. fastigii zu den Vestibulariskernen, zu den tiefen Schichten des Colliculus superior und zu den intralaminären und ventralen Thalamuskernen (die ihrerseits in den parietalen und prämotorischen Cortex projizieren). Der Ncl. dentatus und interpositus projizieren zum tegmentalen Höhlengrau, zum Nucleus ruber und wie der Ncl. fastigii zum Colliculus und den intralaminären und ventralen thalamischen Kernen.

Das Kleinhirn ist unter dem Einfluß der motorischen Großhirnrinde (über die Brücke) an der Feinregulierung der Muskeln beteiligt und stellt einen wichtigen – vielleicht den wichtigsten – Ort motorischen Lernens dar. Es empfängt Erregungen vom Gleichgewichtssystem, den Muskelspindeln, den Hautsinnesrezeptoren, dem Auge und dem Ohr. Kürzlich wurde entdeckt, daß beim Menschen das Kleinhirn keineswegs nur ein Bewegungssteuerungszentrum ist, sondern auch an kognitiven Leistungen und Sprache erheblichen Anteil hat, allerdings ohne daß dies uns bewußtseinsmäßig zugänglich ist.

4.2.3 Zwischenhirn

Das Zwischenhirn (Diencephalon) ist beim Menschen vollständig vom Telencephalon umgeben (Abbildungen 4.14B, 4.15A). Es besteht wie bei allen Wirbeltieren aus Epithalamus, dorsalem Thalamus, ventralem Thalamus (auch Subthalamus genannt) und Hypothalamus.

Der *Epithalamus* setzt sich zusammen aus der Habenula mit den Nuclei habenulae, der Commissura habenularum, der Stria medullaris, der Epiphyse und der Commissura posterior (vgl. Abbildung 4.10). Die Habenula ist ein Schaltsystem für olfaktorische Informationen auf ihrem Weg zu Kernen des Hirnstamms, die mit Nahrungsaufnahme zu tun haben; sie ist Teil des limbischen Systems (s. unten). Die Epiphyse, ein kleiner zapfenförmiger Körper, ist bei vielen Wirbeltieren ein lichtempfindliches Organ, das an der Registrierung von Hell-Dunkel-Wechsel und der Steuerung des Tag-Nacht-

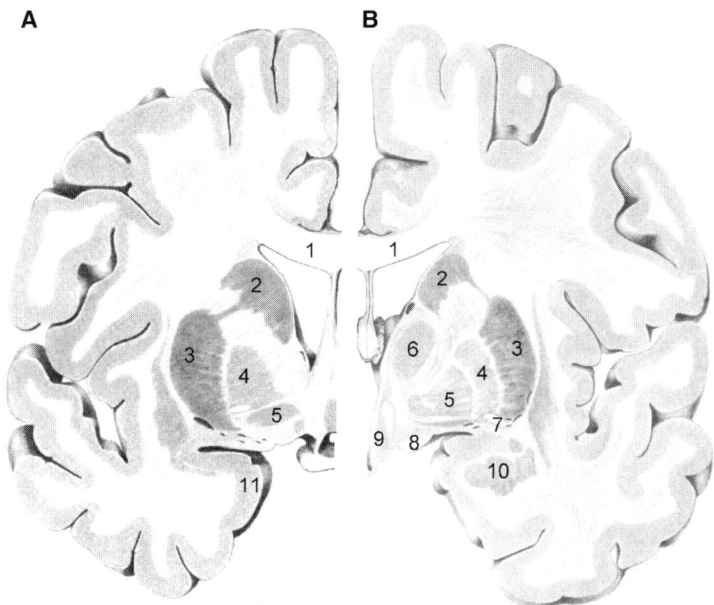

4.14 Querschnitte durch das Gehirn. A Höhe des Striatum. B Höhe des Infundibulum.1 Balken (Corpus callosum), 2 Kopf des Nucleus caudatus; 3 Putamen; 4 Globus pallidus, lateraler Teil; 5 Globus pallidus, medialer Teil; 6 Nucleus anterior thalami; 7 Commissura anterior; 8 optischer Trakt; 9 Hypothalamus; 10 Amygdalakomplex; 11 Gyrus parahippocampalis.

Rhythmus beteiligt ist. Beim Menschen hat sie offenbar nur für die Entwicklung der Sexualorgane eine Bedeutung.

Der *dorsale Thalamus* befindet sich tief im Innern des Vorderhirns an den Seiten des dritten Ventrikels und unterhalb des Balkens und der beiden Großhirnventrikel. Er ist ein Konglomerat aus funktional sehr unterschiedlichen Kernen und Kerngebieten (Abbildungen 4.14–4.16). Er ist mit der Hirnrinde durch den Stabkranz (die Radiatio thalami) verbunden, einem massiven Gebilde aus auf- und absteigenden Fasern, die in Bündel gegliedert sind und das *thalamocorticale System* bilden (Abbildung 4.17).

Es ist schwierig, aber unumgänglich, Ordnung in die außerordentlich komplexe Organisation des dorsalen Thalamus zu bringen, denn dieser ist eine der wichtigsten Schaltstellen des Gehirns. Traditionell werden die Kerne und Kernbereiche des dorsalen Thalamus eingeteilt in „spezifische" oder *palliothalamische* Kerne und „unspezifische" oder *truncothalamische* Kerne.

Die *palliothalamischen* Kerne sind Umschaltstationen, die spezifische Eingänge von subcorticalen Zentren erhalten und ihrerseits mit eng umgrenzten Cortexgebieten in wechselseitiger (reziproker) Verbindung stehen. Diese Verbindung ist *topologischer*, d.h. räumlich geordneter Natur; dies bedeutet, daß rostrale Teile des Thalamus zu vorderen Teilen der Großhirnrinde projizieren, caudale Teile in den hinteren Cortex usw. (vgl. Abbildung 4.17).

Innerhalb der palliothalamischen Kerne trifft man weitere Unterscheidungen in a) die *anteriore Kerngruppe*, b) die *mediale Kerngruppe*, c) die *laterale Kerngruppe*, d) das *Pulvinar*, e) den *medialen Kniehöcker* (Corpus geniculatum mediale) und f) den *seitlichen Kniehöcker* (Corpus geniculatum laterale).

A   B

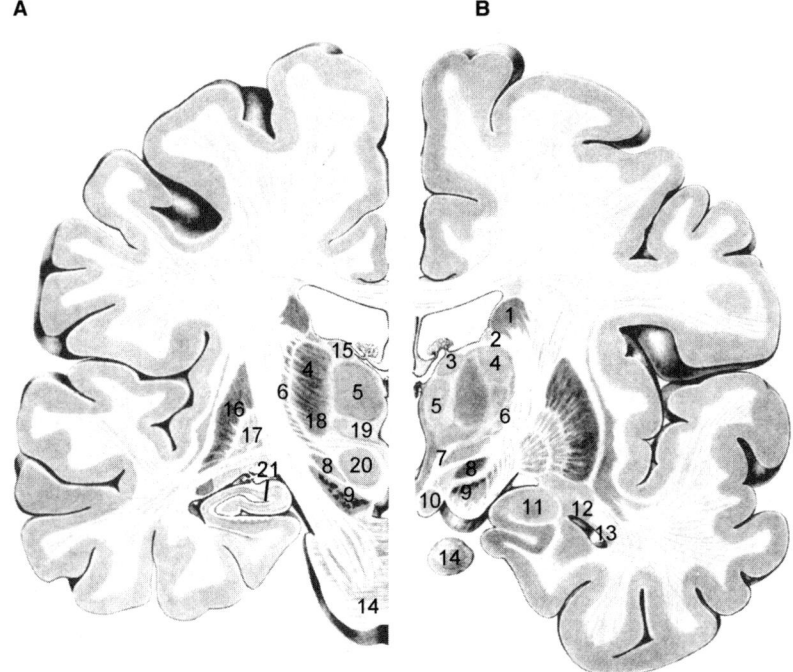

4.15 Querschnitte durch das Gehirn A Höhe der Amygdala, B Höhe von Thalamus, Hippocampus und Brücke. 1 „Körper" des Nucleus caudatus; 2 Stria terminalis; 3 Nucleus anterior thalami; 4 Nucleus ventralis lateralis thalami; 5 Nucleus medialis thalami; 6 Nucleus reticularis thalami; 7 Tractus mamillothalamicus; 8 Nucleus subthalamicus; 9 Substantia nigra; 10 Mamillarkörper (Corpus mamillare); 11 Amygdalakomplex (Corpus amygdaloideum); 12 Stria terminalis; 13 „Schwanz" des Nucleus caudatus; 14 Brücke (Pons); 15 Nucleus lateralis dorsalis; 16 Putamen; 17 Globus pallidus; 18 Nucleus ventralis posterolateralis thalami; 19 Nucleus centromedianus; 20 Nucleus ruber; 21 Hippocampusformation. Nach Nieuwenhuys et al., 1991, verändert.

Der Hauptkern der *anterioren* Kerngruppe ist der Ncl. anterior thalami (Abbildungen 4.14, 4.16). Dieser Kern hat rückläufige Verbindungen zum Gyrus cinguli der Großhirnrinde und zu den Mammillarkörpern und ist eine wichtige Schaltstelle des limbischen Systems (s. dort).

Alle Kerne der *medialen* Kerngruppe (Abbildungen 4.15, 4.16) haben wechselseitige Verbindungen zum Frontallappen der Großhirnrinde. Der mediale, großzellige Teil ist reziprok mit olfaktorischen Gebieten der Hirnrinde (medialer präfrontaler und orbitofrontaler Cortex) verbunden, erhält Eingänge aus der Amygdala und dem ento- und perirhinalen Cortex sowie aus dem Cortex des Temporallappen-Pols. Der laterale, kleinzellige Teil ist mit dem frontalen Augenfeld (FEF = Area 8 des Cortex) und dem präfrontalen Cortex verbunden. Er erhält zusätzlich Eingänge vom Colliculus superior, der Substantia nigra, dem Vestibulariskomplex und dem Tegmentum des Mittelhirns sowie aus dem ventralen Teil des Globus pallidus und indirekt aus dem ventralen Striatum (s. unten).

Die mediale Kerngruppe hat wie die anteriore Kerngruppe mit *emotionaler* Verhaltenssteuerung (z.B. aufmerksamkeitsgesteuerter Augenbewegungen) und Verhaltensbewertung zu tun und steht ebenfalls mit dem limbischen und dem olfaktorischen

System in enger Verbindung. Bei Patienten mit schweren Erregungszuständen wurde früher eine Durchtrennung der Bahnen zwischen medialer Kerngruppe und dem präfrontalem Cortex, die berüchtigte *Leukotomie*, vorgenommen, die zu Gleichgültigkeit und Verflachung der Persönlichkeit führt.

Die *laterale* Kerngruppe (Abbildungen 4.15, 4.16) umfaßt Ventral-, Dorsal- und Zentralkerne und wird im Gegensatz zu den limbischen anterioren und medialen Kernen als *somatische* Kerngruppe des Thalamus angesehen. Hier enden nämlich in den ventralen Kernen Sinnesempfindungsbahnen aus dem Körper. So enden im Ncl. ventrocaudalis (auch Ncl. ventralis posteromedialis und posterolateralis genannt) Geschmacksbahnen und Nervenbahnen, die mit Tast-, Schmerz- und Temperaturempfindung zu tun haben. Diese laufen somatotopisch ein, d.h. entsprechend ihrer Anordnung auf der Körperoberfläche. Dieser Kern projiziert seinerseits zu den primären somatosensorischen Arealen des Cortex (Brodmann-Areale A3b, 2, 1) sowie zu sekundären somatosensorischen Arealen. Im Ncl. ventrolateralis (auch Ncl. ventrointermedius genannt) enden Afferenzen aus den Vestibulariskernen, dem Kleinhirn, dem Pallidum und der Pars reticulata der Substantia nigra. Efferenzen dieses Kerns bzw. des dorsolateralen Nucleus ziehen zum primären motorischen Cortex (A4), zum prämotorischen Cortex (A6) und zum frontalen Augenfeld (A8, FEF). Seine Funktion betrifft daher die Steuerung von Kopf- und Blickbewegungen. Der Ncl. ventralis anterior (auch Ncl. ventro-oralis genannt) ist reziprok mit dem FEF und dem präfrontalen Cortex verbunden sowie mit Striatum und Globus pallidus; andere Eingänge kommen vom Colliculus superior und vom Kleinhirn. Er spielt eine Vermittlerrolle zwischen Globus pallidus und Substantia nigra einerseits und der prämotorischen Rinde andererseits, und zwar im Zusammenhang mit aufmerksamkeitsgesteuerten Kopf- und Blickbewegungen.

Das *Pulvinar* („Kissen“, Abbildung 4.16A) ist die größte thalamische Kerngruppe und besteht aus vier Unterkernen, den Ncl. anterior, medialis, lateralis und inferior. Das anteriore Pulvinar ist mit dem assoziativen parietalen Cortex (Brodmann-Areale A5, A7) verbunden, das inferiore Pulvinar mit der primären, sekundären und tertiären Sehrinde (A17, 18 und 19) sowie mit dem inferotemporalem visuellen Cortex (IT). Das mediale Pulvinar sendet Erregungen zum oberen Temporallappen und zur vorderen Spitze des Temporallappens (dem Temporalpol), außerdem zum frontalen Augenfeld und zum Gyrus cinguli, einem limbischen Cortexanteil. Das inferiore und laterale Pulvinar erhalten Eingänge vom visuellen Teil des Colliculus superior und dem Prätectum. Über diese Verbindung besteht eine visuelle Bahn von der Retina zum Cortex, die parallel zur Bahn über den lateralen Kniehöcker läuft, nämlich von der Retina zum Colliculus superior, von dort aus zum Pulvinar und dann zu den visuellen Assoziationsarealen. Das Pulvinar spielt bei der visuellen und auditorischen Aufmerksamkeitssteuerung eine wichtige Rolle, hat aber auch mit Sprache und symbolischem Denken zu tun – ist also ein „hochkognitives“ thalamisches Zentrum.

Der *mediale Kniehöcker* (Corpus geniculatum mediale, Abbildung 4.16B), der sich caudal an das Pulvinar anschließt, ist die thalamische Umschaltstation in der Hörbahn. Er erhält Eingänge aus dem Colliculus superior und inferior sowie aus den Cochleariskernen und projiziert zu den Heschlschen Querwindungen des auditorischen Cortex (s. hierzu Walkowiak, Kapitel 6, in diesem Band).

Der *laterale Kniehöcker* (Corpus geniculatum laterale, CGL, Abbildung 4.16) ist die visuelle Umschaltstation für Fasern des optischen Nerven. Sein dorsaler Teil (abgekürzt dCGL) zeigt einen geschichteten Aufbau: Er besteht aus zwei ventralen großzelligen (magnozellulären) und vier dorsalen kleinzelligen (parvozellulären)

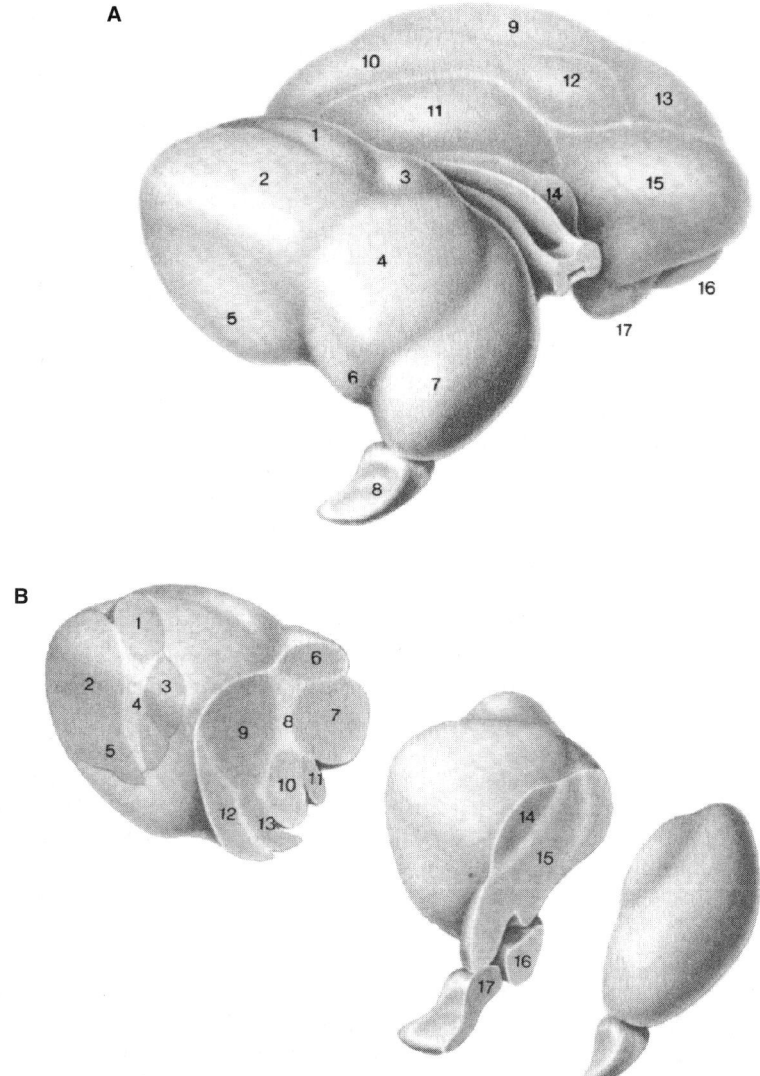

4.16 A Seitliche Ansicht der beiden Thalami (von links hinten und oben); der Nucleus reticularis und die Mittellinienkerne sind nicht dargestellt. 1 Nucleus anterior; 2 Nucleus ventralis; 3 Nucleus lateralis dorsalis; 4 Nucleus lateralis posterior; 5 Nucleus lateralis anterior; 6 Nucleus ventralis posterolateralis; 7 Pulvinar; 8 Lateraler Kniehöcker (Corpus geniculatum laterale); 9 Nucleus ventralis lateralis; 10 Nucleus anterior; 11 Nucleus medialis; 12 Nucleus lateralis dorsalis; 13 Nucleus lateralis posterior; 14 Kerne der Habenula; 15 Pulvinar; 16 lateraler Kniehöcker; 17 medialer Kniehöcker (Corpus geniculatum mediale). B Linker Thalamus in „Stücken" zur Veranschaulichung der Lage der wichtigsten Kerngebiete. 1 Nucleus anterior; 2 Nucleus ventralis; 3 Nucleus medialis; 4 Fasciculus mamillothalamicus; 5 Nucleus ventralis anterior; 6 Nucleus lateralis dorsalis; 7 Nucleus medialis; 8 Lamina medullaris interna; 9 Nucleus ventralis lateralis; 10 Nucleus centromedianus; 11 Nucleus parafascicularis; 12 Nucleus ventralis posterolateralis; 13 Nucleus ventralis posteromedialis; 14 Nucleus lateralis posterior; 15 Pulvinar; 16 medialer Kniehöcker, 17 lateraler Kniehöcker. Aus Nieuwenhuys et al., 1991.

Schichten. Das dCGL ist reziprok mit der primären visuellen Rinde (A17) verbunden (vgl. Engel, Kapitel 5, in diesem Band).

Während von den soeben behandelten spezifischen oder palliothalamischen Kernen seit längerem eine präzise Verbindung mit bestimmten Teilen der Großhirnrinde bekannt ist, nahm man bisher an, daß die *truncothalamischen Kerne* eher diffus zum Cortex bzw. zu subcorticalen Zentren projizieren. Neuere Untersuchungen haben aber auch hier – wie auch in den meisten anderen Teilen des Gehirns – eine präzise Anordnung von Projektionsbahnen ergeben. Man sollte deshalb die häufig benutzte Bezeichnung „unspezifische" Kerne vermeiden.

Zu den truncothalamischen Kernen gehören die *intralaminären Kerne* sowie die *„Mittellinien-Kerne"* (von manchen Autoren zur medialen Kerngruppe gerechnet. Die intralaminären Kerne werden eingeteilt in eine rostrale Gruppe (Ncl. centromedianus), welche die Ncl. centralis medialis, paracentralis und centralis lateralis umfassen, und eine caudale Gruppe, die aus dem Ncl. medianus-parafascicularis-Komplex besteht (Abbildung 4.15). Die „Mittellinien-Kerne" gliedern sich in eine dorsale und eine ventrale Kerngruppe. Intralaminäre und Mittellinien-Kerne sind eng mit dem Striatum und dem Cortex verbunden. Was die corticalen Verbindungen betrifft, so projizieren die Mittellinien-Kerne vornehmlich zu limbischen Anteilen des präfrontalen Cortex, zur Amygdala und zum Hippocampus, die rostralen intralaminären Kerne projizieren zum assoziativen präfrontalen und zum posterioren parietalen Cortex und die caudalen intralaminären Kerne zu den motorischen und prämotorischen Arealen des frontalen Cortex (u.a. zum frontalen Augenfeld) und dem vorderen (somatosensorischen) Parietallappen. Die Projektionen einzelner Kerne und Kernbereiche überlappen dabei nur wenig. Eingänge erhalten die intralaminären und Mittellinien-Kerne aus dem Ncl. reticularis thalami, der Formatio reticularis (Locus coeruleus, Raphe-Kerne und parabrachiale Kerne), dem Rückenmark, dem Pallidum, den tiefen Kleinhirnkernen, der Substantia nigra, dem Tectum und Prätectum.

Die Funktion der intralaminären und Mittellinien-Kerne ist entsprechend der vielfältigen Verbindungen komplex. Sie spielen bei der Regulation von Wachheits-, Bewußtseins- und Aufmerksamkeitszuständen eine wichtige Rolle, und zwar aufgrund der Afferenzen der retikulären Kerne und ihrer Verbindungen zum präfrontalen und parietalen Cortex, und haben in diesem Zusammenhang mit aufmerksamkeitsgesteuerten Augenbewegungen (über die Verbindungen zum frontalen Augenfeld) zu tun. Außerdem sind sie ein wichtiger Bestandteil des limbischen Systems, und zwar über die Verbindungen zum präfrontalen Cortex, zur Amygdala und zum Hippocampus.

Eine besondere anatomische und funktionale Rolle nimmt der *Nucleus reticularis thalami* ein (Abbildung 4.15). Er umhüllt schalenartig den gesamten lateralen Teil des Thalamus. Er erhält Kollaterale sowohl von thalamocorticalen Bahnen als auch von corticothalamischen Bahnen und steht in reziproker Verbindung mit den geschilderten palliothalamischen und truncothalamischen Kernen des dorsalen Thalamus; er projiziert aber nicht selbst zum Cortex. Über hemmende (GABAerge) Fasern kontrolliert er die Aktivität der meisten Thalamuskerne, insbesondere die der intralaminären Kerne.

Der *ventrale Thalamus* oder *Subthalamus* (Abbildung 4.15) besteht 1) aus der Zona incerta, einer Schaltstelle für absteigende Bahnen des Globus pallidus, die von hier in der „zentralen Haubenbahn" zur unteren Olive ziehen; 2) aus dem Ncl. subthalamicus, der eng mit dem Globus pallidus und dem Tegmentum verbunden ist; 3) aus dem Globus pallidus („bleicher Kern"). Dieser wird von einigen Autoren auch zu den Basalganglien gerechnet und deshalb dort abgehandelt (s. unten).

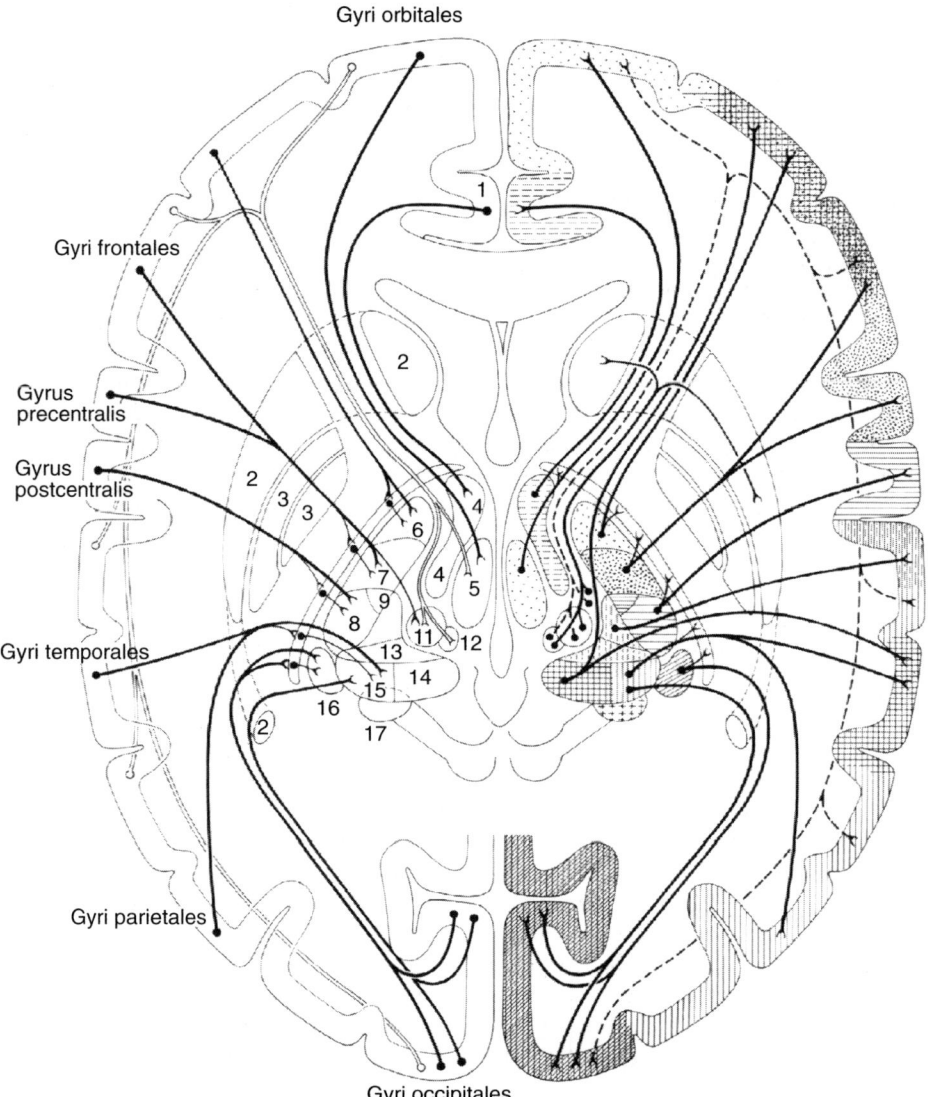

Gyri orbitales

Gyri frontales

Gyrus precentralis

Gyrus postcentralis

Gyri temporales

Gyri parietales

Gyri occipitales

4.17 Thalamocorticales System: Verbindungen zwischen den thalamischen Kernen und der Großhirnrinde im schematischen horizontalen Schnitt. Links: corticothalamische Verbindungen; rechts: thalamocorticale Verbindungen. 1 Gyrus cinguli; 2 Corpus striatum; 3 Globus pallidus; 4 Nucleus anterior thalami; 5 Nucleus medialis thalami; 6 Nucleus ventralis anterior; 7 Nucleus ventralis lateralis; 8 Nucleus ventralis posterior; 9 Nucleus ventralis posterior, pars parvocellularis; 10 Nucleus lateralis posterior; 11 Nucleus centromedianus; 12 Nucleus parafascicularis; 13 Pulvinar, pars anterior; 14 Pulvinar, pars medialis; 15 Pulvinar, pars lateralis; 16 lateraler Kniehöcker; 17 medialer Kniehöcker. Aus Nieuwenhuys et al., 1991.

Der *Hypothalamus* (Abbildung 4.14) ist ein wichtiges Regulationszentrum für vegetative Funktionen wie Atmung, Herzschlag, Kreislauf, Nahrungs- und Flüssigkeitshaushalt, Wärmehaushalt und immunologische Reaktionen. Er beeinflußt in diesem Zusammenhang lebens- und überlebenswichtiges Verhalten wie Flucht, Abwehr, Fortpflanzung, Nahrungsaufnahme und Biorhythmen. Entsprechend seiner Funktionen ist der Hypothalamus mit nahezu allen Teilen des restlichen Gehirns verbunden, besonders mit den vegetativen Kerngebieten des Hirnstamms und den limbischen Anteilen des Telencephalon, d.h. mit Septum, Amygdala und Hippocampus, von denen noch die Rede sein wird.

Anatomisch besteht der Hypothalamus aus einer Vielzahl von Kernen und Zonen, die klassischerweise in drei Längszonen und drei Querzonen eingeteilt werden. Von den Kernen seien hier nur der Ncl. praeopticus genannt, der beim Sexualverhalten und Wärmehaushalt eine wichtige Rolle spielt, der Ncl. suprachiasmaticus, der an der Kontrolle biologischer Rhythmen beteiligt ist, die medialen hypothalamischen Kerne, die an der Steuerung der Nahrungsaufnahme beteiligt sind, und schließlich die Mamillarkörper (Corpora mamillaria), die ein hypothalamisches Glied des limbischen Systems darstellen (s. unten).

An den Hypothalamus schließt sich die Hirnanhangsdrüse (Hypophyse) an, die aus Vorderlappen (Adenohypophyse) und Hinterlappen (Neurohypophyse) besteht.

4.2.4   Endhirn

Das Endhirn (Telencephalon) oder Großhirn umfaßt ca. 80% des Gesamtgehirns. Es gliedert sich in die Basalganglien und die Hirnrinde.

Die *Basalganglien* (Abbildungen 4.14, 4.15, 4.18) bestehen aus dem *Corpus striatum* (auch einfach *Striatum* genannt) und dem *Globus pallidus* (auch einfach *Pallidum* genannt). Die bereits erwähnte Substantia nigra pars reticulata wird von einigen Autoren ebenfalls zu den Basalganglien gezählt.

Das Striatum im engeren Sinne gliedert sich in den *Nucleus caudatus* („geschweifter Kern", auch einfach *Caudatum* genannt), das *Putamen* und den *Ncl. accumbens*, der von einigen Autoren dem Septum zugerechnet wird. Das Putamen ist eine große, eiförmige Struktur, die seitlich vom dorsalen Thalamus tief im Innern des Vorderhirns liegt. Umrundet wird es vom Nucleus caudatus, der sich in einen rostralen „Kopfteil", einen „Körperteil" und einen langgezogenen „Schwanzteil" gliedert. Zwischen beiden Strukturen bestehen stegartige Verbindungen, in deren Zwischenräume Fasern vom und zum Cortex hindurchziehen. Dem Kopf des Ncl. caudatus ist der Ncl. accumbens angegliedert (vgl. Abbildung 4.18).

Das Striatum ist die größte subcorticale Zellmasse im menschlichen Gehirn und besteht aus ca. 100 Millionen Zellen. Putamen und Ncl. caudatus weisen eine mosaikartige histochemische Kompartimentierung in „Striosomen" (wenig Acetylcholin-Esterase, AChE) und „Matrix" (viel AChE) auf. Die Striosomen-Zellen sind Zielorte von Projektionen aus dem präfrontalen Cortex sowie der Axone dopaminerger Neurone der Substantia nigra, während in der Matrix die glutamatergen Afferenzen aus dem übrigen Isocortex enden. Diese Afferenzen behalten im Striatum ihre corticalen Lagebeziehungen bei.

Das Striatum hat zwei unterschiedliche Funktionen. Das *dorsale* Striatum, welches den größten Teil des Nucleus caudatus und des Putamen umfaßt, erhält Eingänge vom gesamten Neocortex/Isocortex, von den intralaminären Kernen, Mittellinienkernen und ventralen Kernen des dorsalen Thalamus sowie von der Substantia nigra pars compacta. Es hat vor allem mit Handlungsplanung und Verhaltenssteuerung zu tun (vgl. Abschnitt 4.3.2) und wird auch *somatisches* Striatum genannt. Das *ventrale* Striatum umfaßt den unteren Teil von Caudatum und Putamen und den Ncl. accum-

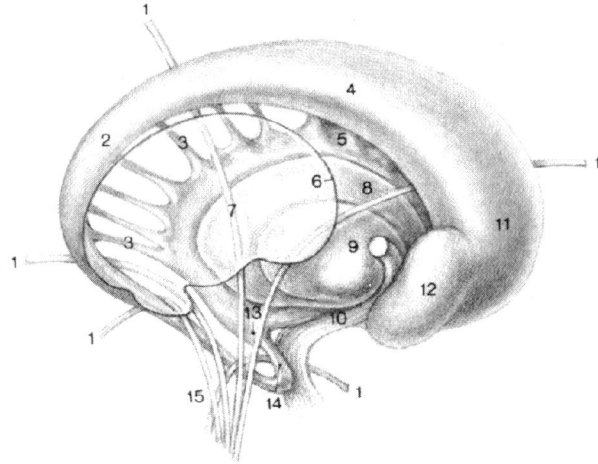

4.18 Medialansicht von Striatum und Globus pallidus. 1 Fasern der Corona radiata; 2 „Schwanz"
des Nucleus caudatus; 3 „Verbindungsstege" zwischen Caudatum und Putamen; 4 „Körper" des
Nucleus caudatus; 5 Putamen; 6 Umriß des Thalamus; 7 Fasern der Capsula interna; 8 lateraler
Teil des Globus pallidus; 9 medialer Teil des Globus pallidus; 10 Commissura anterior; 12 „Kopf"
des Nucleus caudatus; 13 „Stiel" des Nucleus lentiformis (Putamen+Globus pallidus) (Pedunculus
nuclei lentiformis); 14 Verbindung des „Stiels" mit dem „Schwanz" des Nucleus caudatus; 15
Großhirnstiel (Pedunculus cerebri). Aus Nieuwenhuys et al., 1991.

bens. Es erhält Eingänge vor allem von corticalen und subcorticalen olfaktorischen
und limbischen Gebieten und hat mit Emotionen und Verhaltensbewertung zu tun.
Deshalb wird es auch *limbisches* Striatum genannt.

Der nach innen an das Putamen angrenzende Globus pallidus ist in ein äußeres
(Pallidum externum) und ein inneres Segment (P. internum) gegliedert. Man unterscheidet außerdem wie beim Striatum funktional ein dorsales und ein ventrales Pallidum, die jeweils eng mit dem dorsalen bzw. ventralen Striatum verbunden sind und
entsprechende Funktionen (d.h. motorische oder limbische) besitzen. Die Verbindungen des dorsalen und ventralen Striatum/Pallidum mit dem Cortex und anderen subcorticalen Strukturen werden bei der Darstellung des motorischen Systems einerseits
und des limbischen Systems andererseits genauer besprochen.

Großhirnrinde

Die *Großhirnrinde (Cortex cerebri)* wird traditionellerweise eingeteilt in *Palaeocortex, Archicortex* und *Neocortex*. In den meisten Lehrbüchern findet man die Charakterisierung des Archi- und Palaeocortex als eines „stammesgeschichtlich älteren" und
des Neocortex als eines „stammesgeschichtlich jüngeren Rindentyps", womit unterstellt wird, im Verlauf der Hirnevolution seien Archi- und Palaeocortex eher entstanden als der „moderne" Neocortex. Diese Auffassung ist jedoch unhaltbar, denn die drei
Rindentypen sind gleichzeitig entstanden. Korrekter und ohne pseudoevolutive Wer-
tung wird der durchgängig sechsschichtige Neocortex als „Isocortex" bezeichnet und
dem „Allocortex" gegenübergestellt, der keinen einheitlichen Aufbau zeigt, aber deutlich vom sechsschichtigen Neocortex unterschieden ist. Im weiteren Verlauf sollen

jedoch – weil eingeführt – beide Bezeichnungsarten nebeneinander gebraucht werden.

Der allocorticale *Palaeocortex* umfaßt die Riechrinde, nämlich den Ncl. olfactorius anterior/Tuberculum olfactorium, den präpiriformen Cortex und Teile des Mandelkern-Komplexes (Ncl. corticalis). Bei Primaten einschließlich des Menschen ziehen nur wenige Fasern zum nach hinten sich anschließenden entorhinalen Cortex, welcher den Hippocampus umgibt. Deshalb besitzt die Riechrinde kaum oder keine direkten Verbindungen zum Isocortex/Neocortex. Indirekte Verbindungen laufen einerseits über das basale Vorderhirn, andererseits über die mediale Kerngruppe des Thalamus. Erst über diese Verbindungen können olfaktorische Reize bewußt werden.

Der Mandelkern-Komplex (*Corpus amygdaloideum*, kurz *Amygdala* genannt, vgl. Abbildung 4.15 und 4.22) ist ein aus allocorticalen Kernen zusammengesetzter Komplex und ein wichtiges Zentrum des limbischen Systems. Aufbau und Funktion werden im Abschnitt 4.3.1 genauer besprochen.

Der allocorticale *Archicortex* umfaßt im wesentlichen die *Hippocampus-Formation*, die sich aus dem *Hippocampus* und den ihn umgebenden *Gyrus parahippocampalis* zusammensetzt, zu dem die entorhinale Rinde gehört (vgl. Abbildungen 4.14 und 4.21). Bau und Funktion der Hippocampus-Formation werden im Abschnitt 4.3.1 genauer besprochen.

Eine bereits erwähnte und mit Amygdala und Hippocampus eng zusammenhängende Struktur ist die *septale Region* (meist einfach *Septum* genannt), die als Wandverdikkung zwischen den vorderen Seitenventrikeln des Telencephalon sitzt. Sie ist ein Teil des limbischen Systems und erhält massive Eingänge vom Hippocampus über den Fornix, von der Amygdala, der präoptischen Region, dem Hypothalamus, vom Locus coeruleus, den Raphekernen, dem zentralen Höhlengrau und dem ventralen Tegmentum und den parabrachialen Kernen. Efferenzen des Septum gehen zu all diesen Strukturen zurück. Das Septum bildet also ein komplexes System funktionaler Schleifen mit den anderen Teilen des limbischen Systems (vgl. Abbildung 4.20).

Als subcorticaler Kernkomplex ist schließlich das *basale Vorderhirn* zu nennen, zu dem auch Teile des Septum gerechnet werden. Es ist Teil des limbischen Systems. Sein Hauptkern ist der *Nucleus basalis Meynert*. Dieser Kern ist der Ursprungsort des *cholinergen Systems* des Telencephalon; die Axone seiner Zellen projizieren in alle Gebiete des Isocortex und zur Amygdala. Eingänge erhält das basale Vorderhirn vor allem aus dem limbischen Isocortex, dem Ncl. accumbens des Striatum, dem Hippocampus, der Amygdala, dem Septum, dem Hypothalamus, dem Raphekern und dem Locus coeruleus. Degenerationen des basalen Vorderhirns stehen in engem Zusammenhang mit der Alzheimerschen Altersdemenz.

Eine Übergangszone zwischen isocorticalem und allocorticalem Cortex bildet der *limbische Cortex*, der sich wie ein „Saum" (limbus) um die subcorticalen Anteile des Großhirns und den Thalamus legt (vgl. Abbildung 4.10). Hierzu gehören die Area subcallosa (d.h. der unter dem Corpus callosum liegende Anteil, A 25), der Gyrus cinguli anterior (A 24) und posterior (A 23) und die Area retrosplenialis (d.h. der hinter dem Splenium, dem caudalen Teil des Balkens, liegende Teil, A 29) sowie der Gyrus parahippocampalis (A 27, 28, 35). Dieser limbische Cortex hat Verbindungen zum Isocortex einerseits und zum gesamten übrigen limbischen System andererseits.

Isocortex

Der *Neocortex/Isocortex* ist der größte Teil des Telencephalon und macht etwa die Hälfte des gesamten Hirnvolumens bzw. -gewichts aus. Wie aus Abbildung 4.9 ersichtlich, ist seine Oberfläche stark gefaltet; man unterscheidet Windungen (*Gyri*, Sing. *Gyrus*) und die dazwischenliegenden Furchen (*Fissurae* oder *Sulci*, Sing. *Fissura* und *Sulcus*). Aufgrund der starken Furchung bildet der Isocortex eine Gesamtfläche von 2 200 cm^2; zwei Drittel davon liegen in den Furchen verborgen. Der außen sichtbare Isocortex wird in vier Lappen (*Lobi*, Singular *Lobus*) eingeteilt, den *Hinterhauptslappen (Lobus occipitalis)*, den *Schläfenlappen (Lobus temporalis)*, den *Scheitellappen (Lobus parietalis)* und den *Stirnlappen (Lobus frontalis)*.

Feinaufbau des Isocortex. Der Isocortex hat eine Dicke von 2 bis 5 mm; am dünnsten sind der visuelle und somatosensorische Cortex, am dicksten der motorische Cortex. Er ist durchweg sechsschichtig aufgebaut (Abbildung 4.19). Man unterscheidet von oben nach unten: Schicht I, *Molekularschicht* genannt. Sie enthält wenig Nervenzellen, sondern vorwiegend apikale Dendriten und Horizontalfasern der Pyramidenzellen. Schicht II ist die *äußere Körnerschicht*. Hier finden sich kleine Pyramidenzellen und zahlreiche Sternzellen. Schicht III ist die *äußere Pyramidenzellschicht*. Sie enthält kleine und mittelgroße Pyramidenzellen und Interneurone. Schicht IV ist die *innere Körnerschicht*. Sie besteht vorwiegend aus Sternzellen und Sternpyramidenzellen. Schicht V heißt *innere Pyramidenzellschicht* oder *ganglionäre Schicht*. Große Pyramidenzellen und Interneurone sind hier zu finden. Die größten Pyramidenzellen finden sich im motorischen Cortex (die Betzschen Riesenzellen). Schicht VI ist die *Spindelzellschicht*; wenige große Pyramidenzellen und viele Spindelzellen sind hier zu finden. Schicht I–IV werden Lamina externa, Schicht V–VI Lamina interna genannt.

Aufgrund von Unterschieden in der Zellkörpergröße, der Zelldichte und der Gesamtdichte des Cortex wird der Isocortex seit der grundlegenden Arbeit von K. Brodmann zu Beginn dieses Jahrhunderts in ca. 50 unterschiedliche *Hirnrindenfelder* eingeteilt, die zum Teil auch funktionale Unterschiede kennzeichnen (vgl. Abbildungen 4.10B und 4.11B). Diese Felder werden mit „A" bezeichnet und sind durchnummeriert (A1, A2, A3 usw.).

Der dominierende Zelltyp des Cortex sind die *Pyramidenzellen*. Sie bilden rund 80 % aller corticalen Neurone. Sie besitzen einen pyramidenartigen Zellkörper, der ihnen den Namen gegeben hat (vgl. Abbildung 4.1). Pyramidenzellen sind die Projektionsneurone des Cortex, d.h. ihre Axone verlassen den Cortex, sie können aber zum Cortex zurückkehrende Kollaterale besitzen.

Die apikalen und basalen Dendriten der Pyramidenzellen sind dicht mit Dornenfortsätzen besetzt. Die vertikal verlaufenden apikalen Dendriten vieler Pyramidenzellen vereinigen sich zu Bündeln, die 10–30 Dendriten enthalten können. Die Dendriten der Pyramidenzellen in oberen Cortexschichten erreichen die Molekularschicht, wo sie sich rechtwinklig verzweigen. Diese Verzweigung reichen im Durchschnitt 100–200 μm weit, bei großen Pyramidenzellen auch 400 μm. Pyramidenzellen sind rein erregend.

Die restlichen rund 20 % der corticalen Zellen sind Golgi Typ II – Neurone oder Interneurone. Hierunter fallen vor allem *Sternzellen*, daneben auch *Korbzellen*, *Kandelaber-Zellen* und *bipolare Zellen*. Das Ausbreitungsfeld der Dendriten der Sternzellen ist rund oder in horizontaler oder vertikaler Richtung längsgestreckt. Ihre Axone sind kurz und verzweigen sich lokal. Ihre Oberfläche ist entweder glatt (glatte Sternzellen, *smooth stellate cells*) oder mit nur wenigen Dornen besetzt (*spiny stellate cells*). Diese dornenbesetzten Sternzellen finden sich in großer Zahl in Schicht IV der primären sensorischen Areale des Cortex. Sie haben – ebenso wie die bipolaren Zellen – erregende Funktion. Kandelaber-Zellen, Korbzellen und glatte Sternzellen sind demgegenüber wahrscheinlich inhibitorische Interneurone.

Afferenzen und Efferenzen des Isocortex.   Die Masse der Afferenzen des Isocortex kommen vom Thalamus und dort wiederum vornehmlich von den palliothalamischen Thalamuskernen (Abbildungen 4.17 und 4.19). Diese thalamischen Afferenzen enden vor allem im unteren Teil der Schicht III und in Schicht IV und verzweigen dort stark. Sie kontaktieren vornehmlich die dortigen kleinen Pyramidenzellen, aber auch Interneurone und basale Dendriten von Pyramidenzellen in Schicht III sowie apikale Dendriten von Pyramidenzellen in Schicht V und VI. Die Afferenzen von den truncothalamischen Kernen (besonders von den intralaminären Kernen) enden vorwiegend in Schicht I und VI.

Extrathalamische Afferenzen kommen hauptsächlich aus der Amygdala, dem basalen Vorderhirn (cholinerge Afferenzen) einschließlich des Septum, den Basalganglien, dem Hypothalamus, den Raphekernen (serotoninerge Afferenzen), dem Locus coeruleus (noradrenerge Afferenzen) und dem tegmentalen Höhlengrau (dopaminerge Afferenzen). Diese vornehmlich *modulatorischen* Afferenzen dringen nicht wie die palliothalamischen vertikal, sondern tangential in den Cortex ein und erreichen mit ihren

Afferenzen   **Efferenzen**

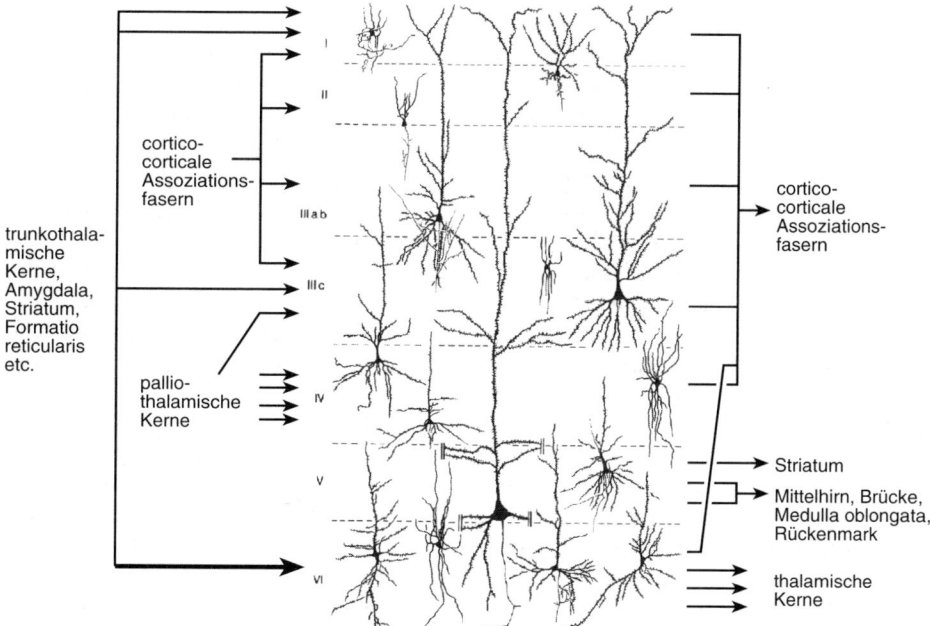

4.19 Feinaufbau des Cortex sowie Afferenzen und Efferenzen. Weitere Erklärungen siehe Text. Nach Benninghoff, 1993, verändert.

Kollateralen ausgedehnte corticale Gebiete, obwohl auch hier eine gewisse topische Anordung zu finden ist.

Die *Efferenzen* des Cortex übertreffen an Zahl die Afferenzen um ungefähr das Fünffache. Sie nehmen ihren Ausgang vornehmlich von Pyramidenzellen, deren Zellkörper in Schicht V und VI liegen. Die meisten Efferenzen ziehen aus Schicht VI zum Thalamus, wobei bestimmte corticale Gebiete genau zu den Kernen zurückprojizieren, von denen sie Afferenzen erhalten. Diese rückläufigen Verbindungen bilden das *thalamocorticale System* (vgl. Abbildung 4.17). Andere Efferenzen des Cortex ziehen aus Schicht V zum Striatum und zur Amygdala sowie über die Pyramidenbahn zum Mittelhirn, zur Brücke und zu den prämotorischen und motorischen Zentren der Medulla oblongata und des Rückenmarks.

Die massivsten Faserzüge des Cortex sind jedoch *intracorticale* Verbindungen, *Assoziationsfasern* genannt. Man unterscheidet kurzreichweitige Assoziationsfasern, deren Ursprungsneurone in den Schichten III und V liegen, und langreichweitige Fasern aus Schichten II, IV und V, welche die verschiedenen Rindenlappen miteinander verbinden. Diese Fasern bilden in regelmäßigen Abständen lokale Kollateralverzweigungen oder *Cluster*. Hinzu kommen die in Schicht I verlaufenden weitreichenden apikalen Dendriten der Pyramidenzellen. Schließlich sind noch Kommissurfasern aus Schicht III und in geringerem Maße auch aus Schicht IV und VI zu nennen, die mit ca. 300 Millionen Fasern über den Balken (Corpus callosum) die beiden Großhirnhemisphären miteinander verbinden. Nicht alle corticalen Felder jedoch sind interhemisphärisch miteinander verbunden, z.B. nicht die Sehrinde im Hinterhauptscortex. Die starke intracorticale Verschaltung des Cortex bewirkt, daß der größte Teil seiner Erregung nicht aus der sensorischen Peripherie bzw. der entsprechenden subcorticalen Umschaltzentren kommt, sondern „von ihm selber".

Funktionale Gliederung des Isocortex (Abbildungen 4.9 und 4.10).   Der *primäre somatosensorische Cortex* umfaßt die parietalen Brodmann-Areale A3a, 3b, A1, A2, die hinter der Zentralfurche im Gyrus postcentralis bzw. in der Tiefe der Zentralfurche liegen. Er ist nach somatosensorischen Sinnesqualitäten bzw. -modalitäten aufgegliedert. So sind in den Arealen A3b und A1 Erregungen von Tast- und Druckrezeptoren der Haut und von Körperhaaren repräsentiert, in A2 Erregungen von Gelenkrezeptoren und Vibrationssinn und in A3a solche von Muskelspindeln. Gleichzeitig ist die Oberfläche der gegenüberliegenden Körperseite in jeder dieser Areale entlang der Zentralfurche *somatotopisch* als „Homunculus" abgebildet, und zwar in der Weise, daß die unteren Körperregionen auf der Innenseite der Hemisphäre bzw. im oberen Teil des Gyrus postcentralis und die oberen Körperregionen im unteren Teil der Zentralfurche repräsentiert sind. Dabei sind die verschiedenen Körperteile je nach Innervationsdichte der Oberfläche unterschiedlich groß dargestellt, nämlich Fingerspitzen und Mund am größten und Rumpf und Oberschenkel am kleinsten. Der *sekundäre* somatosensorische Cortex (A5) ist nur partiell somatotopisch gegliedert und wird meist zum posterioren parietalen Cortex (A7, 7a) gerechnet.

Der *primäre visuelle Cortex* (A17, auch Area striata oder striärer Cortex genannt) liegt am hinteren (occipitalen) Teil des Cortex sowie an der occipitalen Innenfläche. Area A17 ist der Projektionsort der vom lateralen Kniehöcker ausgehenden Sehstrahlung (Radiatio optica). Der primäre visuelle Cortex wird eingerahmt vom *sekundären* (A18) und *tertiären* visuellen Cortex (A19; zusammen auch extrastriärer Cortex genannt). Eine genauere Darstellung des visuellen Cortex findet sich im Beitrag von Engel, Kapitel 5, in diesem Band.

Der *primäre auditorische Cortex* umfaßt beim Menschen das corticale Gebiet A41 (die sogenannten Heschlschen Querwindungen). Hier enden die Fasern der Hörstrahlung (Radiatio acustica) aus dem medialen Kniehöcker. Der *sekundäre* auditorische Cortex (A42) umschließt hufeisenförmig den primären auditorischen Cortex. Eine genauere Darstellung des auditorischen Cortex liefert der Beitrag von Walkowiak, Kapitel 6, in diesem Band.

Der *primäre motorische Cortex* (A4) liegt unmittelbar vor dem Gyrus centralis. Er zeigt ebenso wie die gegenüberliegende somatosensorische Rinde eine „auf den Kopf gestellte" somatotope Organisation („motorischer Homunculus"). Weitere wichtige motorische Cortexareale sind der *prämotorische* Cortex (A6) und das *motorische Supplementärfeld* (MSA, A6a, d.h. der dorsomediale Anteil von A6) und das *frontale Augenfeld* (FEF, Teile von A8 und A9), das bereits „assoziative" Funktionen hat. Eine genauere Darstellung des motorischen Systems findet sich in Abschnitt 4.3.2.

Der *Assoziationscortex* wurde früher definiert als derjenige Teil des Cortex, der keine direkten Afferenzen aus subcorticalen Regionen erhält. Diese Charakterisierung ist ungerechtfertigt, denn auch die nicht primären sensorischen oder motorischen Cortexareale erhalten massive subcorticale Eingänge. Heute bezeichnet man mit „Assoziationscortex" etwas unscharf all die Rindenanteile, in denen komplexe Informationsverarbeitung innerhalb eines Sinnessystems und/oder zwischen verschiedenen Sinnessystemen stattfindet.

Der *parietale Assoziationscortex*, auch *posteriorer parietaler Cortex* (abgekürzt PP) genannt, umfaßt die Brodmann-Areale A5, A7a und 7b und den inferioren parietalen Cortex (Gyrus angularis, A39; Gyrus supramarginalis, A40). Der PP erhält thalamische Afferenzen aus dem Ncl. lateralis posterior und dem Pulvinar sowie aus dem somatosensorischen und dem extrastriären Cortex. Efferenzen des PP gehen zu den Kernen der Brücke (Pons) und von dort aus zum Kleinhirn; daneben gibt es Efferenzen zum Colliculus superior, Prätectum und Striatum. Der parietale Cortex hat keine starken direkten Verbindungen zum motorischen Cortex, sondern interagiert mit ihm über die Basalganglien, die Brückenkerne und das Cerebellum (s. Abschnitt 4.3.2).

Der posteriore parietale Cortex hat mit Raumwahrnehmung, -orientierung und -vorstellung zu tun. Hierzu gehört die Konstruktion einer dreidimensionalen Welt und die Lokalisation der Sinnesreize, des eigenen Körpers und seiner Bewegungen in der Umwelt. Weiterhin betreffen die Leistungen des PP das Wissen über den eigenen Aufenthaltsort (d.h. die Lokalisation innerhalb „geographischer" Karten), das Erfassen räumlicher Perspektive sowie das Umgehen mit abstrakten Raumkonzepten einschließlich des Erkennens, Deutens und Benutzens von Karten und Zeichnungen. Hierbei besteht eine enge Interaktion des PP mit dem Hippocampus. Andere Funktionen des PP umfassen Lesen (auch das „Lesen" der Uhr), Rechnen und allgemein das Erkennen und den Umgang mit Symbolen. Verletzungen des PP führen zur Beeinträchtigung des abstrakten Denkens.

Der PP zeigt eine deutliche funktionale Hemisphären-Asymmetrie. Im *linken* PP (einschließlich des Gyrus angularis und des Gyrus supramarginalis) wird vornehmlich symbolisch-analytische Information verarbeitet, etwa Arithmetik und Sprache und die Bedeutung von Abbildungen und von Symbolen. Verletzungen des linken PP, besonders im Bereich des Gyrus angularis (A39), führen zu Störungen beim Lesen und Schreiben und entsprechender Gedächtnisfunktionen. Im *rechten* PP dominiert die räumliche Lokalisation, die konkrete oder mentale Konstruktion des Raumes mit der Möglichkeit des Perspektivwechsels. Nach Verletzungen des rechten PP können Patienten ihre verschiedenen Aufenthaltsorte nicht mehr räumlich und zeitlich auseinanderhalten und behaupten beispielsweise, an verschiedenen Orten gleichzeitig zu sein; sie sehen selbst darin jedoch nichts Eigenartiges. Diese Unfähigkeit, die eigene Erkrankung zu erkennen, nennt man *Anosognosie*. Der PP ermöglicht das Umlenken der Aufmerksamkeit (*shift of attention*) im Zusammenhang mit räumlicher Orientierung und in Hinblick auf Erwartungshaltungen. Ausgedehnte Läsionen des parietalen Cortex führen zur Unfähigkeit, Zweck- und objektbezogene Handlungsentwürfe (Werkzeuggebrauch, Ankleiden, Gebärden) durchzuführen, zu Unsicherheiten bei der Bewegung auf Zielobjekte, zu Raumorientierungsstörungen und Störungen des Körperschemas.

Der *temporale Assoziationscortex* umfaßt Teile des *oberen* (A22), den *mittleren* (A7, A38) und *unteren (inferioren) temporalen Cortex* (*IT*: A20, A21). Er erhält Afferenzen aus dem Pulvinar, dem Colliculus superior und Prätectum, aus der striären und extrastriären Sehrinde (A17–19) und aus dem auditorischen und supratemporalen Cortex. Er schickt Efferenzen zum Pulvinar, zum Colliculus superior, Putamen und insbesondere zum limbischen System (s. unten). Der temporale Cortex ist für die Integration und Bewertung nichträumlicher visueller Aspekte von Objekten und Prozessen und von auditorischer Information zuständig. Im mittleren temporalen Cortex wird komplexe auditorische Information verarbeitet; hier findet sich – bei den meisten Personen in der linken Hemisphäre – das Wernickesche Sprachzentrum (ungefähr A22), das für *Sprachverständnis (Semantik)* zuständig ist; im unteren (inferotemporalen) Bereich (IT) wird komplexe visuelle Information verarbeitet. Eine genauere Darstellung der Funktionen des assoziativen Temporallappens findet sich in den Kapiteln von Engel und Walkowiak, in diesem Band.

Der *frontale Assoziationscortex*, auch *präfrontaler Cortex (PF)* genannt, umfaßt die Areale A9, A10, A45, A46, die als *dorsolateraler* PF bezeichnet werden, sowie die Areale A11–14 und A47, die als *orbitofrontaler* PF bezeichnet werden. Das *frontale Augenfeld* (Teile von A8 und A9) wird oft auch zum präfrontalen Cortex gezählt. Direkt vor der Repräsentation der Gesichtsmuskeln, der Kiefer, der Zunge, des Gaumens und des Rachens in der präzentralen motorischen Rinde liegt die Brocasche Sprachregion (A44; manche Autoren zählen A45 hinzu), die mit der *zeitlichen Organisation* von Sprache (insbesondere auch *Grammatik*) zu tun hat (s. Walkowiak, Kapitel 6, in diesem Band).

Der PF enthält thalamische Afferenzen aus dem Ncl. mediodorsalis und dem Pulvinar, aus der Amygdala, dem Hippocampus, dem auditorischen, somatosensorischen und visuellen Cortex sowie aus dem ventralen Tegmentum (dopaminerger Input), dem Locus coeruleus (noradrenerger Input) und dem dorsalen Raphe-Kern (serotoninerger Input). Efferenzen ziehen zurück in die neo- und allocorticalen Gebiete, aus denen die Afferenzen kommen (besonders Amygdala, Hippocampus und Septum), außerdem zum Ncl. caudatus, zum zentralen Höhlengrau des Mittelhirns und in die Umgebung des Nucleus ruber und der Substantia nigra. Der präfrontale Cortex hat mit zeitlichräumlicher Strukturierung von Sinneswahrnehmungen zu tun, mit planvollem und kontextgerechtem Handeln und Sprechen und allgemein mit Verhaltensbewertung. Läsionen im PF führen zum Verlust der Fähigkeit, den sozial-kommunikativen Kontext, z.B. die Bedeutung von Szenendarstellungen oder die Mimik von Gesichtern, zu erfassen, Probleme zu lösen oder den Inhalt von Denken und Tun umzulenken. Bei Patienten mit präfrontalen Läsionen zeigt sich der Hang zur „Perseveration", also zum hartnäckigen Verbleiben bei einer Sache, ein Verlust der Verhaltensspontaneität und Kreativität sowie Einschränkungen des adaptiven Verhaltens, besonders im Sozialbereich. Allgemein verflacht die Persönlichkeit. Man spricht in diesem Zusammenhang vom „Frontalhirn-Syndrom".

Der PF spielt neben dem parietalen Cortex auch bei der Aufmerksamkeitssteuerung eine große Rolle. In diesem Zusammenhang wird im PF ein „vorderes Aufmerksamkeitssystem" angesiedelt. Dieses System steht in enger Verbindung mit dem vorderen cingulären Cortex (A24) und den Basalganglien. Der PF wird auch als Sitz des Arbeitsgedächtnisses angesehen. Im Arbeitsgedächtnis wird dasjenige, was soeben wahrgenommen wurde, kurzzeitig im Gedächtnis behalten. Eine genauere Darstellung des Gedächtnissystems findet sich im Beitrag von Menzel und Roth, Kapitel 7, in diesem Band.

4.3   Funktionale Systeme

In diesem Abschnitt werden zwei funktionale Systeme genauer dargestellt, die in den übrigen Kapiteln dieses Buches nicht ausführlich behandelt werden, die jedoch bei kognitiven Leistungen eine wichtige Rolle spielen, nämlich das *limbische System* und das *motorische System*.

4.3.1   Limbisches System

Der Begriff des limbischen Systems und das, was an Hirngebieten hierzu gezählt wird, hat sich mit der Zeit stark geändert. Der französische Neuroanatom und Neurologe Paul Broca bezeichnete 1878 mediale Hirnrindenanteile, nämlich den Gyrus cinguli und den Gyrus parahippocampalis als „großen limbischen Lappen", der sich wie ein „Saum" (lat. limbus) um subcorticale telencephale Zentren und den Hirnstamm herumzieht. Erweitert wurde das Konzept des limbischen Systems durch die amerikanischen Neurologen J. Papez in den dreißiger und P. MacLean in den vierziger Jahren, die subcorticale und diencephale Gebiete miteinschlossen. W. Nauta erweiterte in den fünfziger Jahren das System um Bereiche des Mittelhirns, R. Nieuwenhuys schließlich schloß kürzlich Kerne bzw. Bereiche der Brücke und der Medulla oblongata mit ein.

Zum limbischen System gehören nach derzeitig vorherrschender Meinung 1) Anteile der Hirnrinde, nämlich Hippocampus, Gyrus parahippocampalis und Gyrus cinguli, 2) weitere allo- und subcorticale Gebiete, nämlich Amygdala, Septum, ventrales Striatum einschließlich Ncl. accumbens, basales Vorderhirn; 3) diencephale Kerngebiete, nämlich Mamillarkörper, Habenula, anteriore, mediale und intralaminare thalamische Kerne, Ncl. praeopticus und Hypothalamus; 4) Kerne des zentralen tegmentalen Höhlengrau im Mittelhirn; 5) Kerne der Formatio reticularis, die durch die neuromodulatorischen Transmitter Noradrenalin, Serotonin und Dopamin gekennzeichnet sind, nämlich Locus coeruleus, Raphe-Kerne, und parabrachiale Kerne. Das limbische System ist also ein sehr ausgedehntes, das ganze Gehirn durchziehendes System.

Wie bereits Papez betonte, sind die limbischen Anteile des Telencephalon und des Zwischenhirns durch mehr oder weniger ringförmige Verbindungen miteinander verbunden (Abbildung 4.20). Hierzu gehören 1) das *Cingulum*, ein Längsbündel im Gyrus cinguli, das über dem Balken einen Bogen zwischen Septum und Hippocampus-Formation schlägt; 2) der *Fornix*, der ebenfalls bogenförmig, aber unterhalb des Balkens zwischen Hippocampus und Mamillarkörper bzw. Septum verläuft, 3) die *Stria terminalis*, die unterhalb des Fornix und parallel zu ihm zwischen Amygdala und Area praeoptica/Hypothalamus zieht.

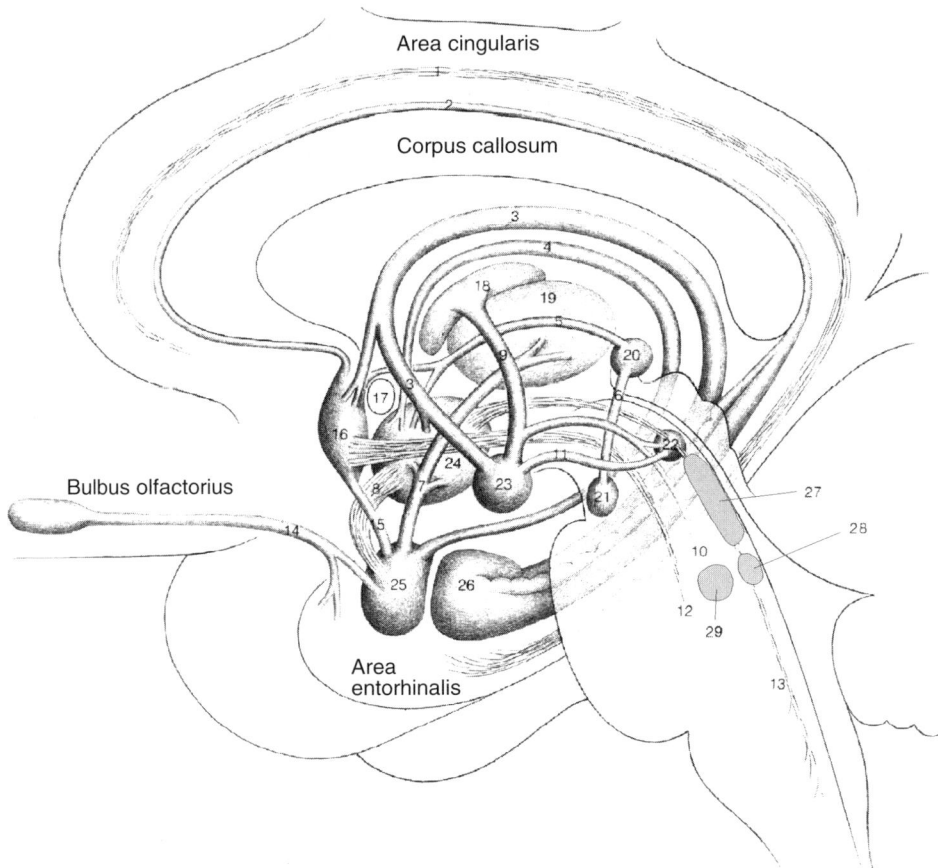

4.20 Limbisches System, allgemeiner Aufbau („Papez"-Kreis) und Verbindungen. 1 Cingulum; 2 Striae longitudinales; 3 Fornix; 4 Stria terminalis; 5 Stria medullaris; 6 Tractus habenulo-interpeduncularis; 7 Pedunculus thalami inferior; 8 basale Mandelkernstrahlung; 9 Tractus mamillothalamicus; 10 Tractus mamillo-tegmentalis; 11 Pedunculus mamillaris; 12 Fasciculus telencephalicus medialis (mediales Vorderhirnbündel); 13 Fasciculus longitudinalis dorsalis; 14 Tractus olfactorius - Stria olfactoria lateralis; 15 diagonales Band von Broca; 16 Area septalis; 17 Commissura anterior; 18 Nucleus anterior thalami; 19 Nucleus medialis dorsalis thalami; 20 Habenula; 21 Nucleus interpeduncularis; 22 Nucleus tegmentalis dorsalis; 23 Mamillarkörper (Corpus mamillare); 24 Area praeoptica/Hypothalamus; 25 Amygdalakomplex; 26 Hippocampus-Formation; 27 dorsaler Raphe-Kern (Nucleus raphes dorsalis); 28 Parabrachial-Kerne (Nuclei parabrachiales); 29 Locus coeruleus. Nach Nieuwenhuys et al. 1991, verändert.

Hinzu kommen folgende Verbindungen: 1) zwischen Amygdala, Hypothalamus und Thalamus (Ncl. medialis dorsalis) durch den Pedunculus thalami inferior; 2) zwischen Amygdala und Septum durch den Tractus diagonalis („diagonales Band von Broca"); 3) zwischen Mamillarkörper und Ncl. anterior des Thalamus durch den Tractus mamillothalamicus; 4) zwischen Amygdala und Hypothalamus durch die basale Mandelkernstrahlung, 5) zwischen Habenula und Nucleus praeopticus/Hypothalamus sowie Septum durch die Stria medullaris.

Neocorticale Eingänge bekommt das limbische System direkt vom präfrontalen Cortex sowie von den meisten neocorticalen Regionen über den Gyrus cinguli und den Gyrus parahippocampalis als Schaltstationen. Hauptempfänger dieser Eingänge sind Amygdala, Septum und Hippocampus. Der Bulbus olfactorius projiziert ebenfalls direkt in das limbische System; generell besteht zwischen Riechhirn und limbischen System eine enge Verbindung. Vom Hirnstamm projizieren retikuläre Kerne, d.h. die Raphe-Kerne, der Locus coeruleus und die parabrachialen Kerne sowie die Substantia nigra in den rostralen Teil des limbischen Systems.

Den wichtigsten Ausgang des limbischen Systems bildet das mediale Vorderhirnbündel (Fasciculus telencephalicus medialis), das vom Septum über das Mittelhirn hinaus in die Medulla oblongata reicht. Es enthält aber zugleich aufsteigende Faserverbindungen. Dorsal und parallel zum medialen Vorderhirnbündel zieht der Fasciculus longitudinalis, der auf- und absteigende Fasern enthält und im wesentlichen den Hypothalamus mit der caudalen Medulla oblongata verbindet.

Im folgenden sollen einige Zentren des limbischen Systems genauer besprochen werden, und zwar der Gyrus cinguli, die Amygdala, der Hippocampus, das basale Vorderhirn und die Formatio reticularis.

Der *Gyrus cinguli* stellt den corticalen Teil des limbischen Systems dar. Er besteht aus einem vorderen (Gyrus cinguli anterior, A24) und einem hinteren Anteil (Gyrus cinguli posterior, A23) (vgl. Abbildung 4.10). Beide Teile stehen in enger rückläufiger Verbindung mit dem präfrontalen und parahippocampalen Cortex, dem Septum, den limbischen Thalamuskernen, dem Colliculus superior, dem tegmentalen Höhlengrau und der Formatio reticularis. Sie unterscheiden sich aber hinsichtlich anderer Eingänge und Ausgänge. Der vordere Teil erhält zusätzliche Eingänge vornehmlich von anderen limbischen Zentren, nämlich von Hippocampus, Amygdala, Septum und den limbischen Thalamuskernen; seine Ausgänge gehen zum motorischen und prämotorischen Cortex, zu den Basalganglien, zum Colliculus superior und zum Kleinhirn (über die Brücke). Über diese Verbindungen greift das limbische System in das pyramidale und extrapyramidale motorische System (s. unten) ein, z.B. im Zusammenhang mit emotionalen Gebärden und Lautäußerungen. Verletzungen im Bereich des vorderen Gyrus cinguli führen deshalb auch zu schwerwiegenden Bewegungsstörungen (akinetischer Mutismus). Der hintere Teil ist eher sensorisch dominiert und erhält Eingänge vom somatosensorischen, auditorischen und visuellen Assoziationscortex, aus visuellen Thalamuskernen (CGL, Pulvinar).

Aus diesen Verbindungen ergibt sich für den cingulären Cortex eine wichtige Vermittlerfunktion zwischen cortical-kognitiven und limbisch-emotionalen Funktionen, gepaart mit einem massiven Einfluß auf die Motorik. Erwähnenswert ist auch die Rolle des cingulären Cortex bei der Schmerzwahrnehmung. Hierbei steht der cinguläre Cortex in enger Beziehung mit zwei anderen Schmerzzentren, nämlich den medialen Thalamuskernen und dem zentralen tegmentalen Grau. Nach Zerstörung der cingulären Rinde „vergessen" Versuchstiere die zuvor gelernten schmerzbedingten Abwehr- und Vermeidungsreaktionen.

Eine zentrale Rolle im limbischen System spielen auch die Amygdala und der Hippocampus. Die *Amygdala* besteht aus einer corticomedialen und einer basolateralen Kerngruppe (Abbildung 4.22). Sie unterhält massive rückläufige Verbindungen mit dem Isocortex, und zwar vornehmlich mit dem (limbischen) orbitofrontalen Teil des präfrontalen Cortex (Areae A11–14), dem visuellen (A20, A21) und auditorischen temporalen Assoziationscortex (A22) sowie mit der „Insel", d.h. dem gustatorischen Cortex. Enge rückläufige Verbindungen bestehen mit dem Hippocampus. Die Amygdala erhält massive Eingänge vom olfaktorischen System, von den medialen Kernen, den intralaminären Kernen und den Mittellinien-Kernen des Thalamus und dem auditorischen Corpus geniculatum mediale. Subcorticale Projektionen der Amygdala gehen zurück zum medialen Thalamus, zum Septum, zum Hypothalamus, zum zentralen Höhlengrau des Mittelhirns und zum Locus coeruleus der retikulären Formation.

Der *Hippocampus* („Seepferdchen" genannt wegen seines eigentümlich gewundenen Querschnitts) besteht aus drei Teilen – dem Gyrus dentatus, dem *Ammonshorn* (Cornu ammonis) und dem Subiculum (Abbildung 4.21). Das Ammonshorn besitzt eine auffällig regelmäßige grob- und feinanatomische Organisation. Es ist in vier Längszonen eingeteilt, die man CA1 – CA4 (CA = Cornu ammonis) nennt. Diese bestehen aus fünf bzw. sechs Schichten. Die Zellkörper der für das Ammonshorn charakteristischen Pyramidenzellen befinden sich in der vierten Schicht. Die apikalen

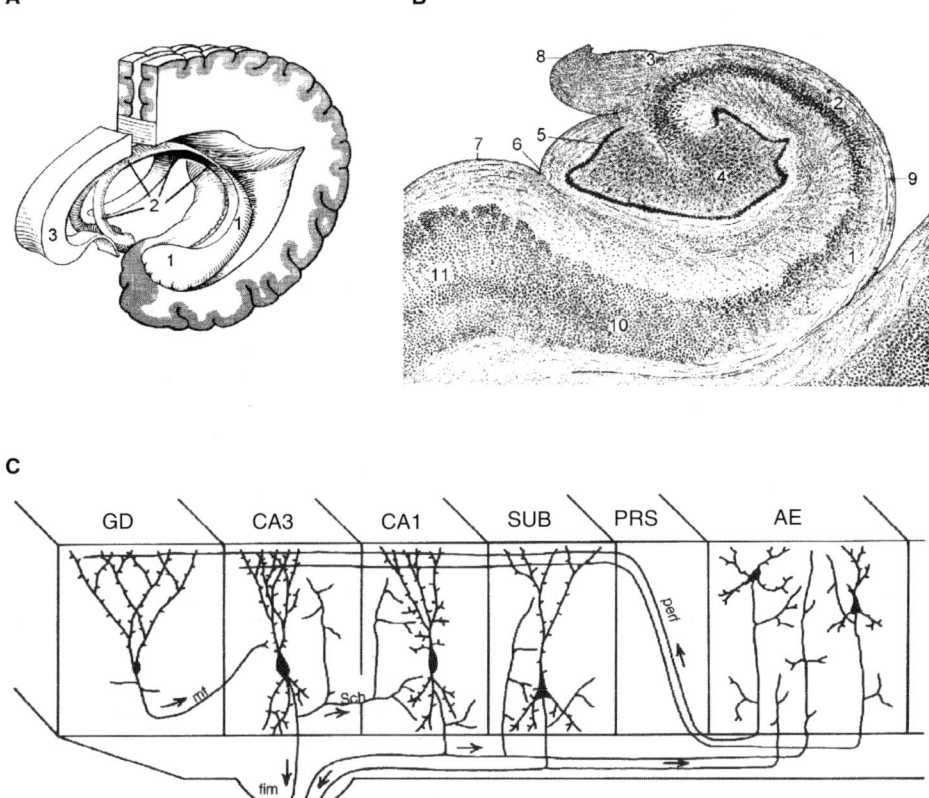

4.21 Hippocampus-Formation. A Schematische Darstellung von der Seite. B Querschnitt. 1 Hippocampus; 2 Fornix; 3 Balken; 4 Ammonshorn-Region CA 4; 5 Zellband des Gyrus dentatus; 6 Sulcus hippocampi; 7 Gyrus parahippocampalis; 8 Fimbria hippocampi; 9 Alveus hippocampi; 10 Subiculum; 11 entorhinaler Cortex. C Schema des Erregungsflusses durch die Hippocampusformation. Abkürzungen: AE entorhinaler Cortex (Area entorhinalis); CA1 Ammonshorn-Region 1; CA3 Ammonshorn-Region 3; fim Fimbria; GD Gyrus dentatus; mf Moosfasern; perf Tractus perforans; PRS Praesubiculum; Sch Schaffer-Kollateralen; SUB Subiculum. A, B nach Kahle, 1976; verändert; C nach Benninghoff, 1993, verändert.

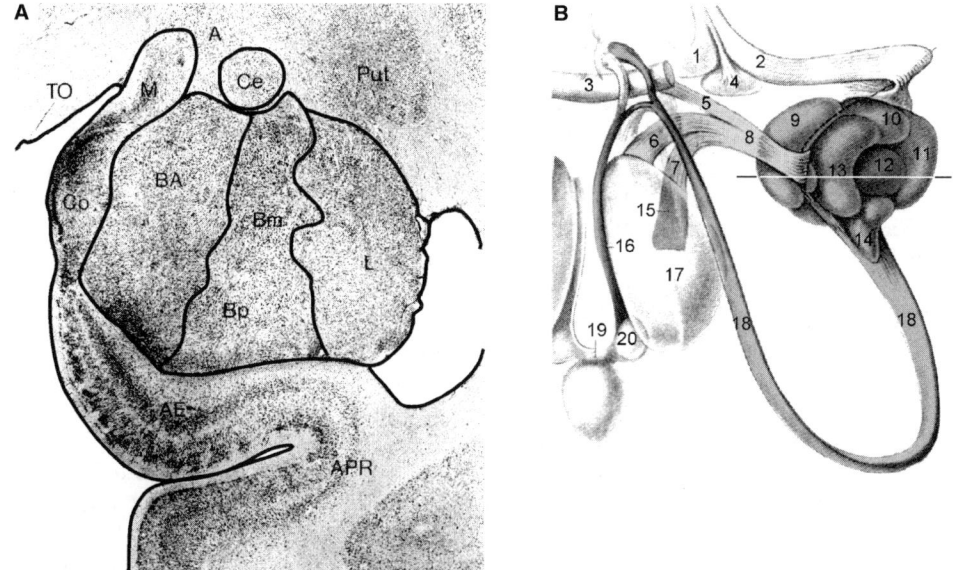

4.22 Amygdalakomplex A Querschnitt (Schnittebene wie in B angegeben). Abkürzungen: A Area amygdaloidea anterior; AE Area entorhinalis; APR Area perirhinalis; BA Nucleus basalis anterior; Bm Nucleus basalis magnocellularis; Bp Nucleus basalis parvocellularis; Ce Nucleus centralis; Co Nucleus corticalis; L Nucleus lateralis; M Nucleus medialis; Put Putamen; TO Tractus opticus. B Dorsale Ansicht des Amygdalakomplexes. 1 Stria olfactoria medialis; 2 Stria olfactoria lateralis; 3 Commissura anterior; 4 Tuberculum olfactorium; 5 diagonales Band von Broca; 6 Pedunculus thalami inferior; 7 mediales Vorderhirnbündel (Fasciculus telencephalicus medialis); 8 ventrale amygdalafugale Fasern; 9 Nucleus corticalis; 10 Nucleus anterior; 11 Nucleus lateralis; 12 Nucleus centralis; 13 Nucleus medialis; 14 Nucleus basalis (accessorius); 15 lateraler Hypothalamus; 16 Stria medullaris thalami; 17 Nucleus medialis thalami; 18 Stria terminalis; 19 Commissura habenulae; 20 Nuclei habenulae. A nach Benninghoff, 1993, verändert; B nach Nieuwenhuys et al., 1991, verändert.

und basalen Dendriten der Pyramidenzellen verzweigen in den oberen Schichten 1–3 (Stratum moleculare, lacunare und radiale) und der fünften Schicht (Str. oriens) und sind reich mit Dornen besetzt, welche die Kontaktstellen mit den einlaufenden Fasern darstellen. Neben den Pyramidenzellen finden sich im Ammonshorn spindelförmige Korbzellen, von denen jede *hemmend* auf eine Gruppe von Pyramidenzellen wirkt.

Den Haupteingang erhält der Hippocampus über den entorhinalen Cortex (Brodmann-Areal A28. Dieser sendet Axone über die *perforante Bahn* (Tractus perforans) in der Molekularschicht parallel zum Gyrus dentatus, Subiculum, CA1 und CA3 (Abbildung 4.22). Vom Gyrus dentatus laufen *Moosfasern* zu CA3; von dort ziehen Axone der Pyramidenzellen als *Schaffer-Kollaterale* nach CA1. Deren Pyramidenzellen projizieren zum Subiculum und zum entorhinalen Cortex. Axone der Pyramidenzellen des Ammonshorns sammeln sich im Alveus und ziehen als Faserband, *Fimbria hippocampi* (Gewölbe) und später *Fornix*, nach caudal und dorsal, dann unterhalb des Balkens (Corpus callosum) nach vorn und bogenförmig wieder nach unten bis zu den Mamillarkörpern des Hypothalamus. Kollaterale der CA1- und CA3-Axone ziehen im Alveus zum entorhinalen Cortex zurück und von dort zum Isocortex. Es ergibt sich so ein kreisförmiges Bahnsystem zwischen Subiculum, Ammonshorn und Gyrus dentatus. Den Eingang bilden Afferenzen des entorhinalen Cortex, über den praktisch alle

Eingänge aus dem assoziativen Isocortex sowie gustatorische und olfaktorische Eingänge laufen, außerdem Afferenzen vom Septum und dem übrigen basalen Vorderhirn, der Amygdala, dem Hypothalamus, den limbischen Thalamuskernen, den Raphe-Kernen und dem Locus coeruleus und dem zentralen Höhlengrau des Tegmentum (um nur die wichtigsten zu nennen). Ausgänge ziehen über den entorhinalen Cortex wieder zu neocorticalen Zielgebieten sowie zurück zu Amygdala, Septum, Hypothalamus und Mamillarkörper.

Eine weitere limbisch-kognitive Struktur ist das *basale Vorderhirn*, vor allem der Nucleus basalis Meynert. Das basale Vorderhirn ist der wichtigste Teil des cholinergen Vorderhirnsystems. Es hat, wie dargestellt, Verbindungen zu den assoziativen Hirnrindenanteilen, zur Amygdala, zum Hippocampus und zum ventralen Tegmentum und erhält zusätzlich Eingänge von der Substantia nigra im Mittelhirntegmentum, den Raphekernen, dem Locus coeruleus und den parabrachialen Kernen der Formatio reticularis. Das basale Vorderhirn wird daher als Schaltstelle zwischen dem übrigen limbischen System und Isocortex angesehen. Es wird angenommen, daß seine cholinergen Afferenzen den Grad der Aktivierung neocorticaler Nervennetze durch sensorische Afferenzen und die Verarbeitung dieser Informationen im Kontext früherer Erfahrungen beeinflussen.

Zum limbischen System im weiteren Sinne gehört die retikuläre Formation, die überdies mit den anderen limbischen Zentren aufs engste verbunden ist (Abbildung 4.20). Diese vom verlängerten Mark über die Brücke bis zum Mittelhirn ziehende Struktur gliedert sich in drei Längsreihen von kompakten Zellgruppen (*Kerne* genannt). Entlang der Mittellinie liegt die *mediane Kerngruppe*, welche die Raphe-Kerne umfaßt. Für die limbisch-kognitiven Funktionen ist vor allem der dorsale Raphe-Kern wichtig. Die Nervenzellen dieses Kerns schicken Fortsätze zum Hypothalamus, zu „limbischen" Kernen des Thalamus (d.h. den medialen, intralaminären und Mittellinien-Kernen), zum Septum, zur Amygdala und zum Hippocampus des Endhirns sowie zu den assoziativen Bereichen der Großhirnrinde. Diese Bahnen sind durch den Transmitter Serotonin charakterisiert.

Seitlich von der medianen liegt die *mediale Kerngruppe*, die die Brücke und das Mittelhirn durchziehen (Ncl. reticularis gigantocellularis, Ncl. reticularis pontis caudalis und oralis; Ncl. tegmenti pedunculopontinus und cuneiformis), deren Nervenzellen Fortsätze ebenfalls zu den intralaminären und Mittellinienkernen des Thalamus und von dort zum Cortex ziehen. Diese Bahnen enthalten den modulatorischen Transmitter Acetylcholin. Außen in der retikulären Formation liegt die *laterale Kerngruppe*. Hierzu gehört unter anderem der „blaue Kern", lateinisch *Locus coeruleus*. Er weist dieselben Verbindungen mit Bereichen des Zwischenhirns und des Endhirns auf wie der dorsale Raphekern, ist aber durch den modulatorischen Transmitter Noradrenalin gekennzeichnet.

Die Kerne der medialen Kerngruppe bilden das *aufsteigende aktivierende System*. Sie erhalten von allen Sinnessystemen ständig Meldungen, und sobald sich hierbei irgendetwas verändert, erhöhen sie den generellen Erregungszustand der Großhirnrinde und damit unseren Wachheitszustand. Die mediane und die laterale Kerngruppe und hier besonders der dorsale Raphekern und der Locus coeruleus arbeiten spezifischer und „zügeln" die generelle Aktivierungstätigkeit der medialen Kerngruppe. Es wird angenommen, daß die Bahnen des aufsteigenden aktivierenden Systems über den Transmitter Acetylcholin die Zellen des Thalamus und des Cortex allgemein *erregen* und daß die Raphekerne und der Locus coeruleus über die Transmitter Serotonin und Noradrenalin diese Erregung wieder *herunterdrücken* (inhibieren) und damit so *einen-*

gen, daß nur an ganz bestimmten Stellen der Großhirnrinde starke Aktivität herrscht, nämlich dort, wo lokal eine bestimmte Schwelle überschritten wird.

Amygdala, Hippocampus, Septum, Hypothalamus und zentrales Höhlengrau sind wesentlich an der Kontrolle der Emotionen beteiligt und in diesem Zusammenhang an der Steuerung des Kampf-, Verteidigungs- und Fluchtverhaltens. Die bilaterale Zerstörung unterschiedlicher Teile der Amygdala ruft bei der Katze einerseits Hyperaggressivität und andererseits extreme Zahmheit hervor. Entfernung der Amygdala bei Affen stört nachhaltig das Sozialleben und insbesondere die Beachtung der Rangfolge. Das zentrale Höhlengrau ist an der Schmerzempfindung (Nocizeption) und deren Regulation beteiligt.

Diese vegetativ-emotionalen Funktionen verleiteten in der Vergangenheit Autoren wie MacLean dazu, das limbische System als ein „primitives Säugetiergehirn" anzusehen und es dem Isocortex als dem „höchsten kognitiven Zentrum" gegenüberzustellen. MacLean betonte, daß Isocortex und limbisches System sehr wenige anatomische Verbindungen zueinander hätten; dies sei der Grund für die bedauernswerte Tatsache, daß Verstand und Vernunft als Leistungen des Isocortex einen nur geringen Einfluß auf unsere Triebe und Gefühle hätten. Poetischer wurde diese Auffassung durch Arthur Koestler in das Bild des Reiters (sprich: Isocortex) ohne Sattel und Zügel auf dem wilden Pferd der Emotionen (limbisches System) gegossen.

Anatomisch und funktional ist diese Sicht aber falsch. Mit dem Isocortex sind – wie dargestellt – Teile des limbischen Systems massiv verbunden. Dies gilt etwa für die Verbindung zwischen präfrontalem Cortex und Amygdala und die Verbindung zwischen inferotemporalem und entorhinalem Cortex und Hippocampus. Überdies besteht nahezu der gesamte Isocortex über den Gyrus cinguli mit dem limbischen System in Verbindung. In den letzten Jahren wurde entsprechend deutlich, daß neben den vegetativen und antriebhaften Funktionen das limbische System bei kognitiven Leistungen eine wichtige Rolle spielt, die bisher fälschlicherweise als ausschließliche Funktion des Isocortex angesehen wurden.

Die allgemeine Funktion des limbischen Systems besteht in der Bewertung dessen, was das Gehirn tut. Gehirne sind keine bloß „datenverarbeitenden" Systeme; vielmehr müssen sie ein Verhalten erzeugen, das den Organismus in die Lage versetzt zu überleben. Sie müssen zu jedem Zeitpunkt die Frage beantworten: „Was tue ich jetzt?" Diese Frage wird aufgrund vergangener Erfahrung aktuell beantwortet. Dasjenige, was ein Organismus tut, bewertet er deshalb nach den Konsequenzen früheren Verhaltens für den Organismus. Dies geschieht einerseits nach den Grundkriterien „Lust" und „Unlust" und nach Kriterien, die davon abgeleitet sind. Das Resultat dieser Bewertung wird im Gedächtnissystem festgehalten. Bewertungs- und Gedächtnissystem hängen damit untrennbar zusammen, denn jede Bewertung geschieht aufgrund des Gedächtnisses. Umgekehrt ist Gedächtnis nicht ohne Bewertung möglich, denn das „Abspeichern" von Gedächtnisinhalten geschieht aufgrund früherer Erfahrungen und Bewertungen und des gerade anliegenden emotionalen Zustands.

Die Interaktion von Hippocampus und Amygdala spielen eine zentrale Rolle bei diesen Vorgängen. Der Hippocampus ist der Organisator von Lernen und Gedächtnis, zumindest was das sogenannte deklarative Gedächtnis betrifft, welches all das Wissen umfaßt, das wir bewußt reproduzieren können (vgl. Menzel und Roth, Kapitel 7, in diesem Band). Die Speicherung dieses Wissens findet allerdings nicht im Hippocampus selbst statt, sondern modalitäts- und funktionsspezifisch in den verschiedenen Rindenarealen, d.h. das visuelle Gedächtnis befindet sich in den visuellen Cortexregionen, das auditorische Gedächtnis in den auditorischen Regionen, die sprachlichen

Erinnerungen in den Sprachzentren usw. Eine bilaterale Zerstörung des Hippocampus führt zur anterograden Amnesie, d.h. zur Unfähigkeit, neue Inhalte in das deklarative Gedächtnis einzufügen. Für derartige Patienten ist alles, was ihnen nicht seit langem bekannt und „eingeschliffen" ist, neu.

Die Art und Tiefe der Einspeicherung und damit die Leichtigkeit des Erinnerns (bzw. die Resistenz gegen das Vergessen) wird ganz wesentlich vom emotionalen Begleitzustand bestimmt, insbesondere davon, ob das, was zum Einspeichern ansteht, positive oder negative Konsequenzen hatte oder haben wird (im Lichte der vergangenen Erfahrung). Diese Bewertung durch den emotionalen Begleitzustand, insbesondere in Hinblick auf negative Erfahrungen, wird offenbar vornehmlich von der Amygdala geleistet. Die Beteiligung der Amygdala beim Angstgedächtnis ist im Tiermodell gut nachgewiesen. Jüngste Befunde deuten auf eine Fehlfunktion der Amygdala (im Verein mit dem präfrontalen Cortex und dem thalamischen Ncl. dorsalis medialis) bei depressiven Patienten hin. Solche Personen leiden in unseren Augen an einer zu negativen Bewertung vergangener oder laufender Ereignisse, was zu einer völligen Handlungsunfähigkeit führen kann.

Im Rahmen einer klassischen Konditionierung können Patienten mit einer bilateralen Schädigung der *Amygdala* genau angeben, welcher sensorische Stimulus mit einem Schreckreiz gepaart worden war, sie zeigen aber keine vegetative Angstreaktion, gemessen über die Erhöhung des Hautwiderstands. Sie entwickeln also keine Angst- oder Schreckempfindungen und nehmen die Ereignisse „emotionslos" hin. Umgekehrt haben Patienten mit bilateraler Schädigung des *Hippocampus* keine bewußte Information über die Paarung von sensorischem Reiz und Schreckreiz, zeigen aber eine deutliche vegetative Angstreaktion. Während also ihr emotionales Gedächtnis funktioniert, versagt ihr deklaratives Gedächtnis, was nach der Hippocampus-Läsion auch zu erwarten war (anterograde Amnesie). Die Patienten mit Amygdala und ohne Hippocampus erleben also Angst und Schrecken, ohne zu wissen, warum.

An diesen Beispielen zeigt sich deutlich das starke Durchdringen der vier Hauptsysteme des Gehirns, nämlich des sensorischen Systems, des Lern- und Gedächtnissystems, des limbischen Bewertungssystems und des motorischen Systems. Alle vier Teilsysteme bedingen sich gegenseitig, was bereits an der starken neuroanatomischen Verwobenheit sichtbar wird.

4.3.2   Motorisches System

Unter dem motorischem System versteht man gemeinhin alle an der Vorbereitung und Steuerung von Bewegungen beteiligten Hirnzentren, also nicht nur die Motorkerne des Hirnstamms und des Rückenmarks. Allerdings ist dieser Begriff im Grunde nur sinnvoll im Kontext der traditionellen Einteilung der Gehirnstrukturen und -funktionen in Sensorik, zentrale Verarbeitung und Motorik. Eine solche Trennung ist aber nicht aufrechtzuerhalten, denn einerseits gehen sensorische und „zentrale verarbeitende" Regionen gleitend ineinander über, und andererseits gibt es keine scharfe Abgrenzung zwischen sensorischen, zentralen und motorischen Bereichen. Letztlich ist das gesamte Gehirn als „motorisches System" zu betrachten. Ebenso ungerechtfertigt ist die früher häufig vorgenommene Aufteilung des motorischen Systems in zwei Subsysteme, nämlich das *pyramidale* und das *extrapyramidale System*, denn auch diese Subsysteme sind vielfach ineinander verwoben und bilden eine funktionale Einheit.

Aufgrund von Hirnreizungsexperimenten umfassen die für Bewegungssteuerung und Handlungsorganisation wichtigen Cortexgebiete die Areale A4 (motorischer Cortex), A6 (prämotorischer Cortex einschließlich des supplementär-motorischen Areals, SMA), Teile von A8 und A9 (frontales Augenfeld, FEF), A3, A1, A2 (assoziativer somatosensorischer Cortex), A5, A7 (parietaler Assoziationscortex), A19 (extrastriärer visueller Cortex) und A22 (oberer Temporallappen) (vgl. Abbildungen 4.9 und 4.23). Aus dem primären Motorcortex (A4) sind bei elektrischer Reizung Kontraktionen kleiner Muskelgruppen auslösbar, insbesondere was die distalen Muskeln (z.B. der Finger) betrifft, und aus dem sekundären motorischen Areal komplexere Bewegungsweisen der Gliedmaßen, des Kopfes und des Rumpfes, vornehmlich über die Aktivierung proximaler Muskelgruppen. Die elektrische Reizung von A5 ruft ebenfalls Kopf- und Körper-Wendebewegungen hervor, Reizung von A8 (FEF) und A19 Augen- und Kopfbewegungen, und zwar jeweils zur Gegenseite. Eine besondere Bedeutung kommt dem supplementär-motorischen Areal zu, denn es kontrolliert den Ablauf und die Planung komplexer Bewegung. Das SMA ist auch dann aktiv, wenn man sich eine Bewegung nur *vorstellt*.

Motorische Efferenzen des Cortex umfassen neben der *Pyramidenbahn* (s. unten) die Bahnen zum Corpus striatum (vor allem zum Putamen), zu thalamischen Umschaltkernen, zum Nucleus ruber (und von dort aus zum Rückenmark), zu den Reticulariskernen in der Brücke und zur Medulla oblongata (und von dort aus zum Rückenmark), zur Brücke und zur unteren Olive (und von dort zum Kleinhirn). Diese letzteren Bahnen stellen ca. 85 % der motorischen Efferenzen des Cortex dar.

Die *Pyramidenbahn (Tractus corticospinalis)* entspringt den corticalen Arealen A4, A6a, A3, A1, A2, und A5 (Abbildung 4.23). Im primären motorischen Areal A4 findet man als auffällige Ausgangsneurone die Betzschen Riesenzellen. Die allermeisten Fasern der Pyramidenbahn stammen aber von kleinen Pyramidenzellen in A4 und den anliegenden motorischen und sensorischen Cortexarealen. Die Pyramidenbahn besteht aus ca. 1 Million Fasern, die zu den für bestimmte Bewegungen zuständigen Rückenmarkssegmenten ziehen und zum Teil direkte (d.h. monosynaptische) Kontakte mit den segmentalen Motoneuronen bilden, und zwar hauptsächlich mit solchen im oberen Rückenmark, welche die distalen Muskeln des Vorderarms versorgen und damit die Feinbewegung der Finger steuern. Die Mehrzahl der Pyramidenfasern zieht in der *Pyramidenkreuzung* der Medulla oblongata zur Gegenseite. Daher kontrolliert ein motorisches corticales Areal im wesentlichen die Motorik der gegenüberliegenden Körperseite.

Fasern der Pyramidenbahn enden nicht nur in segmentalen sensomotorischen Schaltkreisen des Rückenmarks, sondern auch direkt in den aufsteigenden sensorischen Schaltstellen des Rückenmarks, in den medullären Hinterstrangkernen (Ncl. gracilis und Ncl. cuneatus) und im ventrobasalen Nucleus des dorsalen Thalamus. Auf diese Weise kann der motorische Cortex (im weiteren Sinne) auf unterschiedlichen Ebenen seinen eigenen somatosensorischen Input kontrollieren.

Zum *extrapyramidalen System* zählt man üblicherweise das dorsale Striatum (Nucleus caudatus und Putamen), den dorsalen Globus pallidus, den Nucleus subthalamicus und die Substantia nigra (Abbildung 4.23), aber auch das Kleinhirn muß hinzugerechnet werden (s. unten). Dieses System wird traditionellerweise dem corticalen pyramidalen System scharf gegenübergestellt. Dies ist ungerechtfertigt, weil massive Faserzüge beide Systeme miteinander verbinden. Vom gesamten Cortex ziehen nämlich Fasern zum Striatum, besonders von der prämotorischen Rinde (A6) über den Tractus corticostriatalis. Die räumliche Organisation (Topie) des prämotorischen Cor-

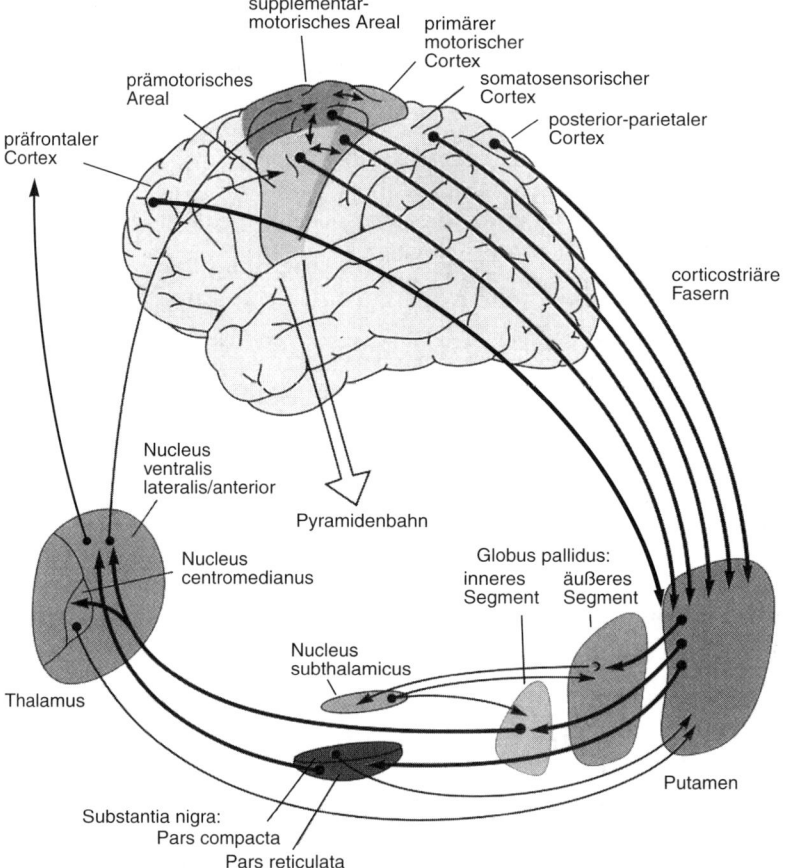

4.23 Steuerung der Willkürmotorik. Gezeigt ist die Rückkopplung zwischen Großhirnrinde, Basalganglien (Putamen, Globus pallidus, Substantia nigra, Nucleus subthalamicus) und Thalamus. Weitere Erklärungen im Text. Nach Kandel et al., 1996, verändert.

tex ist dabei im Striatum erhalten. Der präfrontale Cortex projiziert in die Striosomen des Striatum (s. Abschnitt 4.2.4), und von dort aus gehen Projektionen über den Thalamus in den gesamten Cortex zurück.

Eine weitere corticostriäre Schleife mit mehreren Zwischenstationen besteht darin, daß efferente *hemmende* Fasern vom Striatum zum Globus pallidus ziehen, und zwar getrennt in dessen äußeren (lateralen) und inneren (medialen) Teil. Vom inneren Teil ziehen *hemmende* Projektionen weiter in den Ncl. ventralis lateralis des Thalamus und von dort aus mit *erregenden* Fasern in den prämotorischen Cortex (A6) zurück (Abbildung 4.23).

Neben diesen Schaltkreisen zwischen Cortex und Striatum bestehen weitere parallele corticosubcorticale und rein subcorticale Schaltkreise (Abbildung 4.23):

(1)   Vom Striatum läuft eine *hemmende* Projektion zum medialen Globus pallidus, der seinerseits erregend zu den intralaminären Kerne des Thalamus (vor allem Ncl. centralis) projiziert, und diese wirken *erregend* auf das Striatum zurück.

(2)   Vom lateralen Globus pallidus ziehen *hemmende* Bahnen zum Ncl. subthalamicus und von diesem *erregende* Bahnen zurück zum lateralen und medialen Pallidum. Der Ncl. subthalamicus projiziert außerdem *erregend* zur Substantia nigra
pars reticulata, die ihrerseits *hemmende* Bahnen zum Thalamus und Formatio
reticularis sendet.

(3)   Das Striatum sendet *hemmende* Bahnen zur Substantia nigra pars reticulata,
während die pars compacta der Substantia nigra sowohl *erregende* (Dopamin) als
auch *hemmende* (GABA) Bahnen zum Striatum zurücksendet.

(4)   Der präfrontale Cortex projiziert erregend zum Striatum, dieses hemmend zur
Substantia nigra pars reticulata; von dort ziehen Bahnen zum Ncl. ventralis
medialis und Ncl. ventralis anterior des Thalamus und zurück zum präfrontalen
Cortex sowie zum frontalen Augenfeld und zum motorischen Supplementärcor-
tex.

Das Kleinhirn steht mit seinen drei Teilen, dem Vestibulo-Cerebellum, Spino-Cerebellum und Ponto-Cerebellum im „Nebenschluß" des motorischen Systems und gleicht
bewegungsrelevante Informationen ab. Das Vestibulo-Cerebellum verarbeitet Informationen aus dem Gleichgewichtssystem (über die Vestibulariskerne und die untere
Olive), das Spino-Cerebellum erhält über das Rückenmark Erregungen von den Muskelspindeln, das Ponto-Cerebellum ist eng mit der Großhirnrinde verbunden und an
der Steuerung der feinen Willkürmotorik beteiligt. Über die „tiefen" Kleinhirnkerne ist
das Kleinhirn mit dem Mittelhirn, den thalamischen Kernen und dem parietalen und
prämotorischen Cortex verbunden (vgl. Abschnitt 4.2.2).

Wir haben hier ein hochkomplexes System von parallel organisierten Bahnen vor
uns, das auf der Kombination von Erregung und Hemmung aufgebaut ist und damit
eine sehr fein abgestufte *Enthemmung* im Zusammenhang mit der Bewegungssteuerung ermöglicht.

Eine rein absteigende motorische Bahn läuft vom motorischen Cortex zum *Nucleus
ruber* im Mittelhirntegmentum (Abbildung 4.10). Dieser Kern spielt eine wichtige
Rolle bei der Bewegungssteuerung, insbesondere im Zusammenhang mit der Kontrolle des Muskeltonus, der Körperhaltung und von Gehbewegungen. Der großzellige Teil
des Nucleus ruber ist Ursprung des *Tractus rubrospinalis*, über den motorische Bahnen parallel zur Pyramidenbahn zum Rückenmark laufen; der kleinzellige Teil projiziert über die *untere Olive* zum Kleinhirn. Da der Nucleus ruber sowohl Eingänge vom
motorischen Cortex als auch vom Kleinhirn erhält, können durch diese Verbindungen
auf der Höhe des Ncl. ruber „pyramidales" System (repräsentiert durch die Pyramidenbahn) und „extrapyramidales" System (repräsentiert durch den rubrospinalen Trakt)
sich gegenseitig beeinflussen. Der Pyramidenbahn wird dabei eine Funktion beim
Erwerben neuer Bewegungsmuster zugeschrieben, während der rubrospinale Trakt
bereits eingeübte Bewegungen kontrolliert.

Beim Starten von raschen Bewegungen, z.B. Aufstehen oder Gehen, spielt neben
dem pontocerebellären Kleinhirn die *Substantia nigra* eine wichtige Rolle (Abbildung
4.12). Der Parkinsonschen Schüttellähmung liegt ein Absterben dopaminerger Neurone der Substantia nigra zugrunde. Parkinson-Patienten haben typischerweise Schwierigkeiten bei der Initiierung solcher Bewegungsabläufe. Wie geschildert ist die Substantia nigra eng eingebunden in das parallele Schleifensystem zwischen corticalen
und subcorticalen motorischen Zentren.

Ein motorisches System, das im Bereich der Psychologie und der kognitiven Neurobiologie besonders genau untersucht wurde, ist das *okulomotorische System*, das die

Augenbewegungen steuert. Es ist u.a. deshalb interessant, weil hier corticale und subcorticale sowie willkürmotorische und unwillkürliche Steuerbahnen in komplexer Weise ineinandergreifen (Abbildung 4.24). Bei den Augenbewegungen handelt es sich um folgende Typen: 1) Der *vestibulo-okuläre Reflex* (VOR), der den Blick während kurzer und schneller Kopfbewegungen stabilisiert; 2) der *optokinetische Nystagmus* (OKN), d.h. Blickstabilisierung während langsamer und langanhaltender Kopfbewegungen; 3) *Langsame willkürliche Augenfolgebewegungen*; 4) *Augensakkaden*, d.h. schnelle gezielte Augenbewegungen (bis 900°/s); deren Amplitude und Richtung willentlich beeinflußt werden können, jedoch nicht ihre Geschwindigkeit; 5) *Vergenzbewegungen*, d.h. konvergente oder divergente Bewegungen beider Augen bei herannahendem oder sich entfernendem Objekt.

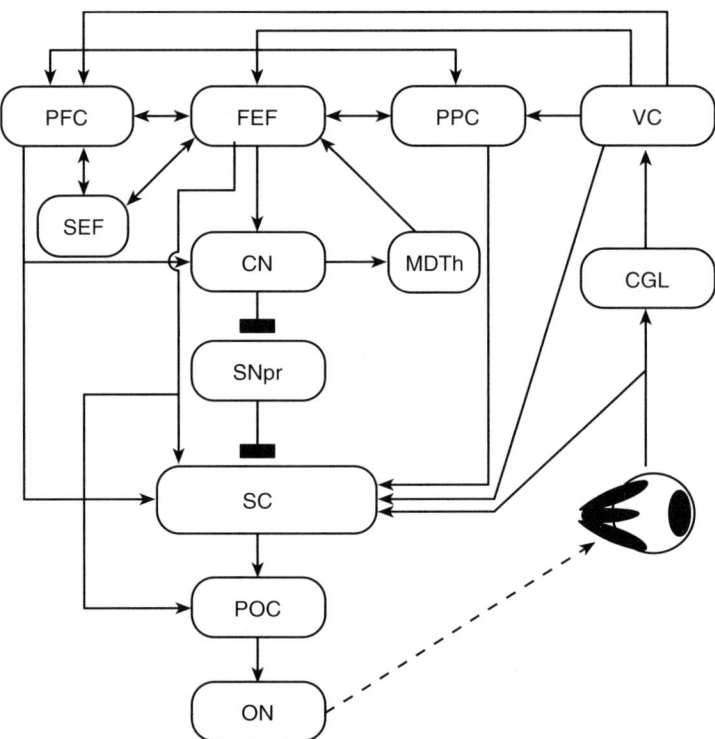

4.24 Schematische Darstellung der Steuerung der Augenbewegungen. Abkürzungen; CGL Corpus geniculatum laterale; CN Nucleus caudatus FEF frontales Augenfeld; MDTh Nucleus mediodorsalis thalami; ON Nucleus oculomotorius; PFC präfrontaler Cortex; POC Okulomotorische Zentren der Brücke; PPC posteriorer parietaler Cortex; SEF supplementäres Augenfeld; Snpr Substantia nigra pars reticulata; VC visueller Cortex. Aus Everling, 1995, verändert.

Die unmittelbare Kontrolle der Augenbewegungen wird von den drei Augenmuskelnerven, N. oculomotorius (innerviert die Augenmuskeln M. rectus superior, inferior, medialis, obliquus inferior), N. trochlearis (innerviert den M. obliquus superior) und N. abducens (innerviert den M. rectus lateralis) ausgeübt. Diese Augenmuskelnerven stehen unter der Kontrolle der okulomotorischen Zentren der Brücke, die ihrerseits parallel vom corticalen frontalen Augenfeld und vom Colliculus superior (Tectum) gesteuert werden. Beide Gebiete stehen bei der Steuerung der Augenbewegungen mit zahlreichen anderen corticalen und subcorticalen Zentren in Verbindung. Das frontale Augenfeld erhält – meist rückgekoppelte – Eingänge von den primären und sekundären visuellen und auditorischen Gebieten, vom supplementären motorischen Feld/ Augenfeld (SMA/SEF, d.h. Teile von A6), vom posterioren parietalen und vom präfrontalen Cortex sowie subcortical vom Colliculus superior und vom mediodorsalen („limbischen") Thalamus. Das FEF ist das Hauptsteuerzentrum für bewußte, willkürliche Augenbewegungen. Der Colliculus superior stellt – neben anderen Funktionen – das wichtigste subcorticale Steuerzentrum für gezielte und reflektorische Augen- und Augenfolgebewegungen dar, ebenso wie für entsprechende Bewegungen des Kopfes und für Auge-Hand-Koordination. Er erhält direkte erregende und (über den Nucleus caudatus und die Substantia nigra pars reticulata) indirekte hemmende Eingänge vom FEF sowie vom posterioren parietalen, visuellen und präfrontalen Cortex und vom lateralen Kniehöcker. Die Steuerung der Augenbewegungen umfaßt also ein System parallel geschalteter Kontrollsysteme, von denen eines rein reflektorisch ist und die medullären und pontinen Kerne umfaßt, ein willkürlich-unbewußtes, dessen Hauptzentrum der Colliculus superior ist, und ein willkürlich-bewußtes, in dessen Mittelpunkt das FEF steht.

Zum Schluß dieses Abschnitts soll auf die neuronalen Grundlagen der *Willkürmotorik* eingegangen werden. Bei Willkürbewegungen etwa des Armes geht die Neuronenaktivität im „Armareal" des motorischen Cortex der Bewegung bis zu mehreren hundert Millisekunden voraus und klingt nach Beginn der Bewegung schnell ab. Dies bedeutet, daß die corticalen Neuronen über einen langen Zeitraum „rekrutiert" werden, die meisten allerdings innerhalb der letzten 130 ms vor Beginn der Muskelaktivität. Die Entladungsfrequenz der corticalen Neurone codiert die Kraftentwicklung, die nötig ist, um einen Körperteil in eine bestimmte Position zu bringen; einige Neuronen codieren die Änderung der Kraftentwicklung. Die Richtung der Bewegung wird durch einen *Populationscode* bestimmt, d.h. es sind immer mehrere bis viele Neurone beteiligt, die in einem breiten Richtungsintervall aktiv sind; die tatsächliche Richtung der Bewegung ergibt sich dann aus der mittleren Vorzugsrichtung der Neurone.

Bei der Steuerung von Willkürmotorik geht die unmittelbare Verursachung distaler, feinmotorischer Bewegungen vom primären Motorcortex und diejenige komplexerer Bewegungen vom sekundären motorischen Cortex aus. Beiden vorgeschaltet ist der supplementär-motorische Cortex, der offenbar die genauere Planung und den Ablauf komplexerer Bewegungen kontrolliert. Dieses Areal ist wiederum gesteuert von den Basalganglien und dem Kleinhirn, die ihrerseits vom präfrontalen Cortex, vom SMA und vom parietalen Cortex beeinflußt werden. Von den Basalganglien und dem Kleinhirn geht offenbar das interne „Starten" von Bewegungen aus.

Wir haben also hier ein Steuerungssystem vor uns, dessen „oberste" Zentren teils in der Großhirnrinde sitzen, nämlich im parietalen und im präfrontalen Cortex einschließlich SMA, teils in subcorticalen Regionen, nämlich in den Basalganglien und im Kleinhirn, deren Aktivität in aller Regel derjenigen der motorischen und prämotorischen Cortexareale vorausgeht und die das Startsignal für Bewegungen geben. Entsprechend liegen die Antriebe unseres Handelns teils in der Tätigkeit des präfrontalen und parietalen assoziativen Cortex im Zusammenhang mit bewußter Handlungsplanung, teils in subcorticalen Gebieten unseres Gehirns, nämlich in den Basalkernen und dem Kleinhirn. Basalkerne und präfrontaler Cortex haben ihrerseits eine enge Verbindung mit dem limbischen System (z.B. über die ventralen Teile des Striatum und die medialen und intralaminären thalamischen Kerne). Über diese Verbindungen – so müssen wir annehmen – nimmt das limbische Bewertungs- und Gedächtnissystem entscheidenden Einfluß auf unsere Handlungen.

Von besonderer Bedeutung bei der Willkürmotorik ist das Auftreten eines *Bereitschaftspotentials* (Abbildung 4.25). Dieses langsame negative Potential läßt sich im supplementären motorischen Areal (SMA), aber auch im parietalen Cortex ableiten. Es beginnt in einem Zeitraum von 0,5 bis 2 Sekunden *vor* der Bewegung, während das corticale *Motorsignal* im wesentlichen 50 bis 150 ms vor der Bewegung auftritt. Das Bereitschaftspotential wird als „Entschluß" des Gehirns, die Bewegung auszuführen, gedeutet. Als Grundlage der Willkürmotorik und des Auftretens eines Bereitschaftspotentials wird eine Interaktion zwischen dem präfrontalen Cortex und dem parietalen und prämotorischen Cortex angesehen, die über die Basalkerne und das Kleinhirn vermittelt wird und zahlreiche limbische Zentren (u. a. thalamische limbische Kerne) miteinschließt.

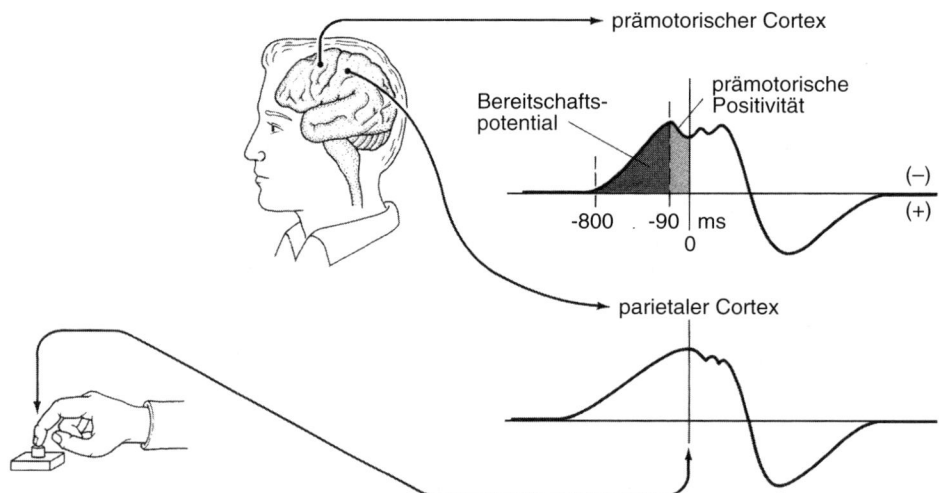

4.25 Bereitschaftspotential: Neurone im lateralen prämotorischen und supplementärmotorischen Cortex beginnen ca. 800 ms vor einer willkürlichen Fingerbewegung zu feuern. Die motorischen Neurone, welche die eigentliche Bewegung steuern, feuern ca. 90 ms vor Bewegungsbeginn (Zeitpunkt 0). Im parietalen somatosensorischen Cortex läßt sich ein ähnliches Potential registrieren. Nach Deeke et al., 1969, aus Kandel et al., 1991, verändert.

Bei aufsehenerregenden Versuchen von B. Libet wurde die Beziehung zwischen dem Auftreten des Bereitschaftspotentials und dem Zeitpunkt des Entschlusses von Versuchspersonen, eine bestimmte Bewegung auszuführen, genauer untersucht. Die Versuchspersonen wurden trainiert, innerhalb einer gegebenen Zeit (1–3 Sekunden) spontan den Entschluß zu fassen, einen Finger der rechten Hand oder die ganze rechte Hand zu beugen. Dabei blickten sie auf eine Art Oszilloskop-Uhr, auf der ein Punkt mit einer Periode von 2,56 Sekunden rotierte. Zu genau dem Zeitpunkt, an dem die Versuchspersonen den Entschluß zur Bewegung faßten, mußten sie sich die Position des rotierenden Punktes auf der „Uhr" merken. In einer anderen Serie genügte es, sich zu merken, ob sie den Entschluß vor oder nach einem Stop der Punktrotation gefaßt hatten. Es zeigte sich, daß der „Willensakt" immer (durchschnittlich 200 ms) der Motorreaktion vorausging und daß das Bereitschaftspotential im Durchschnitt 550–350 ms, mit einem Minimum bei 150 ms und Maximum bei 1025 ms, dem „Willensentschluß" vorausging.

Dies legt die bereits genannte Deutung nahe, daß limbisches System, Striatum, präfrontaler Cortex usw. interaktiv willkürmotorische Akte initiieren, bevor diese „Entscheidung" bewußt wird. Der „Willensentschluß" wäre demnach eine begleitende Empfindung, die bestimmte motorische Akte als „willkürlich" kennzeichnet, z.B. um sie von rein reflektorischen Akten zu unterscheiden, sie aber nicht selbst veranlaßt. Diese Tatsache hat möglicherweise – aber nicht notwendigerweise – Implikationen für das Problem der subjektiven Empfindung der „Willensfreiheit"; diese sollen aber hier nicht diskutiert werden (vgl. dazu Kapitel 9, Abschnitt 9.6 in diesem Band).

4.4   Das menschliche Gehirn im Vergleich

4.4.1   Grundlagen der vergleichenden Neurobiologie

Versucht man das menschliche Gehirn in einen vergleichenden und evolutiven Rahmen zu stellen, so trifft man auf große konzeptuelle Schwierigkeiten. Die größte Schwierigkeit bereitet die offen vorgetragene oder stillschweigende Auffassung, Evolution sei ein unilinearer Vorgang von den ersten Lebensformen zum Menschen als der Krone der Schöpfung und damit vom Einfachsten zum Komplexesten. Entsprechend diesem *Scala-naturae-Konzept* sprechen wir von „niederen" und „höheren" Tieren, und zwar immer in dem Maße, wie fern oder nahe sie dem Menschen innerhalb dieser angeblichen Stammesgeschichte stehen.

Einer solchen Auffassung steht die Tatsache entgegen, daß Evolution *divergent* verlaufen ist. Innerhalb des sich aufgabelnden Stammbaumes allen Lebens sind durch Verzweigung aus einem gemeinsamen Vorfahren neue Formen entstanden und haben sich *parallel* weiterentwickelt. Deshalb bilden die heute lebenden Formen zueinander keine Vorformen: Wir Menschen stammen nicht von den *heute* lebenden Affen ab, sondern wir besitzen zusammen mit den Affen einen *gemeinsamen Vorfahren*, genauso wie alle Affen mit den übrigen Säugetieren und alle Säugetiere mit den Reptilien einen gemeinsamen Vorfahren besitzen. Entsprechend ist es unzulässig, in den heute lebenden Amphibien die Urformen der Landwirbeltiere zu sehen (von denen sie dramatisch unterschieden sind) oder die heutigen Insektenfresser (z.B. Igel) als „primitive" Säuger einzustufen.

Ebenso ist Evolution kein Prozeß, der schlichtweg vom Einfachsten zum Komplexesten verlaufen ist. Innerhalb der divergent-parallelen *Evolution* hat es ebenso viele *Vereinfachungen* wie *Komplizierungen* von anatomischen, physiologischen und verhaltensbiologischen Merkmalen gegeben. Das Spätere ist nicht immer das Komplexere; vielmehr gibt es große Tiergruppen (z.B. Muscheln und alle anderen sessilen Tiergruppen, Milben und Stachelhäuter), die artenreicher sind als alle Wirbeltiere zusammen und eine radikale Vereinfachung ihres Bauplans erfahren haben. Das häufigste war allerdings das Gleichbleiben von Merkmalen (*Stasis*), zum Teil über Millionen und Hunderte Millionen Jahren hinweg, wie man es bei der bei weitem größten Tiergruppe, den Gliederfüßlern (*Arthropoden*, also Spinnentiere, Krebstiere, Insekten) findet. Die Stammesgeschichte ist also überwiegend durch die *Abwesenheit von Evolution* im Sinne einer dramatischen Abwandlung von Merkmalen gekennzeichnet.

Evolution ist immer eine *Evolution von Merkmalen*, nicht von Organismen. Unterschiedliche anatomische, physiologische und verhaltensbiologische Merkmale können in demselben Bauplan sehr unterschiedliche evolutive Dynamiken aufweisen. Organismen stellen daher ein Mosaik von *ursprünglichen* (plesiomorphen) Merkmalen und mehr oder weniger stark abgewandelten oder *abgeleiteten* (apomorphen) Merkmalen dar. Es muß jeweils durch *phylogenetische Analyse* entschieden werden, ob ein bestimmtes Merkmal, das sich etwa beim Menschen findet, bereits bei dem Vorfahren aller Affen oder aller Säugetiere oder aller Amnioten (d.h. Säuger, Vögel, Reptilien) usw. vorhanden war und deshalb ein *ursprüngliches gemeinsames Merkmal* der Affen, Säuger oder Amnioten darstellt, oder ob sich dieses Merkmal gesondert nur beim Menschen (oder einer anderen speziellen Gruppe) ausgebildet hat, also ein abgeleitetes Merkmal darstellt. So ist die fünffingrige Hand des Menschen ein ursprüngliches Merkmal aller Landwirbeltiere, während die Sprachzentren der menschlichen Großhirnrinde (Broca und Wernicke) ein abgeleitetes Merkmal darstellen, was der Mensch höchstens mit den Affen teilt (s. unten).

Die Neurobiologie ist nach wie vor tief durchdrungen vom Scala-naturae-Denken. So sieht man das Gehirn von Amphibien als „stammesgeschichtlich alt" oder „primitiv" und damit als Vorform des Säugetiergehirns an. Dabei wird vergessen, daß die Gehirne der heutigen Amphibien genau dasselbe Alter besitzen wie die der Säuger und des Menschen und keineswegs dem Urzustand des Gehirns der Landwirbeltiere näher stehen; vielmehr haben wir Grund zur Annahme, daß das Gehirn des letzten gemeinsamen Vorfahren aller Landwirbeltiere erheblich komplizierter war als das der heutigen Amphibien und daß sich dieses in seiner Evolution sekundär vereinfacht hat. Wir haben es also mit einer Parallelentwicklung innerhalb der Evolution der Wirbeltiergehirne zu tun und nicht mit einer Vorstufe.

In ähnlicher Weise spricht man selbst in modernen Lehrbüchern (in der Nachfolge des einflußreichen vergleichenden Neuroanatomen Ariens Kappers) von „stammesgeschichtlich älteren" bzw. „jüngeren" Hirnteilen. Zu ersteren wird etwa der Allocortex (nämlich als „Archicortex"), zu letzteren der Isocortex (nämlich als „Neocortex") des Säugergehirns gezählt. Ebenso wird – wie bereits erwähnt – das limbische System als ein „stammesgeschichtlich älteres" System dem „modernen" Isocortex/Neocortex gegenübergestellt. Dies suggeriert, es gäbe Landwirbeltiere, die einen Archicortex, also einen Hippocampus, besitzen, aber (noch) keinen Isocortex, oder die ein limbisches System besitzen ohne einen Isocortex. Die Bezeichnungen „Palaeocortex" („Althirn"), „Archicortex" („Urhirn") und „Neocortex" („Neuhirn") suggerieren eine evolutive Reihenfolge, die es gar nicht gegeben hat.

Vergleichende neuroanatomische Untersuchungen widerlegen diese pseudoevolutive Sichtweise. Sie zeigen, daß es mindestens seit der Entstehung der Amphibien ein dorsales Telencephalon gibt, das sich in ein laterales, mediales und dorsales Pallium gliedert. Nach heutiger Ansicht entspricht bei Säugern dem medialen Pallium (oder Teilen davon) der Hippocampus, dem lateralen Pallium (und möglicherweise Teilen des dorsalen Pallium) der olfaktorische Cortex und dem dorsalen Pallium (und/oder Teilen des medialen Pallium) der Isocortex. Wahrscheinlich sind die Teile des dorsalen Telencephalon bei den Neunaugen, Knorpel- und Knochenfischen ebenfalls diesen drei pallialen Teilen homolog. Bei Vögeln nahm man lange Zeit an, daß im Bereich des Endhirns nicht die Rinde, sondern das Striatum eine starke Vergrößerung und Komplizierung erfahren habe. Heute geht man aber allgemein davon aus, daß es sich bei den dorsalen Teilen des Striatum, nämlich dem Neostriatum, Ectostriatum und Hyperstriatum, um einen Teil des Pallium handelt, das dem Isocortex der Säuger entspricht. Das ventrale, als „Palaeostriatum" bezeichnete Areal ist vermutlich dem Striatum-Pallidum-Komplex der Säuger homolog.

4.4.2   Ist das menschliche Gehirn einzigartig?

Die geistigen Fähigkeiten des Menschen hängen eng mit dem Bau und den Funktionen des menschlichen Gehirns zusammen. Es liegt daher auf der Hand, die unterstellten einzigartigen geistigen Fähigkeiten des Menschen als Resultat der Einzigartigkeit des menschlichen Gehirns anzusehen. Wir müssen uns die Frage stellen, ob diese Auffassung gerechtfertigt ist. Ist das menschliche Gehirn wirklich einzigartig, und wenn ja, in welcher Hinsicht?

Daß das menschliche Gehirn *vollkommen unvergleichlich* sei, kann man aufgrund der hier dargestellten Anatomie und funktionalen Organisation des menschlichen Gehirns gewiß nicht behaupten. Das menschliche Gehirn ist aus Nervenzellen und Gliazellen aufgebaut wie alle Gehirne, und es gibt an anderen stofflichen Komponenten in ihm nichts, was sich nicht auch in tierischen Gehirnen findet. Darüber hinaus zeigt das menschliche Gehirn den typischen Aufbau eines Landwirbeltiergehirns, und auch innerhalb des weiteren Aufbaus einzelner Hirnteile, z.B. der Medulla oblongata oder des Mittelhirns, findet man große Übereinstimmungen mit Amphibien, Reptilien und Vögeln bis in viele Details. Das Gehirn des Menschen ist dem der anderen Menschenaffen außerordentlich ähnlich, und es wird auch dem Fachmann nicht gelingen, unter dem Mikroskop zwischen beiden Primatengruppen irgendwelche Unterschiede im Aufbau des Isocortex oder des Kleinhirns zu entdecken.

Vergleichen wir die Gehirne der Primaten mit denen der anderen Säugetiere, so finden wir Ähnlichkeiten und Unähnlichkeiten in dem Maße, wie diese Tiergruppen stammesgeschichtlich miteinander verwandt sind. Dies gilt natürlich auch für die anderen Wirbeltierklassen und bedeutet, daß die Evolution der Gehirne der allgemeinen biologischen Evolution folgt. Das menschliche Gehirn fügt sich deutlich in diese Evolution ein.

Als nächstes ist die These zu diskutieren, der Mensch habe das *größte Gehirn* unter den Tieren. Eine solche Behauptung liegt nahe, denn ein großes Gehirn wird als Anzeichen für besondere Intelligenz angesehen, und eine weitverbreitete Meinung lautet, der Mensch sei deshalb so klug und den Tieren überlegen, weil er ein so großes Gehirn habe. Ein kurzer Blick auf Tabelle 4.1 lehrt uns aber, daß diese Annahme falsch ist, denn einige Säugetiere wie Wale (einschließlich der Delphine) und Elefanten haben Gehirne, die erheblich größer sind als das menschliche Gehirn. Das mensch-

Tabelle 4.1:   Gehirngewichte (in Gramm) bei Säugetieren. (Nach verschiedenen Autoren)

Pottwal	8 500	Schimpanse	400
Elefant	5 000	Löwe	220
Mensch	1 350	Hund	135
Pferd	590	Katze	30
Gorilla	550	Ratte	2
Rind	540	Maus	0,4

liche Gehirn wiegt im Durchschnitt 1,3 kg, das Gehirn eines Elefanten 4–5 kg und das eines Pottwals 7–9 kg (das größte Gehirn überhaupt). Allerdings befindet sich der Mensch bezüglich des Gehirnvolumens durchaus in der „Spitzengruppe", denn die allermeisten anderen Tiere besitzen sehr viel kleinere Gehirne, selbst wenn sie an Körpergröße den Menschen übertreffen wie etwa Pferde oder Gorillas.

Wie steht es hingegen mit der Behauptung, der Mensch habe von allen Tieren das *größte Gehirn relativ zu seiner Körpergröße?* Um die Frage beantworten zu können, müssen wir uns kurz mit den Gesetzmäßigkeiten der Beziehung zwischen Gehirngröße und Körpergröße bzw. zwischen Gehirngewicht und Körpergewicht beschäftigen. Bereits im vorigen Jahrhundert wurde festgestellt, daß größere Wirbeltiere *im Verhältnis zu ihrem Körpervolumen bzw. -gewicht* kleinere Gehirne haben als kleine Wirbeltiere. Trägt man, wie in Abbildung 4.26 geschehen, das Körpergewicht und das Gehirngewicht jeweils in logarithmischer Weise gegeneinander auf, so ergibt sich zwischen einer Zunahme des Gehirngewichts und einer Zunahme des Körpergewichts ein Verhältnis von rund 0,7:1. Dies bedeutet, daß bei einer Zunahme des Körpergewichts um einen bestimmten Wert das Gehirngewicht nicht um denselben Wert (also „isometrisch"), sondern nur um das rund 0,7fache, also unterdurchschnittlich oder *negativ allometrisch* zunimmt und damit relativ kleiner wird. Über den *allometrischen Koeffizienten* von 0,7 wurde lange spekuliert, aber bis heute gibt es dafür keine allgemein akzeptierte Erklärung. Es hat sich zudem gezeigt, daß die verschiedenen Wirbeltiergruppen sich in ihrem allometrischen Koeffizienten unterscheiden. Bei Säugetieren liegt er im Durchschnitt bei 0,76, während er bei den Reptilien bei 0,54 liegt. Das heißt: Bei einer Größenzunahme des Körpers nimmt die relative Gehirngröße bei den Reptilien stärker ab als bei Säugern.

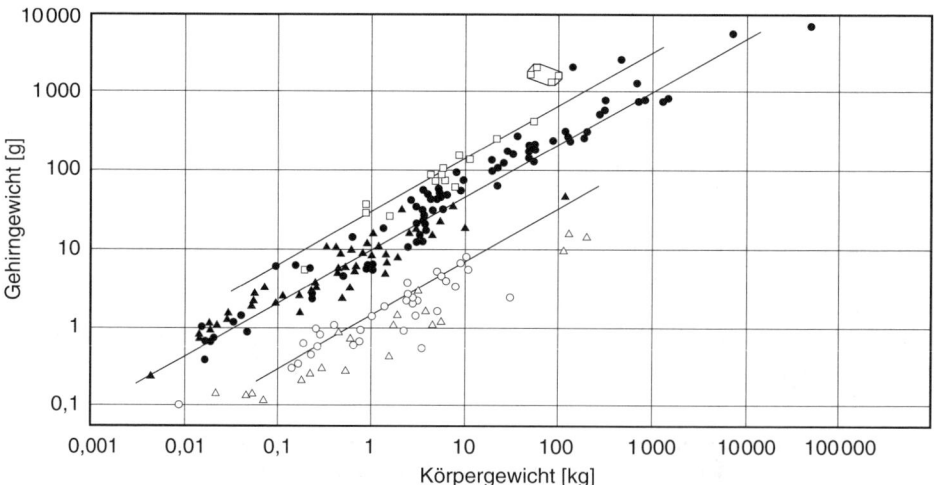

4.26 Hirnallometrie bei Wirbeltieren. Gezeigt ist das Gewicht des Gehirns von 200 Wirbeltierarten (in Gramm) im Verhältnis zum Körpergewicht (in Kilogramm) in doppelt logarithmischer Auftragung. Offene Quadrate: Primaten; vier eingekreiste offene Quadrate: Mensch; schwarze Punkte: Säugetiere ohne Primaten; schwarze Dreiecke: Vögel; offene Dreiecke: Reptilien; offene Kreise: Knochenfische. Amphibien (nicht eingezeichnet) liegen zwischen Knochenfischen und Reptilien. Die durch die Punktwolke gezogenen Geraden haben ungefähr die Steigung von 0,7. Nach Jerison, 1973, verändert.

Wir müssen außerdem berücksichtigen, daß sich die verschiedenen Wirbeltiergruppen in ihren *grundsätzlichen* Gehirn-Körper-Beziehungen unterscheiden. Legt man nämlich in der doppelt-logarithmischen Auftragung Regressionsgeraden durch die unterschiedlichen Punktwolken, so verlaufen diese *parallel* zueinander und schneiden die Y-Achse an unterschiedlichen Stellen (Abbildung 4.26). Dabei ergibt sich, daß Knochenfische und Amphibien im Durchschnitt kleinere Gehirne haben als Vögel und Säuger, während Knorpelfische erstaunlicherweise Gehirne besitzen, deren relative Größen es mit dem der Vögel und Säuger durchaus aufnehmen können. Beim Vergleich der Tiergruppen untereinander bestehen dann wieder die oben genannten allometrischen Gesetzmäßigkeiten, d.h. kleinere Säuger oder Vögel haben relativ größere Gehirne als größere Säuger bzw. Vögel. Dies drückt sich bei doppelt logarithmischer Darstellung in der Parallelität der Geraden (d.h. derselben Steigung) aus.

Abbildung 4.26 zeigt den Menschen in der Tat an der Spitze der relativen Gehirngrößen. Allerdings gibt die Abbildung die Verhältnisse nicht ganz korrekt wieder, denn diese Spitzenstellung teilt der Mensch mit einigen sehr kleinen Affen, Fledermäusen, Spitzmäusen und Vögeln, die alle ein ebenso großes und zum Teil sehr viel größeres Gehirn relativ zur Körpergröße bzw. -masse haben. Dies ist kein Wunder, denn sehr kleine Tiere haben – wie gehört – durchweg relativ größere Gehirne als große Tiere. Es ist also unrichtig zu sagen, der Mensch habe das relativ größte Gehirn.

Was hingegen das menschliche Gehirn wirklich auszeichnet, ist die Tatsache, daß es angesichts der absoluten Körpergröße des Menschen außerordentlich groß ist, denn aufgrund der für Wirbeltiere bzw. Säugetiere geltenden Allometriebedingungen müßte es viel kleiner sein.

Wie läßt sich so etwas bestimmen? Die Regressionsgerade durch die Punktwolken der einzelnen Wirbeltierklassen legt die durchschnittliche, relative Gehirngröße der Angehörigen dieser Klasse fest. Mit ihrer Hilfe kann man feststellen, inwieweit diese Angehörigen *unter* oder *über* diesem Durchschnittswert liegen und daher ein kleineres oder ein größeres Gehirn besitzen als sie eigentlich haben müßten. Diese Abweichungen (besonders die positive) bezeichnet man als *Enzephalisation* (zu deutsch „Verhirnung"). Man kann nun den *Enzephalisations-Quotienten (EQ)* bestimmen, nämlich das Verhältnis von *erwarteter* zu *tatsächlicher* relativer Hirngröße. In Tabelle 4.2 sind die EQs von 18 Säugetiergruppen bzw. -arten aufgeführt. Die Katze ist hier mit einem EQ von 1 als Bezugsgröße genommen; Kaninchen haben dann ein unterdurchschnittlich großes Gehirn (natürlich immer relativ zur Körpergröße) und Affen und Delphine ein weit überdurchschnittlich großes Gehirn. Den höchsten EQ weist der Mensch auf: Er hat ein rund 7,4mal größeres Gehirn, als er als Säuger eigentlich haben müßte.

Man kann auch eine andere Gruppe herausgreifen und sie als Bezugswert nehmen. Innerhalb der Säugetiere haben Stephan und Mitarbeiter bestimmte Insektenfresser

Tabelle 4.2:   Enzephalisationsquotient bei Säugetieren, d.h. Abweichung der tatsächlichen Hirngröße von der mittleren Hirngröße für Säugetiere. (Nach verschiedenen Autoren)

Mensch	7,4	Murmeltier	1,7	Katze	1,0
Delphin	5,3	Fuchs	1,6	Pferd	0,9
Schimpanse	2,5	Walroß	1,2	Schaf	0,8
Rhesusaffe	2,1	Kamel	1,2	Maus	0,5
Elefant	1,9	Hund	1,2	Ratte	0,4
Wal	1,8	Eichhörnchen	1,1	Kaninchen	0,4

(„basale Insektivoren") und die bei ihnen gefundenen Gehirn-Körper-Verhältnisse als eine solche Bezugsgröße genommen. Der Grund hierfür war, daß diese Autoren die Insektenfresser als Repräsentanten der „ursprünglichen" Säugetiere ansahen, von denen die Evolution der Mammalier ihren Ausgang nahm. Dies wird zwar inzwischen von vielen Autoren bezweifelt; für einen Vergleich der relativen Gehirngrößen der einzelnen Säugetiergruppen untereinander ist ein solches Verfahren dennoch brauchbar, und man findet entsprechend auch EQ-Angaben, die sich auf die „basalen" Insektivoren als Basisgröße beziehen. Auch hier stellt sich natürlich heraus, daß das menschliche Gehirn viel größer ist als es „eigentlich" sein sollte.

Zusammenfassend läßt sich also sagen, daß der Mensch zwar nicht absolut, aber doch relativ gesehen ein sehr großes Gehirn hat. Er hat ein Gehirn, das sieben- bis achtmal größer ist als er von seinem Säugetierbauplan (und der darin enthaltenen Gehirnallometrie) her eigentlich haben müßte. Einzigartig macht ihn dies jedoch nicht, denn Delphine weisen einen EQ von 5–6 aus.

Der Vergleich der relativen Gehirngrößen von Säugern zeigt weiterhin, daß ähnlich wie die Wirbeltierklassen auch die Säugetierordnungen sich durch ganz bestimmte Gehirn-Körper-Beziehungen auszeichnen, die zu ihrem *Bauplan* gehören. Dabei stellt sich heraus, daß Halbaffen (Prosimia) von ihrem Bauplan her größere Gehirne haben als Insektivoren (mehr als das Doppelte) und Affen (Simia) wiederum grundsätzlich größere Gehirne als Halbaffen (wiederum ungefähr das Doppelte). Dies deutet darauf hin, daß innerhalb der Evolution die relative Gehirngröße sich zusammen mit der Veränderung des Bauplans *relativ sprunghaft* veränderte.

Dies scheint auch bei der Evolution der Menschenartigen (Hominidae, im engeren Sinne Hominini, d.h. die Gattungen *Australopithecus* und *Homo*) passiert zu sein. Die frühesten Menschenartigen, die Australopithecinen, zu denen „Lucy" (*Australopithecus afarensis*) gehörte, lebten vor 3–4 Millionen Jahren und hatten ein Gehirn, das mit ca. 450 ccm kaum größer war als das der heutigen Schimpansen. Eine bedeutende Gehirnvergrößerung ergab sich erst mit dem *Homo habilis*, der vor rund 2 Millionen Jahren auftrat und eine Gehirngröße von ca. 700 ccm hatte. Dies bedeutete, daß die Gehirngröße unserer Vorfahren über einen Zeitraum von 1,5 Millionen Jahren mehr oder weniger konstant blieb. Ein nächster Schritt in der Gehirnevolution vollzog sich vor 1,8 Millionen Jahren mit dem Erscheinen des *Homo erectus*, der ein Gehirnvolumen von 800–1000 ccm hatte. Das Auftreten des frühesten *Homo sapiens* vor maximal 400000 Jahren mit einem Gehirnvolumen zwischen 1100 und 1800 ccm repräsentiert den vorerst letzten Schritt in der Hirnevolution der Hominiden. Dabei muß bedacht werden, daß nicht der moderne Mensch, *Homo sapiens sapiens*, sondern der Neandertaler, *Homo sapiens neandertalensis*, das größte Gehirn aller Hominiden besaß.

Die Gründe für diese stufenweise Zunahmen der Gehirngröße sind unklar, obwohl es sehr viele Szenarios hierfür gibt. Die meisten Autoren nehmen drastische Umweltveränderungen, z.B. Versteppung, und entsprechend notwendig gewordene Anpassungen der Hominiden an, z.B. das Leben in der Savanne und die damit verbundene Notwendigkeit, in Gruppen zu jagen und in diesem Kontext bestimmte Sozial- und Kommunikationsformen auszubilden. Da sich aber im Zeitraum von 4 Millionen Jahren in Afrika, Europa und Asien die Natur viele Male drastisch veränderte, die Gehirngröße unserer Vorfahren aber gleichzeitig über sehr lange Zeiträume mehr oder weniger konstant blieb, sind Zweifel an einem direkten Zusammenhang zwischen Umweltbedingungen und Gehirnevolution angebracht. Viele für den Menschen als typisch angesehenen Merkmale wie aufrechter Gang und Werkzeuggebrauch bildeten sich *weit vor* einer signifikanten Vergrößerung des Gehirns über das Menschenaffenniveau aus. Man wird also geduldig auf bessere Erklärungen der Hirnevolution des Menschen warten müssen.

Als nächstes steht die Behauptung im Raum, der Mensch habe die *größte Hirnrinde*. Man meinte, die Hirnrinde des Menschen sei anatomisch etwas Besonderes oder sie sei besonders groß, entweder hinsichtlich ihrer absoluten Größe oder zumindest relativ zum Rest des Gehirns. Wie wir aber bereits gehört haben, ist der zelluläre Aufbau des menschlichen Isocortex nicht von dem der übrigen Menschenaffen unterscheidbar. Hinsichtlich der Größe ist absolut gesehen der Isocortex des Menschen keineswegs besonders groß; Elefanten, Delphine und andere Wale besitzen einen viel größeren Isocortex als der Mensch. Bleibt demnach die *relative Größe* des Cortex. Diese ist nun beim Menschen ebenfalls keineswegs außergewöhnlich. Wenn wir nämlich innerhalb der Säugetiere das Verhältnis zwischen Gehirngröße und Cortexoberfläche bestimmen, so stellen wir nahezu durchgängig ein isometrisches Anwachsen beider Größen fest, und dieser Gesetzmäßigkeit folgt auch das menschliche Gehirn. Die Vergrößerung des Isocortex beim Menschen oder bei Delphinen ist also weitestgehend eine Folge der Gehirnvergrößerung. Nach Jerison ist der Isocortex des Menschen sogar etwas kleiner, als er eigentlich sein müßte, während die Delphine – wie in Abbildung 4.27 dargestellt – einen eher überproportionalen Isocortex haben.

Die Zahl der Hirnwindungen, auf die viele Autoren beim Herausstreichen der Sonderrolle des menschlichen Gehirns gern hinweisen, mahnt ebenfalls eher zur Bescheidenheit. Der Höhepunkt dieser Entwicklung findet sich nämlich nicht beim Menschen, sondern beim Pottwal, dessen 8,5 kg schweres Gehirn ein selbst gegenüber dem menschlichen Gehirn sprichwörtlich überbordenden Isocortex besitzt. Allerdings

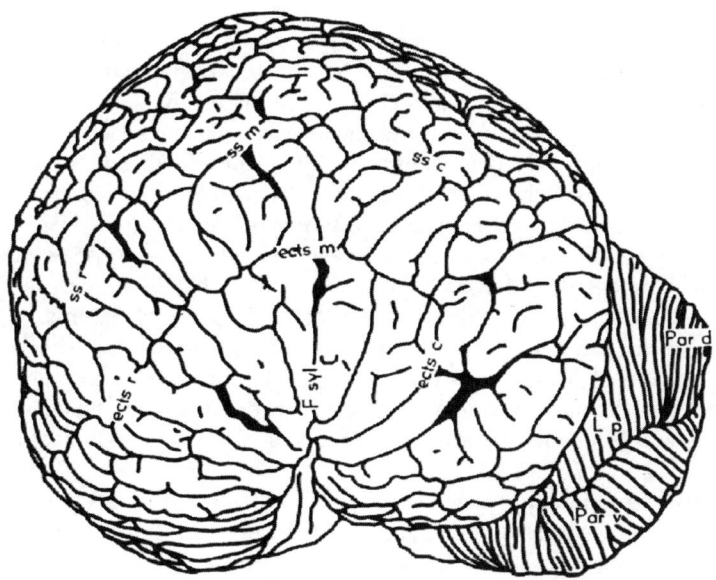

4.27 Das Gehirn des Delphins *Tursiops truncatus* (Tümmler). Das Gehirn wiegt 1 600–1 900 Gramm bei einem Körpergewicht von 150 Kilogramm. Auffällig ist die im Vergleich zum menschlichen Gehirn extrem windungsreiche Hirnrinde. Rechts das sehr große Kleinhirn. Nach Jerison, 1973, verändert.

scheint der übergroße Isocortex der Wale hinsichtlich der Schichtenbildung, der Anzahl von Nervenzellen und unterschiedlicher Nervenzelltypen sekundär vereinfacht zu sein, möglicherweise als Folge der Anpassung an das für Säugetiere relativ spezialisierte Leben im Wasser.

Kommen wir nun zur Behauptung, der Mensch habe den *größten Assoziationscortex*. Diese Ansicht ist insofern von Interesse, als man in den Assoziationsarealen der Hirnrinde, also im parietalen, temporalen und präfrontalen Cortex, die geistigen und kognitiven Leistungen des Menschen ansiedelt. Man geht deshalb davon aus, daß im Vergleich zu anderen Säugetieren und anderen Affen der Mensch die größten assoziativen Anteile im Isocortex besitzt. Dies ist zwar im Vergleich des Menschen zu den anderen Affen zutreffend, jedoch findet sich schon bei den Affen ein gegenüber den meisten anderen Säugetieren stark vergrößerter Assoziationscortex. Der Mensch setzt also wiederum den für Primatengehirne typischen Trend nur fort, und dieser Trend ist zumindest zum Teil wiederum eine natürliche Folge der Vergrößerung des Gehirns, denn die primären sensorischen und motorischen Gebiete bleiben bei der starken Größenzunahme des Gehirns zurück. Sie können sich nicht beliebig vergrößern, weil sie stark an die Sinnesorgane und an Sinneszentren außerhalb des Cortex und an die subcorticalen motorischen Systeme und die Muskeln gebunden sind. Für die assoziativen Gebiete gilt diese Beschränkung nicht, und sie können sich ausdehnen.

Bei Menschen und Affen hat innerhalb der Vergrößerung des Isocortex der *präfrontale Cortex* am meisten zugenommen. Daher hat im Vergleich zu den anderen Affen der Mensch einen besonders großen Stirnlappen. Dies hat Anlaß zu vielen Spekulationen gegeben, denn im präfrontalen Cortex werden allgemein die komplexesten geistigen Leistungen des Menschen angesiedelt. Zu denken gibt aber die Tatsache, daß Wale und Delphine einen sowohl relativ wie absolut gesehen viel größeren präfrontalen Cortex haben als der Mensch, wenn er auch anders aufgebaut ist (vgl. Abbildung 4.27).

Es bleibt also zusammenfassend festzuhalten, daß das menschliche Gehirn denselben Grundaufbau besitzt wie das Gehirn aller anderen Wirbeltiere. Es ist vom Gehirn der übrigen Säugetiere in den meisten Details nicht unterschieden. Auch unterscheidet sich der zelluläre Aufbau des menschlichen Gehirns und seines Isocortex in nichts von dem anderer Primaten. Was den Menschen gegenüber den Tieren hervorhebt, ist das große Volumen seines Gehirns im Vergleich zu seinem Körpervolumen (relativ gesehen große Gehirne finden sich normalerweise nur bei sehr kleinen Tieren) ein besonders großer Assoziationscortex und hierbei ein besonders großer präfrontaler Cortex. Aber auch hier liegt der Mensch – wie wir gesehen haben – nur im „Trend" der Primaten und der Wale und Delphine. Viele Merkmale unseres Gehirns, auf die wir so stolz sind, haben sich offenbar aufgrund allo- und isometrischer Wachstumsgesetze ergeben und nicht primär aufgrund eines starken Umweltselektionsdrucks. Das schließt natürlich nicht die Möglichkeit aus, daß bei einem bestehenden hypothetischen Selektionsdruck sich derartige neutrale Wachstumsprozesse als vorteilhaft erwiesen haben.

Wie sieht es nun mit dem *Sprachvermögen* des Menschen aus und den entsprechenden Hirnstrukturen? Allgemein wird angenommen, nur der Mensch besitze Sprachzentren und nur er könne sprechen. Es gibt in der Verhaltensbiologie und Psychologie eine lange Diskussion darüber, ob Affen und andere Tiere Sprache haben, und auf diese Diskussion soll hier nicht weiter eingegangen werden. Es besteht aber kein Zweifel darüber, daß Affen ein komplexes Laut- und Kommunikationsrepertoire und corticale Strukturen besitzen, die den menschlichen Sprachzentren homolog sind. Man kann aufgrund anatomischer und physiologischer Untersuchungen davon ausgehen, daß es auch bei nichtmenschlichen Primaten spezifische Gehirnzentren für Kommunikation gibt, die den beim Menschen bekannten zwei Sprachzentren entsprechen, und zwar dem Wernickeschen Areal für Wortverständnis im Schläfenlappen und dem Brocaschen Areal für Wortartikulation und Grammatik im Stirnhirn. Bei Affen führen Verletzungen in entsprechenden Hirngebieten zu ähnlichen Störungen der lautlichen Kommunikation wie beim Menschen. Affen haben also ebenfalls corticale Zentren für symbolische Kommunikation, ohne jedoch eine komplexe vokale Sprache wie die Menschen zu besitzen.

Der amerikanische Neurobiologe T. Deacon hat kürzlich eine Hypothese über die Ausbildung der menschlichen Sprache vorgelegt. Danach vollzog sich dieser Prozeß in mehreren Schritten. Der erste Schritt bestand in der starken Vergrößerung des präfrontalen Cortex beim Menschen (mindestens seit dem *Homo erectus*, der vor rund 1,8 Millionen Jahren zum erstenmal auftrat). Die Funktionen des präfrontalen Cortex liegen, wie gehört, unter anderem in der *zeitlichen Organisation* von Verhalten. Dies beinhaltet Handlungsplanung, die Abfolge von Handlungen, Erwartungen, Lernstrategien, Aufmerksamkeitssteuerung, kombinatorische Analyse, die Analyse symbolischer Zeichen und insbesondere das Erkennen des Bedeutungskontextes von Ereignissen. Diese bei den gemeinsamen Vorfahren von Affen und Menschen vorhandenen Funktionen des präfrontalen Cortex wurden im Laufe der Evolution des menschlichen Gehirns in den Dienst verbaler Sprache gestellt, für welche die zeitlich flexible Organisation (d.h. Grammatik, Syntax) das wesentliche Merkmal ist. Beim Menschen übernahm der präfrontale Cortex im Vergleich zu den anderen Primaten mehr und mehr die Kontrolle der Vokalisation, die ansonsten von Zentren im limbischen System und Hirnstamm gesteuert wird. Dieser Prozeß stellte keine wirklich qualitative Neuerung, sondern eine Umorganisation, eine Neuverknüpfung bereits bestehender Fähigkeiten (z.B. derjenigen des präfrontalen Cortex) dar.

Das zweite wesentliche Ereignis in der Entwicklung der Sprachfähigkeit des Menschen war die *Umbildung des Kehlkopfs*. Der moderne *Homo sapiens* zeichnet sich gegenüber anderen Primaten durch eine relativ niedrige Lage des Kehlkopfs im Verhältnis zur Zunge und zum weichen Gaumen aus. Dies ermöglicht eine Ausweitung der Möglichkeiten der Lauterzeugung, insbesondere in Hinblick auf die Produktion von Vokalen. Nach der Theorie einiger Autoren (z.B. Lieberman) vollzog sich dieser Umbau erst beim modernen Homo sapiens (dem Cro-Magnon-Mensch) und war beim Neandertaler, der vor rund 100 000 Jahren auftrat, vor ungefähr 30 000 Jahren verschwand und vom Cro-Magnon-Mensch „ersetzt" wurde, nicht vorhanden. Diese Deutung ist aber umstritten. Deacons Argument in diesem Zusammenhang lautet: Auch mit einem kleinen Vokalraum konnten zumindest Konsonanten gut, wenn auch nur langsam, produziert werden. Außerdem konnten derartige Sprachlaute durch nichtverbale kommunikative Signale semantisch unterstützt werden. Der entscheidende Schritt in der Evolution der menschlichen Sprache, nämlich die Vergrößerung des Isocortex, fand nach Deacon vor der endgültigen Umwandlung des Kehlkopfs statt.

Die Evolution der menschlichen Sprache wurde also offenbar durch das Zusammentreffen dreier Ereignisse ermöglicht: erstens der Weiterentwicklung der bei unseren Primatenvorfahren vorhandenen Sprachzentren, zweitens der ebenfalls bei Primaten eingeleiteten Vergrößerung des präfrontalen Cortex und seiner Bedeutung für die Entwicklung der Grammatik, und drittens der Umgestaltung des Kehlkopfs.

Das Gesamtergebnis bei unserer Suche nach der Einzigartigkeit des menschlichen Gehirns lautet also: Überall dort, wo es genügend Vergleichsdaten gibt, liegt das menschliche Gehirn im Normbereich der Gehirne der Wirbeltiere, wenn auch in mancher Hinsicht an der Spitze. Die Unterschiede zu tierischen Gehirnen sind aber auch dort eher bescheiden. Vieles von dem, was uns selbst an unserem Gehirn so beeindruckt, z. B. die Größe und Gewundenheit des Isocortex, ist nichts Besonderes und eine Folge der allgemeinen Gehirnvergrößerung. Natürlich sagt dies alles nichts Definitives über die kognitive („geistige") Überlegenheit des Menschen aus. Was heißt schon – so kann man fragen – absolute oder relative Größe des Gehirns, des Cortex oder des Stirnlappens, und wie sind kognitive Merkmale an sie gebunden?

Niemandem ist es bisher gelungen, geistige Leistungsfähigkeit mit derartigen Faktoren in Verbindung zu bringen. Es sei nur an die Tatsache erinnert, daß das Volumen eines gesunden menschlichen Gehirns zwischen 1 000 und 2 000 g bzw. ccm schwanken kann, ohne daß es innerhalb dieser Grenzen eine signifikante Korrelation mit dem Intelligenzquotienten gibt (vorausgesetzt, man ist so kühn und setzt den IQ mit geistiger Leistungsfähigkeit gleich). Daß aber das menschliche Gehirn auch hinsichtlich der physiologischen Prozesse, die seinen höchsten kognitiven Leistungen zugrunde liegen, von seinen nächsten biologischen Verwandten, den Affen, nicht sehr verschieden ist, zeigen eine große Zahl von neurophysiologischen Versuchen mithilfe von Einzelzellableitungen und insbesondere vergleichende Befunde auf der Grundlage bildgebender Verfahren. Ob Tiere, speziell Menschenaffen, über bewußte Erlebnisse verfügen, ist eine spannende Frage, die aber nicht in diesem Kapitel untersucht werden soll.

Literatur

Creutzfeldt, O. D. *Cortex Cerebri. Leistung, strukturelle und funktionelle Organisation der Hirnrinde.* Berlin, Heidelberg, New York (Springer) 1983.

Dudel, J.; Menzel, R.; Schmidt, R. *Neurowissenschaft. Vom Molekül zur Kognition.* Berlin, Heidelberg, New York (Springer) 1996. Hierin speziell: Roth, G.; Wullimann, M. F. *Evolution der Nervensysteme und Sinnesorgane.*

Kandel, E. R.; Schwartz, J. H.; Jessell, T. M. (Hrsg.) *Neurowissenschaften. Eine Einführung.* Heidelberg (Spektrum Akademischer Verlag) 1996.

Kolb, B.; Wishaw, I. Q. *Neuropsychologie.* Heidelberg (Spektrum Akademischer Verlag) 2. Auflage 1996.

Libet, B.; Gleason, C. A.; Wright, E. W.; Pearl, K. *Time of Conscious Intention to Act in Relation to Onset of Cerebral Activity (Readiness Potential).* In: *Brain* 106 (1983) S. 623–642.

Nieuwenhuys, R. J.; Voogd, J.; van Huijzen, C. *Das Zentralnervensystem des Menschen.* Berlin, Heidelberg, New York (Springer) 1991.

Thompson, R. F. *Das Gehirn.* Heidelberg (Spektrum Akademischer Verlag) 1995.

5. Prinzipien der Wahrnehmung: Das visuelle System

Andreas K. Engel

5.1 Die Aufgaben des Sehsystems: Merkmalsanalyse und Segmentierung

Die Leistungen, die unser Sehsystem scheinbar mühelos vollbringt, sind bei genauerer Betrachtung von erstaunlicher Komplexität. In jedem Augenblick analysiert das visuelle System eine Vielzahl von Merkmalen, die für unsere Wahrnehmung der Umwelt von Bedeutung sind, wie etwa die Farbe, Form oder Oberflächenstruktur von Objekten, ihre Entfernung vom Beobachter sowie ihre räumliche Orientierung und Bewegungsrichtung. Der Informationsfluß, den unser Sehsystem bewältigen muß, ist hierbei beträchtlich. Dies hängt unter anderem damit zusammen, daß die Analyse von Objektmerkmalen stets gleichzeitig für den gesamten Bereich unseres Sehraums stattfindet, der auf die Netzhaut der beiden Augen abgebildet wird – bei Normalpersonen überstreicht dieses *binokuläre Gesichtsfeld* immerhin einen Winkel von 180 Grad in der horizontalen und 130 Grad in der vertikalen Richtung. Darüber hinaus steht immer nur wenig Zeit für diese Merkmalsanalyse zur Verfügung, da Gegenstände unserer Umwelt im allgemeinen nur für Sekundenbruchteile stabil auf der Netzhaut abgebildet werden. Dies liegt daran, daß wir beim Betrachten von Gegenständen in kurzen Abständen sprungartige Augenbewegungen (sogenannte *Sakkaden*) durchführen, so daß ständig wechselnde Teile des Objekts auf den zentralen Bereich der Netzhaut projiziert werden. Obwohl dem Sehsystem damit in jeder Fixationsperiode nur etwa 0,2–0,5 Sekunden zur Verfügung stehen, ist es in der Lage, die im Netzhautbild enthaltene Information auszuwerten.

Zusätzlich werden die Anforderungen, denen das visuelle System zu genügen hat, dadurch gesteigert, daß sich die Umgebungsverhältnisse dauernd ändern, unter denen Objektmerkmale analysiert werden müssen. So verändert sich etwa die Leuchtdichte in unserer Umwelt um mehr als 10 Größenordnungen, wenn man von hellem Tageslicht zu dunkler Nacht übergeht. Um mit solchen enormen Schwankungen zurechtzukommen, muß das Sehsystem ständig seine Empfindlichkeit nachregulieren. Darüber hinaus variiert in verschiedenen Umgebungen beispielsweise auch die spektrale Zusammensetzung des Lichtes beträchtlich. Durch interne Verrechnungen ist das Sehsystem jedoch in der Lage, diese Veränderungen zu kompensieren, und ermöglicht uns so eine relativ zuverlässige Einschätzung der Farbe eines Gegenstands – eine perzeptive Leistung, die als *Farbkonstanz* bezeichnet wird.

Diese Überlegungen machen bereits deutlich, daß eine der entscheidenden Leistungen des visuellen Systems darin besteht, daß es eine schnelle, sensitive und robuste *Merkmalsanalyse* durchführen kann. Seine Fähigkeiten gehen jedoch noch weit darüber hinaus – und spätestens an diesem Punkt erweist sich die Überlegenheit natürlicher Wahrnehmungssysteme über alle bislang konstruierten technischen Apparaturen. Für die Wahrnehmung komplexer Umgebungen ist es nämlich entscheidend, daß das Sehsystem nicht nur Information über die Qualitäten von Objektmerkmalen an den verschiedenen Stellen des Gesichtsfeldes übermittelt, sondern auch *Relationen* bestimmt, die zwischen lokalen Merkmalen bestehen. Um überhaupt ein Objekt als Einheit identifizieren und gegen andere Objekte abgrenzen zu können, reicht es nicht, lokale Merkmale wie Farbe, Kontrast oder Orientierung von Konturen für die verschiedenen Stellen im Gesichtsfeld zu erfassen. Vielmehr muß festgelegt werden, welche Merkmale und welche möglichen Objektbereiche zusammengehören – es müssen also bestimmte *Bindungen* von Merkmalen erfaßt werden.

Dieser zweite Schritt in der Verarbeitung visueller Information, der durch Merkmalsbindung zur Abgrenzung zusammengehörender Bildbereiche führt, wird als *Segmentierung* bezeichnet. Wie Abbildung 5.1 anhand eines einfachen Beispiels demonstriert, ist die durch Merkmalsbindung bewirkte Ordnung und Strukturierung tatsächlich von kaum zu überschätzender Wichtigkeit. Ohne die von unseren Sinnessystemen erbrachte Segmentierung bliebe unsere Wahrnehmungswelt buchstäblich eine

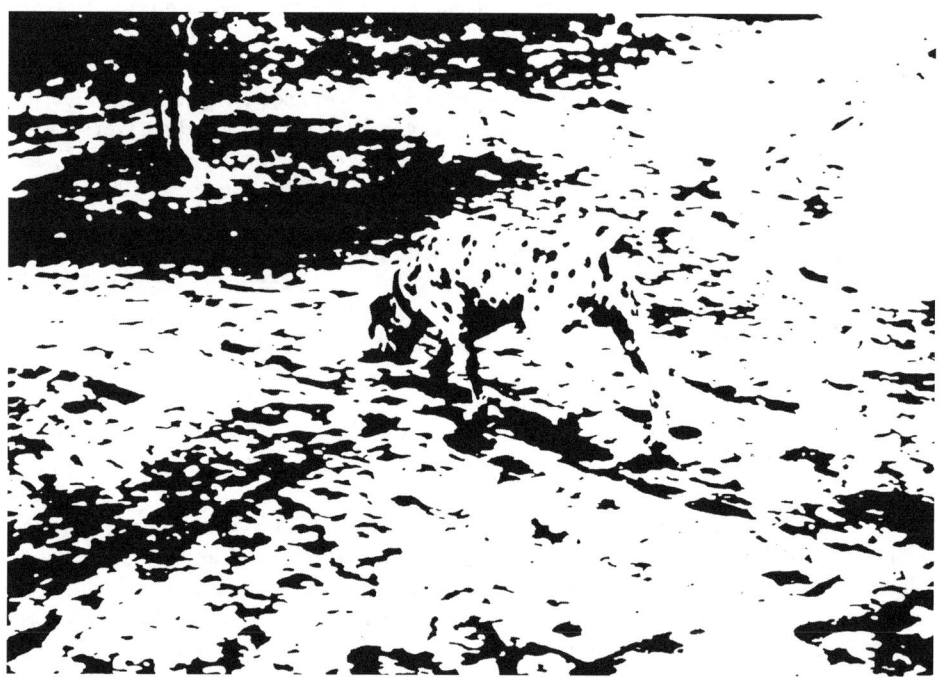

5.1   Sehen Sie den Dalmatiner? Die Abbildung demonstriert, daß korrekte Merkmalsbindung eine Voraussetzung für die Figur-Grund-Trennung und die Identifikation von Objekten darstellt: Wenn man die im Bild vorhandenen Flecken auf die richtige Weise zusammensetzt, erkennt man einen gefleckten Hund, der mit gesenktem Kopf den Boden beschnüffelt. Die Objekterkennung wäre in diesem Fall sehr viel einfacher, wenn der Hund sich plötzlich bewegen würde, denn die gemeinsame Veränderung bestimmter Bildelemente stellt eines der stärksten Gestaltkriterien dar (vgl. Abbildung 2). Das Bild zeigt insofern einen Grenzfall, als die lokale Merkmalsanalyse hier nur einen relativ geringen Beitrag zur Objekterkennung liefert, und das dargestellte Objekt überhaupt nur durch geeignete Bindung von Bildelementen identifiziert werden kann. Zumindest für die Wahrnehmung von Objekten in einer vertrauten Alltagsumgebung würden jedoch auch einzelne Schlüsselmerkmale eine größere Rolle spielen. Aus Engel et al., 1993.

Anhäufung bedeutungloser Flecken, ein unübersichtlicher Wirrwarr von Sinneseindrücken – dem vergleichbar, was man beim Blick in ein Kaleidoskop sieht. Wie uns die Alltagserfahrung lehrt, löst unser Sehsystem dieses *Bindungsproblem* mit hoher Effizienz und Zuverlässigkeit – wären wir doch sonst kaum in der Lage, in einer sehr komplexen visuellen Welt die für uns wichtigen Strukturen und Objekte auszumachen. Die Geschwindigkeit und Robustheit von Segmentierungsprozessen wird darüber hinaus auch in Laborexperimenten sichtbar. Wahrnehmungspsychologische Versuche zeigen, daß komplexe Bilder auch bei sehr kurzzeitiger Darbietung erkannt werden können. Ein Beispiel für einen solchen schnellen Segmentierungsprozeß stellt das *pop-out*-Phänomen dar (vgl. dazu Eimer, Kapitel 8, in diesem Band).

Wie kommt es, daß unser Sehsystem so effizient segmentiert? Zum Teil liegt dies daran, daß das visuelle System hier relativ einfachen und dementsprechend zuverlässigen Regeln folgt, die schon früh durch Lernvorgänge in der Architektur des Gehirns verankert werden. Die Suche nach solchen Regeln, die die Struktur unserer Wahrnehmungsinhalte bestimmen, beschäftigt die Wahrnehmungspsychologen schon seit langem. Unter den psychologischen Schulen, die sich mit der Wahrnehmungsorganisation befaßten, hat sich insbesondere die *Gestaltpsychologie* einen Namen gemacht, die kurz nach der Jahrhundertwende in Frankfurt begründet wurde (vgl. dazu Rock & Palmer, 1991).

Die Gestaltpsychologen erkannten bereits, daß eine Gruppierung oder Bindung von Merkmalen notwendig ist, um eine Trennung von Figur und Grund durchzuführen und damit zu einer Objekterkennung zu kommen. Motiviert durch diese Einsicht, nahmen sie eine systematische Untersuchung der Regeln vor, nach denen unser Sehsystem Objektmerkmale zu kohärenten Einheiten – zu Gestalten – zusammenfaßt. Als Ergebnis ihrer Experimente beschrieben sie eine Reihe von *Gestaltkriterien*, die beim Prozeß der Gestaltbildung eingesetzt werden (Abbildung 5.2). Die meisten dieser Kriterien sind sehr einfach und in ihrer Bedeutung aufgrund von Alltagserfahrungen ohne weiteres einleuchtend. Dies gilt beispielsweise für die Ähnlichkeit oder auch für die kohärente Veränderung von Objektmerkmalen – zwei der wichtigsten Gestaltkriterien (Abbildung 5.2c, d): Bereiche im Gesichtsfeld, die dieselbe Farbe haben oder sich in dieselbe Richtung bewegen, wird man in den allermeisten Fällen als Teil derselben Figur wahrnehmen. Diese und die anderen von den Gestaltpsychologen hervorgehobenen Kriterien werden auch heute – fast ein Jahrhundert nach ihrer Entdeckung – noch im wesentlichen als gültig betrachtet. Betont sei an dieser Stelle allerdings, daß neben diesen einfachen Kriterien der Merkmalsbindung auch viele andere Faktoren die Segmentierung beeinflussen. So hängt die Segmentierung visueller Szenen beispielweise auch von Faktoren wie der Aufmerksamkeit und dem Vorwissen des Betrachters über die Situation ab (vgl. Eimer, Kapitel 8, in diesem Band).

Zusammenfassend kann die Grundfunktion des Sehsystems damit wie folgt umschrieben werden: Um zur Erkennung von Objekten und Ereignissen in unserer Umwelt beizutragen, muß das visuelle System zwei entscheidende Aspekte analysieren – die lokalen Merkmalsqualitäten und die Art ihrer Bindung zu perzeptiven Einheiten. Beide Aspekte der visuellen Welt müssen dann durch neuronale Aktivitätsmuster repräsentiert werden, die das Sehsystem im Wahrnehmungsvorgang aufbaut. In diesem zweistufigen Prozeß, der Merkmalsanalyse und Segmentierung umfaßt, liegt die wesentliche Leistung des Sehsystems. Erst wenn die Resultate dieser beiden Verarbeitungsschritte zur Verfügung stehen, ist es möglich, Figur-Grund-Trennungen zu vollziehen, zu einer Objekterkennung zu kommen und anderen Hirnbereichen Informationen zu übermitteln, die für die Verhaltenssteuerung benötigt werden.

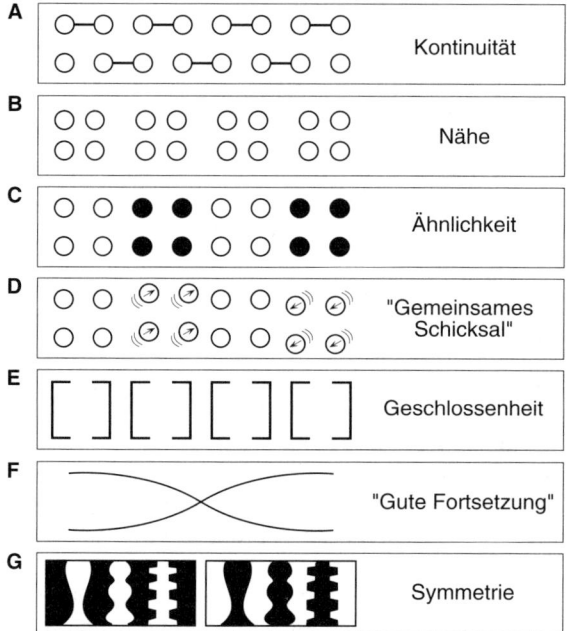

5.2 Schematische Darstellung der Gestaltkriterien. (A) Miteinander verbundene Bildelemente werden im allgemeinen als Teil derselben Figur gesehen. Dasselbe gilt für Bildelemente, die nahe beieinander liegen (B) oder einander ähnlich sind (C). Auch hier wird man dazu neigen, sie zu einer Figur zusammenzufassen. (D) Mit dem Gestaltkriterium des „gemeinsamen Schicksals" ist eine kohärente raum-zeitliche Veränderung von Objektteilen gemeint. Wenn sich beispielsweise eine bestimmte Teilmenge von Bildelementen in dieselbe Richtung bewegt, werden diese als Figur herausgehoben. (E) Im allgemeinen wird man auch Bildelemente gruppieren, die einen geschlossenen Umriß bilden. In dieser Darstellung wird man daher vier Quadrate sehen. (F) Der Gestaltfaktor der „guten Fortsetzung" wirkt sich hier so aus, daß man zwei geschwungene Linien sieht, die sich überkreuzen, und nicht etwa zwei aneinanderstoßende Spitzen. (G) Schließlich ist auch die Symmetrie wichtig für die Bildung perzeptiver Gestalten. In den hier gezeigten Beispielen wird man die von symmetrischen Linien umschlossenen Bereiche als Vordergrundfiguren sehen.

Das vorliegende Kapitel soll einen Überblick über die physiologischen Grundlagen der Merkmalsanalyse und der Segmentierung geben. Im folgenden werden zunächst der Aufbau des Auges und die Signalverarbeitung in der Netzhaut dargestellt. Daran anschließend werden die weiteren Verarbeitungsstufen des Sehsystems und die Antworteigenschaften von Neuronen in der Sehrinde beschrieben, die für das Verständnis der Merkmalsanalyse von großer Bedeutung sind. Der letzte Abschnitt befaßt sich dann mit dem Problem der Integration visueller Information und mit den neuronalen Grundlagen der Gestaltwahrnehmung.

5.2   Das Auge: Fenster zum Gehirn

Die visuelle Informationsverarbeitung beginnt im Auge, dessen wesentliche Aufgabe darin besteht, einfallendes Licht in neuronale Erregung umzusetzen, die vom *optischen Nerven* zu weiteren Verarbeitungsstationen des Sehsystems geleitet werden kann.

Obwohl die Evolution sehr verschiedenartige Formen von Augen hervorgebracht hat, und sich etwa die Facettenaugen der Insekten oder die Becheraugen der im Wasser lebenden Invertebraten von unserem Auge erheblich unterscheiden, erfüllen letztlich alle Typen von Augen diese Grundfunktion. Der vorliegende Abschnitt konzentriert sich auf den Typ des Auges, den wir mit allen anderen Wirbeltieren gemeinsam haben, nämlich das *Einzellinsenauge* (eine ausführlichere Darstellung der nachfolgend beschriebenen Sachverhalte findet sich in Shepherd, 1993, in Nicholls et al., 1995, sowie in Kandel et al., 1996).

5.2.1   Aufbau des Auges

Im Linsenauge wird das visuelle Abbild der Umwelt durch Lichtbrechung auf den Augenhintergrund projiziert. Der typische Bau des Linsenauges ist in Abbildung 5.3 dargestellt. Das einfallende Licht wird durch die Hornhaut (*Kornea*) und die *Linse* auf die Hinterwand des Auges fokussiert, wo sich die Netzhaut (*Retina*) befindet, die die eigentliche lichtempfindliche Rezeptoroberfläche darstellt. Die Netzhaut des menschlichen Auges ist 0,2 mm dick, hat etwa die Größe eines Fünfmarkstücks und enthält mehr als 100 Millionen Nervenzellen. Wie in der Vergrößerung eines Ausschnitts in Abbildung 5.3B zu erkennen, handelt es sich bei der Retina um ein komplexes Netzwerk, das in mehrere Schichten untergliedert ist. Wenn man der Richtung des Informationsflusses folgt, findet man zunächst die Schicht der *Photorezeptoren* – derjenigen Zellen, die das einfallende Licht in elektrische Potentiale umsetzen und damit für die sogenannte *Phototransduktion* zuständig sind. Diese Rezeptorzellen geben die Information an die nächste Schicht weiter, in der sich die sogenannten *Bipolarzellen* befinden, welche wiederum mit den *Ganglienzellen* in der dritten Netzhautschicht verschaltet sind. Die Ganglienzellen sammeln die Lichtsignale aus einem bestimmten Netzhautbereich und senden das von ihnen verrechnete Signal über ihr *Axon* im optischen Nerven weiter zum Gehirn. Von großer Bedeutung für die von der Netzhaut geleistete Informationsverarbeitung sind darüber hinaus die sogenannten *Horizontalzellen* und *Amakrinzellen*, die laterale Interaktionen innerhalb der einzelnen Netzhautschichten vermitteln.

Aus Abbildung 5.3 geht auch hervor, daß die Richtung des Lichteinfalls nicht der Hauptrichtung des Informationsflusses in der Netzhaut entspricht: Das Licht tritt durch die Schicht der Ganglien- und Bipolarzellen hindurch, bevor es die außen gelegenen Photorezeptoren erreicht. Da es hierdurch zu einer leichten Streuung des einfallenden Lichtes und damit zu einer leichten Qualitätsminderung des Netzhautbildes kommt, weicht die Schichtung der Netzhaut an der Stelle des schärfsten Sehens (der *Fovea*) von dem eben beschriebenen typischen Profil ab. Hier sind die Bipolarzellen und Ganglienzellen zur Seite verlagert, so daß das Licht ungehindert zu den Photorezeptoren gelangen kann, die an dieser Stelle ihre höchste Dichte in der gesamten Netzhaut erreichen. Aufgrund dieser Verlagerung weist die Netzhaut hier eine grubenartige Vertiefung auf.

5.2.2   Zapfen und Stäbchen – zwei unterschiedliche Rezeptorsysteme

Um den unterschiedlichen Anforderungen gerecht werden zu können, die unter verschiedenen Beleuchtungsbedingungen an das Sehsystem gestellt werden, enthält die

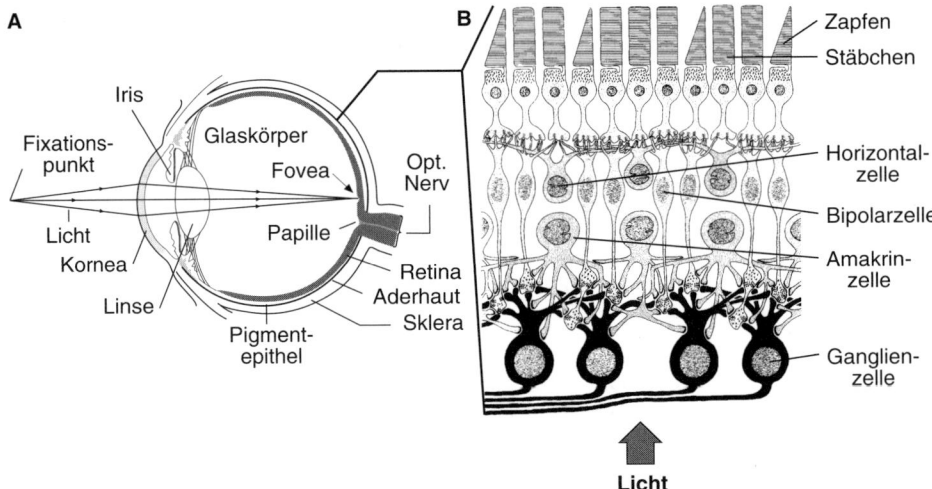

5.3 Bau des Linsenauges. (A) Horizontaler Querschnitt durch das Auge. Die vordere Begrenzung wird durch die Kornea gebildet, die zusammen mit der dahinter liegenden Linse für die Lichtbrechung verantwortlich ist. Die Linse ist durch Kontraktion eines Ringmuskels, an dem sie aufgehängt ist, verformbar. Dies erlaubt es, Objekte aus unterschiedlichen Entfernungen scharf auf der Netzhaut abzubilden. Der größte Teil der Innenfläche des Auges wird von der Netzhaut ausgekleidet. In der Mitte des Augenhintergrunds befindet sich die Fovea, eine grubenförmig vertiefte Stelle der Netzhaut, die das Sehen mit der höchsten Auflösung vermittelt. Seitlich der Fovea liegt die *Papille*, durch die die Fortsätze der Ganglienzellen austreten und den optischen Nerven bilden. Da sich hier hier keine lichtempfindlichen Rezeptoren befinden, entspricht der Papille ein „blinder Fleck" im Gesichtsfeld. Hinter der Netzhaut liegt das *Pigmentepithel*, eine Schicht von Zellen, die den schwarzen Farbstoff Melanin enthalten und das Restlicht absorbieren, das nicht von der Retina aufgefangen wurde. Weiter außen liegen die *Aderhaut* und die *Sklera*, die als schützende Hülle das Auge umgibt. (B) Schichtenaufbau und Zelltypen der Retina. Oben sind die Photorezeptoren zu erkennen, von denen es zwei Typen gibt, Stäbchen und Zapfen. Die Rezeptorzellen haben an ihrem unteren Ende eine Kontaktstelle (*Synapse*) mit den beiden nachgeschalteten Zelltypen, den Bipolar- und Horizontalzellen. Im unteren Teil sind die Bipolarzellen mit den Amakrinzellen und den Ganglienzellen verschaltet. Letztere sammeln die Lichtsignale aus einem bestimmten Netzhautbereich und senden einen Fortsatz im optischen Nerven zum Gehirn. Man beachte die Richtung des Lichteinfalls auf die Netzhaut (vgl. Bildteil A): Die Schicht der Photorezeptoren liegt *außen*, und das Licht muß durch alle anderen Netzhautschichten hindurchtreten, bevor es absorbiert wird. Nach Kandel et al., 1996 (A) und Wässle, 1993 (B).

Retina zwei verschiedene Typen von Photorezeptoren: die Zapfen und die Stäbchen. Die Zapfen sind für das Sehen bei Tageslicht und für das Farbensehen verantwortlich. Die Stäbchen hingegen vermitteln aufgrund ihrer sehr viel höheren Lichtempfindlichkeit das Sehen bei Dunkelheit. In Abbildung 5.4 ist der Aufbau der Rezeptorzelle genauer dargestellt. Bei beiden Arten von Photorezeptoren befindet sich der Mechanismus, der für die Umwandlung von Lichtenergie in elektrische Erregung zuständig ist, in einem äußeren Zellsegment, das scheibchenförmige Membraneinstülpungen enthält. In diesen Membranscheibchen befinden sich Sehpigmentmoleküle, die Lichtquanten absorbieren können. Abbildung 5.4 erläutert schematisch, was beim Phototransduktionsprozeß in der Rezeptorzelle geschieht. In der Membran der Zelle sind *im Dunkeln* Ionenkanäle geöffnet, durch die Na^+ ins Zellinnere einströmt. Durch diesen Dunkelstrom ist die Rezeptorzelle dauerhaft depolarisiert, und es wird daher an der Kontaktstelle zu den nachgeschalteten Bipolarzellen ständig Glutamat als Transmitter ausgeschüttet. Bei Belichtung werden – durch die Aktivierung der Sehpigmentmole-

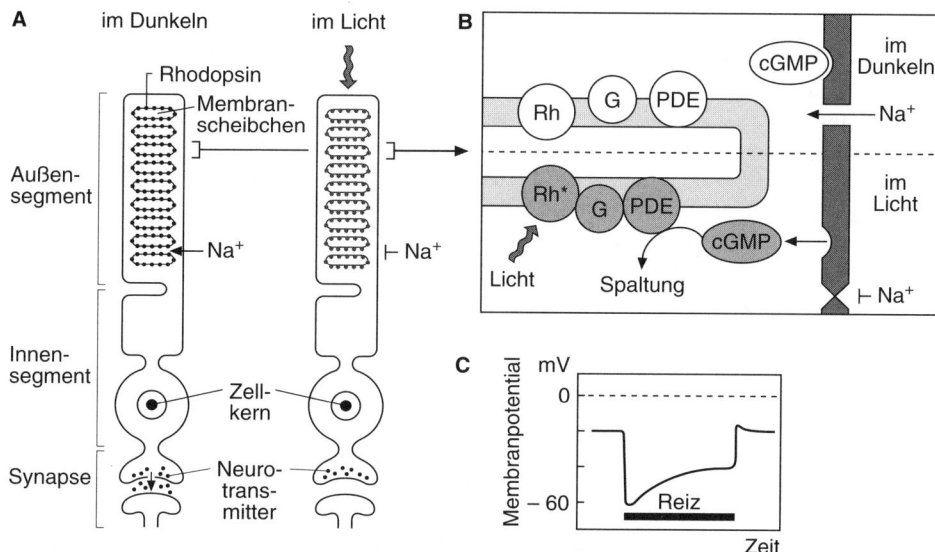

5.4 Umwandlung von Lichtenergie in elektrische Potentialveränderungen in den Photorezeptoren. (A) Aufbau der Stäbchen. Die Zelle besteht aus dem *Außensegment* (oben), dem *Innensegment* (Mitte), das den Zellkern und die für den Stoffwechsel zuständigen Zellorganellen enthält, und aus einer *synaptischen Endigung* (unten), an der Glutamat als Neurotransmitter ausgeschüttet wird. Die Außensegmente der Photorezeptoren enthalten den Sehfarbstoff (das *Rhodopsin*). Dieser ist in die Membran von zahlreichen Scheibchen eingelagert, die im Außensegment übereinander gestapelt sind. Der Aufbau der Zapfen ist ähnlich, sie haben aber kegelförmige Außensegmente, sind kürzer, und statt der im Inneren der Zelle liegenden Scheibchen finden sich hier lediglich lamellenförmige Einfaltungen der äußeren Zellmembran. (B) Vergrößerter Ausschnitt eines Scheibchens. Diese Scheibchen, die ebenfalls aus Zellmembran bestehen, enthalten den Sehfarbstoff sowie weitere an der Phototransduktion beteiligte Enzyme. Die Sehpigmentmoleküle bestehen aus einem großen Proteinanteil (dem *Opsin*) und einem kleinen lichtabsorbierenden Molekül (dem *Retinal*), das aus der Vorstufe Vitamin A gebildet wird. Absorption eines Lichtquants (unten) durch das Retinal führt zu einer Strukturänderung des Rhodopsins (Rh*). Dieses wiederum aktiviert über ein *G-Protein* (G) dann ein Enzym, das als *Phosphodiesterase* (PDE) bezeichnet wird und cGMP spaltet. cGMP ist ein intrazellulärer Botenstoff, den die Na$^+$-Kanäle der Außenmembran benötigen, um geöffnet zu bleiben. Absinken des cGMP-Gehalts führt dann zur *Schließung* der Na$^+$-Kanäle. (C) Darstellung des Potentialverlaufs an der Rezeptorzelle (durchgezogene Linie). Im Dunkeln ist das Spannungsgefälle zwischen Zellinnerem und Extrazellulärraum relativ gering (die Photorezeptorzelle ist *depolarisiert*). Bei Belichtung kommt es durch die Schließung der Kanäle zu einer Vergrößerung des Spannungsgefälles und zu einer Absenkung des Membranpotentials auf negativere Werte (*Hyperpolarisation*). Nach Wehner und Gehring, 1990.

küle und den Ablauf weiterer intrazellulärer Reaktionen – die Ionenkanäle *geschlossen*, so daß es zu einer Hyperpolarisation der Zelle und zu einer *Verminderung* der Glutamatausschüttung kommt. Dieses hyperpolarisierende Potential mit der begleitenden Absenkung der Transmitterausschüttung stellt die eigentliche Lichtantwort der Rezeptorzelle dar (Abbildung 5.4C; weitere Details sind in der Abbildung beschrieben).

Obwohl Stäbchen und Zapfen hinsichtlich der Phototransduktion Gemeinsamkeiten aufweisen, gibt es eine ganze Reihe wichtiger Unterschiede zwischen den beiden Rezeptorsystemen. Diese bestehen hinsichtlich der Lichtempfindlichkeit der Rezeptorzelle, der Art der in den Rezeptoren enthaltenen Sehfarbstoffe, sowie hinsichtlich der Verteilung der beiden Rezeptorzelltypen und ihrer Verschaltung mit anderen Nervenzellen in der Netzhaut. Wie erwähnt, ist das Stäbchensystem für das Sehen bei Dunkelheit zuständig, denn seine Lichtempfindlichkeit liegt um mehrere Größenordnungen über der des Zapfensystems. Im Prinzip ist das Stäbchensystem in der Lage, einzelne Lichtquanten zu detektieren. Dies liegt zum einen daran, daß die Stäbchen sehr viel mehr Sehpigment als die Zapfen enthalten. Darüber hinaus ist die Verschaltung im Stäbchensystem *konvergent*, d.h. es übertragen immer mehrere Stäbchen ihre Information auf eine nachgeschaltete Bipolarzelle. Dieser vergrößerte Einzugsbereich hat zur Folge, daß die nachgeschalteten Neurone sehr viel empfindlicher auf Licht reagieren. Zugleich sinkt damit aber auch das räumliche Auflösungsvermögen, da die nachgeschalteten Zellen keine genaue Information darüber erhalten, wo innerhalb des Einzugbereichs die betreffenden Lichtquanten auf der Retina auftrafen.

Das Zapfensystem, mit dem wir bei Tage sehen, ist im Vergleich zum Stäbchensystem durch eine geringere Lichtempfindlichkeit ausgezeichnet, besitzt aber ein wesentlich besseres räumliches Auflösungsvermögen. Die niedrigere Empfindlichkeit ist unter anderem durch den geringeren Sehpigmentgehalt der Zapfen gegenüber den Stäbchen bedingt. Darüber hinaus ist die Verschaltung des Zapfensystems sehr viel weniger konvergent. So ist etwa in der Fovea, in der die Stäbchen völlig fehlen und sich ausschließlich Zapfen finden, jeweils ein Zapfen mit einer Bipolarzelle verbunden. Diese Art der Verschaltung trägt einerseits zur geringeren Lichtempfindlichkeit des Zapfensystems bei. Andererseits bringt die geringere Konvergenz aber ein sehr viel höheres Auflösungsvermögen mit sich. Aus diesem Grund bestimmt auch das Zapfensystem letztlich die *Sehschärfe*, die in der Fovea wegen der großen Rezeptordichte am höchsten ist und in der Netzhautperipherie schnell abnimmt.

Ein weiterer wichtiger Unterschied zwischen Stäbchen und Zapfen besteht darin, daß die ersteren alle das gleiche Sehpigment (*Rhodopsin*) enthalten, letztere dagegen in drei verschiedenen Typen vorkommen, die sich in ihren Sehfarbstoffen (*Zapfenopsinen*) unterscheiden. Diese Sehfarbstoffe haben ihre *Absorptionsmaxima* in verschiedenen Bereichen des sichtbaren Spektrums und vermitteln daher unterschiedliche Farbempfindlichkeiten: ein Zapfentyp ist maximal empfindlich für kurzwelliges (blaues) Licht, der zweite für mittelwelliges (grünes) und der dritte für langwelliges (rotes) Licht. Das Vorhandensein dreier Zapfentypen ermöglicht es uns, Farben zu sehen, da ein Lichtreiz mit einer bestimmten spektralen Zusammensetzung in den drei Arten von Zapfen zu unterschiedlichen Lichtantworten (d.h. zu einem unterschiedlichem Grad der Hyperpolarisation) führt. Ändert sich die spektrale Charakteristik des Reizes, so ergeben sich Veränderungen in der relativen Gewichtung dieser Lichtantworten, was das Sehsystem zur Unterscheidung verschiedener Farben nutzen kann. Aus der Tatsache, daß das Zapfensystem nur bei hohen Lichtstärken anspricht und das Stäbchensystem nicht farbempfindlich ist, läßt sich die bekannte Beobachtung erklären, daß unser Farbensehen bei Dunkelheit abnimmt und nachts „alle Katzen grau sind".

Schließlich unterscheiden sich die beiden Systeme auch darin, wie die Rezeptorzellen letztlich auf die Ganglienzellen verschaltet sind (vgl. hierzu Wässle & Boycott, 1991, sowie Peichl, 1992). Diese Verschaltung ist in Abbildung 5.5A für das Zapfensystem illustriert. Jeder Zapfen ist mit zwei Sorten von Bipolarzellen verschaltet. Interessanterweise übt das in der Synapse als Überträgerstoff ausgeschüttete Glutamat an diesen Zelltypen unterschiedliche Wirkungen aus. Dies kommt daher, daß sich der Transmitter bei den beiden Bipolarzelltypen an verschiedene Arten von Membranrezeptoren anlagert, die im einen Fall eine erregende, im anderen Fall einen hemmende Wirkung vermitteln. Die in der Abbildung dargestellte Reaktion der Bipolarzellen kann man sich anhand der Tatsache verdeutlichen, daß erregende Synapsen eine *vor-*

zeichenerhaltende, hemmende Synapsen dagegen eine *vorzeichenumkehrende* Wirkung auf die Signalübertragung haben. Beim ersten Bipolarzelltyp, der mit dem Zapfen über eine vorzeichenerhaltende Synapse verbunden ist, kommt es dementsprechend bei Belichtung zu einer *Hyperpolarisation* – diese wird vom Zapfen einfach weitergegeben. Beim zweiten Bipolarzelltyp kommt es dagegen zu einer *Depolarisation*, da diese Zellen von den Zapfen über eine vorzeichenumkehrende Synapse kontaktiert werden.

Beide Typen von Bipolarzellen geben ihren Erregungszustand über vorzeichenerhaltende Synapsen an Ganglienzellen weiter, bei denen dann ebenfalls hyperpolarisierende und depolarisierende Lichtantworten auftreten. Wie in Abbildung 5.5A gezeigt, führt dies an den Ganglienzellen zu einer Absenkung bzw. Erhöhung der Frequenz der Aktionspotentiale. Aufgrund ihrer unterschiedlichen Antwortcharakteristik werden diese zwei Zellsorten als *AUS-* und *EIN-Ganglienzellen* bezeichnet: die AUS-Zellen werden durch Belichtung *gehemmt*, die EIN-Zellen dagegen werden *erregt*. Sieht man dunkle Reize auf einem hellen Hintergrund, so gilt das Umgekehrte – in diesem Fall werden die AUS-Zellen aktiviert, wohingegen die EIN-Zellen gehemmt werden.

Zu den gleichen Reaktionen kommt es, wenn beim Sehen in der Dunkelheit die Ganglienzellen durch die Stäbchen aktiviert werden. Deren Verschaltung unterscheidet sich jedoch von der der Zapfen in zwei wesentlichen Punkten. Wie in Abbildung

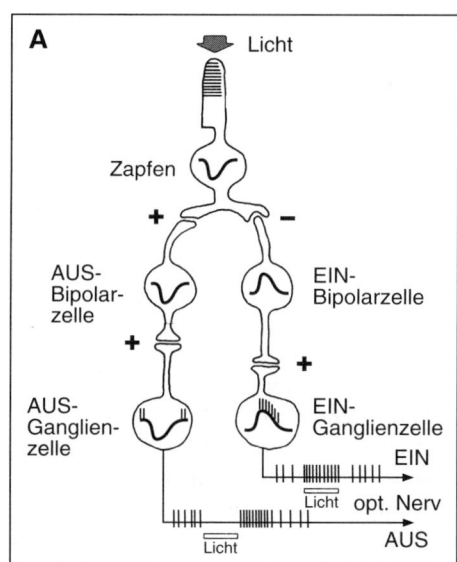
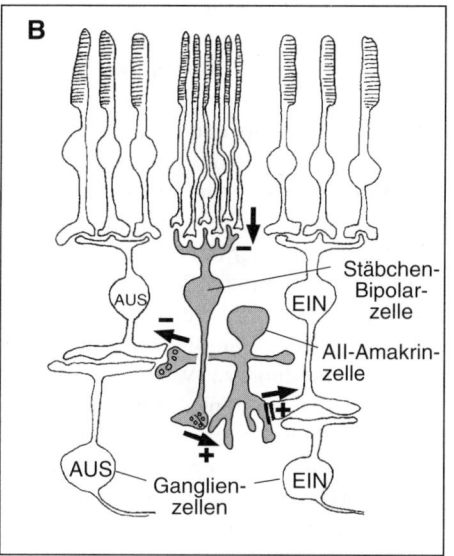

5.5 Verschaltungswege der Photorezeptoren. (A) Die Zapfenbahn in der Retina. Das Zapfensignal wird auf zwei getrennte Kanäle übertragen, den AUS- (links) und den EIN-Kanal (rechts). In den Zellkörpern sind schematisch die Lichtantworten einzeichnet: Depolarisation als Potentialveränderung nach oben, Hyperpolarisation als Auslenkung nach unten. Während die Photorezeptoren und die Bipolarzellen mit kontinuierlichen Potentialschwankungen reagieren, sind die Lichtantworten der Ganglienzellen und ihrer Axone durch Aktionspotentiale codiert. (B) Stäbchenbahn und Zapfenbahn in kombinierter Darstellung. Die Stäbchenbipolare und die AII-Amakrinzelle sind gerastert hervorgehoben. Die Amakrinzelle kontaktiert die AUS- und EIN-Ganglienzellen über Synapsen mit unterschiedlicher Polarität. In beiden Bildteilen sind vorzeichenerhaltende und vorzeichenumkehrende Signalübertragung jeweils durch Plus- bzw. Minuszeichen symbolisiert. Nach Peichl, 1992 (A) und Wässle und Boycott, 1991 (B).

5.5B dargestellt, gibt es hier nur einen einzigen Bipolarzelltyp, die *Stäbchen-Bipolarzelle*. Diese Bipolarzelle steht darüber hinaus nicht in direktem Kontakt mit den Ganglienzellen, sondern leitet ihr Signal über eine bestimmte Sorte von Amakrinzellen (die *AII-Amakrine*) weiter. Die Dichotomie von EIN- und AUS-Lichtantwort wird in diesem Fall dadurch hergestellt, daß die AII-Amakrinzelle ihr Signal über zwei unterschiedliche Arten von Synapsen weitergibt, die eine vorzeichenerhaltende bzw. vorzeichenumkehrende Wirkung haben. Auf diese Weise ist das Stäbchensystem ebenfalls in der Lage, EIN- und AUS-Ganglienzellen anzusteuern.

Aus diesen Überlegungen läßt sich eine interessante Schlußfolgerung ziehen: Die Art der Verschaltung von Zapfen und Stäbchen auf EIN- und AUS-Ganglienzellen zeigt, daß es bereits auf der Ebene der Netzhaut eine parallele Verarbeitung unterschiedlicher Objektmerkmale gibt – in diesem Fall handelt es sich um verschiedene Kanäle für die Wahrnehmung von hellen und dunklen Bezirken im Gesichtsfeld. Dieses *parallele Organisationsprinzip*, das sich auch auf den nachgeschalteten Verarbeitungsstufen des Sehsystems findet, wird uns in späteren Abschnitten dieses Kapitels noch weiter beschäftigen.

5.2.3 Ganglienzellen und ihre rezeptiven Felder

Die eben erörterte Art der vertikalen Verschaltung bestimmt letztlich das Einzugsgebiet der Ganglienzellen: Diese sammeln die Lichtsignale jeweils nur in einem ganz bestimmten Netzhautbereich, in dem sie über die zugehörigen Bipolarzellen mit einer bestimmten Menge von Zapfen und Stäbchen in Kontakt stehen. Dieser Bereich wird als das *rezeptive Feld* der Ganglienzelle bezeichnet. Solche rezeptiven Felder kann man im physiologischen Experiment dadurch charakterisieren, daß man die Aktivität einer Ganglienzelle mit Hilfe einer Mikroelektrode registriert und dann an verschiedene Stellen der Netzhaut punktförmige Lichtreize projiziert. Die Ergebnisse einer solchen Messung sind in Abbildung 5.6 dargestellt. Im dort gezeigten Beispiel kommt es bei Belichtung über dem Dendritenbaum der Ganglienzelle (derjenigen Zellregion, wo die Eingänge von den Bipolarzellen verschaltet sind) zu einer Aktivierung, da es sich hier um eine der schon erwähnte EIN-Zellen handelt. Interessanterweise kann man nun die Aktivität der Ganglienzelle aber auch durch Belichtung der *Umgebung* des Dendritenbaums modulieren. Wie in Abbildung 5.6 gezeigt, wird hierdurch der Aktivierungszustand der Ganglienzelle in die entgegengesetzte Richtung beeinflußt, es kommt in diesem Fall also zu einer Hemmung. Untersucht man mit dem gleichen Meßverfahren die Lichtantworten der AUS-Ganglienzellen, so findet man das Umgekehrte: bei diesem Zelltyp kommt es bei Belichtung des Dendritenbaums zur Hemmung, bei Belichtung der Umgebung dagegen zur Erregung der Zelle.

Wie solche Experimente zeigen, bestehen die rezeptive Felder retinaler Ganglienzellen aus zwei konzentrisch angeordneten Zonen – dem *Zentrum* und dem *Umfeld* –, deren Reizung die Aktivität der Ganglienzelle in entgegengesetzte Richtung beeinflußt. Die beiden antagonistischen Zonen entstehen aufgrund unterschiedlicher Mechanismen. Das Zentrum des Feldes kommt durch den bereits beschrieben *vertikalen* Signalfluß zustande und ist durch die Ausdehnung des Dendritenbaum definiert. Die Belichtung des Umfeldes wirkt dagegen auf die Ganglienzelle durch eine *laterale* Signalübertragung, an der besonders die Horizontalzellen beteiligt sind. Funktionell ist dieser *Zentrum-Umfeld-Antagonismus* von großer Bedeutung. Dies wird deutlich, wenn man versucht, die Ganglienzelle mit großflächigen homogenen Lichtreizen zu

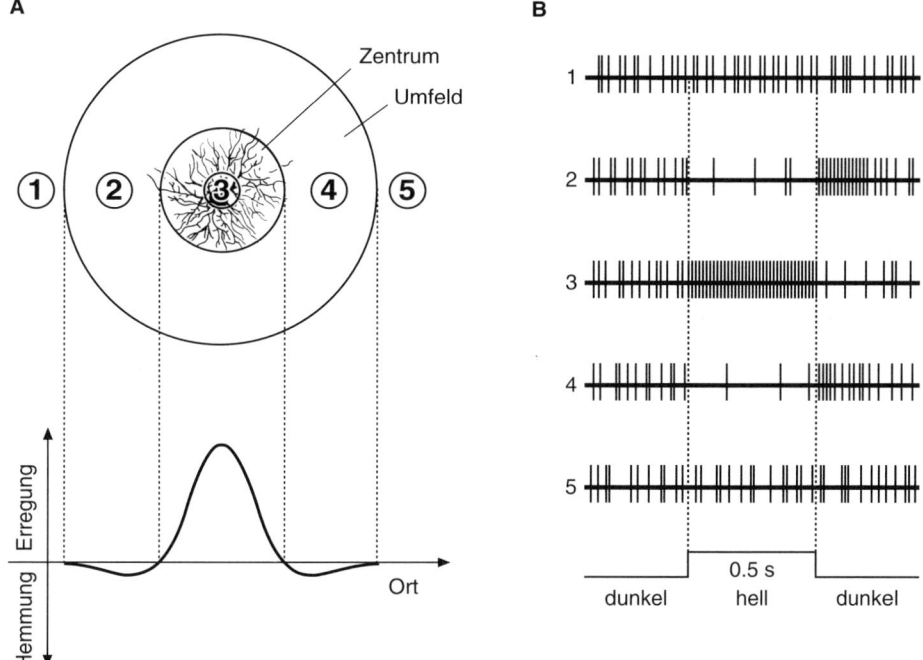

5.6 Messung des rezeptiven Feldes einer Ganglienzelle. (A) Bei Belichtung mit kleinen Licht-punkten (Kreise) an verschiedenen Orten des rezeptiven Feldes erhält man verschiedenartige Lichtantworten, die in B gezeigt sind. In der Mitte der Darstellung ist schematisch der verzweigte *Dendritenbaum* der Ganglienzelle gezeigt. Die Dendriten sind diejenigen Zellfortsätze, auf denen die Ganglienzelle Eingänge von Bipolarzellen erhält. (B) Lichtantworten der Zelle bei Reizung an verschiedenen Netzhautstellen. Die vertikalen Striche in den Aktivitätsspuren 1–5 stellen *Aktions-potentiale* dar, die über des Axon der Ganglienzelle (das im optischen Nerven verläuft) zu anderen Neuronen im Gehirn geleitet werden. Bei Belichtung über dem Dendritenbaum (Position 3) findet man eine Zunahme der Aktionspotentialfrequenz. Fällt der Reiz auf die unmittelbare Umgebung des Dendritenbaums (Position 2 und 4), so tritt eine hemmende Reaktion auf, und es kommt zu einer Verminderung der Zahl der Aktionspotentiale. Weiter außen schließlich wird die Aktivität der Ganglienzelle nicht mehr vom Lichtreiz beeinflußt (Position 1 und 5). (C) Profil der Antwortstärke in zusammenfassender Darstellung. Das Profil, das durch ein erregendes Zentrum und hemmen-de Flanken gekennzeichnet ist, hat die Form eines „Mexikanerhuts". Nach Wässle, 1993.

aktivieren, die das gesamte rezeptive Feld beleuchten. Anders als bei Reizung mit kleinen Lichtpunkten wird man in diesem Fall kaum eine Reaktion finden: Da sich die erregenden und hemmenden Einflüsse von Zentrum und Umfeld bei gleichzeitiger Belichtung gegenseitig aufheben, verändert sich die Frequenz der Aktionspotentiale nicht. Um die Aktivität der Ganglienzelle zu modulieren, müssen also Kontrastgrenzen im Bereich des rezeptiven Feldes liegen – die Ganglienzelle ist ein *Kontrastdetektor*.

Obwohl diese grundlegende Organisation der rezeptiven Felder für die meisten retinalen Ganglienzellen ähnlich ist, gibt es eine Reihe wesentlicher Unterschiede, wenn man verschiedene Stellen der Netzhaut miteinander vergleicht. Im fovealen Bereich, also der Stelle des schärfsten Sehens, sind die Zentren der rezeptiven Felder am kleinsten: Hier entspricht aufgrund der 1:1-Verschaltung im Zapfenweg die Größe des Zentrums dem Durchmesser eines einzelnen Zapfens. Zur Peripherie hin nimmt die Dichte der Ganglienzellen ab und die Größe der rezeptiven Felder stark zu, da die Konvergenz der Verschaltung von den Photorezeptoren auf die Ganglienzellen mit dem Abstand von der Fovea ansteigt. Hierin liegt die Ursache für die zur Peripherie hin schnell abnehmende Sehschärfe.

Neuere Untersuchungen haben gezeigt, daß es darüber hinaus auch an der gleichen Netzhautstelle Unterschiede zwischen verschiedenen Typen von Ganglienzellen gibt (vgl. hierzu Wässle & Boycott, 1991; Peichl, 1992). Inzwischen sind ca. 20 Klassen von Ganglienzellen in der Netzhaut der Säugetiere beschrieben worden, von denen an dieser Stelle nur zwei hervorgehoben werden sollen: die *Parvo-* und *Magno-Ganglienzellen.* Diese terminologische Unterscheidung, die sich vor allem für die Netzhaut des Affen und des Menschen eingebürgert hat, bezieht sich auf die unterschiedliche Größe der rezeptiven Felder dieser beiden Ganglienzellklassen: Die Dendritenbäume (und auch die Zellkörper) der Parvo-Zellen weisen an jedem Retinaort geringere Durchmesser als die der Magno-Zellen auf, und dementsprechend besitzen sie wesentlich kleinere rezeptive Felder. Für jede der beiden Ganglienzellklassen gibt es die oben erwähnten EIN- und AUS-Antworttypen.

Zusätzlich zum Unterschied im Durchmesser des rezeptiven Feldes und der damit geleisteten Auflösung (die für die Parvo-Zellen hoch und für die Magno-Zellen niedrig ist) gibt es zwischen diesen beiden Zellklassen aber noch weitere funktionelle Unterschiede. Obwohl beide Zelltypen mit Stäbchen *und* Zapfen verschaltet sind, tragen nur die Parvo-Zellen zur Farbwahrnehmung bei. Dies liegt sehr wahrscheinlich daran, daß die Magno-Zellen über die Signale der verschiedenen Zapfentypen Mittelwerte bilden, während die Parvo-Ganglienzellen die von verschiedenen Zapfen kommende Information differentiell auswerten. Die Parvo-Neurone reagieren dementsprechend nicht nur – wie oben beschrieben – auf Helligkeitskontraste im Bereich ihres rezeptiven Feldes, sondern meist auch auf *Farbkontraste.* So gibt es z.B. Parvo-Ganglienzellen, deren Feldzentrum gut auf rotes Licht anspricht, während das Umfeld durch grüne Lichtreize beeinflußt wird. Im Gegensatz zu den Parvo-Ganglienzellen, die vor allem an der Farbwahrnehmung und (aufgrund der guten räumlichen Auflösung) an der Wahrnehmung feiner Details von Objekten beteiligt sind, spielen die Magno-Zellen eher für das Bewegungssehen und die Wahrnehmung schneller Veränderungen in der visuellen Umwelt eine Rolle.

Zusammenfassend läßt sich festhalten, daß es zusätzlich zu den bereits beschriebenen Signalpfaden für Hell-Dunkel-Unterschiede eine Anzahl weiterer *paralleler Verarbeitungskanäle* in der Retina gibt. Das auf den Augenhintergrund projizierte Bild der Umwelt wird an jedem Punkt der Netzhaut von etwa 20 Ganglienzellklassen mit unterschiedlichen Antworteigenschaften analysiert. Will man das Auge mit einer Kamera vergleichen, so muß man sich eine Kamera vorstellen, in die eine große Zahl verschiedener Filme eingelegt sind, die gleichzeitig belichtet werden. Wie unsere bisherigen Erörterungen zeigen, gibt es hier unter anderem – um bei der Metapher zu bleiben – Negativ- und Positivfilme, feinkörnige und grobkörnige Filme sowie Schwarzweiß- und Farbfilme. Diese verschiedenen Arten von Information über das Netzhautbild werden dann parallel zu den nächsten Stationen des visuellen Verarbeitungsweges weitergegeben, die im folgenden Abschnitt besprochen werden.

5.3 Die weiteren Stationen der Sehbahn: Parallel-verarbeitung und funktionelle Spezialisierung

Der für die visuelle Wahrnehmung wichtigste Verarbeitungsweg führt von der Netz-haut über den optischen Nerven in den *Thalamus*, eine Struktur des Zwischenhirns, in der die von den Ganglienzellen kommende Information über synaptische Kontakte auf die nächsten Neurone der Verarbeitungskette weitergegeben wird. Die thalamischen Neurone wiederum projizieren in die *Hirnrinde*, wo es dann zur Aktivierung einer großen Zahl von visuellen Arealen kommt. Wie wir im folgenden sehen werden, haben die Neurone, die sich auf den verschiedenen Stufen dieser Verarbeitungskette finden, zunehmend komplexere rezeptive Felder. Ähnlich wie in der Retina finden sich auch auf den höheren Stationen der Sehbahn mehrere Verarbeitungskanäle, die aufgrund unterschiedlicher Antworteigenschaften der beteiligten Neurone auf die Analyse ver-schiedener Objektmerkmale spezialisiert sind (Details hierzu finden sich in Felleman & Van Essen, 1991; Merigan & Maunsell, 1993). Diese Art der *Arbeitsteilung* im Sehsystem wird am Ende unserer Betrachtungen die Frage aufwerfen, wie die unter-schiedlichen Arten von Information wieder integriert werden können, so daß eine kohärente Wahrnehmung von Objekten möglich wird.

Im folgenden werden zunächst die Struktur des visuellen Thalamus und der Sehrin-de sowie die Antworteigenschaften der thalamischen und corticalen Neurone erörtert. Anschließend werden die parallelen Verarbeitungswege diskutiert, die sich im visuel-len Cortex finden. Die nachfolgende Darstellung bezieht sich in erster Linie auf das Sehsystem von Affen und Menschen. Es sei aber darauf hingewiesen, daß die funktio-nelle Architektur des Sehsystems auch für eine Vielzahl anderer Spezies gut unter-sucht ist, und daß zahlreiche der im folgenden besprochenen Organisationsmerkmale (wie etwa die grundsätzlichen Antworteigenschaften der Neurone oder die parallele Struktur der Verarbeitung in den höheren Sehzentren) bei Wirbeltierarten generell weit verbreitet sind (eine Übersicht findet sich Shepherd, 1993; Nicholls et al., 1995; Kandel et al., 1996).

5.3.1 Die Sehbahn

Die Axone der retinalen Ganglienzellen ziehen zur Papille (vgl. Abbildung 5.3), wo sie das Auge verlassen und zusammen den optischen Nerven bilden. Wie in Abbildung 5.7 dargestellt, treffen sich die optischen Nerven der beiden Augen an der Sehnerven-kreuzung, dem *Chiasma opticum*. Im Chiasma wechseln diejenigen Fasern, die von den *nasalen* (d.h. innenliegenden) Netzhautbereichen der beiden Augen kommen, jeweils zur anderen Seite des Gehirns. Die Fasern aus den *temporalen* (zur Schläfe gelegenen) Netzhauthälften verlaufen dagegen ungekreuzt weiter. Jenseits des Chias-ma ziehen die neu kombinierten Faserbündel im *Tractus opticus* weiter zentralwärts. Bei Betrachtung der Abbildung wird deutlich, daß als Resultat dieses Faserverlaufs eine gekreuzte Projektion der beiden Gesichtsfeldhälften in den beiden Hemisphären des Gehirns entsteht: Die beiden rechten Netzhauthälften sind in der rechten Hemi-sphäre repräsentiert, Information von den beiden linken Netzhauthälften gelangt dage-gen in die linke Hemisphäre. Wegen der Bildumkehr bei der optischen Abbildung im Auge hat dies zur Folge, daß jede Hemisphäre Reize aus der jeweils gegenüberliegen-den Gesichtsfeldhälfte verarbeitet (Abbildung 5.7B).

Der linke und rechte optische Trakt projizieren jeweils in drei verschiedene subcorticale Schaltstationen. Der Hauptteil der Axone endet im einem Kerngebiet des Zwischenhirns, das als *Corpus geniculatum laterale* bezeichnet wird (Abbildung 5.7). Dieses Kerngebiet ist für die Weiterleitung der visuellen Signale in die Hirnrinde zuständig. Darüber hinaus ziehen Fasern des Tractus opticus in zwei weitere Regionen, die zum Mittelhirn gehören: Zum einen wird hier die *prätektale Region* aktiviert, die für die Steuerung der Pupillenreaktion wichtig ist; zum anderen innervieren die Ganglienzellaxone auch Neurone im *Colliculus superior*, einem Kerngebiet, das vor allem an der Kontrolle von Augenbewegungen beteiligt ist. Im Corpus geniculatum laterale sind die von der Retina kommenden Axone synaptisch mit Neuronen verschaltet, die direkt in den visuellen Cortex projizieren. Ihre Fortsätze ziehen in der Sehstrahlung (*Radiatio optica*) zum hinteren Pol der Hemisphären, wo sie in den Eingangsschichten der *primären Sehrinde* enden, die auch als *Area 17* bezeichnet wird (Abbildung 5.7).

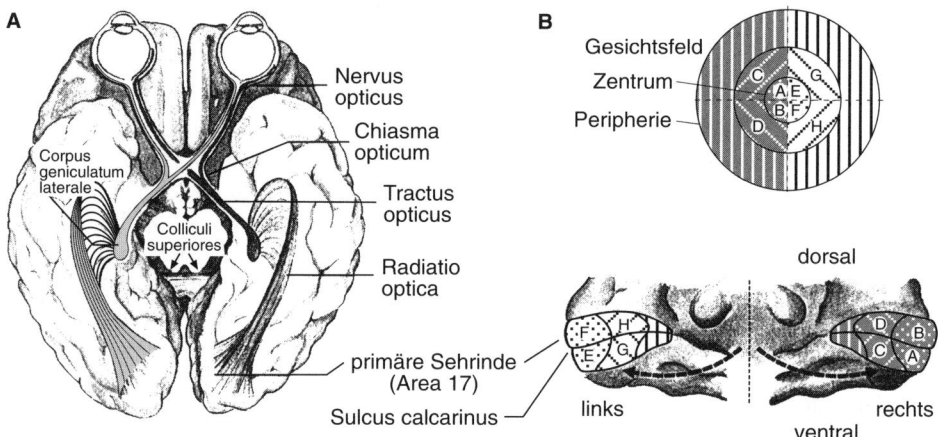

5.7 Verlauf der Sehbahn im menschlichen Gehirn. (A) Schematische Darstellung in einer Ansicht des Gehirns von der Unterseite. Rückenmark, Kleinhirn und der größte Teil des Hirnstamms sind in dieser Darstellung entfernt. Man beachte, daß der Tractus opticus, das Corpus geniculatum und die Radiatio optica im Hirninneren liegen. Die optischen Nerven, das Chiasma und die Colliculi superiores sind dagegen an der Unterfläche des Gehirns von außen sichtbar. (B) Abbildung der verschiedenen Bereiche des Gesichtsfelds auf die primäre Sehrinde. Um die Lage der Area 17 an der Innenseite der Hirnhälften sichtbar zu machen, wurden die beiden Occipitalpole auseinandergeklappt. Nach Klinke und Silbernagl, 1994.

Der Verlauf dieser Projektion zeigt eine interessante Gesetzmäßigkeit: Benachbarte Orte der Retina werden auf benachbarte Stellen im Corpus geniculatum laterale und in der Sehrinde abgebildet – man spricht von einer *retinotopen Abbildung*. Topographische Projektionen dieser Art spielen in Nervensystemen generell eine große Rolle. Da die Ganglienzellen in den zentralen Netzhautbereichen wesentlich dichter gepackt sind als in der Peripherie, nimmt die Fovea eine überproportional große Projektionsfläche im Thalamus und im Cortex ein, während die Peripherie in der zentralen Sehbahn durch kleinere Bereiche repräsentiert ist. Abbildung 5.7B verdeutlicht die Art der Abbildung der verschiedenen Gesichtsfeldbereiche in der Sehrinde. Beim Menschen liegt die primäre Sehrinde (Area 17) im wesentlichen auf der Innenseite der Hemisphären, und zwar an einer Hirnfurche, die den hinteren Pol der Hemisphäre durchzieht und als *Sulcus calcarinus* bezeichnet wird. Dabei werden die oberen Bereiche des Gesichtsfelds auf die untere Hälfte von Area 17 abgebildet. Die peripheren Bereiche des Gesichtsfelds werden vorne, die zentralen Bereiche dagegen im hinteren Teil der primären Sehrinde repräsentiert.

Das Corpus geniculatum laterale zeigt einen komplexen mehrschichtigen Aufbau (Abbildung 5.8A, auf dem Farbbogen, Seite I). Bei Mensch und Affe kann man sechs verschiedene Schichten unterscheiden, die von ventral nach dorsal durchnumeriert werden. Durch diese Aufteilung wird das bereits angesprochene parallele Verarbeitungsprinzip aufrechterhalten, da die verschiedenen Schichten Information von unterschiedlichen Augen erhalten und darüber hinaus auch die Eingänge von den Magno- und den Parvo-Ganglienzellen separat weiterverschaltet werden: Das jeweils *kontralaterale* Auge innerviert die Schichten 1, 4 und 6, das *ipsilaterale* Auge dagegen die dazwischenliegenden Schichten 2, 3 und 5 (Abbildung 5.8A). Die zwei innersten Schichten erhalten ihre Eingänge von den Magno-Ganglienzellen. Da die Zellkörper der hier gelegenen Neurone ebenfalls relativ groß sind, werden diese Schichten auch als *magnozellulär* bezeichnet. Die vier äußeren *parvozellulären* Schichten enthalten kleinere Neurone, die von den Parvo-Ganglienzellen innerviert werden. Die in diesen Schichten getrennt bearbeiteten Informationen werden erst im Cortex, wo die unterschiedlichen Afferenzen sich im selben Areal treffen, miteinander verrechnet. Die sechs Schichten, von denen jede eine Repräsentation der kontralateralen Gesichtsfeldhälfte enthält, sind in präziser Passung aufeinander gestapelt: Übereinanderliegende Punkte in benachbarten Schichten repräsentieren jeweils die gleiche Stelle im Gesichtsfeld.

Im Thalamus lassen sich mit dem bereits beschriebenen Meßverfahren natürlich ebenfalls die rezeptiven Felder der Neurone untersuchen. Überraschenderweise fand man, daß sich die Neurone des Corpus geniculatum in ihren Antworteigenschaften nur relativ wenig von den Retinazellen unterscheiden, von denen sie ihre Eingänge erhalten. Alle Zellen haben hier ebenfalls runde rezeptive Felder mit konzentrischen EIN- und AUS-Zonen. Die Neurone in magno- und parvozellulären Schichten unterscheiden sich bezüglich ihrer Antworteigenschaften in ähnlicher Weise wie die Magno- und Parvo-Ganglienzellen der Retina. Die Neurone der parvozellulären Schichten haben kleinere, farbempfindliche rezeptive Felder, die der magnozellulären Schichten sind dagegen größer und tragen wahrscheinlich vor allem zur Analyse von Bewegung im Gesichtsfeld bei. Diese beiden Verarbeitungswege laufen vom Corpus geniculatum parallel in die Sehrinde weiter, und erst dort kommt es zu wechselseitiger Beeinflussung der beiden neuronalen Systeme.

Da die unterschiedlichen Verarbeitungswege, die in der Netzhaut ihren Ursprung nehmen, weitgehend unabhängig voneinander durch das Corpus geniculatum laufen, und sich die Antworteigenschaften insgesamt wenig ändern, stellt sich die Frage, welche Funktion diesem thalamischen Kerngebiet eigentlich zukommt. Bis heute ist diese Funktion nicht völlig geklärt, es ist aber wahrscheinlich, daß in dieser Schaltstation die Signalübertragung in den Cortex sehr selektiv moduliert werden kann. Hierfür sprechen neben physiologischen Befunden bereits die anatomischen Gegebenheiten, da das Corpus geniculatum zahlreiche Eingänge von modulatorischen Systemen des Hirnstamms erhält (z.B. von der Formatio reticularis des Mittelhirns), und auch massive Rückprojektionen von der Hirnrinde empfängt (Abbildung 5.8A). Tatsächlich stammen nur etwa 10–20% der synaptischen Kontakte auf den Neuronen im Corpus geniculatum von retinalen Afferenzen. Die übrigen Eingänge kommen aus nichtretinalen Strukturen, und es wird angenommen, daß diese den Informationsfluß von der Retina zum Cortex steuern können.

5.3.2 Aufbau der primären Sehrinde

Der *primäre visuelle Cortex* (Area 17) ist das größte aller visuellen Areale. Wie für die Hirnrinde ingesamt typisch, liegen hier in einer Dicke von etwa 2 mm sechs Schichten übereinander, die unterschiedliche Ein- und Ausgänge haben und unterschiedliche Funktionen erfüllen (Abbildung 5.8B, auf dem Farbbogen, Seite I; vgl. hierzu auch Kapitel 1, in diesem Band). Im Lichtmikroskop geben diese Schichten dem Cortex ein charakteristisches Erscheinungsbild, da sie sich in Zell- und Faserdichte voneinander unterscheiden. In der primären Sehrinde ist die Schicht 4, in der die Afferenzen vom Corpus geniculatum enden, besonders ausgeprägt und in mehrere Subschichten untergliedert. Im mikroskopischen Bild zeigt daher die Area 17 eine besonders deutliche Streifung und wird aus diesem Grund auch als Streifenfeld oder *Area striata* bezeichnet. Von der Eingangsschicht 4 aus wird die Information in die darüber- und darunterliegenden Cortexschichten weitergeleitet, die wiederum zu unterschiedlichen Hirnbereichen projizieren. Die Neurone der Schichten 2 und 3 unterhalten Verbindungen zu anderen visuellen Hirnrindenarealen (Genaueres hierzu findet sich im nächsten Abschnitt), Zellen aus Schicht 5 projizieren zum Colliculus superior, und die Neurone der Schicht 6 senden Signale zurück zum Corpus geniculatum laterale und sind damit Ursprung der bereits erwähnten Rückprojektion zum Thalamus. Die Schicht 1, die an der Hirnoberfläche liegt, enthält kaum Zellkörper, sondern besteht hauptsächlich aus Axonen, die Afferenzen aus anderen Hirnarealen darstellen.

In der primären Sehrinde treten erstmals rezeptive Felder auf, die sich von denen der retinalen Ganglienzellen deutlich unterscheiden. Wie bereits erwähnt, sind die retinalen und genikulären rezeptiven Felder aufgrund ihrer Untergliederung in antagonistische Subzonen besonders geeignet, um Helligkeits- oder Farbkontraste zu detektieren. Da diese Felder rund sind und auch keine Asymmetrien der Subzonen aufweisen, spielt für diese Neurone die Orientierung der Kontrastgrenzen, die über sie hinweg verlaufen, im Regelfall keine Rolle. Im Cortex dagegen sind die meisten Neurone nicht nur kontrast-, sondern auch orientierungsempfindlich: Sie werden nur durch Reize mit einer bestimmten Orientierung aktiviert; hat der Reiz dagegen eine andere Orientierung, tritt eine geringere Aktivierung oder eine völlige Hemmung des Neurons auf (Abbildung 5.9, auf dem Farbbogen, Seite II). Diese *Orientierungsselektivität* läßt sich an zwei für die primäre Sehrinde charakteristischen Zellklassen verdeutlichen, deren rezeptive Felder in klassischen Studien in den sechziger Jahren bereits untersucht worden sind (Details finden sich z.B. in Hubel, 1988).

Zum einen finden sich hier sogenannte *einfache rezeptive Felder*, die wie die Felder der Geniculatum-Neurone aus antagonistischen EIN- und AUS-Zonen aufgebaut sind. Da hier jedoch die beiden Subzonen nicht konzentrisch, sondern länglich und parallel angeordnet sind, spielt die Orientierung des Reizes für die Antwort der Zelle (d.h. die Zahl der pro Zeiteinheit gefeuerten Aktionspotentiale) eine große Rolle (Abbildung 5.9A). Eine starke Erhöhung der Aktionspotentialfrequenz tritt nur dann auf, wenn der Reiz die Orientierung der erregenden EIN-Zone hat und sie genau bedeckt. Bei anderen Orientierungen oder einer räumlichen Verschiebung des Reizes wird der aktivierende Effekt durch hemmende Einflüsse von den AUS-Zonen abgeschwächt. Die rezeptiven Felder der *komplexen Zellen* sind ebenfalls orientierungsselektiv (Abbildung 5.9B). Bei ihnen kommt es jedoch, im Gegensatz zu den Feldern der einfachen Zellen, nicht auf die genaue Position des Reizes innerhalb des rezeptiven Feldes an – sie zeigen eine Eigenschaft, die als *Ortsinvarianz* bezeichnet wird.

Die Entdeckung dieser rezeptiven Felder in der Hirnrinde führte zu zwei konzeptuell bedeutsamen Schlußfolgerungen. Zum einen zeigen diese Ergebnisse, daß corticale Neurone durch den Grad ihrer Aktivierung bestimmte *Merkmale* von gesehenen Objekten *repräsentieren* – im Fall von einfachen und komplexen Zellen eben die Orientierung von Kontrastgrenzen, die beispielsweise an den äußeren Konturen eines Gegenstandes auftreten. Dies führt uns zu den am Anfang dieses Kapitels erörterten Funktionen des Sehsystems zurück: Die Fähigkeit zur Merkmalsanalyse gründet in den Antworteigenschaften der Sehrindenneurone und in der Struktur ihrer rezeptiven Felder. Zum anderen wurde aus den eben beschriebenen Ergebnissen der Schluß gezogen, daß durch *hierarchische Verschaltung* von Neuronen im Sehsystem aus einfacheren Feldtypen zunehmend komplexere Antworteigenschaften erzeugt werden können. Abbildung 5.9 zeigt dies am Beispiel der einfachen und komplexen Zellen. Hier ist es im Prinzip denkbar, daß durch Zusammenschaltung von geeignet angeordneten Zellen des Corpus geniculatum die einfachen rezeptiven Felder der Sehrinde entstehen (Abbildung 5.9C) und aus diesen wiederum durch konvergente Verschaltung die Felder der komplexen Zellen (Abbildung 5.9D). Dieses Modell der hierarchisch-konvergenten Verschaltung wird uns im letzten Abschnitt dieses Kapitels noch einmal begegnen, da diese Idee auch für die Frage der *Integration* der visuellen Information von Bedeutung ist.

Neben der Selektivität für die Orientierung von Kontrastgrenzen weisen die Zellen der primären Sehrinde noch weitere spezifische Antworteigenschaften auf. Viele Zellen lassen sich auch mit bewegten Reizen aktivieren, und oft ist die Richtung der Bewegung für die Auslösung einer Antwort entscheidend (*Richtungsselektivität*). Eine weitere Sorte von rezeptiven Feldern ist durch eine sogenannte Längeninhibition charakterisiert. Bei diesen Zellen, die auch als *hyperkomplexe Zellen* bezeichnet werden, darf der optimale Reiz eine bestimmte Länge nicht überschreiten, und die Neurone reagieren im allgemeinen gut, wenn die Enden oder Ecken von Konturen im Bereich des rezeptiven Feldes liegen. Schließlich gibt es in der Sehrinde selbstverständlich auch farbselektive Neurone. Viele dieser Zellen weisen keine Orientierungsselektivität auf und haben, ähnlich wie die parvozellulären Neurone im Corpus geniculatum, konzentrische Felder. Allerdings kann die Farbselektivität dieser rezeptiven Felder im Cortex wesentlich komplexer sein.

Die verschiedenen Typen von Zellen mit ihren charakteristischen Antworteigenschaften sind nun keineswegs zufällig verteilt. Vielmehr sind Neurone, die ähnliche Antworteigenschaften aufweisen, in der Sehrinde in bestimmten Kompartimenten gruppiert. Wie in Abbildung 5.8B (Seite I) schematisch dargestellt, gibt es im visuellen Cortex zusätzlich zu den horizontal verlaufenden Schichten auch vertikal ausgerichtete Kompartimente. Ein Beispiel hierfür ist die Verteilung orientierungsselektiver Neurone: Zellen, die an einem bestimmten Ort der Sehrinde übereinanderliegen, werden fast immer durch ähnlich orientierte Reize optimal aktiviert. Man spricht daher von *Orientierungskolumnen* – säulenförmigen Bereichen mit homogener Vorzugsorientierung der Neurone, die sich senkrecht durch die verschiedenen Cortexschichten erstrecken. Wenn man – in einem Gedankenexperiment – tangential durch die Cortexschichten hindurchwandert, findet man dann eine langsame und systematische Verän-

derung der Vorzugsorientierung, da sich diese zwischen benachbarten Kolumnen jeweils nur relativ wenig ändert (Abbildung 5.8B).

Dieser Gliederung in Orientierungskolumnen ist ein zweites Ordnungssystem überlagert, nämlich Kolumnen mit verschiedener *okulärer Dominanz*. Das Muster der Okularitätskolumnen kommt dadurch zustande, daß die vom ipsi- und kontralateralen Auge innervierten Schichten des Corpus geniculatum jeweils alternierend in benachbarte
Bereiche der primären Sehrinde projizieren (Abbildung 5.8B). In einer solchen Okula-
ritätskolumne sind die Neurone jeweils durch die Afferenzen des linken *oder* des rechten Auges bestimmt. Obwohl damit viele Zellen der primären Sehrinde nur von einem
Auge aus aktiviert werden, gibt es aber auch *binokuläre Zellen*. Diese liegen außerhalb
der vierten Cortexschicht und finden sich vor allem in den Grenzbereichen zwischen
links- und rechtsdominierten Kolumnen. Die von diesen Neuronen vermittelte Integration von Information, die von jeweils ähnlichen Stellen im linken und im rechten Auge
kommt, ist von großer Bedeutung für das *stereoskopische Tiefensehen*. Schließlich sei
erwähnt, daß sich die farbselektiven Neurone der primären Sehrinde wiederum in
eigenen Kompartimenten befinden. Diese werden als *Blobs* bezeichnet und entsprechen fleckförmigen Bereichen, die vor allem in den oberen Cortexschichten stark
ausgeprägt sind. Diese fleckförmigen Bereiche sind durch eine besonders hohe Aktivität des in den Mitochondrien enthaltenen Enzyms *Cytochromoxidase* ausgezeichnet,
was man sich für den anatomischen Nachweis dieser Kompartimente zunutze macht.

Insgesamt zeigt sich, daß bereits in der primären Sehrinde die vom Thalamus
kommenden Signale in paralleler Weise in einer Vielzahl von Kompartimenten weiter
verrechnet werden. Dabei werden, bedingt durch die unterschiedlichen Antworteigenschaften der Neurone, zahlreiche verschiedene Merkmale des Retinabildes analysiert.
Inzwischen hat sich gezeigt, daß damit die vom Sehsystem geleistete Informationsverarbeitung keineswegs beendet ist, sondern daß vielmehr von der primären Sehrinde
aus noch zahlreiche weitere visuelle Areale aktiviert werden. Der folgende Abschnitt
gibt eine Übersicht über den weiteren Verlauf der Verarbeitung. Die Verarbeitungswege jenseits der primären Sehrinde sind vor allem bei Rhesusaffen gut untersucht, so
daß sich die nachfolgende Darstellung größtenteils auf diese Primatenart bezieht. Das
menschliche Sehsystem ist jedoch dem des Affen unter vielen Gesichtspunkten ähnlich, so daß wesentliche Erkenntnisse übertragen werden können.

5.3.3   Verarbeitungsströme im visuellen Cortex

Wie in Abbildung 5.10 dargestellt, enthält der *extrastriäre* visuelle Cortex (d.h. der
visuelle Cortex jenseits der primären Sehrinde) eine sehr große Zahl weiterer Areale.
Beim Rhesusaffen sind insgesamt inzwischen über 30 visuelle Areale beschrieben
worden (zur Übersicht s. Felleman & Van Essen, 1991; Merigan & Maunsell, 1993).
Diese Areale haben gewisse Organisationsprinzipien mit der primären Sehrinde gemeinsam – sie zeigen meist ebenfalls eine kolumnäre Organisation und genügen oft
auch dem erwähnten Prinzip der retinotopen Abbildung. Allerdings sind diese Areale
ausnahmslos kleiner als die primäre Sehrinde, da in ihnen die von der Retina kommende Information mit geringerer räumlicher Auflösung und dementsprechend unter Einsatz von weniger Neuronen analysiert wird. Im Gegensatz zur primären Sehrinde sind
diese Areale darüber hinaus eher auf die Analyse einzelner Arten von Objektmerkmalen spezialisiert, und zum Teil treten in ihnen auch noch komplexere Antworteigenschaften auf.

Interessanterweise findet nun die in der Retina und im Thalamus vorhandene Arbeitsteilung mit einem Parvo- und einem Magnosystem im extrastriären Cortex keine unmittelbare Entsprechung, da es zu Wechselwirkungen und Durchmischungen dieser beiden Verarbeitungspfade kommt. Trotzdem kann man auch hier von zwei großen, parallel verlaufenden Verarbeitungsströmen sprechen, von denen einer in den parietalen visuellen Cortex und der andere in den temporalen visuellen Cortex zieht (Abbildung 5.10A, auf dem Farbbogen, Seite III). Aus physiologischen Studien und der Untersuchung von Funktionsausfällen nach Läsionen in diesen Bereichen ist geschlossen worden, daß der *parietale Pfad* vor allem an der Analyse *räumlicher Beziehungen* zwischen Objekten und an der Bewegungsanalyse beteiligt ist. Der *temporale Pfad* spielt demgegenüber eher für die *Identifikation von Objekten*, sowie für die Analyse von Farben und Mustern eine Rolle. In Abbildung 5.10B ist die Lage verschiedener Areale, die an diesen beiden corticalen Verarbeitungswegen beteiligt sind, in vereinfachter Weise dargestellt. Abbildung 5.10C faßt die Fortsetzung der auf subcorticaler Ebene unterscheidbaren Magno- und Parvo-Kanäle, ihre Wechselwirkung in der Sehrinde und ihren Übergang in den parietalen und temporalen Pfad zusammen.

Wie im vorigen Abschnitt beschrieben, terminieren die aus dem Corpus geniculatum kommenden Axone in der vierten Cortexschicht der primären Sehrinde (die auch als *V1* bezeichnet wird). In verschiedenen *Unterschichten* dieser Eingangsschicht bleiben die magno- und parvozellulären Afferenzen zunächst immer noch getrennt: Erstere terminieren vor allem in einer Unterschicht, die als $4C\alpha$ bezeichnet wird, letztere enden zum größten Teil in der darunterliegenden Unterschicht $4C\beta$ (Abbildung 5.10C, Seite III). Der weitere Verlauf des *Magno-Pfades* führt dann weiter in die Unterschicht 4B. Von dort ziehen efferente Axone in das zweite visuelle Areal (*V2*), das die primäre Sehrinde gürtelförmig umgibt. Hier terminieren sie besonders in den sogenannten *dicken Streifen*, d.h. breiten Zonen im Areal V2, die sich durch eine hohe Cytochromoxidase-Aktivität auszeichnen und daher im Lichtmikroskop sichtbar gemacht werden können. Diese Zonen projizieren dann wiederum in das Areal *V5*, von wo aus die Information in verschiedene Areale des parietalen Cortex weiterverteilt wird (Abbildung 5.10C). Der *Parvo-Pfad* verläuft in V1 und V2 durch andere Kompartimente als der Magno-Verarbeitungsweg. Die Zellen der Unterschicht $4C\beta$ senden Axone in die oberhalb gelegenen Schichten 2 und 3, wo sich der Parvo-Pfad in zwei Routen spaltet. Zum einen werden hier *farbselektive* Zellen in den bereits erwähnten Blobs aktiviert, aber auch Neurone in den dazwischenliegenden Bereichen (die „Interblobs"), die vor allem Information über die *Form* von Objekten verarbeiten. Diese beiden Anteile – das Farb- und das Formsystem – sind über verschiedene Zonen innerhalb des Areals V2 (die „dünnen" cytochromoxidasehaltigen Streifen und die cytochromoxidasefreien „blassen" Streifen) dann mit dem Areal *V4* und schließlich mit verschiedenen Arealen des temporalen Cortex verbunden (Abbildung 5.10C).

Über diese komplizierte Abfolge von Verarbeitungsstufen wird die von den Ganglienzellen der Retina extrahierte Information in die corticalen Verarbeitungszentren verteilt. Tatsächlich ist das Bild, das wir heute von den corticalen Verarbeitungswegen haben, noch wesentlich komplexer als eben beschrieben. Zum einen verlaufen die anatomischen Projektionsbahnen in den genannten Verarbeitungswegen keineswegs nur in einer Richtung. Vielmehr sind fast alle Verbindungen zwischen den visuellen Cortexarealen *reziprok* angelegt. Darüber hinaus gibt es Durchmischungen und Wechselwirkungen der parallelen Verarbeitungspfade. Diese sind teilweise auch aus Abbildung 5.10c ersichtlich. Beispielsweise sind in der primären Sehrinde die Blobs auch mit den Schichten 4B und $4C\alpha$ verbunden, also mit Kompartimenten, die eigentlich nicht zum Parvo-Pfad, sondern zum Magno-System gehören. Darüber hinaus gibt es innerhalb des Areals V2 starke Querverbindungen zwischen den verschiedenen erwähnten Streifen-Systemen. Schließlich folgen auch die Rückprojektionen keineswegs immer der Aufteilung in die verschiedenen Verarbeitungspfade. So projiziert etwa das Areal V4 in alle drei Streifensysteme des Areals V2, insbesondere auch in die dem Magno-Pfad zugeordneten „dicken Streifen". Diese anatomischen Ergebnisse zeigen, daß es keine *strikte* Trennung der verschiedenen Verarbeitungswege auf corticaler Ebene gibt. Die Interaktion und Durchmischung der Verarbeitungskanäle führt dazu, daß sowohl der temporale als auch der parietale Pfad aus dem Parvo-System *und* dem Magno-System gespeist werden. Allerdings scheinen die funktionellen Beiträge asymmetrisch zu sein: Der temporale Cortex ist stärker vom Parvo-System kontrolliert, das für hochauflösendes Farb- und Formsehen zuständig ist und dementsprechend wichtige Beiträge zur Objektidentifikation leisten kann; der parietale Cortex wird dagegen stärker vom Magno-System beeinflußt, das vor allem zum Sehen von Bewegung und räumlicher Tiefe beiträgt und daher für die Analyse räumlicher Beziehungen zwischen Objekten große Bedeutung besitzt.

Insgesamt gilt jedoch – trotz der starken Verflechtung der Verarbeitungswege – als gesichert, daß es im extrastriären visuellen Cortex eine funktionelle Arbeitsteilung gibt, die vor allem auf das unterschiedliche Antwortverhalten der Neurone in den verschiedenen Arealen zurückzuführen ist. Gut untersuchte Beispiele für diese funktionelle Spezialisierung stellen die Areale V4, V5, MST und die inferotemporalen Areale dar (vgl. Abbildung 5.10B, C, Seite III). Die Zellen des Areals V4 zeigen eine ausgeprägte Farbempfindlichkeit, können aber die Bewegungsrichtung von Reizen nicht unterscheiden. Für die Areale V5 und MST gilt das Umgekehrte: Hier spielt die Objektbewegung für das Antwortverhalten der Neurone eine entscheidende Rolle, die Farbe der Reize wird dagegen „ignoriert". Die Neurone der inferotemporalen Areale schließlich haben typischerweise sehr große rezeptive Felder und können selektiv auf kompliziertere Konstellationen von Objektformen und -farben ansprechen. Die Verteilung der neuronalen Antworteigenschaften läßt den Schluß zu, daß die verschiedenen extrastriären Areale auf die Analyse unterschiedlicher Merkmalsklassen spezialisiert sind. Diese Annahme, die sich überwiegend auf Daten stützt, die am Sehsystem von Affen erhoben wurden, konnte inzwischen auch für den visuellen Cortex des Menschen bestätigt werden. Mit verschiedenen bildgebenden Verfahren ist es heute möglich, die Aktivierung von Hirnarealen beim Menschen zu untersuchen, ohne daß Mikroelektroden in das Gehirn eingeführt werden müssen (vgl. Kapitel 1, in diesem Band). Auf diese Weise konnten unter anderem, wie in Abbildung 5.11 (Seite V) schematisch gezeigt, die Areale V4 und V5 des menschlichen Sehsystems in ihrer Lage bestimmt und hinsichtlich verschiedener funktioneller Eigenschaften charakterisiert werden.

5.4   Neuronale Synchronisation und die Grundlagen der Gestaltwahrnehmung

Die im vorigen Abschnitt erörterten Befunde machen deutlich, daß jedes Objekt, das im Gesichtsfeld erscheint, zu einer Aktivierung von zahlreichen corticalen Arealen führt. Daraus ergibt sich, daß Objekte wahrscheinlich nicht durch das Feuern einzelner oder sehr weniger Neurone in der Hirnrinde repräsentiert werden, sondern durch ausgedehnte und über weite Bereiche verteilte Neuronenverbände – sogenannte *Assemblies*. Damit stellt sich jedoch die Frage, auf welche Weise große und hochgradig verteilte Neuronenpopulationen für die Bildung von Assemblies – und damit für die Bildung kohärenter Objektrepräsentationen – koordiniert werden können (weitere Details zu den im folgenden dargestellten Ergebnissen finden sich in Engel et al., 1993; Singer & Gray, 1995).

Dies führt uns – auf der physiologischen Ebene – zum einleitend diskutierten *Bindungsproblem* zurück. Die Integration der einzelnen Wahrnehmungsinhalte wird durch die parallele Architektur des Sehsystems offensichtlich beträchtlich erschwert. Wie Abbildung 5.10C, Seite III, zeigt, gibt es kein Areal im visuellen System, in dem alle Verarbeitungskanäle zusammenlaufen. Daher kann die Integration der verteilt verarbeiteten Information nicht durch zunehmende Konvergenz auf den obersten Stufen der Verarbeitungshierarchie erreicht werden – eine Vorstellung, die in den sechziger und siebziger Jahren in der Sinnesphysiologie eine große Rolle spielte (Abbildung 5.12A). Darüber hinaus wird die Lösung des Bindungsproblems dadurch erschwert, daß unter natürlichen Bedingungen ein Objekt niemals isoliert wahrgenommen wird, sondern stets in einen Hintergrund aus anderen Objekten eingebettet erscheint. Diese Objekte aktivieren ebenfalls in den verschiedenen visuellen Arealen merkmalssensitive Neurone. Die Analyse komplexer visueller Szenen erfordert daher in der Regel die Bildung *mehrerer* Assemblies in der Sehrinde, die jeweils eines dieser Objekte repräsentieren. Dies ist aber nur möglich, wenn ein Mechanismus zur Verfügung steht, der in der Vielzahl aktivierter Neurone selektiv diejenigen markiert, die auf ein und dasselbe Objekt antworten. Im folgenden soll ein Mechanismus diskutiert werden, der dem Sehsystem wahrscheinlich die Lösung dieses Problems erlaubt. Damit führt uns unser Rundgang durch die Architektur des Sehsystems zur zweiten der einleitend erwähnten Grundfunktionen zurück, nämlich zur neuronalen Codierung von *Relationen* zwischen Objektmerkmalen und zur *Segmentierung* von visuellen Szenen.

5.4.1   Vorschläge zur Lösung des Bindungsproblems

In theoretischen Arbeiten wurde vorgeschlagen, daß das Bindungsproblem durch einen *zeitlichen* Integrationsmechanismus gelöst werden könnte. Diesem Vorschlag zufolge könnten im Cortex verteilte Neurone durch eine *Synchronisation* ihrer Entladungen zu Assemblies zusammengeschlossen werden (Abbildung 5.12B). Diese zeitlichen Korrelationen sollten dabei mit einer Präzision von wenigen Millisekunden auftreten. Nach diesem *„Zeitcodierungsmodell"* wird die perzeptive Einheit gesehener Objekte durch das synchrone Feuern der entsprechenden merkmalssensitiven Zellen repräsentiert: Die zeitlichen Korrelationen, die innerhalb der Sehrinde auftreten, bilden die Zusammengehörigkeit der Merkmale eines Objektes ab. Dementsprechend sollte die Aktivität von Neuronen, die auf verschiedene Objekte antworten, *keine* solchen zeitlichen Korrelationen zeigen.

Der entscheidende Vorteil einer solchen zeitlichen Codierung liegt darin, daß sich die Desynchronisation verschiedener Assemblies dazu nützen läßt, um eine Segmentierung und Figur-Grund-Trennung zu erreichen. Wie in Abbildung 5.12B schematisch gezeigt, bleiben mehrere – durch verschiedene Objekte aktivierte – Assemblies tatsächlich unterscheidbar, da durch die zeitlichen Beziehungen eindeutig festgelegt werden kann, welche Teilmenge der aktiven Neurone jeweils zum selben Assembly gehört. Das Gesamtmuster der aktiven Zellen im visuellen System kann auf diese Weise

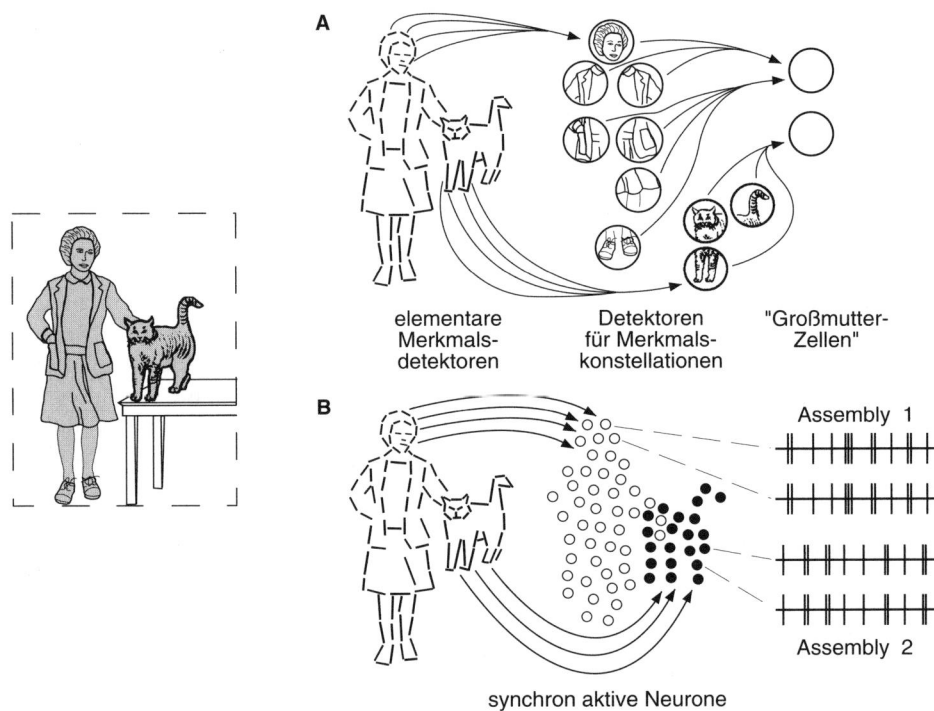

5.12 Modelle zur Lösung des Bindungsproblems. (A) Integration durch anatomische Konvergenz. Dieses Modell nimmt an, daß auf niedrigen Verarbeitungsebenen zunächst elementare Objektmerkmale wie etwa die Orientierung von Konturen detektiert werden. Durch progressive Konvergenz der Verschaltung gibt es auf höheren Ebenen der Verarbeitung dann Zellen mit zunehmend spezifischeren Antworteigenschaften. An der Spitze der Hierarchie stehen Neurone (die sogenannten „Großmutterzellen"), die als spezifische Detektoren für ganze Objekte – in diesem Fall für die Frau und ihre Katze – dienen. (B) Bindung von Objektmerkmalen durch neuronale Synchronisation. Das Zeitcodierungsmodell nimmt an, daß Objekte im visuellen Cortex durch Assemblies von synchron feuernden Neuronen repräsentiert werden. Im hier gezeigten Fall würden die Frau und ihre Katze durch jeweils ein solches Assembly neuronal dargestellt (durch offene und gefüllte Symbole angedeutet). Diese Assemblies bestehen aus Neuronen, die elementare Objektmerkmale detektieren. Die Zusammengehörigkeit der Merkmale wird dabei durch die zeitliche Korrelation zwischen den Neuronen eines Assemblies abgebildet (rechts). Diejenigen Neuronen, die zum selben Zellverband gehören, feuern nach der Zeitcodierungshypothese jeweils synchron. Zwischen den beiden Assemblies besteht jedoch keine feste zeitliche Beziehung.

eine für andere Hirnregionen bedeutsame innere Struktur erhalten, die zur Selektion von Antworten für die weitere Verarbeitung dienen kann.

Dieses Zeitcodierungsmodell scheint älteren Vorschlägen zur Lösung des Integrationsproblems überlegen zu sein. Einer klassischen Annahme zufolge sollten komplexe Objekte durch die Aktivität einzelner oder sehr weniger Neurone im Sehsystem repräsentiert werden (Abb. 5.12A). Solche Neurone, die außerordentlich komplizierte Antworteigenschaften besitzen müßten, um als spezifische Objektdetektoren zu dienen, könnten im Prinzip durch konvergente Verschaltung in den höheren Verarbeitungsebenen entstehen. Dies ist jedoch nach unserem heutigen Wissen über den Aufbau des Sehsystems unwahrscheinlich. Darüber hinaus hätte diese Art der Objektrepräsentation eine Reihe entscheidender Nachteile. Ein Problem besteht darin, daß es hier zu einer „kombinatorischen Explosion" bezüglich der Zahl der erforderlichen repräsentationalen Elemente kommt. Für jedes nur denkbare Objekt, das möglicherweise wahrgenommen werden könnte, würden nach dieser Hypothese neue Zellen in der Sehrinde benötigt. Damit wüchse jedoch die Zahl der Neurone, die für eine angemessene Repräsentation einer hochkomplexen Umwelt erforderlich wären, ins Astronomische. Das Zeitcodierungsmodell vermeidet diese kombinatorische Explosion, da hier im Prinzip dieselben Cortexneuronen durch bloße Änderung der Zeitbeziehungen zu neuen repräsentationalen Mustern kombiniert werden können.

5.4.2   Zeitliche Codierung im Sehsystem

In zahlreichen Arbeiten wurde inzwischen nachgewiesen, daß Neurone in corticalen und subcorticalen Zentren des Sehsystems tatsächlich ihre Aktionspotentiale mit einer Präzision im Millisekundenbereich synchronisieren können (zur Übersicht s. Engel et al., 1993; Singer & Gray, 1995). Im folgenden sollen in aller Kürze Ergebnisse zusammengefaßt werden, die darauf hinweisen, daß diese zeitlichen Korrelationen tatsächlich eine Rolle für die perzeptive Integration spielen und damit für die Segmentierungsleistungen des Sehsystems von großer Bedeutung sind. Diese Ergebnisse wurden vor allem am Sehsystem von Katzen und Affen erzielt, können aber sehr wahrscheinlich auf das menschliche Gehirn übertragen werden, da sich hier durch Ableitung von Hirnströmen mit Hilfe des EEGs ähnliche Synchronisationsphänomene nachweisen lassen.

Nach der Zeitcodierungshypothese muß eine Bindung neuronaler Antworten innerhalb retinotop geordneter visueller Areale stattfinden, um die Zusammengehörigkeit von Objektteilen darzustellen, die sich an verschiedenen Stellen im Gesichtsfeld befinden. Darüber hinaus muß die neuronale Synchronisation über sehr große Entfernungen möglich sein, um eine Bindung zwischen visuellen Arealen herbeizuführen, die unterschiedliche Objektmerkmale analysieren. Dies ist erforderlich, um Objekte hinsichtlich ihrer verschiedenen Merkmale vollständig zu repräsentieren. Beide Voraussagen konnten inzwischen experimentell bestätigt werden. Im Sehsystem von Katzen und Affen wurde von verschiedenen Arbeitsgruppen gezeigt, daß räumlich verteilte Neurone innerhalb einzelner corticaler Areale bei visueller Reizung ihre Entladungen synchronisieren können. Darüber hinaus konnte nachgewiesen werden, daß zeitliche Korrelationen auch über die Grenzen einzelner visueller Areale hinweg auftreten und etwa zwischen der primären Sehrinde und dem Areal V2 zu finden sind. Interessanterweise tritt eine Synchronisation auch zwischen Arealen in verschiedenen Hemisphären auf. Nach dem oben erörterten Verlauf der Sehbahn ist diese Art der Synchronisation erforderlich, um Objekte zu repräsentieren, deren retinales Bild sich über die Mittellinie des Gesichtsfeldes erstreckt. In all den genannten Fällen wird die Synchronisation wahrscheinlich durch Verbindungen auf corticaler Ebene und nicht durch sich verzweigende Afferenzen aus dem Thalamus vermittelt.

In einer Reihe von Experimenten, die für eine Bestätigung des Zeitcodierungsmodells besondere Aussagekraft besitzen, konnte gezeigt werden, daß diese zeitlichen Korrelationen nicht in immer gleicher Weise auftreten, sondern durch die Konfiguration der gezeigten visuellen Reize modulierbar sind. Diese Experimente belegen, daß hierbei tatsächlich diejenigen Gestaltkriterien eine Rolle spielen, die auf psychologischer Ebene zur Figur-Grund-Trennung und Objektunterscheidung eingesetzt werden. Abbildung 5.13 gibt ein Beispiel für diese Reizabhängigkeit der neuronalen Synchro-

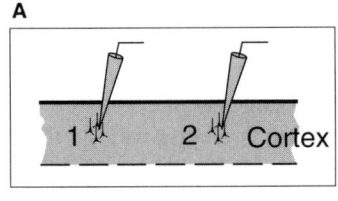
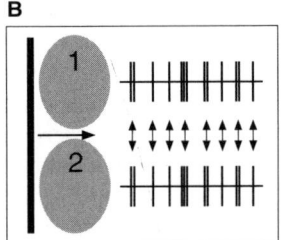
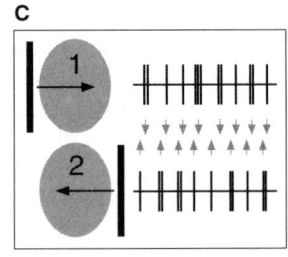

5.13 Die Synchronisation von Neuronen in der Sehrinde hängt von der Konfiguration der visuellen Reize ab. Das Schema zeigt ein typisches Experiment, in dem mit zwei Mikroelektroden aus dem visuellen Cortex eines Versuchstieres abgeleitet wird (A). Die Neuronen können dann mit verschiedenen einfachen Reizkonfigurationen aktiviert werden. (B) Bietet man ein einziges kohärentes Objekt an (in diesem Fall ein durchgehender vertikaler Lichtbalken, der über die rezeptiven Felder bewegt wird), so feuern die Zellen an den beiden Elektroden synchron (Pfeile). (C) Stimuliert man die gleichen Neurone dagegen mit zwei verschiedenen Objekten (z.B. zwei kleineren balkenförmigen Lichtreizen, die sich in verschiedene Richtungen bewegen), so feuern die Zellen nicht mehr synchron. Man beachte die Versetzung der Pfeilspitzen gegeneinander.

nisation. Wie in der Abbildung gezeigt, feuern die Neurone im visuellen Cortex nur dann stark korreliert, wenn sie tatsächlich auf dasselbe Objekt antworten. Werden die Zellen dagegen durch verschiedene Reize aktiviert, so wird die zeitliche Kopplung schwächer oder verschwindet sogar vollständig. Diese Ergebnisse legen die Schlußfolgerung nahe, daß die Synchronisation tatsächlich einen dynamischen Bindungsmechanismus darstellt, der die Bildung von Assemblies in flexibler Weise ermöglicht.

Von besonderem Interesse ist natürlich die Frage, ob die beobachteten Synchronisationsphänomene auch funktionell relevant sind. Die erwähnten Experimente zeigen ja lediglich, daß im Sehsystem der untersuchten Tierarten die Voraussetzungen für die Etablierung zeitlicher Bindungen gegeben sind. Sie liefern aber noch keinen Beleg dafür, daß den zeitliche Korrelationen eine kausale Relevanz zukommt und daß sie vom Gehirn tatsächlich in der Weise genutzt werden, wie es das Zeitcodierungsmodell vorhersagt. Inzwischen gibt es jedoch zumindest bei der Katze Hinweise darauf, daß die Synchronisation in der Sehrinde mit den Wahrnehmungsleistungen des Tieres korreliert und zeitliche Beziehungen zwischen neuronalen Antworten für die corticale Verarbeitung sehr wohl wesentlich sind. Hierfür sprechen Ergebnisse aus Untersuchungen, die an Katzen mit einer Fehlstellung der Augen – einem konvergenten Schielen – durchgeführt worden sind (Abbildung 5.14, Seite IV).

Menschen und Tiere mit dieser Störung bevorzugen häufig eines der beiden Augen für die aktive Fixation. Die Wahrnehmung durch das nichtfixierende Auge wird dagegen mehr oder weniger dauerhaft unterdrückt, was zu einer als *Schielamblyopie* bezeichneten Störung führt. Zu den Symptomen dieser Schielamblyopie gehören unter anderem eine herabgesetzte Sehschärfe des betroffenen Auges, räumliche Verzerrungen des subjektiven Wahrnehmungsbildes sowie charakteristische Störungen der Mustererkennung, die besonders bei der Betrachtung feiner Details auftreten. Zumindest einige dieser Defizite lassen sich im Sinne einer gestörten perzeptuellen Integrationsfähigkeit interpretieren und deuten auf eine Beeinträchtigung neuronaler Bindungsmechanismen hin. Die physiologische Untersuchung ergab Hinweise darauf, daß diese Defizite tatsächlich auf eine Störung der intracorticalen Interaktionen zurückgehen. Wie in Abbildung 5.14 (Seite IV) dargestellt, fand man bei Tieren mit Schielamblyopie hinsichtlich der Synchronisation deutliche Unterschiede zwischen Zellen, die vom normalen Auge innerviert werden, und Neuronen, die ihre Afferenzen vom amblyopen Auge erhalten. Zwischen letzteren finden sich nur sehr selten zeitliche Korrelationen. Die Antworten von Neuronen, die vom nichtamblyopen Auge aktiviert wurden, zeigen dagegen eine normale Synchronisation. Daraus läßt sich schließen, daß das bei Schielern auftretende Wahrnehmungsdefizit in der Tat mit einer selektiven Störung der intracorticalen Interaktionen einhergeht. Dies wiederum belegt aber auf indirekte Weise, daß eine Synchronisation corticaler Neurone für den Aufbau normaler Objektrepräsentationen notwendig und damit sehr wahrscheinlich für die perzeptive Integration funktionell relevant ist.

5.5   Ausblick: Auf dem Weg zu einer Theorie der Wahrnehmung

Die in diesem Kapitel vorgestellten anatomischen und physiologischen Erkenntnisse lassen erwarten, daß die einleitend diskutierten Grundfunktionen des visuellen Systems – Merkmalsanalyse und Segmentierung – in absehbarer Zeit relativ befriedigend erklärt werden können. Die vom Sehsystem durchgeführte Analyse von Objektmerkmalen beruht darauf, daß Neuronen in verschiedenen corticalen Arealen in spezifischer Weise ihren Aktivitätszustand verändern und dadurch das jeweilige Merkmal neuronal repräsentieren. Hierbei spielt die *durchschnittliche Frequenz* der Aktionspotentiale, die bei Reizung von einem Neuron gefeuert werden, eine entscheidende Rolle: Je mehr das detektierte Objektmerkmal den Präferenzen des Neurons entspricht, desto höher ist die Zahl der Entladungen pro Zeiteinheit. Die Bindung der Merkmale zu perzeptiven Gestalten wird demgegenüber wahrscheinlich durch eine andere Eigenschaft neuronaler Aktivitätsmuster zum Ausdruck gebracht: Wie dargestellt, deuten eine Reihe von Ergebnissen darauf hin, daß hierfür die *zeitlichen Beziehungen* zwischen den Entladungen der beteiligten Neurone ausschlaggebend sind und daß die Synchronisation corticaler Neurone das physiologische Korrelat für den Prozeß der Gestaltbildung darstellt.

Am Ende dieses Kapitels scheint der Hinweis angebracht, daß auch die Klärung der neuronalen Grundlagen von Merkmalsanalyse und Merkmalsbindung selbstverständlich noch keineswegs ausreicht, um eine vollständige Theorie der visuellen Wahrnehmung zu liefern. In einer solchen umfassenden Theorie müssen zahlreiche weitere Leistungen und Prozesse Berücksichtigung finden, die hier nicht besprochen werden konnten. Hier wäre die *sensomotorische Integration* zu nennen, also das Zusammenwirken sensorischer und motorischer Systeme bei der Verhaltenssteuerung. Dieser Problemkomplex umfaßt beispielsweise die Rolle der Augenbewegungen und die Frage, wie Sinneseindrücke über sukzessive Fixationsepisoden hinweg – trotz ständiger Veränderung des Retinabildes – gebunden werden können. Hierzu gehört aber auch der generelle Handlungsbezug der Wahrnehmung und das Problem, wie sensorische Information zur Steuerung von komplexen Handlungssequenzen eingesetzt wird (vgl. dazu Müsseler, Aschersleben & Prinz, Kapitel 9, in diesem Band).

In engem Zusammenhang mit der Leistung sensorischer Systeme stehen darüberhinaus natürlich *Gedächtnisprozesse*. Ohne die Leistungen von Kurzzeit- und Langzeitgedächtnis wäre Wahrnehmung im vollen Sinne des Wortes schlicht undenkbar, da die Möglichkeit fehlen würde, Sinneseindrücke über längere Zeit zu speichern oder zu erinnern. Sensorische Information könnte bestenfalls unmittelbar zur Erzeugung von

Reflexen genutzt werden, es wäre aber unmöglich, diese über Ereignissequenzen hinweg zu integrieren, und darüber hinaus wäre jede Erkennung von Objekten und Ereignissen ausgeschlossen, da keine Schemata oder Objektprototypen zur Verfügung stehen würden (vgl. Goschke, Kapitel 10, sowie Menzel & Roth, Kapitel 7, in diesem Band). Schließlich spielt der Prozeß der *Aufmerksamkeit* eine außerordentliche Rolle für die visuelle Wahrnehmung (vgl. Eimer, Kapitel 8, in diesem Band). Nach der Lektüre des vorliegenden Kapitels könnte man den Eindruck gewinnen, daß das Sehsystem die gesamte ihm angebotene Information aufnimmt und ohne die Möglichkeit einer selektiven Steuerung oder Auswahl weiterleitet. Diese Schlußfolgerung wäre völlig unzutreffend – Wahrnehmung ist ein aktiver und konstruktiver Prozeß, in dem Information stark selektiert und den Erfordernissen der Verhaltenssituation entsprechend aufgenommen wird. Aufmerksamkeitsprozesse, die für diese Selektion wichtig sind, haben daher auch für die Merkmalsbindung und die Figur-Grund-Trennung große Bedeutung. Insgesamt machen diese Erörterungen deutlich, daß *Sehen* keinesfalls eine Leistung ist, die vom visuellen System allein erbracht wird. Vielmehr sind hier Interaktionen und ständiger Signalaustausch mit anderen neuronalen Systemen erforderlich.

Abschließend sei angemerkt, daß eine Theorie der Wahrnehmung letztlich auch die Frage des *subjektiven Erlebens* einbeziehen muß (vgl. Flohr, Kapitel 13, in diesem Band). Zunächst führt die Erforschung der Sinnessysteme und ihrer Leistungen zu einer Beschreibung der neuronalen *Korrelate* von subjektiv-psychologischen Vorgängen, wie etwa der Gestaltbildung oder der Figur-Grund-Unterscheidung. Unklar ist jedoch, wie auch der Erlebnisaspekt unserer Wahrnehmung in eine solche Theorie abgebildet werden kann. Zu fragen bleibt, auf welche Weise eine neurobiologische Wahrnehmungstheorie der Tatsache Rechnung tragen kann, daß uns Wahrnehmungseindrücke *bewußt* werden und daß (zumindest beim Menschen) dieser subjektive Charakter gerade eines der kennzeichnenden Merkmale von Wahrnehmungsvorgängen darstellt (vgl. dazu Teil V in diesem Band).

Danksagung. Der Autor dankt Herrn Prof. Dr. Wolf Singer und Herrn PD Dr. Leo Peichl für die kritische Durchsicht des Manuskripts.

Literatur

Engel, A. K.; König, P.; Singer, W. *Bildung repräsentationaler Zustände im Gehirn.* In: *Spektrum der Wissenschaft* September 1993, S. 42–47.

Felleman, D. J.; Van Essen, D. C. *Distributed Hierarchical Processing in the Primate Cerebral Cortex.* In: *Cerebral Cortex* 1 (1991) S. 1–47.

Hubel, D. H. *Auge und Gehirn. Neurobiologie des Sehens.* Heidelberg, Berlin, Oxford (Spektrum Akademischer Verlag) 1989.

Kandel, E. R.; Schwartz, J. H.; Jessell, T. M. *Neurowissenschaften. Eine Einführung.* Heidelberg, Berlin, Oxford (Spektrum Akademischer Verlag) 1996.

Merigan, W. H.; Maunsell, J. H. R. *How Parallel Are the Primate Visual Pathways?* In: *Annual Review of Neuroscience* 16 (1993) S. 369–402.

Nicholls, J. G.; Martin, A. R.; Wallace, B. G. *Vom Neuron zum Gehirn. Zum Verständnis der zellulären und molekularen Funktion des Nervensystems.* Stuttgart (G. Fischer) 1995.

Peichl, L. *Prinzipien der Bildverarbeitung in der Retina der Säugetiere.* In: *Biologie in unserer Zeit* 22/1 (1992) S. 45–53.

Rock, I.; Palmer, S. *Das Vermächtnis der Gestaltpsychologie.* In: *Spektrum der Wissenschaft* Februar 1991, S. 68–75.

Shepherd, G. M. *Neurobiologie.* Berlin (Springer) 1993.

Singer, W.; Gray, C. M. *Visual Feature Integration and the Temporal Correlation Hypothesis.* In: *Annual Review of Neuroscience* 18 (1995) S. 555–586.

Wässle, H.; Boycott, B. B. *Functional Architecture of the Mammalian Retina.* In: *Physiological Reviews* 71 (1991) S. 447–480.

Zeki, S. *A Vision of the Brain.* Oxford (Blackwell Scientific Publ.) 1993.

6. Prinzipien der Wahrnehmung: Auditorische Systeme

Wolfgang Walkowiak

6.1 Einleitung

Über den Gehörsinn erschließt sich uns die Welt des Schalls. Schallereignisse können zu völlig indifferenten Hörempfindungen führen, die z.B. als Lärm erlebt, aber auch als äußerst bedeutungsvolle Eindrücke wahrgenommen werden, nämlich Sprache und Musik. Die Sprache dient nicht allein der Kommunikation, die auch mit averbalen Signalen, wenn auch in eingeschränkterer Form, möglich wäre, wie das Beispiel der Singvögel oder der Primaten zeigt. Gesprochene Sprache ist eine der Grundlagen für kognitive Leistungen; sie ist bedeutsam für Abstraktion, die Benennung, Darstellung und Repräsentation von Gedanken und Konzepten. Auch die Musik ist abstrakt, gleichzeitig ist sie aber in der Lage, die Gefühlslage der Menschen stärker zu beeinflussen als jedes andere künstlerische Medium.

Der Ausfall der Hörfunktion hat für Betroffene zum Teil größere Folgen als eine Erblindung. So haben Ertaubte große Probleme, soziale Kontakte in gewohnter Weise zu pflegen. Der Verlust des Gehörs im Kindesalter vor dem Spracherwerb wirkt sich auf die Entwicklung der Psyche und der Intelligenz in der Regel sehr negativ aus. Bevor ein Kind lesen lernt, erhält es über die gesprochene Sprache sehr viele Informationen. Die Bedeutung und Leistungsfähigkeit der akustischen Informationsübertragung erschließt sich auch leicht bei einem Vergleich eines Telefonats mit einer Fax-Sendung, die ja beide über das gleiche elektronische Medium erfolgen. Die Tatsache, daß Tonaufzeichnungen (z.B. Musik auf Schallplatten) leicht ohne Bilder auskommen, Videoaufzeichnungen jedoch schlecht ohne Ton, erhellt ebenfalls die Bedeutung des Gehörs für den Menschen.

Die herausragende Stellung des Hörsinns erstaunt angesichts der Tatsache, daß das Ohr dasjenige Sinnesorgan mit den wenigsten Sinneszellen ist, über das der Mensch verfügt. Dies ist ein deutlicher Hinweis darauf, daß dem Ohr ein äußerst leistungsfähiger Analyseapparat nachgeschaltet sein muß. Durch komplexe, hintereinander (seriell, hierarchisch) und gleichzeitig (parallel) ablaufende Prozesse führt das Hörsystem eine ganze Reihe von Verarbeitungsschritten aus, die zu präkognitiven und kognitiven Leistungen führen. Hierzu gehören beispielsweise die Wahrnehmung der Lautstärke, die Lokalisation eines Schallereignisses im Raum, die Frequenz- bzw. Tonhöhenunterscheidung, die Kombination von Tönen und Klängen zu Melodien sowie das Zusammenfügen von Lautstrukturen zu bedeutungsvollen Wörtern und Sätzen.

In ihren Anfängen gingen die physiologische Akustik und die Psychoakustik von der Vorstellung einer *passiven Informationsaufnahme* durch den Hörsinn aus. Daher stand die Analyse des peripheren Gehörs als eines passiven Filtersystems im Vordergrund. Vielfach waren es zuerst Physiker, Mathematiker und Ingenieure, die Modellvorstellungen über die Funktionsweise des Ohres entwickelten. Als Aufgabe des Gehirns wurden daher die Verschärfung der Wahrnehmungsleistungen und die Kombination einzelner Komponenten zu komplexen Wahrnehmungen angesehen. Die klassischen Modellvorstellungen gipfelten in seriell-hierarchischen Detektorkonzepten. Man ging dabei von der Annahme aus, daß das Ohr als peripheres Filtersystem die für den Empfänger wichtigen Signale durchläßt und in einer Reihe von hintereinander angeordneten Schritten die Information herausgearbeitet wird. An der Spitze dieser Prozesse steht ein Detektor, der bestimmte Eigenschaften des Signals erkennt.

Durch immer leistungsfähigere, interdisziplinär angewandte Untersuchungsmethoden der Biophysik, Biochemie, Neuroanatomie, Elektrophysiologie, Psychophysik und Neurolinguistik, durch theoretische Modellierungen sowie nicht zuletzt durch die neuen bildgebenden Verfahren hat sich aber auch hier das Bild von einer „Informationsverarbeitung" gewandelt. Heute wird der Prozeß des Hörens als ein strukturierender, *bedeutungsgenerierender* Vorgang angesehen, bei dem Ohr und Gehirn zusammen aktiv die Hörempfindung hervorbringen. Sowohl die Analyse einfacher Schallsignale als auch die komplexer akustischer Situationen (Szenarien) wird entsprechend der Eigenschaften des gesamten Hörsystems durchgeführt. Diese werden durch die Struktureigenschaften und Gesetzmäßigkeiten des schallanalysierenden Apparates, seine individuelle, ontogenetische Vorgeschichte und seinen emotionalen Status bestimmt.

Die Beschreibung des Hörsystems und der Mechanismen der Verarbeitung von Schallereignissen erfolgt aus pragmatischen Gründen anhand der aufsteigenden Stationen der Hörbahn. Dies darf jedoch nicht den Eindruck erwecken, daß die Hörbahn ausschließlich seriell-hierarchisch organisiert sei. Vielmehr stellt die parallel-distributive Verarbeitung ein anderes wesentliches Prinzip dar. Beide Prinzipien durchdringen sich. Weiterhin muß bedacht werden, daß zwischen nahezu allen Kerngebieten der Hörbahn reziproke Verbindungen bestehen. Mit Ausnahme der Peripherie und der unteren Stationen ist über die Bedeutung des efferenten Systems allerdings wenig bekannt.

Aufbauend auf einer kurzen Einführung in die physikalischen Grundlagen der Akustik werden im folgenden zunächst die anatomischen Grundlagen des Gehörorgans und die physiologischen Mechanismen der Schallwahrnehmung vorgestellt. Die Ausführungen zu den peripheren Anteilen der Hörbahn nehmen einen relativ breiten Raum ein. Dies hängt einerseits damit zusammen, daß gerade in diesem Bereich die Kenntnisse in den letzten Jahren sehr zugenommen haben. Andererseits zeigt sich bereits hier sehr deutlich, daß dem Organismus selbst eine aktive Rolle bei der Verarbeitung von Schallsignalen zukommt. Als nächstes schließt sich die Darstellung der zentralen Anteile der Hörbahn an. Den Abschluß dieses Kapitels bilden Abschnitte über die Rolle des Cortex bei der Wahrnehmung von Sprache und beim Sprechen sowie bei der Verarbeitung von Musik.

6.2   Physikalische Voraussetzungen und Grundlagen

Schall entsteht durch Molekülschwingungen eines elastischen Stoffes (Luft, Wasser, Knochen etc.), die durch einen schwingenden Festkörper (z.B. Stimmgabel, Saiten eines Musikinstruments, Stimmbänder des Kehlkopfes) ausgelöst werden. Die schwingenden Teilchen übertragen ihre Energie auf benachbarte Moleküle, wodurch sich der Schall wellenförmig fortpflanzt. Genaugenommen handelt es sich um Druckschwankungen, die sich im Raum ausbreiten, da die oszillierenden Körper gegenüber dem ruhenden Medium jeweils einen Über- bzw. Unterdruck des schallübertragenden Mediums erzeugen. Die Ausbreitungsgeschwindigkeit einer Schallwelle beträgt in der Luft ca. 340 m pro Sekunde, im Wasser ca. 1 400 m pro Sekunde.

Die Dauer einer einzelnen Schwingung ist die Periodendauer (*T*), aus der sich die *Frequenz (= Tonhöhe; f)* errechnen läßt:

$$f = 1/T.$$

Neben der Frequenz sind Schallereignisse durch ihre *Amplitude* gekennzeichnet – die Größe der Auslenkung des Teilchens aus seiner Ruhelage. Gemessen wird sie lokal an einem bestimmten Ort oder bezogen auf eine bestimmte Fläche im Schallfeld als *Schallintensität* (*I*) bzw. als *Schalldruck* (*p*). Die Maßeinheit für den Druck ist Pascal (1 Pa = 1 Newton pro Quadratmeter). Aus dem oben Gesagten ergibt sich, daß es sich beim Schalldruck um einen Wechseldruck handelt; daher wird üblicherweise der Effektivwert (p_{eff}) des Druckes

$$p_{\text{eff}} = \frac{p_{\max}}{\sqrt{2}}$$

angegeben. Zwischen Schallintensität und Schalldruck besteht folgende Beziehung:

$$I = \frac{p_{\text{eff}}^2}{p\,c} \, ,$$

wobei *p* die Dichte des Schallmediums und *c* die Schallgeschwindigkeit ist. Das Produkt aus Dichte und Schallgeschwindigkeit ist die Schallkennimpedanz, die dem Schallwellenwiderstand gleichzusetzen ist. Sie ist insbesondere beim Übergang einer Schallwelle von einem Medium in das andere von Bedeutung.

Die absolute Hörschwelle des Menschen liegt bei einer Schallintensität von 10^{-12} Watt pro Quadratmeter, das entspricht einem effektiven Schalldruck von 20μPa, die obere Grenze ist bei etwa 1 Watt pro Quadratmeter erreicht. Der Arbeitsbereich des menschlichen Gehörs überstreicht also 12 Zehnerpotenzen. Da der Umgang mit den Absolutwerten unpraktikabel ist, verwendet man Verhältniszahlen. Als Bezugsschalldruck (p_0) wurde willkürlich die durchschnittliche Schwelle bei 1 kHz gewählt, die bei 20μPa liegt. Mit diesem Wert werden alle anderen Schalldrucke (p_x) verglichen. Außerdem transformiert man, entsprechend einem Vorschlag von A. G. Bell, den Quotienten logarithmisch (dekadischer Logarithmus), die Maßeinheit ist das Dezibel (dB), so daß sich für den Schallintensitätspegel

$$L = 10 \log_{10} \frac{I_x}{I_0} [\text{dB}]$$

und, da $I \approx p_{\text{eff}}^2$, für den Schalldruckpegel

$$L = 20 \log_{10} \frac{p_x}{p_0} [\text{dB}]$$

ergeben. Da die Werte auf einen Referenzdruck bezogen sind, fügt man der Maßeinheit den Zusatz SPL (*Sound Pressure Level*) an.

Der Mensch hört Frequenzen von durchschnittlich 20 Hz bis 16 kHz. Im Vergleich hierzu umfaßt der Hauptsprachbereich lediglich Frequenzen von etwa 200 Hz bis 5 kHz. Der Tonumfang der menschlichen Stimme reicht von ca. 80 Hz (Baß) bis ca. 1 kHz (Sopran), der eines Klaviers von 27,5 bis 4 186 Hz. Der Hörbereich nimmt mit zunehmendem Alter ab. Innerhalb des Hörbereichs ändert sich Schwelle für die Auslösung einer Hörempfindung (Hörschwelle) in Abhängigkeit von der Frequenz in charakteristischer Weise (Abbildung 6.1). Die größte Empfindlichkeit besitzt das menschliche Ohr im Bereich von 2 bis 4 kHz. Auch die subjektive Wahrnehmung der Lautstärke weist diese Frequenzabhängigkeit auf. Kurven gleicher Lautstärkepegel (Maßeinheit: Phon) erhält man dadurch, daß man Versuchspersonen Testtöne unterschiedlicher Frequenz mit einem Normton von 1 kHz subjektiv vergleichen läßt. Diese muß den Testton dann jeweils gleich laut wie den Normton einstellen.

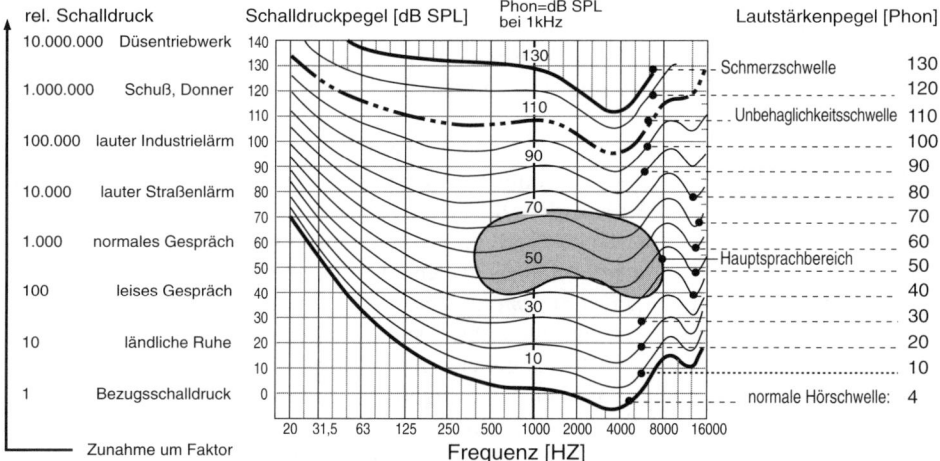

6.1 Kurven gleicher Lautstärkepegel (Isophone). Neben dem Schalldruckpegel sind der relative Schalldruck und die Pegel für typische Schallereignisse, Empfindungsschwellen und der Hauptsprachbereich angegeben (nach Zenner, 1994).

6.3 Der Bau des Ohres

Das Ohr der Säugetiere gliedert sich in drei Abschnitte: das äußere Ohr, das Mittelohr und das Innenohr (Abbildung 6.2A, siehe Farbtafel Seite VI). Die eigentlichen Hörrezeptoren finden sich im Innenohr in der Schnecke (*Cochlea*; Abbildung 6.2B). Bevor die Schallwellen die Sinneszellen erreichen, passieren sie eine Reihe von Hilfsstrukturen. Das äußere Ohr, das beim Menschen aus der Ohrmuschel, dem Ohrläppchen und dem äußeren Gehörgang besteht, wirkt als Schallfänger. Auch der Schädel, der Hals und der Rumpf verändern den Schall und tragen zur besseren Analyse bei. Bei vielen Säugetieren kann die Ohrmuschel durch mimische Muskeln bewegt werden, beim Menschen ist diese Funktion jedoch weitgehend verloren gegangen.

Von der Ohrmuschel gelangen die Schallwellen über den äußeren Gehörgang zum *Trommelfell* (Tympanum), welches das äußere Ohr gegen die *Paukenhöhle* des Mittelohres abschließt. Über die *Eustachische Röhre* (Tuba auditiva) kann die Paukenhöhle – beispielsweise beim Schlucken – unterschiedlichen Druckverhältnissen angepaßt werden. Das Trommelfell ist eine straff aufgehängte, äußerst dünne Membran, die durch die Druckschwankungen des Luftschalls in Schwingungen versetzt wird. Diese werden von den hintereinander angeordneten Gehörknöchelchen zum Innenohr weitergeleitet. Säugetiere besitzen drei Gehörknöchelchen: *Hammer* (Malleus), *Amboß* (Incus) und *Steigbügel* (Stapes), welche durch kleine Bänder an den Wänden des Mittelohres in der Schwebe gehalten werden. Zudem sind sie so konstruiert, daß sie nahezu schwerelos um ihren Schwerpunkt schwingen können. Zwei kleine Muskeln beeinflussen die Schwingungseigenschaften der Gehörknöchelchen. Der vom fünften Hirnnerven (Nervus trigeminus) innervierte Musculus tensor tympani setzt am Hammerstiel an. Der Musculus stapedius greift am Steigbügel an und wird vom siebten Hirnnerven, dem Nervus facialis, versorgt. Beide Muskeln üben eine Schutzfunktion aus. Bei lauten Schallereignissen kontrahieren sie sich reflexartig und verändern dadurch sowohl die Spannung des Trommelfells als auch die Übertragungsamplitude der Gehörknöchelchenkette. Insbesondere niederfrequente Schallereignisse (< 2 kHz) werden abgeschwächt, wodurch eine Verbesserung der Wahrnehmung höherfrequenter Anteile erreicht wird. Der Reflex ist allerdings zu langsam, um vor explosionsartigem Schall zu schützen.

Das Innenohr besteht aus dem *häutigen Labyrinth*, das in das sehr harte, knöcherne Felsenbein (*knöchernes Labyrinth*) eingelagert ist. Es setzt sich aus bläschenartigen Erweiterungen, dem *Vestibulum*, den *Bogengängen* und dem Schneckengang, dem *Ductus cochlearis* (Abbildung 6.2B,C, Seite VI, VII), zusammen, in dem das eigentliche Gehörorgan, das *Cortische Organ*, liegt. Knöchernes und häutiges Labyrinth sind durch einen mit Flüssigkeit, der *Perilymphe*, gefüllten Raum getrennt. Das Vestibularorgan ist das Gleichgewichtsorgan. Es umfaßt den *Sacculus* und den *Utriculus*, die im Vestibulum liegen, und die von dort abgehenden drei Bogengänge (Canales semicirculares). Der Ductus cochlearis ist bei den Säugetieren in einem Teil des knöchernen Labyrinths eingelagert, der aufgrund seiner Form als Schnecke (*Cochlea*) bezeichnet wird. Die Länge der Cochlea ist artspezifisch, beim Menschen erreicht sie zweieinhalb Windungen. Zum Mittelohr hin öffnet sich das knöcherne Labyrinth über zwei Fenster: In das ovale Fenster greift der Fuß des Stapes, das runde Fenster ist durch eine dünne Membran abgedeckt.

6.4   Die Cochlea

Die Cochlea ist in drei flüssigkeitsgefüllte Abteilungen gegliedert, was in einem Querschnitt durch die Cochlea gut erkennbar ist (Abbildung 6.2B,C). Die dorsale *Scala vestibuli* und die ventrale *Scala tympani* gehören zum *perilymphatischen* System und stehen an der Spitze der Cochlea über das Helicotrema miteinander in Verbindung. Der mit Flüssigkeit (*Endolymphe*) gefüllte Ductus cochlearis (*Scala media*) ist dorsal durch die sehr dünne *Reissnersche Membran* und ventral durch die *Basilarmembran* gegen die beiden Perilymphräume abgegrenzt; lateral ist er direkt an die Knochenwand angelagert, medial setzt er an einer vorspringenden Knochenleiste, der Lamina spiralis, an. Die laterale Wand ist verdickt und von zahlreichen Blutkapillaren durchzogen

(Stria vascularis). Der von der Reissnerschen Membran und der Basilarmembran umschlossene Raum wird auch als Skalentrennwand oder cochleäre Trennwand (*cochlear partition*) bezeichnet. Der Basilarmembran sitzt das eigentliche Gehörorgan, das Cortische Organ, auf, welches nach seinem Entdecker, Alfonso Graf von Corti (1822–1876), benannt ist (Abbildungen 6.2B und 6.3, Seite VIII). Im Bereich des Cortischen Organs besteht die ansonsten ebenfalls sehr dünnschichtige Basilarmenbran aus den hohen, zylinderförmigen „Hensenschen Zellen", welche die Sinneszellen (Haarzellen) umschließen. Diese werden wiederum von den „Deitersschen Stützzellen" getragen (Abbildung 6.3B). Äußere und innere „Pfeilerzellen" sind so angeordnet, daß sie den Cortischen Kanal zwischen sich freilassen und eine Reihe innerer Haarzellen von mehreren Reihen äußerer Haarzellen abtrennen. In der stapesnahen Basalwindung der Schnecke finden sich drei Reihen äußerer Haarzellen (Abbildung 6.3A), in den folgenden Windungen können eine vierte und fünfte Reihe hinzutreten.

Die langgestreckten, zylindrischen äußeren Haarzellen tragen an ihrer Oberfläche „Härchen", die *Stereocilien*, die in mehreren Reihen V- oder W-förmig angeordnet sind (Abbildung 6.3A); die äußeren sind wiederum länger als die inneren. Daher weisen die Sinneszellen eine eindeutige Polarisierung in ihrer Struktur auf. Die Stereocilien (Durchmesser 0,2–0,8μm) enthalten parallel angeordnete Proteinfilamente, untereinander mittels Fimbrin vernetzte Actin-Filamente, die in der Sinneszelle mittels einer besonderen Struktur verankert sind. Diese Kultikularplatte besteht im wesentlichen ebenfalls aus Actin. Immunhistochemisch läßt sich auch ein weiteres Proteinfilament, nämlich Myosin nachweisen. Unterhalb ihrer Zellmembran besitzen die äußeren Haarzellen ein Netzwerk aus sich scherengitterartig kreuzenden Actin-Filamenten, die in regelmäßigen Abständen an der Zellmembran angeheftet sind. Die Verbindung wird möglicherweise über ein Spectrin-ähnliches Protein hergestellt. Die Stereocilien der flaschen- oder birnenförmigen inneren Haarzellen bilden glatte oder leicht gebogene Reihen. Untereinander sind die Stereocilien beider Haarzelltypen über Filamente in Längs- und Querrichtung des Bündels verbunden. Darüber hinaus verbinden besondere Filamente (*tip links*) die Spitze einer Stereocilie mit der Schaftmembran der jeweiligen davor stehenden, größeren Cilie. Die *tip links* sind parallel zu der Symmetrieebene der Haarzellen ausgerichtet. An der Formgebung der Haarzellen sind weitere Anteile des Zellskeletts, insbesondere die röhrenförmigen Mikrotubuli beteiligt.

Dem Gewebe, das der knöchernen Lamina spiralis aufsitzt, entspringt die gallertige *Deck*- oder *Tektorialmembran*, die dem Cortischen Organ aufliegt. Die Stereocilien der äußeren Haarzellen sind mit der Tektorialmembran verbunden, während die der inneren Sinneszellen frei in die Endolymphe hineinragen.

In ihrer chemischen Zusammensetzung unterscheiden sich die Perilymphe und die Endolymphe erheblich. Die unterschiedlichen Ionenkonzentrationen bedingen eine Potentialdifferenz von ca. +85 mV zwischen den Scalae vestibuli und tympani einerseits und der Scala media andererseits. Im oberen, apikalen Teil bilden die Sinneszellen und die umgebenden Zellen durch Zellkontakte einen sehr dichten epithelialen Abschluß, so daß Zellapex und Zellbasis mit unterschiedlichen Flüssigkeiten, nämlich Endolymphe einerseits und interstitieller Flüssigkeit andererseits, in Berührung kommen. Die daraus resultierenden Potentialdifferenzen (s. Tabelle 6.1) sind für die Funktion der Sinneszellen von außerordentlicher Bedeutung.

Die Haarzellen sind typische sekundäre Sinneszellen und werden von Fasern des achten Hirnnerven (*Hörnerv*, N. statoacusticus) innerviert. Es sind bipolare und zum Teil unipolare Neuronen, die afferente Nervenendigungen zu den Sinneszellen senden; ihre Zellkörper liegen im *Spiralganglion* (Abbildung 6.3C, Seite IX). Am besten

Tabelle 6.1:   Spannungsdifferenzen zwischen den verschiedenen Kompartimenten der Cochlea.

	Bezugskompartiment	Potentialdifferenz
Scala tympani	Scala vestibuli	0 mV
Scala media	Scala vestibuli	+85 mV
Scala media	Scala tympani	+85 mV
Interstitium	Scala vestibuli	0 mV
Interstitium	Scala tympani	0 mV
Interstitium	Scala media	+85 mV
innere Haarzellen	Scala media	+130 mV
innere Haarzellen	Interstitium	−45 mV
äußere Haarzellen	Scala media	+155 mV
äußere Haarzellen	Interstitium	−70 mV

untersucht ist die afferente Innervation der Katzencochlea, aber auch für die menschliche Cochlea liegen Daten vor (Abbildung 6.3D, Seite IX; Tabelle 6.2). Die inneren Haarzellen bilden allein mit 90–95 % (beim Menschen ca. 88 %) der afferenten Fasern Synapsen, wobei jede Sinneszelle jeweils von ca. 20 Fasern kontaktiert wird. Während sich die Hörfasern bei der Katze nicht verzweigen und nur jeweils eine Synapse mit einer Haarzelle bilden, gabeln sie sich in der menschlichen Cochlea kurz vor den Sinneszellen auf und enden an zwei oder drei inneren Haarzellen. Die übrigen 5–10 % afferenter Fasern (12 % beim Menschen) ziehen zu den äußeren Haarzellen und bilden zahlreiche Kollateralen, die bei der Katze zu 15–20 äußeren Haarzellen ziehen. Jede äußere Haarzelle besitzt wiederum 6–10 (Katze) bzw. 4–8 (Mensch) afferente Synapsen. Die Synapsen finden sich sowohl bei den inneren als auch bei den äußeren Haarzellen direkt an der Basis des Zellkörpers, unterscheiden sich bei den beiden Haarzelltypen jedoch auf der zellulären Ebene in charakteristischer Weise. Auch die Fasern gehören zwei verschiedenen Populationen an: *Typ-I Fasern* entstammen bipolaren Neuronen, haben einen größeren Durchmesser und sind myelinisiert. Sie innervieren die inneren Haarzellen. Die kleineren *Typ-II Fasern* sind bei den meisten Säugern unmyelinisert und gehören zumindest bei der Katze zu kleinen unipolaren Neuronen. Sie enden an den äußeren Haarzellen. Von Typ-I Fasern lassen sich Aktionspotentiale ableiten; sie besitzen scharf abgestimmte Schwellenkurven (s. unten). Ob Typ-II Fasern Aktionspotentiale erzeugen, ist unklar.

Tabelle 6.2:   Anzahl von Sinneszellen, Fasern und Ganglienzellen im Ohr verschiedener Säugerarten.

	Maus	Ratte	Katze	Mensch
innere Haarzellen	765	960	ca. 3 000	2 800– 4 400
äußere Haarzellen	2 526	3 470	ca. 9 000	11 200–16 000
Fasern im Hörnerven	12 350		50 000	31 400
Ganglienzellen im Spiralganglion		15 800		25 000–30 000

Neben den afferenten Fasern enthält der Hörnerv auch zahlreiche efferente Axone, die dem olivocochleären Bündel (s. unten) entstammen. Die Zellkörper dieser efferenten Neuronen liegen teils ipsilateral, teils contralateral im Bereich des Oberen Oliven-Komplexes in der Medulla oblongata. Im Cortischen Organ verzweigen sich die Fasern des olivocochleären Bündels. Dünnere Axone ziehen zu den inneren Haarzellen und enden postsynaptisch auf deren afferenten Synapsen. Dadurch kann die Eregungsleitung vom Ohr zum Gehirn beeinflußt werden. Die Axone mit den größeren Durchmessern durchqueren den Cortischen Tunnel (Abbildung 6.3C, Seite IX), verzweigen sich und bilden Synapsen direkt an der Basis der äußeren Haarzellen.

6.5   Schalleitung

Im peripheren Hörsystem wird das Wellenmuster eines Schallsignals in der Außenwelt erheblich modifiziert. Rumpf und Hals, die Form des Schädels, die Gestalt und Beweglichkeit der Ohrmuschel sowie die Konstruktion des äußeren Gehörgangs beeinflussen in unterschiedlicher Weise die Schalleitung zum Trommelfell. Besonders ausgeprägt ist dieses Phänomen bei verschiedenen Tierarten wie Hunden, Pferden oder Fledermäusen, aber auch beim Menschen spielen diese Faktoren eine wichtige Rolle. So bedingt der Durchmesser des Kopfes winkelabhängige Laufzeit- und Schallpegeldifferenzen der an beiden Trommelfellen ankommenden Schallereignisse, die für die Ortung einer Schallquelle genutzt werden können. Die Lokalisationsmöglichkeit wird zudem durch die Konstruktion der Ohrmuschel erheblich verbessert. Der äußere Gehörgang dient als Resonanzraum mit einer Eigenfrequenz zwischen 2 und 3 kHz. Eigenfrequenz ist die Frequenz, mit der ein Körper schwingt, wenn er durch eine einmalige äußere Anregung in Schwingung versetzt wird. Bei Anregung mit einer der Eigenfrequenz entsprechenden Frequenz kommt es zur Schwingungsverstärkung. Beim erwachsenen Menschen ist aufgrund dieses Mechanismus ein Schalldruckgewinn bis zu 20 dB bei ca. 2,5 kHz zu messen. Zu berücksichtigen ist, daß auch die Ohrmuschel durch Resonanz die Übertragung bestimmter Frequenzen in nichtlinearer Weise modifiziert.

Die auftreffenden Schallwellen induzieren am Trommelfell verhältnismäßig geringe Schwingungsamplituden: bei 1 kHz betragen sie im Bereich der Hörschwelle des Menschen weniger als 10^{-10}m (zum Vergleich: Der Durchmesser eines Wasserstoffatoms beträgt 10^{-8}cm). Die Schwingungen des Trommelfells werden ihrerseits auf die Kette der Gehörknöchelchen übertragen, wobei die Art der Ankopplung frequenzabhängig ist. Bis zu einer Frequenz von 2,4 kHz schwingt das Trommelfell wie eine starre Platte, oberhalb dieser Grenzfrequenz bilden verschiedene Teile des Trommelfells komplexe Schwingungsfiguren mit Schwingungsbäuchen und Knotenlinien, die den Chladnischen Klangfiguren ähneln. Dadurch verringert sich die wirksame Fläche des Trommelfells, und der Hammerstiel ist nicht mehr starr an die Schwingungen angekoppelt. Die Schwingungsenergie wird über den Amboß schließlich auf die Fußplatte des Steigbügels übertragen, an welche die Perilymphe des Cortischen Organs angekoppelt ist. Die Hauptfunktion des Mittelohres ist die Impedanzwandlung zwischen dem luftgefüllten äußeren Ohr und der Schneckenflüssigkeit. Würde nämlich der Luftschall direkt auf das ovale Fenster treffen, so würden aufgrund der unterschiedlichen Schallkennimpedanzen der Luft im Gehörgang einerseits und der Flüssigkeiten des Innenohres andererseits schätzungsweise 98 % der Schallenergie reflektiert. Drei Mechanismen sind an der Erhöhung der Energieausbeute beteiligt: 1) Der Schall wird selektiv durch die Gehörknöchelchen auf das ovale Fenster geleitet, und dadurch kann die

Membran des runden Fensters gegenphasig schwingen (Abbildung 6.4A). Dieser elastische Druckausgleich ist zudem essentiell für die mikromechanischen Eigenschaften des Ductus cochlearis. 2) Die unterschiedlich langen Arme der um ihren Schwerpunkt schwingenden Gehörknöchelchen wirken als Hebel, was zu einer Druckerhöhung um ca. 30% beiträgt. 3) Die Fläche des Trommelfells ist ca. 17–20 mal größer als die der Fußplatte des Steigbügels. Nach der Formel „Druck gleich Kraft durch Fläche" könnte theoretisch eine Druckerhöhung von 1:20 erreicht werden. Aufgrund anatomischer Randbedingungen und der frequenzabhängigen Schwingungseigenschaften des Trommelfells bewirken die Mechanismen der Impedanzanpassung jedoch nur im Bereich zwischen 1 und 4 kHz eine optimale Verminderung der Schallreflektion (40% statt

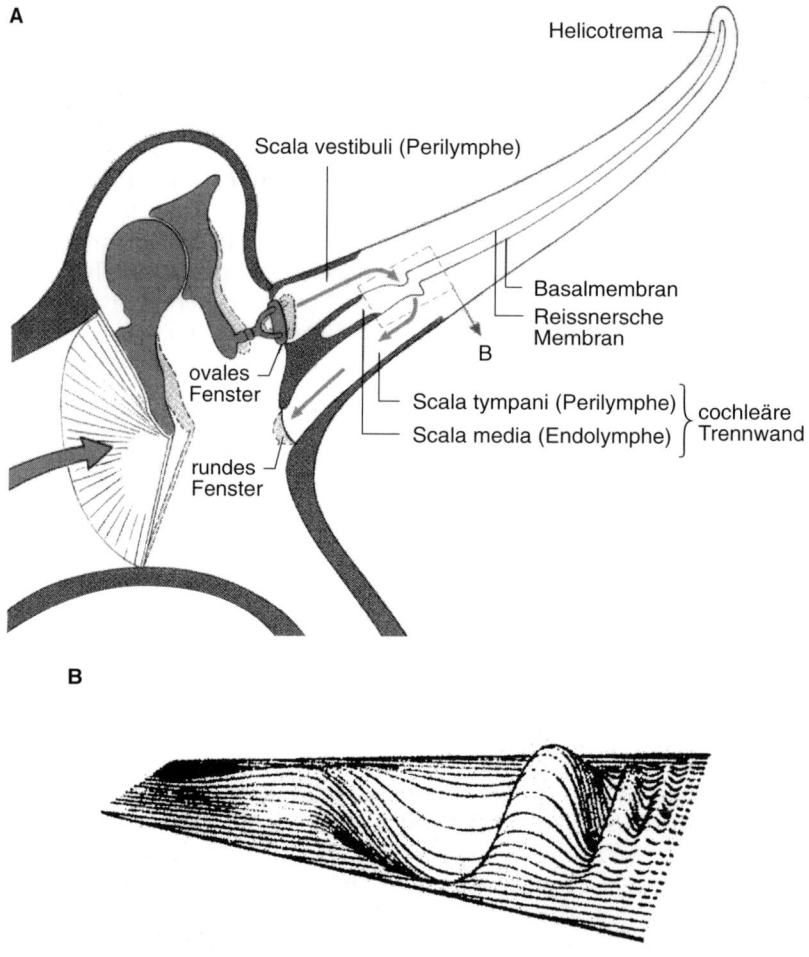

6.4 A) Auslenkung des Trommelfells, der Gehörknöchelchen und der cochleären Trennwand durch auftreffenden Schall, der durch den großen Pfeil symbolisiert ist. Die kleinen Pfeile verdeutlichen den Verlauf der Welle in der Perilymphe der Scala vestibuli und der Scala tympani (nach Zenner, 1994). B) Dreidimensionale Rekonstruktion der passiven Wanderwelle der cochleären Trennwand (nach Zenner, 1994). C) 1–1": passive Wanderwelle zu aufeinanderfolgenden Zeitpunkten und ihre Umhüllende, 2–5: Umhüllende von Wellen, die durch Sinustöne unterschiedlicher Frequenz ausgelöst wurden (nach Pierce, 1989).

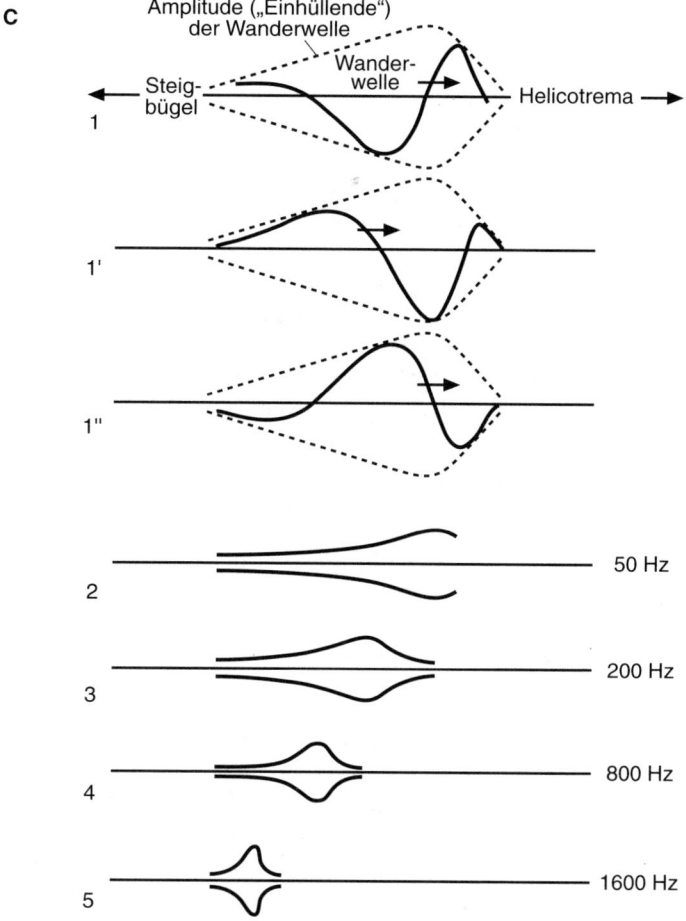

98 %). Diese sowie weitere komplexe mechanische Eigenheiten sind der Grund für den nichtlinearen Verlauf der menschlichen Hörschwelle (Abbildung 6.1).

6.6 Mikromechanik der Schalltransduktion

Bereits im letzten Jahrhundert wurden Theorien über die Schallanalyse im Innenohr formuliert. Der deutsche Physiker Hermann von Helmholtz war prominentester Vertreter der *Resonanzhypothese*. Deren Grundlage war die Annahme, daß die Basilarmembran aus parallel angeordneten, quer zur Längsausdehnung des Ductus cochlearis gespannten Resonatoren besteht, die durch den eintreffenden Schall entsprechend ihrer Eigenfrequenz angeregt werden. Die Resonatoren sollten so angeordnet sein, daß sich solche mit hohen Eigenfrequenzen an der Basis des Cortischen Organs befinden und daß die Eigenfrequenzen zum Helicotrema hin stetig abnehmen. Mit dieser Einortshypothese wurde also jedem Ort der Basilarmembran eine bestimmte Frequenz zugeordnet. Weiterhin nahm man an, daß die gesamte Frequenzanalyse durch die Basilarmembran geleistet würde; nachgeschaltete neuronale Prozesse wurden bei dieser Hypothese nicht berücksichtigt. Georg Simon Ohm kleidete die Resonanzhypothese in eine mathematische Form: Im *Ohmschen akustischen Gesetz* postulierte er die Gültigkeit der Fourieranalyse für das Ohr. Aber bereits 1905 erhob Wilhelm Wien, ebenfalls Physiker, den Einwand, daß das Ohr nicht gleichzeitig die Fähigkeit der hohen Frequenzauflösung (0,3 % bei 1 kHz) und die der meßbaren hohen zeitlichen Auflösung besitzen könnte. Der Grund hierfür ist nämlich, daß eine hohe Frequenzauflösung gering gedämpfte Resonatoren erfordert, und umgekehrt eine gute Zeitauflösung nur bei starker Dämpfung möglich ist.

Der ungarische Physiker Georg von Békésy (1960) studierte erstmals die Hydromechanik von Ohren tierischer und menschlicher Leichen. Seine Beobachtungen an der eröffneten Cochlea widerlegten die Resonanztheorie, und von Békésy, unterstützt durch den Mathematiker Otto F. Ranke, stellte die *Wanderwellenhypothese* auf, die folgenden Sachverhalt aufzeigt: Die durch Schall ausgelösten Schwingungen des Steigbügels führen zu Volumenverschiebungen der Perilymphe der Scala vestibuli und der Scala tympani. Da die Flüssigkeit inkompressibel ist, wird das Tympanum am runden Fenster gegenläufig bewegt. Die Volumenverschiebung lenkt die cochleäre Trennwand zunächst im basalen Teil aus (Abbildung 6.4A). Diese Bewegung setzt sich in Richtung des Helicotrema wellenförmig, wie die Schwingungen an einem Seil, fort. Dabei nehmen die Wellenlängen zum Helicotrema hin ab und die Schwingungsamplitude zunächst zu (Abbildung 6.4B,C). Nach dem Erreichen des Maximums wird die Welle stark gedämpft und bricht ab. Der Ort der maximalen Auslenkung hängt von der Frequenz des Schallsignals ab: bei hohen Frequenzen liegt er am Stapes, bei tieferen Frequenzen in Richtung Helicotrema (Abbildung 6.4C). Da jede Frequenz *tonotop*, d.h. an einem bestimmten Ort der Basilarmembran repräsentiert ist (Ortsprinzip), stellt auch die Wanderwellenhypothese letztlich eine „Einortshypothese" dar. Komplexe, d.h. aus mehreren Frequenzen zusammengesetzte Schallereignisse werden demnach an verschiedenen, hintereinander gelegenen Orten der Basilarmembran abgebildet. Dieses als *Frequenzdispersion* bezeichnete Phänomen hat mehrere physikalische Ursachen: 1) Breite und Masse der Basilarmembran nehmen von der Basis zur Spitze der Cochlea hin zu; ihre Massenträgheit erhöht sich dadurch, gleichzeitig nimmt die Steifheit stetig ab. Dies bewirkt eine Abnahme der Wellenlänge und eine Vergrößerung der Amplitude. Unterschiede der Steifheit und Massenträgheit bedingen auch, daß die Welle unabhängig vom Ort der Auslösung stets an der Basis der Trennwand beginnt. 2) Die Auslenkungen des Stapes bewegen die Perilymphe zunächst in Längsrichtung, d.h. vom ovalen Fenster in Richtung zum Helicotrema. In dieser Richtung nimmt jedoch die Kanaltiefe der Cochlea ständig ab. Wenn die abnehmende Wellenlänge (λ) größenordnungsmäßig in den Bereich der Kanaltiefe (h) kommt (genauer, wenn $\lambda = 2\pi \times h$), werden zusätzlich Querbewegungen der Flüssigkeit bedeutsam. Sie bewirken eine weitere Abnahme der Wellengeschwindigkeit und eine Dämpfung der Wellenenergie, wodurch die Welle kurz nach Erreichen ihres Maximums abbricht.

6.7   Die mechanoelektrische Transduktion

Die strukturellen Unterschiede und die unterschiedliche Anordnung der Haarsinneszellen sind für die *mechanoelektrische Transduktion* von grundsätzlicher Bedeutung.

Die Schwingungen der cochleären Trennwand bewirken eine relative Verschiebung der Deckmembran gegenüber der Basilarmembran. Dadurch werden die Stereocilien der äußeren Haarzellen, die fest mit der Deckmembran verbunden sind, direkt ausgelenkt, während die der inneren Haarzellen indirekt durch die Flüssigkeitsbewegung im Raum unterhalb der Deckmembran ausgelenkt werden. Die Scherung in Richtung der längeren Stereocilien führt zur *Depolarisation*, die Scherung in die entgegengesetzte Richtung zur *Hyperpolarisation* der Sinneszellen (Abbildung 6.5A). Das daraus resultierende Rezeptorpotential besteht aus einem Gleichspannungsanteil und einem Wechselspannungsanteil, dessen Frequenz von der Auslenkrate des Stereocilienbündels abhängt.

Obwohl der Mechanismus der mechanoelektrischen Transduktion noch nicht in allen Details geklärt ist, weiß man, daß durch die Scherung mechanosensitive Kanäle in der Membran an der Spitze der Stereocilien und/oder der apikalen Zellmembran geöffnet werden. Die folgende Hypothese, die im Englischen als *gating-spring model* bekannt ist, wird zur Zeit diskutiert: Die mechanosensitiven Kanäle stehen mit Filamenten an der Spitze der Cilien, den *tip links*, in Verbindung. Bei einer genügend großen Auslenkung des Haarbündels in Richtung der größten Stereocilien würden die tip links an den Kanälen ziehen, die dadurch geöffnet würden. Bei einer entgegengesetzten (negativen) Auslenkung würden die *tip links* entlastet und die Kanäle würden schließen (Abbildung 6.5A). Bei sehr lauten Schallereignissen würden die Stereocilien sehr weit ausgelenkt, und die Zelle könnte leicht in ihre Sättigung geraten. Man glaubt Hinweise gefunden zu haben, daß die Verankerungspunkte der *tip links* an der größeren Stereocilie nicht starr sind, sondern ihren Ort verändern können. Bei einer weiten Auslenkung könnten die Anheftungsstellen in der Cilienmembran nach unten gleiten und der Arbeitsbereich der Haarzelle an den höheren Schalldruck adaptieren (Abbildung 6.5A). Der Motor für diese Wanderung könnte Myosin sein.

Kaliumionen aus der extrem K^+-reichen Endolymphe diffundieren bei geöffneten Kanälen entlang der Potentialdifferenz in das Innere der Haarzellen und lösen die Depolarisation aus (Abbildung 6.5B). Durch diese wiederum werden spannungsabhängige Calcium-Kanäle geöffnet, in das Zellinnere strömende Calcium-Ionen verstärken die Depolarisation. Die höhere intrazelluläre Ca^{2+}-Konzentration aktiviert Ca^{2+}-sensitive K^+-Kanäle in der basolateralen Membran, durch die K^+-Ionen die Zelle wieder verlassen, da das extrazelluläre Milieu an der Basis der Haarsinneszellen K^+-arm ist. Spannungsabhängige Kalium-Kanäle öffnen sich ebenfalls und verstärken die Repolarisation. Das Calcium verläßt durch die Wirkung von Ionenpumpen die Zelle oder wird von den Mitochondrien aufgenommen. Damit wird der ursprüngliche Zustand wiederhergestellt, und die Zelle kann in einen erneuten Erregungszyklus eintreten. Das Calcium hat für innere und äußere Haarzellen unterschiedliche Bedeutung: Bei den inneren Haarzellen triggert es die Freisetzung des Transmitters an den afferenten Synapsen, bei den äußeren Haarzellen löst es Längen- und Formänderungen aus (s. unten). Damit kommen den beiden Haarzelltypen fundamental unterschiedliche Funktionen zu: Die inneren Haarzellen sind hauptsächlich an der eigentlichen Schallperzeption beteiligt; die Rolle der äußeren Haarzellen wird im folgenden beleuchtet.

A

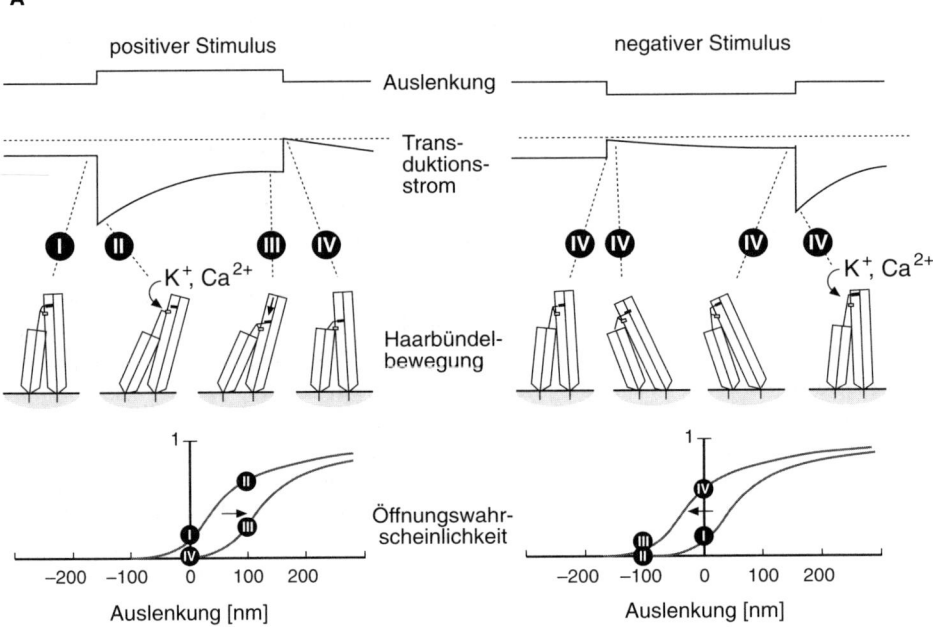

B

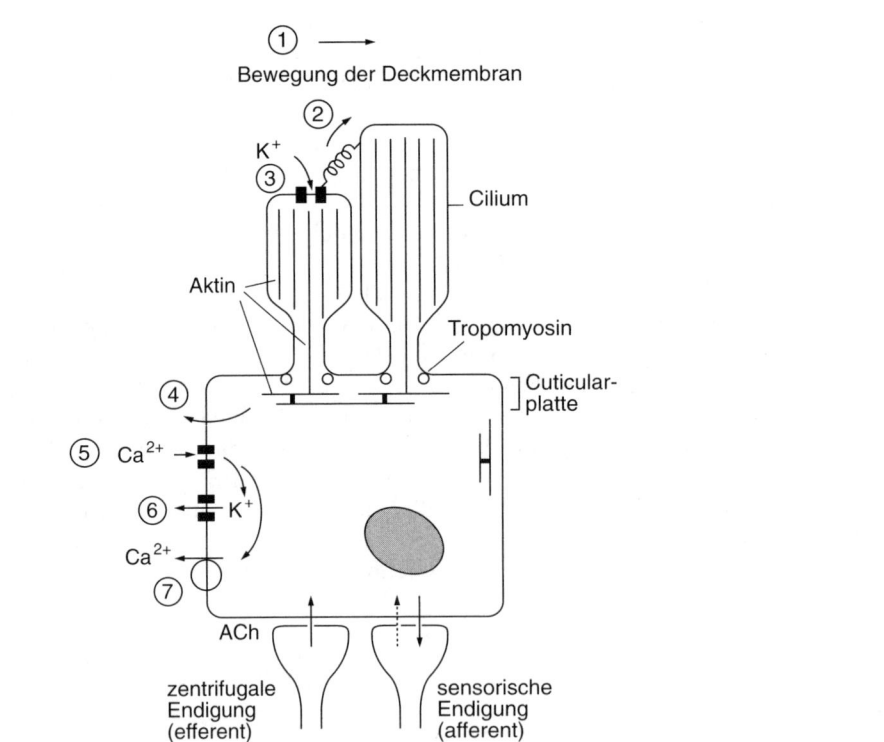

6.8   Der cochleäre Verstärker

Es war schon von Békésy klar, daß die passive Wanderwelle ein sehr breites Schwingungsmaximum aufwies und daß damit die hohe Frequenzauflösung des Ohres nicht hinreichend erklärt werden konnte. Daher nahm man lange Zeit an, daß Codierungseigenschaften der Hörnervenfasern und die nachgeschalteten neuronalen Verarbeitungsschritte die Auflösung drastisch steigern würden. Zwei Beobachtungen führten schließlich zu einer veränderten bzw. ergänzten Hypothese der Schallwandlung im Innenohr. Zum einen entdeckte man, daß das Ohr bei Beschallung mit einer geringen Phasenverschiebung ein „Echo" generiert. Diese *otoakustischen Emissionen* können mit geeigneten Mikrophonen und Meßverstärkern im Gehörgang aufgezeichnet werden. Eine Erklärung für dieses Phänomen fand sich zunächst nicht. Zum anderen konnte durch extrem empfindliche Meßmethoden, insbesondere die Mössbauer-Technik gezeigt werden, daß die Auslenkungen der Basilarmembran tatsächlich um mehrere Größenordnungen ausgeprägter sind und das Maximum viel enger abgestimmt ist, als es das klassische Modell vorhersagt (Abbildung 6.6). Dies gilt vor allem bei geringen Schallstärken; mit steigendem Schalldruckpegel nimmt die Auslenkung nichtlinear stark zu, ab 80–100 dB oberhalb der Reizschwelle geht sie allmählich in eine Sättigung über. Das eng abgestimmte Schwingungsmaximum verschwindet nicht nur bei hohen Schalldruckpegeln, sondern ist auch gegenüber Sauerstoffmangel, Pharmaka (z. B. bestimmte Antibiotika) und Verletzungen extrem empfindlich. Es kann so weit reduziert werden, daß nur noch der Schwingungsbauch, wie ihn von Békésy beschrieben hat, übrigbleibt (Abbildung 6.6). Da dieser an eröffneten Leichenohren gearbeitet hat, ist es daher aus heutiger Sicht verständlich, daß er die Auslenkungsspitze nicht gesehen hat. Im übrigen sind auch die otoakustischen Emissionen von der Stoffwechsellage abhängig. Es wird heute angenommen, daß dem Mechanismus der Verstärkung der Wanderwelle (dem *cochleären Verstärker*) ein physiologischer Prozeß zugrunde liegen muß. Die Wanderwelle setzt sich also aus einem passiven (primären Filter) und einem aktiven Anteil (sekundären Filter) zusammen.

Über die Natur des cochleären Verstärkers ist lange gerätselt worden. Aus psychoakustischen Untersuchungen, Analysen der otoakustischen Emissionen sowie durch theoretische Modellierungen ließ sich schlußfolgern, daß ein kraftproduzierender Prozeß eingeschaltet sein muß, der den Schwingungen der Wanderwelle folgt. Der aktive Bereich sollte sich nur in einem kleinen Bereich der jeweiligen Wanderwelle befinden.

◄ **6.5** A) Das *gating-spring model.* Dargestellt ist die Auslenkung der Haarbündel nach einem depolarisierenden (positiven) und einem hyperpolarisierenden (negativen) Stimulus sowie der Verlauf der Transduktionsströme, die durch den Kalium-Einstrom ausgelöst werden. Die Adaptation der Ströme während der Dauer des Stimulus wird dadurch erklärt, daß die Anheftungsstelle der *tip links* bei andauernder Stimulation in der Membran der Stereocilien wandern und sich dadurch der Zug an den Kanälen ändert. Im folgenden ändert sich deren Öffnungswahrscheinlichkeit bei nachfolgenden Auslenkungen, wie im unteren Teil der Abbildung dargestellt (nach Hudspeth, 1994). B) Schematische Darstellung der zellulären Organisation und molekularen Prozesse von Haarzellen. ①–⑦: Folge der Einzelprozesse bei der mechanoelektrischen Transduktion. ① Bewegung der Deckmembran. Durch Dehnung der tip links ② und Zug an den Ionenkanälen können Kalium-Ionen in das Zellinnere diffundieren ③. Die Depolarisation erreicht den Zellkörper ④ und öffnet Calcium-Kanäle ⑤. Das eindringende Calcium aktiviert daraufhin Kalium-Kanäle, durch welche die Kalium-Ionen wieder den Zellkörper verlassen ⑥. Durch eine Calciumpumpe wird das Calcium schließlich aus der Haarzelle transportiert ⑦, wodurch der Ruhezustand wiederhergestellt wird (nach Eckert, 1993).

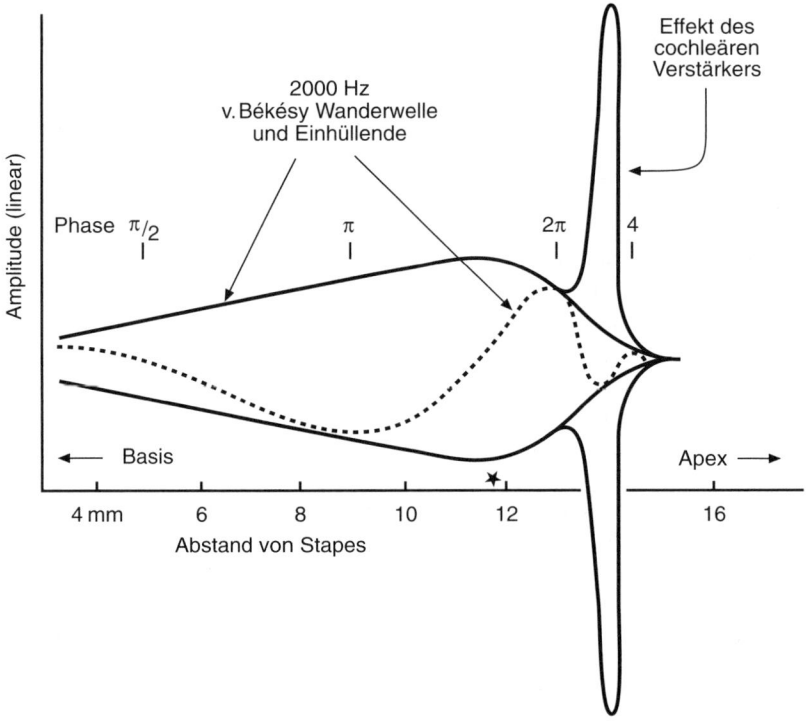

6.6 Umhüllende der passiven und aktiven Wanderwelle (nach Zenner, 1994).

Zudem wurde durch intrazelluläre Ableitungen der Antworten innerer Haarzellen nachgewiesen, daß bereits deren Abstimmkurven so scharf sind wie die der Hörnervenfasern; es ist also kein zusätzlicher neuronaler Verarbeitungsschritt zwingend notwendig. Als erste Kandidaten für den Sitz des „Verstärkers" werden heute die äußeren Haarzellen angesehen. Man nimmt an, daß diese immer dann, wenn die Wanderwelle ihre frequenzspezifische Region erreicht, erregt werden und zusätzliche mechanische Energie produzieren. Dies führt zu der drastischen und eng umgrenzten Verstärkung der Wanderwelle im aktiven Bereich des Cortischen Organs. Die äußeren Haarzellen sind demnach nicht nur Rezeptoren, sondern auch Effektoren, welche die Schwingungseigenschaften der Deckmembran und der Basilarmembran beeinflussen. Diese Kontraktionen werden als Ursache für die otoakustischen Emissionen verantwortlich gemacht.

Mit den vibrationsabhängigen Spannungsänderungen und dem Calcium-Einstrom sind Längen- und Formänderungen der äußeren Haarzellen verbunden, wobei langsame von schnellen Bewegungen unterschieden werden. Diese bahnbrechende Entdeckung gelang mehr oder weniger zeitgleich in verschiedenen Arbeitsgruppen, zunächst an isolierten Haarzellen. Die Depolarisation führt zu einer Verkürzung, die Hyperpolarisation zu einer Streckung der Zellen. Durch ihre Beweglichkeit könnten die äußeren Haarzellen die durch Schall ausgelöste passive Wanderwelle modulieren und so aktiv die Abstimmung im Bereich der Bestfrequenz beeinflussen. Während die langsame Bewegung im Millisekundenbereich abläuft, verläuft die schnelle Bewegung viel rascher; Vibrationen bis in den 100kHz-Bereich werden diskutiert. Die treibende Kraft ist wahrscheinlich nicht das Rezeptorpotential, sondern die Potentialdifferenz zwischen der Scala media und dem interstitiellen Raum zwischen den Zellen des Cortischen Organs, die durch die Summenaktivität der äußeren Haarzellen auftritt und mit der entsprechenden Frequenz schwingt. Es sei hier an den elektrisch dichten Abschluß zwischen beiden Kompartimenten erinnert (Tabelle 6.1). Die molekularen Mechanismen sind bisher nicht vollständig verstanden; wenn die Überlegungen aber richtig sind, würde es sich um den schnellsten bekannten biologischen Oszillationsprozeß handeln. Die Haarzelle verkürzt sich mit einer Geschwindigkeit von 3–24 nm pro Sekunde (Dauer: 50–200 ms). Infolgedessen wird das Cortische Organ komprimiert, und die Position der Deckmembran und der Basilarmembran bzw. der cochleären Trennwand verändert sich. Mit der Kontraktion der äußeren Haarzellen nimmt die Steifheit der cochleären Trennwand zu. Durch die Verlagerung von Deckmembran und Basilarmembran werden die Stereocilien tonisch abgeschert, wodurch sich der Arbeitswinkel und damit die Transferfunktion der äußeren Haarzellen ändert.

Es werden mehrere Funktionen der langsamen Bewegungen der Haarzellen diskutiert. Sie könnte beispielsweise zu einer Optimierung der Verstärkerleistung im Bereich der Bestfrequenz beitragen. Weiterhin kommt eine Einengung des Dynamikbereichs bei hohen Schalldrücken durch eine aktive Positionseinstellung in Betracht. Auch die Fähigkeit des Ohres, sich an hohe Schalldruckpegel zu adaptieren, könnte mit den langsamen Bewegungen zusammenhängen. Einerseits könnte dies eine Schutzreaktion bei Lärmbelastung sein, andererseits würde der mechanoelektrische Transfer auch bei hohen Schalldruckpegeln optimiert und dadurch die Detektierbarkeit von Signalen erhalten. Schließlich könnten tonische Längenänderungen der Haarzellen Volumenänderungen in der Perilymphe und/oder der Endolymphe so weit kompensieren, daß der cochleäre Verstärker in seinem Optimalbereich arbeitet.

Nun wird auch die massive efferente Innervation der äußeren Haarzellen verständlicher. Durch Ausschüttung von Transmittern können die Haarzellen beeinflußt werden. Bei den Transmittern handelt es sich einerseits um Acetylcholin und andererseits um GABA, die eine jeweils antagonistische Wirkung entfalten. Acetylcholin führt bei seiner Ausschüttung zu einer Erhöhung der intrazellulären Calcium-Konzentration. Wie oben geschildert, hat dies die (langsame) Kontraktion der Haarzellen zur Folge. GABA-Ausschüttung hemmt und verlängert die Haarzellen. Weiterhin sind Neuropeptide immunhistochemisch nachweisbar, deren neuromodulatorische Wirkung aus dem ZNS bekannt ist. Es sind also zwei Regelkreise ausgebildet, die den Arbeitsbereich der Haarzellen und damit die mechanoelektrische Transduktion verändern: einer auf der zellulären Ebene, und einer auf der Ebene eines Reflexes, der über das olivocochleäre Bündel läuft.

Bei weiteren, aus der Psychophysik bekannten Phänomenen scheint der cochleäre Verstärker ebenfalls beteiligt zu sein. Bestimmte Kombinationen von physikalischen Tönen können nämlich zur Wahrnehmung weiterer, physikalisch im Schallereignis nicht vorhandener (virtueller) Töne führen. Beispiele hierfür sind die tiefen Töne, die man auch dann hört, wenn man Musikaufzeichnungen über sehr kleine Lautsprecher abstrahlt, die diese Frequenzen gar nicht übertragen, oder die relativ gute Sprachwahrnehmung über die kleinen Schallwandler im Telefon. Ein weiteres Beispiel sind die Töne, die man beim Erklingen von Kirchenglocken oder eines Glockenspiels wahrnimmt. Es lassen sich hierbei Kombinations- und Differenztöne unterscheiden. Ein *Differenzton* ($f = f_2 - f_1$) entsteht etwa dann, wenn f_2 und f_1 Frequenzen von Grundtönen sind. Bei *Kombinationstönen* ($f = 2f_1 - f_2$) handelt es sich um Verzerrungsprodukte, wobei $f_2 > f_1$ sein muß. Elektrophysiologische Befunde sowie Analysen von otoakustischen Emissionen sprechen dafür, daß diese Nichtlinearitäten durch die mikromechanischen Eigenschaften der Wanderwelle bzw. den cochleären Verstärker bedingt sind. Auch weitere Phänomene wie Maskierung oder Zweitonsuppression werden auf den cochleären Verstärker zurückgeführt.

6.9   Die Codierung akustischer Signale im Hörnerven

Die Calcium- bzw. spannungsinduzierte Ausschüttung von Transmittern aus den Vesikeln der Haarzellen löst Aktionspotentiale in den nachgeschalteten afferenten Fasern des Hörnerven aus. Für die Hörempfindungen sind vor allem die inneren Haarzellen und die Typ-I Fasern bedeutsam. Bei dem Transmitter handelt es sich mit großer Wahrscheinlichkeit um Glutamat. Die meisten Fasern des Hörnerven weisen eine spontane Grundaktivität auf; diese spontanen Entladungsraten belaufen sich auf 0,5 bis 120 Aktionspotentiale (Impulse) pro Sekunde.

Mikroelektroden-Ableitungen der elektrischen Aktivität einzelner Hörnervenfasern bei Beschallung haben bereits sehr früh Erkenntnisse über die Codierungseigenschaften der Hörfasern geliefert. Durch einen Schallreiz ändert sich die Aktivität der Nervenfasern; zum einen variiert die Phasenlage der Aktionspotentiale bezogen auf die Schallschwingungen, zum anderen erhöht sich ab einem bestimmten Schalldruckpegel die Anzahl der Impulse (Abbildung 6.7). Über diese Modulation der Nervenimpulsent-

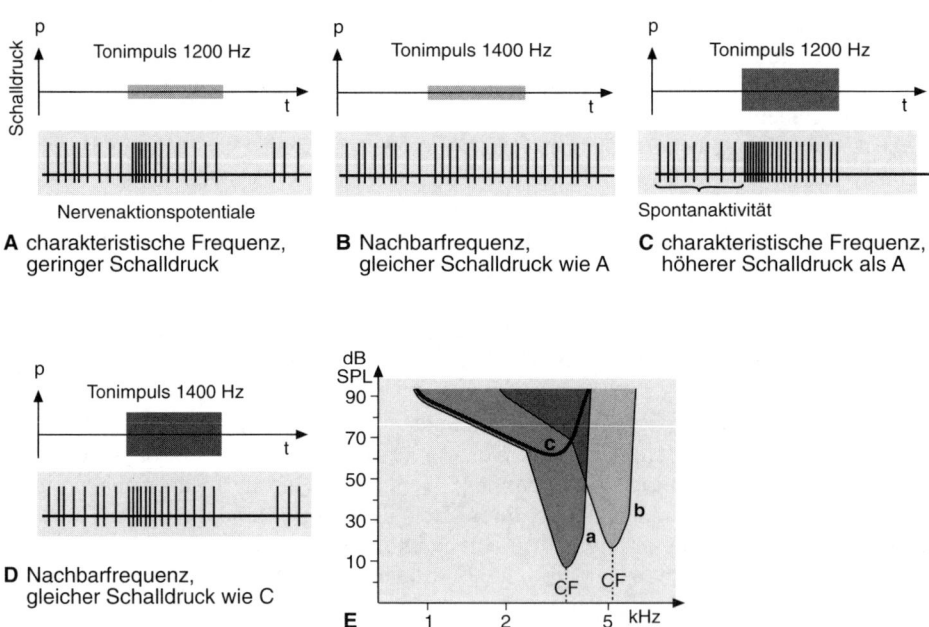

6.7   (A–D) Codierung von Tonpulsen in Fasern des Hörnerven. Zu beachten ist, daß eine einzelne Nervenfaser den Tonpuls nicht eindeutig codiert, wie der Vergleich von A und D zeigt. (E) Abstimmkurven von zwei Fasern des Hörnerven mit unterschiedlichen Bestfrequenzen bzw. charakteristischen Frequenzen (CF). a und b Abstimmkurven unter physiologischen Bedingungen, c bei Sauerstoffmangel (nach Birbaumer & Schmidt, 1990).

ladung codieren die Hörfasern verschiedene Parameter des Schallereignisses, nämlich Dauer, spektrale Zusammensetzung und Intensität. Zum Ortsprinzip der Frequenzcodierung treten also zwei weitere neuronale Codes hinzu, nämlich der Antwortratencode und der Zeitcode.

Die Dauer eines Schallereignisses wird über die Dauer der Aktivierung der Nervenfaser codiert, wobei zu Reizbeginn eine starke Erhöhung der Impulsrate auftritt, die bei länger dauernder Beschallung wieder abnimmt und einen konstanten Wert erreicht oder gegen Null geht.

Da die Entladungsrate der Nervenfaser mit steigendem Schalldruckpegel zunimmt, kann die Schallintensität über die Anzahl der Aktionspotentiale pro Zeiteinheit codiert werden. Diese Zunahme ist aber nicht linear, sondern weist besonders bei Fasern mit hoher spontaner Feuerrate in einem Bereich von 40–50dB über der Erregungsschwelle einen S-förmigen Verlauf auf und geht oberhalb dieses Wertes in eine Sättigung über. Verschiedene Fasern haben eine unterschiedliche Schwelle, so daß bei Erregung einer Gruppe von Fasern (Rekrutierung) mit jeweils unterschiedlicher Schwelle und Dynamik ein relativ großer Intensitätsbereich überdeckt werden kann.

Beschallt man das Ohr mit einem reinen Ton (Sinus), so erhöht die Faser die Zahl der Impulse in Abhängigkeit von der *Trägerfrequenz* (Tonhöhe) und dem Schalldruckpegel. Verbindet man diejenigen Meßpunkte miteinander, an denen gerade eine Antwort der Faser erkennbar ist, so erhält man die *Abstimmkurve (tuning curve)* der Faser (Abbildung 6.7). An einem bestimmten Punkt ist die Faser besonders empfindlich für eine charakteristische Frequenz (CF) oder Bestfrequenz (BF). Die Abstimmkurven haben bei den Säugetieren einen typischen Verlauf. Bei CF < 1kHz nimmt die Empfindlichkeit für Töne unterhalb oder oberhalb der Bestfrequenz gleichmäßig ab, bei halblogarithmischer Auftragung erscheint die Abstimmkurve V-förmig. Bei CF > 1kHz nimmt die Empfindlichkeit der Fasern zu den jeweils höheren Frequenzen drastisch zu, so daß sich an einen niederfrequenten „Schwanz" oder „Bauch" eine sehr fein abgestimmter Bereich mit steilen Flanken anschließt (Abbildung 6.7E). Zahlreiche Hinweise sprechen dafür, daß das nichtlineare Verhalten mit den Eigenschaften der Wanderwelle zu erklären ist (vgl. Abbildung 6.6). Hierzu gehört z.B. die Tatsache, daß bei Sauerstoffmangel der steile Teil der Abstimmkurve verschwindet. Während bei niedrigen Schalldruckpegeln die maximale Entladungsrate bei der Bestfrequenz auftritt, wird sie bei weit überschwelligem Schalldruck verschoben. Wenn CF < 1kHz, liegen die Entladungsmaxima bei höheren Tonfrequenzen, wenn CF > 1kHz, bei niedrigeren Tonfrequenzen. Demnach ist der Ort für die Abbildung einer Frequenz nicht auf der Basilarmembran fixiert, sondern in gewissen Grenzen in Abhängigkeit von der Schallintensität verschoben. Die Frequenzselektivität einer Faser wird nicht nur durch das Ortsprinzip der Wanderwelle, sondern auch durch Kopplung der Antworten an die Phasen der Schallschwingungen erreicht. Die Ausschüttung der Transmitter erfolgt an den afferenten Synapsen nur bei einer Abscherung der Cilien in Richtung der äußeren Haarzellen und unterbleibt bei der Ablenkung in Gegenrichtung. Das bedeutet, daß Aktionspotentiale nur in einem bestimmten Punkt der Schwingung generiert werden. Bis zu einer oberen Grenzfrequenz von ca. 1 kHz kann die Faser den Schwingungen 1:1 phasengekoppelt folgen. Bis ca. 4–5kHz bleibt die Phasenbeziehung erhalten, die Faser feuert jedoch nicht mehr bei jeder Einzelschwingung. Die Phasenkopplung erfolgt sowohl bei einfachen Sinusschwingungen als auch bei komplexen, periodischen Schallereignissen. Oberhalb von 4–5kHz geht diese enge Phasenkopplung verloren, und zwar wohl deshalb, weil die Amplitude der Wechselspannung im Rezeptorpotential der Sinneszellen stark abnimmt. Bis zu einer bestimmten

Grenzfrequenz bildet also der Nerv die Zeitstruktur des Schallreizes ab. Die kann vom Gehirn zu einer *Periodizitätsanalyse* genutzt werden. Erwähnenswert ist die Tatsache, daß die Phasenkopplung bereits bei Schalldruckpegeln auftritt, bei denen eine Erhöhung der Entladungsrate noch nicht meßbar ist.

Im Gegensatz zu Sinustönen sind komplexe Schallereignisse, z.B. Sprache oder Musik, durch ein in der Zeit wechselndes Frequenzgemisch (Klänge oder Geräusche) und variierende Amplitudenverläufe gekennzeichnet. Bei ihrer neuronalen Verarbeitung kommen sowohl das Orts- als auch das Periodizitätsprinzip (s. oben) zum Tragen. Sehr wichtig in diesem Zusammenhang ist die Tatsache, daß eine einzelne Faser des Hörnerven das Schallsignal *nicht eindeutig* über die Antwortrate codiert, da die Impulsrate sowohl von der Frequenz als auch der Intensität des Reizes abhängt (Abbildung 6.7). Phasenkopplung ist bei niedrigen Frequenzen relevant; mit zunehmender Tonhöhe könnten aber harmonische Frequenzanteile ähnliche Antworten der Fasern auslösen, da diese nicht mehr die 1:1 Beziehung zwischen Schallschwingung und Aktionspotentialen aufrecht erhalten können (s. oben). Schließlich ist auch die tonotope Abbildung auf der Cochlea – in Grenzen – durch den Schalldruckpegel beeinflußbar. Es ist also nur durch den *Vergleich der Entladungsmuster einer Gruppe oder eines Ensembles von Fasern möglich*, die biologisch relevanten Parameter zu erarbeiten. Genau dies geschieht in den nachgeschalteten Hörzentren. Neben die drei bereits genannten Codierungsmechanismen tritt also eine vierte Form, die *Ensemble- oder Populationscodierung*. Bei der Wahrnehmung von Sprachlauten kommen wahrscheinlich alle Mechanismen zum Tragen, d.h. Ortsprinzip, Zeitcode, Antwortratencode und Populationscode.

6.10   Die zentrale Hörbahn

6.10.1   Der Nucleus cochlearis

Die erste Station der zentralen Hörbahn ist der *Nucleus cochlearis* (NC; Abbildungen 6.8, Seite XI und 9A, S. XII). Er liegt in der lateralen Medulla oblongata und gliedert sich in drei Unterkerne, nämlich den dorsal gelegenen Nucleus cochlearis dorsalis (NCd) sowie den Nucleus cochlearis ventralis anterior (NCva) und posterior (NCvp). Die Anteile der Subnuclei und ihre neuronale Zusammensetzung sind bei verschiedenen Säugetierarten sehr unterschiedlich. Sowohl Typ-I als auch Typ-II Fasern des Hörnerven enden im NC; beim Eintritt in das Kerngebiet gabeln sich Typ-I Fasern in charakteristischer Weise auf; ein Ast zieht zum NCva, der andere zieht durch den NCvp hindurch und endet im NCd. Fasern aus der Spitze der Cochlea verzweigen sich bereits beim Eintritt in den Kernkomplex, solche aus der Basis der Cochlea erst dorsomedial im NCva; Fasern aus den mittleren Windungen ordnen sich dazwischen ein (Abbildung 6.9A). Das bedeutet, daß die cochleotope Frequenzabbildung erhalten bleibt. Die Terminationsorte der Typ-II Fasern und ihre Funktion sind weitgehend unbekannt.

Da eine Typ-I Faser jeweils mit Zellen aus allen drei Unterkernen ausschließlich erregende synaptische Kontakte bildet, existieren im NC drei tonotope neuronale „Karten". Die verschiedenen Karten scheinen für verschiedene Aufgaben bedeutsam zu sein. Bereits in der ersten Station der zentralen Hörbahn herrscht also das Prinzip der Parallelverarbeitung. Während in der Cochlea die Frequenzen eindimensional (linear) hintereinander abgebildet werden, finden sich in den Karten zweidimensional ausgedehnte Gewebsbereiche oder Laminae, in denen viele Neuronen identische Best-frequenzen besitzen. Die Tonotopie bleibt auch in den weiteren Stationen der Hörbahn erhalten, allerdings nicht in jedem Unterkern. Auch sind nicht alle Frequenzbereiche proportional repräsentiert; vielmehr kann es zu einer überproportionalen Repräsentati-on bestimmter Frequenzbereiche kommen. Die Bereiche mit gleichen Bestfrequenzen (Isofrequenz-Domänen) in den verschiedenen Karten können untereinander sowohl divergent als auch konvergent verbunden sein.

Alle drei Unterkerne enthalten morphologisch verschiedene (bei der Katze 9–22) Neuronentypen (Abbildung 6.9B, Seite XII). Die Form der Zellen bzw. ihrer Dendri-ten, ihre Membraneigenschaften und die Zahl und Art ihrer synaptischen Kontakte bestimmen das Antwortverhalten und damit die Codierungsleistungen der Neuronen, das heißt, hiervon hängt es ab, wie die vom Hörnerven einlaufende Erregung transfor-miert bzw. welche Information aus einem Schallsignal „herausgelesen" wird.

Im NCva dominieren die Büschel-Zellen, die nur einen oder zwei kräftige, sich stark verzweigende Dendriten besitzen und dadurch einem Busch ähneln. Dünnere Fasern enden mit kleineren Endknöpfchen auf den Somata und den Dendriten. Daneben bilden dicke Hörnervenfasern große, becherförmige Synapsen, die Heldschen End-knöpfchen, direkt auf den Somata der Zellen. Diese Endknöpfchen setzen so viel Neurotransmitter frei, daß jedes einlaufende Aktionspotential der Faser mit einem Aktionspotential an der postsynaptischen Zelle beantwortet wird. Das Antwortmuster der postsynaptischen Zelle gleicht also dem der Faser (Abbildung 6.9B, Seite XII; *primary-like*). Dies gilt auch für die Frequenz- und Intensitätscodierung sowie die Phasenkopplung. Büschel-Zellen geben ihre Information scheinbar mehr oder weniger unverändert an die folgenden Stationen der Hörbahn weiter. Sie sind jedoch insbeson-dere an der Verarbeitung der Periodizitätseigenschaften eines Schallsignals durch Phasenkopplung und Codierung von Phasendifferenzen beteiligt.

Die auffälligsten Zellen des NCvp sind die Octopus-Zellen, deren wenig verzweigte Dendriten an einer Seite des Zellkörpers entspringen und senkrecht zum Bündel der Axonen des Hörnerven orientiert sind. Zahlreiche Fasern bilden in ihrem Verlauf Synapsen an den Dendriten oder dem Soma. Da Octopus-Zellen Eingänge von Fasern mit unterschiedlichen Bestfrequenzen integrieren, reagieren sie bevorzugt auf breit-bandige Schallreize. Außerdem differenzieren sie die Erregung sehr stark (Abbildung 6.9B, Seite XII; „On"), d.h. sie erhöhen ihre Antwortrate nur für kurze Zeit zu Beginn eines Schallsignals oder bei schnellen Änderungen der Schallamplitude. Sie sind sehr gut geeignet, bis zu einer bestimmten Grenzfrequenz, die Periodizität eines Schaller-eignisses abzubilden.

Im gesamten Cochlearis-Kern finden sich multipolare Neuronen, die sich morpholo-gisch zum Teil stark unterscheiden. Ihnen gemeinsam sind mehrere verzweigte Den-driten, die sternförmig um das Soma herum angeordnet sind oder mehr oder weniger parallel verlaufen. Synapsen finden sich bevorzugt auf den Dendriten in Form von Endknöpfchen. Sie integrieren Eingänge von vielen Fasern. Einige dieser Zellen feu-ern repetitiv bei Reizung (Abbildung 6.9B, Seite XII; „Chopper"), wobei die Modula-tionen in der Entladung nicht mit der Periodizität des Reizes gekoppelt sind.

Die Zellen des NCv sind trotz ihrer einfachen, teilweise ursprünglichen (*primary-like*) Eigenschaften nicht nur eine Relaisstation für die Weitergabe akustisch evozierter Erregung, sondern sind auch an der Auslösung akustischer Reflexe beteiligt und ste-hen im Dienste der Verarbeitung von Vokalen.

Der NCd ist komplexer organisiert als der NCv und weist bei den meisten Säugetie-ren eine geschichtete Struktur auf. Dies trifft allerdings weniger beim Menschen zu. In den Schichten finden sich verschiedene Zelltypen, insbesondere spindelförmige und sternförmige Neurone. Die synaptische Verschaltung dieser Zellen ist komplex, und das gleiche gilt für ihre Antwortmuster. Für spindelförmige Zellen ist eine Pause direkt nach dem Erregungsbeginn mit anschließend wieder langsam einsetzender Entladung typisch (Abbildung 6.9B, Seite XII; „Pauser"). Die Abstimmkurven der NCd-Zellen sind komplexer, zum Teil breitbandiger als die der NCv-Neuronen. Typischerweise ist der Bereich, in dem die Zellen erregbar sind, von Frequenzbändern umgeben, in denen Töne zu einer Hemmung der neuronalen Antwort führen (*laterale Inhibition*). Die Intensitäts-Antwortraten-Funktion einiger Zellen weisen ein diskretes Maximum auf. Sie codieren also für einen bestimmten Intensitätsbereich. Modulationen der Frequenz, der Amplitude oder der Phasen lösen bei einigen Zellen bevorzugt Antworten aus. Insgesamt scheinen also die Zellen des dorsalen Unterkerns an der Erkennung bestimmter akustischer Muster beteiligt zu sein.

Die Axone der Neuronen des Cochlearis-Kerns nehmen einen unterschiedlichen Verlauf (Abbildung 6.8, Seite XI). Zellen des NCv ziehen hauptsächlich zur contralateralen und schwächer zur ipsilateralen Oberen Olive und bilden den *Trapezkörper*. Die sternförmigen Zellen des NCd projizieren direkt in einer dorsalen Faserbahn zum Kern des Lemniscus lateralis und zum Colliculus inferior.

6.10.2   Der Obere Oliven-Komplex

Die in der ventralen Medulla oblongata gelegene Obere Olive (*Oliva superior*, OS) besteht aus mehreren Kerngebieten, nämlich der S-förmigen Lateralen Oberen Olive (LSO), der Medialen Oberen Olive (MSO) und dem Medialen Kern des Trapezkörpers (MNTB; Abbildung 6.8, Seite XI). Umgeben werden die Kerne von diffus angeordneten Zellen, die den Periolivären Kernen zugeordnet werden. Die Größe des Oberen Oliven-Komplexes und die Anteile der Unterkerne variieren beträchtlich bei verschiedenen Säugerarten. Diese Unterkerne scheinen mit der artspezifischen Empfindlichkeit des Gehörs für verschiedene Frequenzbereiche und deren Bedeutung für die Schallokalisation zusammenzuhängen. So ist beim Menschen, der eine relativ gute Empfindlichkeit für niedrige Frequenzen besitzt, die LSO klein, die MSO gut und der MNTB kaum entwickelt. Bei den meisten Nagetieren mit einer geringen Empfindlichkeit im Tieftonbereich ist die MSO hingegen klein.

Die Obere Olive ist bei Säugern der erste Ort, an dem Eingänge aus beiden Ohren zusammengeschaltet werden (binaurale Interaktion). Dies dient der Ortung von Schallereignissen durch die winkelabhängigen Intensitäts- oder Zeitdifferenzen, die durch die Schallschattenwirkung des Kopfes bzw. unterschiedliche Laufzeiten des Schalls zu beiden Ohren bedingt werden. Axone der Büschel-Zellen aus dem NCva projizieren bilateral in die MSO, so daß deren multipolare Zellen Eingänge aus beiden Ohren erhalten. Diese sind besonders für tiefe Frequenzen empfindlich und an der horizontalen Schallortung, d.h. der Codierung des Azimuth, beteiligt. Dies hängt damit zusammen, daß niederfrequenter Schall mit seinen großen Wellenlängen am Schädel nicht reflektiert, sondern gebeugt wird. Die Laufzeitdifferenzen liegen im Bereich von Mikrosekunden; sie können sowohl über den unterschiedlichen Beginn der akustischen Reizung als auch über die Phasenverschiebung an den beiden Ohren gemessen werden. Die großen multipolaren Neuronen des MNTB erhalten bevorzugt höherfrequente Eingänge von einer anderen Subpopulation der Büschel-Zellen des contralateralen NCva; ihre Axone projizieren ihrerseits in die ipsilaterale LSO. Ihre kleinen multipolaren Zellen sind darüber hinaus das Ziel der Axone von ipsilateralen Büschel-Zellen aus dem NCva. Auch ihre Bestfrequenzen liegen im mittleren und hohen Frequenzband. Viele Zellen der LSO werden bei Beschallung des ipsilateralen Ohres erregt, bei Reizung des contralateralen gehemmt. Da hochfrequenter Schall aufgrund der kurzen Wellenlängen am Schädel leichter reflektiert wird, werten die Zellen der LSO insbesondere die Intensitätsunterscheide aus, die an beiden Ohren in Abhängigkeit von der Schallrichtung auftreten. Die olivären Kerne projizieren auch getrennt ins Mittelhirn, es werden also Informationen über interaurale Zeit- und Phasendifferenzen einerseits und interaurale Intensitätsdifferenzen andererseits parallel verarbeitet und weitergeleitet. Die Raumkoordinaten (Azimuth und Elevation) sind also nicht auf der Ebene der Rezeptorepithelien vorhanden, sondern werden durch neuronale Verrechnung ermittelt.

Die Zellen der Periolivären Kerne gliedern sich in eine mediale und eine laterale Gruppe. Ihre Axone bilden das olivocochleäre Bündel, in dem die Efferenzen zur Cochlea verlaufen. Fasern der medialen Gruppe kreuzen auf die contralaterale Seite und enden an den Somata der äußeren Haarzellen. Axone der lateralen Gruppe verbleiben hingegen ipsilateral und enden auf den afferenten Typ-I Fasern, welche ja Synapsen mit den inneren Haarzellen bilden.

Die Obere Olive ist auch an dem Stapediusreflex beteiligt, da Axone sowohl der Medialen als auch der Lateralen Olivenkerne zu Motoneuronen des Nervus facialis ziehen, der wiederum den Stapediusmuskel innerviert. Der kürzeste Weg für den Stapediusreflex verläuft also über die contralateralen Typ-I Fasern des Hörnerven, die contralateralen Büschel-Zellen des NCva, die Zellen der beiden genannten Subnuclei der Oberen Olive und die Motoneuronen des N. VII.

6.10.3   Der Lemniscus lateralis

Die aufsteigenden Axone der medullären auditorischen Neuronen bilden einen massiven Fasertrakt, den *Lemniscus lateralis* (LL; Abbildung 6.8, Seite XI). In ihm verlaufen die Fasern der contralateralen multipolaren Zellen des NCv, der contralateralen Octopus-Zellen des NCvp, der contralateralen sternförmigen Zellen der NCd, der ipsilateralen Zellen der MSO sowie der ipsi- und contralateralen Zellen der LSO. In das Faserbündel eingestreut finden sich Neuronen, die dem *Nucleus lemnisci lateralis* (NLL) zugerechnet werden (Abbildung 6.8). Axonkollateralen aus dem Lemniscus bilden synaptische Kontakte mit dorsal und intermediär gelegenen Neuronen. Eine Ausnahme stellen die Axone der Octopuszellen dar, die an ventralen Zellen des NLL enden. Die Axone der NLL-Neuronen schließen sich ihrerseits dem LL an, der hauptsächlich in das ipsilaterale Dach des Mittelhirns projiziert und im zentralen Nucleus des Colliculus inferior endet. Einige Zellen des dorsalen NLL entsenden jedoch auch kreuzende Axone in den contralateralen zentralen Colliculus inferior.

6.10.4   Der Colliculus inferior

An Größe übertrifft der *Colliculus inferior* (CI) alle anderen Kerngebiete des auditorischen Hirnstamms. Das Hauptvolumen nimmt der *Zentrale Kern* ein, der lateral vom *Externen Nucleus* und oben vom *Dorsalen* bzw. *Pericentralen Nucleus* umfaßt wird (Abbildung 6.8, Seite XI). Er ist das Hauptziel der aufsteigenden Axone. Da die

Afferenzen mehreren Kerngebieten entstammen, die jeweils unterschiedliche Anteile des akustischen Signals codieren, tragen sie sehr unterschiedliche Informationen. Zudem ist eine unterschiedlich große Zahl von Synapsen zwischengeschaltet, wodurch sich auch eine zeitliche Staffelung der einlaufenden Erregung ergibt. Schließlich liegen Befunde vor, wonach verschiedene Areale des Colliculus inferior unterschiedliche Anteile aus den vorgeschalteten Kerngebieten erhalten. Man kann also von einer gewissen nucleotopen Organisation sprechen. Entsprechend komplex und vielseitig sind die Antworten der Colliculus-Neuronen: Neben sehr unspezifischen Zellen findet sich im Colliculus eine große Zahl spezialisierter Zellen, die für bestimmte Parameter (Frequenz, Amplitudenmodulationsrate etc.) optimal codieren. Ein weiteres Phänomen ist die *Verschiebung von einem Zeitcode zu einem Antwortratencode*. Das bedeutet, daß die Information weniger auf der zeitlichen Synchronisation der neuronalen Antwort mit dem Schallreiz, sondern auf der Stärke ihrer Entladung, also der Zahl der Aktionspotentiale beruht.

Der zentrale Kern weist eine auffällige Schichtung auf, die sich durch die Anordnung von Axonen und Dendriten ergibt. In den Schichten finden sich parallel zu den Fasern angeordnete scheibenförmige Zellen, deren Axone den Colliculus verlassen, sowie sternförmige Zellen, deren Dendriten mehrere Schichten kreuzen. Auch ihre Axone verlassen den Colliculus, bilden aber innerhalb des Colliculus zahlreiche Kollateralen. Die ca. $100\mu m$ dicken Laminae bilden die anatomische Grundlage für die Tonotopie, die im Colliculus deutlich vorhanden ist: Dorsolateral finden sich Schichten mit hohen Bestfrequenzen, nach ventromedial nimmt die Bestfrequenz ab. Die Frequenzänderung erfolgen dabei nicht kontinuierlich, sondern in diskreten Sprüngen, die bestimmten Unterteilungen einer Oktave entsprechen.

Im Zentrum einer Schicht gleicher Bestfrequenzen (Isofrequenzlamina) sind die Neuronen am schärfsten auf eine Frequenz abgestimmt, nach außen nimmt die Frequenzselektivität ab. Auch für Parameter wie Latenz, Intensität sowie Modulationsrate der Amplitude und Frequenzmodulation finden sich ortsabhängige Repräsentationen. Im Gegensatz zu Frequenzkarten, die – wenn auch mit Verwerfungen – die morphologischen Verhältnisse der Basilarmenbran und der topischen mechanoelektrischen Transformation konservieren, handelt es sich bei den letztgenannten um *berechnete Karten*, die durch das Zusammenwirken von Neuronenpopulationen und ihrer inneren Eigenschaften zustandekommen. Im Colliculus überlappen sich diese Karten, so daß komplexe Stimuli in räumlich und zeitlich komplex organisierten „Wolken" neuronaler Erregung repräsentiert sind.

Der akustische Raum ist im Colliculus inferior der Schleiereule ebenfalls in einer (errechneten) neuronalen Karte repräsentiert; diese ist jedoch von der tonotopen Karte räumlich getrennt. In dieser Karte sind Azimuth und Elevation einer Schallquelle konvergent abgebildet. Daneben findet sich auch im Colliculus superior (Tectum opticum) eine auditorische Raumkarte, in der sich die Raumkoordinaten mit denen des visuellen Raums decken. In der Raumkarte der Schleiereule besitzen die Neuronen relativ kleine rezeptive Felder. Bei den Säugern sind die rezeptiven Felder der Colliculus-inferior-Zellen in der Regel deutlich größer. Dennoch scheint auch hier eine topographische Repräsentation von Raumkoordinaten vorhanden zu sein; diese Karte ist möglicherweise im externen Nucleus des Colliculus inferior angesiedelt. Darüber hinaus ist der contralaterale akustische Raum auch in den tiefen Schichten des vornehmlich visuellen Colliculus superior in Form einer Karte repräsentiert.

6.10.5 Der Mediale Kniehöcker

Auf dem Weg vom Colliculus inferior zum auditorischen Cortex werden die meisten Fasern im thalamischen Medialen Kniehöcker (*Corpus geniculatum mediale*, CGM) umgeschaltet. Auch dieses Areal ist aufgrund seiner Konnektivität, Cytoarchitektur und Physiologie in drei Bereiche unterteilbar (Abbildung 6.8, Seite XI). Das ventrale CGM enthält kleine und mittelgroße Zellen und weist eine geschichtete Organisation auf. Es erhält den Hauptteil der vom zentralen Colliculus inferior aufsteigenden Fasern; die tonotope Anordnung bleibt dabei erhalten. Die Zellen des ventralen CGM sind ihrerseits mit dem primären und – in geringerem Umfang – auch mit dem assoziativen auditorischen Cortex reziprok verbunden. Das CGM scheint derjenige thalamische Kern zu sein, der spezifische auditorische Information an den Cortex übermittelt. Wie die Zellen des Colliculus, reagieren auch seine Neuronen mit sehr komplexen Antwortmustern auf akustische Stimulation.

Man nimmt an, daß der dorsale Bereich des CGM, der einen sehr komplizierten Aufbau aufweist, die auditorische Aufmerksamkeit lenkt und aufrechterhält. Axone des zentralen Colliculus inferior und auch der übrigen Kerne enden in einem diffusen Muster. Darüber hinaus erhält der dorsale Teil des CGM Eingänge aus der Formatio reticularis, dem ventralen Anteil des CGM und anderen thalamischen Kernen. Das primäre Projektionsgebiet seiner Fasern ist der assoziative auditorische Cortex.

Im medialen Teil des CGM finden sich vorwiegend große multipolare Neuronen. Da hier aufsteigende Fasern der vestibulären Kerne, des Rückenmarks und des visuellen Colliculus superior enden und auditorische Fasern (aus dem Komplex der Oberen Olive und dem Lemniscus lateralis) nur einen geringeren Anteil ausmachen, spricht vieles dafür, daß es sich bei diesem Kerngebiet um ein multisensorisches, reaktionserhöhendes System handelt. Es projiziert selbst in alle corticalen auditorischen Areale, einige Fasern ziehen auch in nicht auditorische Cortexareale, ins Putamen und die Amygdala und erhält reziprok wiederum absteigende Eingänge.

Ausschaltexperimente belegen, daß das CGM an der Frequenzdiskrimination und der Schallokalisation beteiligt ist. Insbesondere Zellen des medialen Teils verändern ihr Antwortverhalten und die Eigenschaften ihrer rezeptiven Felder nach Stimulation bzw. „Lernen" (Konditionierung). Die Verbindung des CGM und umliegender Areale zum limbischen System und zu den Basalganglien, insbesondere zur Amygdala, ist die Grundlage für die Konditionierung akustisch ausgelöster Schreckreaktionen. Eingänge aus dem CGM in das Striatum scheinen wichtig zu sein für die frühen Stadien der Handlungsplanung und -vorbereitung, u.a. für das Sprechen.

6.10.6 Der auditorische Cortex

Bei allen Säugetieren finden sich die auditorischen Rindenareale im Temporallappen. Beim Menschen liegt der Gyrus temporalis transversus (*Heschls Gyrus*) durch die starke Einfaltung der Fissura lateralis (Sylvii) etwas verborgen (Abbildung 6.8, Seite XI). Der primär auditorische Cortex des Menschen umfaßt die Brodmannsche Area 41 und wird auch als „AI" oder „Coniocortex" bezeichnet. Sieben weitere benachbarte akzessorische auditorische Gebiete liegen in Teilen der Area 42 („AII" oder „Paraconiocortex") und im Planum temporale und erstrecken sich zum Teil in den Parietallappen hinein. Ventral und caudal werden diese Gebiete von der Area 22

(Wernickes Area) umfaßt, die klassischerweise als „sensorisches Sprachareal" angesehen wird (Abbildung 6.10, Seite XIII).

Die alte Vorstellung, wonach die verschiedenen auditorischen Cortexareale seriell miteinander verknüpft seien, ist nach den neuen Befunden nicht haltbar. Wie im Thalamus, so sind auch im Cortex mehrere auditorische Areale reziprok miteinander verschaltet und erhalten parallele Eingänge. Die reziproken thalamocorticalen und corticocorticalen Schaltkreise deuten darauf hin, daß auf dem Niveau des Endhirns multiple, parallelverarbeitende Netzwerke vorhanden sind.

Die verschiedenen auditorischen Cortexareale, deren Zahl, relative Größe und Orientierung artspezifisch variiert, sind zum Teil tonotop organisiert. Bei der Katze tritt die Tonotopie im Areal AI besonders deutlich hervor, wenn die Schallreize, die zum Kartieren genutzt werden, einen niedrigen Schalldruckpegel aufweisen. Populationen mit identischen oder sehr ähnlichen charakteristischen Frequenzen bilden tangential zur Cortexoberfläche verlaufende, parallel angeordnete Isofrequenz-Streifen, in denen die Neuronen in der vertikalen bzw. radialen Achse in allen sechs Cortexschichten ebenfalls dieselben Bestfrequenzen aufweisen. Wie im somatosensorischen und im visuellen Cortex gibt es also auch hier Kolumnen. Der Wechsel der Bestfrequenzen von einem Isofrequenz-Streifen zum nächsten erfolgt allerdings nicht in diskreten Sprüngen, sondern mehr oder weniger kontinuierlich. Hohe Frequenzen werden rostral, niedrige Frequenzen caudal abgebildet (Abbildung 6.8A, Seite XI). Umgekehrt verhält es sich in AII und im anterioren auditorischen Feld (AAF). Im vierten auditorischen Areal, dem posterioren ectosylvischen Feld (EP), ist die Basis der Cochlea dorsal, die Spitze ventral repräsentiert. Neben diesen Feldern sind weitere, benachbarte corticale auditorische Felder bekannt. Über massive Faserbündel des Corpus callosum stehen die auditorischen Areale der rechten und der linken Hemisphären miteinander in Verbindung. Bei drei Viertel untersuchter menschlicher Gehirne waren die auditorischen Cortices beider Seiten nicht gleich groß. Insbesondere das Planum temporale (Area 22; zum Teil Wernickes Areal [s. unten]), das mit dem Sprachverstehen in Verbindung gebracht wird, ist in ca. zwei Drittel aller Fälle links größer als rechts (1,1–7,3 mal), in einem Drittel der corticalen Asymmetrien ist der rechte auditorische Cortex größer.

Die Neuronen des ventralen CGM projizieren jeweils divergent in einen corticalen Streifen. Andererseits erhält jedes corticale Feld stark konvergierende Eingänge einer Gruppe von thalamischen auditorischen Arealen (Abbildung 6.8A, Seite XI). Wie im Hirnstamm, so sind also auch im thalamocorticalen System Konvergenz und Divergenz im Rahmen der tonotopen Karten Grundprinzipien der neuronalen Verschaltung. Die sehr unterschiedlichen Antworteigenschaften der corticalen Neuronen spiegeln dies in der Komplexität der Abstimmkurven, der AM- und Intensitäts-Kennlinien und im Zeitverlauf der Antworten wider. Die Antworten sind vielfach aber nicht mehr in einfacher Weise mit der Zeitstruktur des Schallreizes verknüpft. Vielmehr antworten corticale Neuronen bevorzugt auf bestimmte Anteile in einem Schallereignis. Die Identifikation komplexer Signale oder ihrer Anteile wird wahrscheinlich jedoch nicht auf der Ebene einzelner Zellen, sondern in einem Verband bzw. Ensemble von mehreren Neuronen geleistet.

Über die Aufgaben des auditorischen Cortex liegen nicht in allen Fällen gesicherte Erkenntnisse vor. Zu vermuten ist die Beteiligung an der Schallokalisation und räumlichen Wahrnehmung (Entstehung des auditorischen Raumgefühls), Steuerung der selektiven Wahrnehmung sowie der Analyse und Identifizierung eines Signals. An Aufgaben, die Lernen und verschiedene Leistungen des Kurz- und Langzeitgedächtnisses erfordern (z.B. Bedeutungszuweisung, Wort- und Satzerkennung), ist der Cortex wesentlich beteiligt (s. auch Menzel & Roth, Kapitel 7, sowie Goschke, Kapitel 10, in diesem Band). Auch ist die Integration mit anderen Sinnesmodalitäten (Gesichtssinn, Tastsinn) von Bedeutung. Schließlich spielt der auditorische Cortex bei der Initiierung und Steuerung sprachlich relevanter motorischer Leistungen eine Rolle.

Überlagert werden die tonotopen Karten im Cortex von anderen funktionalen Organisationsprinzipien, die sich nicht nur aus anatomischen Beziehungen, sondern aus der neuronalen Verarbeitung bzw. Errechnung ergeben. Zu erwähnen ist hier die Organisation der Karten nach der binauralen Empfindlichkeit. Im Areal AI finden sich binaurale Neurone, die entweder über beide Ohren erregt (EE-Zellen) oder durch Reizung des ipsilateralen Ohres erregt und durch Reizung des contralateralen inhibiert werden (EI-Zellen). EE-Zellen und EI-Zellen sind in diskreten, sich jeweils abwechselnden Banden organisiert, welche quer zu den Isofrequenz-Streifen verlaufen. Die Existenz einer topisch organisierten Raumkarte, in der Raumkoordinaten über die Antwortrate codiert werden, muß für die Cortexareale jedoch verneint werden. Es wird vermutet, daß Neurone im AAF der Katze über ihr zeitliches Entladungsmuster den Azimuth einer Schallquelle codieren. Weitere Parameter wie beste Amplitude, beste Amplitudenmodulationsrate, Frequenzmodulation etc. sind ebenfalls in verschiedenen topischen Karten repräsentiert, die der cochleotopen Organisation überlagert sind. Am genauesten wurde ist die „Arbeitsteilung" der verschiedenen auditorischen corticalen Areale bei der Schnurrbartfledermaus untersucht, die aus dem Echo ihrer Ultraschallaute wichtige Informationen über ihre Umgebung und ihre Beute erlangt.

Die auditorischen Karten werden nach der Geburt in einem ontogenetischen strukturellen und funktionalen Reifungsprozeß angelegt. Darüber hinaus ist es wahrscheinlich, daß auditorische Karten – wie andere sensorische oder motorische Karten auch – nicht statisch sind, sondern daß die topische Organisation ständig variiert und sich unterschiedlichen Gegebenheiten auf der Ebene der Rezeptoren oder der Umwelt anpassen kann. Dies mag auch die Ursache für große interindividuelle Unterschiede sein, die man mittels verschiedener Untersuchungstechniken gefunden hat.

Ähnlich wie im visuellen System sind also auch im auditorischen System verschiedene Anteile eines Schallsignals räumlich verteilt im Cortex repräsentiert. Auch hier stellt sich die Frage nach den Mechanismen, die zu einer einheitlichen Wahrnehmung des akustischen Szenarios führen. Besonders augenscheinlich ist dieses Bindungsproblem, wenn man die corticale Organisation komplexer Sprachleistungen und Musikwahrnehmung betrachtet.

6.11   Cortex und Sprache

Im Gegensatz zu den bisher dargelegten Erkenntnissen, die in der Regel aus Untersuchungen an Tieren gewonnen wurden, basiert unser Wissen über die neuronalen Grundlagen der Sprache im wesentlichen auf Befunden am Menschen. Zwar konnte an Affen gezeigt werden, daß auch sie abstrakte Kommunikationssysteme erwerben können, die einen erstaunlich hohen Komplexitätsgrad aufweisen, es fehlen jedoch Erkenntnisse über die neuronalen Korrelate.

Seit der Mitte des letzten Jahrhunderts versucht man, die neuronalen Grundlagen der Sprache zu ergründen. Der französische Chirurg Broca und der deutsche Neurologe Wernicke konnten Sprachdysfunktionen in Zusammenhang mit Läsionen der linken Hemisphäre bringen. Sie unterstützten damit die Lokalisations-Hypothese, die davon ausgeht, daß bestimmte Funktionen bestimmten Hirnarealen eindeutig zuzuordnen sind. Die *Wernicke-Aphasie* ist eine sensorische Sprach-Fehlleistung, bei der der Patient unfähig ist, Wörter zu verstehen oder Laute zu einer kohärenten Sprache zusammenzufügen. Sie tritt bei Läsionen im Bereich der Area 22 und umliegender Gebiete des Temporallappens auf. Die *Broca-Aphasie* hingegen ist Folge von Schädigungen der Areale 44 und 45 im Frontallappen. Sie ist eine motorische oder expressive Aphasie, bei der vor allem die spontane Sprache gestört ist, was sich in einer sehr langsamen und zögerlichen Sprechweise und einer sehr einfachen und fehlerhaften Grammatik manifestiert. Mittlerweile kategorisiert man eine große Zahl weiterer Fehlfunktionen, die mit Läsionen des Cortex einhergehen. Die *transcorticale Aphasie* führt zu einer starken Abnahme der spontanen Sprachproduktion. Die Patienten sind aber weiterhin in der Lage, Wörter zu verstehen und zu wiederholen. Umgekehrt verhält es sich bei der *Leitungsaphasie*. Betroffene Personen können ohne Schwierigkeiten sprechen, Objekte benennen und Sprache verstehen, vermögen aber nicht, Worte zu wiederholen. Menschen die nicht in der Lage sind, Objekte zu benennen, während ihr sonstiges Sprachvermögen und das Sprachverständnis nicht beeinflußt sind, leiden unter der *anomischen oder amnestischen Aphasie*. Sprachstörungen können darüber hinaus auch beim Schreiben und Lesen auftreten. Sie werden dann als *Agraphie* bzw. *Alexie* bezeichnet.

Aus der Kenntnis neurologischer Befunde heraus formulierte Geschwind ein serielles Modell der Neurobiologie der Sprache (Abbildung 6.10A, Seite XIII). Danach findet die Assoziation von Eingangssignalen aus dem auditorischen Cortex zu sinnvollen sprachlichen Einheiten bzw. das Erkennen von Wörtern, im *Wernickeschen Areal* statt. Ein mächtiges Faserbündel, der Fasciculus arcuatus, verbindet diese sensorische Sprachzone mit der motorischen, dem *Brocaschen Areal*, in dem die Artikulation initiiert wird und komplexe Motorprogramme für die Koordination der Sprechmuskulatur liegen. Anteile des motorischen und des somatosensorischen Rindenfeldes steuern die Bewegungen der mimischen Muskulatur, der Zunge, des Kehlkopfes und der Atmungsmuskulatur. Über den posterioren Gyrus angularis wird die Verknüpfung zum visuellen System hergestellt, über das geschriebene Sprache aufgenommen wird. Der Gyrus angularis wird daher auch als Lesezentrum angesehen, über das Gelesenes an das Wernickesche Areal weitergeleitet wird, wo es korrespondierende auditorische Muster der Wörter auslöst. Beim Sprechen von Wörtern wird das Erregungsmuster vom Wernickeschen auf das Brocasche Areal übertragen.

Dieses Modell der seriellen Sprachverarbeitung und -generierung muß aufgrund der Befunde der letzten Jahre revidiert werden. Diese Befunde basieren auf detaillierten neurolinguistischen Studien an Patienten mit sprachlichen Fehlfunktionen, die beispielsweise nach Hirnläsionen durch Schädeltraumata oder einem Hirnschlag auftraten. Kurzfristige Störungen von Sprachfunktionen durch eng lokalisierte elektrische oder pharmakologische Stimulation von Hirnstrukturen während Hirnoperationen wurden ebenfalls herangezogen. Daneben stehen mit verbesserten elektrophysiologischen Methoden (Ableitungen neuronaler Aktivität mit Mikroelektroden während einer Hirnoperation, Elektroencephalogram) und den bildgebenden Verfahren (z.B. PET) Möglichkeiten zur Verfügung, Untersuchungen zur Physiologie des Spracherkennens und des Sprechens bei wachen, gesunden Versuchspersonen durchzuführen.

Die neuen Modellvorstellungen weichen in mehreren Punkten vom Wernicke-Geschwind-Modell ab. Zwar gilt weiterhin, daß bei den meisten untersuchten Personen der perisylvische Cortex der linken Hemisphäre wesentlich an der Sprachverarbeitung beteiligt ist. Verschiedene Sprachfunktionen (z. B. Phonem-Erkennung, Syntax, Benennen von Begriffen aus verschiedenen semantischen Kategorien) sind jedoch in verschiedenen Subsystemen manifestiert, die auch außerhalb der klassischen Sprachregionen liegen können. Jedes Subsystem umfaßt sowohl lokalisierbare frontale und temporoparietale Cortexareale als auch einzelne Neuronenpopulationen, die verstreut im Cortex liegen (Abbildung 6.10B, C, Seite XIII und 6.11A, Seite XIV). Dieses gesamte System wird parallel aktiviert. Bei unterschiedlichen Versuchspersonen bzw. Patienten können die verschiedenen Subsysteme unterschiedlich lokalisiert sein. Dies gilt sowohl für die Hemisphärendominanz als auch für die relativen Anteile der beteiligten frontalen und temporoparietalen Cortexareale. Ob diese interindividuelle Varianz durch ontogenetische Prozesse oder unterschiedliche Erfahrung zustandekommt, oder ob eine gewisse Variabilität das gesamte Leben über erhalten bleibt, ist unbekannt. Muttersprache und Fremdsprachen sind interessanterweise in verschiedenen Hirnarealen separiert repräsentiert.

Auch ist die strikte Trennung von sensorischen und motorischen Sprachsystemen nicht mehr aufrechtzuerhalten. Dies belegen Stimulationsexperimente in jeweils identischen Regionen des Frontallappens, des Parietallappens oder des Temporallappens, bei denen sowohl die Produktion von Artikulationen als auch die Fähigkeit zur Unterscheidung von Phonemen beeinträchtigt war. Bei nahezu allen aphasischen Patienten sind gleichzeitig Störungen des Sprachverständnisses und der Sprachproduktion diagnostizierbar. Diese funktionale Homogenität widerspricht einer strengen Lokalisationshypothese.

In den letzten Jahren mehren sich Hinweise darauf, daß auch subcorticale Areale wichtige Sprachfunktionen besitzen (Abbildung 6.11B, Seite XIV). Dies trifft nicht nur für die Basalganglien zu, z. B. das Striatum, das an der motorischen Sprachgenerierung und -koordination beteiligt ist, sondern auch auf thalamische Kerne. Thalamische Läsionen führen zu Problemen bei der Benennung von Objekten und anderen linguistischen Aufgaben. Der Thalamus scheint außerdem von Bedeutung für das verbale Gedächtnis zu sein. Es wird vermutet, daß corticale und subcorticale Bahnen unterschiedliche Funktionen beim Erlernen der Sprache besitzen. Während die subcorticalen Anteile beim Lernen durch Gewöhnung beteiligt sind, erfolgt das assoziative, bewußte Lernen über die corticalen Anteile. Neuroanatomische Studien und PET-Untersuchungen deuten darauf hin, daß auch das Cerebellum bei sensorischen, kognitiven und linguistischen Aufgaben (z. B. Bilden von Verben aus Substantiven) erhöhte neuronale Aktivität aufweist. Die Art der Interaktion zwischen subcorticalen und corticalen Hirnarealen und deren Bedeutung für die verschiedenen Hirnregionen ist aber weitgehend ungeklärt.

6.12   Cortex und Musik

Musik ist ein vielschichtiges Phänomen. In wohl jedem Kulturkreis wird sie genutzt, um zu kommunizieren, Emotionen auszudrücken und auszulösen. Reaktionen, die durch Musik ausgelöst werden, reichen von starker Melancholie bis zu überschäumender Freude, von körperlichem Wohlbefinden bis zu Erschauern.

Reduziert man Musik auf ihre physikalischen Grundlagen, so besteht sie aus komplexen periodischen Schallereignissen, die in Grundfrequenz oder Grundton und Obertöne zerlegt werden können. Klänge entstehen, wenn Grundfrequenz und Obertöne in einem ganzzahligen, harmonischen Verhältnis zueinander stehen. Ist dies nicht der Fall, so bezeichnet man ein Schallereignis als Geräusch. Die Zusammensetzung der Obertöne unterscheidet sich für jedes Instrument in charakteristischer Weise und bestimmt seine Klangfarbe. Diese wird darüber hinaus vom Einschwingverhalten zu Beginn des Schallereignisses und der Phasenbeziehung der Frequenzanteile bestimmt. Die Grundfrequenz entspricht dem psychoakustischen Parameter Tonhöhe, das Spektrum der Obertöne dem Parameter Klangfarbe. Neben diesen beiden Parametern analysiert das Gehirn die Lautstärke der Musik, die Dauer der Noten, Rhythmus und Melodie.

Unsere Kenntnisse bezüglich der neuronalen Grundlagen der Musikwahrnehmung sind noch sehr beschränkt, was angesichts der Vielfalt des Phänomens nicht überrascht. So muß bedacht werden, daß z.B. bei der Wahrnehmung und Erkennung einer Melodie das Kurzzeitgedächtnis involviert ist und hochgradige Leistungen einer abstrakten Mustererkennung vollbracht werden.

Bei der Analyse der Beziehungen zwischen Gehirn und Musikwahrnehmung kommen im wesentlichen vier Methoden zum Einsatz. Dies sind psychophysische Experimente, Anästhesie einer der Hemisphären, Elektroencephalographie und Stoffwechselmessungen in Verbindung mit den neuen bildgebenden Verfahren. Untersuchungen werden sowohl an gesunden Versuchspersonen als auch bei Patienten durchgeführt, die aufgrund eines Hirnschlags, Hirnverletzungen oder operationsbedingter Läsionen Fehlleistungen aufweisen.

Im Rahmen der psychophysischen Experimente nehmen Untersuchungen zur Lateralisation der Repräsentation von Musik im Gehirn einen breiten Raum ein. Bei diesen Experimenten zum sogenannten dichotischen Hören werden den Versuchspersonen über Kopfhörer Testsignale vorgespielt, wobei sich die Schallreize für das rechte Ohr von denen für das linke Ohr unterscheiden. Man macht sich die Tatsache zunutze, daß die linke Hirnhälfte hauptsächlich vom rechten Ohr getrieben wird und die rechte Hirnhälfte vom linken Ohr. Auf diese Weise lassen sich jeweils die spezifischen Leistungen der rechten und der linken Hemisphäre des Gehirns zuordnen.

Wie oben ausgeführt, dominiert bei den meisten Menschen die linke Hemisphäre des Cortex bezüglich der Sprachwahrnehmung. Anders verhält es sich bei der Wahrnehmung von Musik. Bei Untersuchungen zur Fähigkeit, Melodien zu erkennen, Akkorde und Klangfarbe zu unterscheiden, zeigte sich die Dominanz der rechten Hemisphäre. Bestätigt wurde dies durch die Analyse der Ausfallserscheinungen bei Hirnschlagpatienten. Solche mit Schädigungen des rechten Temporallappens wiesen große Defizite bei den obengenannten Leistungen auf, während solche, bei denen der linke Temporallappen betroffen war, in ihrer Fähigkeit, Musik wahrzunehmen, nicht oder kaum eingeschränkt waren. Sie hatten allerdings Probleme, die Melodien zu benennen, da ihre verbalen Leistungen eingeschränkt waren. Aber auch der linke Cortex ist an der Verarbeitung von Musik, insbesondere an der Wahrnehmung von Harmonien und kurzen Melodieabschnitten beteiligt. Die Fähigkeit, den Rhythmus zu erkennen, wird durch Läsionen in beiden Hemisphären reduziert.

Nicht nur für die Wahrnehmung von Musik, sondern auch für die Produktion von Musik konnte gezeigt werden, daß den beiden Hirnhälften unterschiedliche Aufgaben zukommen. Bereits gegen Ende des 19. Jahrhunderts war der Fall eines geschulten Sängers bekannt geworden, dessen rechter vorderer Cortex verletzt wurde. Nach dem Unfall war er nicht mehr in der Lage zu singen, zu pfeifen und einen Ton zu halten. Ein anderer Patient, ein Orgelspieler, hatte eine beidseitige Schädigung des auditorischen Cortex erlitten. Auf der linken Seite waren der mittlere und hintere Bereich des

Heschl Gyrus betroffen, auf der rechten Seite größere Bereiche des Temporallappens. Neben der Empfindlichkeit des Gehörs im unteren und oberen Hörbereich büßte er die Tonhöhen- und Rhythmuswahrnehmung ein. Die Orgel konnte er dennoch spielen, seine Fähigkeit der Erkennung von Melodien war allerdings reduziert.

Auch bei einigen berühmten Komponisten führten Hirnläsionen zu Verlusten ihrer musikalischen Fähigkeiten. So litt der französische Komponist Maurice Ravel in den letzten vier Jahren seines Lebens an einer degenerativen Hirnerkrankung, die zu einer Wernicke-Aphasie führte. Seine Fähigkeit der Tonhöhenunterscheidung war davon allerdings nicht betroffen. Er erkannte Melodien und entdeckte Kompositionsfehler ohne Schwierigkeiten. Er hatte jedoch große Schwierigkeiten beim Lesen von Noten und war nicht länger in der Lage, neue Kompositionen zu schaffen. Ein anderer Fall war der des russischen Komponisten Vissarion Shebalin, der ebenfalls nach einem Hirnschlag in der linken Hemisphäre aphasisch wurde. Er konnte im Gegensatz zu Ravel jedoch weiterhin komponieren, und seine Werke galten im Urteil der Zeitgenossen (z.B. Dimitri Shostakovich) als ebenso brilliant wie die, welche er vor der Erkrankung geschaffen hatte.

Ableitungen des EEGs oder Stoffwechselmessungen, beispielsweise mittels Positronen-Emmissions-Tomographie (PET) erlauben Aussagen über die neuronale Repräsentation von Musik im Gehirn gesunder Versuchspersonen beim passiven Musikhören. Darüber hinaus haben sie gegenüber den obengenannten Verfahren den Vorteil der größeren zeitlichen bzw. räumlichen Auflösung. Letztendlich unterstützen jedoch auch sie die genannten Befunde, daß der rechten Hemisphäre eine führende Rolle bei der Musikwahrnehmung, insbesondere bei der Tonhöhen- und Klangfarbenunterscheidung sowie der Melodie-Erkennung zukommt.

Zusammenfassend läßt sich also feststellen, daß einfache Aufgaben der Frequenzunterscheidung bereits von subcorticalen Zentren der Hörbahn geleistet werden. An höheren Leistungen sind jedoch die verschiedenen auditorischen Cortexareale beider Hemisphären beteiligt. Diese Areale verarbeiten zum Teil parallel, zum Teil hierarchisch die verschiedenen Anteile von Musik, wobei sie sich in vielerlei Hinsicht ergänzen. Die auditorischen Cortexareale der rechten Hemisphäre sind dominant, wenn es um die Unterscheidung feiner harmonischer Abweichungen oder um die Melodie-Erkennung, also die globale musikalische Interpretation geht. Die Cortexareale der linken Hemisphäre tragen zur Analyse kurzer Melodieabschnitte und zur Analyse des Rhythmus bei.

Literatur

Birbaumer, N.; Schmidt, R. F. *Biologische Psychologie*. Berlin, Heidelberg, New York (Springer) 1990.

Brown, A. G. *Nerve Cells and Nervous Systems: An Introduction to Neuroscience*. Berlin, Heidelberg, New York (Springer) 1991.

Creutzfeldt, O. D. *Cortex Cerebri: Leistung, strukturelle und funktionelle Organisation der Hirnrinde*. Berlin, Heidelberg, New York (Springer) 1983.

Damasio, A. R.; Damasio, H. *Sprache und Gehirn*. In: *Gehirn und Bewußtsein. Mit einer Einführung von Wolf Singer*. Heidelberg (Spektrum Akademischer Verlag) 1994. S. 58–66.

Edelman, G. M.; Gall, W. E.; Cowan, W. M. *Auditory Function: Neurobiological Basis of Hearing*. New York (Wiley & Sons) 1988.

Fay, R. R.; Popper, A. P. (Hrsg.) *Springer Handbook of Auditory Research, Vols. I–IV*. New York, Berlin, Heidelberg (Springer) 1992/1993/1994. (Band 1: Webster, D.; Popper, A.; Fay,

R. (Hrsg.) *The Mammalian Auditory Pathway: Neuroanatomy* 1992; Band 2: Popper, A.;
Fay, R. (Hrsg.) *The Mammalian Auditory Pathway: Neurophysiology* 1992; Band 3: Yost,
W.; Popper, A.; Fay, R. (Hrsg.) *Human Psychophysics* 1993; Band 4: Fay, R.; Popper, A.
(Hrsg.) *Comparative Hearing: Mammals* 1994)

Geschwind, N. *Aufgabenverteilung in der Großhirnrinde.* In: *Wahrnehmung und visuelles
System.* Heidelberg (Spektrum Akademischer Verlag) 1986.

Hellbrück, J. *Hören: Physiologie, Psychologie und Pathologie.* Göttingen (Hogrefe) 1993.

Hudspeth, A. J. *How Hearing Happens: Mechanoelectrical Transduction and Adaptation by
Hair Cells of the Vertebrate Internal Ear.* In: Elsner, N.; Breer, H. (Hrsg.) *Sensory Trans-
duction. Proceedings of the 22nd Göttingen Neurobiology Conference 1994,* Vol I. Stuttgart,
New York (Thieme) 1994. S. 47–61.

Kandel, E. R.; Schwartz, J. H.; Jessell, T. H. *Principles of Neural Science.* New York, Amsterdam (Elsevier) 1991.

Kolb, B.; Whishaw, I. Q. *Neuropsychologie.* Heidelberg (Spektrum Akademischer Verlag) 2.
Aufl. 1996.

Luce, R. D. *Sound & Hearing: A Conceptual Introduction.* Hillsdale, NJ (Lawrence Erlbaum
Associates) 1993.

Ojeman, G. A. *Cortical Organization of Language.* In: *Journal of Neuroscience* 11 (1991) S.
2281–2287.

Petsche, H. (Hrsg.) *Musik – Gehirn – Spiel: Beiträge zum Vierten Herbert von Karajan-
Symposium.* Basel (Birkhäuser) 1989.

Pierce, R. P. *Klang: Musik mit den Ohren der Physik.* Heidelberg (Spektrum Akademischer
Verlag) 1989.

Reiss, G.; Walkowiak, W.; Zenner, H.-P.; Plinkert, P. K.; Lehnhardt, E. *Das stato-akustische
Organ. Ein Bildatlas zur Evolution, Physiologie und Morphologie.* Hannover (Duphar) 1989.

Rohen, J. W. *Funktionelle Anatomie des Nervensystems: Ein kurzgefaßtes Lehrbuch nach
funktionellen Gesichtspunkten für Studierende und Ärzte.* Stuttgart, New York (Schattauer)
1975.

Sheperd, G. M. *Neurobiologie.* Berlin, Heidelberg, New York (Springer) 1993.

Zatorre, R. J.; Evans, A. C.; Meyer, E. *Neural Mechanisms Underlying Melodic Perception and
Memory for Pitch.* In: *Journal of Neuroscience* 14 (1994) S. 1908–1919.

Zenner, H.-P. *Hören. Physiologie, Biochemie, Zell- und Neurobiologie.* Stuttgart (Thieme)
1994.

Zenner, H.-P.; Zrenner, E. (Hrsg.) *Physiologie der Sinne.* Heidelberg (Spektrum Akademischer
Verlag) 1994.

7. Verhaltensbiologische und neuronale Grundlagen des Lernens und des Gedächtnisses

Randolf Menzel und Gerhard Roth

7.1 Einleitung

Lernen und Gedächtnis gehören zur biologischen Grundausrüstung der Tiere, gleichgültig wie einfach oder kompliziert ihr Verhalten und ihr Nervensystem sind. Sie gestatten es ihnen, Regelmäßigkeiten oder Gesetzmäßigkeiten in ihrer Umwelt zu entdecken, die für das Überleben wichtig sind. Dabei geht es für sie z.B. darum herauszufinden, wo mit einer gewissen Wahrscheinlichkeit Nahrung zu finden ist, wie sie am besten dorthin gelangen, wo sich Artgenossen und Paarungspartner aufhalten, wo Feinde lauern, und wie sie sich vor ihnen schützen können. Diese Erfahrungen erlauben es den Tieren, auf Veränderungen der Umwelt mit einer Veränderung des Verhaltens so zu antworten, daß das Überleben weiterhin gesichert ist oder verbessert wird.

Lernen und Gedächtnis beruhen auf *individueller Erfahrung* und werden deshalb den *artspezifischen*, im Genom verankerten („angeborenen") Verhaltensleistungen und Fähigkeiten gegenübergestellt, die auch *Instinktverhalten* oder *Erbkoordination* genannt werden. Diese treten bei vielen Tieren vor allem bei der Fortpflanzung, dem Nahrungserwerb und der innerartlichen Kommunikation auf. Sie sind immer dann zu finden, wenn eine Verhaltens- oder Erkennensleistung gleich beim erstenmal gut funktionieren muß oder wenn bei der innerartlichen Kommunikation Signale und Reaktionen sicher aufeinander abgestimmt sein müssen, ohne daß die Chance besteht, dies von Artgenossen lernen zu können. Früher, insbesondere im Rahmen der von K. Lorenz und N. Tinbergen begründeten „vergleichenden Verhaltensforschung", nahm man an, daß sich angeborene und erlernte Verhaltensleistungen scharf voneinander unterscheiden lassen. Entsprechend sollten tierische und menschliche Verhaltensweisen entweder vollkommen angeboren oder vollkommen erlernt sein, wobei die Wichtigkeit angeborener Verhaltenskomponenten stark betont wurde. Demgegenüber ging der von amerikanischen Psychologen und Verhaltensforschern wie Thorndike, Watson und Skinner entwickelte Behaviorismus davon aus, daß nahezu alles tierische und menschliche Verhalten erfahrungsabhängig ist. Beide Positionen werden aber der Vielfalt des Verhaltens nicht gerecht. Vielmehr gibt es einen mehr oder weniger gleitenden Übergang zwischen Angeborenem und Erlerntem, und bei vielen Verhaltenslcistungen vermischen sich beide Komponenten. Dies bedeutet, daß nahezu jedes Verhalten in irgendeiner Weise durch individuelle Erfahrung und Übung veränderbar ist. Gleichzeitig aber benötigen alle Lernleistungen strukturelle und funktionale Voraussetzungen im Nervensystem und im Verhaltensrepertoire, die selbst nicht wieder erlernt sind, sondern „angeborenermaßen" vorhanden sein müssen, z.B. die Grundbedeutung bestimmter Ereignisse als Belohnungsreiz (Futter), als Warn- oder Strafreiz (Schmerz).

Lernen und das daraus entstehende Gedächtnis beruhen auf der Wahrnehmung und Speicherung des regelhaften Zusammenhangs zwischen zurückliegender und gegenwärtiger Erfahrung. Erfahrung bedeutet hier die Wirkung gemeinsam oder nacheinander auftretender Ereignisse auf das Nervensystem, die durch den Lernvorgang miteinander in Beziehung gesetzt (*assoziiert*) werden, und zwar meist in Form einer Ursache-Wirkungsbeziehung. Dabei ist es gleichgültig, ob dies bewußt oder unbewußt geschieht. Es muß sich dabei nicht nur um äußere Reize handeln, sondern beinhaltet auch Aktionen des Tieres und seine inneren Zustände. Durch derartige Assoziation erhalten Ereignisse eine *Bedeutung*. Lernen ist also das Entstehen neuer Bedeutungen, die dann für längere Zeit als *Gedächtnisinhalt* für die Verhaltenssteuerung zur Verfügung stehen.

Lernen grenzt sich als *längerfristige* individuelle Verhaltensänderungen von kurzfristigen ab, z.B. von sensorischer oder motorischer Ermüdung. So stellt das Nachlassen einer Reaktion auf ständige Reizwiederholungen eine deutliche Verhaltensänderung dar, ebenso wie die Beendigung der Nahrungsaufnahme aufgrund von Sättigung. Für solche Reaktionen ist es typisch, daß sie nach einer „Erholungspause" mehr oder weniger in derselben Weise wieder ablaufen, was bei Lernvorgängen nicht geschieht. In manchen Fällen mag es aber durchaus schwierig sein, derartige Prozesse von sehr einfachen Formen des Lernens abzugrenzen.

Neben einfachen Formen des Lernens wie Gewöhnung und Sensitisierung gibt es komplexere Formen, z.B. beobachtendes und nachahmendes Lernen, Orientierungslernen, spielendes (ausprobierendes) Lernen, Einsichtslernen und – zumindest beim Menschen – bewußtwerdendes und sprachabhängiges Lernen. Die komplexeren Lernformen sind häufig dadurch charakterisiert, daß sie keine offensichtliche assoziative Struktur zwischen den gelernten Reizen bzw. Reaktionen und bewertenden Ereignissen aufweisen, sondern daß die Bewertung in einem Zustand des Tieres wie Erwartung, Aufmerksamkeit oder Befriedigung beruht. Deshalb werden die komplexen Lernformen auch als „höhere" nicht-assoziative Lernformen bezeichnet. Es gibt aber keinen Grund anzunehmen, die neuronalen Grundlagen dieser komplexen Lernleistungen seien von denen wesentlich verschieden, die einfachen assoziativen Lernformen zugrunde liegen.

Im folgenden werden wir zuerst einen Überblick über Typen des Lernens (Gewöhnung, Sensitisierung, klassische und operante Konditionierung, „höhere" Formen des Lernens und Prägungslernen) und die für den Menschen üblichen Einteilungen von Lernen in deklaratives und prozedurales Lernen geben. Dann erörtern wir die verschiedenen Formen von Gedächtnis und ihre zeitlichen Strukturen und fragen nach ihrer Lokalisation im Gehirn. Als ein mögliches Modell für Lernen betrachten wir dann aktivitätsabhängige ontogenetische Prozesse und diskutieren die zellulären und molekularen Grundlagen von Lernen und Gedächtnis. Schließlich befassen wir uns mit dem Zusammenhang von Gedächtnis, Gefühlen und Bewertung.

7.2 Typen des Lernens

Man unterscheidet generell zwischen *assoziativem* und *nicht-assoziativem* Lernen. Zu den nicht-assoziativen Lernleistungen zählen *Gewöhnung* und *Sensitisierung*, zu den assoziativen Lernleistungen *klassische* und *operante Konditionierung*. Ausschlaggebend für diese Unterscheidung ist die Frage, ob es um die Verstärkung oder Abschwächung von *bereits vorhandenen* Reiz-Reaktionsbeziehungen geht wie beim nicht-assoziativen Lernen oder um das Entstehen *neuer* Reiz-Reaktionsbeziehungen wie beim assoziativen Lernen.

7.2.1 Gewöhnung und Sensitisierung

Unter *Gewöhnung* versteht man das *Nachlassen* einer Reaktion auf einen gleichbleibenden oder wiederholten Reiz, sofern dieser keine hohe Verhaltensrelevanz hat. So mag ein Tier bei einem lauten Geräusch oder einem sich bewegenden Schatten erschrecken und „in Deckung" gehen. Stellt das Tier aber fest, daß nach mehrfacher Wiederholung dieses Ereignisses nichts Bedrohliches geschieht, so nimmt die Schreck- oder Schutzreaktion schnell ab, und schließlich ignoriert das Tier den Reiz völlig. Während jeder sensorische Reiz mit hoher Intensität immer zuerst eine starke Verhaltensreaktion hervorruft und daher automatisch eine besondere Bedeutung hat, verliert er diese Bedeutung aufgrund der Tatsache, daß er keinerlei wichtige Konsequenzen nach sich zieht. Diese Tatsache wird vom Nervensystem erfaßt und im Gedächtnis gespeichert. Dies bildet dann die Grundlage einer vorteilhaften Verhaltensänderung, nämlich der, nicht vor allem und jedem die Flucht zu ergreifen.

Verhaltensanalytisch ist Gewöhnung charakterisiert durch 1) ihre Reizspezifität: Die Abnahme der Reaktion des Tieres ist auf einen bestimmten Reiz beschränkt; 2) die Abhängigkeit von der Reizwiederholung: Gewöhnung ist um so stärker, je häufiger der Reiz wiederholt wurde; 3) die spontane Erholung: Nach einer Periode ohne gewöhnenden Reiz ist die Reaktion wieder stärker; und 4) den Ersparniseffekt: Bei wiederholten Folgen von gewöhnenden Reizen stellt sich Gewöhnung schneller ein.

Sensitisierung führt zu einer allgemeinen *Zunahme* der Reaktionsbereitschaft, wenn sich ein Ereignis, das zuvor unauffällig bzw. bedeutungslos erschien, als verhaltensrelevant erwiesen hat. Die Zunahme der Reaktionsbereitschaft und ebenso der Reaktionsstärke sind auf den *Kontext* bezogen, in dem der sensitisierende Reiz auftritt. So verstärkt ein Futterstimulus die Futtersuche, ein Schmerzreiz das Schutz- und Fluchtverhalten.

7.2.2 Klassische Konditionierung

Die klassische oder Pavlov-Konditionierung läßt sich am besten anhand von Pavlovs berühmten Hunde-Experimenten beschreiben (Abbildung 7.1). Ein hungriger Hund reagiert mit einer Speichelsekretion (*unbedingte* oder *unkonditionierte Reaktion, UR* genannt), wenn man ihm ein Stück Fleisch zeigt (*unbedingter* oder *unkonditionierter Stimulus, US*). Wenn nun mehrmals der US kurz nach dem Ertönen einer Klingel (die den *bedingten* oder *konditionierten* oder genauer: *zu konditionierenden Stimulus, CS,* darstellt) gegeben wird, dann löst später der CS (die Klingel) *allein* den Speichelfluß

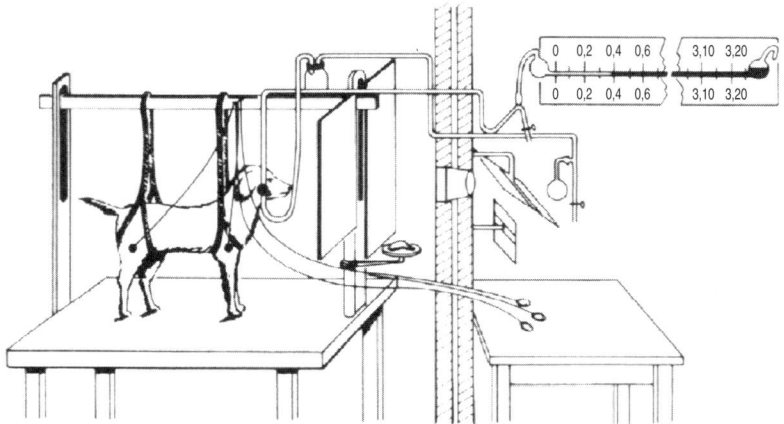

7.1 Versuchsanordnung Pavlovs zur Untersuchung der bedingten Reaktion (klassische Konditionierung). Aus Blough und Blough, 1970.

aus. Diese Reaktion wird nun als *bedingte* oder *konditionierte Reaktion, CR,* bezeichnet. Typischerweise ist bei der klassischen Konditionierung der Erfolg der Assoziation zwischen CS und US unabhängig vom Verhalten des Tieres. Allerdings ist es wichtig, daß das Tier für den US *motiviert* (z.B. hungrig) ist, sonst findet keine oder eine sehr viel schwächere Konditionierung statt.

Die für das Konditionierungslernen wichtige Assoziation stellt sich als die Folge einer *zeitlichen Paarung* von CS und US ein. Dabei muß der CS dem US *vorangehen*, wobei das zeitliche CS-US Intervall, das zu einer optimalen Konditionierung führt, meist im Sekundenbereich liegt. Es sind aber auch Lernsituationen mit sehr viel längeren CS-US Intervallen bekannt. Wird z.B. ein Duft- oder Geschmacksreiz mit Übelkeit gepaart, so kann der CS dem US um Stunden vorausgehen, was angesichts der relativ langsam verlaufenden Verdauungsvorgänge sinnvoll bzw. notwendig ist.

Die Wirksamkeit der CS-US-Paarung unterliegt ganz bestimmten Regeln. Der CS (z.B. Licht, Ton, Duft) ist häufig ein primär neutraler Stimulus, löst also selbst keine offensichtliche Reaktion aus. Er ist aber nicht notwendig neutral hinsichtlich seiner Eignung zur Bildung einer Assoziation mit einem bestimmten US. Zum Beispiel assoziieren Mäuse einen Licht- oder Tonreiz mit einem elektrischen Strafreiz aufgrund einer einzigen Paarung, nicht aber mit Übelkeit als Strafreiz. Ein Duft- oder Geschmacksreiz dagegen wird schon nach einmaliger Paarung mit Übelkeit vermieden. CS und US müssen also sensorisch und verhaltensbiologisch zueinander „passen". Tiere sind daher in vielfältiger Weise artspezifisch auf ganz bestimmte CS-US-Paarungen vorbereitet.

Der US, z.B. ein Futterstimulus, hat drei charakteristische Eigenschaften: 1) Er löst eine angeborene Reaktion (UR) aus (die *reflexauslösende* Wirkung), 2) er regt die Aufmerksamkeit des Tieres an (die *sensitisierende* Wirkung), und 3) er wirkt als *Verstärker* bei der CS-US Paarung, weil er eine angeborene Bedeutung hat, z.B. Belohnung für ein hungriges Tier (die *verstärkende* Wirkung des US). Ein belohnender US führt zu einer Zuwendung des Tieres, was man *appetitive* Konditionierung nennt, ein bestrafender US zu einer Abwendung oder Vermeidung (*aversive* Konditionierung). Werden CS und US mehrmals gepaart, so reagiert das Tier zunehmend häufiger bereits auf den CS allein. Während dieser Lernphase wird der CS zum

„Ankündiger" für den US; das Tier reagiert auf den CS so, als ob es sich auf den US vorbereitet oder diesen bereits „wahrnimmt".

Ein weiteres wichtiges Merkmal der klassischen Konditionierung ist die *Auslöschung*: Tritt der CS mehrmals auf, ohne daß der US ihm nachfolgt, dann verschwindet die CR wieder. Diese Auslöschung ist keine Gewöhnung an den CS, sondern ein eigener Lernvorgang. Dieser besteht darin, daß die Eigenschaft des CS, den US vorherzusagen, *abnimmt*, so wie sie während der mehrmaligen Paarungen zugenommen hat.

Die Zuverlässigkeit, mit der Tiere auf verschiedene Reize „klassisch" konditioniert werden können, eignet sich auch dazu, Wahrnehmungsleistungen zu studieren. Will man etwa wissen, ob ein Tier über Farbensehen verfügt und wie gut es Farben unterscheidet, so konditioniert man es auf ein reines (monochromatisches) Licht. Dann überprüft man, ob die Unterscheidung zwischen Lichtreizen verschiedener Wellenlängen unabhängig von der Helligkeit der Reize getroffen wird, denn es könnte sein, daß die Versuchstiere auf die Helligkeits- und nicht auf die Farbunterschiede reagieren. Bei solchen Experimenten stellt sich heraus, daß die Unterscheidungsfähigkeit zwischen verschiedenen Reizen derselben Modalität (Sehen, Hören, Tasten usw.) von der Art der Konditionierung abhängt. In einer *differentiellen Konditionierung* wird der erste Stimulus S1 (z. B. „gelb") mit dem US gepaart (und dann als S1$^+$ bezeichnet) und der zweite Stimulus S2 (z. B. „orange") stets ohne US präsentiert (S2$^-$). Der Stimulus S2$^-$ wird daraufhin besser von S1 unterschieden, als wenn S1 nur allein konditioniert wurde. Wurde aber nur S1 konditioniert, dann reagiert das Tier abgeschwächt auch auf S2, obwohl es durchaus S1 und S2 zu unterscheiden vermag. Man sagt: Das Tier *generalisiert von S1 auf S2*. Auch in einer differentiellen Konditionierung reagiert anfänglich das Tier auf S2$^-$; im weiteren Verlauf wird aber die Unterscheidung immer besser und die Generalisierung von S1 auf den spezifisch *nicht*-gepaarten Stimulus S2 immer geringer.

Diese differentielle Konditionierung stellt eine Kombination von *Bedeutungserwerb* und *Auslöschung* dar. Durch geeignete Zuordnung der Reize zu den beiden Lernvorgängen läßt sich feststellen, welche Reizmerkmale zur Unterscheidung beitragen. Auf diese Weise gewinnt man Aufschlüsse über die Wahrnehmungsleistungen und damit über die neuronale Abbildung und Verarbeitung von Reizen.

In der Tradition von Pavlov wurde lange Zeit angenommen, daß sich eine Assoziation zwischen CS und US *automatisch* einstellt, wenn die Stimuli zeitlich optimal gepaart werden. Mit einem klassischen Experiment wies jedoch Kamin nach, daß die richtige zeitliche Paarung allein keine hinreichende Bedingung für eine erfolgreiche Konditionierung ist; vielmehr kommt es auch auf die *inhaltliche Beziehung* zwischen CS und US an. Diese Beziehung drückt sich in der Regelhaftigkeit der CS-US-Paarung aus. Kamin paarte zuerst einen Lichtreiz so lange mit einem elektrischen Strafreiz, bis die Ratten verläßlich mit einer Vermeidungsreaktion, z.B. Flucht aus dem Testkäfig, auf den Lichtreiz reagierten. Anschließend paarte er den Doppelreiz „Ton und Licht" mit dem Strafreiz und fand, daß die Tiere keine Assoziation zwischen dem Ton und dem Strafreiz entwickelten. Offensichtlich *blockierte* die vorherige Lichtreiz-Konditionierung die nachfolgende Konditionierung auf den Ton.

Auf der Grundlage solcher *Blockierungsexperimente* wurde eine sogenannte kognitive Theorie der klassischen Konditionierung entwickelt, die der Reichhaltigkeit dieser assoziativen Lernvorgänge gerecht wird. Danach hängt die Verstärkung durch den US davon ab, ob der US *unerwartet* und *überraschend* auftritt. Ein sicher vorhergesagter US hat nämlich keine Verstärkerwirkung. In Kamins Experiment wurde der Ton deshalb nicht von den Ratten gelernt, weil bereits der Lichtreiz den US sicher vorhersagte und daher als Verstärker für die Paarung mit dem Ton unwirksam blieb. Nach der neuen Theorie hängt die Verstärkerwirkung des US von der Differenz zwischen erwartetem US und tatsächlich wahrgenommenem US ab. Diese kognitive Theorie sagt eine Reihe wichtiger Eigenschaften der klassischen Konditionierung voraus, z.B. die Bedeutung der Regelhaftigkeit (*Kontingenz*) von CS und US. Darunter versteht man die Zuverlässigkeit, mit welcher der US dem CS folgt. Zufällig auftretende CS und US weisen keine Kontingenz zwischen den Reizen auf. In einer solchen Situation entwickeln Tiere keine Assoziationen, obwohl bei zufälliger Verteilung auch optimale CS-US Intervalle auftreten können.

Ein erfolgreich konditionierter CS kann selbst als Verstärker in einer neuen Konditionierung wirken. In solchen Konditionierungen *zweiter und höherer Ordnung* geht die Verstärkung nicht mehr von einem primären US aus, dessen Eigenschaft als Verstärker angeborenermaßen vorhanden ist wie die Reaktion auf Futter. Vielmehr sind es *erlernte* Stimuli, die nunmehr als *abgeleitete Verstärker* wirken.

7.2.3   Operante Konditionierung

Pavlov und viele seiner Schüler waren der Überzeugung, man könne mithilfe des Modells der klassischen Konditionierung alle Lernleistungen erklären, insbesondere wenn man vielfältige Formen der Konditionierung höherer Ordnung in Betracht zieht. Heute nimmt man aber allgemein an, daß *operante* oder *instrumentelle* Konditionierung (auch *Lernen am Erfolg* oder *Verstärkungslernen* genannt) eine eigenständige Form des Lernens darstellt.

Die ersten Beschreibungen operanten Lernens stammen vom amerikanischen Psychologen Thorndike, der in den ersten Jahrzehnten unseres Jahrhunderts Experimente mit Katzen durchführte. Werden Katzen zum ersten Mal in einen Käfig gesperrt, so versuchen sie mithilfe aller möglichen Aktionen zu entkommen, indem sie gegen die Gitterwände springen oder das Holz ankratzen. Viele dieser Versuche führen zu keinem Ergebnis. Wenn aber eine bestimmte Aktion zum Entkommen führt, z.B. das zufällige Herunterdrücken eines Hebels, der eine Tür öffnet, dann wird diese Aktion beim erneuten Einsperren zunehmend frühzeitiger und effektiver durchgeführt. Schließlich wird die Katze sofort den „befreienden" Hebel drücken, sobald sie wieder im Käfig ist. Diese Einschränkung des gezeigten Gesamtverhaltens auf eine einzige Reaktion (im vorliegenden Fall Hebeldrücken) ist eine Konsequenz des *positiven Effekts* dieser Reaktion. Man spricht daher von *positiver Verstärkung*. Sind hingegen bestimmte Aktionen mit negativen Folgen, z.B. Bestrafung, verbunden, dann zeigen die Tiere diese Aktionen in einer ähnlichen Situation seltener, später oder überhaupt nicht. Dies nennt man negative Verstärkung oder *Vermeidungslernen*.

Der amerikanische Psychologe Skinner hat diesen Typ von Experimenten weiterentwickelt und standardisiert. Seitdem untersuchte man die operante Konditionierung in speziellen Käfigen, die Skinner-Box genannt werden (Abbildung 7.2). Dabei geht es darum, daß Tiere – meist Ratten oder Tauben – lernen müssen, spezielle Reaktionen wie Hebeldrücken oder Picken auf eine Scheibe auszuführen, um an eine Futterbelohnung zu kommen. Voraussetzung hierfür ist natürlich, daß sie sich in einem hungrigen Zustand befinden. Eine erstmalig in eine Skinner-Box verbrachte Taube wird alle möglichen Handlungen ausführen, bis sie zufällig auf eine Scheibe pickt, was dann den Zugang zu Futter nach sich zieht. Schließlich wird die Taube – zumindest solange

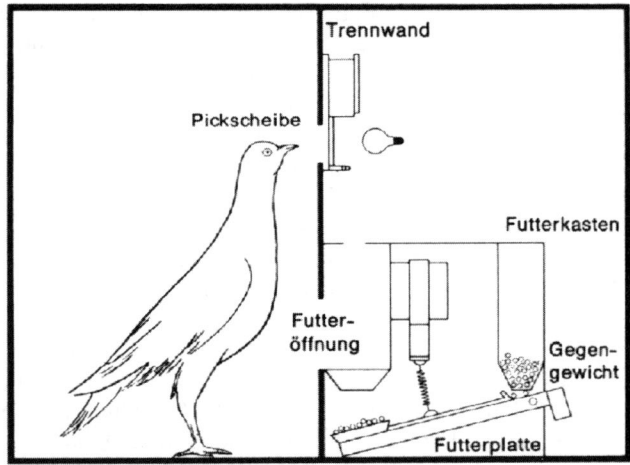

7.2 Taube beim Verstärkungslernen (operante Konditionierung) in einer Skinner-Box. Bei einer Belohnung schwingt die Futterplatte für einige Sekunden nach oben. Aus Blough und Blough, 1970.

sie hungrig ist – nichts anderes tun als gegen die Scheibe zu picken. Skinner-Box-Experimente werden vornehmlich bei sogenannter positiver Konditionierung durchgeführt, wenn es also um eine Verstärkung einer Reaktion durch Belohnung geht.

Eine andere Prozedur, die bei Vermeidungslernen häufig angewandt wird, ist die Shuttle-Box. Diese besteht aus zwei Abteilen, zwischen denen sich die Versuchstiere – oft bei Überwindung einer Schwelle oder eines anderen Hindernisses – hin und her bewegen können. In einem Abteil können sie einem Strafreiz ausgesetzt werden, z.B. einem leichten Elektroschock, der über den Fußboden geleitet wird. Diesen Strafreiz können sie vermeiden, wenn sie nach Auftreten eines Hinweisreizes (Licht- oder Tonsignal) die zu verstärkende Reaktion ausführen, nämlich in das andere Abteil zu fliehen. Dabei muß natürlich sichergestellt sein, daß sie diese Reaktion nicht freiwillig bzw. gern tun. Dies ist bei Experimenten mit Ratten etwa dadurch gewährleistet, daß das andere Abteil grell beleuchtet und kühl ist. Man kann Vermeidungslernen auch in der Skinner-Box durchführen, indem die Versuchstiere die Möglichkeit haben, nach dem Hinweisreiz durch einen Hebeldruck oder das Picken gegen eine Scheibe den Strafreiz zu vermeiden.

Operante Konditionierung kann ähnlich wie klassisches Konditionieren dazu verwendet werden, sensorische oder kognitive Leistungen eines Tieres zu testen, z.B. herauszufinden, wo die Unterscheidungsschwellen für Farben oder Tonhöhen liegen oder welche komplexen visuellen Reize voneinander unterschieden werden können. Dabei wird einer von zwei zu diskriminierenden Reizen belohnt oder zieht einen möglichen Strafreiz nach sich. Ebenso läßt sich hiermit elegant überprüfen, ob Tiere denselben optischen Täuschungen unterliegen wie wir. Man dressiert Tauben etwa im Falle der bekannten Schienentäuschung darauf, auf die scheinbar längere der beiden Linien zu picken. Auch kann überprüft werden, ob sie bestimmte Darstellungen wie den Necker-Würfel oder Figur-Hintergrund-Kippfiguren in derselben Weise bistabil wahrnehmen wie wir (was der Fall ist!).

Mithilfe der nach Skinner standardisierten Prozedur lassen sich *Lernregeln* für operante Konditionierung herausarbeiten, die wie folgt lauten: Ein Versuchstier muß eine bestimmte zu verstärkende Verhaltensweise oder zumindest Bruchstücke davon *spontan* zeigen. Eine dieser spontanen Aktionen A des Tieres führt dann zu einer *Verstärkung* V, z.B. zu einer Belohnung mit Futter oder einer Bestrafung mit einem elektrischen Reiz. Das Tier verändert aber nur dann sein Verhalten, wenn ein strenger zeitlicher Zusammenhang (*Kontiguität*) und eine Regelhaftigkeit (*Kontingenz*) zwischen A und V besteht. Da mit der Aktion A stets *Umweltsignale* S (z.B. Futter in der rechten Ecke) verbunden sind oder als Hinweissignale auftreten können (z.B. führt A nur dann zu Futter, wenn ein Licht leuchtet), sind A und S eng miteinander verbunden. Während bei der klassischen Konditionierung der Stimulus als „Ankündiger" für die Verstärkung (Futter) dient, wird bei der operanten Konditionierung eine Ankündigungs-Beziehung zwischen dem Stimulus und dem *eigenen Verhalten* hergestellt.

Operant konditionierte Aktionen unterliegen ebenso wie klassisch konditionierte Reaktionen der Auslöschung: Erfolgt nach einem operant konditionierten Stimulus keine Belohnung, so fällt die Reaktionshäufigkeit ab (Abbildung 7.3). Wie schnell dies geschieht, hängt von den im Experiment angewandten *Belohnungsstrategien* ab. Man unterscheidet *Immer-Belohnen* und *intermittierendes Belohnen*. Letzteres kann in festen oder variablen Versuchs- oder Zeitintervallen erfolgen. Immer-Belohnen (d.h.

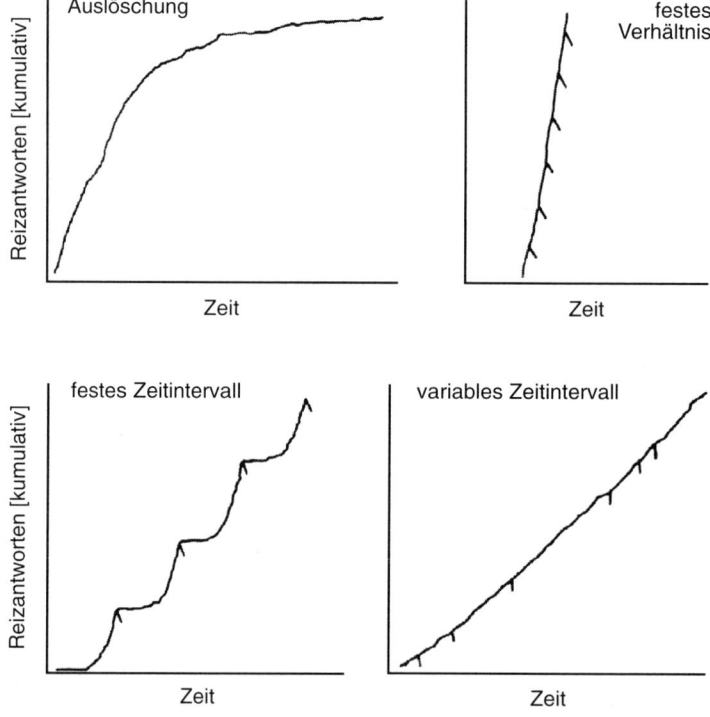

7.3 Diagramme zum Lernverhalten von Tauben nach unterschiedlichen Belohnungsprogrammen. Oben links: Trotz Pickens an der Scheibe bekommt ein Vogel kein Futter mehr. Resultat: die Kurve verflacht (*Auslöschen*). Oben rechts: Ergebnis eines Versuchs nach einem Plan mit festem Belohnungsverhältnis: Die Kurve steigt steil an (starke Reaktionshäufigkeit). Unten links: Resultat eines Versuchs mit Belohnung nach festen Zeitintervallen: Es entsteht eine „Treppen"-Kurve, d.h. die Taube reagiert mit ungleichmäßiger Pickhäufigkeit. Unten rechts: Belohnung mit variablen Intervallen ergibt eine gleichmäßig ansteigende Kurve. Aus Blough und Blough, 1970.

jedes Hebeldrücken oder Scheibenpicken führt zur Möglichkeit einer Nahrungsaufnahme) führt am schnellsten zum Erlernen einer Aktion, ist aber auch am anfälligsten für Auslöschen (d.h. die Tiere merken sehr schnell, daß nicht mehr belohnt wird). Bei Belohnung in festen Zahl- oder Zeit-Intervallen schreitet die Konditionierung langsamer voran, man kann aber bei trainierten Tieren die Reaktionszahl bzw. -geschwindigkeit gegenüber dem Immer-Belohnen bedeutend erhöhen. Allerdings bildet sich beim Belohnen mit festen zeitlichen Intervallen typische „Durchhänger" heraus, d.h. die Tiere reagieren nach einer Belohnung zuerst langsam und dann um so schneller, je näher der Belohnungszeitpunkt rückt. Dies vermeidet man mit *variabler Belohnung* hinsichtlich der Zahl oder dem Zeitpunkt des Belohnens. Diese Belohnungsart ist auch besonders unempfindlich gegen Auslöschung, denn auch nach lange vergeblichem Bemühen mag doch noch die Belohnung kommen. Behavioristen nennen dies gern den Roulettespieler-Effekt.

Wichtig ist die Unterscheidung zwischen positiver Verstärkung, negativer Verstärkung und *Strafe*. Bei negativer Verstärkung erfolgt eine Reaktionserhöhung dann, wenn durch die Reaktion eine *unerwünschte* Situation verringert oder vermieden werden kann. Das erfolgreiche Vermeiden wirkt hierbei als *positiver Verstärker*. Strafe hingegen stellt die *Unterdrückung* einer Reaktion dar, nicht ihre Verstärkung. Das Risiko einer Bestrafung besteht darin, daß das Aufhören der Bestrafung als positive Verstärkung wirkt.

Es ist schwer zu entscheiden, welche Assoziationen beim operanten Lernen eigentlich gebildet werden. Es verwundert daher nicht, daß es seit Thorndike verschiedene Ansätze gibt, die Art der Assoziationen zu erklären. Gute Argumente sprechen für eine Aktion-Verstärker- (A-V-)Assoziation, weil die Aktion des Tieres der Verstärkung vorangehen muß, um zu erfolgreichem Lernen zu führen. Die *Hinweissignale* können aber bei einer Erklärung nicht vernachlässigt werden, denn Tauben und Ratten können verschiedene Aktionen mit demselben Verstärker erlernen, wenn die Hinweissignale verschieden sind. Diese Tiere können auch lernen, dieselben Aktionen mit verschiedenen Verstärkern zu verbinden, wenn verschiedene Hinweissignale gegeben werden. Man kann diese Befunde dadurch in Einklang bringen, daß man eine hierarchische Anordnung von Assoziationen (A-V) annimmt, wobei die stärkste Verknüpfung zwischen Aktion und Verstärker erfolgt und diese Assoziation zu einem abgeleiteten Verstärker für die damit verbundenen Hinweissignale wird (S-(A-V)).

7.2.4 „Höhere" Formen des Lernens

In der Vergangenheit haben sowohl Vertreter der klassischen Konditionierung als auch solche der operanten Konditionierung (d.h. Behavioristen) vehement bestritten, daß es darüber hinaus überhaupt „höhere Formen" assoziativen Lernens oder komplexe Formen des Lernens ohne assoziativen Bezug zu einem als Verstärker wirkenden Zustand des Tieres gibt. Es ist aber vernünftig, von der Existenz solcher Lernformen auszugehen. Diese sind dadurch gekennzeichnet, daß es sich bei den Antrieben und den bewertenden Ereignissen nicht um äußere Ereignisse, sondern um *innere Zustände* wie Erwartung, Neugierde, Erfüllung einer Erwartung, Harmonieempfinden, Neuheitserlebnis und Ruhe handelt. Die „Privatheit" dieser Zustände ist einer der Gründe dafür, warum solche Lernvorgänge verhaltensbiologisch schwerer zu untersuchen sind.

In einer neuen Umgebung zeigen Tiere *Erkundungsverhalten*. Dabei lernen sie, sich zu orientieren und zielsicher zu einem Ausgangspunkt zurückzukehren. Bestimmte

Gegenstände in der Umwelt („Landmarken") werden in ihrer Lage zueinander und zum erkundenden Tier gelernt; welche Arten von Assoziationen dabei gebildet werden, ist aber meist nicht bekannt. Unter bestimmten Bedingungen lernen Tiere die Landmarken mit Bezug auf ein Bezugssystem (z.B. Sonnenkompaß) so, daß sie eine kartenartige Repräsentation der Umwelt entwickeln. Beim *beobachtenden Lernen* und beim *Nachahmungslernen* werden durch gerichtete Aufmerksamkeit sensorische Gedächtnisinhalte mit Bezug auf früheres operantes Lernen im gleichen Kontext gebildet. Aber auch hier ist nicht klar, welche Assoziationen gebildet werden. *Spielendes Lernen*, das bei Primaten für die Entwicklung sozialen Verhaltens besonders wichtig ist, geht über operantes Übungslernen weit hinaus. Häufig manifestiert sich die soziale Kompetenz, die vom Jungtier im Spiel gelernt wird, erst im Erwachsenenalter. Aus diesem Grund wird auch von *latentem Lernen* gesprochen. *Einsichtiges Lernen*, wie es von Wolfgang Köhler während des ersten Weltkrieges in seinen berühmten Experimenten mit Schimpansen untersucht wurde, ist nur bei Primaten eindeutig nachgewiesen. Diese Tiere sind in der Lage, eine schwierige Aufgabe (z.B. das Erreichen einer hoch hängenden Banane) ohne Ausprobieren durch „Nachdenken" zu lösen (Stühle aufeinanderstellen, Rohre zusammenstecken usw.). *Bewußtwerdendes* und *sprachabhängiges Lernen* ist für den Menschen charakteristisch; ob und inwieweit es anderen Primaten zukommt, ist umstritten.

7.2.5   Prägungslernen

Prägungslernen ist eine bei Wirbeltieren und Arthropoden weit verbreitete Form des schnellen Lernens während einer sogenannten *sensiblen* oder *kritischen Periode* innerhalb der frühen Entwicklung. *Welche* Klasse von Umweltreizen *zu welcher Zeit* gelernt wird, ist dabei entwicklungsgenetisch weitgehend vorherbestimmt und bei verschiedenen Tiergruppen unterschiedlich, während das, *was* an konkreten Ereignissen gelernt wird, vom aktuellen Angebot abhängt. Säugetiere lernen in der ersten Woche nach der Geburt vor allem Geruchsreize, Vögel vor allem akustische und visuelle Signale, die vom Muttertier ausgehen. Wandernde Fische, z.B. Aale und Lachse, werden auf den Geschmack des Heimatgewässers geprägt. Beim Menschen ist die Fähigkeit, Sprechen zu lernen, angeboren. Innerhalb einer frühen Entwicklungsperiode produzieren alle Kinder dieser Welt, und zwar auch Taubgeborene, dasselbe Lautrepertoire. Dieses universelle Repertoire wird durch das aktuelle Lautangebot (die „Muttersprache") eingeengt, und die Sprachzentren des Kindes werden hierauf geprägt. Das spätere Erlernen von „Fremdsprachen" beruht offenbar auf einem anderen neuronalen Mechanismus als der primäre Spracherwerb.

   Das innerhalb der sensiblen Periode Erlernte verfestigt sich sehr stark und wurde deshalb früher mit angeborenen Fähigkeiten und Kenntnissen verwechselt. Allerdings ist der Inhalt von Prägungslernen *nicht* – wie ebenfalls früher angenommen – vollkommen irreversibel und dauert auch nicht das ganze Leben an.

7.2.6   Deklaratives und prozedurales Lernen

Eine in Hinblick auf menschliches Lernen (und das anderer Primaten) häufig getroffene Unterscheidung ist die zwischen *deklarativem* (oder *explizitem*) und *prozeduralem* (oder *implizitem*) Lernen bzw. Gedächtnis. Prozedurales Lernen vollzieht sich meist in

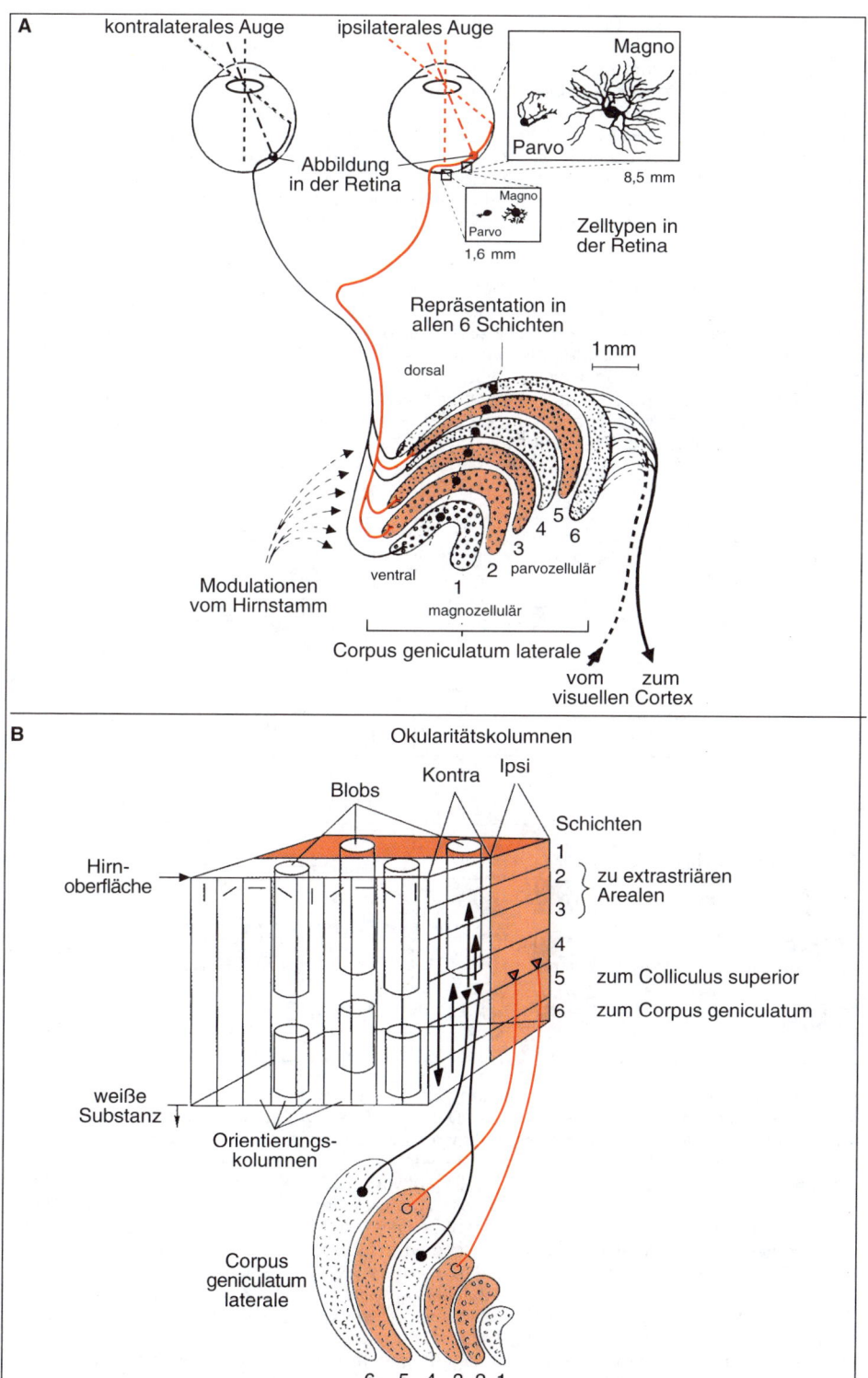

A

kontralaterales Auge   ipsilaterales Auge

Magno

Parvo

Abbildung
in der Retina

8,5 mm

Magno

Parvo

1,6 mm

Zelltypen in
der Retina

Repräsentation in
allen 6 Schichten

1 mm

dorsal

5
6
4
3   parvozellulär
2
1

ventral

Modulationen
vom Hirnstamm

magnozellulär

Corpus geniculatum laterale

vom   zum
visuellen Cortex

B   Okularitätskolumnen

Blobs   Kontra   Ipsi

Schichten

Hirn-
oberfläche

1
2   zu extrastriären
3   Arealen

4

5   zum Colliculus superior

6   zum Corpus geniculatum

weiße
Substanz

Orientierungs-
kolumnen

Corpus
geniculatum
laterale

6 5 4 3 2 1

5.8 (Seite I) Feinbau des Corpus geniculatum laterale und der primären Sehrinde. (A) Schichtung und Verbindungen des Corpus geniculatum. Im oberen Bildteil sind die beiden Ganglienzellsysteme schematisch dargestellt, die zum Corpus geniculatum projizieren. Man beachte die unterschiedliche Größe der Dendritenbäume von Magno- und Parvo-Zellen für verschiedene Netzhautbereiche. Die Schichten des Corpus geniculatum werden abwechselnd von den beiden Augen versorgt. Neben den Faserbahnen, die vom Corpus geniculatum zum Cortex ziehen, gibt es auch *afferente* Verbindungen, die von Hirnstamm und Cortex ausgehen (gestrichelt). (B) Projektion des Corpus geniculatum in die primäre Sehrinde. Beim dargestellten Cortexausschnitt liegt die Hirnoberfläche oben, das Innere der Hemisphäre (die *weiße Substanz*) dagegen unten. Die corticalen Schichten sind am rechten Bildrand durchnumeriert. Die afferenten Fasern aus dem Thalamus enden vor allem in Schicht 4. Pfeile deuten die intensiven Verbindungen zwischen übereinanderliegenden Bereichen an. Zusätzlich zur durch die Cortexschichten gegebenen Gliederung gibt es auch vertikale Kompartimente: Der Cortex ist in Orientierungskolumnen sowie Kolumnen unterschiedlicher okulärer Dominanz (bevorzugte Innervation vom ipsi- oder vom kontralateralen Auge) gegliedert. Dargestellt sind zwei okuläre Dominanzzonen und ein Satz von Orientierungskolumnen. Dieses Muster wiederholt sich für die benachbarten Bereiche innerhalb der primären Sehrinde. Darüber hinaus gibt es in diesem Areal Bereiche, in denen besonders viele farbempfindliche Neurone liegen – die sogenannten *Blobs*, hier durch Zylinder schematisch angedeutet. Die Blobs sind vor allem in den Schichten 2 und 3 stark ausgeprägt, fehlen aber in Schicht 4. Nach Klinke und Silbernagl, 1994 (A) und Kandel et al., 1996 (B).

A

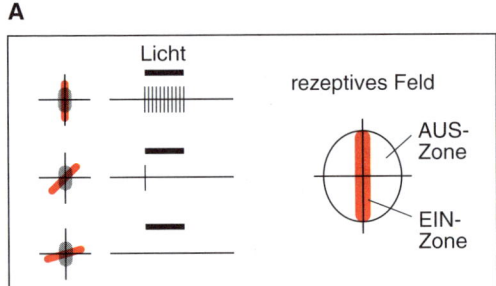

B

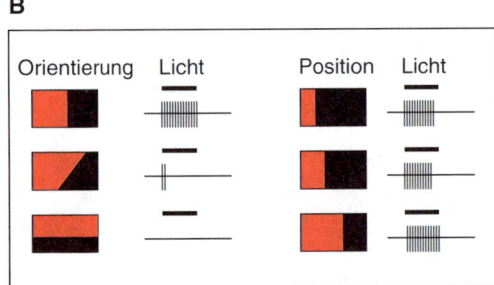

C

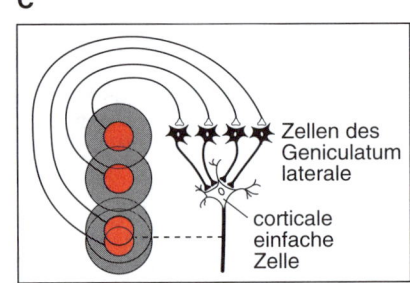

D

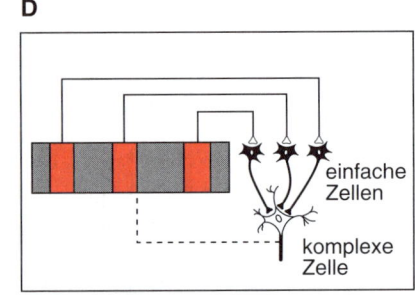

5.9 Struktur von einfachen und komplexen rezeptiven Feldern in der primären Sehrinde. (A) Antworteigenschaften einer einfachen Zelle. Das Neuron antwortet am besten auf einen vertikal orientierten, in die Mitte des rezeptiven Feldes projizierten Lichtbalken, da sich in der Mitte des Feldes eine längliche EIN-Zone befindet, die von einer AUS-Zone umgeben ist (rechts). (B) Lichtantwort einer komplexen Zelle. Die Zelle antwortet ebenfalls am besten auf eine vertikal orientiert Lichtkante (links). Die Position der vertikalen Kontrastgrenze innerhalb des Feldes spielt jedoch kaum eine Rolle (rechts), da das rezeptive Feld keine räumlich getrennten EIN- und AUS-Zonen aufweist. (C) Hypothetisches Schaltschema zur Erklärung der Antworteigenschaften der einfachen Zelle. Es wird angenommen, daß mehrere Zellen des Corpus geniculatum, deren Felder in der vertikalen Achse des Gesichtsfeldes gegeneinander versetzt sind, auf die einfache Zelle im Cortex konvergent verschaltet sind. Die Überlagerung der EIN- und AUS-Zonen der konzentrischen Felder ergibt dann die längliche Struktur des corticalen Feldes. (D) In entsprechender Weise könnte man aus einer Überlagerung mehrerer einfacher Felder das ortsinvariante rezeptive Feld einer komplexen Zelle erzeugen. Nach Reichert, 1990.

A

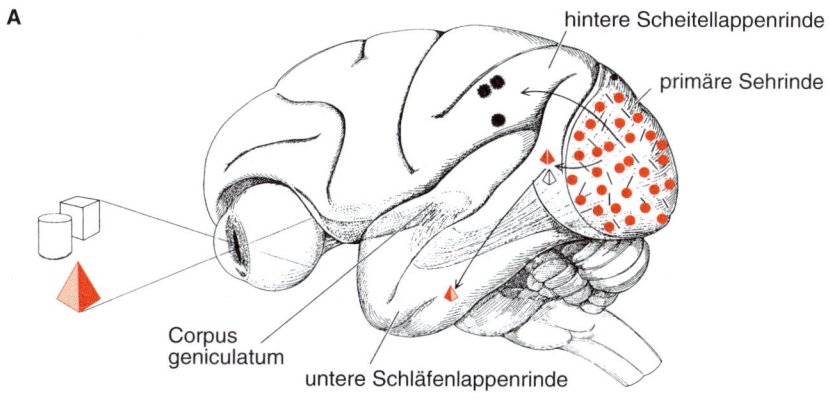

hintere Scheitellappenrinde

primäre Sehrinde

Corpus geniculatum

untere Schläfenlappenrinde

B

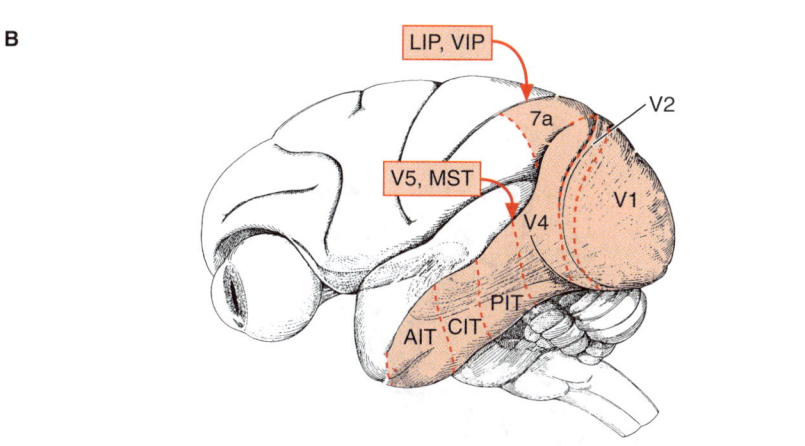

LIP, VIP

V5, MST

7a

V2

V1

V4

PIT

AIT CIT

C

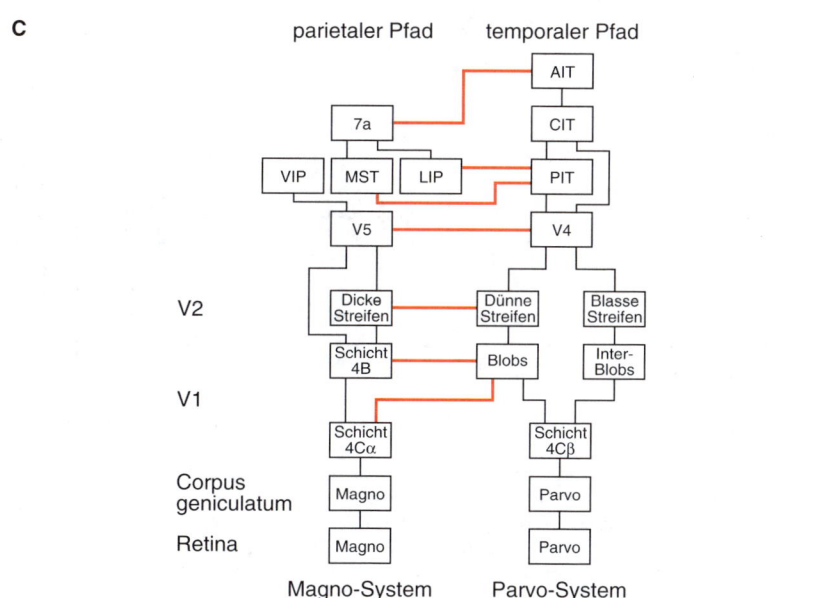

parietaler Pfad   temporaler Pfad

◄   **5.10**   Verarbeitungsbahnen im visuellen Cortex des Rhesusaffen. (A) Vereinfachte Darstellung der Sehbahn. Der Verlauf ist dem beim Menschen sehr ähnlich. Die primäre Sehrinde liegt hier allerdings größtenteils auf der Oberfläche des Occipitalpols, während sie beim Menschen vorwiegend auf der Innenseite der Hemisphäre liegt (vgl. Abbildung 5.7). Von der primären Sehrinde aus gelangt die Information in Areale des hinteren Scheitellappens und des unteren Schläfenlappens. (B) Lage der wichtigsten extrastriären visuellen Areale in der Seitenansicht des Affenhirns. Der visuelle Cortex nimmt das gesamte hintere Drittel des Großhirns ein. Zum parietalen Pfad gehören unter anderem die Areale V5, MST, LIP, VIP und 7a. Die Areale V4, PIT, CIT und AIT gehören zum temporalen Verarbeitungsweg. Nur ein Teil der etwa 30 bekannten Areale ist eingetragen. (C) Genauere Darstellung des Verlaufs der Verarbeitungswege. Man beachte, daß es Querverbindungen zwischen den Verarbeitungspfade gibt (rote Linien) und daß die meisten der Verbindungen auf corticaler Ebene *reziprok* sind. Nur ein Teil der bekannten Verbindungen ist in diesem Schema eingetragen. Abkürzungen: V1, primäre Sehrinde; V2, zweites visuelles Areal; V4, viertes visuelles Areal; V5, fünftes visuelles Areal; MST, mediales superiores temporales Areal; VIP, ventrales intraparietales Areal; LIP, laterales intraparietales Areal; PIT, posteriores inferotemporales Areal; CIT, zentrales inferotemporales Areal; AIT, anteriores inferotemporales Areal. Nach Mishkin und Appenzeller, 1990 (A) und Merigan und Maunsell, 1993 (C).

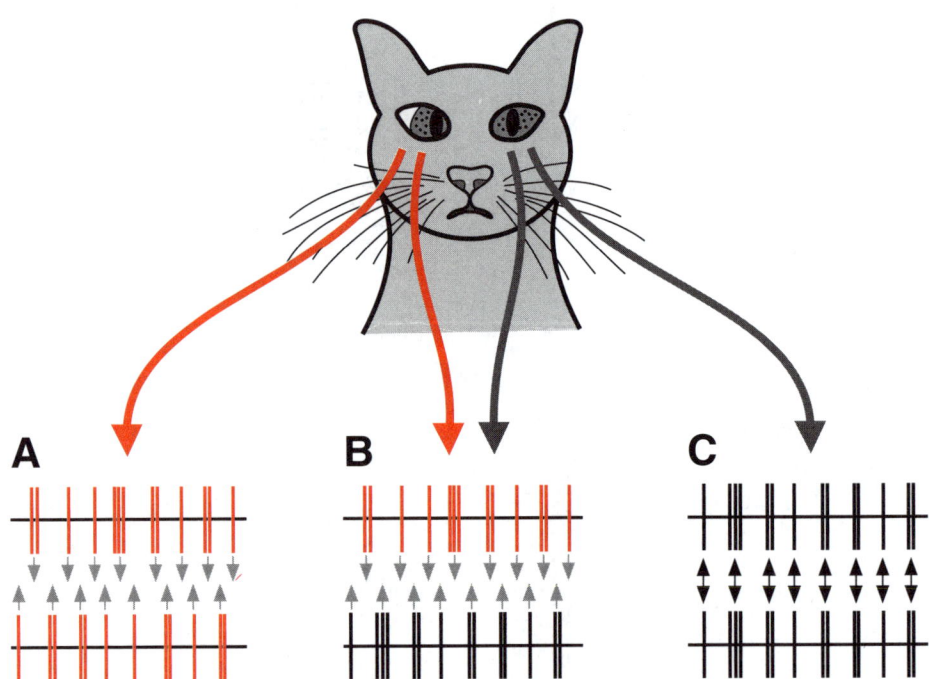

5.14   Synchronisation in der Sehrinde von Tieren mit einer Schielamblyopie. Die Untersuchungen wurden an Katzen durchgeführt, die mit einem Auge einwärts schielten (in diesem Fall mit dem rechte Auge). Dieses Auge entwickelt dann eine Sehschwäche, die als Schielamblyopie bezeichnet wird. Der untere Bildteil illustriert die zeitlichen Korrelationen zwischen Zellen, die ihre Afferenzen vom amblyopen (schielenden) Auge, vom normalen Auge sowie von verschiedenen Augen erhalten. Zwischen Neuronen, die vom normalen Auge aktiviert werden (C), tritt eine deutliche Synchronisation auf (Pfeile). Zwischen Zellen, die vom amblyopen Auge innerviert werden, gibt es dagegen keine Synchronisation (A). Untersucht man die Zeitbeziehungen zwischen Neuronen, die von verschiedenen Augen aktiviert werden, so findet man ebenfalls keine zeitliche Korrelation (B).

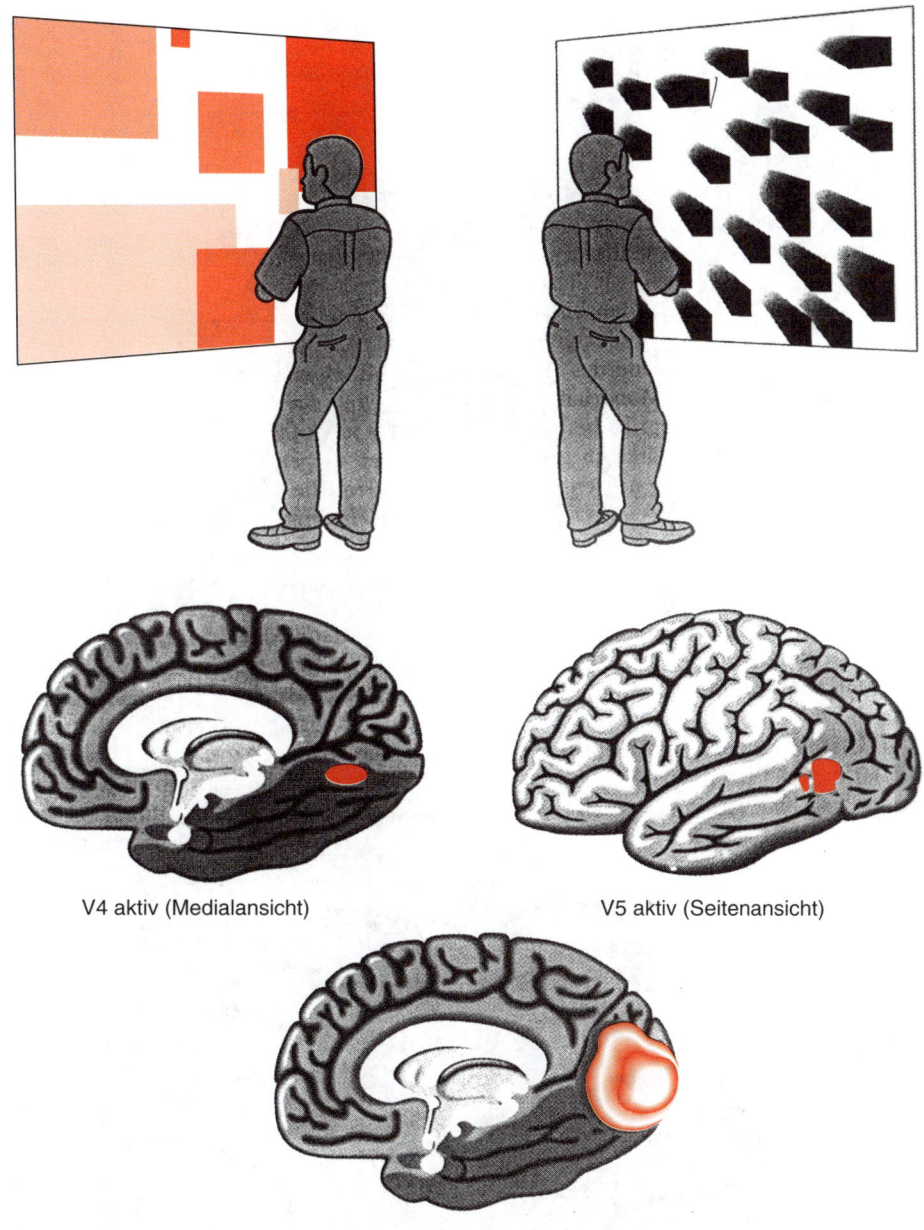

V4 aktiv (Medialansicht)   V5 aktiv (Seitenansicht)

V1 und V2 aktiv (Medialansicht)

5.11 Parallelverarbeitung im visuellen Cortex des Menschen. Verschiedene Arten von visuellen Reizen stimulieren auch beim Menschen jeweils andere Regionen der Hirnrinde. Ein farblich strukturiertes Muster führt zu einer starken Aktivierung des Areals V4 (links). Ein Schwarzweißbild mit bewegten Elementen stimuliert dagegen das Areal V5 (rechts). Beide Arten von Reizen aktivieren die Areale V1 und V2 (unten), von denen aus die Information in die unterschiedlichen Verarbeitungspfade verteilt wird. Die Darstellung der Areale wurde mit Hilfe der *Positronen-Emissions-Tomographie (PET)* erreicht, die es erlaubt, die Stärke der Durchblutung in den verschiedenen Hirnbereichen zu messen. Bei funktioneller Aktivierung durch die passenden Reize steigt die Durchblutung überdurchschnittlich an, so daß bestimmte Hirnareale gezielt sichtbar gemacht werden können (vgl. Kapitel 1, in diesem Band). Nach Zeki, 1994.

A

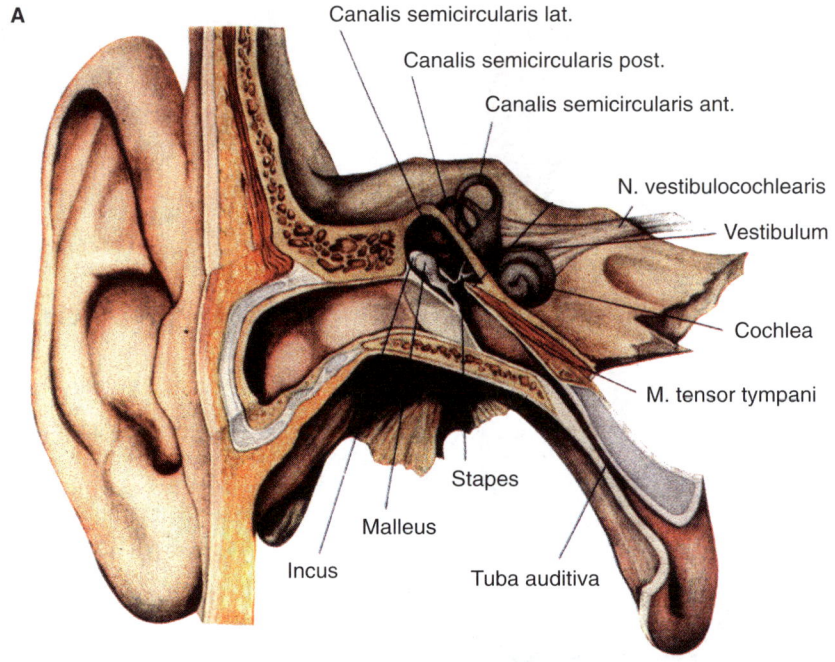

Canalis semicircularis lat.

Canalis semicircularis post.

Canalis semicircularis ant.

N. vestibulocochlearis

Vestibulum

Cochlea

M. tensor tympani

Stapes

Malleus

Incus

Tuba auditiva

B

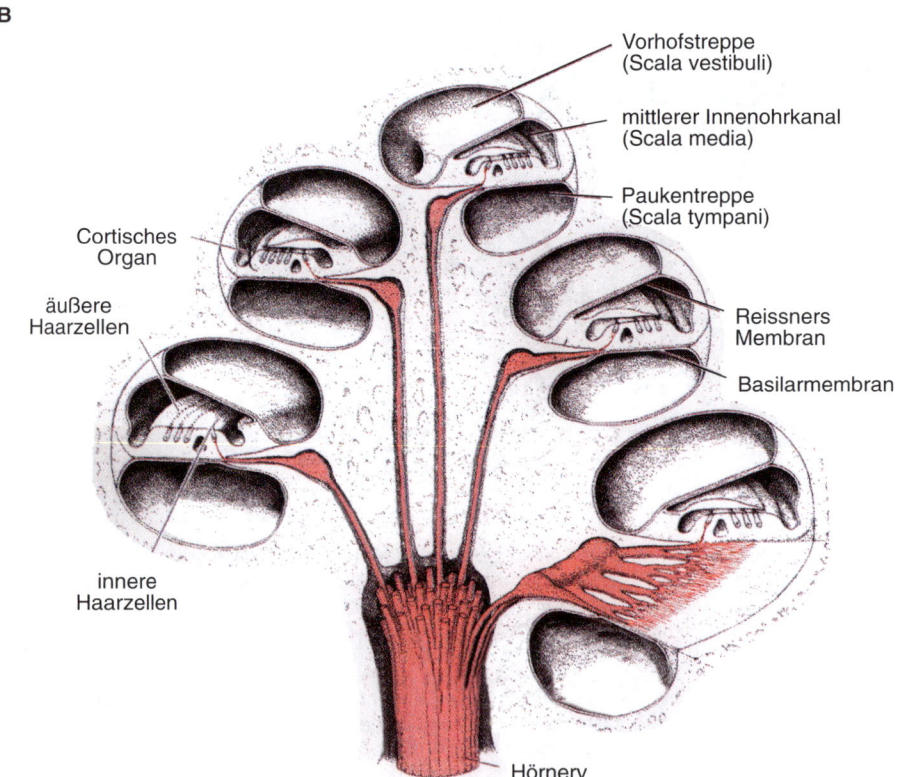

Vorhofstreppe
(Scala vestibuli)

mittlerer Innenohrkanal
(Scala media)

Paukentreppe
(Scala tympani)

Cortisches
Organ

äußere
Haarzellen

Reissners
Membran

Basilarmembran

innere
Haarzellen

Hörnerv

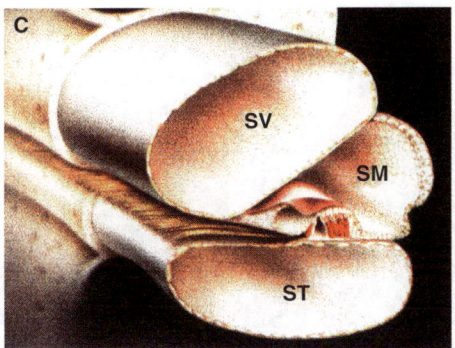

6.2 A) Das Ohr des Menschen (nach Rohen, 1975). B) Das Hörorgan des Menschen. Die Cochlea ist in der Mitte aufgeschnitten (nach Loeb; in: Zenner & Zrenner, 1994). C) Dreidimensionaler, schematisierter Ausschnitt aus einer einzelnen Windung der Cochlea. DC Ductus Cochlearis, SV Scala vestibuli, ST Scala tympani (aus Reiss et al., 1989).

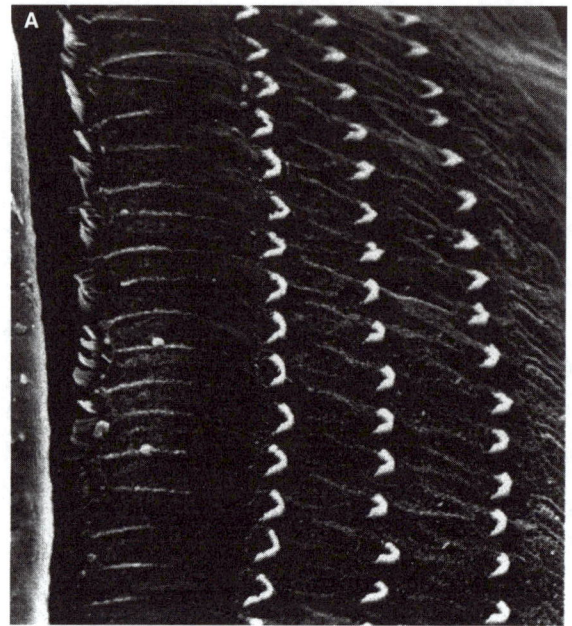

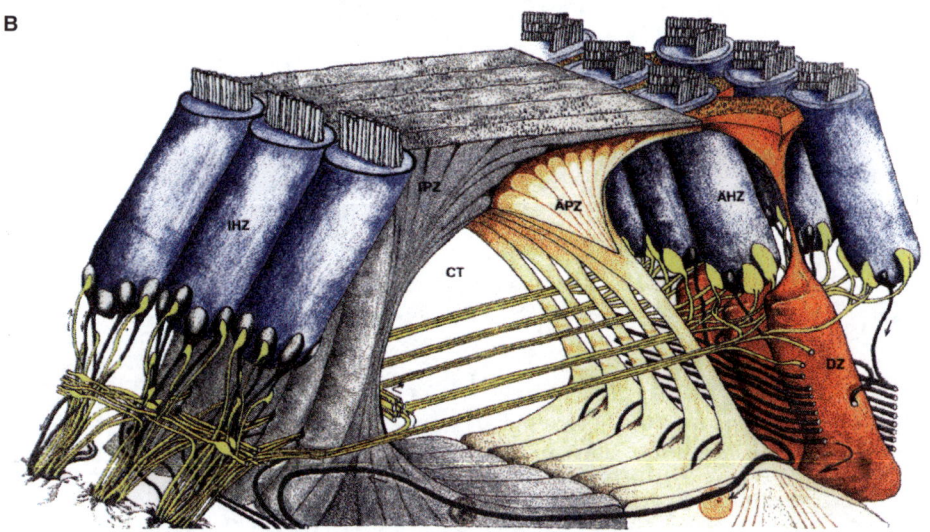

6.3 Das Cortische Organ. A) Rasterelektronenmikroskopische Aufnahme einer Aufsicht auf das Cortische Organ der Wüstenrennmaus, *Meriones unguiculatus*. Innere Haarzellen links, drei Reihen äußerer Haarzellen rechts. B) Schematisierte, dreidimensionale Ansicht eines Ausschnitts aus dem Cortischen Organ. Afferente Nervenfasern dunkelgrau, efferente Nervenfasern gelb (nach Reiss et al., 1989). C) Schematischer Schnitt durch das Cortische Organ. Afferente Nervenfasern blau, efferente Nervenfasern rot (nach Sheperd, 1993). D) Schematische Darstellung der Innervation der Haarzellen in der Cochlea des Menschen. Afferente Nervenfasern blau, efferente Nervenfasern rot (nach Webster et al., 1992). I Typ-I Fasern, II Typ-II Fasern, ÄHZ Äußere Haarzellen, ÄPZ Äußere Pfeilerzellen, CT Cortischer Tunnel, DZ Deiterszellen, IHZ Innere Haarzellen, IPZ Innere Pfeilerzellen, OCB Olivocochleäres Bündel, SG Spiralganglion.

C

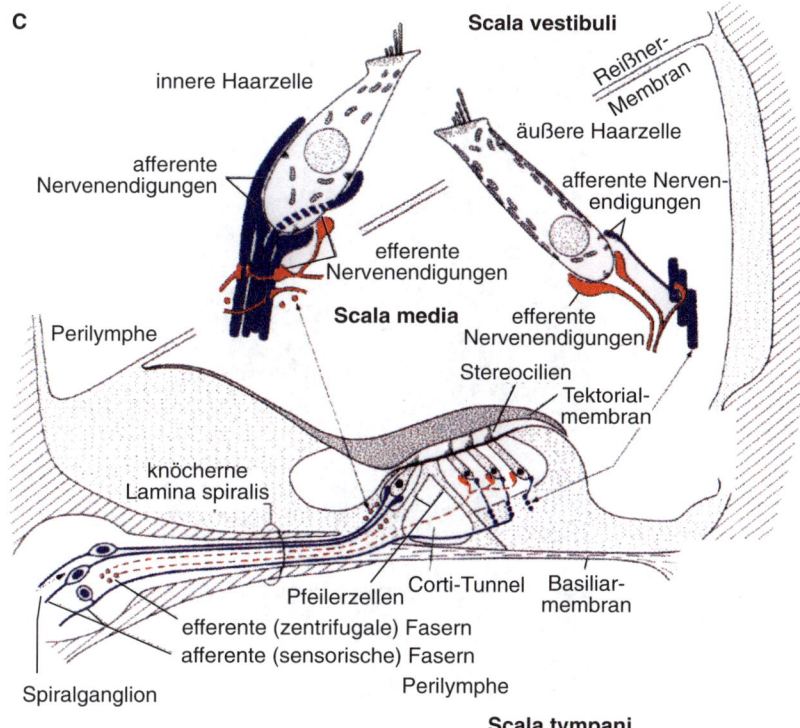

innere Haarzelle

Scala vestibuli

Reißner-Membran

äußere Haarzelle

afferente Nervenendigungen

afferente Nerven-endigungen

efferente Nervenendigungen

Scala media

efferente Nervenendigungen

Stereocilien

Tektorial-membran

Perilymphe

knöcherne Lamina spiralis

Pfeilerzellen

Corti-Tunnel

Basiliar-membran

efferente (zentrifugale) Fasern

afferente (sensorische) Fasern

Perilymphe

Spiralganglion

Scala tympani

D

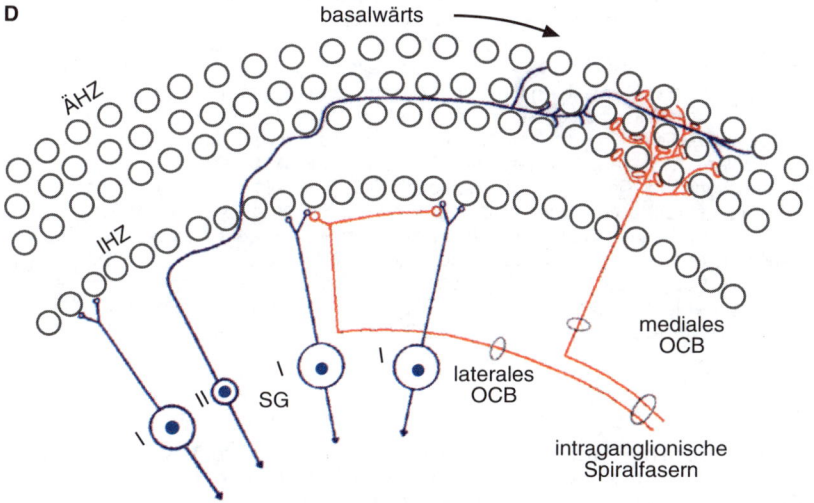

basalwärts

ÄHZ

IHZ

mediales OCB

SG

laterales OCB

intraganglionische Spiralfasern

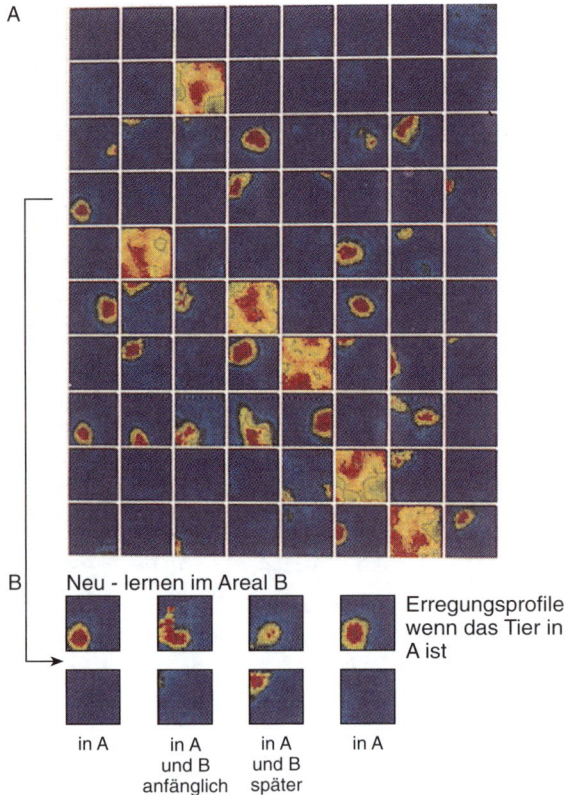

7.4 Neuronale Grundlagen des Raumgedächtnisses bei Ratten. A Zweidimensionales Erregungsprofil von 80 gleichzeitig abgeleiteten Pyramidenzellen und inhibitorischen Neuronen im Hippocampus einer frei umherlaufenden Ratte. Die Ratte erkundet 10 min. lang ein ihr bereits bekanntes quadratisches Areal (Areal A). Jedes Teilbild gibt für ein Neuron die Aktionspotentialfrequenz an, wenn das Tier sich an einem Ort in dem quadratischen Areal befindet. Die Aktionspotentialfrequenz wird in Falschfarben angegeben (rot: hohe Frequenz, tief blau: keine Aktionspotentiale).Die inhibitorischen Neurone zeigen bevorzugt diffuse Erregungsprofile. Viele Pyramidenzellen, die in anderen Arealen aktiv sind, sind nicht erregt. Einige entwickeln Erregungsprofile, wenn das Tier ein neues Areal exploriert. B Für ein Neuron wird gezeigt, daß sich ein neues Erregungsprofil aufbaut, wenn das Tier ein neues Areal B erkundet, während das Erregungsprofil für das Areal A nicht verändert wird. Die beiden Areale A und B sind jeweils quadratisch. In der ersten und letzten Phase befindet sich eine Barriere zwischen A und B, und das Tier hält sich nur in A auf. In den beiden dazwischen liegenden Phasen kann das Tier frei zwischen A und B hin und her laufen. Die jeweiligen Teilbilder geben in Falschfarben die zweidimensionalen Erregungsprofile für Areal A (oben) und Areal B (unten) an. Aus Menzel, 1996, nach Wilson und McNaughton, 1993.

6.8 A) Die Hörbahn der Katze. Die dicken Linien geben die Hauptprojektionen von der ▶ Cochlea bis zum auditorischen Cortex an. a → b: Orientierung der tonotopen Karten, a tiefe, b hohe Frequenzen (nach Brown, 1991). B) Hörbahn des Menschen (nach Rohen, 1975). AI primärer auditorischer Cortex, AII sekundär auditorischer Cortex, CGM Corpus geniculatum mediale (D dorsaler Bereich, M medialer Bereich, Vl ventraler laminierter Bereich, Vnl ventraler, nicht laminierter Bereich), CI Colliculus inferior (C zentraler Nucleus, E externer Nucleus, P perizentraler Nucleus), CT Trapezkörper, LL Lemniscus lateralis, NCd Nucleus cochlearis dorsalis, NCv Nucleus cochlearis ventralis, NLL Nuclei lemnisci lateralis, OS Oberer Oliven-Komplex (T = MNTB, M = MSO, L = LSO).

A

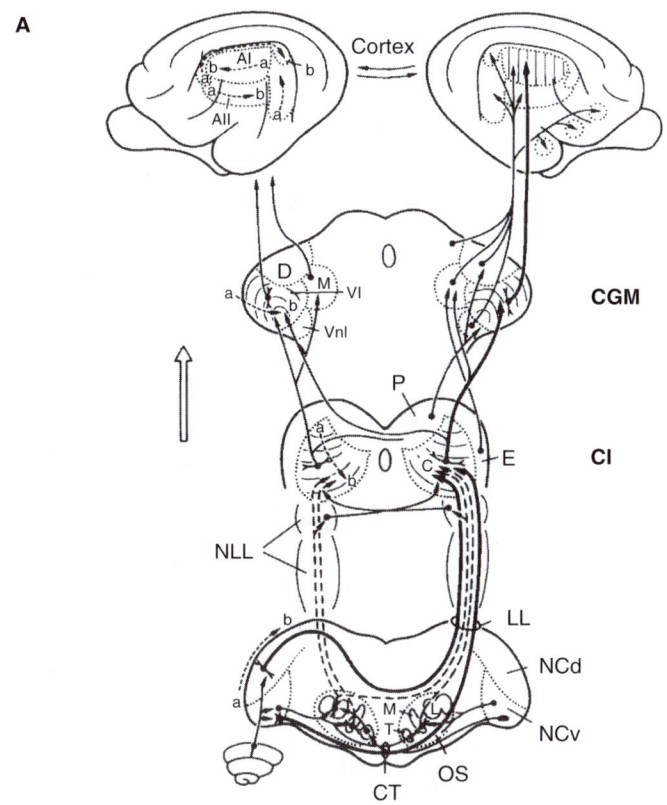

B

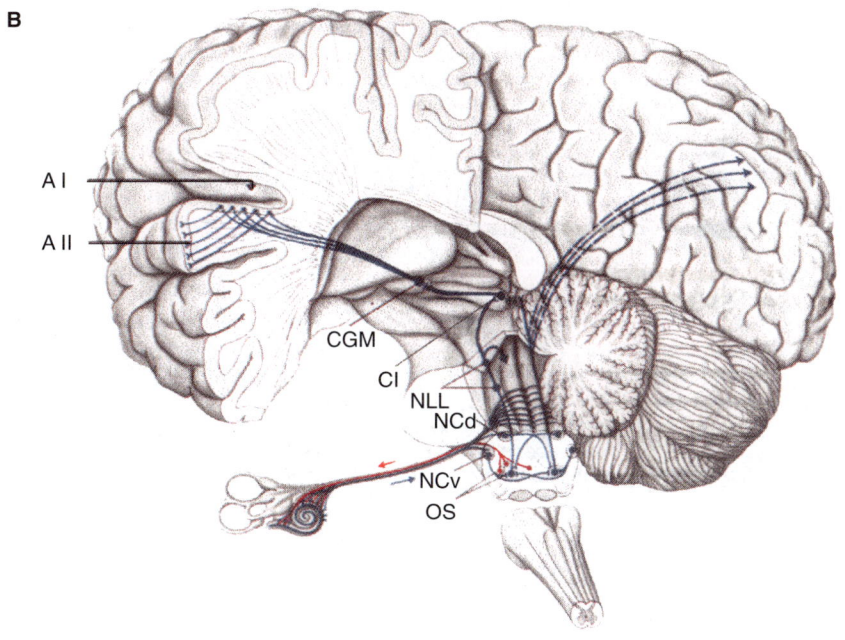

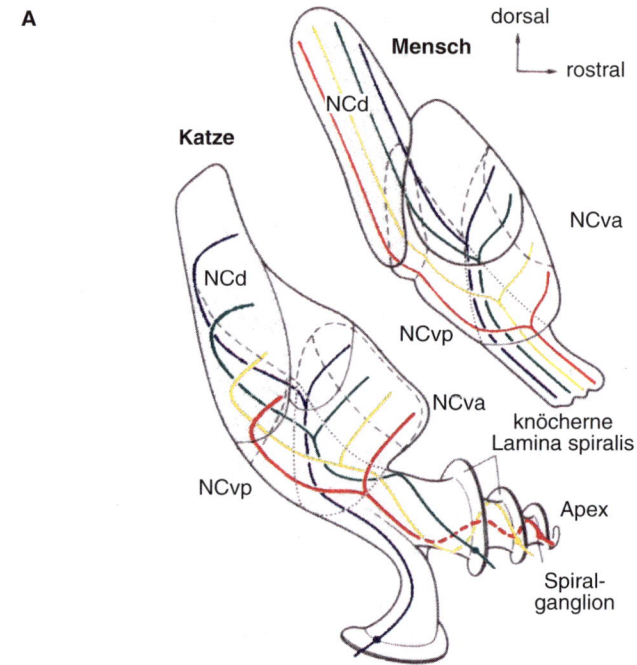

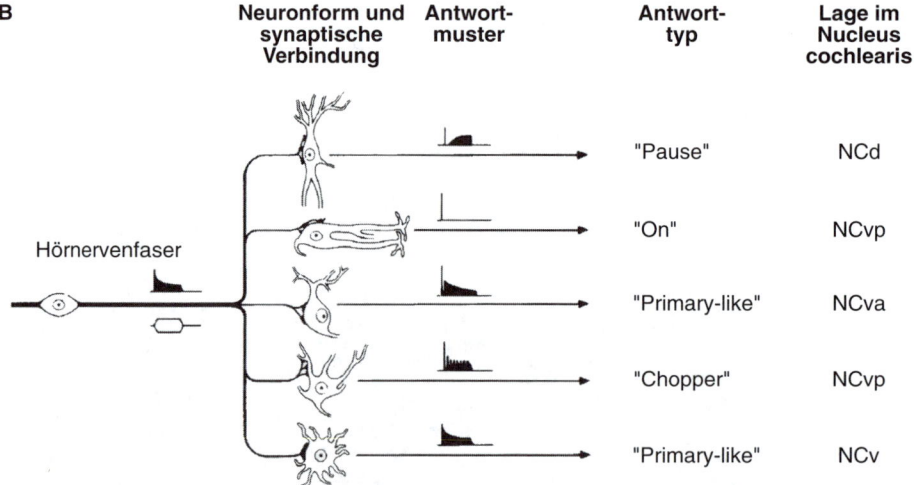

6.9 A) Nucleus cochlearis der Katze und des Menschen. Jeweils vier einlaufende Fasern des Hörnerven sind farbig hervorgehoben (blau höchste, rot niedrigste Bestfrequenz) (nach Cant; in Webster et al., 1992). B) Verschiedene Neuronentypen des Nucleus cochlearis und Zuordnung ihrer Antwortmuster bei Stimulation mit einem Tonpuls (nach Sheperd, 1993).

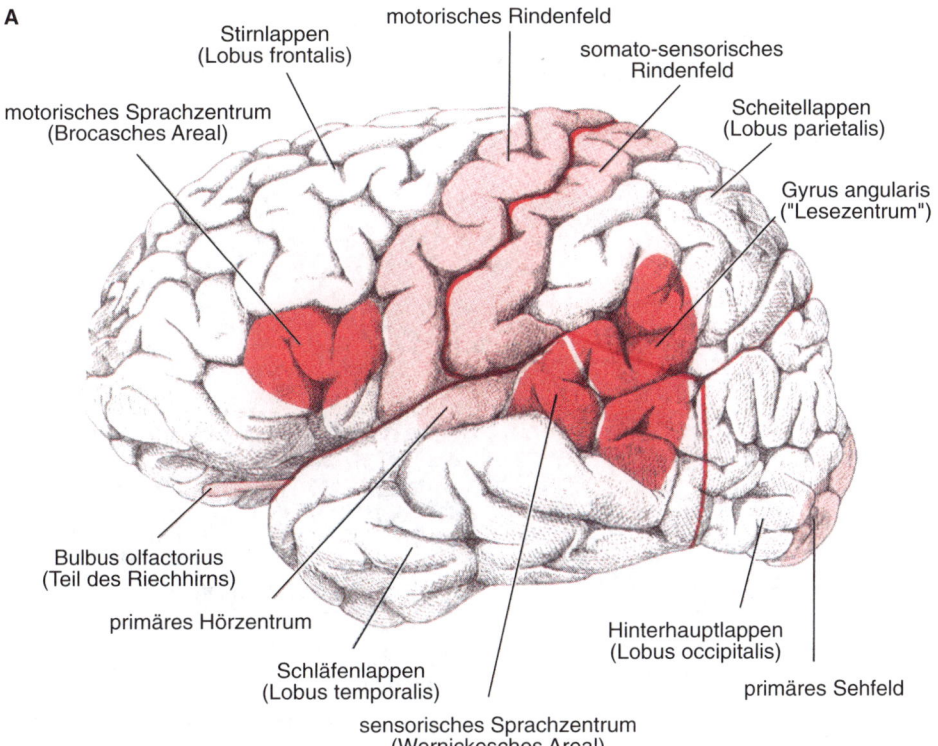

A

Stirnlappen
(Lobus frontalis)

motorisches Rindenfeld

somato-sensorisches
Rindenfeld

motorisches Sprachzentrum
(Brocasches Areal)

Scheitellappen
(Lobus parietalis)

Gyrus angularis
("Lesezentrum")

Bulbus olfactorius
(Teil des Riechhirns)

primäres Hörzentrum

Schläfenlappen
(Lobus temporalis)

sensorisches Sprachzentrum
(Wernickesches Areal)

Hinterhauptlappen
(Lobus occipitalis)

primäres Sehfeld

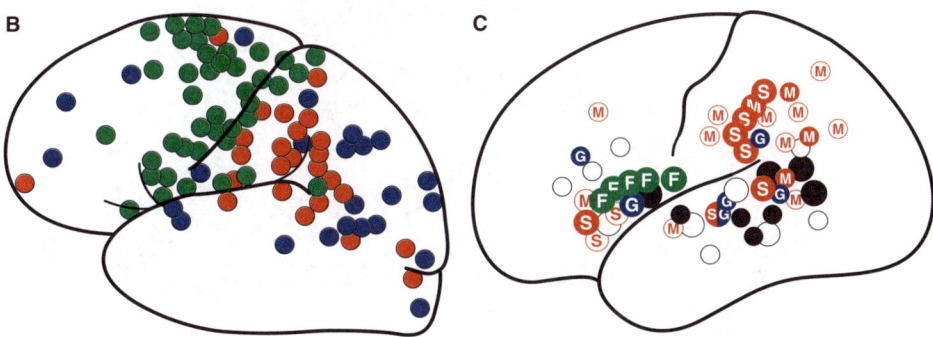

B

C

6.10 A) Lokalisation verschiedener Funktionen im Cortex des Menschen (nach Geschwind, 1986). B) Kartierung von Läsionen im Cortex, die zu motorischen (grün), sensorischen (rot) oder amnestischen Aphasien (blau) geführt haben. C) Kartierung von Sprachfunktionen, die durch Auslösung von Sprachstörungen mittels Elektrostimulation während einer Hirnoperation ermittelt wurden. F: Motorische Endstrecke der Sprachproduktion; G: Störungen der Syntax; M: Merkfähigkeit für Worte; S: System für sequentielle Sprachäußerungen und phonemische Diskrimination (nach Creutzfeld, 1983).

A

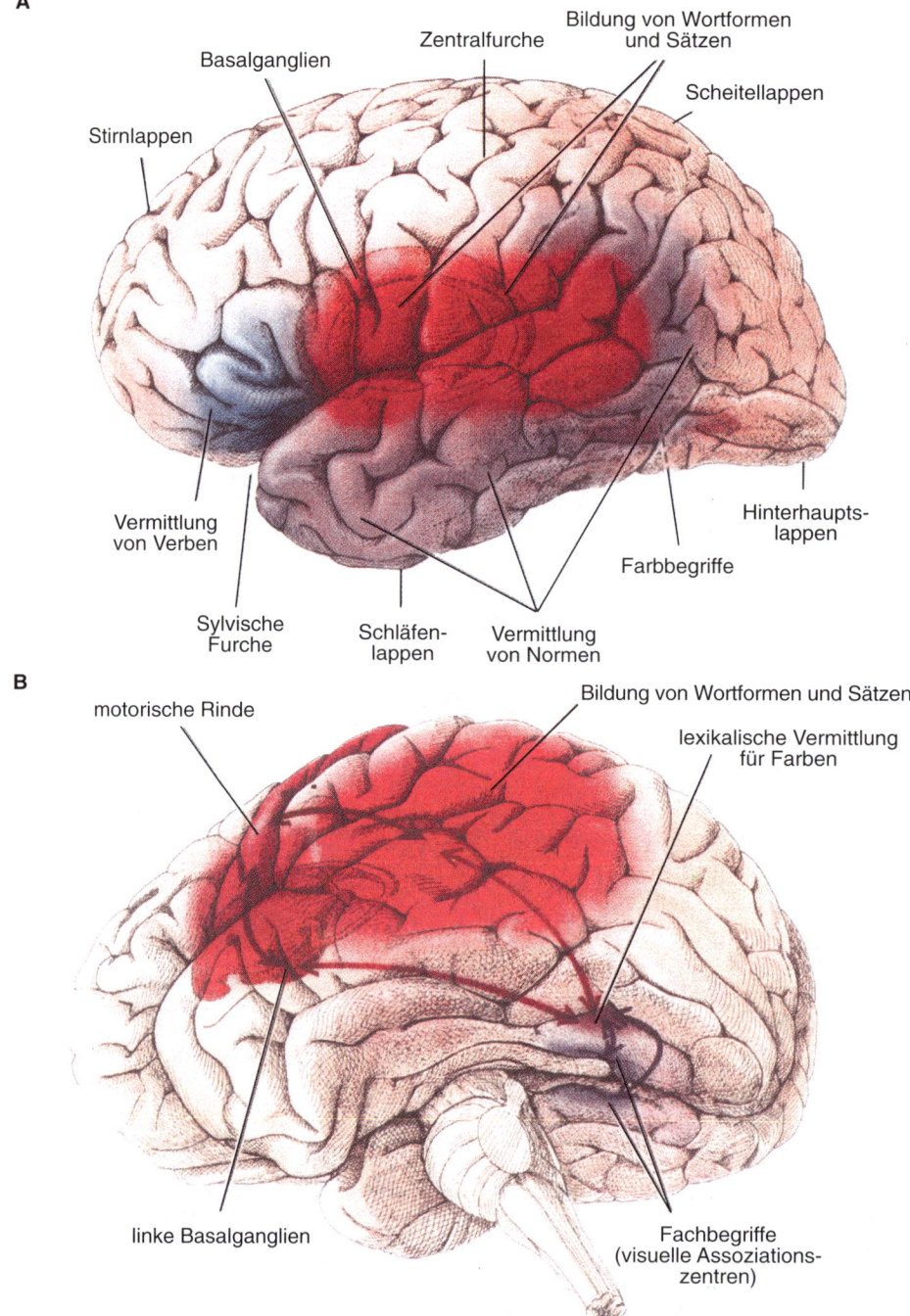

Basalganglien

Zentralfurche

Bildung von Wortformen
und Sätzen

Scheitellappen

Stirnlappen

Vermittlung
von Verben

Sylvische
Furche

Schläfen-
lappen

Vermittlung
von Normen

Farbbegriffe

Hinterhaupts-
lappen

B

motorische Rinde

Bildung von Wortformen und Sätzen

lexikalische Vermittlung
für Farben

linke Basalganglien

Fachbegriffe
(visuelle Assoziations-
zentren)

6.11 A) Übersicht über die Cortexareale der linken Hemisphäre, die für verschiedene Sprachfunktionen zuständig sind. B) Corticale und subcorticale neuronale Systeme und ihre Verbindungen untereinander, die an dem Erkennen und Benennen von Farben beteiligt sind (nach Damasio
& Damasio, 1994).

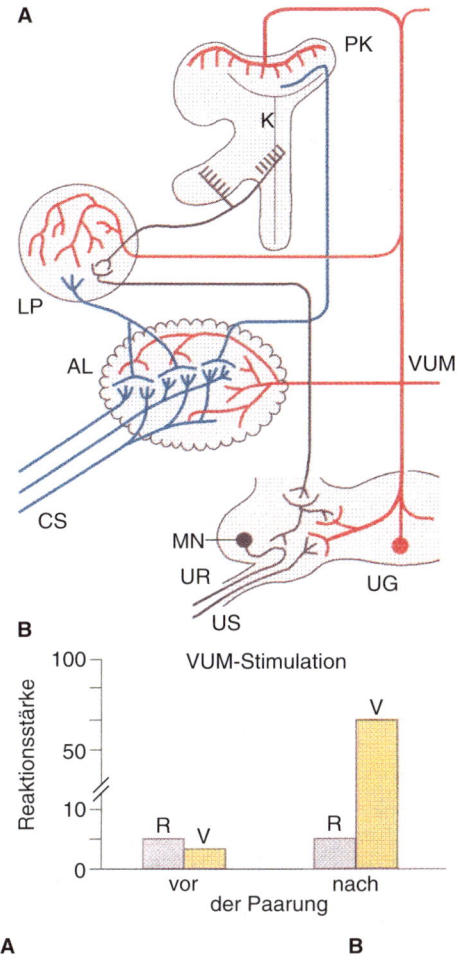

A

B

VUM-Stimulation

7.6 Olfaktorisches Lernen und Gedächtnis bei der Honigbiene. A Neuronale Verschaltung für olfaktorisches Lernen und Gedächtnis der Biene. Die olfaktorische Bahn ist blau gezeichnet. In ihr ist der konditionierte Stimulus „Duft", der CS, kodiert. Das neuronale Korrelat des US, Zucker-Belohnung, ist in einem identifizierten Neuron (VUM: ventrales, unpaares medianes Neuron des Unterschlundganglions, UG) repräsentiert (rot gezeichnet). Die neuronale Kon- vergenz der CS- und US-Bahnen erfolgt im Antennallobus (AL), Pilzkörper (PK) und lateralem Protozerebrum (LP). (KZ: Kenyonzellen, die den Pilzkörper aufbauen, MN: Motoneurone). B Nachweis, daß das VUM-Neuron die Funktion des US- Verstärkers (Belohnungswirkung des Zuckerreizes) beim olfaktorischen Lernen ausübt. In einer Gruppe von Tieren wird der Duft (CS) vor der intrazellulären Stimulation des VUM-Neurons gegeben (Gruppe V: Vorwärtspaarung), in einer anderen Gruppe danach (Gruppe R: Rückwärts- paarung). Nur die vorwärtsgepaarte Gruppe (V) ändert ihre Reaktion auf den CS. Die Reaktionsstärke gibt an, wie stark der konditionierte Reflex bei der Gabe von CS allein zu einem späteren Testzeitpunkt ist. Aus Menzel, 1996.

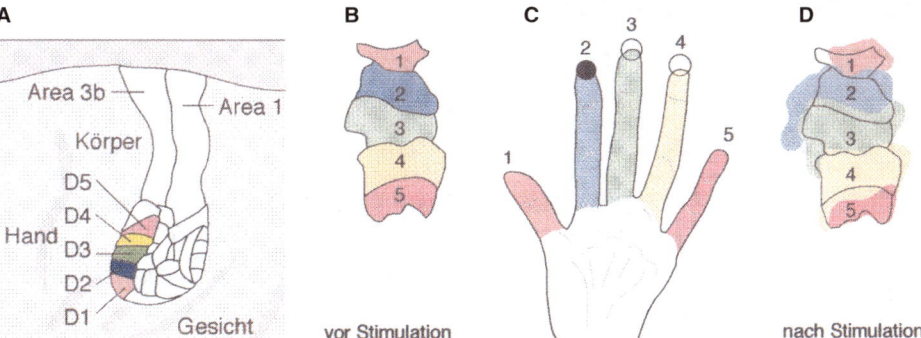

7.9 Reorganisation der somatosensorischen rezeptiven Cortexfelder durch Training. Ein Nachtaffe bewegte täglich 1 Stunde lang über 3 Monate eine Scheibe mit den Fingerspitzen des 2. und 3., manchmal auch des 4. Fingers. A gibt die somatosensorischen Areale 1 und 3b für die linke Hirnhälfte in schräger Aufsicht an. Die rezeptiven Felder für die 5 Finger der rechten Hand sind mit D1 bis D5 markiert. C zeigt die rechte Hand und die Hautoberfläche, die in den entsprechenden Cortexarealen abgebildet sind. Die Kreise an den Fingerspitzen markieren die zum Training verwendeten Finger. B und D stellen die rezeptiven Felder vor (B) und nach (D) dem Training dar. In D sind die alten Grenzen als schwarze Linien noch einmal eingetragen. Aus Menzel, 1996.

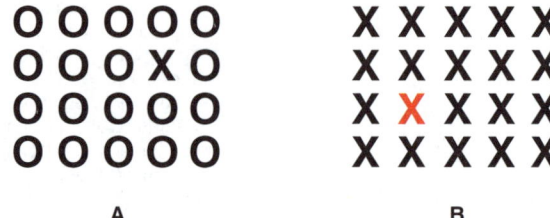

8.2 Demonstration des Pop-Out-Effekts. (A): Der Zielreiz X hebt sich unmittelbar von dem durch die Os gebildeten Hintergrund ab. (B): Gleiches gilt für das rote X, das gemeinsam mit mehreren schwarzen Buchstaben dargeboten wird.

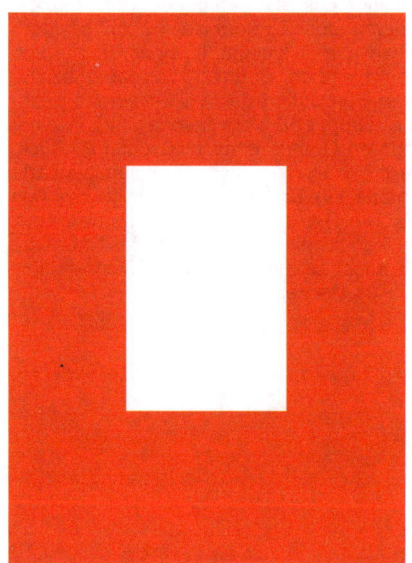

8.5 Demonstration des simultanen Farbkontrasts: Wenn zunächst der weiße Zentralbereich für einige Zeit betrachtet und der Blick dann auf eine weiße Fläche gerichtet wird, erscheint ein Nachbild, das in der Mitte rot und am Rand grün ist.

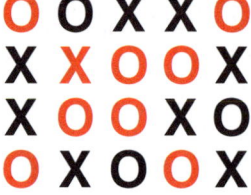

8.7 Visuelle Suche nach einer Kombination von Reizmerkmalen: Der Zielreiz ist in dieser Vorlage das rote X, den Kontext bilden die Buchstaben O (rot oder schwarz) und X (schwarz). Im Gegensatz zu Abbildung 8.2 wird hier kein Pop-Out-Effekt hervorgerufen.

einer stetig wachsenden, automatischen und weitgehend oder völlig unbewußten Weise. Es führt zu einer bestimmten Verhaltensdisposition oder Fähigkeit, z.B. im motorischen Bereich (Klavierspielen, Fahrradfahren usw.), aber auch die Ausbildung „automatisierter" Wahrnehmungsleistungen gehört hierzu. Weiterhin gehören zum prozeduralen Lernen das Erinnern eines Wortes aufgrund der Angabe des ersten Buchstabens oder eines ähnlich lautenden Wortes (*word priming*); ebenso einfache klassische Konditionierung.

Deklaratives Lernen dagegen bezieht sich auf den Erwerb von Wissen über bestimmte Fakten und Ereignisse und beinhaltet *bewußtes Erinnern* von Vergangenem. Es vollzieht sich häufig in einem einzigen Akt, im Gegensatz zum prozeduralen Lernen, das auf Übung angewiesen ist. Es kann sich beim deklarativen Lernen sowohl um sprachliches als auch nichtsprachliches Erinnern oder Vorstellen handeln. Allerdings können durch stete Wiederholung deklarative Gedächtnisinhalte in automatisiertes Wissen übergehen (also alles, was man „im Schlaf" weiß). Deklaratives Lernen und Gedächtnis wird häufig weiter unterteilt in *episodisches* und *semantisches* Lernen und Gedächtnis. Unter episodischem Lernen und Gedächtnis versteht man die Aufnahme von neuer Information über Ereignisse, während semantisches Lernen und Gedächtnis die Aufnahme von Information über bestimmte Sachverhalte betrifft.

7.3   Formen des Gedächtnisses

Lernen führt zu Veränderungen lokaler neuronaler Verschaltungen im Gehirn, und Gedächtnis ist das Bewahren dieser Veränderungen über die Zeit sowie ihr Wirksamwerden zu einem späteren Zeitpunkt. Da Lernen das Verhalten lebenslang verändern kann, muß das Gedächtnis auf stabilen und lang andauernden Änderungen im Nervensystem beruhen. Die Bildung des Gedächtnisses ist ein dynamischer Prozeß der Selbstorganisation, in dessen Verlauf die Information in unterschiedlicher Weise und unter Beteiligung verschiedener neuronaler Strukturen gespeichert wird und sich auch verändert. Das Gedächtnis durchläuft dabei zeitliche Phasen, und diese können im Nervensystem an unterschiedlichen Orten lokalisiert sein.

Bereits im 18. Jahrhundert unterschieden auf der Basis von Selbstbeobachtungen Forscher wie Fechner, Exner, Ebbinghaus und James ein *Kurzzeit-* und ein *Langzeitgedächtnis*. Müller und Pilzecker entwickelten um die Jahrhundertwende die Anschauung einer *Konsolidierungsphase* zwischen dem Kurzzeit- und dem Langzeitgedächtnis. Die Hypothesen über die mögliche *Struktur* des Gedächtnisses fanden in den dreißiger und vierziger Jahren unseres Jahrhunderts in Gedächtnismodellen von Lorente de Nó, Hilgard und Marquis und besonders Hebb eine Zusammenfassung. Dabei wurde davon ausgegangen, daß es ein Kurzzeit- und ein Langzeitgedächtnis gibt, denen unterschiedliche *Speichermechanismen* zugrunde liegen können. Hebb entwickelte die Anschauung, daß das Kurzzeitgedächtnis auf kreisenden Hirnströmen (*reverberating circuits*) beruht – eine Anschauung, die sich nicht bestätigte –, während das Langzeitgedächtnis durch strukturelle Änderungen der Nervennetze, z.B. durch Veränderungen an den Synapsen oder durch Entstehen neuer synaptischer Kontakte, gekennzeichnet sein sollte. Heute nimmt man an, daß Kurz- und Langzeitgedächtnis in der Tat auf derartigen synaptischen Veränderungen beruhen (allerdings mit unterschiedlichem Zeitverhalten) und daß es weitere Arten von Gedächtnisphasen gibt.

Es ist möglich, Kurzzeitspeicher und Langzeitspeicher experimentell voneinander zu trennen und gesondert zu beeinflussen. So kann eine Gehirnerschütterung zu einem zeitlich selektiven Gedächtnisausfall, einer *Amnesie* führen. Dieselbe Wirkung kann die Einnahme oder das Verabreichen von Stoffen haben, welche die neuronale Aktivität oder die Eiweißsynthese in Neuronen blockieren. Zu einer ähnlichen Wirkung kann der selektive Ausfall einer Gehirnregion als Folge einer Durchblutungsstörung oder eines Tumors führen. Ist eine zurückliegende Erinnerung betroffen, so spricht man von *retrograder* Amnesie, ist das aktuelle Einspeichern behindert, von *anterograder* Amnesie. Das Phänomen der anterograden Amnesie bei ungestörtem Gedächtnis für Lerninhalte vor dem Unfall oder der Verletzung ist ein Zeichen dafür, daß das Einspeichern gegenüber dem Abrufen aus dem Gedächtnis andere bzw. zusätzliche Gehirnbereiche benötigt.

Die Zeitspanne des rückwirkenden Gedächtnisausfalls schwankt zwischen Sekunden und Jahren. Sie hängt von der Art und Stärke der traumatischen Einwirkung ab. Nach schweren Verkehrsunfällen, bei denen das Gehirn mechanisch stark in Mitleidenschaft gezogen wird, kann eine retrograde Amnesie sich über Jahre oder Jahrzehnte zurück erstrecken. Wird aber die geordnete neuronale Aktivität des Gehirns im Tierexperiment nach einem Lernvorgang mit Elektroschocks kurzfristig und schwach blockiert, dann liegt die Spanne der retrograden Amnesie im Sekunden- und Minutenbereich. Daraus kann man schließen, daß neue Gedächtnisinhalte anfänglich in einer störbaren Form vorliegen und mit der Zeit in ein stabiles, langzeitiges Gedächtnis überführt werden.

Die Ergebnisse von Experimenten zum Erzeugen von retrograden Amnesien sind mitunter schwer zu interpretieren. Erstens könnte der Eingriff zu einem *hemmenden Lernvorgang* führen, etwa als ein Strafreiz dem gerade Gelernten entgegenwirken. Zweitens könnte die Verhaltensmotivation durch die experimentelle Maßnahme drastisch verändert werden; z.B. rufen Blocker der Eiweißsynthese in den Versuchstieren starke Übelkeit hervor, die dann als aversiver Reiz wirken könnte. Tatsächlich wird beobachtet, daß Gedächtnisinhalte manchmal über längere Zeiträume wieder wirksam werden, und daß bestimmte Drogen wie Amphetamin und Strychnin den Amnesieeffekt teilweise kompensieren können. Die amnesieauslösende Behandlung hat also auch das Abrufvermögen und nicht oder nur teilweise den Einspeichervorgang betroffen. Trotz dieser Schwierigkeiten ist der Schluß gerechtfertigt, daß die Störung der geordneten neuronalen Erregung und des Stoffwechsels der Neurone kurzfristig nach dem Lernen selektiv frühe Gedächtnisformen beeinträchtigt, während späte Gedächtnisformen gegenüber solchen Einwirkungen resistent sind.

Hinweise auf eine frühe instabile und eine späte stabile Gedächtnisphase geben weitere Experimente. Ebbinghaus fand vor mehr als einhundert Jahren bei seinen Gedächtnisuntersuchungen, daß sich zwei kurz aufeinander folgende Lernvorgänge stören. Bei der klassischen Konditionierung einer einfachen Reaktion (z.B. Lidschlagreflex des Kaninchens) zeigt sich ebenfalls, daß ein überraschendes Ereignis unmittelbar im Anschluß an einen Konditionierungsvorgang, z.B. das Auftreten eines konditionierten CS ohne den daraufhin erwarteten US, den Lernfortschritt verlangsamt, also die Gedächtnisbildung reduziert. Aus diesen Beobachtungen schließt man, daß bei jedem Lernvorgang ein frühes, kurzzeitiges Gedächtnis in ein spätes, langzeitiges Gedächtnis überführt oder *konsolidiert* wird. Dazu sind Zeit und ein ungestörtes Andauern der neuen Gedächtnisspur nötig. Diese *Konsolidierungsphase* ist beim Menschen mit der mitunter auch bewußtwerdenden Wiederholung des Lerninhalts (z.B. stilles Aufsagen einer neuen Telefonnummer) verbunden.

Die Befunde über die unterschiedlichen Formen des Gedächtnisses lassen sich folgendermaßen zusammenfassen:

- Ein sensorischer Speicher, *sensorisches Gedächtnis* oder *Ultrakurzzeitgedächtnis* genannt, erhält für einige Sekunden die *reizspezifische Erregung*. In dieser Zeit findet auch die Assoziation mit anderen Reizen oder mit inneren Zuständen des Tieres statt. Dies stellt den eigentlichen Lernvorgang dar.
- Das *Kurzzeitgedächtnis* ist durch seine *begrenzte Speicherkapazität* (beim Menschen z.B. sieben plus/minus zwei einzelne Objekte, Zahlen oder Stimulationen) und seine *Störanfälligkeit* gegenüber neuen Ereignissen und traumatischen Einwirkungen gekennzeichnet. Zur Kategorie des Kurzzeitgedächtnisses können weitere vorübergehende Gedächtnisphasen gehören, bei der Fruchtfliege *Drosophila* und der Biene etwa ein *Mittelzeitgedächtnis*. Dafür spricht auch, daß die Zeitspanne des Kurzzeitgedächtnisses sehr stark von Lerninhalten und Testmethoden abhängt.
- Das *Langzeitgedächtnis* ist weitgehend unempfindlich gegen Störfaktoren und hat eine sehr große Speicherkapazität. Es ist wahrscheinlich, daß es mehrere Formen von Langzeitgedächtnis gibt.

Unklarheit besteht darüber, ob die verschiedenen Gedächtnisformen seriell angeordnet sind oder ob in das eine oder andere Langzeitgedächtnis auch parallel eingespeichert werden kann. Lernpsychologische Befunde können für die eine wie auch für die andere Anordnung herangezogen werden. Die neuronalen Mechanismen der Gedächtnisbildung sprechen allerdings für eine teilweise parallele Anordnung.

Die Gedächtnisinhalte werden wirksam über *Aufruf-* und *Ausleseprozesse*. Diese Prozesse sind funktionell von den Gedächtnisspeichern zu trennen, weil der Zugriff zum Gedächtnis zeitweise (z.B. unter dem Einfluß von Drogen) gestört sein kann, ohne daß der eigentliche Inhalt verlorengegangen ist. Beim Menschen sind zudem psychische Erkrankungen bekannt, bei denen der Zugriff zum Gedächtnis von der Art des Abrufens abhängt. *Vergessen* ist ein Prozeß, der sowohl die Zeit- und Ereignisabhängigkeit der Gedächtnisse als auch die Aufruf- und Ausleseprozesse betrifft. Wie dies geschieht, ist allerdings unbekannt.

Im Verlauf der Verhaltenssteuerung wird fortlaufend zusammen mit dem gerade Gelernten ein winziger Bruchteil des latenten Gesamtgedächtnisses, dem *Referenzgedächtnis*, in ein aktives *Arbeitsgedächtnis* überführt und dort für kurze Zeit präsent gehalten. Zeitspanne und Kapazität des Arbeitsgedächtnisses lassen sich überprüfen, indem ein Versuchstier, etwa eine Taube oder ein Affe, vor die Aufgabe gestellt wird, einen Gegenstand oder Reiz zu wählen, der demjenigen entspricht, der vor einer gewissen Zeit wahrgenommen wurde oder gerade von ihm verschieden ist. Dies nennt man *verzögerte Vergleichsaufgabe*. In einem solchen Test wird der als gleich oder verschieden zu erkennende Gegenstand fortlaufend geändert, so daß nur dann die Aufgabe gelöst werden kann, wenn der zuvor gezeigte Gegenstand in einem aktiven Gedächtnis über eine Testzeitspanne hinweg präsent gehalten wird. Affen können eine solche Aufgabe über Zeitspannen von mehr als 10 Minuten meistern.

Ein besonders interessantes Phänomen innerhalb der Gedächtnisforschung ist das „Supergedächtnis". Es entsteht beim Menschen durch zwanghaftes Einfügen von Gedächtnisinhalten in eidetische Raumvorstellungen. Der russische Neurologe Alexander Luria studierte über 20 Jahre die schier unbegrenzte Gedächtnisfähigkeit des Moskauer Reporters Schereschowskij. Dieser konnte sich nahezu alles merken, gleichgültig ob es sich um Zahlenkolonnen, Wortlisten, lange Serien von sinnlosen Silben, mathematische Formeln (auch wenn sie absurd waren) oder Texte und Gedichte in fremder Sprache handelte. Selbst nach Jahren erinnerte sich Schereschowskij präzise und in allen Details an die Inhalte, auch wenn er nur wenige Minuten Zeit gehabt hatte, sie sich einzuprägen. Ein ähnliches Supergedächtnis ist von dem amerikanischen Restaurantbesitzer Jacques Scarella bekannt, der sich an alle Namen, Gesichter, Gespräche, Bestellungen usw. seiner Gästen über Jahre erinnerte.

Luria fand heraus, daß das Supergedächtnis mit einer zwanghaften Verknüpfung von Sinnesmodalitäten und bildhaften Vorstellung auch von abstrakten Inhalten einhergeht. Schereschowskij sagte von sich: »Ich kann nicht vermeiden, Farben zu sehen, wenn ich eine Stimme höre.« Luria beschreibt, was sein Patient erlebte, wenn er sich eine lange Wortliste durchlas. ». . .jedes Wort rief ein anschauliches Bild hervor. Und da die Liste lang war, brachte er die Bilder in eine geistige Abfolge. Meist „verteilte" er sie entlang einer Wegstrecke oder Straße, die er sich vorstellte. . . . Oft ging er vom Majakowskiplatz im Geist die Gorkijstraße entlang und „verteilte" seine Bilder auf Häuser, Tore und Schaufenster. . . Um sich zu erinnern, ging er dann einfach vorwärts oder rückwärts denselben Weg noch einmal und fand das Bild des in der Wortliste enthaltenen Gegenstands.« Ein derartiges Vorgehen, nämlich das Plazieren von zu memorierenden Gegenständen in vorgestellten Räumlichkeiten, z.B. Gebäuden, die dem Individuum sehr bekannt sind, hat eine lange, auf die antiken Rhetoriker wie Cicero und Quintilian zurückreichende Tradition. Offenbar ist dieser „Trick" vielfach unabhängig voneinander entdeckt worden.

7.4   Die Lokalisation des Gedächtnisses im Gehirn

In der Frage nach dem Ort des Gedächtnisses wie auch von Wahrnehmungsleistungen standen sich lange zwei „Lager" gegenüber. Die *Lokalisationisten* (und Anhänger der *Zentrenlehre*) vertraten die Meinung, bestimmte kognitive Leistungen könnten bestimmten Hirnteilen oder „Zentren" eindeutig anatomisch und funktional zugeordnet werden. Die *Antilokalisationisten* oder *Holisten* vertraten die Auffassung, das Gehirn könne nicht in anatomisch-funktionale Untersysteme unterteilt werden, vielmehr sei jede perzeptive und kognitive Aktivität die Leistung des gesamten Gehirns.

Die Zentrenlehre begann mit den klinischen und experimentellen Entdeckungen von Broca, Wernicke und Exner ab Mitte des 19. Jahrhunderts Fuß zu fassen und führte schließlich zur Aufstellung von „funktionalen Hirnkarten" durch Kleist. Hinsichtlich der Lern- und Gedächtnisleistungen vertraten Pavlov, Ramón y Cajal, Hebb und Eccles die Auffassung, daß sich beim Lernprozeß zwischen Input- und Outputregionen des Gehirns, etwa zwischen sensorischen und motorischen Cortexarealen, Kontakte herstellen, die sich durch wiederholte Erfahrung zu einer stabilen Nervenbahn entwikkeln. Die Lokalisation der spezifischen Gedächtnisinhalte war demnach im Ort der neu entstandenen bzw. veränderten neuronalen Kontakte zwischen Input- und Outputregion zu finden. Diese Vorstellungen stellten die Grundlage des modernen *Konnektionismus* dar.

Gegen eine strenge Lokalisation von Gedächtnisinhalten sprachen indes stark beachtete experimentelle Befunde des amerikanischen Verhaltensforschers und Hirnphysiologen K.S. Lashley. Lashley führte in den dreißiger Jahren Versuche mit Abtragung und Verletzung von Hirnteilen bei Tieren vor und nach Konditionieren auf bestimmte Reaktionen durch. Eine weitgehende Zerstörung der Großhirnrinde schien bei Ratten keinen Einfluß auf Lernleistung und Gedächtnis zu haben. Lashley kam zu dem Schluß, daß ein bestimmter Typ von Verhaltensausfällen nicht eindeutig der Zerstörung bestimmter Hirnpartien zugeschrieben werden kann. Vielmehr war seiner Meinung nach eine komplexe Reaktion die Leistung ganz unterschiedlicher Hirnsysteme. Eine Leistungsminderung war vielmehr abhängig vom allgemeinen Ausmaß der Hirnzerstörung, nicht aber von der Zerstörung bestimmter „Zentren". Diese Resultate sowie eigene Befunde wurden von Lashleys Schüler K. Pribram dahin gedeutet, daß Gedächtnisinhalte im Cortex nach Art eines Hologramms gespeichert sein könnten – eine Vorstellung, die sich in den siebziger Jahren großer Beliebtheit erfreute, bis in jüngerer Zeit Pribram selbst immer mehr von ihr abrückte. Eine Erklärung für die Befunde Lashleys mag darin liegen, daß für klassische Konditionierung und Vermeidungslernen bei Ratten corticale Areale nicht unbedingt notwendig sind. Ebenso kann man davon ausgehen, daß bei jeder Lernaufgabe mehrere sensorische Systeme betroffen sind, die sich gegenseitig ersetzen können.

Einen bedeutenden Fortschritt bei der Suche nach dem „Sitz" des Gedächtnisses waren die Untersuchungen von Wilder Penfield und Mitarbeitern. Großes Aufsehen erregten die Befunde, die mithilfe von Cortexstimulation an Epilepsie-Patienten mit freigelegtem Gehirn gewonnen wurden. Stimulation des Temporallappens der Großhirnrinde mit einer Reizelektrode rief im Patienten die Empfindung einer „Rückblende" innerhalb eines zum Teil weit zurückliegenden Zeitraums hervor. So sah sich ein Patient zu seinen in Südafrika lebenden Vettern „zurückversetzt" und hörte sie lachen und sprechen. Die ausgelösten Erinnerungen zeichneten sich durch großen Detailreichtum aus, die Inhalte waren aber meist belanglos und nicht besonders erinnerungswürdig. Die Rückblende schritt in realem Zeitmaß voran und umfaßte bei Reizung eines Ortes immer dieselbe Szene. Die Patienten hatten bei den Halluzinationen volles Bewußtsein über die gegenwärtige Situation im Operationssaal.

Penfield nahm nicht an, daß die abgerufenen Gedächtnisinhalte im Temporallappen selbst gespeichert sind, sondern daß durch die Stimulation des Temporallappens Faserverbindungen aktiviert werden, die zum Hippocampus, zur Amygdala und zum Thalamus ziehen und dort den „Abruf" der Gedächtnisinhalte bewirken. Interessanterweise ließen sich die Rückblenden nicht durch direkte Stimulation dieser Gehirnregionen auslösen. Dasselbe gilt auch für alle anderen Regionen außerhalb des Temporallappens. Überdies scheint aus bisher unbekannten Gründen das Hervorrufen von solchen „Rückblenden" nur bei Epilepsiepatienten möglich zu sein.

7.4.1 Hippocampus und deklaratives Gedächtnis

Aufgrund weiterer Versuche von Penfield und Mitarbeitern rückte der *Hippocampus* in das Zentrum der Bemühungen um eine Lokalisation des Gedächtnisses. Penfield und Mathieson beschrieben 1974 zwei Patienten, die nach beidseitigem Verlust (einem angeborenen und einem operativen Verlust) des Hippocampus unter Amnesie litten. Diese erstreckte sich bei beiden Patienten in der ersten Zeit nach dem operativen Eingriff, bei dem der einseitig noch vorhandene Hippocampus ganz oder teilweise entfernt wurde, mehrere Jahre zurück, reduzierte sich aber bei einem Patienten mit der Zeit auf eine Periode von wenigen Monaten vor der Operation. Neben dieser *retrograden* Amnesie zeigten beide Patienten eine schwere *anterograde* Amnesie: Sie verloren alles sinnlich Erfaßte aus dem Gedächtnis, sobald sie sich davon abwandten. Sie konnten aber Dinge und Geschehnisse für einen längeren Zeitraum im Gedächtnis behalten, wenn sie sich durchgehend darauf konzentrierten. Ihre Intelligenz war durch den operativen Eingriff am verbliebenen Hippocampus nicht beeinträchtigt, auch zeigte sich keinerlei Wirkung auf die früher erworbenen beruflich-handwerklichen Fähigkeiten.

Besonders genau wurde seit den fünfziger Jahren von Scoville, Milner und Mitarbeitern der Patient H. M. untersucht. H. M. wurden zur Behandlung einer lebensbedrohlichen Epilepsie der Hippocampus sowie der seitlich sich anschließende entorhinale Cortex beidseitig operativ entfernt. Seit diesem Zeitpunkt litt H. M. unter einer anterograden Amnesie für alle ihm bewußtwerdenden Gedächtnisinhalte. Dies äußerte sich darin, daß er kein Langzeitgedächtnis bilden konnte; alle Erinnerungen verlor er in wenigen Minuten. Sein Gedächtnis für Erlerntes *vor* der Operation, d.h. sein retrogrades Gedächtnis, war hingegen nicht gestört, und andere kognitive Leistungen, die auf früherem Lernen beruhten (Lesen, Schreiben, Orientierung in der ihm früher bekannten Umgebung), waren ebenfalls kaum gestört. Das Erlernen motorischer Fähigkeiten mithilfe des prozeduralen Gedächtnisses wie das Herstellen von Werkstükken an der Drehbank, das Vervollständigen von Bildern entsprechend vorher gezeigter Vorlagen, das Assoziieren von Wörtern oder sinnlosen Silben und das Erlernen von Spiegelschrift waren ebenfalls nicht gestört. Dabei erinnerte sich charakteristischerweise der Patient nicht daran, jemals solche Übungen durchgeführt zu haben, denn dafür hätte er das zerstörte deklarative Gedächtnis benötigt.

Aus den genannten Befunden ergibt sich, daß die Aktivität der *hippocampalen Formation*, also des Hippocampus und des unmittelbar angrenzenden parahippocampalen Cortex (ento- und perirhinale Rinde), für das deklarative Gedächtnis notwendig ist, und zwar für die Zeit der langfristigen Konsolidierung. Wie in Kapitel 4 (Roth, in diesem Band) dargestellt, erhält der Hippocampus über den parahippocampalen Cortex bzw. direkt (über das Subiculum) Afferenzen aus praktisch allen Teilen des Neocortex, nämlich aus dem assoziativen visuellen, präfrontalen, temporalen und parietalen Cortex, dazu noch aus dem limbischen Cortex. Über den parahippocampalen Cortex sendet der Hippocampus Efferenzen praktisch zu allen neocorticalen Teilen zurück, aus denen er Erregungen erhält.

Die Hippocampus-Formation ist aber offenbar nicht selbst der Speicherort des deklarativen Gedächtnisses, denn zurückliegende Informationen sind von einer Entfernung oder Verletzung des Hippocampus nicht betroffen, wie das Beispiel von H. M. und anderen Patienten zeigt. Ebenso ist er für das Abrufen stark konsolidierter Gedächtnisinhalte, d.h. solcher Inhalte, die über Jahre im Gedächtnis vorliegen und direkt oder indirekt weiter verstärkt wurden, nicht erforderlich. Vielmehr ist anzunehmen, daß deklarative Gedächtnisinhalte in assoziativen corticalen Arealen niedergelegt sind, und zwar modalitäts-, qualitäts- und funktionsspezifisch. Dies bedeutet, daß das visuelle Gedächtnis sich in den visuellen Cortexregionen befindet, das Farbgedächtnis in den farbverarbeitenden Cortexarealen, das auditorische Gedächtnis in den auditorischen Regionen, sprachliche Erinnerungen in den Sprachzentren usw. Dies bedeutet zugleich, daß es *das* Gedächtnis nicht gibt, sondern viele und zum Teil unabhängig voneinander arbeitende Gedächtnisse. Mit zunehmender Konsolidierung von Gedächtnisinhalten, die sich beim Menschen über Jahre hinziehen kann, werden die im Cortex niedergelegten Gedächtnisinhalte zunehmend unabhängig vom Hippocampus.

7.4.2   Gedächtnis-Dissoziationen

Eine modalitäts-, qualitäts- und funktionsspezifische Unterteilung deklarativer Gedächtnisinhalte wird durch zahlreiche neuropsychologisch-klinische Befunde nahegelegt, und zwar im Zusammenhang mit dem Phänomen der *Dissoziation* kognitiver
Leistungen. So können bestimmte kognitive Fähigkeiten im Bereich des Erkennens
oder Erinnerns selektiv, d.h. ohne Beeinträchtigung funktional benachbarter Fähigkeiten, ausfallen. Patienten mit Sprachstörungen (*Aphasie*) sind unfähig, die Bedeutung
von Worten, zum Teil sogar ihre akustische oder visuelle Struktur, zu erfassen, gleichzeitig haben sie aber in der Regel keine Schwierigkeiten, Objekte, Aktionen usw. zu
erkennen, auf die sich die Wörter beziehen. Die Bedeutung gehörter oder gelesener
Objektbezeichnungen wird also getrennt von der Wahrnehmung der betreffenden Objekte im Gedächtnis gespeichert. Beobachtet wird auch eine Dissoziation zwischen
dem Lesen und Schreiben und dem entsprechenden Gedächtnis von Wörtern einerseits
und Zahlen andererseits. So konnte eine Patientin kaum Wörter schreiben, hatte aber
mit Zahlen keine Schwierigkeiten und konnte auch komplizierte Rechnungen durchführen.

Ebenso wird bei Patienten, die mehrere Sprachen beherrschen, von selektiven Aus-
fällen bestimmter Sprachen berichtet. Falls nur noch eine Sprache beherrscht wird, so
mußte dies nicht die Muttersprache sein. Offenbar werden die verschiedenen Sprachen
räumlich unterschiedlich gespeichert und verarbeitet. Ebenso können Objekte beschrieben werden, auch wenn ihre Namen nicht erinnert werden. Wieder andere Dissoziationen betreffen das Gesichtererkennen – eine Leistung, die im Primaten- und
besonders Menschengehirn hervorragend ausgebildet ist. Ein Verlust der Gesichterer-
kennung (*Prosopagnosie*) tritt normalerweise nach bilateraler Zerstörung des hinteren
temporalen Assoziationscortex auf. Derartige Patienten haben aber oft weiterhin die
Fähigkeit, den Gesichtsausdruck von Mitmenschen zu *interpretieren* oder sie an ihrer
Bewegung oder ihrer Stimme zu erkennen.

Weiterhin gibt es Patienten, die eine Dissoziation zwischen dem Erkennen von
künstlichen, d.h. von Menschenhand hergestellten Gegenständen und von natürlichen
Gegenständen und Ereignissen zeigen. Dabei ist meist das Erkennen der natürlichen
Gegenstände und Ereignisse beeinträchtigt. Interessanterweise bezieht sich dieses Defizit nicht auf Körperteile, denn diese können gut erkannt werden. Umgekehrt werden
einige künstliche Gegenstände wie Musikinstrumente visuell nur schwer erkannt; sie
können jedoch ohne weiteres akustisch identifiziert werden. Besonders interessant ist
die Trennung von auto- und heterobiographischem Gedächtnis: So gibt es Patienten,
die sich an die Geschehnisse ihrer Mitmenschen gut erinnern können, nicht jedoch an
die in ihrem eigenen Leben; bei anderen Patienten ist es genau umgekehrt.

Kürzlich wurde berichtet, daß bei Patienten mit Zerstörung des Hippocampus und
entsprechenden Störungen des deklarativen Gedächtnisses (und intaktem implizitem
Gedächtnis) die Fähigkeit erhalten war, bei der Darbietung verschiedener Objekte das
Gemeinsame herauszufinden, sie also zu klassifizieren oder *kategorisieren*, und weitere Objekte solchen Kategorien zuzuordnen. Bisher ging man davon aus, daß eine
solche Leistung sich auf der Basis expliziten, deklarativen Wissens entwickelt. Diese
neuen Befunde legen jedoch nahe, daß es sich beim Erwerb kategorialen Wissens um
eine eigene Gedächtnisart handelt. Hierfür spricht, daß das Kategorisieren von Ereignissen auch „unbewußt" vor sich gehen kann.

All dies zeigt, daß zumindest bei einigen Gedächtnis- und Erkennensleistungen eine
deutliche Trennung von funktionell verwandten Leistungen vorliegt. Dies muß keines-

wegs immer eine strikte räumliche Lokalisation der jeweiligen Teilleistungen bedeuten. Man kann sich auch eine verteilte Repräsentation im Cortex vorstellen, bei der eine wichtige Verbindungsstruktur oder der entscheidende Zugriffsmechanismus lokal zerstört wurde. Auch muß beachtet werden, daß derartige spektakuläre Dissoziationen kognitiver Gedächtnisleistungen selten sind und daß viele Gedächtnisinhalte stark verteilt im Cortex vorliegen könnten.

7.4.3   Funktion des Hippocampus bei Tieren

Während die Funktion der Hippocampusformation beim Menschen und Affen in Hinblick auf das deklarative Gedächtnisses einigermaßen geklärt zu sein scheint, ist sie bei anderen Säugetieren sowie anderen Wirbeltieren unklar. Hier ist zu fragen, was an Gedächtnisleistungen dem deklarativen Gedächtnis des Menschen entsprechen kann. Tierexperimente deuten allgemein darauf hin, daß die Funktion des Hippocampus darin besteht, die Bedeutung von *Hinweissignalen* in Abhängigkeit vom jeweiligen Kontext zu erlernen. Wird ein Tier an einem Ort auf einen Ton hin belohnt und an einem anderen Ort auf ein Farbsignal, dann lernt es rasch, an dem entsprechenden Ort auf das jeweilige Signal richtig zu reagieren. Dies drückt sich nicht nur in einer angemessenen Reaktion aus, sondern auch in einer höheren Aufmerksamkeit für Reize der entsprechenden Sinnesmodalität (z.B. eine niedrigere Schwelle, raschere Reaktion auf Ton bzw. Licht). Für ein Tier kann derselbe Stimulus in einem Kontext eine andere Bedeutung haben (z.B. Belohnung) als in einem anderen Kontext (Bestrafung). Dann beobachtet man die kontextabhängig richtigen Vorbereitungen auf denselben Reiz, z.B. Futtersuche im einen Kontext, Schutzverhalten im anderen. Die Zerstörung des Hippocampus verhindert bei Ratten die Ausbildung eines solchen *kontextrichtigen* Verhaltens.

Eine hiermit zusammenhängende Funktion des Hippocampus besteht in der *räumlichen Orientierung*, und zwar in der Übermittelung ortsbezogener Informationen an bestimmte corticale Regionen aufgrund einer kartenartigen Repräsentation des Raumes. Diesen Regionen kommen unterschiedliche Funktionen bei der Gedächtnisbildung zu, dem präfrontalen Cortex das Aufrechterhalten eines visuellen Arbeitsgedächtnisses, dem parahippocampalen Cortex die Bildung langzeitiger visueller und taktiler Gedächtnisse, dem Nucleus accumbens Beteiligung beim instrumentellen motorischen Lernen. Man nimmt an, daß die kartenartige Rauminformation, welche diese Strukturen aus dem Hippocampus erhalten, eine Zuordnung der jeweils spezifischen Gedächtnisinhalte zum Raum erlauben.

Für eine kartenartige Repräsentation des Raumes im Hippocampus spricht die Tatsache, daß bei der Ratte Neurone der CA1-Region des Ammonshorns und des benachbarten Subiculum *ortsspezifisch* codiert sind (Abbildung 7.4; siehe Seite X auf dem Farbbogen). Sie sind nämlich immer dann erregt, wenn sich das Tier beim freien Umherlaufen an einer bestimmten Stelle im Raum aufhält, und zwar unabhängig davon, in welche Richtung das Tier läuft oder wohin es blickt. Außerdem ändert sich das ortsbezogene Erregungsprofil in voraussagbarer Weise, wenn die Landmarken verschoben werden. Dies deutet darauf hin, daß es sich um einen Code für die *relative Position im Raum* handelt. Registriert man bei einer frei umherlaufenden Ratte viele Hippocampus-Neurone gleichzeitig, dann zeigt sich, daß der Raum in der gleichzeitigen Aktivität vieler Neurone, und zwar in jeweils unterschiedlicher Weise codiert ist. In diesem *Ensemblecode* gibt es Neurone mit präziser, diffuser oder überhaupt keiner

Ortsinformation für das bestimmte Areal, in dem sich das Tier zu orientieren gelernt hat und gerade aufhält. Erkundet das Tier ein neues Areal, dann bilden sich neue orts-bezogene Erregungszustände bevorzugt in den Neuronen, die noch über keine Ortszu-ordnung verfügen, während die bereits vorhandenen Zuordnungen erhalten bleiben.

Diese Befunde sprechen dafür, daß *konfigurales Lernen (Kontextlernen), räumli-ches Lernen* und *deklaratives Lernen* funktionelle Gemeinsamkeiten aufweisen. Die Gemeinsamkeiten bestehen offensichtlich darin, daß für jeden neuen Lernschritt *kon-textrichtig* Gedächtnisinhalte, die an verschiedenen Stellen des Gehirns (z.B. im prä-frontalen Cortex) niedergelegt sind, aktiviert werden müssen und der neue Lerninhalt in dieses Gedächtnis eingefügt wird. Die Folgen sind *kontextrichtige Erwartungen*, die als die eigentlichen Gedächtnisinhalte aufgefaßt werden können.

Interessanterweise ist während des fortlaufenden Verhaltens das Arbeitsgedächtnis unabhängig vom Hippocampus. Dieser tritt erst in Aktion, wenn bestimmte Informa-tionen mittel- oder langfristig im Gedächtnis verankert werden sollen. Entsprechend können Patienten mit schwerer anterograder Amnesie Dinge behalten, solange sie ihre Aufmerksamkeit darauf richten.

7.4.4   Prozedurales Gedächtnis

Während das deklarative und konfigurale Gedächtnis an die Interaktion von Cortex und Hippocampus gebunden ist, trifft dies für das *prozedurale* Gedächtnis nur in seiner ersten Phase zu. Wenn wir etwa Fahrradfahren lernen, so können wir dies nicht ohne Bewußtsein und Aufmerksamkeit tun. Dies erfordert spezifische erhöhte cortica-le Aktivität. In dem Maße aber, wie die neuerlernte Fähigkeit beherrscht wird, ver-schwindet auch die erhöhte Aktivität des Neocortex und damit die Notwendigkeit von Bewußtsein und Aufmerksamkeit, bis wir schließlich das Erlernte „im Schlaf" können. Entsprechend sind die Inhalte des prozeduralen Gedächtnisses, wenn sie einmal be-herrscht werden, nicht mehr im Cortex angesiedelt, und sie werden auch nicht durch eine Zerstörung des Hippocampus beeinträchtigt. Man nimmt an, daß die Inhalte des prozeduralen Gedächtnisses im Kleinhirn, in der Brücke (Pons) und im Striatum angesiedelt sind. Der Annahme, daß der Cortex nicht oder nicht wesentlich beteiligt ist, entspricht auch die Tatsache, daß wir in aller Regel nicht bewußt angeben können, wie wir bestimmte automatisierte Fertigkeiten ausführen. Falls uns dies doch nach einiger Übung – meist mühsam – gelingt, so dürfte dies bedeuten, daß die entsprechen-den Aspekte des prozeduralen Gedächtnisses in den Cortex „rückverlagert" wurden.

7.4.5   Gedächtnis bei Insekten

Über die Lokalisation einfacher Lernformen wie klassische oder operante Konditionie-rung im Gehirn ist bei Wirbeltieren wenig bekannt. Da dieses Lernen auch beim Menschen weitgehend oder völlig unbewußt ablaufen kann, muß man subcorticale Speicherorte annehmen. Demgegenüber weiß man bei einigen Insekten recht gut, wo das Gedächtnis für klassisch konditioniertes Verhalten lokalisiert ist. Eine besondere Bedeutung kommt dabei den *Pilzkörpern* zu. Im Insektengehirn stellen die paarigen Pilzkörper die obersten Integrationszentren dar (Abbildung 7.5). Sie sind bei sozial lebenden Insekten (Termiten, Ameisen, Bienen) und bei Insekten mit komplexem Verhalten (z.B. solitäre Bienen) besonders groß ausgebildet. Die Zahl der Pilzkörper-

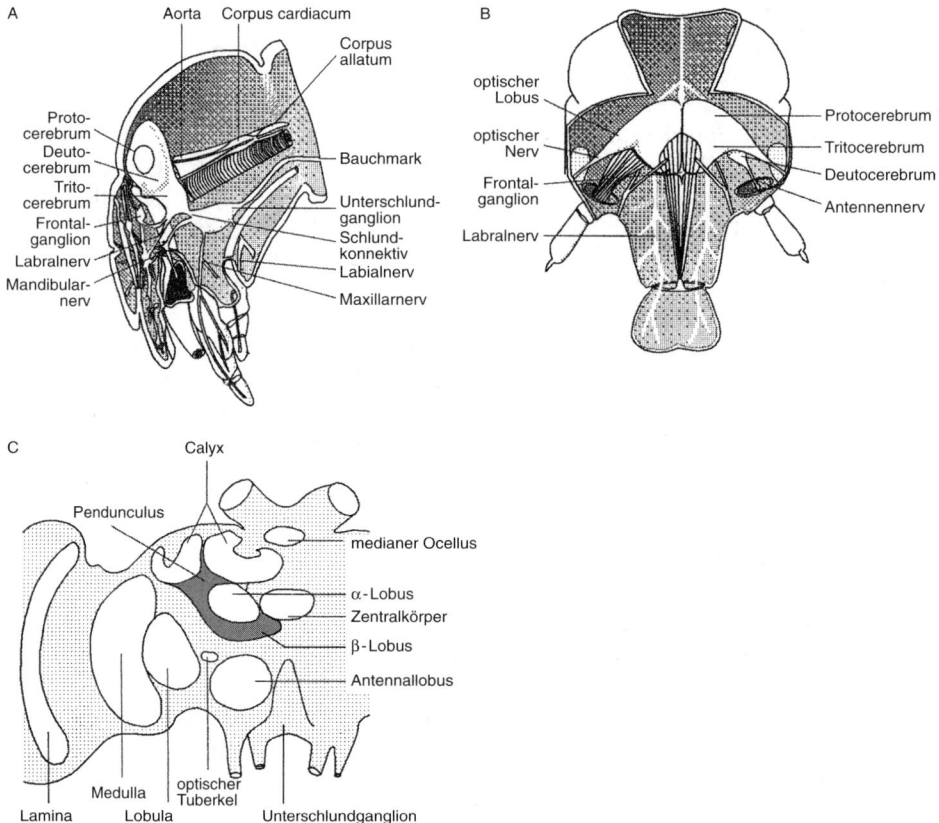

7.5 Bienenkopf und -gehirn. A Längsschnitt durch den Kopf, B Querschnitt durch den Kopf, C Ausschnitt aus einem Querschnitt durch die linke Gehirnhälfte. Aus Menzel, 1996.

Neurone (Kenyonzellen genannt) und das Volumen ihrer dendritischen Verzweigungen im Eingangsbereich (Calyx) hängen von den frühen Erfahrungen ab, die ein Tier als vollentwickeltes, flugfähiges Insekt macht. Mutanten der Fruchtfliege *Drosophila* mit verkrüppelten Pilzkörpern verhalten sich weitgehend normal, jedoch ist das olfaktorische und gustatorische Lernen schwer beeinträchtigt. Dies spricht dafür, daß die Pilzkörper für das olfaktorische Lernen eine entscheidende Gehirnstruktur darstellen.

Bei der Biene ist die ungestörte Funktion der Pilzkörper kurz nach dem olfaktorischen Lernen Voraussetzung für die Bildung des stabilen Langzeitgedächtnisses. Blockiert man nach einer olfaktorischen Konditionierung die normale Aktivität der Pilzkörper kurz durch Kühlung, dann wird kein Langzeitgedächtnis gebildet, sofern die Blockierung während der ersten Minuten nach dem Lernakt erfolgt. Eine spätere Kühlung beeinträchtigt die Gedächtnisbildung dagegen nicht. Kühlt man andere Strukturen der olfaktorischen Bahn (z.B. den Antennallobus, d.h. das primäre Projektionsfeld der Duftrezeptoren), dann tritt ebenfalls ein retrograder Amnesieeffekt auf, aber nur bei kürzeren Intervallen zwischen Lernen und Kühlen.

Die Orte, die an der olfaktorischen Konditionierung beteiligt sind, lassen sich im Bienengehirn lokalisieren. Kürzlich wurde nämlich ein Neuron entdeckt, das während des olfaktorischen Lernens die Funktion des US-Verstärkers übernimmt (Abbildung

7.6, siehe Seite XV auf dem Farbbogen). Wird dieses Neuron anstelle der Zuckerbe-lohnung (US) unmittelbar nach der Duftstimulation (CS) intrazellulär gereizt, dann verhält sich das Tier so, als habe es den CS mit Belohnung assoziiert, und reagiert später auf den CS genauso wie nach einer Paarung von Duft und Zuckerlösung. Dieses Neuron konvergiert mit den CS-vermittelnden Neuronen an drei Stellen des Gehirns, nämlich im Eingangsbereich (Calyx) der Pilzkörper, im Antennallobus und im latera-len Protocerebrum, dem Ausgangsbereich des Gehirns. Die CS-US-Assoziation kann also an drei Orten des Gehirns erfolgen. Für die langzeitige Gedächtnisbildung ist die Konvergenz im Calyx am wichtigsten, wie die Kühlexperimente an Bienen und die Analyse von Mutanten bei *Drosophila* gezeigt haben. Wie die verschiedenen Orte der Gedächtnisbildung im Insektengehirn mit dem organisierenden Einfluß des Pilzkör-pers zusammenwirken, ist allerdings unbekannt.

7.5 Aktivitätsabhängige ontogenetische Prozesse als Modell für Lernen

Die meisten strukturellen und funktionalen Eigenschaften des Organismus einschließ-lich des Nervensystems sind nicht strikt genetisch vorgegeben, sondern bilden sich in *epigenetischer* und *selbstorganisierender* Weise aus. Davon sind einige erfahrungs- bzw. lern*un*abhängig, andere sind durch Interaktionsprozesse zwischen Gehirn und Umwelt beeinflußt und werden als Modelle für Lernen angesehen.

Lern*un*abhängige Vorgänge bestimmen weitgehend die groben Verknüpfungen zwischen unterschiedlichen Verarbeitungsebenen innerhalb der sensorischen Systeme. Hierzu gehört etwa die Verknüpfung der Retina mit dem Tectum opticum bzw. Colli-culus superior des Mittelhirns und mit dem lateralen Kniehöcker des Thalamus, bei der die räumlichen Abbildungsverhältnisse in der Retina, die *Retinotopie*, erhalten blei-ben; allerdings sind hierbei Verzerrungen in Form von lokalen Vergrößerungen und Verkleinerungen zugelassen. Dasselbe gilt für die Beziehung zwischen lateralem Kniehöcker und der primären Sehrinde V1/A 17 (vgl. hierzu Engel, Kapitel 5, in diesem Band).

Zu Beginn der Entwicklung des visuellen Systems sind die Verbindungen zwischen den genannten visuellen Verarbeitungsebenen mehr oder weniger ungeordnet. Die erforderliche retinotope Abbildung wird nun gewährleistet durch Wechselwirkung zwischen den synaptischen Endigungen der einlaufenden Fasern von der Retina bzw. vom Thalamus und den nachgeschalteten Zellen, die einem einfachen Prinzip folgen. Dieses Prinzip besteht etwa darin, daß gleichzeitig und gleichartig aktivierte Synapsen sich kurzreichweitig *verstärken* und nicht gleichzeitig und gleichartig aktive Synapsen sich längerreichweitig *hemmen*. Dadurch kommt es zur Aussonderung zuvor ungeord-neter Kontakte und der Ausbildung einer globalen Ordnung, z.B. einer retinotopen Karte im primären visuellen Rindenareal V1. Zu diesem Vorgang ist keinerlei spezifi-sche Seherfahrung nötig.

Ähnliches geschieht während der Ausbildung der sogenannten okulären Dominanz-streifen ebenfalls in V1 (vgl. Engel, Kapitel 5). Zu Beginn der Entwicklung des visuellen Systems projizieren Afferenzen vom linken und rechten Auge stark überlap-pend in den lateralen Kniehöcker und von dort aus ebenso stark überlappend in Schicht IV des Cortex. Dann setzt eine Trennung beider Fasersysteme ein, wobei sich ein Streifen- oder Fleckenmuster ausbildet, in dem Fasern vom linken und vom rechten

Auge abwechselnd in den Streifen bzw. Flecken endigen. Diese Trennung vollzieht sich nur, wenn die Aktivitätsmuster der linken und der rechten Netzhäute *raumzeitlich verschieden* sind. Wird beiden Netzhäuten *dasselbe* Aktivitätsmuster experimentell aufgezwungen, dann unterbleibt die Trennung der Afferenzen in Streifen oder Flecken. Für den Trennungsprozeß ist wiederum keine visuelle Erfahrung notwendig; vielmehr reicht die natürliche nicht-synchrone *Spontanaktivität* der beiden Netzhäute um den Zeitraum der Geburt völlig aus. Allerdings können nach der Geburt erfahrungsabhängige Veränderungen der Flecken auftreten, wenn z.B. ein Auge verschlossen ist und deshalb zu wenig Aktivität ins Gehirn sendet. Dann kommt es zu einer Ausweitung derjenigen Flecken, die vom sehenden Auge erregt werden, und zu einer Schrumpfung der Flecken, die dem blinden Auge zugeordnet sind.

Zwei andere Entwicklungsprozesse im visuellen System der Säuger sind hingegen eindeutig *erfahrungsabhängig*, nämlich die Ausbildung sogenannter Orientierungskolumnen und binokularer Neurone (Abbildung 7.7). Im entwickelten primären visuellen Cortex finden sich Zellen, die bevorzugt auf unterschiedliche Orientierung von Objektkanten antworten (vgl. Engel, Kapitel 5, in diesem Band). Verhindert man das Kontursehen von Geburt an, so bilden viele Cortexzellen keine Orientierungsselektivität aus. Zieht man die Tiere in einer Umwelt auf, in der es nur Konturen mit bestimmten Orientierungen (z.B. nur vertikale oder nur horizontale Linien) gibt, so finden sich später mehr Neurone, die auf die gebotenen Orientierungen reagieren. Allerdings gibt es in der Cortexschicht IV auch Zellen, die völlig erfahrungsunabhängig Orientierungsselektivität ausbilden.

Für die Ausbildung der Tiefenwahrnehmung, der *Stereopsis*, ist es notwendig, daß einander entsprechende (*korrespondierende*) Netzhautorte auf exakt dieselben Zellen projizieren, damit eine Verschmelzung der Bilder von der linken und rechten Netzhaut möglich ist. Diese Zellen befinden sich in Schicht II und III von Area V1. Diese genaue Konvergenz der visuellen Afferenzen kann nicht genetisch „vorprogrammiert" sein, da beim Wachstum individuelle räumliche Abweichungen bei Augengröße, Augendurchmesser und Augenabstand auftreten. Während der Ontogenese wird eine zuvor unpräzise Verknüpfung zwischen retinalen Orten und binokularen Neuronen dadurch präzisiert, daß diejenigen synaptischen Kontakte selektiv verstärkt werden, die *synchron aktiv* sind. Dies trifft für alle Sehfasern zu, die von korrespondierenden Netzhautpunkten ihren Ausgang nehmen, denn diese werden von einem Punkt im Sehfeld synchron in derselben Weise gereizt.

Entscheidend bei der Stabilisierung der „richtigen" Verbindungen ist nicht nur die präsynaptische Aktivität, sondern auch die postsynaptische Aktivität und das *Zusammentreffen* prä- und postsynaptischer Aktivität nach dem Hebbschen Prinzip. Die postsynaptische Zelle muß durch andere Prozesse für diese Veränderungen *bereitgemacht* werden. Dies geschieht durch *lerninduzierende* Signale von anderen Systemen im Gehirn. Dazu gehören Signale aus dem Wachheits- und Aufmerksamkeitssystem und propriozeptive Signale von den Augenmuskeln, die über den Zustand binokularen Fixierens (Augenkonvergenz) informieren. Zum ersteren System gehören – wie in Kapitel 4 dargestellt – der Locus coeruleus in der Formatio reticularis, thalamische Regionen und das basale Vorderhirn. Als *Neuromodulatoren* treten hier noradrenerge (Locus coeruleus) und cholinerge Transmitter (basales Vorderhirn) auf. Es wird angenommen, daß auf eine Nervenzelle im visuellen Cortex, an der plastische Veränderungen möglich sind, vier Arten von Synapsen enden: 1) sensorische (z.B. thalamische) Eingänge, 2) Eingänge vom cholinergen modulierenden System, 3) Eingänge vom adrenergen modulierenden System, 4) rücklaufende erregende Eingänge (Abbildung

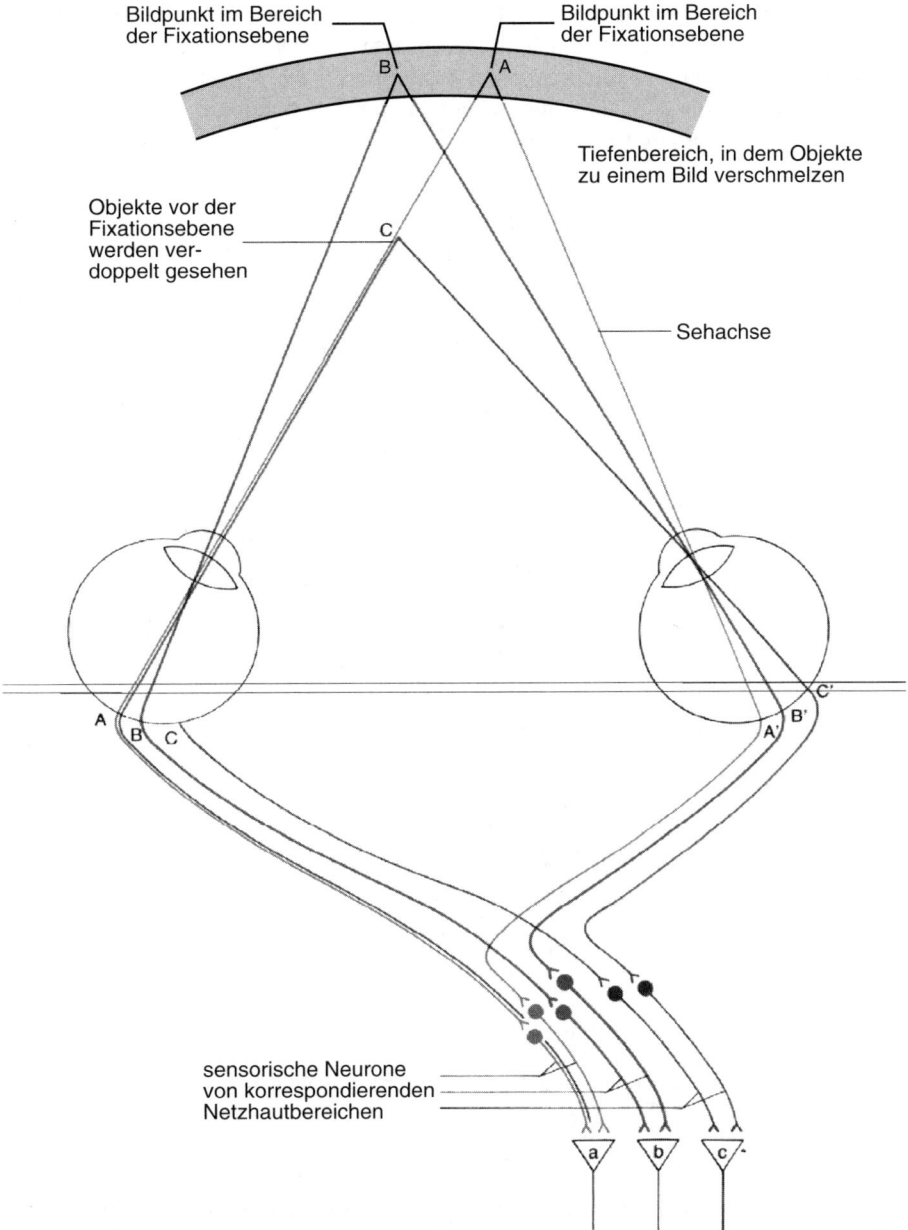

Bildpunkt im Bereich der Fixationsebene

Bildpunkt im Bereich der Fixationsebene

Tiefenbereich, in dem Objekte zu einem Bild verschmelzen

Objekte vor der Fixationsebene werden verdoppelt gesehen

Sehachse

sensorische Neurone von korrespondierenden Netzhautbereichen

7.7 Entwicklung binokularer Neurone in der Sehrinde der Katze. Die Verschaltung zwischen Netzhaut und Sehrinde ist bei erwachsenen Tieren außerordentlich präzise und so ausgelegt, daß Meldungen von einander entsprechenden Netzhautbereichen (A und A' etwa) an denselben Nervenzellen, also denselben Neuronen der Sehrinde (a) einlaufen. Da die Bildpunkte eines scharf anvisierten Objektes (A) – sofern sie in der Fixationsebene liegen – auf solche korrespondierenden Bereiche fallen, verschmelzen die von beiden Augen kommenden Bilder im Gehirn zu einem einzigen Bild. Bildpunkte von Objekten außerhalb der Fixationsebene (C) tun dies nicht und werden daher doppelt gesehen. Aus Singer, Hirnentwicklung und Umwelt, in: Spektrum der Wissenschaft, März 1985, S. 51.

7.8). Die Aktivität der modulierenden Eingänge führt zum Schließen von Kalium-Kanälen, erhöhter Erregbarkeit und damit zu erhöhtem Calcium-Einstrom bzw. zur Aktivierung intrazellulären Calciums. Dies wiederum ist die Voraussetzung für eine Proteinsynthese und für „Umbaumaßnahmen" an der Zellmembran, etwa um sie für einlaufende Erregungen empfindlicher zu machen.

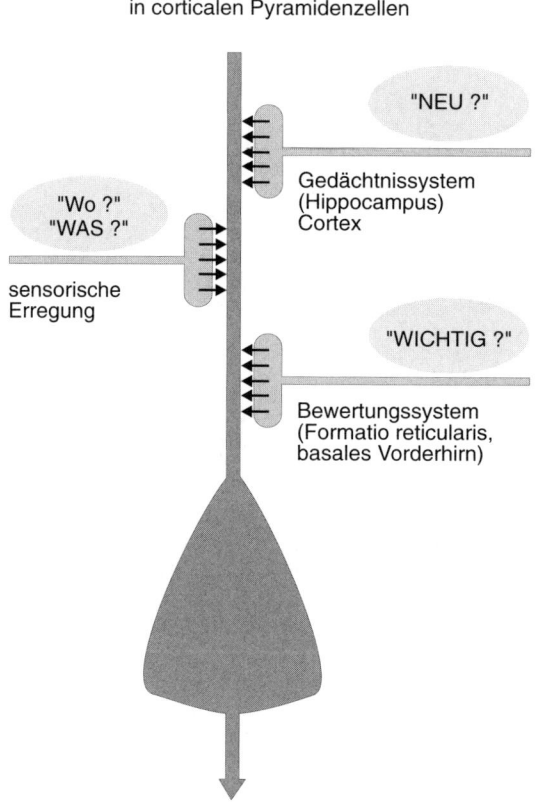

7.8 Zusammenschaltung sensorischer und modulatorischer Eingänge auf ein corticales Neuron. Weitere Erklärungen siehe Text.

Die Ausbildung binokularer Neurone und präziser Augenkonvergenz – beides notwendige Bedingungen der Stereopsis – schärfen sich aneinander, indem diejenigen Synapsen verstärkt werden, die bei einer bestimmten Augenkonvergenz eine optimale Verschmelzung der beiden retinalen Bilder ermöglichen. Außerdem muß das Tier oder der Mensch einen Gegenstand wach und aufmerksam betrachten, d.h. ihn als wahrnehmungs- und handlungsrelevant ansehen, sonst finden keine adaptiven Veränderungen statt.

Nicht nur während der Ontogenese, auch im erwachsenen Tier wird die Verschaltung von Neuronen-Netzen aktivitätsabhängig angepaßt. Dies ist z.B. in den „Karten" des primären somatosensorischen Cortex (A 1–3) der Fall, in denen die Verteilung der

Hautsinnesorgane, der Muskelspindeln und der Gelenkrezeptoren mehrfach *somatotop* abgebildet ist. Aus Untersuchungen von M. Merzenich und seinen Mitarbeitern ist bekannt, daß diese Abbildungen *übungsabhängig* plastisch sind. Wenn z.B. ein Affe zwei Finger nur gemeinsam bewegen kann und die Hautfläche zwischen den Fingern folglich nicht mehr taktil gereizt wird, dann dehnen sich die rezeptiven Felder im somatosensorischen Cortex, die der Oberseite und Unterseite der Finger entsprechen, aus und verschmelzen zu größeren Feldern ohne Grenzen zwischen den Fingern. Wenn später die Finger wieder unabhängig voneinander bewegt werden können, dann bilden sich wieder die ursprünglichen getrennten rezeptiven Felder für jeden Finger aus. Wenn ein Affe darauf dressiert wird, eine manipulatorische Aufgabe (Drehen einer Schreibe) mit den Fingerspitzen des 2. und 3. Fingers über mehrere Wochen (1 Stunde pro Tag) durchzuführen, dann dehnen sich die somatosensorischen rezeptiven Felder, die diesen beiden Fingern zugeordnet sind, aus, und zwar auf Kosten benachbarter rezeptiver Felder (Abbildung 7.9, siehe Seite XV). Nach Abschluß des Trainings bilden sich die vergrößerten rezeptiven Felder wieder zurück. Das gemeinsame Organisationsprinzip ist auch hierbei, daß gleichzeitig erregte corticale Projektionen sich verstärken und die nicht gleichzeitig aktiven sich abschwächen.

Wie bereits betont, stellt das *Prägungslernen* ein Phänomen dar, das zwischen den soeben geschilderten ontogenetischen Veränderungen und Lernen im engeren Sinne anzusiedeln ist. Die Schnelligkeit dieser Lernvorgänge und ihre starke genetische Komponente erleichtern ihre Lokalisation im Gehirn. Dazu verwendet man bevorzugt die Deoxyglukose (DOG)-Methode, mit der die erhöhte Stoffwechselaktivität in wachsenden Neuronen durch Anreicherung des nicht „verstoffwechselten" DOG-Zuckers auf Gehirnschnitten dargestellt werden kann. Eine erhöhte Stoffwechselaktivität findet man etwa nach der Geruchsprägung von Säugetieren in den Glomeruli des olfaktorischen Bulbus und nach akustischer Prägung von Vögeln im „höheren Gesangszentrum" (HVC) des Telencephalon. In diesen Regionen ändert sich im Verlaufe der Prägung auch die Gestalt der Neurone. Bei Säugetieren z.B. vergrößern sich die Neuropile der Glomeruli im Riechkolben, und die Zahl der Mitral- und Granulazellen nimmt zu. Nach akustischer Prägung des Hühnchens nimmt nach mehreren Tagen die Dichte der dendritischen Dornen (d.h. der Eingangssynapsen) an den Neuronen des HVC *ab*. Eine visuelle Dressur während der Prägungsperiode (d.h. in der ersten Woche nach dem Schlüpfen) führt in den ersten Tagen dagegen zu einer *Zunahme* der Dornendichte und einem Anschwellen der Dornen. Es liegt daher nahe anzunehmen, daß die Strukturplastizität im visuellen und im akustischen System der Vögel erst zu einer Ausweitung und dann zu einer selektiven Beseitigung synaptischer Kontakte führt.

Derartige Veränderungen als Folge eines prägungsartigen Lernvorganges finden sich auch bei den Pilzkörper-Neuronen der Honigbiene. Etwa zwei Wochen nach dem Schlüpfen führen Bienen ihren ersten Ausflug aus dem Stock durch, nachdem sie vorher im Innendienst tätig waren. Die dendritischen Dornen weisen nach dem ersten Ausflug im Mittel einen etwas kürzeren Stiel und ein etwas vergrößertes Köpfchen auf; außerdem ist das Volumen bestimmter Teile des Pilzkörpers vergrößert (Abbildung 7.10B).

Motorisches Lernen erhöht die Synapsenzahl pro Neuron in den motorischen Gehirnarealen. Wenn Ratten viele Tage lang eine schwierig motorische Aufgabe trainieren (z.B. über Seilleitern und Stricke klettern; mit einer Vorderpfote verstecktes Futter erreichen), so erhöht sich die Synapsendichte an den Purkinjeneuronen des Cerebellum (Abbildung 7.10A). Diese Zunahme läßt sich dem spezifischen motorischen

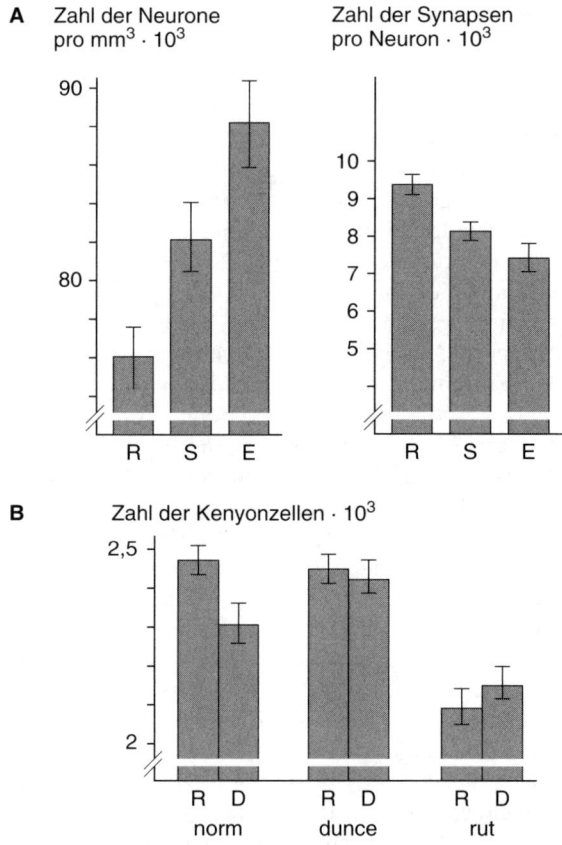

7.10 Plastizität im Cortex der Ratte und in den Pilzkörpern der Fruchtfliege *Drosophila*. A Ratte: Zahl der Neurone pro Volumeneinheit (links) und der Zahl der Synapsen pro Neuron (rechts) im Hinterhauptcortex (Schicht I bis IV), die während ihres 23. bis 55. Lebenstages drei verschiedenen Umweltbedingungen ausgesetzt waren. R: reichhaltige Umwelt und Sozialverband, S: als Pärchen in einem gemeinsamen Käfig, E: als Einzeltier in einem Käfig (nach (9) verändert). B Drosophila: Die Zahl der Pilzkörper- Neurone (Kenyonzellen) ist größer, wenn die Tiere nach dem Schlüpfen in einer reichhaltigen Umgebung gehalten werden (links, R: reichhaltige Umgebung, D: deprivierte Umgebung). Bei den beiden Gedächtnismutanten von Drosophila dunce und rutabaga (rut) tritt eine solche Strukturplastizität nicht auf. Außerdem unterscheidet sich die Mutante dunce in der Zahl der Kenyonzellen pro Pilzkörper. Aus Menzel, 1996.

Training zuordnen, denn dieselbe motorische Aktivität ohne Lernaufgabe (z.B. im Laufrad) führt *nicht* zu solchen Veränderungen. Die Purkinjezellen spielen eine wichtige Rolle beim motorischen Lernen der Säugetiere. Man vermutet daher, daß die veränderte Synapsenausstattung der Purkinjezellen ein strukturelles Korrelat für das motorische Gedächtnis darstellt (s. Abschnitt 7.6).

7.6 Zelluläre und molekulare Grundlagen von Lernen und Gedächtnis

Lernen und die Bildung neuer Gedächtnisinhalte beruht auf funktionalen und strukturellen Veränderungen synaptischer Verknüpfungen im Gehirn und nicht auf einer Codierung in Form von Makromolekülen, wie dies vor Jahren im Rahmen einer Theorie der „Engrammbildung" angenommen wurde. Diese Vorstellung griff auf die Tatsache zurück, daß die genetische Information in einem chemischen Code, der Desoxyribonucleinsäure (DNS), gespeichert ist und in Form der Ribonucleinsäure (RNS) zur Synthese von Proteinen (Enzymen) verwandt wird, welche dann die biochemischen Prozesse des Organismus steuern. Diese genetische Information ist sehr stabil. Es lag also nahe anzunehmen, daß auch die individuell erworbene Information in Makromolekülen gespeichert sei.

Der Nachweis hierfür konzentrierte sich auf die Untersuchung der Frage, ob bestimmten Verhaltensänderungen während oder nach Lernvorgängen bestimmte biochemische Vorgänge (DNS-, RNS- oder Proteinsynthese) zugeordnet werden können. Die Möglichkeit eines experimentellen Nachweises biochemischer Speicherung individuell erworbener Information wurde zuerst Ende der fünfziger Jahre von Hydén umrissen. Hydén nahm anfangs an, daß die RNS das primäre Speichermaterial darstellt. Er stellte bei Lernvorgängen eine teils unspezifische, teils spezifische Vermehrung von RNS in den Neuronen fest, die durch motorische, sensorische und chemische Stimulation ausgelöst wurde. Dabei war die „spezifische" RNS hauptsächlich in der Großhirnrinde und im Hippocampus zu finden – zwei Hirnregionen, die in unterschiedlicher Weise am Gedächtnisprozeß beteiligt sind. Später wurde die Idee der RNS als Träger der Gedächtnisinhalte fallengelassen, denn es stellte sich heraus, daß die erhöhte RNS-Synthese nur im Zusammenhang mit einer erhöhten Protein-Syntheserate auftritt und die Proteine bei der Veränderung der synaptischen Übertragungsprozesse eine Rolle spielen. Deshalb wurde nun die Vorstellung bevorzugt, daß die Gedächtnisinformation nicht in Makromolekülen, sondern im Muster der synaptischen Erregungsübertragung in neuronalen Netzwerken codiert ist.

Die Bedeutung der Synthese von Proteinen für die Änderung der synaptischen Erregungsübertragung wird dadurch unterstrichen, daß die Injektion von Stoffen, welche die RNS-Synthese hemmen, z.B. Actinomycin, oder direkt die Proteinsynthese, wie Puromycin, Cycloheximid und Anisomycin, die Konsolidierung von Gedächtnisinhalten im Langzeitspeicher stark beeinträchtigen oder ganz unterdrücken. Das Kurzzeitgedächtnis ist durch die Verabreichung dieser Stoffe nicht gestört. Bei all diesen Substanzen zeigt sich nur dann eine Wirkung, wenn die Injektion *vor*, *während* oder 30 bis 60 Minuten *nach* dem Lernvorgang erfolgte. Daraus wurde geschlossen, daß die Konsolidierungsphase, d.h. der Übergang von der Kurz- zur Langzeitspeicherung, nach dieser Zeit abgeschlossen ist.

Einen interessanten Irrweg nahm die Gedächtnisforschung in den siebziger Jahren. Es wurden Experimente durchgeführt, bei denen Versuchstiere auf eine bestimmte Verhaltensweise konditioniert wurden. Anschließend wurden sie abgetötet, ihre Gehirne (oder bei kleineren Wirbellosen das Tier insgesamt) wurden homogenisiert, und dieses Homogenat wurde unerfahrenen Versuchstieren injiziert. Diese zeigten dann angeblich die Lernleistungen der trainierten „Spender"-Tiere. Derartige Versuche wurden an Plattwürmern (Planarien), Goldfischen und Ratten durchgeführt. Man nahm an, daß bei der Injektion des Homogenats spezifische Proteine, d.h. „Gedächtnismoleküle", übertragen wurden, die genau diejenige Reaktion auslösen, welche die Spendertiere aufgrund des Trainings erworben hatten. G. Ungar, der Hauptvertreter dieser Richtung, war der Auffassung, daß die übertragenen Moleküle wie z.B. das „Scotophobin" (das bei Ratten angeblich Dunkelangst auslöst) in funktionalem Zusammenhang mit Mechanismen stehen, die bestimmte synaptische Kontakte zwischen Nervenzellen auszeichnen und so den Erregungsfluß innerhalb von Nervennetzen kanalisieren. Derartige Versuche, obwohl in einer Reihe von Labors angeblich erfolgreich nachvollzogen, gerieten schlagartig „aus der Mode", als klar wurde, daß keine spezifische Informationen übertragen wurde, sondern hormonell wirkende Substanzen, die das allgemeine Befinden und die Verhaltensbereitschaft der Empfängertiere beeinflussen.

Die heute allgemein akzeptierte Auffassung lautet, daß der Ausformung von Gedächtnisspuren Änderungen in der Wirksamkeit synaptischer Übertragung zugrunde liegen, und ist experimentell gut belegt. Der kanadische Psychologe D. O. Hebb schlug 1949 im Zusammenhang mit assoziativem Lernen einen solchen zellulären Mechanismus vor:

Wenn Zelle A Zelle B erregt und häufig an deren Erregungsbildung beteiligt ist, könnten Wachstumsprozesse oder metabolische Vorgänge in einer oder beiden Zellen ausgelöst werden, die dazu führen, daß dann A viel leichter B erregen kann.

Aufgrund dieser Idee wird heute häufig von „Hebb-Mechanismen" oder „Hebb-Synapsen" gesprochen. Hiernach wird die Wirksamkeit der Erregungsübertragung zwischen Zellen, die über eine Synapse miteinander in Verbindung stehen, dadurch gesteigert, daß die präsynaptische (vorgeschaltete) und die postsynaptische (nachgeschaltete) zur gleichen Zeit aktiv sind (*zeitliche Koinzidenz prä- und postsynaptischer Aktivität*). Die Idee einer Kontaktverstärkung aufgrund von Koinzidenz wurde allerdings von verschiedenen Autoren vor Hebb entwickelt.

Im Fall klassischer Konditionierung steht eine Zelle, die den bedingten Reflex (CR) direkt oder indirekt auslöst, mit zwei Zellen in Verbindung, von denen die eine durch den unbedingten Reiz (US) und die andere durch den bedingten Reiz (CS) erregt wird; beide wirken auf die CR-Zelle ein (Abbildung 7.11A). Die Synapse zwischen US-Zelle und CR-Zelle ist *natürlicherweise* aktiv, diejenige zwischen CS-Zelle und CR-Zelle zu Experimentbeginn *unwirksam*. Durch zeitliche Paarung der Aktivität der US-Zelle (welche die CR-Zelle aktiviert) und der Aktivität der CS-Zelle ergibt sich eine Koinzidenz von prä- und postsynaptischer Aktivität an der Synapse zwischen CS-Zelle und CR-Zelle. Diese verstärkt die Effizienz dieser Synapse derart, daß schließlich die Aktivität der CS-Zelle allein die Aktivität der CR-Zelle und damit den bedingten Reflex allein (d.h. ohne Aktivität der US-Zelle) auslösen kann.

Bei ihren Untersuchungen an der Meeresschnecke *Aplysia* fanden E. Kandel, T. Carew und Mitarbeiter jedoch einen anderen zellulären Mechanismus, welcher der klassischen Konditionierung zugrunde liegt (Abbildung 7.11B). Das Verhaltensparadigma ist dabei der Kiemen- oder Siphon-Reflex: Bei *Aplysia* kann das plötzliche Einziehen von Kiemen und Siphon (Atemschlauch) durch einen elektrischen Schock am Schwanz ausgelöst werden. Während einer klassischen Konditionierung stellt entsprechend der elektrische Schock den *unbedingten* Reiz (US) dar, der eine zum natürlichen Repertoire gehörende Reaktion verläßlich auslöst. Als *bedingter* Reiz (CS) dient ein leichtes Berühren des Siphons oder der Kiemen, das als solches nur eine leichte Rückziehreaktion auslöst. Werden nun CS und US einige Male gepaart, dann

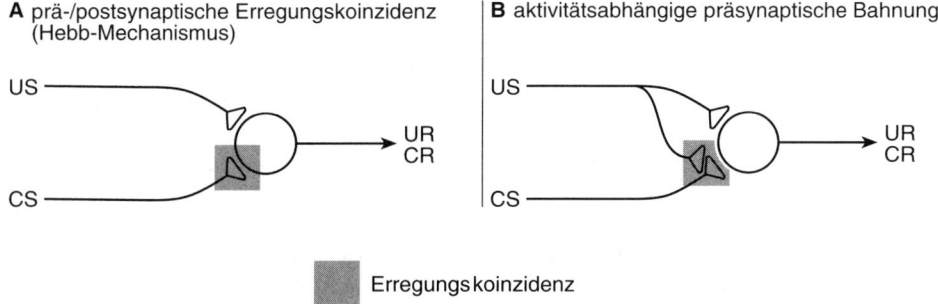

A prä-/postsynaptische Erregungskoinzidenz (Hebb-Mechanismus)

B aktivitätsabhängige präsynaptische Bahnung

Erregungskoinzidenz

7.11 Zwei Mechanismen der assoziativen synaptischen Plastizität. A Bei der prä-/postsynaptischen Erregungskoinzidenz (auch Hebb-Mechanismus genannt) wird die CS-UR/CR Synapse verstärkt, weil die präsynaptische Endigung des CS-repräsentierenden Neurons gleichzeitig mit seinem postsynaptischen Zielneuron, das den UR- und CR-Weg repräsentiert, erregt ist. B Bei der aktivitätsabhängigen präsynaptischen Bahnung projiziert eine präsynaptische Endigung der US-Bahn auf die präsynaptische Endigung der CS-Bahn. Sind diese beiden Bahnen gleichzeitig erregt, so verstärkt sich die Erregungsübertragung von der CS-Bahn auf die UR/CR-Bahn. Das gerasterte Feld markiert jene synaptischen Bereiche, deren Erregungskoinzidenz zu der assoziativen synaptischen Verstärkung zwischen CS- und CR-Bahnen führen. CS: konditionierter Stimulus, US: unkonditionierter Stimulus, CR: konditionierte Reaktion, UR: unkonditionierte Reaktion.

tritt auf das Berühren des Siphons allein ein starker Rückziehreflex auf. Für eine erfolgreiche Konditionierung muß der US – wie bei der klasssischen Konditionierung üblich – innerhalb einer Sekunde auf den CS folgen; Konditionierung tritt nicht auf, wenn der US vor dem CS erfolgt.

Das zelluläre Verschaltungsmuster sieht dabei so aus, daß CS- und CR-Zelle synaptisch in Kontakt stehen, daß aber anders als bei der Hebb-Synapse die US-Zelle nicht nur mit der CR-Zelle, sondern auch mit dem *präsynaptischen* Teil, d.h. der Synapse der CS-Zelle direkten Kontakt hat (ihr sozusagen aufsitzt). Wenn nun die CS-Zelle aufgrund der Siphon-Berührung aktiv ist, so verstärkt die gleichzeitige oder kurz darauf folgende Aktivität der US-Zelle die Effizienz des präsynaptischen Anteils der Synapse zwischen CS-Zelle und CR-Zelle. Dies wird *aktivitätsabhängige präsynaptische Bahnung* (*activity-dependent presynaptic facilitation*) genannt. Hier ist allein die zeitliche Koinzidenz oder zumindest Nachbarschaft *zwischen zwei präsynaptischen* Aktivitäten in der CS- und der US-Zelle für den Erfolg der Konditionierung ausschlaggebend; die Aktivität in der postsynaptischen Zelle, der CR-Zelle, ist dabei unwichtig. Die Konditionierung bei *Aplysia* folgt also nicht dem Hebb-Prinzip.

Ein bei Wirbeltieren, insbesondere im Hippocampus und im Cortex von Säugern intensiv studiertes „Modell" für zelluläre und molekulare Lern- und Gedächtnisprozesse ist *Langzeitpotenzierung* (*long-term potentiation, LTP*) (Abbildung 7.12A). Plastische Veränderungen in den synaptischen Übertragungseigenschaften von Nervenzellen folgen im Hippocampus im Gegensatz zu den Verhältnissen bei *Aplysia* offenbar dem Prinzip der Hebb-Synapse. LTP kann im Hippocampus *homosynaptisch* (nichtassoziativ) und *heterosynaptisch* (assoziativ) induziert werden, je nachdem, ob es sich um eine synaptische Bahn handelt oder um mehrere. Die homosynaptische Form tritt an den Synapsen zwischen den Axonen der Körnerzellen und der CA3-Pyramidenzellen auf. Heterosynaptische LTP ist dagegen bei den CA1-Pyramidenzellen zu finden (Abbildung 7.12B). Diese besitzen nämlich zwei Eingänge, nämlich über die Axone der CA3-Pyramidenzellen (die sogenannten Schaffer-Kollateralen) und die Kommissuralfasern. Eine synchrone niederfrequente Erregung dieser beiden Eingänge führt zu assoziativer LTP in den CA1-Pyramidenzellen.

Orte der LTP sind allem Anschein nach im wesentlichen die Spine-Synapsen der Hippocampus-Pyramidenzellen. Auf diesen Synapsen sind mindestens zwei Typen von *spannungsabhängigen* Rezeptorkanälen lokalisiert, nämlich ein Kanal des N-Methyl-D-Aspartat-(NMDA)-Rezeptors, der zusätzlich vom Transmitter Glutamat gesteuert wird, und ein Nicht-NMDA-Rezeptor-Kanal (Abbildung 7.13). Der NMDA-Kanal ist durch ein Magnesium-Ion blockiert, und diese Blockade wird auch durch normale Erregungszustände nicht aufgehoben. Der Nicht-MNDA-Kanal kann hingegen durch den Transmitter geöffnet werden, was zu den normalen postsynaptischen Erregungen führt. Eine spezifische hochfrequente (*tetanische*) Reizung führt zu einem zeitlichen Zusammentreffen von (normaler) Transmitterwirkung (US) und starker postsynaptischer Depolarisierung (CS) innerhalb der Spines. Dies führt zur Beseitigung der Blockade durch das Magnesium-Ion und damit zur Öffnung des NMDA-Rezeptors. Die Koinzidenz dieser prä- und postsynaptischen Aktivität bewirkt dann einen Einstrom von Calcium-Ionen in die Spine-Membran. Dies wiederum zieht eine Steigerung (Potenzierung) des monosynaptischen erregenden postsynaptischen Potentials (EPSP) nach sich, das von den Nicht-NMDA-Rezeptor-Kanälen produziert wurde.

Der NMDA-Rezeptor fungiert also als „Koinzidenz-Detektor" prä- und postsynaptischer Aktivität und als Verstärker über die Regulation des Calcium-Einstroms. Der eigentliche, langandauernde Prozeß der LTP ist ein Vorgang, der vom postsynaptisch einströmenden Calcium verursacht wird und eine intrazelluläre Reaktionskaskade auslöst. Diese führt dann zu Veränderungen sowohl in den postsynaptischen als auch in den präsynaptischen Teilen der Synapse. Hierbei scheint die Synthese und die Diffusion des Gases Stickoxid (NO) in das benachbarte Gewebe eine wichtige Rolle zu spielen.

Da der Hippocampus – wie geschildert – eine wichtige Rolle bei bestimmten Lernformen spielt und entsprechende Vorgänge auch im Cortex stattfinden, kann man annehmen, daß die assoziative LTP ein zelluläres Substrat für bestimmte Lernvorgänge im Säugergehirn darstellt. Dafür spricht, daß nach pharmakologischer oder gentechnischer Ausschaltung der NMDA-Rezeptoren konfigurale Formen des Lernens ausfallen.

Als weiteres Beispiel für eine prä-postsynaptische Erregungskoinzidenz sei hier die *heterosynaptische Plastizität* im Kleinhirn der Säugetiere ausführlicher dargestellt. Wie in Kapitel 4 (in diesem Band) beschrieben, ist das Cerebellum ein wichtiger Ort für motorisches Lernen. Dem hier behandelten Beispiel liegt die Konditionierung des Lidschlagreflexes beim Kaninchen zugrunde (Abbildung 7.14A).

7.12 Langzeitpotenzierung (LTP) im Hippocampus. A Der Hippocampus erhält seine Eingangssignale durch drei große afferente Faserzüge. (Die Pfeile deuten in Richtung des Signalflusses.) Der Tractus perforans (1) entspringt den Neuronen des entorhinalen Cortex, und die in ihm enthaltenen, mehrheitlich erregenden Axone enden an den Körnerzellen des Gyrus dentatus. Die aus den Körnerzellen entspringenden Axone bilden dann die Moosfasern (2). Dieser Faserzug endet an den Pyramidenzellen in der CA3-Region des Hippocampus. Die CA3-Pyramidenzellen projizieren ihrerseits über die Schaffer-Kollateralen zu Pyramidenzellen in der CA1-Region (3). Die Axone der CA1-Zellen ziehen zum Subiculum, von wo dann die Signale zurück in den entorhinalen Cortex gelangen. B Die Auswirkungen von Langzeitpotenzierung in einer Zelle der CA1-Region des Hippocampus. Das Diagramm zeigt die Geschwindigkeit des Anstiegs der exzitatorischen postsynaptischen Potentiale (EPSPs) dieser Zelle. Die Steigerung der EPSPs ist ein Maß für die synaptische Effizienz. Die EPSPs wurden extrazellulär abgeleitet. Alle zehn Sekunden

A

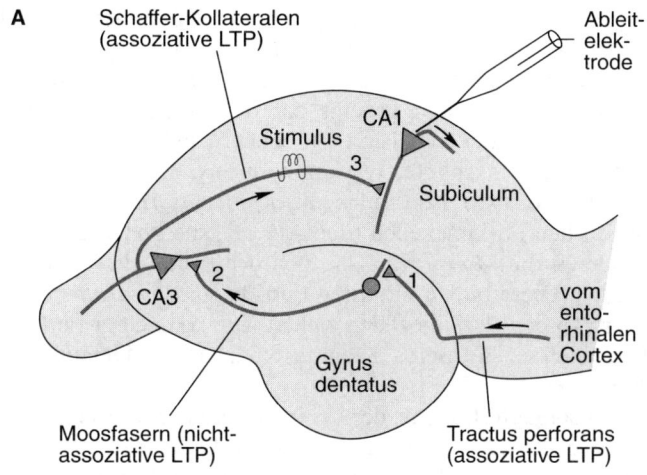

Schaffer-Kollateralen (assoziative LTP)

Ableit-elek-trode

CA1

Stimulus

3

Subiculum

CA3

2

1

vom ento-rhinalen Cortex

Gyrus dentatus

Moosfasern (nicht-assoziative LTP)

Tractus perforans (assoziative LTP)

B

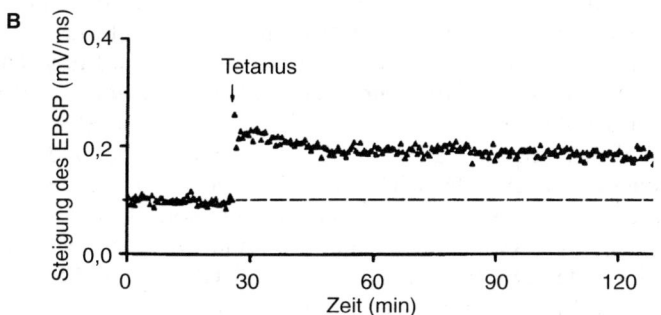

C

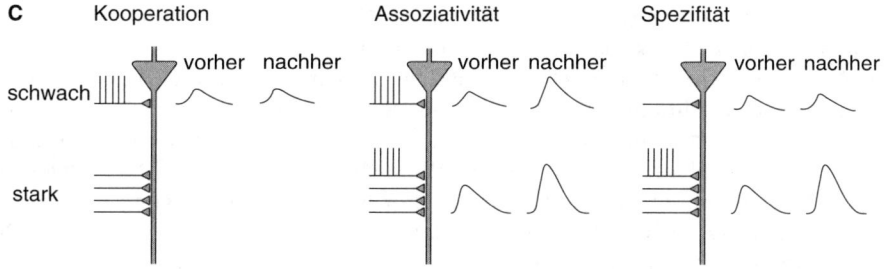

Kooperation   Assoziativität   Spezifität

wurde ein Testreiz gegeben. Um Langzeitpotenzierung zu erzeugen, gab man zwei tetanische Reizsalven („Tetanus") von 100 Hz, die jeweils eine Sekunde lang andauerten und 20 Sekunden Abstand voneinander hatten, auf die Schaffer-Kollateralen. Die dabei entstehende LTP hielt mehrere Stunden an. C LTP in der CA1-Region des Hippocampus zeigt Kooperation, Assoziativi-tät und Spezifität. In der Darstellung erhält eine einzelne schematisierte Pyramidenzelle schwache und starke synaptische Eingangssignale aus zwei unterschiedlichen Faserbündeln, die zu den Schaffer-Kollateralen gehören. Links: Ein tetanisches Reizmuster des schwachen Eingangss-gnals reicht für sich alleine nicht aus, um eine Langzeitpotenzierung in diesem neuronalen Schalt-kreis zu erzeugen. Man vergleiche die Potentiale vor und nach der Reizsalve. Mitte: Ein gemein-sames tetanisches Reizmuster von starkem und schwachem Eingangssignal erzeugt Langzeitpotenzierung in beiden Bahnen. Rechts: Ein Tetanus des starken Einganssignals verur-sacht Langzeitpotenzierung an der entsprechenden Synapse, jedoch nicht an der Verbindungs-stelle mit dem schwachen Eingangssignal. Aus Kandel et al., 1996.

Wenn das Auge mit einem Luftstoß (US) gereizt wird, dann schließt sich das Lid reflektorisch, beim Kaninchen durch Rückziehen des Augapfels. Wird nun der US häufig mit einem Ton (CS) gepaart, dann erfolgt dieser Schutzreflex auch auf den CS allein. Ausschalt- und Ableitexperiment haben gezeigt, daß der entsprechende plastische Prozeß nicht im Reflexbogen selber lokalisiert ist, sondern in einem parallelen Netzwerk, welches das Cerebellum einschließt. Wir erinnern uns, daß das Kleinhirn zwei Eingangssysteme besitzt, und zwar zum einen die *Kletterfasern*, die von der unteren Olive kommen und an den Purkinjezellen (den Ausgangsneuronen des Cerebellum) enden, und zum anderen die *Moosfasern*, die von der Brücke her einlaufen und an den Körnerzellen enden. Diese bilden mit ihren Fortsätzen die *Parallelfasern*, die dann wie die Kletterfasern zu den Purkinjezellen ziehen. Die Axone der Purkinjezellen projizieren dann hemmend in die tiefen Kleinhirnkerne (Ncl. dentatus, Ncl. interpositus und Ncl. fastigii).

Im vorliegenden Fall des Lidschlagreflexes ist der US in den Kletterfasern repräsentiert, denn er kann durch eine elektrische Reizung der unteren Olive ersetzt werden. Der CS hingegen erreicht das Cerebellum über die Moosfasern und ist nach Umschaltung in den Parallelfasern der Granulazellen repräsentiert. US und CS konvergieren dann auf den Purkinjezellen. Ein zweiter Ort der Konvergenz von CS (Moosfasern) und US (Kletterfasern) sind die erwähnten tiefen Kleinhirnkerne. Von dort führt eine multisynaptische Bahn über den Nucleus ruber und den ventralen Thalamus zu dem motorischen Kern, der für das Zurückziehen des Augapfels zuständig ist. Beide Orte der Konvergenz, nämlich die Purkinjezellen und die tiefen Kleinhirnkerne, bilden die Grundlage für die paarungsspezifische Plastizität dieses Netzwerks. Die letzte Stufe der Konvergenz der UR- und CR-Kommandos erfolgt dann im motorischen Kern.

Die gleichzeitige Erregung von Parallel- und Kletterfasern führt zu einer über Stunden andauernden *Absenkung* der Empfindlichkeit (*long-term depression, LTD*) der Purkinjezellen gegenüber den Eingängen über die Parallelfasern. Da die Purkinjezellen inhibitorisch auf die Ausgangsneurone der tiefen Kleinhirnkerne wirken, führt die LTD zu einer *Enthemmung* der prämotorischen Neurone des Ncl. interpositus und des Ncl. dentatus. Hierdurch wird der CS-Eingang z.B. in den Ncl. interpositus gebahnt, und der CS kann die Reaktion (Lidschluß) auslösen.

Im Verhaltensexperiment zeigt sich, daß der CS dem US unmittelbar vorausgehen muß, damit die Konditionierung erfolgt, während eine umgekehrte Sequenz oder größere Zeitintervalle zu keiner Konditionierung führen. Das Entstehen von LTD in den Purkinjezellen ist allerdings nicht sehr empfindlich gegenüber der Abfolge der Erregung in Parallel- und Kletterfasern. Dies zeigt, daß auch die Konvergenz der CS- und US-Bahnen im Ncl. interpositus zur Konditionierung beiträgt und möglicherweise für ihre zeitliche Spezifität verantwortlich ist.

Die molekularen Prozesse, die bei der LTD ablaufen, sind in den Grundzügen bekannt (Abbildung 7.14B). Die beiden exzitatorischen Eingänge der Purkinjezellen, nämlich über die Kletterfasern und über die Parallelfasern, sind durch den Transmitter Glutamat gekennzeichnet. Eine Erregung der *Kletterfasern* führt zur Depolarisation der Purkinjezellen über einen Natrium-Einstrom durch Glutamat-Rezeptoren vom AMPA-Typ. Daraufhin steigt – vermittelt durch spannungsabhängige Calcium-Kanäle – der intrazelluläre Calcium-Spiegel an. Eine Erregung der *Parallelfasern* bewirkt sowohl einen Natrium-Einstrom als auch eine Aktivierung von Glutamat-Rezeptoren. Die Folge ist die Freisetzung der intrazellulären Botenstoffe Inositol-Triphosphat (IP_3) und Diacylglycerin (DAG). Eine molekulare Koinzidenzstelle für die erregungsabhängige Aktivierung der beiden sekundären Botenstoffe Ca^{2+} und DAG ist die Proteinki-

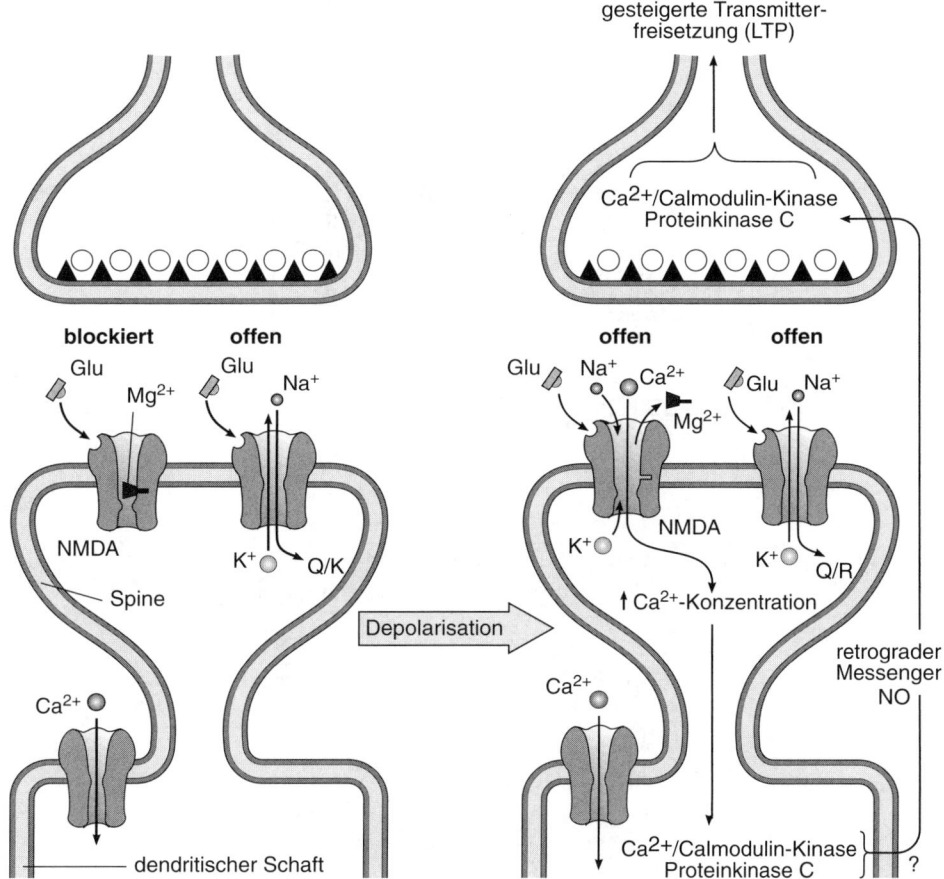

7.13 Wirkungsmechanismus der NMDA- Synapse. Links ist der Quisqualat- Kainat (Q/K)-Kanal geöffnet, so daß Natrium-Ionen ein- und Kalium-Ionen austreten können; der NMDA- Kanal hingegen ist durch ein Magnesium-Ion blockiert. Durch zusätzliche Depolarisation der Postsynapse (rechts) öffnet sich der NMDA-Kanal durch Entfernen des Magnesium-Ions. Aufgrund erhöhten Calcium-Einstroms wird über Zwischenschritte ein auf die Präsynapse rückwirkender „second messenger", Stickoxid (NO), freigesetzt, der die Transmitterfreisetzung in der Präsynapse steigert und dadurch die Effektivität der Synapse längerfristig erhöht. Aus Kandel et al., 1996.

nase C (PKC). Sie wird durch Ca^{2+} und DAG gemeinsam geregelt. Eine PKC-Aktivierung bewirkt eine Abnahme der Zahl und der Empfindlichkeit der AMPA-Rezeptoren der Purkinjezellen und damit die Induktion von LTD.

7.7   Gedächtnis, Gefühle und Bewertung

Wenn wir davon ausgehen, daß Gedächtnisprozesse auf Ereignissen wie Langzeitpotenzierung im Hippocampus beruhen, so ist doch klar, daß diese Mechanismen nur einen Teil der Prozesse darstellen, die Lernen und Gedächtnis zugrunde liegen, sie also

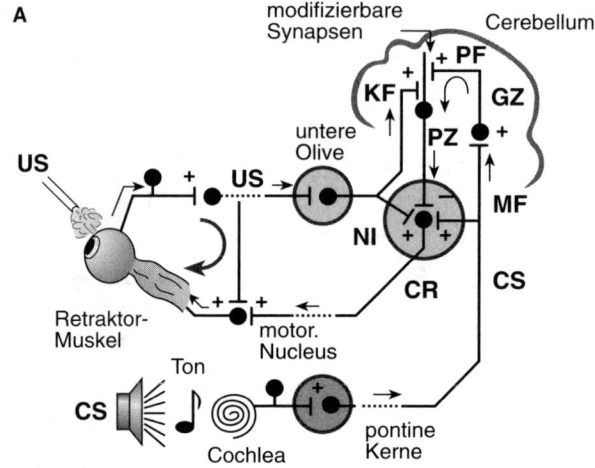

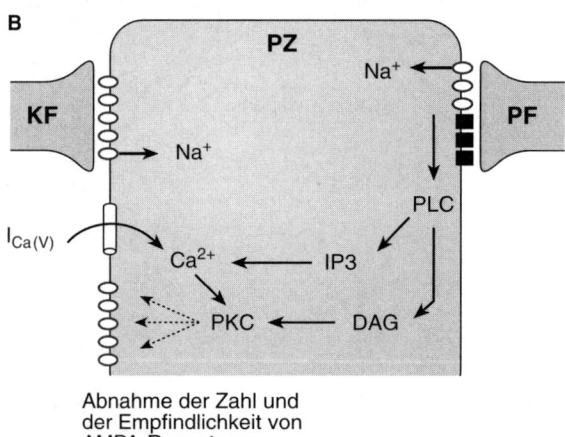

7.14 Langzeitunterdrückung (LTD) beim Kaninchen-Lidschlagreflex. A Verschaltung der neuronalen Bahnen, die der klassischen Konditionierung des Lidschlagreflexes zugrunde liegen. Die assoziative Plastizität liegt nicht im Reflexkreis (dunkelroter halbkreisförmiger Pfeil), sondern in der parallelen Bahn, die zum Cerebellum und von dort zu den tiefen zerebellaren Nuclei führt. MF, Moosfasern; GZ, Granulazellen; PF, Parallelfasern; KF, Kletterfasern; PZ, Purkinje-Zellen; NI, Nucleus interpositus; US, unkonditionierter Stimulus; CS, konditionierter Stimulus. B Zelluläre Mechanismen der zerebralen LTD in den Purkinje- Zellen (PZ). Gleichzeitiger Erregungseingang über die Kletterfasern (KF) und die Parallelfasern (PF) führt zu einer Abnahme der Zahl und der Empfindlichkeit von AMPA-Rezeptoren. Diese sind für die Erregungsbildung in den PZ vor allem verantwortlich. Für die molekulare Detektion der Erregungskoinzidenz ist die Proteinkinase C (PKC) zuständig. (rotes O: AMPA-Rezeptoren, Quadrat: metabotrope Glu-Rezeptoren, PLC: Phospholipase C). Aus Menzel, 1996.

im Konzert mit vielen anderen Vorgängen *ermöglichen*. Das Prinzip der Hebb-Synapse besagt ja, daß sensorische Erregungszustände nur dann zu einer Modifikation von Nervennetzen führen, wenn die postsynaptische Zelle durch andere Einflüsse zum Lernen *bereitgemacht* wird, wie dies im Zusammenhang mit der Ausbildung der Stereopsis-Neurone im Säugercortex dargestellt wurde.

Diese Einflüsse kommen von limbischen Zentren, vor allem von der Amygdala, dem Locus coeruleus, den Raphekernen und dem basalen Vorderhirn (s. Roth, Kapitel 4, in diesem Band). Diese Zentren haben teils indirekte, teils direkte Afferenzen zum Hippocampus und zum Neocortex. Sie sind an der *Bewertung* von Gehirnprozessen bei Wahrnehmung und Verhalten beteiligt, d.h. an der Überprüfung der Frage, ob ein bestimmtes Verhalten positive oder negative Folgen hatte, ob ein intendiertes Ziel erreicht wurde und ob bestimmte Teile der vorbewußten Wahrnehmung sich zu einem sinnvollen Ganzen zusammenfügen lassen. Das Resultat dieser Bewertung wird dann in entsprechenden Teilen des Gedächtnisses niedergelegt; allerdings ist davon nur das Wenigste bewußt zugänglich. Jede neue Wahrnehmungsleistung geschieht deshalb mithilfe des Gedächtnisses, und in diesem Sinne ist das Gedächtnis unser wichtigstes Sinnesorgan. Entsprechend findet jede Handlungssteuerung im Zusammenhang mit der im Gedächtnis niedergelegten Vorerfahrung statt.

Wir können uns die Tätigkeit dieser Zentren beim Lernen und bei der Gedächtnisbildung so vorstellen: Wenn das Gehirn mit einer bestimmten Wahrnehmungs- und Handlungssituation konfrontiert ist, dann stellen die genannten Zentren zusammen mit dem Gedächtnis fest, ob die Situation *neu* oder *bekannt* und *wichtig* oder *unwichtig* ist. Ist sie *bekannt* und zugleich hinreichend wichtig (immer im Lichte vergangener Erfahrung), dann werden bereits bestehende Nervennetze aktiviert, die dann eine Erkennungsleistung herbeiführen oder eine Handlung auslösen oder steuern. Wenn Situationen hingegen als *neu* und wichtig eingestuft werden (z.B. das unerwartete Auftreten von Nahrung oder von Feinden in einem bestimmten Kontext), dann werden Nervennetze (im Falle des deklarativen Gedächtnisses Netze in der Großhirnrinde) „bereit" gemacht für eine Reorganisation ihrer synaptischen Verknüpfung. Dabei werden für die spezifische Weise der Reorganisation alle Gedächtnisinhalte hinzugezogen, die über Erfahrungen in ähnlichen Situationen Auskunft geben können. Es wird also etwas Neues immer in etwas Bekanntes „hineingelernt".

Eine wichtige Rolle hierbei spielen *Gefühle* wie Befriedigung, Sättigung, Ruhe, Freude, Erregung und Angst, denn sie repräsentieren in „Kurzform" die *Bedeutung* der aufgerufenen Vorerfahrungen. Entsprechend besteht ein Zusammenhang zwischen der Art und Stärke der begleitenden Gefühle einerseits und der Schnelligkeit des Lernens bzw. der Stärke der Verankerung des Lerninhalts im Gedächtnis andererseits. Dinge, die uns „kalt" lassen, erlernen und behalten wir nur sehr schwer, d.h. nur aufgrund vielfacher Wiederholung, während wir Dinge, die uns sehr interessieren und emotional ansprechen, sehr schnell und nachhaltig lernen. Diese enge Verbindung zwischen dem limbischen System, besonders der Amygdala, und dem Gedächtnissystem, wird auch durch Tierversuche bestätigt. Wenn ein Versuchstier im Gegenwart eines Signals (z.B. eines Tons) bestraft wird, so vermeidet es nicht nur die Bestrafung, sondern es zeigt auch Angstreaktionen: Es erstarrt, der Blutdruck und die Pulsrate steigen, harmlose Reize können dann panikartige Reaktionen auslösen. Werden die Verbindungen des zuständigen Zwischenhirnbereiches (z.B. auditorische Kerne des Thalamus) mit dem Neocortex durchtrennt, dann verschwinden zwar die erlernten Vermeidereaktionen (z.B. in eine Ecke des Käfigs zu laufen), aber die Angstreaktionen treten weiter auf. Wird dagegen die Amygdala zerstört, dann verschwinden die Angstreaktionen, während die erlernten Vermeidereaktionen nicht beeinträchtigt sind.

Kürzlich wurde von Untersuchungen an drei Patienten berichtet, von denen beim ersten der Hippocampus, beim zweiten die Amygdala und beim dritten beide Zentren bilateral geschädigt waren. Mit diesen Patienten wurden nun Konditionierungsexperimente durchgeführt. Die Experimente entsprachen dem Schema der klassischen Konditionierung: Den Patienten wurden als CS verschiedene Farbreize oder Töne geboten, unter denen ein Reiz mit einem sehr lauten, zu einer Schreckreaktion führenden Geräusch (einem Nebelhorn) als US mehrfach gepaart wurde. Anschließend wurden die Patienten gefragt, welcher der Farb- oder Tonreize mit dem Schreckreiz gepaart worden war. Gleichzeitig wurde die Hautleitfähigkeit (*skin conductance response, SCR*) gemessen, die bei gesunden Versuchspersonen als Reaktion des autonomen Nervensystems auf den Schreckreiz kurzzeitig stark ansteigt. Der Patient mit bilateraler Schädigung der Amygdala konnten genau angeben, welcher Reiz mit dem US (Schreckreiz) gepaart worden war, er zeigte aber keine SCR. Er hatte also keine Angst- oder Schreckempfindungen entwickelt und nahm die Ereignisse „emotionslos" hin. Umgekehrt konnte der Patient mit bilateraler Schädigung des Hippocampus nichts über die mit dcm US gepaarten Reize aussagen, zeigte aber eine deutlich erhöhte SCR. Während also sein emotionales Gedächtnis funktionierte, versagte sein deklaratives Gedächtnis, was nach der Hippocampus-Läsion auch zu erwarten war. Der Patient erlebte also Angst und Schrecken, ohne zu wissen, warum.

Die Amygdala ist also wesentlich an der Verbindung zwischen Gefühlen einerseits und Lernen/Gedächtnis andererseits beteiligt. Sie erhält Eingänge vom olfaktorischen Cortex sowie von den sensorischen thalamischen Systemen und ist reziprok mit dem Hypothalamus, der hippocampalen Formation und dem Neocortex verbunden. Die Amygdala ist aus mehreren Kernen aufgebaut, dem lateralen, basalen, mediobasalen und zentralen Kern (vgl. Abbildung 4.18 in Kapitel 4). Für die Repräsentation des Angstgedächtnisses ist vor allem der laterale Kern zuständig. Hier konvergieren die Eingänge aus dem Thalamus (afferente Bahn), Neocortex (cortical verarbeitete Afferenzen) und Hippocampus (kontextbezogene Afferenzen). Neurone des lateralen Kerns verstärken langzeitig ihre Reaktion auf Reize, wenn diese mit einem Strafreiz gepaart werden.

7.8   Schlußbetrachtung: Was kann beim Lernen und beim Gedächtnis neurobiologisch als gesichert gelten, und was ist noch ungeklärt?

Die wichtigste Erkenntnis lautet, daß es nicht *das* Lernen und *das* Gedächtnis gibt, sondern eine Vielfalt von Lernformen, denen jeweils bestimmte Gedächtnisformen und -lokalisationen im Gehirn entsprechen. Diese können weitgehend getrennt voneinander arbeiten und ausfallen. Dies trifft vor allem für die bei Primaten einschließlich des Menschen vorliegende Trennung von explizitem/deklarativem und implizitem/ prozeduralem Lernen und Gedächtnis zu. Das deklarative Gedächtnis ist in der Großhirnrinde lokalisiert, und zwar modalitäts-, qualitäts- und inhaltsspezifisch. Hier gilt der Grundsatz, daß die jeweiligen Gedächtnisinhalte in denjenigen corticalen Gebieten gespeichert sind, die auch für die Verarbeitung von Wahrnehmungsinhalten derselben Modalität und Qualität zuständig sind. Der Lokalisation in der Großhirnrinde entspricht die Tatsache, daß zumindest beim Menschen das Aufrufen von Inhalten des deklarativen Gedächtnisses notwendig mit Bewußtsein verbunden ist. Der Hippocampus dient beim deklarativen Gedächtnis als „Organisator" für das Einspeichern und Abrufen, allerdings nur während der – sich zum Teil über Jahre hinziehenden –

Konsolidierung der Gedächtnisinhalte. Dem bei Primaten einschließlich des Menschen vorherrschenden deklarativen, vom Hippocampus organisierten Gedächtnis entspricht bei Wirbeltieren allgemein das Kontextlernen, wobei es sich um den räumlichen, zeitlichen oder abstrakten Kontext handeln kann.

Das implizite/prozedurale Lernen und Gedächtnis ist seinem Inhalt entsprechend in den Gehirnbereichen lokalisiert, die mit der Koordination von motorischen Fähigkeiten, perzeptiven oder kognitiven Automatismen zu tun haben, nämlich im Kleinhirn, im Striatum und basalen Vorderhirn und in der Brücke. Dieser Lokalisation in subcorticalen Zentren entspricht, daß das prozedurale Lernen und Gedächtnis nicht oder nicht notwendig an Bewußtsein gebunden ist.

Unterschiedliche Gedächtnisphasen, nämlich ein sensorische Gedächtnis, ein Kurzzeitgedächtnis und ein Langzeitgedächtnis, scheinen zumindest für alle Tiere mit komplexen Gehirnen, wie sie bei Arthropoden (Insekten, Krebse, Spinnentiere), Kopffüßlern (z.B. Octopus) und den Wirbeltieren zu finden sind, vorhanden zu sein. Diese Gedächtnisse können unabhängig voneinander ausfallen und scheinen auf unterschiedlichen zellulären und molekularen Mechanismen zu beruhen; die Anordnung dieser Gedächtnisphasen zueinander ist allerdings unklar. Universell sind offenbar auch die Regeln, nach denen sich die klassische Konditionierung vollzieht, z.B. das Prinzip der Vorwärtspaarung zwischen US und CS und die Rolle der Regelhaftigkeit (Kontiguität) zwischen ihnen.

Lernen und Gedächtnis beruhen ganz offensichtlich auf der Reorganisation synaptischer Verknüpfungen zwischen Nervenzellen. Für die Wirbeltiere gilt dabei vornehmlich das Hebb-Prinzip, d.h. das Prinzip der Verstärkung synaptischer Kontakte aufgrund des zeitlich-räumlichen Zusammentreffens von prä- und postsynaptischer Erregung. Langzeitpotenzierung (LTP), wie sie im Hippocampus und im Cortex von Säugern gefunden wird, läßt sich auf das Hebb-Prinzip zurückführen, aber auch plastische Vorgänge in sensorischen und motorischen Systemen während der Ontogenese folgen diesem Prinzip. Bei beiden Arten plastischer Prozesse im Nervensystem spielen NMDA-Synapsen offenbar eine wichtige Rolle. Ein anderes, im Kleinhirn von Säugern gefundenes wichtiges zelluläres Prinzip im Zusammenhang mit klassischer Konditionierung ist Langzeitunterdrückung (LTD). Eine rein präsynaptische Aktivitätskoinzidenz als Grundlage von klassischer Konditionierung findet man bei Wirbellosen wie *Aplysia* verwirklicht.

Trotz erheblicher Erfolge bei der Aufklärung der geschilderten zellulären und molekularen Mechanismen, die wahrscheinlich den Lern- und Gedächtnisprozessen zugrunde liegen, und der Vielzahl anatomischer und klinischer Befunde über die Folgen von Hirnverletzungen für das Gedächtnis bleiben wesentliche Fragen weiterhin im Dunkeln.

Zum ersten ist unklar, ob die synaptischen Prozesse, wie sie bei Säugern im Hippocampus oder im Kleinhirn ablaufen, *konstitutive Prozesse* der Gedächtnisbildung sind oder nur *begleitende Ereignisse*. Bei *Aplysia*, *Drosophila* und der Biene scheint ersteres festzustehen, aber hier handelt es sich um stammesgeschichtlich weit vom Menschen entfernte Tiere und zudem um einfache Verhaltensparadigmen. Im Fall der LTP wird von manchen Neurobiologen die spezifische Beteiligung an Gedächtnisprozessen bezweifelt, während andere zuversichtlicher sind. Nur bei sehr einfachen Nervensystemen kann man davon ausgehen, daß sich adaptive synaptische Reorganisationen nach dem Koinzidenzprinzip *automatisch* einstellen. Bei komplexen Gehirnen und entsprechend komplexem Verhalten ist dagegen anzunehmen, daß Prozesse wie LTP und LTD nur die *unmittelbaren Mechanismen* darstellen, die von den kognitiven und verhaltenssteuernden Teilen des Gehirns dazu verwandt werden, um Nervennetze so zu verändern, daß sie eine neue Situation überlebensfördernd und lustgewinnend oder unlustvermeidend meistern. In diesem Zusammenhang ist die Verbindung zwischen dem Lern- und Gedächtnissystem einerseits und dem limbischen System andererseits wichtig, was sich in der Abhängigkeit des Lernerfolgs von der Motivation ausdrückt. Wie dies genau geschieht, ist unbekannt.

Unbekannt sind auch die Grundlagen der *Assoziativität* des Gedächtnisses, d.h. der Tatsache, daß Gedächtnisbildung auf der Verknüpfung neuer Inhalte mit bereits vorhandenen Inhalten beruht, wobei diese Verknüpfungen in paralleler Weise nach vielfältigen Gesichtspunkten geschehen können. Entsprechend vielfältig sind die Assoziationen beim Erinnern. Völlig offen ist weiterhin die Frage, wie Wahrnehmung, Vorstellung und Gedächtnis zusammenhängen. Handelt es sich bei diesen Tätigkeiten um dieselben Netze (bzw. Teile davon) oder um parallel arbeitende Nervennetze? Untersuchungen mithilfe von bildgebenden Verfahren deuten darauf hin, daß beim Wahrnehmen, Vorstellen und Erinnern räumlich eng benachbarte, wenn nicht gar identische Hirngebiete aktiviert werden.

Rätselhaft ist die Veränderung des Langzeitgedächtnisses mit der Zeit. Fest steht, daß die Inhalte des Langzeitgedächtnis nicht einfach „zerfallen", sondern einer dynamischen Reorganisation unterliegen. Zum Teil scheinen sie sich mit voranschreitendem Lebensalter zu verändern, z. B. was die Erinnerung an das Aussehen von Personen betrifft. Andere Befunde deuten darauf hin, daß die Inhalte des Langzeitgedächtnisses in zunehmend kompakter Form gespeichert werden; allerdings kann man auch gelegentlich weit zurückliegende Ereignisse in großem Detailreichtum erinnern. Überhaupt ist die Natur des Erinnerns und Vergessens noch ganz unklar.

Je nachdem, ob man nun ein Optimist oder ein Skeptiker ist, kann man dasjenige, was hier in der gebotenen Kürze aus neurobiologischer Sicht über Lernen und Gedächtnis berichtet wurde, als erstaunlich viel oder entmutigend wenig ansehen. Angesichts der überwältigenden Fülle von Daten und Einsichten aus der Verhaltensbiologie und Psychologie über Lernen und Gedächtnis und der Tatsache, daß seit vielen Jahren überall in der Welt intensiv nach deren neuronalen Grundlagen geforscht wird, mag man sich hinsichtlich gesicherter Erkenntnisse über diese Grundlagen eher unter die Skeptiker einreihen. Was allerdings Mut macht, ist die Tatsache, daß bei einigen Tieren wie der Biene die Prozesse des olfaktorischen Lernens und der damit verbundenen Bewertungsprozesse auf zellulärer Ebene weitgehend verstanden sind, und man kann hoffen, daß bei „einfachen" Wirbeltieren, bei denen Lernleistungen und Motivationslagen mit der Aktivität einzelner Zellen oder kleiner Zellgruppen in Verbindung gebracht werden können, dies in naher Zukunft in ähnlicher Weise geschieht. Zum anderen bieten schon heute die modernen bildgebenden Verfahren wie die Positronen-Emissions-Tomographie oder die funktionelle Kernspintomographie auch bei sehr komplexen Gehirnen wie denen der Säuger einschließlich des Menschen die Möglichkeit, Lern- und Gedächtnisprozesse auf der Ebene von Zellverbänden zu verfolgen, die wenige tausend Neurone umfassen. Ob dies schließlich ausreichen wird, das Rätsel des Gedächtnisses zu lösen, bleibt abzuwarten.

Literatur

Goldman-Rakic, P. S. *Das Arbeitsgedächtnis.* In: *Gehirn und Bewußtsein.* Heidelberg (Spektrum der Wissenschaft) 1994. S. 68–76.

Kandel, E. R.; Schwartz, J. H.; Jessel, T. M. *Principles of Neural Science.* Amsterdam (Elsevier) 1991.

Mishkin, M; Appenzeller, T. *Die Anatomie des Gedächtnisses.* In: *Gehirn und Kognition.* Heidelberg (Spektrum der Wissenschaft) 1990. S. 94–104.

Roth, G. *Das Gehirn und seine Wirklichkeit: Kognitive Neurobiologie und ihre philosophischen Konsequenzen.* Frankfurt (Suhrkamp) 1996[5].

Squire, L. R.; Zola-Morgan, S. *The Medial Temporal Lobe Memory System.* In: *Science* 253 (1991) S. 1380–1386.

Teil IV
Die psychologische Erforschung kognitiver Leistungen

Die folgenden Kapitel beschreiben, wie kognitive Leistungen im psychologischen Forschungsprozeß analysiert werden. Da es, wie wir schon in Kapitel 1 gesehen haben, eine allgemein akzeptierte Systematik kognitiver Leistungen nicht gibt (und vielleicht auch grundsätzlich nicht geben kann), existiert kein Katalog derartiger Leistungen, den man systematisch abarbeiten könnte. Deshalb kann die Darstellung der folgenden drei Kapitel nur exemplarisch sein, und das in zweifacher Hinsicht.

Erstens ist sie exemplarisch, weil die Beschreibung sich überwiegend auf solche Funktionsbereiche konzentriert, die nicht nur beim Menschen untersucht werden können, sondern auch in der neurobiologischen Forschung an Tiermodellen eine wichtige Rolle spielen. Das trifft für die Wahrnehmung, die Motorik und für elementare Lern- und Gedächtnisprozesse zu, nicht jedoch in gleicher Weise zum Beispiel für komplexe Denk- und Planungsprozesse oder auch sprachgebundene kognitive Vorgänge. Diese „höheren" kognitiven Prozesse haben wir daher weitgehend außer Betracht gelassen.

Zweitens ist sie exemplarisch, weil auch innerhalb der einzelnen Kapitel keine vollständige und systematische Beschreibung angestrebt wird. Worum es in den einzelnen Kapiteln vielmehr geht, ist zu zeigen, wie die Forschung vorgeht und wie diese Ergebnisse theoretisch erklärt werden können – nicht zuletzt auch durch Rückgriff auf neurobiologisches Wissen und neurobiologische Theorien. In Kapitel 8, das Wahrnehmungs- und Aufmerksamkeitsprozesse behandelt, ist die exemplarische Konzentration auf nur wenige Beispiele besonders konsequent realisiert (Martin Eimer). Etwas breiter ist die Auswahl der Beispiele bereits in Kapitel 9 (Jochen Müsseler, Gisa Aschersleben, Wolfgang Prinz), in dem Prozesse der Handlungssteuerung untersucht werden. In Kapitel 10 (Thomas Goschke), das von Lern- und Gedächtnisprozessen handelt, steht schließlich die systematische Orientierung gleichrangig neben der exemplarischen Analyse.

8. Wahrnehmung und Aufmerksamkeit

Martin Eimer

Die Psychologie gibt es als eigenständige Wissenschaft erst seit der zweiten Hälfte des 19. Jahrhunderts. Am Beginn der psychologischen Forschung stand die Untersuchung der menschlichen Wahrnehmung. Natürlich hatten sich bereits vorher Wissenschaftler mit der Wahrnehmung beschäftigt. Physiologen hatten den Zusammenhang von Nervenimpulsen und Wahrnehmungsleistungen untersucht, Philosophen lange darüber nachgedacht, wie wir aufgrund von Wahrnehmungseindrücken Wissen über die Beschaffenheit der Welt erwerben können. Die Pioniere der Psychologie haben diese Fragen aufgegriffen und sich die Aufgabe gestellt, die Struktur und Funktion der menschlichen Wahrnehmung in experimentell kontrollierten Situationen empirisch zu erforschen.

8.1 Psychophysische und kognitive Wahrnehmungsforschung

Am Beginn der experimentellen Untersuchung der menschlichen Wahrnehmung stand die *Psychophysik*. Psychologen fragten nach dem Zusammenhang von objektiven, physikalischen Reizeigenschaften und subjektiven Wahrnehmungseindrücken: Wie verändert sich die wahrgenommene Lautstärke, wenn die objektive Schallintensität um einen bestimmten Betrag verändert wird? Wie hell muß ein Lichtreiz sein, um überhaupt bemerkt werden zu können? Welcher objektive Unterschied muß in der Zeitdauer zweier Reize bestehen, damit sie einem Beobachter als unterschiedlich lang erscheinen? In den frühen Experimenten, die aus solchen Fragestellungen hervorgegangen sind, wurde also die Beziehung zwischen elementaren Eigenschaften physikalischer Reize (Intensität, Zeitdauer) und den von ihnen hervorgerufenen einfachen subjektiven Empfindungen untersucht. Später hat die psychophysische Wahrnehmungsforschung aber auch komplexere Zusammenhänge von Reizeigenschaften und Empfindungseindrücken untersucht. So wurde etwa gefragt, ob die wahrgenommene Entfernung oder die subjektive Helligkeit von Reizen nicht nur durch die Eigenschaften dieser Reize selbst, sondern auch durch die Merkmale der Reizumgebung beeinflußt werden kann. Es konnte gezeigt werden, daß die wahrgenommenen Eigenschaften von Reizen stark von der Einbettung dieser Reize in die gesamte Wahrnehmungssituation abhängig sind.

Die Psychophysik markiert nicht nur den Beginn der experimentellen Psychologie; sie ist bis zum heutigen Tag ein zentraler Bestandteil der psychologischen Wahrnehmungsforschung geblieben. Die heutige Psychophysik begnügt sich allerdings nicht länger damit, den Zusammenhang von bestimmten objektiven Reizgegebenheiten und subjektiven Wahrnehmungseindrücken zu beschreiben – sie versucht vielmehr, solche

Zusammenhänge zu verstehen und zu erklären, indem sie die biologische Basis von Wahrnehmungsprozessen untersucht. Welche Prozesse auf der Netzhaut, in den visuellen Leitungsbahnen und im Gehirn sind dafür verantwortlich, daß wir Reize in unterschiedlichen Farben, Helligkeiten oder Entfernungen wahrnehmen? Welche Vorgänge im auditiven System machen es möglich, daß wir Tonhöhen unterscheiden oder die Richtung erkennen können, aus der ein Ton kommt? Im ersten Teil dieses Beitrags sollen Beispiele für solche Fragestellungen der modernen Psychophysik vorgestellt und diskutiert werden.

Neben der Psychophysik gibt es eine zweite, jüngere Richtung der psychologischen Wahrnehmungsforschung. In dieser Tradition, die zu Beginn der fünfziger Jahre entstanden ist, wird weniger nach elementaren Zusammenhängen zwischen Reizmerkmalen und Wahrnehmungseindrücken gefragt, sondern vielmehr danach, wie eigentlich „höhere" kognitive Wahrnehmungsleistungen zustandekommen. Wenn wir unsere Umgebung betrachten, nehmen wir ja keineswegs nur eine Kombination einfacher Sinneseindrücke wahr – Flächen, Formen, Farben und räumliche Tiefe – sondern mehr oder weniger vertraute Objekte. Wahrnehmung besteht unter anderem auch darin, daß Gegenstände erkannt werden können. Wenn ich durchs Fenster schaue, sehe ich ein rotes bewegtes Objekt und erkenne, daß es ein Auto ist. Ich sehe einen gelben rechteckigen Gegenstand und weiß, daß es sich hier um einen Briefkasten handelt. Die Frage, wie „höhere" Wahrnehmungsleistungen – wie die Identifikation und Klassifikation von Objekten – zustandekommen, wird im Rahmen der kognitiven Wahrnehmungsforschung untersucht.

Die kognitive und die psychophysische Tradition der Wahrnehmungspsychologie unterscheiden sich vor allem dadurch, daß für die kognitive Wahrnehmungsforschung die *Bedeutung* von Wahrnehmungsobjekten im Mittelpunkt steht, während die Psychophysik in erster Linie die Auswirkungen physikalischer Reizmerkmale auf die Wahrnehmung untersucht. Ein weiterer Unterschied besteht darin, daß die Psychophysik den Wahrnehmungsprozeß oft als eine Einbahnstraße beschreibt, die von den Rezeptororganen zum Gehirn, von der Peripherie zum Zentrum (*bottom-up*) führt: Reize treffen an den Rezeptororganen ein, dann wird die Reizinformation auf ihrem Weg von der Peripherie hin zu verschiedenen Verarbeitungszentren im Gehirn Schritt für Schritt auf immer genauere Weise analysiert. Die kognitive Wahrnehmungsforschung weist dagegen darauf hin, daß periphere Wahrnehmungsprozesse auch von zentralen Prozessen beeinflußt werden können (*top-down*): Die Art und Weise, wie uns bestimmte Objekte erscheinen, ist keineswegs vollständig durch die Verhältnisse an den Rezeptoren bestimmt, sondern kann durch die Vorerfahrungen und besonderen Interessen des Beobachters beeinflußt werden. So nehmen wir keineswegs alle uns momentan umgebenden Objekte gleichzeitig und mit vergleichbarer Deutlichkeit wahr. Zu jedem Zeitpunkt wird uns immer nur ein kleiner Ausschnitt unserer Reizumgebung bewußt. Welcher Ausschnitt dies ist, hängt nicht in erster Linie von den objektiven Reizgegebenheiten ab, sondern vielmehr davon, auf welche Aspekte der Umgebung die Aufmerksamkeit gerade gerichtet ist. Dieser Zusammenhang von Wahrnehmung und Aufmerksamkeit soll im zweiten Teil dieses Beitrags genauer untersucht werden.

Die psychophysische und die kognitive Tradition der Wahrnehmungsforschung untersuchen also verschiedene Aspekte der menschlichen Wahrnehmung. Die Psychophysik studiert in erster Linie frühe, schnell ablaufende und der willentlichen Steuerung weitgehend entzogene Wahrnehmungsprozesse. Die kognitive Wahrnehmungspsychologie kümmert sich vor allem um Vorgänge, die sich auf späteren Stufen der

Informationsverarbeitung abspielen und häufig durch die Absichten und Erfahrungen der wahrnehmenden Person beeinflußt werden. Trotz dieser Unterschiede stellt sich für beide Traditionen der psychologischen Wahrnehmungsforschung zunächst die gleiche grundsätzliche Ausgangsfrage – die Frage nach der Funktion der menschlichen Wahrnehmung. Wozu dient die Wahrnehmung eigentlich?

Eine erste Antwort auf diese Frage finden wir, indem wir einfach den Inhalt unserer Wahrnehmung beschreiben: Was sehen wir, wenn wir unsere Umgebung betrachten? Wir sehen Tische, Stühle und Fenster, Bäume, Häuser und Autos, erkennen Bücher, die in Regalen stehen und Bilder, die an der Wand hängen. Wir nehmen also Objekte wahr, die sich an bestimmten Stellen im Raum befinden, und die sich voneinander in bezug auf ihre Größe, Farbe und Form unterscheiden. Visuelle Wahrnehmung ist die Wahrnehmung von Objekten, die Wahrnehmung ihrer räumlichen und zeitlichen Eigenschaften und Beziehungen. Unser Verhalten wird in vielfacher Weise durch die Objektwahrnehmung bestimmt: Wir nehmen ein Buch aus dem Regal, weichen einem entgegenkommenden Fußgänger aus oder hängen ein Bild an den Nagel, den wir zuvor in die Wand geschlagen haben.

Eine zentrale Frage der Wahrnehmungspsychologie lautet also: Auf welche Weise kommt die Objektwahrnehmung zustande? Wie nehmen wir die Formen einzelner Objekte wahr? Auf welche Weise wird die wahrgenommene Entfernung von Objekten bestimmt? Welche Faktoren sind für die Wahrnehmung der Farben von Objektoberflächen verantwortlich? Wie werden Objekte erkannt? Welche Mechanismen sind dafür verantwortlich, daß bestimmte Objekte im Zentrum der Aufmerksamkeit liegen, während andere völlig unbeachtet bleiben?

In diesem Beitrag soll anhand von einigen Beispielen demonstriert werden, wie solche Fragen in der Wahrnehmungspsychologie untersucht wurden und welche Antworten dabei gefunden worden sind. Wir werden dabei von einer einfachen wahrnehmungspsychologischen Versuchssituation ausgehen – der visuellen Suche nach einem ganz bestimmten Zielreiz, der in einer komplexen Reizvorlage enthalten ist. Zu Beginn sollen in diesem Zusammenhang einige einfache, unabhängig von der Aufmerksamkeit ablaufende Wahrnehmungsleistungen vorgestellt werden. Hier geht es um die Wahrnehmung einzelner Objekteigenschaften. Wir werden dabei die Wahrnehmung der räumlichen Lage von Konturen und die Wahrnehmung der Farbe von Gegenständen näher untersuchen. Diese Prozesse werden häufig als *prä-attentiv* bezeichnet. Damit ist gemeint, daß sie weitgehend unabhängig von der Aufmerksamkeit eines Beobachters ablaufen. Wie zuvor geschildert, werden solche Prozesse im Rahmen der psychophysischen Tradition der Wahrnehmungsforschung untersucht. Allerdings sind keineswegs alle Prozesse, die der Objektwahrnehmung zugrundeliegen, unabhängig von der Aufmerksamkeit der wahrnehmenden Person. Wir wissen aus unserer alltäglichen Wahrnehmungserfahrung, daß es einen Unterschied macht, ob wir ein Objekt aufmerksam betrachten oder es nur nebenbei registrieren. Auch die Psychologie geht davon aus, daß die Aufmerksamkeit eine wichtige Rolle für die Wahrnehmung einheitlicher, in Raum und Zeit lokalisierter Objekte spielt. Im zweiten Teil dieses Beitrags soll untersucht werden, was die Wahrnehmungspsychologie in diesem Zusammenhang unter Aufmerksamkeit versteht und wie die Rolle der Aufmerksamkeit in der Objektwahrnehmung experimentell untersucht werden kann.

8.2   Introspektion, Verhaltensbeobachtung und physiologische Messungen

Wenn ein Psychologe die Grundlagen der Objektwahrnehmung empirisch untersuchen möchte, steht er zunächst vor der Frage, welche Art von Daten er sammeln soll. Was soll er beobachten und messen, und in welchen Situationen soll er seine Daten erheben? In der Wahrnehmungspsychologie gibt es mindestens drei Untersuchungsebenen, auf der ganz unterschiedliche Beobachtungen gemacht werden können.

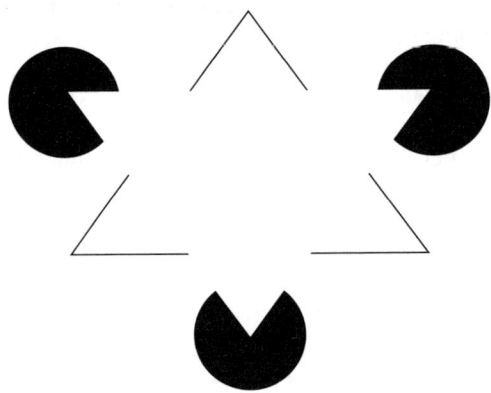

8.1   Die Wahrnehmung illusorischer Konturen am Beispiel des Kanisza-Dreiecks: In dieser Abbildung erscheint ein weißes Dreieck, das in der Reizvorlage nicht enthalten ist. Wenn die schwarzen Kreise abgedeckt werden, verschwindet das Dreieck.

— Auf der Ebene der *introspektiven Daten* geht es um die Beschaffenheit des subjektiven Wahrnehmungseindrucks. Betrachten Sie z.B. Abbildung 8.1. Sicherlich nehmen Sie hier ein weißes Dreieck wahr. Decken Sie nun die drei schwarzen Kreise ab – das weiße Dreieck ist verschwunden und erscheint erneut, sobald die drei Kreise wieder aufgedeckt werden. Unser Wahrnehmungsapparat ist offensichtlich so konstruiert, daß unter bestimmten Umständen Objektgrenzen gesehen werden, die in der objektiven Welt nicht vorhanden sind. Die Wahrnehmungspsychologie spricht hier von *illusorischen Konturen*.

— Auf der Ebene der *Verhaltensdaten* geht es um das reizgesteuerte Verhalten von Personen. Ein Autofahrer tritt auf die Bremse, wenn die Ampel auf Rot springt. Eine Ratte in der Skinner-Box drückt auf eine Reaktionstaste, wenn ein Ton erklingt, der die Verfügbarkeit von Futter signalisiert. Ein Schwimmer springt vom Startblock, sobald der Startschuß ertönt. In der experimentellen Psychologie wird häufig die Reaktionsgeschwindigkeit gemessen – die Zeitstrecke, die vom Zeitpunkt der Darbietung einer Reizvorlage bis zu dem Augenblick vergeht, an dem ein Beobachter mit einem vorher festgelegten Verhalten auf den Reiz reagiert.

— Auf der Ebene der *physiologischen Daten* wird die elektrische Aktivität einzelner Nervenzellen oder größerer Bereiche des Gehirns gemessen. Untersucht wird das Verhalten von einzelnen Nervenzellen oder Bereichen des Gehirns als Reaktion auf bestimmte Reizmerkmale und die Veränderung dieses Verhaltens, wenn andere Reizmerkmale dargeboten werden.

Wir werden auf den folgenden Seiten sehen, daß für die Untersuchung der Grundlagen der Objektwahrnehmung alle drei Beobachtungsebenen wichtig sind. Ebenso wichtig ist die Frage nach der Beziehung zwischen diesen Ebenen: Wie hängen die physiologischen Daten mit dem beobachteten Verhalten zusammen? Lassen sich die subjektiven Wahrnehmungseindrücke durch physiologische Tatsachen erklären? Welchen Zusammenhang gibt es zwischen den Eigenschaften von Wahrnehmungseindrücken und dem reizgesteuerten Verhalten?

8.3 Objektwahrnehmung und visuelles Suchen

Neben der Frage nach der Ebene der Beobachtung stellt sich für den Wahrnehmungspsychologen die Frage nach der Situation, in der die Beobachtungen gemacht werden sollen. In der experimentellen Psychologie werden komplexe Wahrnehmungsleistungen oft in relativ einfachen, klar strukturierten Situationen untersucht. Eines der bekanntesten Versuchsparadigmen zur Objektwahrnehmung wird als *visuelle Suche* bezeichnet: Hier haben die Versuchspersonen die Aufgabe, nach einem Zielobjekt zu suchen, das in einer Reizvorlage gemeinsam mit zahlreichen anderen Objekten dargeboten wird. Betrachten Sie z.B. Abbildung 8.2A (auf dem Farbbogen, Seite XVI). Hier soll der Buchstabe X entdeckt werden. Sicherlich haben Sie keinerlei Schwierigkeiten, diesen Buchstaben inmitten der ihn umgebenden O's zu finden. Ähnlich einfach ist die Suche in Abbildung 8.2B (Seite XVI), in der das rote Objekt zu identifizieren ist. Hier springt uns das rote X vor dem Hintergrund der schwarzen Buchstaben förmlich ins Auge.

Dieser introspektive Eindruck wurde durch Verhaltensdaten bestätigt. In vielen Untersuchungen wurden Beobachtern Reizvorlagen dargeboten, in denen der Zielreiz sich – wie in Abbildung 8.2 – von den ihn umgebenden Reizen eindeutig durch seine Form oder Farbe unterschied. Die Versuchspersonen sollten auf eine Reaktionstaste drücken, sobald sie den Zielreiz entdeckt hatten. Es zeigte sich, daß unter diesen Bedingungen die Anzahl der Umgebungsreize keinen Einfluß auf die Reaktionszeiten hatte. Die Versuchspersonen reagierten schnell, wenn neben dem Zielreiz nur wenige andere Reize vorhanden waren, und ebenso schnell, wenn der Zielreiz von sehr vielen anderen Reizen umgeben war. Dieses Phänomen wurde als *Pop-Out-Effekt* bezeichnet. Diese Beschreibung trägt offensichtlich dem subjektiven Eindruck Rechnung, der mit solchen Reizvorlagen einhergeht – dem Eindruck, daß der Zielreiz aus seinem Hintergrund herausspringt.

Wie kann der Pop-Out-Effekt erklärt werden? Die Psychologin Anne Treisman (1986) hat eine Theorie der Objektwahrnehmung entwickelt, die davon ausgeht, daß die Wahrnehmung von Objekten in zwei Stufen erfolgt[1]. Auf der ersten Stufe, der *prä-attentiven Verarbeitung*, werden die elementaren Merkmale der wahrgenommenen Objekte ermittelt. Diese Stufe läuft mit hoher Geschwindigkeit ab und verlangt keine bewußte Aufmerksamkeit auf seiten des Beobachters. Unterscheidet sich nun ein Zielreiz von den ihn umgebenden Reizen im Hinblick auf ein elementares Merkmal, reicht die prä-attentive Verarbeitung aus, um ihn von seiner Umgebung unterscheiden zu können; und da die prä-attentive Verarbeitung so außerordentlich schnell abläuft, entsteht im Beobachter der subjektive Eindruck, daß sich der Zielreiz unmittelbar von den ihn umgebenden Reizen abhebt. Auf der Verhaltensebene äußert sich dies im eben beschriebenen Pop-Out-Effekt.

Neben der prä-attentiven Verarbeitung gibt es laut Treisman eine zweite Verarbeitungsstufe, in der die zuvor ermittelten elementaren Reizmerkmale kombiniert werden. Diese zweite Stufe erfordert auf seiten des Beobachters die Zuwendung von Aufmerksamkeit und wird daher auch als *attentive Verarbeitung* bezeichnet. Wir werden in einem späteren Abschnitt sehen, auf welche Weise die Rolle dieser zweiten Verarbeitungsstufe in Experimenten zum visuellen Suchen untersucht worden ist.

Bleiben wir zunächst aber bei der ersten, der prä-attentiven Verarbeitungsstufe. Treisman nimmt an, daß es eine Reihe von schnell ablaufenden, aufmerksamkeitsunabhängigen Verarbeitungsprozessen gibt, durch die elementare Objektmerkmale identifiziert werden können. Ein solcher Prozeß ist dafür verantwortlich, daß sich in Abbildung 8.2A das X von dem aus zahlreichen Os gebildeten Hintergrund unmittelbar abhebt. Die Ursache dafür ist in der Tatsache zu suchen, daß ein X aus zwei diagonalen Linien besteht, während diagonale Linien in den Os nicht vorhanden sind. Das X besitzt also Merkmale, die die den Hintergund bildenden Os nicht besitzen. Und da das X in Abbildung 8.2A unmittelbar ins Auge springt, ist auf der Grundlage des Modells von Treisman der Schluß zu ziehen, daß es sich bei der Orientierung von Linien um elementare Objektmerkmale handelt.

Auf analoge Weise kann der durch Abbildung 8.2B ausgelöste Pop-Out-Effekt erklärt werden. Hier spielt die Farbe die entscheidende Rolle: Der Zielreiz ist rot, die ihn umgebenden Buchstaben schwarz. Der Zielreiz hebt sich unmittelbar von seinem Hintergrund ab, also muß es sich auch bei der Farbe um ein elementares Objektmerkmal handeln, das durch prä-attentive Prozesse ermittelt wird.

Wahrnehmungspsychologen sind also in der Lage, aufgrund von introspektiven Daten (dem subjektiven Eindruck, daß der Zielreiz aus dem Hintergrund hervorspringt) und von Verhaltensbeobachtungen (Reaktionszeitdaten) elementare Objektmerkmale zu identifizieren. Aufgrund einer Vielzahl von Untersuchungen zum visuellen Suchen hat man inzwischen herausgefunden, daß neben der Farbe und der Orientierung von Linien auch der Kontrast und die Helligkeit, die Geschlossenheit, Krümmung und Bewegung von Objekten als elementare Merkmale angesehen werden können. All diese Merkmale werden laut Treisman im Zuge von prä-attentiven Prozessen ermittelt. Wie lassen sich diese Prozesse nun aber näher beschreiben? Wodurch werden sie ausgelöst, wie laufen sie im einzelnen ab, und in welchen Teilen des Gehirns finden sie statt? Wer so fragt, möchte Näheres über die biologischen Grundlagen der prä-attentiven Wahrnehmungsprozesse erfahren.

In den beiden folgenden Abschnitten soll diesen Fragen nachgegangen werden. Zunächst wenden wir uns den Prozessen zu, die für den in Abbildung 8.2A demon-

---

[1] Die Theorie von Treisman, die in diesem Beitrag ausführlich dargestellt wird, hat die experimentelle psychologische Wahrnehmungsforschung zwar außerordentlich stimuliert, ist jedoch keineswegs ohne Widerspruch geblieben. So wurde z.B. kritisiert, daß Treismans grundsätzliche Unterscheidung zweier unabhängiger Verarbeitungsstufen (der prä-attentiven und der attentiven Verarbeitung) mit einigen empirischen Befunden nicht ohne weiteres in Einklang gebracht werden kann. Eine kritische Bewertung der Theorie von Treisman findet sich in Green (1991). Im weiteren Verlauf dieses Beitrags soll auf solche kritischen Kommentare allerdings nicht mehr eingegangen werden. Hier wird Treismans Stufentheorie der Objektwahrnehmung als Rahmenmodell aufgefaßt, in das sich andere, spezifischere Befunde der Wahrnehmungsforschung integrieren lassen.

strierten Pop-Out-Effekt verantwortlich sind: Wie schafft es das visuelle System, in einer Reizvorlage Linien oder Konturen und deren Orientierung zu entdecken? Im darauf folgenden Abschnitt geht es um die Grundlagen der Farbwahrnehmung: Welche Prozesse sind für die Identifikation der Farbe eines Reizes verantwortlich und damit für das Zustandekommen des Pop-Out-Effekts, wie er von Abbildung 8.2b hervorgerufen wird?

8.4 „Pop Out" und die Wahrnehmung orientierter Kontraste

Welche Prozesse liegen der Wahrnehmung von Linien, Konturen oder Kontrasten und ihrer räumlichen Orientierung zugrunde? Häufig sind es introspektive Daten, also bestimmte subjektive Wahrnehmungsphänomene, die der Psychologie erste Anhaltspunkte für die Untersuchung von Leistungen des visuellen Systems liefern. Dies trifft auch für die Konturwahrnehmung zu. Betrachten Sie dazu zunächst für etwa eine Minute das in Abbildung 8.3 auf der linken Seite dargestellte Reizmuster. Schauen Sie danach das rechts dargestellte Reizmuster an. Obwohl die Balken auf der rechten Seite vertikal orientiert sind, erscheinen sie nach der Betrachtung des linken Musters leicht geneigt. Die Wahrnehmungspsychologie erklärt diesen Effekt als Resultat einer sogenannten *selektiven Adaptation*: Die längere Betrachtung der diagonalen Balken führt dazu, daß sich die Aktivationsschwelle von Nervenzellen, die auf die Wahrnehmung von Balken mit dieser Orientierung spezialisiert sind, erhöht, während Nervenzellen, die eine entgegengesetzte Orientierung signalisieren, jetzt besonders leicht erregt werden können. Als Resultat scheinen die vertikalen Linien auf der rechten Seite nach der Betrachtung des diagonalen Musters leicht in die entgegengesetzte Richtung geneigt zu sein.

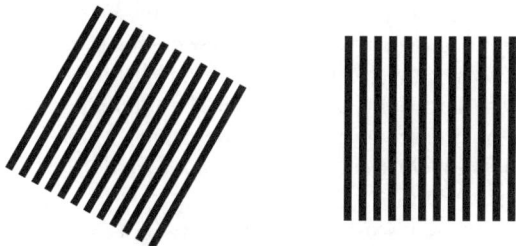

8.3 Demonstration des selektiven Adaptationseffekts: Wenn das Muster auf der linken Seite für etwa eine Minute betrachtet und danach das rechte Muster angeschaut wird, erscheinen hier die vertikal orientierten Balken leicht geneigt.

In dieser Erklärung wird vorausgesetzt, daß es innerhalb des visuellen Systems spezielle Zellen gibt, die die räumliche Orientierung von Balken registrieren. Systematische Experimente zur selektiven Adaptation (z.B. Blakemore & Campbell, 1969) sprechen ebenfalls für diese Annahme. Auch in diesen Experimenten schauten Beobachter zunächst für einige Zeit ein bestimmtes Balkenmuster an. Danach wurden bei ihnen die *Wahrnehmungsschwellen* für Balkenmuster mit unterschiedlichen Orientierungen bestimmt. Unter der Wahrnehmungsschwelle versteht man hier den minimalen Intensitätsunterschied zwischen weißen und schwarzen Balken, bei dem ein Beobachter das Balkenmuster eben noch wahrnehmen kann. Es zeigte sich, daß die Schwelle für ein Balkenmuster, das zuvor bereits betrachtet wurde, im Vergleich zu Balken mit anderen Orientierungen deutlich erhöht war. Anders ausgedrückt: Damit die Beobachter das vorher bereits dargebotene Balkenmuster erkennen konnten, mußte der Hell-Dunkel-Kontrast deutlich erhöht werden. Auch dies spricht für die selektive Ermüdung visueller Zellen, die die entsprechende Orientierung signalisieren.

Die zuletzt beschriebenen Ergebnisse legen die Existenz von orientierungsspezifischen Zellen im visuellen System nahe. Gibt es aber auch neurophysiologische Belege für diese Annahme? In einer Reihe bahnbrechender Experimente haben David Hubel und Torsten Wiesel seit den fünfziger Jahren die Eigenschaften von Nervenzellen im visuellen System untersucht (vgl. Hubel & Wiesel, 1977). Die Versuche wurden mit Affen durchgeführt, denen verschiedene visuelle Reize in unterschiedlichen Bereichen des Gesichtsfeldes gezeigt wurden. Während die Affen die Reize betrachteten, wurde die elektrische Aktivität einzelner Zellen auf der Netzhaut, im Sehnerv und im Gehirn gemessen.

Hubel und Wiesel interessierte vor allem, welche Reize unter welchen Bedingungen eine Veränderung in der elektrischen Aktivität von Nervenzellen auslösen können. Zunächst stellten sie fest, daß die Aktivität einzelner Nervenzellen im visuellen System von der Position des gezeigten Reizes abhängig war. Die Zellen reagierten nur dann, wenn durch den Reiz ein bestimmter Bereich auf der Netzhaut stimuliert wurde. Derjenige Bereich der Netzhaut, dessen Stimulation zu einer Veränderung der Aktivität einer Nervenzelle führt, wird als das *rezeptive Feld* dieser Zelle bezeichnet. Hubel und Wiesel erkannten, daß unterschiedliche Nervenzellen ganz unterschiedliche rezeptive Felder besitzen. Im primären visuellen Cortex entdeckten sie Zellen, die immer dann reagierten, wenn an einer bestimmten Stelle im Gesichtsfeld des Affen ein Balken mit einer ganz bestimmten Orientierung gezeigt wurde. Diese Zellen wurden von Hubel und Wiesel als *corticale Einfachzellen* bezeichnet. Das rezeptive Feld einer solchen Zelle ist in Abbildung 8.4 (links) dargestellt. Der mit „+" gekennzeichnete Bereich stellt den Teil des rezeptiven Feldes dar, dessen Reizung zu einer Steigerung der elektrischen Aktivität einer Nervenzelle führt. Wird dagegen der mit „–" gekennzeichnete Bereich stimuliert, führt dies zu einer Hemmung der Zellaktivität. Rezeptive Felder, die aus einem erregenden Zentralbereich und einer hemmenden Peripherie bestehen, werden auch als *On-Center-Off-Surround-Felder* bezeichnet (vgl. dazu Engel, Kapitel 5, in diesem Band).

In Abbildung 8.4 (rechts) wird die elektrische Aktivität einer solchen corticalen Einfachzelle in Abhängigkeit von der Beschaffenheit eines visuellen Reizes veranschaulicht. Der oben dargestellte diagonal orientierte Balken führt zu einer maximalen Reaktion, weil durch ihn allein das exzitatorische Zentrum, nicht jedoch die inhibitorische Peripherie des rezeptiven Feldes stimuliert wird. Ein vertikaler Balken führt zu einer geringeren Reaktion (Mitte) – hier wird nur ein Teil des exzitatorischen Zentrums, dafür aber auch ein Teil der inhibitorischen Peripherie stimuliert. Nahezu keine Aktivität findet sich als Reaktion auf den unten dargestellten diagonalen Reiz. Dieser Reiz stimuliert nur einen geringen Bereich des Zentrums, aber einen größeren Bereich der Peripherie des rezeptiven Feldes. Hier ist die hemmende Wirkung der Peripherie größer als die vom Zentrum ausgehende Aktivierung.

Durch zahlreiche Stimulationsexperimente stellten Hubel und Wiesel fest, daß verschiedene Zellen im primären visuellen Cortex durch unterschiedlich orientierte Bal-

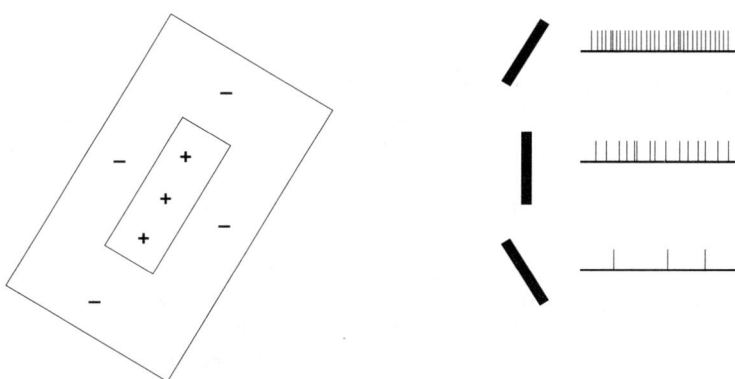

8.4 Schematische Darstellung der funktionalen Organisation corticaler Einfachzellen. Links: Das rezeptive Feld einer solchen Zelle, das aus einem exzitatorischen Zentrum (+) und einer inhibitorischen Peripherie besteht (–). Rechts: Das Antwortverhalten der Zelle hängt von der Orientierung eines Reizes in ihrem rezeptiven Feld ab.

ken maximal stimuliert werden konnten. Diese Zellen sind also *orientierungsspezifisch*, da sie auf ganz bestimmte Orientierungen von Balken reagieren. Benachbarte Zellen signalisieren dabei ähnliche Orientierungen. Mit zunehmender Entfernung zweier Zellen unterschieden sich auch deren jeweils bevorzugte Orientierungen zunehmend. Hubel und Wiesel sprechen in diesem Zusammenhang von *Orientierungssäulen*. Zellen, die sich in einer gemeinsamen Orientierungssäule befinden, signalisieren alle eine bestimmte räumliche Orientierung eines Balkens oder Kontrasts auf der Netzhaut.

In diesem Abschnitt geht es um die Frage, welche Mechanismen dem in Abbildung 8.2A demonstrierten Pop-Out-Effekt zugrunde liegen: Wie gelingt es dem visuellen System im Zuge der prä-attentiven Verarbeitung, die Orientierung der Bestandteile von Buchstaben zu ermitteln? Die Ergebnisse der Experimente zur selektiven Adaptation haben nahegelegt, daß es im visuellen System Nervenzellen gibt, die bestimmte räumliche Orientierungen signalisieren und die durch längere Stimulation selektiv ermüdet werden können. Die neurophysiologischen Beobachtungen in den Stimulationsexperimenten von Hubel und Wiesel haben diese Vermutung bestätigt: Das Antwortverhalten von Einfachzellen im primären visuellen Cortex zeigt, daß diese Zellen die Existenz von Kontrasten (Linien, Balken) mit einer bestimmten räumlichen Orientierung signalisieren. Auf dieser Grundlage läßt sich nun auch im Prinzip der durch Abbildung 8.2A ausgelöste Pop-Out-Effekt erklären: Das durch ein X ausgelöste Aktivierungsmuster von Einfachzellen im primären visuellen Cortex unterscheidet sich vom Aktivierungsmuster, das durch die Os ausgelöst wird. Alle Kontextbuchstaben aktivieren Zellen mit vergleichbaren Orientierungspräferenzen – nur innerhalb eines Bereiches werden andere orientierungssensitive Zellen aktiviert. Dieses corticale Aktivierungsmuster könnte dafür verantwortlich sein, daß sich der Reiz, der diese lokale Abweichung hervorruft (das X), unmittelbar von seinem Kontext abhebt. Ein solcher Prozeß ist prä-attentiv und kann schnell ablaufen, weil er sich bereits im primären visuellen Cortex und damit auf einer der ersten Stufen der visuellen Informationsverarbeitung abspielt.

8.5 „Pop Out" und Farbwahrnehmung

Analog zur Frage nach den Grundlagen der Wahrnehmung orientierter Kontraste wirft der durch Abbildung 8.2B demonstrierte Pop-Out-Effekt die Frage nach den Mechanismen der Farbwahrnehmung auf. Wenn es sich bei der Farbe von Objekten um ein elementares Merkmal handelt, das im Zuge von prä-attentiven Prozessen festgestellt wird, sollte es auch hier möglich sein, die biologische Basis dieser Wahrnehmungsleistung zu ermitteln.

Ähnlich wie bei der Untersuchung der Wahrnehmung orientierter Kontraste waren es auch im Bereich der Farbwahrnehmung zunächst introspektive Daten, die der Erforschung der Grundlagen des Farbensehens die Richtung wiesen. Eine erste Beobachtung wurde bereits im 19. Jahrhundert bei Untersuchungen gemacht, in denen Personen aufgefordert wurden, ein farbiges Licht so einzustellen, daß seine Farbe der eines Vergleichslichtes entsprach. Das einzustellende Licht bestand aus einer Mischung von mehreren zuvor festgelegten Wellenlängen, deren Mischungsverhältnis von den Beobachtern verändert werden konnte. Es stellte sich heraus, daß die Beobachter auf diese Weise in der Lage waren, jede vorgegebene Farbe des Vergleichslichtes herzustellen. Dies war immer dann möglich, wenn sich das einzustellende Licht aus mindestens drei Wellenlängen zusammensetzte. Standen allerdings nur zwei anstatt drei oder mehr Wellenlängen zur Verfügung, gelang die Herstellung des vorgegebenen Farbtons dagegen häufig nicht.

Diese Beobachtungen waren der Anlaß zur Formulierung der *trichromatischen Theorie des Farbensehens*, die von Thomas Young und Hermann von Helmholtz postuliert wurde und dehalb auch als die *Young-Helmholtz-Theorie* bezeichnet wird. Die trichromatische Theorie geht davon aus, daß die Wahrnehmung einer bestimmten Farbe durch die Stimulation dreier unterschiedlicher Rezeptorsysteme auf der Netzhaut bedingt ist. Diese drei Rezeptorsysteme unterscheiden sich in bezug auf ihre *spektrale Sensitivität* (ihre Empfindlichkeit für Licht unterschiedlicher Wellenlängen). Langwelliges (rotes) Licht verursacht somit ein anderes Aktivierungsmuster innerhalb der drei Rezeptorsysteme als kurzwelliges (blaues) Licht. Jeder subjektiven Farbempfindung entspricht nach der Young-Helmholtz-Theorie ein ganz bestimmtes Verhältnis, in dem die drei Rezeptorsysteme aktiviert sind.

Die Neurophysiologie hat inzwischen diese Annahmen weitgehend bestätigt. Bekanntermaßen gibt es auf der Netzhaut zwei unterschiedliche Rezeptortypen – die Stäbchen, die vor allem für das Sehen in Dämmerung und Nacht zuständig sind und sich fast ausschließlich außerhalb der Fovea (dem Ort des schärfsten Sehens) befinden, und die Zapfen, die vor allem im Bereich der Fovea anzutreffen sind. Die trichromatische Theorie des Farbensehens fand ihre Bestätigung, als die Eigenschaften der Zapfen näher untersucht wurden. In den sechziger Jahren wurde anhand von spektrometrischen Beobachtungen festgestellt, daß es drei Typen von Zapfen gibt (Wald & Brown, 1965). Gemessen wurde dabei für einzelne Zapfen deren jeweilige Absorption von Licht unterschiedlicher Wellenlängen. Eine Gruppe von Zapfen absorbierte bevorzugt blaues Licht, während zwei andere Zapfentypen ihr Absorptionsmaximum im grünen bzw. gelben Bereich hatten. Ursache für diese verschiedenen Absorptionsraten ist die unterschiedliche Beschaffenheit der Photopigmente der drei Zapfentypen. Dies entspricht weitgehend den Annahmen der hundert Jahre zuvor formulierten Young-Helmholtz-Theorie.

Die trichromatische Theorie des Farbensehens, die zunächst aufgrund von Beobachtungen im Zusammenhang mit Farbmischungen postuliert wurde, hat mit der Entdekkung der drei Zapfentypen ihre physiologische Bestätigung erfahren. Allerdings kann diese Theorie keineswegs alle Phänomene der Farbwahrnehmung erklären. Betrachten Sie z.B. für einige Zeit das weiße Quadrat in der Mitte von Abbildung 8.5 (auf dem Farbbogen, Seite XVI). Blicken Sie danach auf ein weißes Papier, und achten Sie auf die Beschaffenheit des Nachbildes. Sie werden bemerken, daß das Zentrum des Nachbildes rot und der umgebende Bereich grün erscheint. Phänomene wie dieses beruhen auf dem sogenannten *Simultankontrast*: Die wahrgenommene Farbe von Flächen wird durch die Farbe räumlich oder auch zeitlich benachbarter Flächen beeinflußt. Das durch Abbildung 8.5 ausgelöste Nachbild zeigt, daß Rot und Grün in einem besonderen Verhältnis zueinander stehen müssen: Die rote äußere Fläche in Abbildung 8.5 erscheint im Nachbild grün, der von der grünen Fläche umgebene zentrale Bereich des Nachbildes erscheint rot.

Solche Beobachtungen waren für den deutschen Physiologen Ewald Hering im Jahre 1878 der Anlaß, die *Gegenfarbentheorie des Farbensehens* zu postulieren. Laut Hering beruht die Farbwahrnehmung auf drei antagonistischen Mechanismen, die auf jeweils entgegengesetzte Weise auf Licht zweier unterschiedlicher Wellenlängen reagieren. Ein Rot-Grün-Mechanismus wird durch rotes Licht aktiviert und grünes Licht gehemmt, ein Blau-Gelb-Mechanismus wird durch gelbes Licht aktiviert und blaues Licht gehemmt, und ein Schwarz-Weiß-Mechanismus wird durch weißes Licht aktiviert und durch die Abwesenheit jeglichen Lichtes gehemmt. Obwohl sich einige Details der Heringschen Theorie nicht bestätigen ließen, ist auch die Gegenfarbentheorie des Farbensehens inzwischen weitgehend akzeptiert. Ihre Bestätigung fand sie durch die Entdeckung von Nervenzellen im Thalamus und im visuellen Cortex, deren rezeptive Felder auf eine Weise organisiert waren, die weitgehend den von Hering postulierten antagonistischen Mechanismen entsprach (vgl. DeValois & Jacobs, 1984). Ein solches rezeptives Feld einer sogenannten *Doppel-Opponenten-Zelle* ist in Abbildung 8.6 (links) dargestellt.

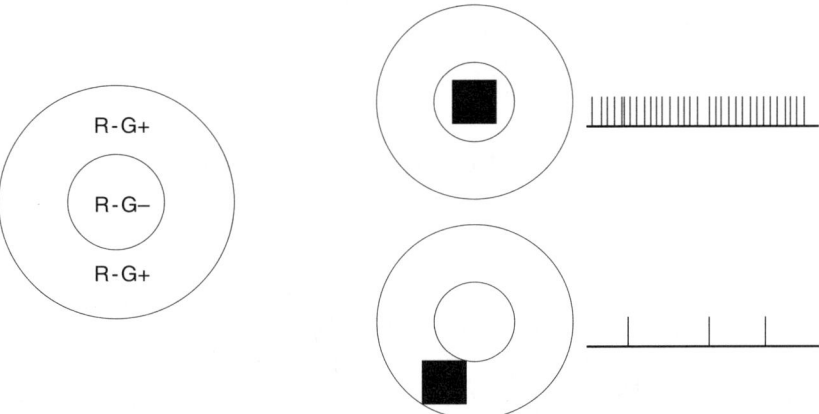

8.6 Schematische Darstellung der funktionalen Organisation einer farbsensitiven Doppel-Opponentenzelle im visuellen Cortex. Links: Das kreisförmige rezeptive Feld dieser Zelle besteht aus einem Zentrum, das exzitatorisch auf rote und inhibitorisch auf grüne Reize reagiert (R+G–). Die Peripherie des rezeptiven Feldes reagiert auf entgegengesetzte Weise (R–G+). Rechts: Die Zelle reagiert maximal auf die Anwesenheit eines roten Reizes im Zentrum ihres rezeptiven Feldes (oben). Befindet sich dieser Reiz dagegen in der Peripherie, wird die Zellaktivität gehemmt (unten).

Dieses rezeptive Feld besteht wiederum aus einem zentralen und einem peripheren Bereich, ist aber im Gegensatz zu dem in Abbildung 8.4 dargestellten rezeptiven Feld radialsymmetrisch aufgebaut. Das Zentrum ist mit R+G− bezeichnet: Die Zelle wird aktiviert, wenn ein rotes Objekt im Zentrum ihres rezeptiven Feldes vorhanden ist, und gehemmt, wenn im Zentrum ein grünes Objekt erscheint. Der periphere Bereich des rezeptiven Feldes (R−G+) verhält sich genau umgekehrt: Ein grünes Objekt in der Peripherie löst erhöhte Aktivität aus, ein peripheres rotes Objekt führt dagegen zur Hemmung der Zellaktivität (Abbildung 8.6, rechts). Als Resultat einer solchen Verschaltung werden die Grenzen zwischen roten und grünen Oberflächen hervorgehoben.

Der Neurophysiologie ist es also gelungen, die biologischen Grundlagen der trichromatischen Theorie der Farbwahrnehmung von Young und Helmholtz und auch der Heringschen Gegenfarbentheorie zu ermitteln. Dies zeigt, daß diese beiden Theorien gar keine konkurrierenden Erklärungen der Farbwahrnehmung darstellen, sondern Mechanismen auf unterschiedlichen Stufen des Wahrnehmungsprozesses beschreiben. Die trichromatische Theorie handelt von Prozessen, die sich an den Photorezeptoren der Netzhaut abspielen, während es bei der Gegenfarbentheorie um spätere Prozesse geht, die durch die Verschaltung von Nervenzellen im Gehirn mit den Rezeptoren auf der Netzhaut bedingt sind. Gemeinsam können die beiden Theorien zahlreiche Phänomene der Farbwahrnehmung erklären. Sie sind auch in der Lage, das Zustandekommen des in Abbildung 8.2B beobachteten Pop-Out-Effekts plausibel zu machen. Der einzelne rote Reiz löst ein charakteristisches Aktivationsmuster der drei Zapfentypen an einer Stelle der Netzhaut aus, während die Zapfen, die durch die umgebenden schwarzen Reize stimuliert werden, eine ganz andere Aktivierungsverteilung zeigen. Zudem reagieren Doppel-Opponenten-Zellen des Rot-Grün-Systems im visuellen Cortex auf den roten Stimulus, während sie durch die schwarzen Umgebungsreize nicht beeinflußt werden. Zielreiz und Kontextelemente lösen auch hier also bereits wieder auf einer sehr frühen Stufe der visuellen Informationsverarbeitung unterschiedliche Reaktionen aus. Diese prä-attentiven Vorgänge sind dann dafür verantwortlich, daß wir auf der introspektiven und der Verhaltensebene einen Pop-Out-Effekt beobachten können.

8.6   Visuelle Suche und illusorische Konjunktionen: Die Rolle der attentiven Reizverarbeitung

Bislang haben wir allein die erste der beiden von Treisman postulierten Stufen der visuellen Informationsverarbeitung untersucht – die Stufe der prä-attentiven Verarbeitung, in der elementare Reizmerkmale wie Farbe oder räumliche Orientierung schnell und aufmerksamkeitsunabhängig ermittelt werden. Wir haben in den beiden letzten Abschnitten festgestellt, daß die biologischen Grundlagen solcher prä-attentiven Prozesse zumindest in ihren Grundzügen bekannt sind. Zudem haben wir gesehen, daß die introspektive Beobachtung bestimmter Wahrnehmungsphänomene (selektive Adaptation oder Simultankontrast) zur Identifikation biologischer Mechanismen der Wahrnehmung beigetragen hat.

Allerdings beruht die Objektwahrnehmung keineswegs allein auf prä-attentiven Vorgängen. Um Objekte erkennen zu können, müssen laut Treisman im Anschluß an die prä-attentive Stufe zusätzliche Prozesse ablaufen. Warum reicht die Identifikation elementarer Objektmerkmale nicht aus? Betrachten wir dazu eine weitere Reizvorlage, wie sie in Experimenten zum visuellen Suchen verwendet werden könnte (s. Abbildung 8.7, auf dem Farbbogen, Seite XVI). Dieses Reizmuster sieht auf den ersten Blick sehr ähnlich aus wie die in Abbildung 8.2 dargestellten Vorlagen. Der Zielreiz in Abbildung 8.7 ist das rote X. Sie werden bemerken, daß die visuelle Suche in diesem Fall nicht mehr so problemlos vonstatten geht wie in Abbildung 8.2. Der Zielreiz springt nun keinesfalls mehr wie von selbst unmittelbar aus seinem Hintergrund hervor, sondern muß vielmehr aktiv gesucht werden. Es dauert nun deutlich länger, bis er entdeckt worden ist.

Woran liegt es, daß sich bei den Abbildungen 8.2a und 8.2b, nicht aber bei Abbildung 8.7 ein Pop-Out-Effekt einstellt? Die Ursache ist in den Eigenschaften von Zielreiz und Kontextreizen zu suchen: In Abbildung 8.2 besitzen die Zielreize eine Eigenschaft (Farbe oder räumliche Orientierung der Elemente), die keiner der Kontextreize besitzt. In Abbildung 8.7 ist das anders: Hier ist der Zielreiz rot, aber auch einige der Kontextreize. Der Zielreiz ist ein X; dies trifft auch für mehrere Kontextreize zu. In Abbildung 8.7 ist der Zielreiz durch eine *Kombination elementarer Merkmale* gekennzeichnet, die keiner der Kontextreize besitzt: Der Zielreiz ist das einzige X, das gleichzeitig rot ist.

Ein Pop-Out-Effekt läßt sich beobachten, wenn sich ein Reiz durch ein einzelnes elementares Merkmal von seiner Umgebung unterscheidet. Beruht die Unterscheidung zwischen Zielreiz und Kontext dagegen auf einer Merkmalskombination, stellt sich kein Pop-Out-Effekt ein. Im ersten Fall hat die Zahl der Kontextelemente keinen Einfluß auf die Geschwindigkeit, mit der ein Zielreiz entdeckt werden kann. Im zweiten Fall dagegen spielt die Anzahl der Kontextelemente eine entscheidende Rolle: Wenn der Zielreiz durch eine Kombination elementarer Merkmale ausgezeichnet ist, wird die Suchzeit mit steigender Anzahl von Kontextelementen immer länger.

Wodurch sind diese Unterschiede bedingt? Treisman nimmt an, daß bei der Suche nach einem Zielreiz in Reizvorlagen wie Abbildung 8.7 die prä-attentive Verarbeitung nicht ausreicht, um den Zielreiz zu entdecken. Mit der Identifikation elementarer Merkmale ist es hier nicht getan – schließlich besitzen auch Kontextelemente Eigenschaften des Zielreizes. Der Zielreiz kann erst dann entdeckt werden, wenn die elementaren Eigenschaften kombiniert worden sind. Und diese Kombination erfolgt laut Treisman auf einer zweiten Stufe der visuellen Informationsverarbeitung – der Stufe der *attentiven Verarbeitung*. Diese zweite Stufe läuft deutlich langsamer ab als die prä-attentive Verarbeitung und erfordert im Gegensatz zu dieser die bewußte Zuwendung von Aufmerksamkeit von seiten des Beobachters.

Welche empirischen Befunde sprechen für die Behauptung, daß bei der visuellen Suche nach Kombinationen elementarer Reizmerkmale die attentive Verarbeitung ins Spiel kommt? Zunächst ist da die Tatsache, daß der Suchprozeß hier deutlich länger dauert als bei Pop-Out-Reizen und zudem mit steigender Zahl der Kontextelemente immer mehr Zeit beansprucht. Treisman erklärt dies mit der Annahme, daß im Zuge der attentiven Reizverarbeitung die Aufmerksamkeit nacheinander auf die verschiedenen Positionen innerhalb einer Reizvorlage gerichtet werden muß, um dort das Vorhandensein der kritischen Merkmalskombination zu ermitteln. Je größer die Anzahl der Kontextelemente, desto mehr Positionen müssen auf diese Weise überprüft werden, und um so länger dauert im Durchschnitt der visuelle Suchprozeß.

Wenn die attentive Verarbeitung für die Identifikation von Merkmalskombinationen notwendig ist, sollte es Probleme bei der Objektwahrnehmung geben, wenn diese Stufe experimentell ausgeschaltet wird. Dies wurde in Untersuchungen gezeigt, in denen Reizvorlagen nur ganz kurz präsentiert und hinterher maskiert wurden. Von *Maskierung* wird gesprochen, wenn unmittelbar nach der Darbietung eines Reizes an gleicher Stelle ein zweites, unstrukturiertes Reizmuster erscheint (z. B. ein Muster aus zufällig verteilten schwarzen und weißen Punkten). Dadurch wird das Zustandekommen von Nachbildern des ersten Reizmusters verhindert. Auf diese Weise kann z. B. für 200 ms eine Reizvorlage präsentiert werden, die ein grünes M, ein rotes W und ein blaues X enthält. Beobachter werden aufgefordert, die gezeigten Reize zu benennen. Treisman beobachtete unter diesen Bedingungen in rund 30 % aller Durchgänge sogenannte *illusorische Konjunktionen*. So berichteten die Versuchspersonen etwa, ein rotes X oder ein grünes W gesehen zu haben.

Worauf sind diese illusorischen Konjunktionen zurückzuführen? Die Beobachter hatten zwar die elementaren Reizmerkmale richtig erkannt, diese jedoch fehlerhaft miteinander kombiniert. Treisman geht davon aus, daß die elementaren Merkmale von Reizen, die während der prä-attentiven Verarbeitung ermittelt werden, zunächst unabhängig voneinander repräsentiert sind. Werden die Reize nur kurzzeitig dargeboten, bleibt die anschließende attentive Verarbeitung unvollständig – nicht alle Merkmalskombinationen werden korrekt erkannt, und die Beobachter ordnen einzelne elementare Merkmale falsch zu.

8.7   Attentive Reizverarbeitung und räumliche Aufmerksamkeit

Objektwahrnehmung beruht nach Maßgabe des Treisman-Modells auf zwei hintereinandergeschalteten Stufen – der prä-attentiven und der attentiven Verarbeitung. Eine zentrale Rolle für die attentive Reizverarbeitung spielt die *räumliche Aufmerksamkeit*. Um Kombinationen von Reizeigenschaften erkennen zu können, müssen Beobachter laut Treisman ihre Aufmerksamkeit auf die entsprechende Position richten. Die besondere Rolle der räumlichen Aufmerksamkeit wurde in weiteren Suchexperimenten demonstriert. Erneut wurde eine Reizvorlage (z. B. ein grünes M, ein rotes W und ein blaues X) kurzzeitig präsentiert und danach maskiert. Wenn Beobachter dann gefragt wurden, ob ein roter Reiz vorhanden war, konnten sie diese Frage in der Regel ohne Schwierigkeit beantworten. Wurden sie aber zusätzlich aufgefordert, die Position des roten Reizes zu bezeichnen, hatten sie oft Probleme. Zur Beantwortung der ersten Frage war eine attentive Verarbeitung nicht erforderlich, da es sich bei der Farbe eines Reizes um ein im Zuge von prä-attentiven Prozessen ermitteltes elementares Merkmal handelte. Also konnten die Personen diese Frage korrekt beantworten, ohne ihre Aufmerksamkeit auf die entsprechende Position gerichtet zu haben. Aus genau diesem Grunde aber hatten sie bei der Beantwortung der zweiten Frage Schwierigkeiten.

Wenn die Zuwendung von Aufmerksamkeit Voraussetzung für die Kombination von Reizmerkmalen ist, sollte nach erfolgreicher Kombination auch die Identifikation der Reizposition unproblematisch sein. Dies wurde untersucht, indem die Beobachter in der zuvor geschilderten Situation gefragt wurden, ob in der kurzzeitig dargebotenen Reizvorlage ein bestimmter Reiz (z. B. ein rotes W) vorhanden war. Die Beobachter, die diese Frage korrekt beantworteten, lagen in der Regel auch bei der sich daran anschließende Frage nach der Position des Zielreizes richtig. Die zuletzt beschriebenen experimentellen Beobachtungen sprechen dafür, daß die räumliche Aufmerksamkeit eine wichtige Rolle bei der Objektwahrnehmung spielt. Im Rahmen des Treisman-Modells wird angenommen, daß die Aufmerksamkeit auf bestimmte Bereiche innerhalb einer Reizvorlage gerichtet werden muß, wenn dort elementare Reizmerkmale miteinander zu kombinieren sind. Wir können die eben gestellten Fragen nach den Grundlagen der attentiven Reizverarbeitung nun präzisieren: Welche Prozesse, welche Gehirnvorgänge liegen der Zuwendung der Aufmerksamkeit auf bestimmte Bereiche des visuellen Feldes zugrunde?

8.8 Visuell-räumliche Aufmerksamkeit: Introspektive und experimentelle Befunde

Die Frage, auf welche Weise die Aufmerksamkeit im Raum verschoben wird, scheint zunächst sehr einfach zu beantworten zu sein: Wenn wir einen Gegenstand besonders beachten wollen, wenden wir ihm unseren Blick zu. Dadurch wird gewährleistet, daß der beachtete Gegenstand auf die Fovea projiziert wird. Handelt es sich bei der „Bewegung der Aufmerksamkeit im Raum" also lediglich darum, daß entsprechende Augenbewegungen ausgelöst werden? Es gibt eine Reihe von Beobachtungen, die vermuten lassen, daß dies nicht der Fall ist: Die Aufmerksamkeit kann auch unabhängig von Augenbewegungen im Raum verschoben werden.

Erneut waren es introspektive Beobachtungen, die der Erforschung einer Wahrnehmungsleistung – in diesem Fall: der räumlichen Aufmerksamkeit – den Weg wiesen. Eine solche Beobachtung wurde von Hermann von Helmholtz (1894) gemacht, den wir zuvor bereits als einen der Väter der trichromatischen Theorie des Farbensehens kennengelernt haben. Im Helmholtzschen Versuch blickte ein Beobachter in einen dunklen Kasten, an dessen Hinterwand Zeichnungen angebracht waren. In die hintere Wand des Kastens waren zwei kleine Löcher eingebohrt, durch die ein schwacher Lichtschein fiel und die vom Beobachter fixiert wurden (vgl. Abbildung 8.8). In unregelmäßigen Abständen wurde der Kasten kurz durch einen elektrischen Funken erhellt. Helmholtz beschreibt den subjektiven Eindruck des Beobachters:

Dabei ist es merkwürdig, daß während man die beiden Nadelstiche fest fixiert und in Deckung erhält, man willkürlich vor dem Funken die Aufmerksamkeit auf eine beliebige Stelle des dunklen Gesichtsfeldes richten kann, und dann während des Funkens einen Eindruck nur von den Objekten erhält, die in dieser Gegend des Sehfeldes erscheinen. Es ist in dieser Beziehung die Aufmerksamkeit ganz unabhängig von der Stellung und Akkommodation des Auges, überhaupt von irgendeiner der bekannten Veränderungen in und an diesem Organe, und demgemäß kann sie mit einer selbstbewußten und willkürlichen Anstrengung auf eine bestimmte Stelle in dem absolut dunklen und unterschiedslosen Gesichtsfelde hingerichtet werden... (von Helmholtz, 1894, S. 740f).

Hier wird ein Prozeß beschrieben, in dessen Verlauf die Aufmerksamkeit willkürlich auf bestimmte Bereiche des Gesichtsfeldes gerichtet werden kann, ohne daß parallel dazu eine entsprechende Augenbewegung ausgeführt wird. Die Aufmerksamkeit bewegt sich im Gesichtsfeld, während die Position der Augen stabil bleibt. Aus diesem Grunde spricht man heute in diesem Zusammenhang von der *verdeckten* Ausrichtung der räumlichen Aufmerksamkeit. Im Gegensatz dazu wird die Verschiebung der Aufmerksamkeit im Raum, die mit entsprechenden Augenbewegungen einhergeht, als die *offene* Ausrichtung der räumlichen Aufmerksamkeit bezeichnet.

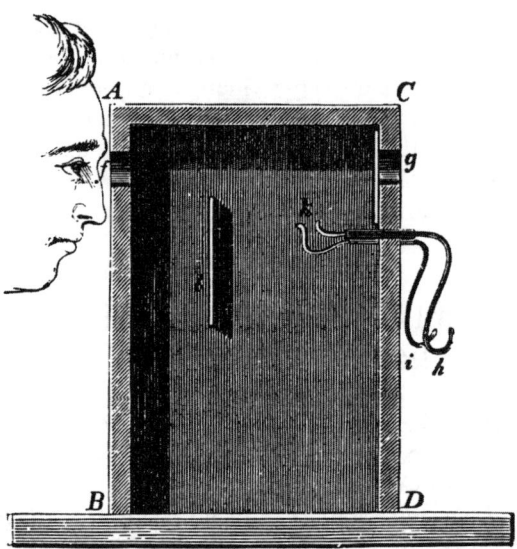

8.8 Darstellung des Aufbaus des Experiments von Hermann von Helmholtz, in dem Effekte der verdeckten visuell-räumlichen Aufmerksamkeit auf das Erkennen von kurzzeitig sichtbaren Reizvorlagen untersucht wurden. In einen geschlossenen Kasten wurden bei *f* in der vorderen und bei *g* in der hinteren Wand im Abstand der Augen voneinander je zwei Löcher eingebohrt. Der Beobachter blickt durch die Löcher *f*, die Reizvorlage wird vor den Löchern *g* befestigt und am Ort der Löcher mit Nadelstichen durchbohrt. Der elektrische Funke wird durch die Drähte *hi* an der Unterbrechungsstelle *k* erzeugt. An Position *l* ist ein Kartenstreifen befestigt, der das Licht des Funkens in Richtung der Reizvorlage reflektiert und so vom Auge des Beobachters abhält. Aus von Helmholtz, 1894, S. 567.

Wir wollen im folgenden die verdeckte Ausrichtung der Aufmerksamkeit im Raum näher betrachten. Gibt es jenseits der eben beschriebenen introspektiven Daten auch Verhaltensbeobachtungen, die für die Existenz eines solchen Prozesses sprechen? Dies ist in den vergangenen Jahrzehnten in einer Vielzahl von experimentalpsychologischen Untersuchungen studiert worden (vgl. z.B. Posner, Snyder & Davidson, 1980). Während im Helmholtzschen Versuch die Beobachter ihre Aufmerksamkeit verdeckt auf selbstgewählte Bereiche des visuellen Feldes richten konnten, wurde in diesen Experimenten der Ort, auf den die Aufmerksamkeit zu richten war, durch Hinweisreize vorgegeben. Ein solches Experiment ist in Abbildung 8.9 schematisch dargestellt. Als Hinweisreiz fungiert hier ein Pfeil, der in der Mitte des Bildschirms dargeboten wird und nach links oder rechts zeigt. 700 ms nach Verschwinden des Hinweisreizes erscheint dann ein Zielreiz im linken oder im rechten Gesichtsfeld, auf den die Versuchsperson mit einem Tastendruck zu reagieren hat. Dieser Zielreiz erscheint nun mit hoher Wahrscheinlichkeit (z.B. in 80% aller Durchgänge) an der Stelle, die zuvor durch den Hinweispfeil angezeigt worden war. Die Versuchspersonen sollen ihre Aufmerksamkeit im Intervall zwischen Hinweis- und Zielreiz auf die durch den Hinweisreiz angezeigte wahrscheinliche Position des Zielreizes richten, ohne dabei jedoch ihre Augen in die entsprechende Richtung zu bewegen. Die Augen sollen also auf den in der Mitte des Bildschirms befindlichen Fixationspunkt gerichtet bleiben. Um zu überprüfen, ob die Versuchspersonen dieser Aufforderung Folge leisten, wird die Augenstellung während des Versuchs kontinuierlich gemessen.

Verglichen wird dann die Reaktionsgeschwindigkeit für Reize, die an angezeigten, also beachteten Positionen auftauchen, mit der Geschwindigkeit der Reaktion auf Reize, die an nicht angezeigten, also nicht beachteten Positionen erscheinen. In vielen Versuchen zeigte sich, daß die Reaktionen im letzteren Fall deutlich langsamer sind als in Durchgängen, in denen der Zielreiz an der beachteten Position erschienen war (vgl. Abbildung 8.9).

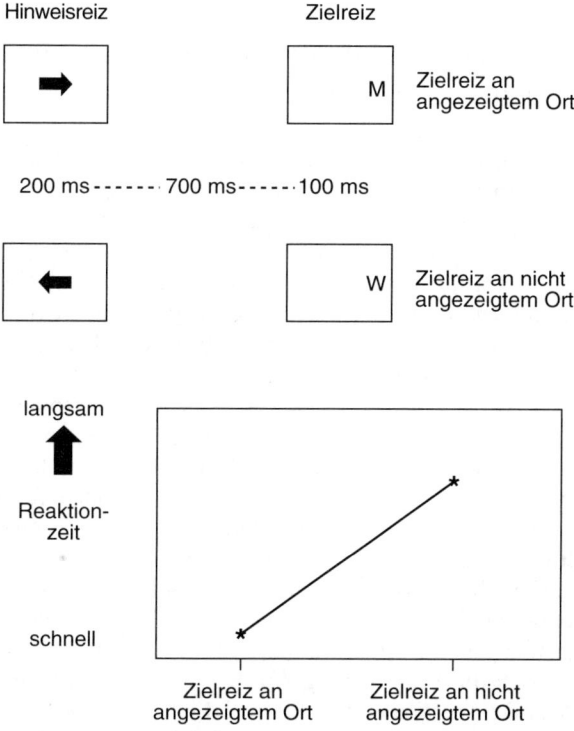

8.9 Schematische Darstellung des Ablaufs eines typischen Reaktionszeit-Experiments zur verdeckten visuell-räumlichen Aufmerksamkeit. Oben: Zu Beginn jedes Durchgangs wird ein Hinweisreiz (ein nach rechts oder links deutender Pfeil) gezeigt, der den wahrscheinlichen Ort eines nachfolgenden Zielreizes anzeigt. Der Zielreiz erscheint mit hoher Wahrscheinlichkeit am angezeigten Ort, in seltenen Fällen aber auch auf der nicht angezeigten Seite. Unten: Die Reaktionszeiten sind schnell, wenn der Zielreiz an der erwarteten Position dargeboten wird, und langsamer, wenn er an nicht angezeigten Orten erscheint.

In anderen Experimenten wurde nicht die Reaktionsgeschwindigkeit, sondern die Genauigkeit gemessen, mit denen Reize an beachteten und nicht beachteten Positionen erkannt wurden (vgl. z.B. Downing, 1988). Hier wurden Zielreize kurzzeitig dargeboten und nachher maskiert, und von den Versuchspersonen ein Urteil über die An- oder Abwesenheit eines Reizes und über die Art des Reizes verlangt. Die Genauigkeit, mit der Reize an beachteten Positionen erkannt wurden, war deutlich größer als bei Reizen an nicht beachteten Positionen.

Insgesamt zeigen diese Experimente, daß die verdeckte Ausrichtung der Aufmerksamkeit im Raum Konsequenzen für das reizgesteuerte Verhalten hat. Reize an beachteten Positionen wurden besser erkannt und führten zu schnelleren Reaktionen als Reize an nicht beachteten Positionen. Welche Faktoren könnten für diese Unterschiede verantwortlich sein? Da in den eben geschilderten Experimenten keine Augenbewegungen erlaubt waren, können die Unterschiede nicht dadurch erklärt werden, daß Reize an beachteten Positionen auf der Netzhaut im Bereich des schärfsten Sehens, nicht beachtete Reize aber in der Peripherie abgebildet werden. Also müssen hier andere Faktoren eine Rolle spielen.

8.9 Vom „Lichtkegel" zu den biologischen Grundlagen der räumlichen Aufmerksamkeit

Im letzten Abschnitt haben wir eine Reihe von introspektiven und Verhaltensdaten kennengelernt, die vermuten lassen, daß die Aufmerksamkeit auch unabhängig von Augenbewegungen zu bestimmten Stellen des Gesichtsfeldes bewegt werden kann. Offen geblieben ist bislang, welche Prozesse dem zugrunde liegen. In der experimentalpsychologischen Literatur wird die visuell-räumliche Aufmerksamkeit häufig als mentaler „Lichtkegel" beschrieben, der zu beliebigen Stellen des visuellen Feldes bewegt werden kann. Objekte, die sich innerhalb dieses „Lichtkegels der Aufmerksamkeit" befinden, werden besser, schneller oder tiefer verarbeitet als Objekte, die außerhalb des Lichtkegels lokalisiert sind. Auch in der Treismanschen Theorie der Objektwahrnehmung ist von einem solchen Lichtkegel der Aufmerksamkeit die Rede: Illusorische Konjunktionen von elementaren Merkmalen treten laut Treisman vor allem dann auf, wenn diese Merkmale außerhalb des momentanen Lichtkegels liegen.

Die Metapher von der visuell-räumlichen Aufmerksamkeit als einem schwenkbaren Lichtkegel illustriert die bei Helmholtz beschriebenen introspektiven Beobachtungen ebenso wie die in Verhaltensexperimenten ermittelten Befunde. Mit diesem Bild allein haben wir allerdings noch keine befriedigende Beschreibung der Prozesse, die der verdeckten Ausrichtung der Aufmerksamkeit im Raum tatsächlich zugrunde liegen. Wie unterscheidet sich die Verarbeitung von Reizen, die sich innerhalb des Lichtkegels der Aufmerksamkeit befinden, von der Verarbeitung von Reizen an nicht beachteten Positionen? Diese Frage läßt sich allein auf der Basis von introspektiven Daten oder Verhaltensbeobachtungen nur schwer beantworten. Hier sind zusätzliche Beobachtungen auf der Ebene der Physiologie erforderlich. Wir möchten letztlich wissen, auf welche Weise bestimmte Gehirnprozesse durch die Ausrichtung der Aufmerksamkeit im Raum beeinflußt werden.

Visuelle Reize stimulieren bestimmte Bereiche auf der Netzhaut. Diese Stimulation wird zum visuellen Cortex geleitet und dort weiter verarbeitet. An welcher Stelle und auf welche Weise macht sich hier der Einfluß der visuell-räumlichen Aufmerksamkeit bemerkbar? Lassen sich bereits auf einer relativ frühen Stufe der visuellen Informationsverarbeitung (etwa im primären visuellen Cortex) Unterschiede in der Verarbeitung von Reizen an beachteten und nicht beachteten Positionen nachweisen? Oder bleiben die frühen Stufen der visuellen Informationsverarbeitung von der räumlichen Aufmerksamkeit unbeeinflußt? Diese Fragen sind auch im Zusammenhang mit Treismans Theorie der Objektwahrnehmung von Interesse: Wenn sich die Kombination elementarer Reizmerkmale innerhalb des Lichtkegels der räumlichen Aufmerksamkeit vollzieht, muß gefragt werden, wie sich denn die Verarbeitung von Reizen an beachteten und nicht beachteten Orten im einzelnen voneinander unterscheidet.

In den folgenden Abschnitten sollen einige elektrophysiologische Untersuchungen der Grundlagen der räumlichen Aufmerksamkeit vorgestellt werden. Zunächst geht es um die Messung der Gehirnaktivität nach dem Auftauchen von Reizen an beachteten oder nicht beachteten Positionen. Registriert werden dazu sogenannte *ereigniskorrelierte Gehirnpotentiale (EKPs)*. Wie unterscheiden sich EKPs, die von Reizen an beachteten Orten ausgelöst werden, von EKPs, die im Anschluß an nicht beachtete Reize gemessen werden? Danach soll über Untersuchungen berichtet werden, in denen die elektrische Aktivität einzelner Gehirnzellen beobachtet wurde. In Tierexperimenten wurde das Verhalten dieser Zellen gemessen, während die Tiere Aufgaben lösten, in denen räumliche Aufmerksamkeitszuwendungen notwendig waren. Untersucht wurde, ob und wie der Ort der Aufmerksamkeit das Antwortverhalten bestimmter Zellen beeinflußt.

8.10 Visuell-räumliche Aufmerksamkeit und ereignis-korrelierte Gehirnpotentiale

Ereigniskorrelierte Gehirnpotentiale (EKPs) sind Spannungsschwankungen im Gehirn, die in zeitlichem Zusammenhang mit dem Auftreten bestimmter Ereignisse (z.B. dem Erscheinen eines Reizes) stehen und die an der Schädeloberfläche gemessen werden können. Dazu wird bei Versuchspersonen das Elektroencephalogramm (EEG) abgeleitet, während ihnen bestimmte Reize dargeboten werden. In der Regel sind die Amplituden der ereigniskorrelierten Gehirnpotentiale wesentlich kleiner als die reizunkorrelierte Spontanaktivität, die im EEG sichtbar ist. Durch geeignete Mittelungstechniken kann die ereigniskorrelierte Gehirnaktivität aus dem Spontan-EEG extrahiert und in Spannungs-Zeit-Diagrammen dargestellt werden. Hier sieht man dann eine Folge von positiven und negativen Auslenkungen, die als Potentialkomponenten bezeichnet werden (vgl. Abbildung 8.10).

Frühe Komponenten, die unmittelbar nach der Präsentation eines Reizes ausgelöst werden, werden auch als *exogene Komponenten* bezeichnet. Exogene Komponenten werden unabhängig von der Relevanz eines Ereignisses von allen wahrgenommenen Reizen augelöst. Man geht deshalb davon aus, daß exogene Komponenten mit frühen Stufen der Reizverarbeitung verknüpft sind. Später auftretende Komponenten werden demgegenüber als *endogen* bezeichnet. Im Gegensatz zu exogenen Komponenten sind endogene Komponenten nicht modalitätsspezifisch: Sie können also im Prinzip in gleicher Weise sowohl von visuellen Reizen als auch von Tönen ausgelöst werden. Das Auftreten endogener Komponenten hängt zudem davon ab, inwieweit ein Reiz in einer bestimmten experimentellen Situation relevant ist oder nicht. Aus diesem Grunde wird angenommen, daß endogene Komponenten von späteren Stufen der Reizverarbeitung verursacht werden.

Im Zusammenhang mit der Frage, welchen Einfluß die visuell-räumliche Aufmerksamkeit auf die Objektwahrnehmung hat, kann untersucht werden, zu welchem Zeitpunkt und auf welche Weise die Aufmerksamkeit den Verlauf ereigniskorrelierter Gehirnpotentiale beeinflußt. Schlägt sich die Ausrichtung der Aufmerksamkeit im Raum in einer Modulation der frühen exogenen Potentialkomponenten nieder oder werden hier nur die späteren endogenen Komponenten beeinflußt? Wenn sich die räumliche Aufmerksamkeit bereits auf eine frühe Stufe der Reizverarbeitung auswirkt, sollte sich dies in einer entsprechend frühen Modulation ereigniskorrelierter Gehirnpo-

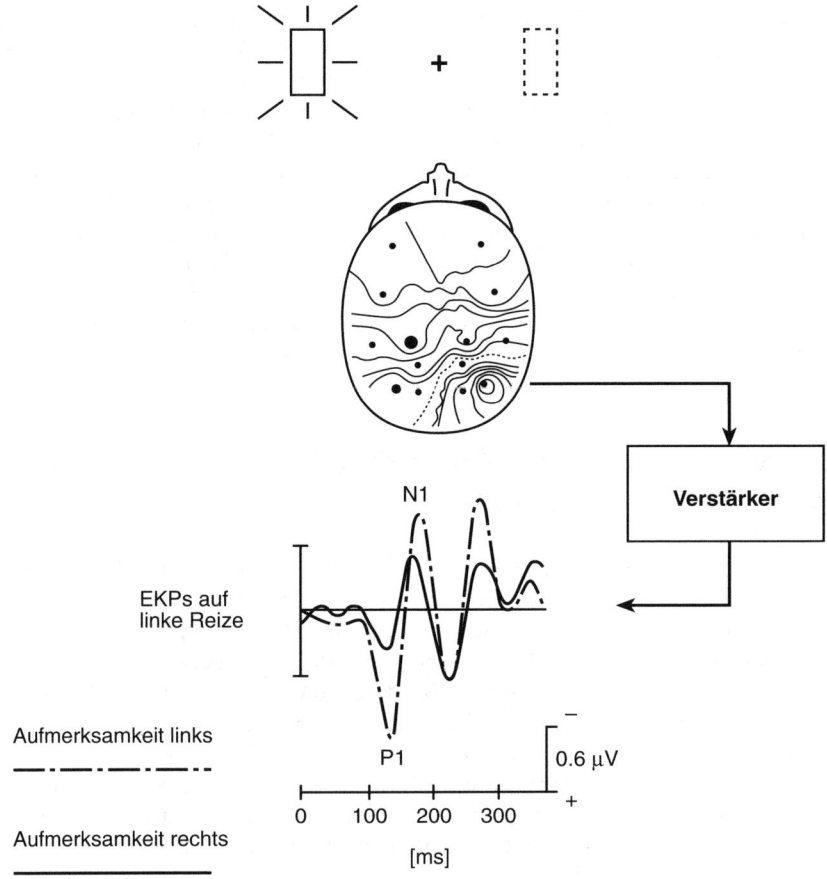

8.10 Ereigniskorrelierte Potentiale in einem EKP-Experiment zur visuell-räumlichen Aufmerksamkeit. Als Reize wurden horizontale Balken verwendet, die entweder links oder rechts vom Fixationspunkt erscheinen können. Die Versuchspersonen sollen ihre Aufmerksamkeit auf eine dieser beiden Positionen richten. Dargestellt sind die EKP-Kurven, die von Reizen im linken Gesichtsfeld ausgelöst werden. Wenn die Aufmerksamkeit auf die linke Seite gerichtet ist (gestrichelte Linie), sind die Amplituden der P1- und N1-Komponente größer als in Durchgängen, in denen sich die Aufmerksamkeit auf der rechten Seite befindet (durchgezogene Linie). Nach Mangun & Hillyard, 1990.

tentiale zeigen. Dies wurde in Experimenten untersucht, in denen visuelle Reize in zufälliger Reihenfolge im linken oder rechten Gesichtsfeld dargeboten wurden (vgl. z.B. Neville & Lawson, 1987). Aufgabe der Versuchspersonen war es, ihre Aufmerksamkeit für einen gesamten experimentellen Block auf eine der beiden Seiten zu richten, um dort auftauchende seltene Zielreize zu entdeken. Verglichen wurden die ereigniskorrelierten Potentiale, die von Reizen auf der zu beachtenden Seite ausgelöst wurden, mit den EKPs, die im Anschluß an Reize in der ignorierten Gesichtsfeldhälfte gemessen wurden. Solche EKP-Kurven sind in Abbildung 8.10 dargestellt. Hier sieht man bereits zu einem frühen Zeitpunkt deutliche Unterschiede zwischen den durch beachtete und den durch nicht beachtete Reize ausgelösten ereigniskorrelierten Potentialen. Reize auf der beachteten Seite lösten deutlich größere exogene Komponenten aus als Reize, die in der irrelevanten Gesichtsfeldhälfte dargeboten wurden. Bei diesen exogenen Potentialkomponenten handelt es sich um die sogenannte P1-Komponente, die im visuell evozierten Potential zwischen 75 und 100 ms nach Auftauchen eines Reizes erscheint, und die N1-Komponente, die in der Regel 140 bis 180 ms nach dem Reiz erscheint (vgl. Abbildung 8.10). Beide Komponenten sind über dem hinteren Bereich des Schädels, also in der Nähe des visuellen Cortex, am deutlichsten ausgeprägt. In einer Reihe weiterer EKP-Experimente konnten diese Ergebnisse bestätigt werden: Die visuell-räumliche Aufmerksamkeit beeinflußt die Amplituden der exogenen Komponenten (P1, N1) im ereigniskorrelierten Gehirnpotential. Reize an beachteten Orten lösen größere P1- und N1-Komponenten aus als Reize an nicht beachteten Positionen.

8.11   Exogene Potentialkomponenten und Gehirnaktivität

Das zuletzt geschilderte Befundmuster spricht für einen frühen Einfluß der räumlichen Aufmerksamkeit auf die visuelle Informationsverarbeitung. Aufmerksamkeitsbedingte Effekte auf den Verlauf von EKP-Kurven lassen sich bereits rund 100 ms nach dem Erscheinen eines Reizes feststellen. Nun stellt sich die Frage, welche Prozesse im Gehirn für das Zustandekommen dieser Effekte verantwortlich sind. Die Beobachtung, daß die visuell-räumliche Aufmerksamkeit die Amplituden der P1- und N1-Komponenten beeinflußt, läßt vermuten, daß die Richtung der Aufmerksamkeit die elektrische Aktivität bestimmter Gehirnbereiche verändert. Wenn diese beiden Komponenten tatsächlich frühe Stufen der visuellen Informationsverarbeitung widerspiegeln, sollte es sich dabei um Aktivationsveränderungen handeln, die im Bereich des visuellen Cortex lokalisiert sind.

In welchen Bereichen des Gehirns also wird die visuell-räumliche Aufmerksamkeit wirksam? Dies wurde in einer Studie von Mangun, Hillyard und Luck (1993) untersucht. Den Versuchspersonen wurden Reize an unterschiedlichen Positionen im linken oder rechten Gesichtsfeld dargeboten, wobei eine dieser Positionen zu beachten war. Zum Zwecke der genaueren Lokalisation der dabei ausgelösten Potentialkomponenten wurde die Gehirnaktivität durch zahlreiche eng beieinanderliegende Elektroden gemessen. Auf dieser Grundlage wurde dann die Verteilung der auf der Schädeloberfläche gemessenen elektrischen Aktivität für Reize an beachteten und an nicht beachteten Positionen berechnet. Um zu ermitteln, in welchen Bereichen der Einfluß der visuellräumlichen Aufmerksamkeit wirksam ist, wurde die für beachtete Reize und für nicht beachtete Reize gemessenen Potentialverteilungen voneinander abgezogen. Zusätzlich wurde die individuelle Anatomie des Cortex für jede einzelne Versuchsperson durch kernspintomographische Aufnahmen ermittelt. Als Resultat ergaben sich topographische Karten, auf denen der Ort der maximalen Wirksamkeit der visuell-räumlichen Aufmerksamkeit abgelesen werden konnte. In Abbildung 8.11 sind zwei dieser Karten dargestellt. Oben sieht man den Effekt der räumlichen Aufmerksamkeit, wie er 110 ms nach Reizbeginn gemessen wurde. Dies ist der Zeitpunkt, zu dem die P1-Komponente ihre maximale Amplitude erreicht (vgl. Abbildung 8.10). Zu diesem Zeitpunkt lag der maximale Effekt der visuell-räumlichen Aufmerksamkeit zwar nicht direkt über dem primären visuellen Cortex, aber über unmittelbar benachbarten Bereichen. In Abbildung 8.11 (oben) wird dieser Bereich – der ventrolaterale prästriate Cortex – durch einen Pfeil angezeigt. Die Tatsache, daß die aufmerksamkeitsbedingte P1-Modulation in der Nähe des primären visuellen Cortex lokalisiert ist, spricht eindeutig für einen

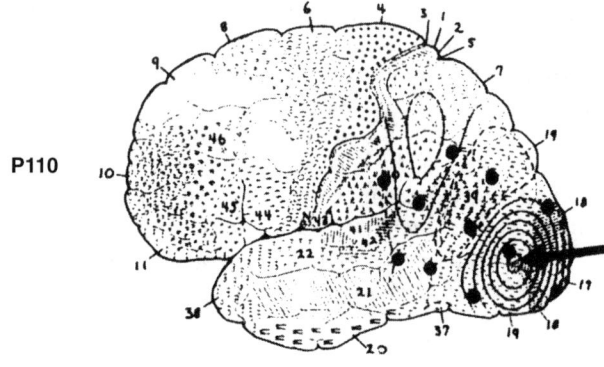

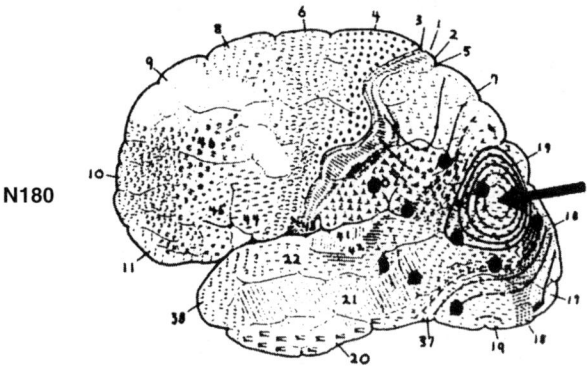

8.11 Topographische Darstellung der Effekte der visuell-räumlichen Aufmerksamkeit auf die Amplitude der P1- (P110) und N1- (N180) Komponente. Der Ort, an dem diese Effekte am größten sind, sind durch Pfeile markiert und auf einer cytoarchitektonischen Karte der linken Gehirnhälfte dargestellt. Der Effekt der visuell-räumlichen Aufmerksamkeit auf die P1-Amplitude befindet sich oberhalb des ventrolateralen prästriaten Cortex und damit in der Nähe der primären visuellen Projektionsareale. Im Gegensatz dazu befindet sich der Effekt der Aufmerksamkeit auf die N1-Komponente an der Grenze zwischen Occipital- und Parietalcortex. Aus Mangun, Hillyard & Luck, 1993, S. 229.

frühen Einfluß der Aufmerksamkeit auf die visuelle Informationsverarbeitung. In Abbildung 8.11 (unten) sieht man den Effekt der visuell-räumlichen Aufmerksamkeit auf die Topographie des ereigniskorrelierten Potentials, wie sie sich 180 ms nach Reizbeginn darstellt. In diesem Zeitbereich liegt die N1-Komponente. Wie zu sehen, befindet sich das Maximum der aufmerksamkeitsbedingten N1-Modulation im Gegensatz zum P1-Effekt nicht in der Nähe des primären visuellen Cortex. Der Effekt der räumlichen Aufmerksamkeit liegt hier zwischen dem Occipitalcortex und dem hinteren Parietalcortex.

In dieser Untersuchung wurde also gezeigt, daß die visuell-räumliche Aufmerksamkeit die P1-Komponente des ereigniskorrelierten Gehirnpotentials im Bereich der primären visuellen Projektionsfelder beeinflußt, während die aufmerksamkeitsbedingte Modulation der N1-Komponente auf Vorgängen beruht, die ein ganzes Stück vom primären visuellen Cortex entfernt ablaufen. Möglicherweise spiegeln diese beiden Effekte unterschiedliche Prozesse innerhalb der visuellen Reizverarbeitung wider. Wir wissen heute, daß im Gehirn mindestens zwei weitgehend unabhängige visuelle Verarbeitungssysteme unterschieden werden müssen (vgl. Ungerleider & Mishkin, 1982). Beide Systeme nehmen ihren Ausgang in den primären Projektionsfeldern des visuellen Cortex. Das eine System verbindet den visuellen Cortex mit dem hinteren Bereich des Parietalcortex und ist vermutlich primär für die räumliche Wahrnehmung und die Kontrolle visuell geleiteten Verhaltens zuständig. Neben diesem sogenannten *dorsalen Projektionssystem* existiert eine zweite Leitungsbahn, die den primären visuellen Cortex mit dem unteren Temporalcortex verbindet. Die wichtigste Aufgabe dieses zweiten, sogenannten *ventralen Projektionssystems* ist die Objekterkennung (vgl. Beitrag Roth und Walkowiak, Kapitel 4 bzw. 6, in diesem Band). Die in Abbildung 8.11 dargestellten topographischen Karten legen die Vermutung nahe, daß der Einfluß der visuell-räumlichen Aufmerksamkeit auf die P1-Komponente innerhalb des ventralen und die Modulation der N1-Komponente innerhalb des dorsalen Projektionssystems stattfindet. Inwieweit diese Annahme zutrifft, ist heute allerdings noch nicht abschließend geklärt.

Fassen wir die Ergebnisse der zuletzt dargestellten Untersuchungen kurz zusammen: Die visuell-räumliche Aufmerksamkeit beeinflußt den Verlauf von EKP-Kurven bereits zu einem relativ frühen Zeitpunkt. Reize an beachteten Positionen lösen im Vergleich zu nicht beachteten Reizen größere P1- und N1-Komponenten aus. Die aufmerksamkeitsbedingte P1-Modulation kann bereits rund 100 ms nach Reizbeginn beobachtet werden und dürfte auf Prozesse zurückzuführen sein, die sich in unmittelbarer Nähe des primären visuellen Cortex abspielen.

Welche Schlußfolgerungen können wir aus diesen Befunden ziehen? Es hat sich gezeigt, daß die räumliche Aufmerksamkeit frühe Stufen der visuellen Informationsverarbeitung beeinflussen kann. Möglicherweise gibt es im Gehirn so etwas wie einen sensorischen Bahnungsmechanismus, der unter der Kontrolle eines zentralen Aufmerksamkeitssystems steht. Dieses System reguliert die Aktivität von peripheren sensorischen Leitungsbahnen. Bahnen, in denen Information von momentan nicht beachteten Bereichen transportiert wird, könnten durch dieses System gehemmt werden, während Information von beachteten Orten selektiv verstärkt wird. Diese Überlegungen müssen derzeit aber noch als Spekulation angesehen werden: Welche Prozesse die willkürliche Orientierung der Aufmerksamkeit im Raum auslösen und steuern, ist heute noch weitgehend unbekannt.

8.12 Visuell-räumliche Aufmerksamkeit und die elektrische Aktivität von Einzelzellen

Wir haben gesehen, daß die visuell-räumliche Aufmerksamkeit sich in einer Modulation der exogenen Komponenten des ereigniskorrelierten Gehirnpotentials niederschlägt. Vermutlich beeinflußt die Aufmerksamkeit also die elektrische Aktivität der Gehirnbereiche, in denen diese Komponenten erzeugt werden. Mit EKP-Messungen wird die elektrische Aktivität ganzer Zellverbände im Gehirn erfaßt. Zusätzlich kann aber auch die elektrische Aktivität von einzelnen Zellen im visuellen System direkt gemessen werden. Auf diese Weise läßt sich unmittelbar feststellen, ob und an welcher Stelle die Ausrichtung der Aufmerksamkeit im Raum mit einer Veränderung des Antwortverhaltens visueller Nervenzellen einhergeht.

Ein erfolgreicher Nachweis des Zusammenhangs zwischen visuell-räumlicher Aufmerksamkeit und der Aktivität von Nervenzellen ist Moran und Desimone (1985) in einer Untersuchungsreihe gelungen, in der Affen als Versuchstiere verwendet wurden. Die Affen sollten signalisieren, ob zwei Reize, die kurz hintereinander dargeboten wurden, identisch waren oder nicht. Zu Beginn jedes Durchgangs wurde angezeigt, an welcher Position die für die Vergleichsaufgabe relevanten Reize erscheinen würden. Dies war nötig, weil gleichzeitig mit jedem der beiden zu vergleichenden relevanten Reize an einer zweiten, irrelevanten Position ein weiterer Reiz dargeboten wurde. Wenn die Tiere ihr Verhalten von einem dieser irrelevanten Reize abhängig gemacht hätten, würde die Anzahl korrekter Reaktionen auf Zufallsniveau liegen. Nach einiger Übung zeigte das Antwortverhalten jedoch, daß die Versuchstiere sehr wohl in der Lage waren, die irrelevanten Reize erfolgreich zu ignorieren. Augenbewegungen in Richtung der relevanten Position waren nicht erlaubt; die Beibehaltung einer konstanten Augenstellung wurde kontinuierlich überprüft.

Vor Versuchsbeginn wurden eine Reihe von Nervenzellen ausgewählt, deren elektrische Aktivität während des Versuchs gemessen wurde. Moran und Desimone wählten dabei Zellen aus, die innerhalb des zuvor angesprochenen ventralen Projektionssystems lagen. Für jede dieser Zellen wurde die Größe ihrer rezeptiven Felder auf der Netzhaut sowie ihre Empfindlichkeit für bestimmte Reizmerkmale bestimmt. Dann wurden zwei Klassen von Reizen ausgewählt – effektive Reize, bei deren Darbietung eine deutlich meßbare Zellantwort ausgelöst wurde, und ineffektive Reize, für die dies nicht der Fall war. Bei den beiden gleichzeitig dargebotenen Reizen handelte es sich immer um einen effektiven und einen ineffektiven Reiz. Wenn z.B. eine farbempfindliche Nervenzelle untersucht wurde, die durch rote, nicht aber durch grüne Reize aktiviert werden konnte, wurden im Versuch gleichzeitig rote und grüne Stimuli präsentiert. Beide Reize befanden sich dabei innerhalb des rezeptiven Feldes des Neurons, und zwar entweder an der zu beachtenden oder der zu ignorierenden Stelle (vgl. Abbildung 8.12).

Es zeigte sich, daß das Antwortverhalten der Zellen vom Ort der Aufmerksamkeit innerhalb des visuellen Feldes beeinflußt wurde. In Abbildung 8.12 ist als Beispiel eine Nervenzelle dargestellt, die auf rote Reize reagiert. Wenn der zu beachtende Ort links war und dort der effektive rote Reiz dargeboten wurde, während an der irrelevanten rechten Position ein ineffektiver grüner Reiz erschien, reagierte die Zelle mit einer Erhöhung ihrer elektrischen Aktivität (Abbildung 8.12, links). War die zu beachtende Position dagegen rechts, zeigte die Zelle unter denselben Stimulationsbedingungen eine deutlich geringere Aktivierung (rechts). Beide Situationen sind physikalisch identisch und unterscheiden sich allein in bezug auf den Ort der Aufmerksamkeit. Es zeigt sich hier also ein Einfluß der räumlichen Aufmerksamkeit auf das Antwortverhalten dieser Nervenzelle. Vergleichbare Resultate sind mittlerweile in einer Reihe weiterer Untersuchungen für zahlreiche Nervenzellen an unterschiedlichen Orten innerhalb des ventralen Projektionssystems (z.B. im visuellen Areal V4 und im inferotemporalen Cortex) gefunden worden (z.B. Spitzer & Richmond, 1991).

Obwohl es bislang noch nicht gelungen ist, entsprechende Effekte bereits für Nervenzellen im primären visuellen Cortex nachzuweisen, lassen sich die bisherigen Befunde mit der zuvor beschriebenen aufmerksamkeitsbedingten Modulation der P1-Komponente vereinbaren. Wie in Abbildung 8.11 zu sehen, ist der P1-Effekt im ventrolateralen Bereich des prästriaten Cortex lokalisiert. Dieser Bereich ist innerhalb des ventralen Projektionssystems direkt mit den Gehirnbereichen verbunden, in denen sich die von Moran und Desimone untersuchten Zellen befinden. Also könnten die

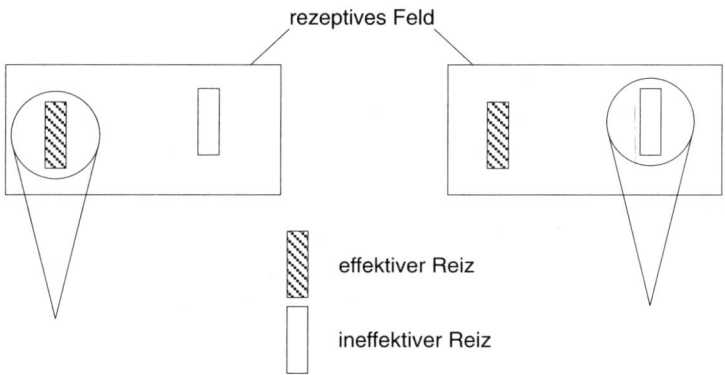

rezeptives Feld

effektiver Reiz

ineffektiver Reiz

8.12 Effekt der visuell-räumlichen Aufmerksamkeit auf das Antwortverhalten einer Einzelzelle im visuellen Areal V4. Dargestellt sind zwei physikalisch identische Situationen, in denen jeweils ein effektiver und ein ineffektiver Reiz innerhalb des rezeptiven Feldes des Neurons dargeboten wurde. Die Position der Aufmerksamkeit ist durch einen Lichtkegel dargestellt. In dem auf der linken Seite dargestellten Fall ist die Aufmerksamkeit auf den Ort des effektiven Reizes gerichtet, in der rechts dargestellten Bedingung dagegen auf den Ort des ineffektiven Reizes. Die elektrische Zellaktivität ist im ersteren Fall (links) deutlich größer als in der rechts dargestellten Situation. Nach Moran & Desimone, 1985.

EKP-Befunde und die in Einzelzellableitungen gemachten Beobachtungen auf einem gemeinsamen zugrundeliegenden Prozeß beruhen.

Moran und Desimone haben allerdings auch gezeigt, daß effektive und ineffektive Reize nah beieinander liegen müssen, um den in Abbildung 8.12 illustrierten Effekt hervorzurufen. Dazu veränderten sie die Stimuluskonfiguration so, daß sich lediglich einer der beiden Reize innerhalb des rezeptiven Feldes der untersuchten Nervenzelle befand, während der andere außerhalb dieses Bereichs lag. In dieser Situation hatte der Ort, auf den die Aufmerksamkeit gerichtet war, keinen Einfluß auf das Antwortverhalten der Zelle. Ein effektiver Reiz im Bereich des rezeptiven Feldes eines Neurons löste eine elektrische Antwort unabhängig davon aus, ob die Aufmerksamkeit auf ihn oder aber auf den gleichzeitig außerhalb des rezeptiven Feldes dargebotenen Reiz gerichtet war.

Dieser Befund weist auf einen möglicherweise wichtigen Unterschied hin: In EKP-Untersuchungen konnten Effekte der visuell-räumlichen Aufmerksamkeit auf die Amplituden exogener Potentialkomponenten nachgewiesen werden, wenn Reize einzeln an beachteten oder nicht beachteten Positionen dargeboten wurden. Für die Auslösung aufmerksamkeitsbedingter Modulationen der Einzelzellaktivität scheint es dagegen notwendig zu sein, daß mindestens zwei Reize gleichzeitig und nah beieinander präsentiert werden. Worauf dieser Unterschied beruht, ist noch nicht klar.

Neben der Modulation der P1-Komponente beeinflußt die visuell-räumliche Aufmerksamkeit auch die N1-Amplitude. Wie zuvor geschildert, liegen die diesem Effekt zugrundeliegenden Gehirnprozesse vermutlich an der Grenze von Occipital- und Parietalcortex und damit innerhalb des dorsalen, primär mit räumlichen Aspekten der visuellen Wahrnehmung befaßten Projektionssystems. Lassen sich auch in diesem Bereich Neurone finden, deren Aktivität durch die Ausrichtung der Aufmerksamkeit im Raum selektiv beeinflußt wird? In einer Reihe von Studien, in denen man erneut Affen als Versuchstiere verwendete, wurde gezeigt, daß die durch einen Reiz ausgelöste Aktivierung von Nervenzellen im hinteren Parietalcortex tatsächlich größer ist, wenn das Tier diesen Reiz beachtet, als in Fällen, in denen die Aufmerksamkeit auf andere Bereiche gerichtet war (vgl. dazu Bushnell, Goldberg & Robinson, 1981). Dies könnte mit der in EKP-Untersuchungen beobachteten Erhöhung der N1-Amplitude für Reize an beachteten Positionen in Zusammenhang stehen.

Insgesamt zeigen die in diesem Abschnitt vorgestellten neurophysiologischen Untersuchungen, daß die visuell-räumliche Aufmerksamkeit das Antwortverhalten von Nervenzellen im Gehirn beeinflussen kann. Zwar sind entsprechende Effekte für Zellen im primären visuellen Cortex bislang nicht nachgewiesen worden, doch finden sich selektive Modulationen der neuronalen Aktivität in unmittelbar nachgeschalteten Projektionsarealen. Auch diese Befunde sprechen also für einen Einfluß der Aufmerksamkeit auf frühe Stufen der visuellen Informationsverarbeitung.

8.13   Attentive und prä-attentive Prozesse in der Objektwahrnehmung

In Treismans Theorie der Objektwahrnehmung wird angenommen, daß die Wahrnehmung von Objekten als Folge einer Reihe von prä-attentiven und attentiven Verarbeitungsschritten zustandekommt. Dabei spielt die visuell-räumliche Aufmerksamkeit eine zentrale Rolle. Damit die elementaren Merkmale von Objekten miteinander kombiniert werden können, muß die Aufmerksamkeit laut Treisman auf die entsprechenden Orte innerhalb des Gesichtfelds gerichtet werden. In den letzten Abschnitten haben wir nach den Grundlagen der visuell-räumlichen Aufmerksamkeit gefragt. Es wurde gezeigt, daß es neben der an Augenbewegungen gekoppelten Aufmerksamkeit auch die verdeckte Aufmerksamkeit gibt, die unabhängig von der Blickrichtung im Raum bewegt werden kann. Die Existenz eines solchen Mechanismus wurde durch introspektive Daten und Verhaltensbeobachtungen belegt. Bei der Suche nach den biologischen Grundlagen dieses Lichtkegels der Aufmerksamkeit haben wir elektrophysiologische Experimente betrachtet, in denen ereigniskorrelierte Gehirnpotentiale oder die elektrische Aktivität von Einzelzellen gemessen wurden. Gezeigt wurde, daß die visuell-räumliche Aufmerksamkeit die Amplituden der exogenen Komponenten in ereigniskorrelierten Gehirnpotentialen und das Verhalten von Gehirnzellen innerhalb des dorsalen und des ventralen Projektionssystems beeinflußt. Dies deutet darauf hin, daß die Aufmerksamkeit bereits auf frühen Stufen der visuellen Informationsverarbeitung wirksam werden kann.

Dies soll nun aber keineswegs bedeuten, daß wir die Grundlagen der visuell-räumlichen Aufmerksamkeit und deren Rolle in der Objektwahrnehmung bereits vollständig verstanden hätten. Das Gegenteil ist der Fall: Zum einen ist noch nicht klar, wodurch die in den vorangegangenen Abschnitten beschriebenen Effekte eigentlich verursacht und gesteuert werden. Gibt es irgendwo im Gehirn ein zentrales Aufmerksamkeitssystem, das die willkürliche Ausrichtung der Aufmerksamkeit auf bestimmte Bereiche auslöst? Wie kann dieses System die Aktivität von Nervenzellen im visuellen Cortex regulieren? Zum anderen stellt sich nach wie vor die Frage nach dem Zusammenhang von räumlicher Aufmerksamkeit und der Kombination elementarer Objektmerkmale: Wo und wie finden solche Kombinationsprozesse statt? Welche Rolle spielt hier die räumliche Aufmerksamkeit? Zu diesen Fragen gibt es derzeit zwar eine Reihe von theoretischen Vorstellungen, aber noch kaum empirische Beobachtungen, die eindeutige Aufschlüsse über die biologischen Grundlagen der visuell-räumlichen Aufmerksamkeit und ihre Rolle bei der Objektwahrnehmung liefern könnten.

Ziehen wir ein kurzes Fazit: In diesem Beitrag wurde nach den Prozessen gefragt, die der Wahrnehmung von Objekten zugrunde liegen. Diese Prozesse werden in der Wahrnehmungspsychologie vorzugsweise in einfachen, experimentell kontrollierten Situationen studiert. Ein beliebtes Untersuchungsparadigma ist hier das visuelle Suchen. Aufgrund der in vielen Experimenten zum visuellen Suchen gemachten Beobachtungen wurde angenommen, daß die Objektwahrnehmung auf prä-attentiven und attentiven Verarbeitungsprozessen beruht.

Im Zuge von prä-attentiven Prozessen werden elementare Objektmerkmale identifiziert. Über die Grundlagen einiger dieser Prozesse wissen wir mittlerweile recht gut Bescheid – wir haben als Beispiel die Farbwahrnehmung und die Wahrnehmung orientierter Kontraste diskutiert. Im Zuge der attentiven Verarbeitung werden elementare Objektmerkmale miteinander kombiniert. Hier kommt die visuell-räumliche Aufmerksamkeit ins Spiel. Verhaltensexperimente haben gezeigt, daß Reize an beachteten Positionen besser erkannt werden und schneller Reaktionen auslösen können als nicht beachtete Reize. Die Erforschung der biologischen Grundlagen der visuell-räumlichen Aufmerksamkeit steckt allerdings noch in ihren Anfängen. Zwar ist es bereits gelungen, einige Zusammenhänge zwischen der räumlichen Aufmerksamkeit und Vorgängen im Gehirn zu finden; von einem wirklichen Verständnis der hier zugrundeliegenden Prozesse sind wir aber noch weit entfernt.

Zu Beginn dieses Beitrags wurden zwei Traditionen der psychologischen Wahrnehmungsforschung unterschieden – die Psychophysik, die sich primär mit Beziehungen zwischen objektiven Reizmerkmalen und subjektiven Wahrnehmungseindrücken beschäftigt, und die kognitive Wahrnehmungsforschung, die unter anderem die Identifikation von Objekten und den Einfluß der Aufmerksamkeit auf Wahrnehmungsvorgänge untersucht. Danach wurden drei Beobachtungsebenen unterschieden, auf denen Wahrnehmungspsychologen Daten sammeln können – die Ebene der introspektiven Daten, die Ebene der Verhaltensdaten und die Ebene der physiologischen Daten. Wir haben bei unserem Streifzug durch das Gebiet der Objektwahrnehmung wiederholt festgestellt, daß jede dieser Beobachtungsebenen eine wichtige Rolle spielen kann. Häufig waren es introspektive Beobachtungen, die die Existenz eines Wahrnehmungsphänomens und damit eine bestimmte Leistung des visuellen Systems augenfällig gemacht haben. Experimentell kontrollierte Messungen von Verhaltensleistungen machten es möglich, detaillierte Modelle der Grundlagen solcher Wahrnehmungsleistungen zu formulieren und einzelne Stufen der visuellen Informationsverarbeitung zu unterscheiden. Physiologische Daten schließlich weisen auf die biologischen Grundlagen dieser Leistungen hin.

Die heutige Wahrnehmungspsychologie ist zu einer interdisziplinären Unternehmung geworden, in der introspektive Beobachtungen, experimentell gewonnene Verhaltensdaten und Erkenntnisse der Neuroanatomie und -physiologie versammelt werden. In diesem Beitrag wurde versucht, am Beispiel der Untersuchung der Objektwahrnehmung die Rolle dieser drei Beobachtungsebenen aufzuzeigen. Die Wahrnehmungspsychologie möchte verstehen, wie einzelne Wahrnehmungsphänomene und -leistungen zustandekommen. Deshalb muß es ihr Ziel sein, Zusammenhänge zwischen den unterschiedlichen Ebenen der Beobachtung aufzudecken. Die Wahrnehmungsforschung kommt immer dann einen Schritt weiter, wenn es gelingt, introspektiv beobachtete Wahrnehmungsphänomene, experimentell gemessene Verhaltensleistungen und neurobiologische Befunde als unterschiedliche Aspekte eines einzigen zugrundeliegenden Wahrnehmungsprozesses zu verstehen.

Literatur

Blakemore, C.; Campbell, F. W. *On the Existence of Neurons in the Human Visual System Selectively Sensitive to the Orientation and Size of Retinal Images.* In: *Journal of Physiology* 203 (1969) S. 237–260.

Bushnell, M. C.; Goldberg, M. E.; Robinson, D. L. *Behavioral Enhancement of Visual Responses in Monkey Cerebral Cortex: I. Modulation in Posterior Parietal Cortex Related to Selective Visual Attention.* In: *Journal of Neurophysiology* 46 (1981) S. 755–772.

DeValois, R. L.; Jacobs, G. H. *Neural Mechanisms of Color Vision.* In: Brookhart, J. M.; Mountcastle, V. B. (Hrsg.) *Handbook of Physiology: The Nervous System III.* Bethesda (American Physiological Society) 1984. S. 425–456.

Downing, C. J. *Expectancy and Visual-Spatial Attention: Effects on Perceptual Quality.* In: *Journal of Experimental Psychology: Human Perception and Performance* 14 (1988) S. 188-202.

Green, M. *Visual Search, Visual Streams, and Visual Architectures.* In: *Perception and Psychophysics* 50 (1991) S. 388–403.

Helmholtz, H. von. *Handbuch der physiologischen Optik.* Hamburg (Voss) 1894.

Hering, E. *Zur Lehre vom Lichtsinn.* Wien (Gerold) 1878.

Hubel, D. H.; Wiesel, T. N. *Functional Architecture of the Macaque Monkey Cortex.* In: *Proceedings of the Royal Society London* 198 (1977) S. 1–59.

Mangun, G. R.; Hillyard, S. A. *Electrophysiological Studies of Visual Selective Attention in Humans.* In: Scheibel, A.; Wechsler, A. (Hrsg.) *Neurobiological Foundations of Higher Cognitive Functions.* New York (Guilford) 1990. S. 271–294.

Mangun, G. R.; Hillyard, S. A.; Luck, S.J. *Electrocortical Substrates of Visual Selective Attention.* In: Meyer, D. E.; Kornblum, S. (Hrsg.) *Attention and Performance XIV.* Cambridge (MIT) 1993. S. 219–243.

Moran, J.; Desimone, R. *Selective Attention Gates Visual Processing in the Extrastriate Cortex.* In: *Science* 229 (1985) S. 782–784.

Neville, H. J.; Lawson, D. *Attention to Central and Peripheral Visual Space in a Movement Detection Task: An Event-Related Potential and Behavioral Study. I. Normal Hearing Adults.* In: *Brain Research* 405 (1987) S. 253–267.

Posner, M. I.; Snyder, C. R.; Davidson, B. J. *Attention and the Detection of Signals.* In: *Journal of Experimental Psychology: General* 109 (1980) S. 160–174.

Spitzer, H.; Richmond, B. J. *Task Difficulty: Ignoring, Attending to, and Discriminating a Visual Stimulus Yields Progressively More Activity in Inferior Temporal Cortex.* In: *Experimental Brain Research* 83 (1991) S. 340–348.

Treisman, A. *Merkmale und Gegenstände in der visuellen Verarbeitung.* In: *Spektrum der Wissenschaft, Januar 1987.*

Ungerleider, L. G.; Mishkin, M. *Two Cortical Visual Systems.* In: Ingle, D. J.; Goodale, M. A.; Mansfield, R. J. (Hrsg.) *Analysis of Visual Behavior.* Cambridge (MIT) 1982. S. 549–586.

Wald, G.; Brown, P. K. *Human Color Vision and Color Blindness.* In: *Cold Spring Harbor Symposia on Quantitative Biology* 30 (1965) S. 345–359.

Näätänen, R. *Attention and Brain Function.* Hillsdale, NJ (Erlbaum) 1992.

Posner, M. *Chronometric Explorations of Mind.* Hillsdale, NJ (Erlbaum) 1978.

Ritter, M. (Hrsg.) *Wahrnehmung und visuelles System.* Heidelberg (Spektrum Akademischer Verlag) 1986.

Rock, I. *Wahrnehmung – Vom visuellen Reiz zum Sehen und Erkennen.* Heidelberg (Spektrum Akademischer Verlag) 1985.

Van der Heijden, A. H. C. *Selective Attention in Vision.* London (Routledge) 1992.

Zilles, K.; Rehkämper, G. *Funktionelle Neuroanatomie.* Berlin, Heidelberg, New York (Springer) 1993.

9. Die Steuerung von Handlungen

Jochen Müsseler, Gisa Aschersleben
und Wolfgang Prinz

9.1 Einleitung

In diesem Kapitel untersuchen wir, wie einfache Handlungen gesteuert werden, und wie experimentalpsychologische Forschung vorgeht, um diese Frage zu beantworten. Was soll dabei unter Handlungen verstanden werden? Wir wollen uns hier mit einer pragmatischen Arbeitsdefinition begnügen, die einigermaßen dem Sprachgebrauch der Alltagssprache entspricht. Sie hat den Nachteil, nicht besonders präzise zu sein, bietet dafür aber den Vorteil, daß sie unsere Aufmerksamkeit auf ein wichtiges Problem lenkt, das eine Theorie der Handlungssteuerung lösen muß. Unter *Handlungen* werden Segmente menschlichen (oder natürlich auch tierischen) Verhaltens verstanden, die auf ein bestimmtes *Ziel* hin organisiert sind und zu dessen Verwirklichung sie beitragen. Diese Definition ist noch so allgemein, daß vieles in sie hineinpaßt: vom Anknipsen eines Lichtschalters über das morgendliche Zähneputzen bis hin zu der Planung einer Geburtstagsfeier oder gar der Durchführung einer Weltreise. Handlungen sind also bestimmte Ausschnitte aus dem fortlaufenden Verhalten der Lebewesen – dem sogenannten Verhaltensstrom –, und sie sind ausgeschnitten und zusammengebunden nach dem Kriterium des gemeinsamen Ziels.

Daß wir uns hier auf *einfache Handlungen* beschränken, hat überwiegend praktische Gründe. Unter einfachen Handlungen wollen wir solche verstehen, 1) die nur von kurzer Dauer sind, 2) die aus einfachen und überschaubaren Bewegungen bestehen und 3) deren Komponenten kontinuierlich miteinander zusammenhängen (so daß sie im Grunde nur einen einzigen kohärenten Verhaltensausschnitt bilden). Einfache und kurzlebige Hand- oder Armbewegungen, die diese Bedingungen erfüllen, sind seit jeher ein beliebtes Studienobjekt der experimentellen Motorikforschung. Sie können ohne besonderen Aufwand beliebig oft im Labor erzeugt werden. Hinzu kommen meßtechnische Vorteile: Je einfacher die Bewegungen sind, desto einfacher gestaltet sich die meßtechnische Erfassung ihrer räumlichen und zeitlichen Form (= Kinematik) und der zugrundeliegenden Kräfte (= Dynamik). Schon die kinematische und dynamische Erfassung einer so bescheidenen Handlung wie des Zähneputzens würde die meßtechnischen Möglichkeiten der meisten Labors deutlich überfordern – ganz zu schweigen von den theoretischen Möglichkeiten, Handlungen dieser Komplexität adäquat zu beschreiben und zu modellieren.

Die Frage, wie Handlungen gesteuert werden, hat in der experimentellen Psychologie seit jeher weniger Beachtung erfahren als die Frage nach den Funktionsgrundlagen von Wahrnehmung und Aufmerksamkeit. Vergleicht man den heutigen Entwicklungsstand der psychologischen Motorikforschung mit dem der Wahrnehmungs- und Aufmerksamkeitsforschung, kommt man rasch zu dem Ergebnis, daß das Volumen der Forschung auf der Wahrnehmungsseite das Volumen auf der Handlungsseite um ein

Mehrfaches übersteigt; ein Blick in die Geschichte der Psychologie zeigt, daß dies auch in früheren Zeiten kaum jemals anders war. Auch in der Neurobiologie scheint die Forschung auf der afferenten Seite seit jeher stärker entwickelt zu sein, wenn auch das Ungleichgewicht der beiden Seiten dort etwas weniger ausgeprägt ist als in der Psychologie.

Die Gründe für dieses Defizit sind überwiegend in der Entstehungsgeschichte der modernen Psychologie zu suchen, die ja – jedenfalls im 19. Jahrhundert – noch weitgehend mit der Entstehungsgeschichte der modernen Neurobiologie zusammenfällt (vgl. Teil II). Danach wurde ein wichtiges Ziel psychologischer und neurophysiologischer Forschung darin gesehen, einen Beitrag zur Beantwortung philosophischer Fragen zu leisten, und zwar insbesondere zu Fragen aus dem Bereich der Erkenntnistheorie. Für Wissenschaftler wie Johannes Müller, Hermann von Helmholtz, Ewald Hering, Gustav Theodor Fechner oder Wilhelm Wundt – Wissenschaftler, die heute als Gründungsväter der experimentellen Psychologie angesehen werden – lag es auf der Hand, daß die damals neuartigen experimentellen Forschungen zur Wahrnehmungspsychologie und zur Sinnesphysiologie neues Licht auf die erkenntnistheoretische Grundsatzfrage werfen mußten, in welchem Verhältnis das, was wir von der Welt *sehen und erkennen*, zu dem steht, was in der Welt *tatsächlich der Fall ist*. Hierzu kann nur Wahrnehmungsforschung etwas beitragen, nicht aber Handlungsforschung, und so wird verständlich, warum die Wahrnehmungsseite mehr Beachtung fand als die Handlungsseite.

Auch in neuerer Zeit hat sich an dieser Situation im Prinzip nicht viel geändert: Nach wie vor ist in der Forschung die Wahrnehmungsseite gegenüber der Handlungsseite dominant. Das bedeutet aber keineswegs, daß wir über die Steuerung von Handlungen nichts wissen. Ganz im Gegenteil hat uns insbesondere die zweite Hälfte des 20. Jahrhunderts wichtige Erkenntnisse über die Funktionsgrundlagen der Handlungssteuerung beschert. Möglich wurden diese Erkenntnisse nicht zuletzt deshalb, weil in dieser Zeit die methodischen Möglichkeiten zur objektiven Messung von Handlungseigenschaften und der damit verbundenen theoretischen Interpretation dieser Meßwerte erheblich verbessert wurden. Dies betraf zunächst die zeitlichen Eigenschaften von Handlungen, die von der geradezu stürmischen Entwicklung von Reaktionszeitmethoden profitierten, die in den fünfziger Jahren einsetzte, und es betrifft in den letzten Jahren zunehmend auch die räumlichen Eigenschaften von Handlungen, die mit Hilfe einer Reihe neu entwickelter Registrier- und Analysetechniken zunehmend präzise erfaßt und ausgewertet werden können.

Wir beschäftigen uns im folgenden mit Fragen der Initiierung (Abschnitt 9.2) und der Steuerung von Handlungen (Abschnitte 9.3–9.5). Die Frage der Initiierung betrifft das Problem, wie aus Absichten konkrete Handlungen und Bewegungen werden bzw. wie im Zentralen Nervensystem die Kommandos generiert werden, mit denen dann die peripheren Effektoren gespeist werden, so daß Absichten in reale Handlungen umgesetzt werden. Die Frage der Steuerung betrifft das Problem, wie die in der Umwelt verfügbare Information dazu beiträgt, Einzelheiten der Bewegungsausführung festzulegen. In den beiden ersten Abschnitten, die sich mit diesem Problem beschäftigen, betrachten wir Aufgaben, in denen räumliche bzw. zeitliche Eigenschaften von vorher festliegenden, einfachen Handlungen durch die aktuelle Reizinformation bestimmt werden – d.h. *wo* bzw. *wann* eine eindeutig bestimmte Handlung zu erfolgen hat –, und wir untersuchen, was man aus der Analyse dieser Aufgaben über die Steuerung räumlicher und zeitlicher Eigenschaften von Handlungen lernen kann (Abschnitte 9.3 und 9.4). In Abschnitt 9.5 betrachten wir Aufgaben mit komplexeren zielgerichteten

Handlungen wie z.B. Zeigen, Greifen oder Fangen – Aufgaben also, bei denen es nicht um das *Wo?* oder das *Wann?* einer vorher festliegenden, eindeutigen Bewegung geht, sondern um das *Wie?* einer Handlung, deren Ziel durch eine Vielzahl unterschiedlicher Bewegungskonfigurationen erreicht werden kann. Zum Schluß erörtern wir noch die Frage, wie die Beziehung zwischen Intentionen und Handlungen erklärt werden kann (Abschnitt 9.6).

9.2   Initiierung von Handlungen

Im folgenden beschäftigen wir uns mit den Faktoren, die die Initiierung von Handlungen beeinflussen. Im Vordergrund stehen dabei *vorbereitende* Prozesse – Prozesse also, die *vor* der offen beobachtbaren Handlung oder Handlungssequenz ablaufen. Zunächst gehen wir darauf ein, welcher Methoden sich die Forschung bei der Registrierung solcher Prozesse bedient. Anschließend erörtern wir aktuelle Modellvorstellungen über die Vorbereitung und die Initiierung einfacher Reaktionen und Reaktionssequenzen.

Psychologische und physiologische Indikatoren.   Daß kognitive Prozesse bereits vor der Initiierung einer ersten Bewegung die Reaktion einleiten und entsprechend vorbereiten, läßt sich durch eine Reihe von Befunden nachweisen. Auf corticaler Ebene kann man beispielsweise an Kopfhautelektroden feststellen, daß unmittelbar vor und mit einer motorischen Reaktion eine höhere Potentialnegativierung auf der zur jeweiligen Reaktion kontralateralen Hirnhälfte zu beobachten ist (Abbildung 9.1). Eine derartig höhere Negativierung gegenüber der ipsilateralen Seite wird mit reaktionsvorbereitenden Prozessen in Verbindung gebracht und ist kennzeichnend für das *lateralisierte Bereitschaftspotential* (LRP, einführender Überblick bei Coles, 1989).

Auch an den Muskeln selbst ist bereits ca. 50 ms vor der ersten offen beobachtbaren Reaktion ein Potentialanstieg im *Elektromyogramm* (EMG) vorhanden. Diese sogenannte motorische Zeit t_m repräsentiert elektromechanische Prozesse am Muskel und ist von der sogenannten prämotorischen Zeit t_p zu unterscheiden, die auf zentraler Ebene zur Bereitstellung der Reaktion benötigt wird.

Änderungen in der *Reaktionszeit* (RT) schließlich, also der Zeit zwischen dem Darbietungsbeginn eines Reizes und der zugehörigen ersten beobachtbaren Reaktion, werden durch viele dieser psychophysiologischen Indikatoren bzw. der sich darin widerspiegelnden Mechanismen bedingt. Derartige Indikatoren ergänzen und erweitern damit heutzutage eine Forschungstradition, die seit Beginn der experimentellen Psychologie im Blickpunkt des Interesses steht: Aus der Analyse von Reaktionszeiten erhofft man sich Rückschlüsse auf kognitive Verarbeitungsprozesse und damit auch auf die übrigen Prozesse, die für die Ausführung motorischer Handlungen relevant sind. Posner (1978) hat für dieses Vorgehen den Begriff der mentalen Chronometrie geprägt. Tatsächlich wurde auch in Untersuchungen zur motorischen Vorbereitung zunächst das Reaktionszeitparadigma verwendet.

Welche Schlußfolgerungen kann man denn daraus ziehen, wenn die Reaktionszeit für die Ausführung einer Bewegung kürzer ist als für die Ausführung einer anderen? Kann man aus Reaktionszeiten überhaupt auf entsprechende Verarbeitungsunterschiede schließen? Dies ist unter bestimmten Voraussetzungen durchaus zu bejahen. Man muß dabei aber berücksichtigen, daß sich das interne Generieren von Reaktionen in

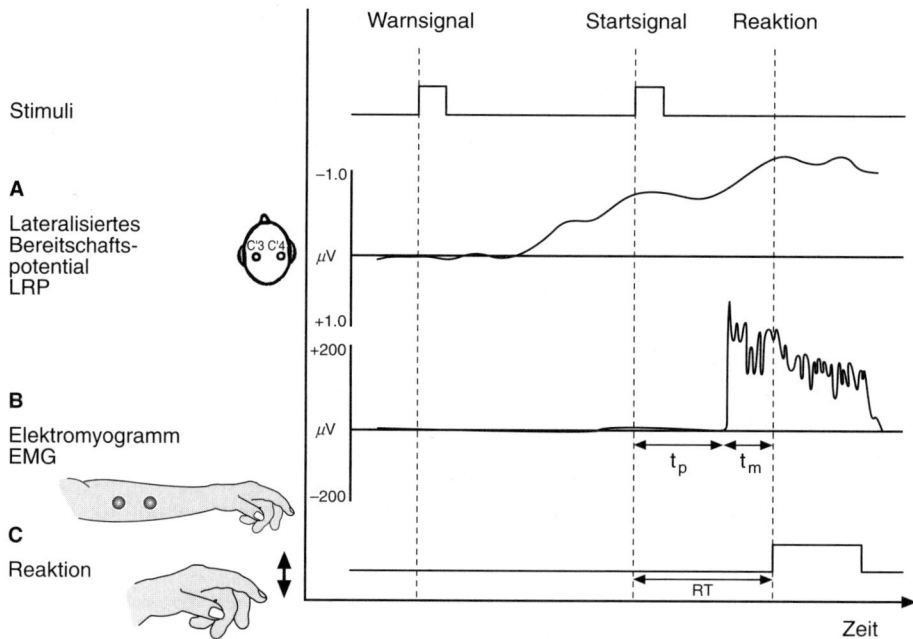

9.1 Beispiele psychophysiologischer Registrierungen, mit denen sich kognitive Vorbereitungsprozesse motorischer Reaktionen zeigen lassen: In dieser Anordnung wird nach einem Warnsignal ein Startsignal präsentiert, auf das mit einer definierten Bewegung der rechten Hand reagiert
wird. (A) Weit vor der Reaktion und unter diesen Bedingungen bereits vor Darbietung des Startsignals ist auf der zur Bewegung kontralateralen Kopfhautoberfläche (an Elektrode C'3) eine höhere
Potentialnegativierung meßbar als auf der entsprechenden ipsilateralen Seite (an C'4). Die zugehörigen Differenzen finden ihren Niederschlag im lateralisierten Bereitschaftspotential (LRP), das
als Ausdruck motorisch vorbereitender Prozesse interpretiert wird. (B) Auch an den Muskeln ist
bereits vor der offen beobachtbaren Reaktion eine zunehmende elektromyographische Aktivität
(EMG) vorhanden. Die erste registrierbare Veränderung dort findet ihren Niederschlag in der
prämotorischen Zeit (tp, die Zeit zwischen Startsignal und ersten Potentialänderungen am Muskel), also einer Zeit, die offensichtlich auf zentraler Ebene zur Bereitstellung der Reaktion benötigt
wird. Die dann verbleibende Zeit bis zur ersten offenen Reaktion repräsentiert die motorische Zeit
(tm), die die peripheren elektromechanischen Prozesse am Muskel reflektiert. (C) Die Reaktionszeit (RT) schließlich (z. B. bis zum Niederdrücken einer Taste) reflektiert einen offen beobachtbaren Verhaltensparameter. Da sie unter anderem durch die entsprechenden Auftretenszeitpunkte
der LRP- und EMG-Aktivitäten determiniert wird, kann sie ebenfalls zur Analyse motorischer
Vorbereitungsprozesse herangezogen werden.

zwei beobachtbare, aber nicht unbedingt unabhängige Leistungsparameter niederschlägt: erstens in der Güte der Reaktionen (d.h. in deren Richtigkeit und Präzision)
und zweitens in deren Zeitbedarf. Wie man sich leicht klarmachen kann, hängt die
Präzision einer Bewegung davon ab, wieviel Zeit man für deren Ausführung verwendet, d.h. je mehr Zeit man aufwendet, desto höher deren Güte und umgekehrt[1]. Dies
gilt im gleichen Maße nicht nur während der Ausführung einer Bewegung, sondern
auch für den Reaktionsbeginn, also der Reaktionszeit.

---

[1] In Abschnitt 9.5 wird dieser Zusammenhang exemplarisch an einer Gesetzmäßigkeit, dem sogenannten Fittsschen Gesetz, detailliert erörtert.

Unterschiede in Reaktionszeiten lassen sich demnach nur dann eindeutig als kognitive Verarbeitungsunterschiede interpretieren, wenn die entsprechenden Reaktionen mit einer gleichen Güte erfolgen, wenn also die Präzision der Reaktion möglichst hoch bzw. deren Fehlerquote möglichst gering ist. Reaktionszeitstudien versuchen, dies durch entsprechende experimentelle Manipulationen zu gewährleisten. Meistens wird daher die Reaktionszeit an einfachen Reaktionen (z.B. dem Heben eines Fingers) erhoben, deren Güte somit wenig variieren kann.

Jedes einzelne Maß, sei es nun das lateralisierte Bereitschaftspotential, die elektromyographische Potentialänderung, die Reaktionszeit oder eine andere in diesem Zusammenhang meßbare Größe, kann ein Indikator dafür sein, daß eine gewisse motorische Vorbereitung innerhalb des kognitiven Systems stattfindet; jedes Maß allein spezifiziert den Vorbereitungsmechanismus allerdings unzureichend, es kann aber seinen Beitrag zur Entwicklung von Modellvorstellungen liefern. Im folgenden fokussieren wir deshalb zunächst auf die Faktoren, die einen Einfluß auf einfache Reaktionen und deren Initialisierungszeiten ausüben. Danach wird erörtert, wie man sich den Prozeß der motorischen Programmierung vorstellen kann.

Einfache Reaktionen. Einfache Reaktionen (z.B. ein Tastendruck) auf das Erscheinen eines Reizes sind nach durchschnittlich 180 ms beobachtbar; diese Zeit wird allerdings von einer Vielzahl von Faktoren determiniert. So hat sich gezeigt, daß auf Töne schneller reagiert werden kann als auf visuelle Reize und daß Dauer, Größe, Intensität und Kontrast der Reize die Reaktionszeit beeinflussen (Überblick bei Woodworth & Schlosberg, 1954; Keele, 1986). Derartige Reaktionszeitunterschiede wird man eher peripheren Reizverarbeitungs- und Identifikationsmechanismen als Reaktionsprogrammierungsprozessen zuschreiben können. Aufschlußreicher sind daher in unserem Zusammenhang Reaktionssituationen, in denen auf ein immer gleiches Startsignal zuvor festgelegte, aber verschiedene Handlungen initiiert und ausgeführt werden[2]. In diesem Fall können die für jede Handlung spezifischen motorischen Anforderungen und Programmierungen ihren Niederschlag in der Reaktionszeit finden. Diesen Untersuchungen wenden wir uns im folgendem zu.

Anson (1982) berichtet beispielsweise, daß bei einfachen Reaktionen auf einen akustischen Reiz die Reaktionszeit von 156 auf 166 bzw. 173 ms ansteigt, wenn die Reaktion statt mit dem Finger mit dem Ellbogen oder der Schulter ausgeführt wird (Abbildung 9.2). Eine Interpretation wäre die, daß die zentrale motorische Programmierung dieser Effektoren unterschiedlich ist. Man weiß z.B. seit längerem, daß die Größe des corticalen motorischen Areals, welches für die Fingerbewegung zuständig ist, im Vergleich riesig zu den Arealen ist, die Schulter und Ellbogen innervieren. Die Größe des versorgenden Hirnareals könnte demnach einen Zusammenhang zum Reaktionszeitbefund aufweisen.

Anson fand aber auch, daß die prämotorische Zeit t_p (vgl. auch Abbildung 9.1) relativ unabhängig ist vom ausführenden Effektor (etwa um 115 ms), wohingegen die

---

[2] In der Taxonomie von Donders (1868/1969) wird diese Reaktionszeit als einfache a-Reaktionszeit betrachtet, um sie von b- und c-Wahlreaktionszeiten zu unterscheiden, die in Situationen zu beobachten sind, in denen auf (einen) bestimmte(n) Reiz(e) mit einer bestimmten Reaktion reagiert werden muß. Auch Wahlreaktionszeitexperimente können erfolgreich herangezogen werden, um reaktionsvorbereitende Mechanismen zu demonstrieren. In Abschnitt 9.3 werden wir daher auf Kompatibilitätsphänomene eingehen, die sich einer spezifischen Form des Wahlreaktionszeitparadigmas bedienen. Ein Überblick über Wahlreaktionszeitexperimente und deren Implikationen für informationsverarbeitende Ansätze liefern z.B. Prinz (1983, Kapitel 4; 1990) und Keele (1986).

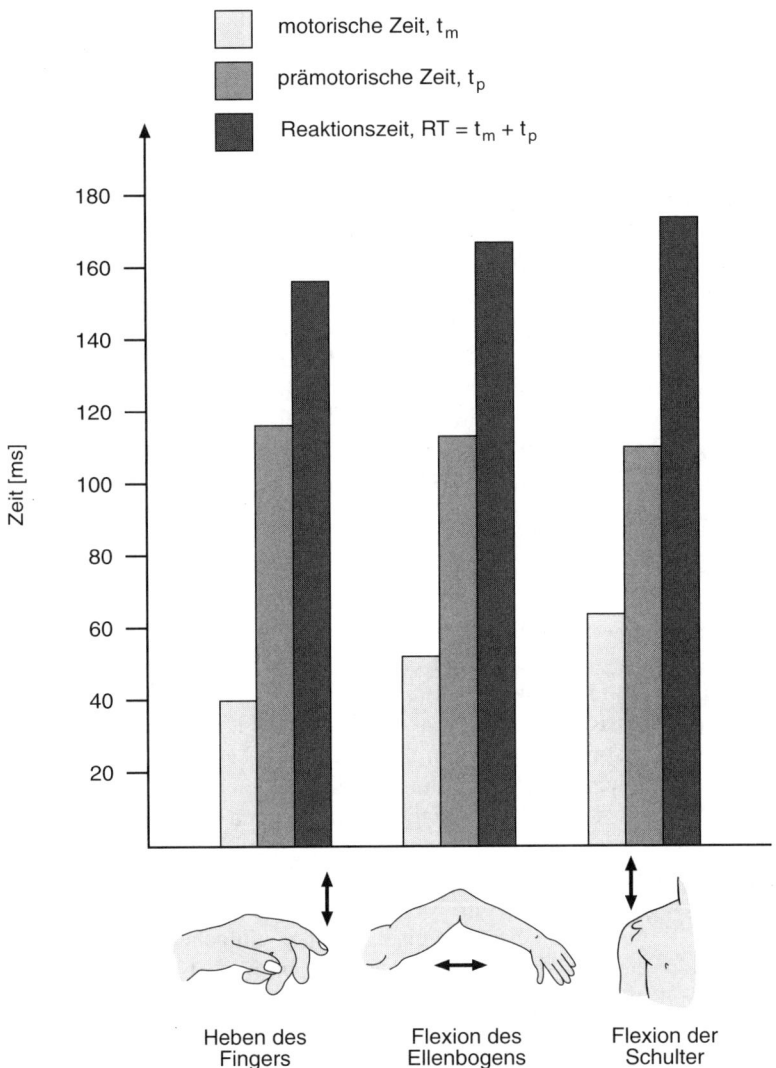

9.2 Reaktionszeit, prämotorische und motorische Zeit auf das Heben des Fingers, dem Beugen des Ellenbogens und das Heben der Schulter (nach Anson, 1982, Experiment 2).

motorische Zeit t_m davon abhängt, welcher Effektor benutzt wird. Bis zu einer ersten beobachtbaren Bewegung des Fingers vergehen durchschnittlich weitere 40 ms nach der ersten elektromyographischen Aktivität, während beim Ellbogen durchschnittlich weitere 52 ms und bei der Schulter 63 ms verstreichen. Dieser Befund ist kontrovers interpretierbar: Nach Anson sind die offen beobachtbaren Reaktionszeitveränderungen in diesem Falle eher nicht durch zentrale neuropsychologische Bewegungsprogrammierungen bedingt, sondern auf elektromechanische Prozesse an den Muskeln zurückzuführen. Nach seiner Meinung benötigt der Erregungsaufbau aufgrund der größeren Muskelmasse in den beteiligten Ellbogen- und Schultermuskeln mehr Zeit. Ebenso ist aber auch denkbar, daß die motorische Programmierung einer Fingerbewegung aufgrund der ausgedehnteren corticalen Strukturen differenzierter ist und daß damit auch eine effizientere neuronale Erregungsübertragung an die beteiligten Fingermuskeln gewährleistet ist. In diesem Fall wären die Unterschiede in der motorischen Zeit doch zentral verursacht.

Ein weiterer Faktor, der die Reaktionszeit nachhaltig beeinflußt, ist das Ausmaß der Vorbereitung, mit der ein Reiz, auf den reagiert werden soll (imperativer Reiz), erwartet wird. Wird ein Reiz durch ein Vorsignal angekündigt, wird die Reaktionszeit allgemein kürzer. Allerdings variiert diese Abnahme mit dem Zeitintervall zwischen Vorsignal und imperativen Reiz: Nach einer Studie von Klemmer (1956) steigt die Reaktionszeit wieder von 209 auf 252 bzw. 269 ms an, wenn der imperative Reiz nach dem Vorsignal um 0,25, 4,25 oder 8,25 Sekunden verzögert dargeboten wird. Ebenso konnte gezeigt werden, daß die Reaktionszeit mit zunehmender zeitlicher Signalungewißheit anwächst, d.h. je unsicherer der Zeitpunkt der Reaktionsausführung ist, desto weniger ist die Reaktion vorbereitet (Klemmer, 1957). Eine naheliegende Interpretation dieses Befundmusters ist die, daß die Aktivierung des nach dem Warnsignal erzeugten motorischen Programms nicht beliebig lange aufrecht erhalten werden kann und dadurch die Programmierung bei Auftreten des Startsignals erneuert werden muß (vgl. auch die Diskussion bei Sternberg et al., 1978; Canic & Franks, 1989; Hommel, 1995; Müsseler, 1995; Müsseler & Prinz, 1996). Anhaltspunkte dafür ergeben sich auch aus Studien, in denen ein zuvor dargebotener Pfeil die reaktionsausführende Hand mit einer erhöhten Wahrscheinlichkeit anzeigt, aber zwischen Pfeil und eigentlichem imperativen Reiz eine Zeitspanne von 900 ms liegt. Hier ist 200 ms nach dem Pfeil zunächst ein lateralisiertes Bereitschaftspotential für die entsprechende Hand

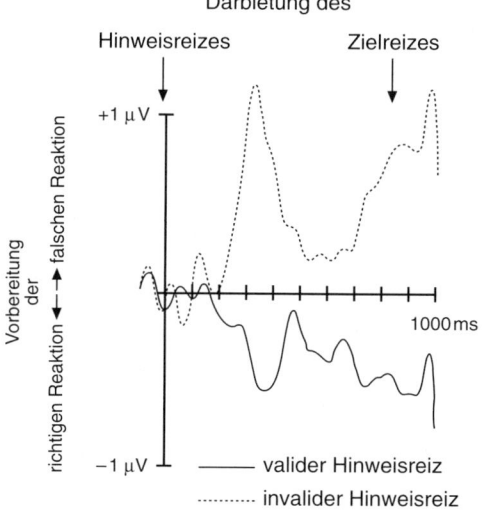

9.3 Lateralisierte Bereitschaftspotentiale für Versuchsdurchgänge, in denen die Reaktion auf einen Zielreiz 900 ms zuvor korrekt (valide) bzw. falsch (invalide) durch einen Hinweisreiz angezeigt wird. Wie zu sehen, wird bei korrekten Hinweisreizen bereits vor Auftauchen des imperativen Reizes die richtige, und bei inkorrekten Hinweisreizen die falsche Reaktion vorbereitet – eine Aktivierung, die aber zwischenzeitlich abfällt und kurz vor dem erwarteten Reaktionszeitpunkt wieder ansteigt (nach Eimer, 1995, Experiment 2).

vorhanden, das nach 500 ms allerdings wieder abfällt, um 200 bis 300 ms vor dem erwarteten Reaktionszeitpunkt wieder langsam anzusteigen (Eimer, 1995). Das zwischenzeitliche Absinken des Bereitschaftspotentials kann darauf zurückgeführt werden, daß eine Reaktion immer nur kurz vor ihrer Ausführung entsprechend vorbereitet und programmiert wird.

Motorische Programmierung bei komplexen Reaktionsanforderungen. Implizit wird in den obigen Ausführungen bereits eine Modellvorstellung verwendet, die annimmt, daß vor Initiierung einer Bewegung die entsprechenden Kommandos in Form eines *motorischen Programms* bereitgestellt werden. In einer extremen Variante dieser Vorstellung enthält diese Programmierung alle für eine erfolgreiche Ausführung einer Bewegung erforderlichen Parameter, so daß die Bewegung – einmal programmiert und initiiert – nach der durch das Programm bereitgestellten Kommandoabfolge ausgeführt wird (neuerer Überblick bei Rosenbaum & Krist, 1994). Dies ist bei einfachen Reaktionen wie dem Drücken einer Taste oder dem Heben der Schulter unmittelbar einleuchtend. Hinweise auf eine motorische Programmierung dieser Art glaubt man aber auch in Untersuchungen gefunden zu haben, in denen Reaktionszeiten auf Reaktionen mit unterschiedlich komplexen Anforderungen erhoben wurden.

Henry und Rogers (1960) verglichen die einfachen Reaktionszeiten beim Heben eines Fingers, beim Greifen nach einem Tennisball und beim sukzessiven Schlagen und Greifen nach zwei Tennisbällen, wobei als Zwischenhandlung eine Taste berührt werden mußte. Es zeigte sich, daß die Reaktionszeit des Fingerhebens um 20% schneller war als das Greifen nach dem Tennisball und dies wiederum 7% schneller als das doppelte Schlagen und Greifen nach den Bällen. Henry und Rogers interpretierten dieses Ergebnis damit, daß das Erzeugen eines aktuellen Programms in einem an der konkreten Bewegungsausführung beteiligten Arbeitsspeicher länger dauert, je komplexer die zu erstellende Bewegung ist (*memory drum*-Theorie). Die Bewegung wird also von einer überdauernden Bewegungsrepräsentation des Langzeitspeichers in einen motorischen Ausgabespeicher überführt. Dabei gilt: Je mehr Bewegungssegmente eine auszuführende Handlung enthält (Henry, 1980), desto länger ist die Übertragungs- bzw. Generierungszeit der motorischen Kodierungen in dem entsprechenden motorischen Ausgabespeicher und desto länger ist daher auch die Reaktionszeit (Komplexitätseffekt).

Diese Idee, daß vor der motorischen Reaktion ein motorischer Ausgabespeicher (vgl. auch *motor output buffer*, Rosenbaum, 1991, Kapitel 3; Verwey, 1996) „geladen" wird und daß sich die Komplexität dieses Prozesses in einfachen Reaktionszeiten niederschlägt, läßt sich auf verschiedene Aufgabentypen anwenden: Der Komplexitätseffekt findet sich bei Tasten- bzw. Tippsequenzen (Sternberg et al., 1978; Inhoff et al., 1984; Neumann, 1987; Müsseler & Prinz, 1996) genauso wie bei Sprechsilben (Klapp, 1971, 1974; Sternberg et al., 1978, 1990; Rosenbaum et al., 1987) oder beim Schreiben von Wörtern mit unterschiedlicher Länge (Hulstijn & van Galen, 1983; Thomassen & van Galen, 1992; van Galen, 1991). Andere Untersuchungen spezifizieren diese Idee dahingehend (Marteniuk & McKenzie, 1980), daß die Reaktionszeit nicht nur mit der Zahl der sukzessiv auszuführenden Bewegungssegmente (z.B. die *Anzahl* der Tastendrücke oder der Sprechsilben) steigt, sondern auch dann, wenn die *Komplexität* der einzelnen Segmente variiert – wenn also beispielsweise anstelle eines Armes beide Arme zu bewegen sind (Glencross, 1973) oder wenn während einer Hebelbewegung zusätzlich eine Taste am Hebel zu betätigen ist (Klapp & Erwin, 1976).

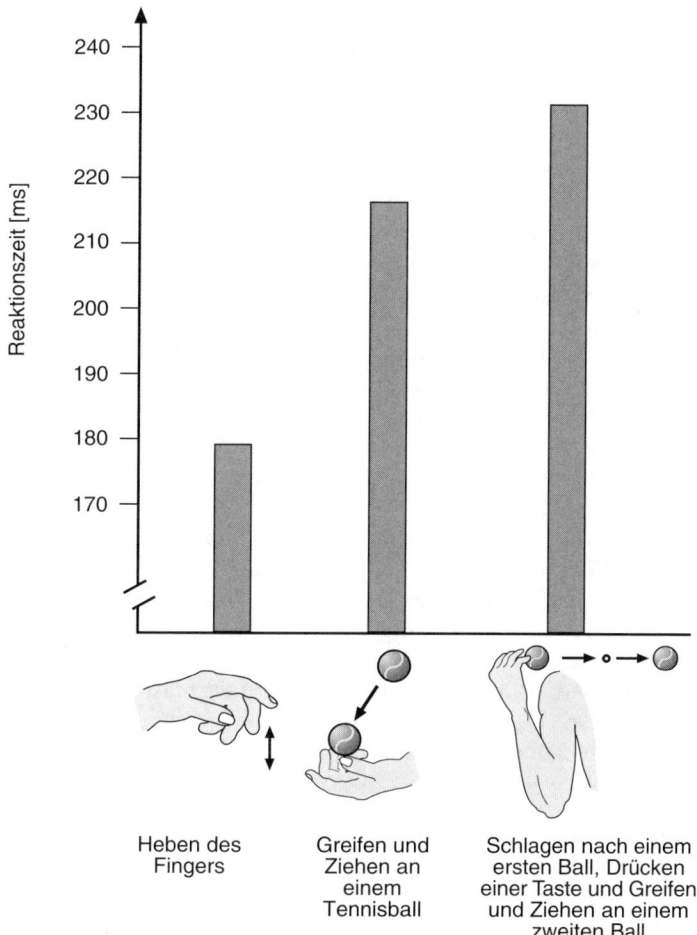

9.4 Reaktionszeit auf drei unterschiedlich komplexe Bewegungen: dem Heben eines Fingers, dem Greifen und Ziehen nach einem Tennisball und dem sukzessiven Schlagen nach einem ersten Ball, dem anschließenden Druck auf eine Taste und abschließendem Greifen und Ziehen nach einem zweiten Tennisball (nach Henry & Rogers, 1960).

Problematisch am Programmierungskonzept von Henry und Rogers (1960) ist die genaue Definition dessen, was eine komplexe gegenüber einer weniger komplexen Bewegung auszeichnet. Das, was uns komplex erscheint, muß nicht notwendigerweise durch ein längeres Programm gesteuert werden (Heuer, 1990). Jeder Computerprogrammierer weiß, daß sich eine komplex erscheinende Bildausgabe auf einem Monitor durch ein recht simples Programm realisieren lassen kann und umgekehrt. Auch die Definition von Henry (1980), nach der sich die Komplexität aus der Anzahl der zu verbindenden Bewegungssegmente ergibt, schafft in dieser Hinsicht keine Verbesserung. Sie wäre nur dann sinnvoll, wenn klar ist, was ein Bewegungssegment ausmacht. Dies ist umso schwieriger, wenn – wie in dem Beispiel von Henry und Rogers (1960) – verschiedenartige Bewegungen unter Hinzuziehung verschiedenster Effektoren miteinander verglichen werden (vgl. hierzu auch die oben genannten Untersuchungen von

Anson, 1982). Selbst bei einfachen Tipp- und Tastensequenzen können die Segmente nur auf den ersten Blick besser isoliert werden, denn aufgrund von Gruppierungsprozessen einzelner Tastendrücke könnten ganz andere Segmentgrenzen kognitiv wirksam werden. Entsprechende Erweiterungen lassen so den Ansatz unwiderlegbar werden (Heuer, 1990).

Außerdem zeigen andere Untersuchungen, daß eine vollständige Programmierung bei *sehr* komplexen Bewegungsmustern eher unwahrscheinlich ist. So reduziert sich der Komplexitätseffekt bei längeren Bewegungssequenzen (Sternberg et al., 1978, 1988) oder verkehrt sich sogar ins Gegenteil (Chamberlin & Magill, 1989; García-Colera & Semjen, 1988; Rosenbaum et al., 1987). Dies ist auch plausibel, weil längere Bewegungssequenzen *während* der Ausführung vervollständigt werden können (anhand einer sogenannten Online-Programmierung). Der Gedanke, daß Bewegungsprogramme in cincm motorischen Ausgabespeicher vorbereitet werden, ist deshalb in den letzten Jahren zwar nicht gänzlich verworfen, aber in einigen Punkten spezifiziert und erweitert worden. Wir wollen daher im folgenden neben einer motorischen Programmierungsebene eine kognitive Planungsebene einführen.

Kognitive Planungs- und motorische Programmierungssebene. Die Unterscheidung einer motorischen Programmierungs- von einer kognitiven Planungsebene wird nicht zuletzt in Untersuchungen notwendig, in denen eine Reaktion(ssequenz) zwar hinreichend spezifiziert, aber der Ausführungszeitpunkt nicht festgelegt ist. In einer Versuchsanordnung unseres Labors wurden beispielweise fünf Pfeile, die zufällig nach rechts oder links wiesen, nacheinander im Sekundentakt präsentiert (Müsseler, 1995; Müsseler & Prinz, 1996). Aufgabe der Versuchspersonen war es, diese Sequenz durch Druck auf linke und rechte Tasten zu reproduzieren – allerdings durften sie damit erst

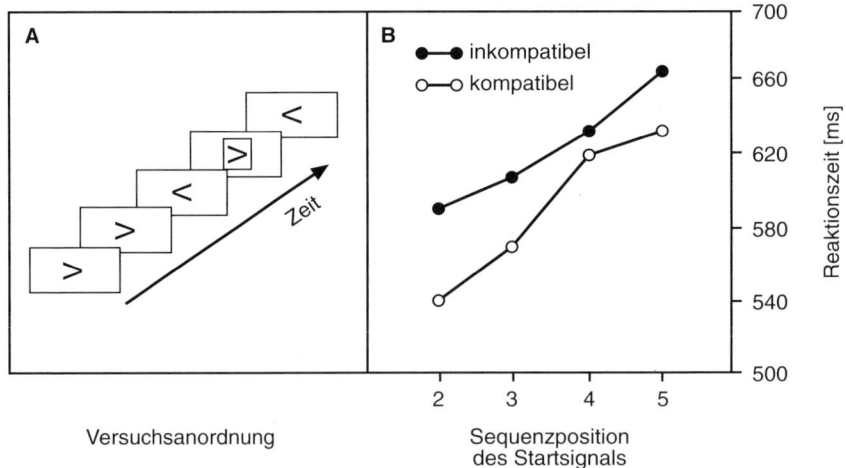

9.5 A: Im Sekundentakt werden fünf zufällig nach links oder rechts weisende Pfeile dargeboten. Die Aufgabe der Vp besteht darin, die bis dahin dargebotene Pfeilsequenz auf ein Startsignal hin (ein rechteckiger Rahmen) mit linken und rechten Tastendrücken zu reproduzieren. Das Startsignal erscheint für die Vp unvorhersehbar mit einem der Pfeile. B: Mittlere Reaktionszeiten in Abhängigkeit von der Sequenzposition des Startsignals und der Übereinstimmung (kompatibel versus inkompatibel) zwischen der ersten auszuführenden Reaktion und dem mit dem Startsignal präsentierten Reiz (nach Müsseler & Prinz, 1996).

dann beginnen, wenn ein Startsignal gegeben wurde. Das Startsignal erschien unvorhersehbar mit einem der fünf Pfeile und bestand aus einem rechteckigen Rahmen, welcher den entsprechenden Pfeil umgab (Abbildung 9.5A).

Vor Darbietung des Startsignals sind also die ersten Teilhandlungen spezifiziert. Erscheint das Startsignal beispielsweise erst an vierter Position, sind die drei ersten Teilhandlungen bereits festgelegt. Diese Teilsegmente der gesamten Reaktionssequenz können demnach von den Versuchspersonen in einem gewissen Umfang und im voraus „geplant" werden, worauf die geringen Reproduktionsfehler bei dieser Aufgabe auch tatsächlich hindeuten. Die Ergebnisse offenbaren aber weiter, daß eine konkrete motorische Programmierung nicht vor der Präsentation des Startsignals eingeleitet wird: Dafür ist erstens der Reaktionszeitanstieg in Abhängigkeit von der Sequenzposition kennzeichnend (Abbildung 9.5B). Dieser Befund entspricht dem oben genannten Komplexitätseffekt, da bei Erscheinen des Startsignals an zweiter Sequenzposition nur ein vorheriges Teilsegment, bei Erscheinen des Startsignals an fünfter Sequenzposition aber vier zuvor festgelegte Teilsegmente berücksichtigt werden müssen. Zweitens spricht gegen eine vorzeitig eingeleitete, konkrete motorische Programmierung der Befund, daß die erste auszuführende Teilreaktion sich als interferenzanfällig gegenüber dem Pfeil erweist, der mit dem Startsignal präsentiert wurde. Weist beispielsweise dieser Pfeil nach rechts, kann eine erste rechte (und kompatible) Teilreaktion schneller ausgeführt werden als eine linke (und inkompatible) Teilreaktion. Würde zu diesem Zeitpunkt bereits ein motorisches Programm mit einem zugehörigen motorischen Kode existieren, wäre schwer vorstellbar, warum dieser Kode noch interferenzanfällig auf neue Wahrnehmungsinhalte reagieren sollte (vgl. auch die Befunde von Hommel, 1995).

Die Bereitstellung eines konkreten Bewegungsprogramms in einem der Motorik zugeordneten Ausgabespeicher ist also eher peripher anzusiedeln, was die Auffassung nahelegt, daß das Programm – einmal generiert und initiiert – zumindest bis zu einem gewissen Grad auch „abgearbeitet" werden muß. Nach Logan (1982) sind Versuchspersonen beim Schreibmaschineschreiben aber sehr wohl in der Lage, auf ein Stopsignal hin die gerade ausgeführte Handlung relativ kurzfristig zu unterbrechen, zum Teil schon nach einem einzelnen Tastendruck. In einer anderen Versuchsanordnung konnten De Jong et al. (1990) zeigen, daß der letzte Zeitpunkt, zu dem eine einfache Reaktion noch gestoppt werden kann, *nach* der kognitiven Initiierung der Bewegung anzusiedeln ist; dabei diente als Indikator dieser Initiierung das Auftreten des lateralisierten Bereitschaftspotentials. All dies deutet darauf hin, daß das motorische Programm noch kurz vor der Ausführung der einzelnen Bewegungssegmente unter Kontrolle der zentralen kognitiven Planungsebene steht und daß damit die Bewegungsausführung nicht in jedem Fall einem starren und unveränderbaren Steuerungsprozeß unterliegt.

Die obigen Ausführungen zur motorischen Programmierung nach Henry und Rogers (1960) legen weiter nahe, daß für jede Bewegung ein einzigartiges Bewegungsprogramm erstellt wird. Voraussetzung dafür wiederum ist, daß jede Bewegung ihre Entsprechung in einer überdauernden Bewegungsrepräsentation eines Langzeitspeichers hat. Folgerichtig müßte eine nahezu unbegrenzte Anzahl von Bewegungsrepräsentationen existieren, was zumindest aus Kapazitätsüberlegungen eher unwahrscheinlich ist. Heuer (1984, vgl. auch 1994) kommt dagegen zu dem Schluß, daß vielmehr Programme rekrutiert werden können, die unterschiedliche Spezifikationen erfahren. Ähnlich geht das Postulat der „generalisierten motorischen Programme" von Schmidt (1988) zwar zunächst davon aus, daß vor Bewegungsbeginn motorische Kommandos bereitgestellt werden. Im Unterschied zu den frühen Programmierungstheorien wird jetzt aber angenommen, daß auf Prototypen derartiger Programme zurückgegriffen wird, deren Parameterspezifikationen zu ganz unterschiedlichen Handlungen führen können. Außerdem ist dieser Ansatz in der Lage, während der Programmausführung visuelle und propriozeptive Rückmeldungen zu berücksichtigen, mit denen während der Bewegungsausführung Korrekturen am Programm und dessen Ausführung vorgenommen werden können.

Einigkeit herrscht heute weitgehend darüber, daß relativ einfache und kurze Bewegungen allein durch ein zuvor erstelltes motorisches Programm gesteuert werden können. Bei komplexeren zielgerichteten Bewegungen hingegen reicht die Programmsteuerung oft nicht aus, weil Korrekturen und Modifikationen während der Ausführung unerläßlich sind. Weiter unten (in Abschnitt 9.5) wird dies aufgegriffen und eine Alternative zur (reinen) Programmsteuerung erörtert.

Eine weitere Frage ist die, wie eine einmal gefaßte und schließlich auch von uns bewußt registrierte Handlungs*intention* zeitlich mit dem beobachtbaren Ausführungsbeginn einer Handlung zusammenfällt. Oder anders ausgedrückt: In welchem zeitlichen Verhältnis steht der Beginn der subjektiv wahrnehmbaren Handlungsintention zum Beginn physiologisch und psychologisch registrierbarer Veränderungen? Zu diesem Zwecke hat Libet (1985) eine Versuchsanordnung entwickelt, die es gestatten soll, den Zeitpunkt der bewußten Intention zu messen. Die Aufgabe der Versuchsperson ist denkbar simpel: Sie beobachtet einen rotierenden Zeiger einer Uhr und führt eine kurze Bewegung mit dem Handgelenk aus, wann immer es ihr in den Sinn kommt (*self-initiated acts*). Der Zeitpunkt, an dem sie das erstemal den Impuls zur Handlungsausführung verspürt hat, zeigt sie nach jedem Versuchsdurchgang durch die Position des Zeigers auf der Uhr an. Dieser Zeitpunkt wird dann mit den entsprechenden Ausschlägen im lateralisierten Bereitschaftspotential und im Elektromyogramm verglichen.

Auch wenn man die Präzision, mit der diese Methode den Zeitpunkt des Beginns der bewußten Intention erfaßt, kritisch betrachtet (vgl. die Kommentare zu Libet, 1985, 1987, 1989), so sind dennoch die Ergebnisse verblüffend: Das Bereitschaftspotential setzt 350 bis 400 ms *vor* der bewußten Intention ein (und diese wiederum geht der elektromyographischen Reaktion selbst um ca. 200 ms voraus). Danach scheint es, als sei die Handlungsentscheidung längst gefallen, wenn die bewußte Intention ausgebildet wird. Die Handlungsentscheidung kommt offenbar durch andere Prozesse zustande, die Libet als unbewußt bezeichnet. Wir werden diesen Punkt in Abschnitt 9.5 nochmals aufgreifen. Zuvor werden in den nächsten beiden Abschnitten aber noch die Mechanismen erörtert, die zum Erreichen räumlicher und zeitlicher Handlungsziele berücksichtigt werden müssen.

9.3   Räumliche Steuerung von Handlungen

In diesem Abschnitt beschäftigen wir uns mit der räumlichen Steuerung einfacher Handlungen. Dazu untersuchen wir elementare räumliche Eigenschaften von Handlungen wie z.B. den Ort ihrer Ausführung (Wo?) oder die Richtung ihrer Bewegung (Wohin?), und wir stellen die Frage, wie sie durch Eigenschaften der zugrundeliegenden Reize gesteuert werden. Erleichtern oder behindern beispielsweise bestimmte räumliche Eigenschaften von Reizen (z.B. deren räumliche Anordnungen) die Ausführung von Reaktionen, die entsprechende räumliche Eigenschaften aufweisen – und wie kann man sich die Prozesse vorstellen, die diese Zusammenhänge bewirken?

Zur Untersuchung dieser Prozesse bieten sich wiederum einfache Reaktionsaufgaben an, wie wir sie im vergangenen Abschnitt bereits diskutiert haben. Während dort allerdings *einfache Reaktionen* im Vordergrund standen, konzentrieren wir uns in diesem Abschnitt auf *Wahlreaktionen* (vgl. bereits Fußnote 2). Wahlreaktionsaufgaben unterscheiden sich von einfachen Reaktionsaufgaben dadurch, daß mehrere Reaktionen zur Wahl stehen und daß der jeweilige Reiz bestimmt, welche Reaktion jeweils auszuführen ist. Die Reaktionen, die zur Wahl stehen, können z.B. verschiedene Morsetasten sein, die in einer Reihe oder im Quadrat angeordnet ist. Es kann sich dabei aber auch um verschiedene Bewegungen mit einem Joystick handeln – nach vorne, nach hinten, nach rechts, nach links – oder auch um verschiedene künstliche Silben oder natürliche Wörter, die so schnell wie möglich auszusprechen sind. Ebenso vielfältig sind die Reize, die in solchen Experimenten zur Anwendung kommen: Dabei kann es sich z.B. um verschiedene Ziffern, Buchstaben, Wörter, Figuren oder Silben handeln – oder auch um einen einzigen Reiz, der an verschiedenen räumlichen Positionen erscheint. Entscheidend ist nur, daß die beteiligten Reize sich hinreichend unterscheiden, um die Reaktionen eindeutig festlegen zu können.

Jedem Wahlreaktionsexperiment liegt eine Zuordnungsvorschrift zugrunde, die festlegt, welche Reaktion welchem Reiz zugeordnet ist. Über diese Zuordnungsvorschrift wird die Versuchsperson zu Beginn des Versuchs instruiert und darauf verpflichtet, sie streng einzuhalten, d.h. Fehlreaktionen zu vermeiden. Gleichzeitig wird sie darauf verpflichtet, die jeweils geforderte Reaktion so schnell wie möglich abzugeben.

Die Begründung der Wahlreaktionszeitmethode als eines Instruments der psychologischen Forschung geht auf den holländischen Physiologen Frans Cornelis Donders zurück. Wie er bereits in seiner klassischen Arbeit *Über die Schnelligkeit psychischer Processe* dargelegt hat (1868/1969), unterscheiden sich Wahlreaktionen von einfachen Reaktionen in den Anforderungen, die die Aufgabe stellt, und zwar in zweierlei Hinsicht. Erstens muß hier jeder Reiz erkannt, d.h. als einer der n möglichen Reize identifiziert werden (*Reizidentifikation*). Zweitens muß daraufhin die richtige Reaktion bestimmt, d.h. unter den n möglichen Reaktionen ausgewählt werden (*Reaktionswahl*). Da für einfache Reaktionen weder das eine noch das andere erforderlich ist, muß man erwarten, daß die Zeiten für Wahlreaktionen länger als für einfache Reaktionen sind. Dies ist – wie bereits Donders feststellte – auch durchweg der Fall. Wir wissen heute aus einer Vielzahl von experimentellen Untersuchungen, 1) daß Wahlreaktionszeiten durchweg länger sind als einfache Reaktionszeiten und 2) daß Wahlreaktionszeiten um so länger dauern, je größer die Zahl der Alternativen ist, zwischen denen zu wählen ist (vgl. z.B. Sanders, 1971; Prinz, 1983, Kapitel 4). Diese Befunde gelten für Reize und Reaktionen aller beliebigen Modalitäten.

Wahlreaktionsaufgaben können dann etwas zur Aufklärung der Mechanismen beitragen, die der räumlichen Steuerung von Handlungen zugrunde liegen, wenn sich die Reaktionen, die zur Wahl stehen, in bestimmten räumlichen Merkmalen unterscheiden – also in dem schon erwähnten Fall der Betätigung einer von mehreren Tasten, die in einer bestimmten Weise räumlich arrangiert sind, oder der Bewegung eines Joysticks in einer von mehreren zur Wahl stehenden Richtungen. In derartigen Aufgaben muß das *Wo?* bzw. das *Wohin?* der jeweiligen Reaktion durch den jeweils dargebotenen Reiz festgelegt werden, und es läßt sich untersuchen, wie gut bestimmte Reize bzw. Reizeigenschaften geeignet sind, bestimmte räumliche Eigenschaften von Reaktionen zu spezifizieren.

9.3.1   Räumliche Kompatibilitätseffekte

Das erste Experiment, das dieser Logik folgt und das in der Literatur verbürgt ist, geht abermals auf Donders (1868/1969) zurück. In einem seiner Experimente verglich Donders die Reaktionszeiten in zwei Aufgaben, in denen sich zeigte, daß räumliche Eigenschaften von Reaktionen durch verschiedene Reize unterschiedlich gut spezifiziert werden können.

Eine der beiden Aufgaben bestand darin, so schnell wie möglich die linke bzw. rechte Hand zu bewegen, wenn der linke bzw. rechte Fuß elektrisch gereizt wurde. Donders realisierte diese Aufgaben in zwei Bedingungen: a) Wenn die Versuchsperson wußte, welcher Fuß gereizt wird (einfache Reaktion) und b) wenn sie vorher nicht wußte, welcher Fuß gereizt werden würde (Wahlreaktion). Das Ergebnis war, daß die Wahlreaktion – wie erwartet – 66 ms länger als die einfache Reaktion dauerte. In der anderen Aufgabe war mit den gleichen Reaktionen (Handbewegungen) auf zwei visuelle Reize zu reagieren, nämlich auf zwei verschiedene Farben. Auch hier wurden wieder einfache Reaktionen und Wahlreaktionen erhoben und die Differenz der Reaktionszeiten gebildet. Diesmal zeigte sich, daß die Wahlreaktionszeit um 180 ms länger war als die einfache Reaktionszeit, die Differenz also fast dreimal so groß war wie in der ersten Aufgabe.

Wie kann man diesen Unterschied erklären? Es scheint, als sei es leichter, die Wahl zwischen einer Bewegung der rechten oder linken Hand auf eine Reizung des rechten bzw. linken Fußes zu gründen, als auf die Darbietung eines roten bzw. grünen Signals. Donders kommentierte diese Befunde so, daß er zwischen „natürlichen" und „bloß conventionellen" Zuordnungen zwischen Reizen und Reaktionen unterschied. „Bloß conventionell" sind willkürliche Festlegungen, die für den Zweck eines Experiments irgendwelche Reize mit irgendwelchen Reaktionen verbinden – z.B. einen roten Reiz mit der rechten Hand und einen grünen mit der linken. „Natürlich" sind demgegenüber Reiz-Reaktionsverbindungen, die schon vor und unabhängig von der experimentellen Aufgabe wirksam waren und deshalb durch Übung geläufig geworden sind. So kommentiert Donders den geringen Zeitverbrauch für die Reaktionsauswahl bei elektrischer Stimulation der Füße wie folgt: »Auch dies Ergebniss kann uns nicht befremden. Wir liessen die Reizung der rechten Seite mit der rechten Hand, die der linken Seite mit der linken beantworten. Dazu ist sicher die Neigung bereits gegeben, als Resultat von Gewohnheit oder Uebung: denn verlangte man Bewegung der rechten Hand bei Reizung der linken Seite, oder umgekehrt, dann war die Zeit länger und Verwechslung nicht selten. (S. 669)« Was Donders hier zu verstehen gibt, würden wir in modernen Worten so paraphrasieren: Die Zeit für die Auswahl der Reaktion ist in dieser Aufgabe deshalb so gering, weil das kritische Merkmal, in dem sich die beiden Reaktionen unterscheiden (Reaktionsausführung mit der *rechten* versus *linken* Hand) bereits in der Stimulation enthalten ist (Reizung des *rechten* bzw. *linken* Fußes). Es scheint also, als würde die Steuerung eines räumlichen Merkmals der geforderten Handlung dadurch erleichtert, daß der Reiz, der diese Handlung hervorruft, selbst bereits ein entsprechendes Merkmal aufweist.

Der Effekt, den Donders hier zum ersten Mal beschrieben hat, wird in der neueren Literatur als Effekt der *Reiz-Reaktions-Kompatibilität* oder auch kurz als Kompatibilitätseffekt bezeichnet. Von Kompatibilitätseffekten sprechen wir immer dann, wenn sich in Wahlreaktionsaufgaben zeigt, daß die Reaktionszeiten für die Auswahl zwischen einem gegebenen Satz von Handlungsalternativen (= Reaktionen) davon abhängen, welchen Reizen die Reaktionen zugeordnet sind. Gewöhnlich haben *kompatible*

Reiz-Reaktions-Zuordnungen kurze Reaktionszeiten (z.B. auf einen linken Reiz mit einer linken Reaktion reagieren), während *inkompatible* Reiz-Reaktions-Zuordnungen lange Reaktionszeiten aufweisen (z.B. auf einen linken Reiz mit einer rechten Reaktion reagieren).

Kompatibilitätseffekte können natürlich nicht nur bei Reaktionen auftreten, die sich in räumlichen Merkmalen unterscheiden. So beschrieb z.B. bereits Donders auch einen akustischen Kompatibilitätseffekt. Er besteht darin, daß das Aussprechen eines von mehreren Vokalen weniger Zeit beansprucht, wenn der entsprechende Laut als akustischer Reiz vorgegeben wird, als dann, wenn der entsprechende Buchstabe als visueller Reiz dargeboten wird (ein neuerer Überblick über verschiedene Kompatibilitätseffekte findet sich bei Kornblum, 1992). Wir wollen uns hier aber ausschließlich auf *räumliche Kompatibilitätseffekte* konzentrieren, d.h. auf solche Aufgaben, in denen die zur Wahl stehenden Reaktionen sich in räumlichen Merkmalen unterscheiden.

Die methodische Logik moderner Kompatibilitätsexperimente ist denkbar einfach – einfacher noch als die etwas umständliche Logik der Dondersschen Pionierexperimente. In den Bedingungen, die Donders miteinander verglich, waren jeweils mehrere Faktoren miteinander konfundiert. So unterschieden sich die Fuß- und die Farbstimulationsaufgabe z.B. nicht nur in der Geläufigkeit der Reiz-Reaktions-Zuordnungen, sondern zugleich auch 1) in der Modalität der Stimulation (elektrisch versus visuell), 2) im Ort der Stimulation (elektrischer Reiz *am Fuß* versus farbiger Reiz *an der Wand*) sowie möglicherweise 3) in der Unterscheidbarkeit der beiden Reize. Unterschiede, die zwischen den beiden Aufgaben auftreten, können daher nicht eindeutig auf einen dieser Faktoren zurückgeführt werden. Mit der Subtraktion der einfachen von den Wahlreaktionszeiten hat Donders zwar versucht, diese Faktoren zum Teil zu eliminieren. Doch bleibt es dabei, daß er im Grunde Äpfel mit Birnen verglich, so daß eindeutige Schlußfolgerungen schwer zu ziehen sind.

Moderne Kompatibilitätsexperimente gehen diesem Problem dadurch aus dem Weg, daß sie Aufgaben verwenden, in denen nicht nur die gleichen Reaktionen, sondern auch die gleichen Reize vorkommen und die sich ausschließlich in den Zuordnungsvorschriften zwischen Reizen und Reaktionen unterscheiden, die in der Instruktion niedergelegt sind. Im folgenden diskutieren wir zwei Aufgaben dieser Art, die in der Literatur besonders intensiv diskutiert worden sind: *Fitts-Aufgaben* und *Simon-Aufgaben*.

Fitts-Aufgaben.   Die systematische Untersuchung von Kompatibilitätseffekten wurde in den fünfziger Jahren durch den amerikanischen Psychologen Paul Fitts begründet. Motiviert war diese Forschung keineswegs nur von theoretischer Neugier, sondern auch von praktischen Problemen – Problemen, die z.B. die Optimierung der Gestaltung von Arbeitsplätzen und Kontrollständen in komplexen technischen Systemen wie z.B. Flugzeug-Cockpits oder Kraftwerkzentralen betraf. Eines der Experimente, das Fragen der räumlichen Kompatibilität in den Vordergrund stellt, ist eine Untersuchung von Fitts und Deininger (1954). In diesem Experiment wurde die Ausführung einer bestimmten Wahlreaktionsaufgabe unter unterschiedlichen Reizbedingungen untersucht.

Die Grundstruktur der Aufgabe, die in allen Bedingungen gleich war, ist in Abbildung 9.6 illustriert: Die Versuchsperson saß an einem Tisch und hielt einen Metallstift in der Hand, der auf ein entsprechendes Signal hin so schnell wie möglich in eine bestimmte Richtung bewegt werden mußte. Als Reaktionszeit wurde die Zeit gemessen, die vom Beginn der Darbietung des Reizes bis zu dem Moment verstreicht, in dem der Stift von der Ausgangsposition abhebt.

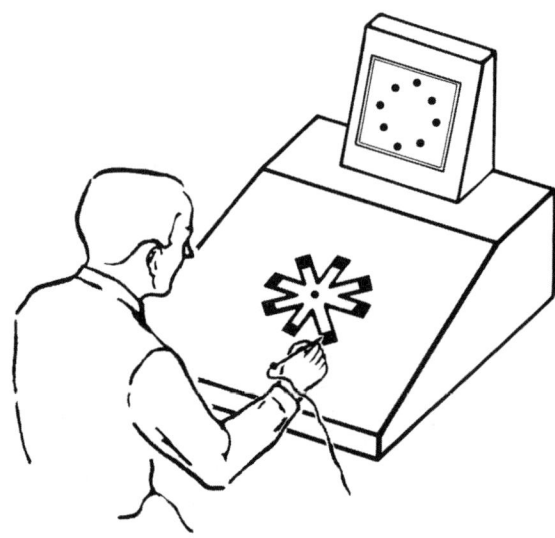

9.6 Illustration der Reaktionsaufgabe in dem Experiment von Fitts und Deininger (1954). Am oberen Ende des schrägen Pults befindet sich das Reizdisplay. Die Reaktion ist in allen Fällen auf dem achtstrahligen Stern auf der Schrägfläche des Pultes auszuführen. Näheres im Text. (Nach Fitts & Deininger, 1954.)

Die Aufgabe verlangte also die Wahl zwischen acht Reaktionen, die sich in einem räumlichen Merkmal unterscheiden, nämlich der Richtung der auszuführenden Bewegung. Die kritische Manipulation betraf zum einen die Reize, die verwendet wurden, um diese Reaktionen hervorzurufen und zum anderen die Regeln für die Zuordnung von Reaktionen zu Reizen. Abbildung 9.7 illustriert vier Versuchsbedingungen, die sich aus der Kombination von zwei Reizbedingungen und zwei Zuordnungsbedingungen ergaben.

Die Darbietung der Reize konnte in kreisförmiger Anordnung oder symbolisch erfolgen. Bei *kreisförmiger Anordnung* bestand das Reizdisplay aus acht Lampen, die die gleiche räumliche Anordnung aufwiesen wie die acht Zielpositionen der Reaktionsanordnung (vgl. Abbildung 9.6). Bei dieser Reizanordnung konnte die Instruktion eine kompatible oder eine inkompatible Reaktionszuordnung verlangen. In der kompatiblen Aufgabe war das Aufleuchten einer der acht Lampen durch eine Reaktionsbewegung in die entsprechende Richtung zu beantworten. In der inkompatiblen Aufgabe war die Zuordnung zwischen Reizen und Reaktionen zufällig. In der *symbolischen Reizbedingung* wurden die Reaktionen durch digitale Uhrzeitangaben spezifiziert. Hier war die kompatible Zuordnung so gewählt, daß die Bewegung in der Richtung zu erfolgen hatte, die der kleine Zeiger einer Analoguhr bei der entsprechenden Uhrzeit anzeigen würde; für die inkompatible Zuordnung war abermals eine zufällig gewählte, willkürliche Zuordnung zwischen Uhrzeitangaben und Reaktionsrichtungen gültig.

Um Transfereffekte zwischen den Bedingungen zu vermeiden, wurde jede Bedingung mit einer unabhängigen Gruppe von jeweils zehn Versuchspersonen untersucht. Die Ergebnisse, die in Abbildung 9.7 eingetragen sind, geben die mittleren Reaktionszeiten und Fehlerraten der sechs Versuchsgruppen wieder. Der massivste Effekt, den diese Daten zeigen, ist der Kompatibilitätseffekt in der kreisförmigen Reizbedingung:

Reizbedingung

	kreisförmig	symbolisch
kompatible Zuordnung	*(Anordnung der 8 Reize als schwarze Punkte mit Pfeilen)*	12.00 ↑ 1.30 ↗ 3.00 → 4.30 ↘ 6.00 ↓ 7.30 ↙ 9.00 ← 10.30 ↖
RZ: FR:	397 ms 1 %	675 ms 4.8 %
inkompatible Zuordnung	*(Anordnung der 8 Reize als schwarze Punkte mit Pfeilen)*	6.00 ↑ 12.00 ↗ 9.00 → 7.30 ↘ 10.30 ↓ 1.30 ↙ 4.30 ← 3.00 ↖
RZ: FR:	1111 ms 13.7 %	886 ms 8.6 %

9.7 Versuchsbedingungen und Ergebnisse des Experiments von Fitts und Deininger (1954). In der Kreisbedingung geben die schwarzen Punkte die Anordnung der 8 Reize wieder. In der symbolischen Bedingung geben die Ziffern die 8 Reize wieder; sie sind als Uhrzeiten zu lesen. Die Pfeile geben die Richtung der Reaktionen an, mit denen auf die jeweiligen Reize zu reagieren ist. RZ: Reaktionszeit; FR: Fehlerraten. Weitere Erläuterung im Text.

Hier sind die Reaktionen in der kompatiblen Bedingung sehr schnell und praktisch fehlerfrei, in der inkompatiblen Bedingung dagegen außerordentlich langsam und mit vielen Fehlern durchsetzt. Numerisch deutlich geringer ist der Kompatibilitätseffekt dagegen in der symbolischen Reizbedingung; auch hier tritt er in den Reaktionszeiten und in den Fehlern in Erscheinung.

Welche Rückschlüsse lassen diese Ergebnisse auf die Mechanismen zu, die der räumlichen Steuerung der Reaktionen zugrunde liegen? Vergleicht man die kreisförmige und die symbolische Reizbedingung, wird deutlich, daß der räumliche Kompatibilitätseffekt zwei Komponenten hat. Zum einen ist ein deutlicher *Leistungsvorteil* zugunsten der kreisförmigen Anordnung zu verzeichnen: Bei Kreisanordnung sind Reaktionszeiten und Fehler deutlich niedriger als bei symbolischer Stimulation. Dies scheint ein Hinweis darauf zu sein, daß die Spezifikation von räumlichen Reaktionseigenschaften begünstigt und unterstützt wird, wenn die auslösenden Reize bereits selbst entsprechende Eigenschaften aufweisen. Zum anderen ist aber auch ein nicht minder ausgeprägter *Leistungsnachteil* bei inkompatibler räumlicher Zuordnung zu verzeichnen: Reaktionszeiten und Fehler sind hier bei der kreisförmigen Anordnung wesentlich höher als in der entsprechenden symbolischen Reizbedingung. Dies legt die Vermutung nahe, daß die von den Reizpositionen ausgehende räumliche Information auch dann wirksam wird, wenn sie nicht direkt in entsprechende Bewegungsrichtungen umgesetzt werden kann und deshalb bei der Auswahl der Reaktionen ignoriert werden muß. Die von den Reizen ausgehende räumliche Information scheint auf die Auswahl der Reaktionen durchzuschlagen und sich in hohen Reaktionszeiten und Fehlerraten bemerkbar zu machen.

Die Ergebnisse des Experiments lassen sich somit wie folgt zusammenfassen: Wenn die Reizinformation geeignet ist, räumliche Eigenschaften der geforderten Reaktion direkt zu spezifizieren, tritt ein deutlicher Leistungsvorteil ein, und umgekehrt ist eine deutliche Leistungseinbuße zu beobachten, wenn sie räumliche Eigenschaften aufweist, die geeignet sind, irgendeine andere als die jeweils geforderte Reaktion zu spezifizieren. Ähnliche Effekte, die auf der Korrespondenz zwischen räumlichen Eigenschaften von Reizen und räumlichen Eigenschaften der ihnen zugeordneten Reaktionen beruhen, sind in zahlreichen weiteren Experimenten beschrieben worden (Loveless, 1961; Übersicht bei Welford, 1980). Noch einen Schritt weiter ging ein Experiment von Leonard (1959), in dem Reize und Reaktionen einander in räumlicher Hinsicht nicht nur entsprachen, sondern geradezu identisch waren. Leonards Experiment wurde später von Smith (1977, 1978) in erweiterter und besser kontrollierter Form wiederholt. Der methodische Trick dieser Experimente bestand darin, daß die Stimulation durch Vibrationsreize an den reagierenden Fingern erfolgte. Im kompatiblen Fall hatte der jeweils gereizte Finger zu reagieren, im inkompatiblen Fall irgendein anderer Finger.

In der Replikationsstudie von Smith (1978) wurden drei verschiedene Zuordnungsbedingungen untersucht: direkte Zuordnung (kompatible Zuordnung, bei der der jeweils gereizte Finger zu reagieren hat), symmetrische Zuordnung (bei der der jeweils entsprechende Finger der anderen Hand zu antworten hat) sowie verschobene Zuordnung, bei der die Zeigefinger und kleinen Finger sowie die Ringfinger und Mittelfinger der beiden Hände einander zugeordnet waren (Abbildung 9.8). In allen drei Zuordnungsbedingungen wurde außerdem die Zahl der zur Wahl stehenden Alternativen variiert. So konnten die Vibrationsreize an zwei, an vier oder an acht Fingern auftreten, und dementsprechend war eine von zwei, von vier oder von acht Reaktionen auszuwählen. Die Ergebnisse sind im rechten Teil von Abbildung 9.8 dargestellt.

Wie man sieht, unterscheiden sich die Reaktionszeiten für die direkte Zuordnung, bei der Reiz- und Reaktionsort zusammenfallen, von den Ergebnissen für die beiden indirekten Zuordnungen, bei denen keine derartige Ortsidentität gegeben ist, in zweifa-

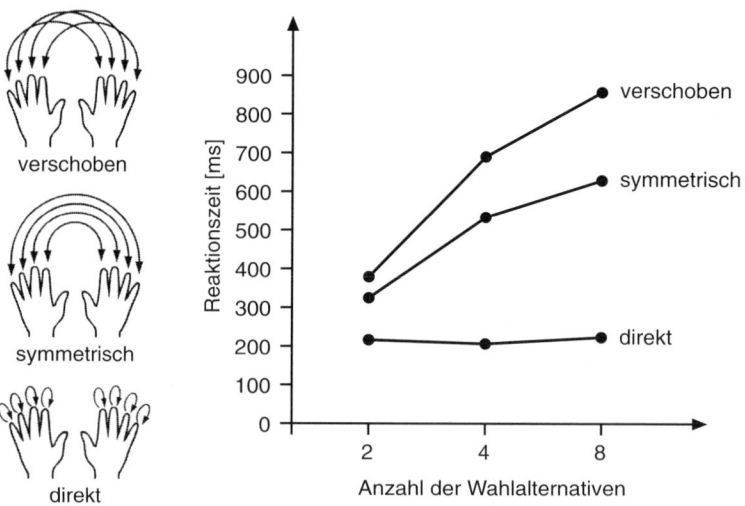

9.8 Zuordnungsbedingungen und Ergebnisse des Experiments von Smith (1968, zitiert nach Welford, 1980, Tabelle 3.5, S. 94). Links (von oben nach unten): verschobene, symmetrische und direkte Zuordnung von Reiz- und Reaktionsfinger. Rechts: Reaktionszeit als Funktion der Wahlalternativen.

cher Weise: Erstens sind die Reaktionszeiten im Mittel wesentlich kürzer, und zweitens zeigen sie keinerlei Abhängigkeit von der Anzahl der Wahlalternativen – im Unterschied zu den beiden indirekten Zuordnungsbedingungen, in denen der übliche Anstieg der Reaktionszeit mit der Zahl der Alternativen zu beobachten ist. Danach scheint bei direkter Zuordnung gar keine Wahl zwischen verschiedenen Reaktionsalternativen stattzufinden, sondern eine direkte Aktivierung des jeweils stimulierten Fingers. In den indirekten Zuordnungsbedingungen scheint dagegen „Übersetzung" von Reizen in Reaktionen zu erfolgen, die mehr Zeit beansprucht und darüber hinaus von der Zahl der Alternativen abhängt.

Als Zwischenbilanz ist festzuhalten, daß es für die Steuerung der Auswahl von Handlungen, die sich in räumlichen Eigenschaften unterscheiden, nicht gleichgültig ist, in welchen Eigenschaften sich die Reize unterscheiden, denen diese Handlungen in der jeweiligen experimentellen Zuordnungsvorschrift zugeordnet sind. Vielmehr scheint eine Art Ähnlichkeitsprinzip am Werk zu sein, das dafür sorgt, daß die Darbietung von Reizen, die bestimmte räumliche Merkmale tragen, solche Reaktionen begünstigen, die die gleichen Merkmale aufweisen und solche Reaktionen beeinträchtigen, die andere räumliche Merkmale zeigen.

Simon-Aufgaben.   Was geschieht, wenn Reize und Reaktionen räumliche Merkmale tragen, die Zuordnungsvorschrift aber so angelegt ist, daß die Auswahl der Reaktionen von ganz anderen Eigenschaften der Reize abhängig gemacht wird als ihren räumlichen Merkmalen? Eine Aufgabe mit dieser Grundstruktur wurde in den späten sechziger Jahren von den amerikanischen Psychologen J. Richard Simon in die Literatur eingeführt (Simon & Rudell, 1967).

In einer Simon-Aufgabe stehen zwei Reaktionen zur Wahl, die sich in einem räumlichen Merkmal unterscheiden. In den meisten Experimenten wurden räumlich angeordnete Reaktionstasten verwendet, die z.B. mit der linken versus rechten Hand zu bedienen waren. Im Unterschied zu Fitts-Aufgaben werden die beiden Reaktionen in Simon-Aufgaben jedoch an ein nicht-räumliches Reizmerkmal gebunden – etwa an einen Sinuston, dessen Frequenz (z.B. 200 versus 500 Hz) die Reaktion bestimmt. Die Aufgabe besteht also darin, auf einen niedrigen Ton mit der linken und auf einen hohen Ton mit der rechten Taste zu reagieren.

Kennzeichnend für Simon-Aufgaben ist nun, daß die Töne außerdem noch in ihrer räumlichen Position variieren: So werden sie z.B. über einen Kopfhörer auf dem rechten oder dem linken Ohr dargeboten. Dabei ist die *Identität des Reizes* (hoch versus tief) reaktionsrelevant, die *Position des Reizes* dagegen vollständig irrelevant. Mit anderen Worten: Die Auswahl der Reaktion hat sich nur nach der Reizidentität (Tonhöhe) zu richten und sich nicht darum zu kümmern, ob der betreffende Ton links oder rechts dargeboten wird. Der entscheidende Unterschied zwischen Fitts-Aufgaben und Simon-Aufgaben besteht also darin, daß die räumlichen Merkmale der Reize dort reaktionsrelevant sind, hier dagegen nicht.

Die linke Hälfte von Abbildung 9.9 zeigt ein typisches Simon-Experiment und sein charakteristisches Ergebnis (Simon, Hinrichs & Craft, 1970). In diesem Experiment wurden hohe (H) oder tiefe (T) Töne dargeboten, und in der hier illustrierten Teilbedingung verlangte die Zuordnungsvorschrift auf hohe Töne mit dem Zeigefinger der linken Hand und auf tiefe Töne mit dem Zeigefinger der rechten Hand zu reagieren. Die Töne wurden monaural dargeboten, d.h. immer nur auf jeweils einer Seite eines Kopfhörers. Daraus ergibt sich, daß bei Darbietung eines hohen Tones auf der linken und eines tiefen Tones auf der rechten Seite Kompatibilität besteht zwischen dem irrelevanten räumlichen Reizmerkmal und dem räumlichen Merkmal der geforderten Reaktion (H+ bzw. T+), während die Verhältnisse inkompatibel sind, wenn ein tiefer Ton links oder ein hoher Ton rechts geboten wird (T– bzw. H–).

Wie die Ergebnisse zeigen, wird die Reaktionszeit von der Kompatibilität mit dem irrelevanten Reizmerkmal sehr stark beeinflußt: Für beide Hände gilt, daß die Reaktion, die sie ausführen, dann, wenn der ihnen zugeordnete Reiz auf der gleichen Seite dargeboten wird, sehr viel schneller ist als dann, wenn er auf der gegenüberliegenden Seite dargeboten wird. Die Reaktionszeitdifferenz, die von der irrelevanten Reizposition ausgeht, ist beträchtlich: Sie beträgt für beide Hände ungefähr 60 ms. Das Experiment zeigt also, daß räumliche Eigenschaften von Reizen auf die Steuerung räumlicher Eigenschaften von Reaktionen selbst dann durchschlagen, wenn die Instruktion ihnen überhaupt keine reaktionsrelevante Rolle zuschreibt.

Bisher haben wir uns damit begnügt, von der Steuerung räumlicher Merkmale von Reaktionen zu sprechen, ohne genau zu sagen, was damit gemeint ist. An der Simon-Aufgabe läßt sich veranschaulichen, daß die verführende Wirkung, die die Reizposition auf die Auswahl der Reaktion ausübt, auf verschiedenen Ebenen wirksam sein kann. Zum einen kann der Effekt in der *anatomischen Korrespondenz* von Reiz und

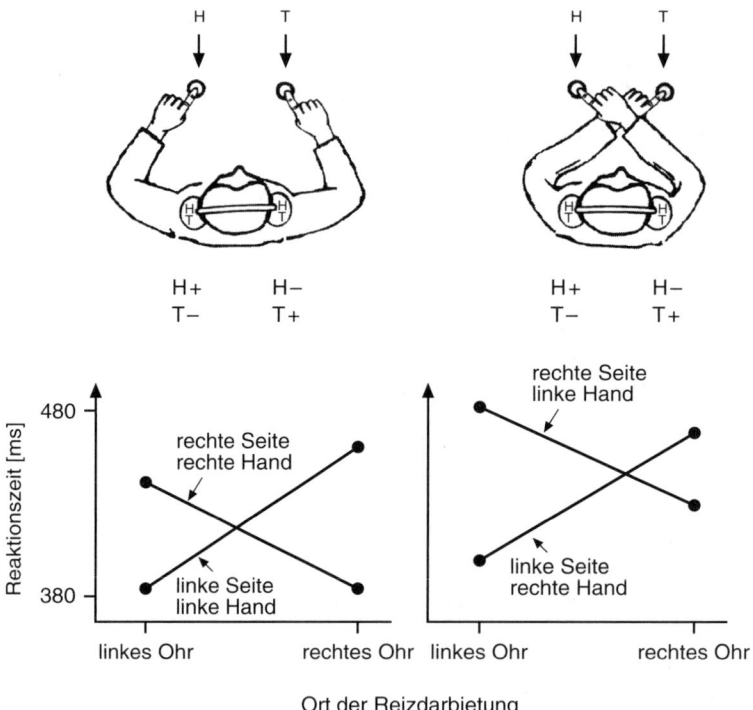

9.9 Simon-Effekt bei ungekreuzten und gekreuzten Armen (Simon, Hinrichs & Craft, 1970, Experiment 1). Links: normaler Simon-Effekt. Über den linken oder rechten Kopfhörer wird ein hoher oder tiefer Ton dargeboten (H bzw. T); die Tonhöhe legt fest, welche von zwei Tasten zu betätigen ist (im Beispiel: wenn H, dann links; wenn T, dann rechts). Unter diesen Bedingungen entsteht der normale Simon-Effekt (Begünstigung bei Korrespondenz zwischen Reizseite und Reaktionsseite: H+/T+ im Vergleich zu T–/H–). Rechts: Simon-Effekt bei überkreuzten Armen. Der Effekt bleibt unverändert, obwohl die Hände vertauscht sind.

Reaktion begründet sein. Reaktionen sind schnell, wenn der Reiz, der sie auslöst, auf der gleichen Körperseite dargeboten wird wie die Hand, die sie auszuführen hat, und sie sind langsam, wenn Reiz- und Reaktionsseite verschieden sind. Die anatomische Korrespondenz bezieht sich nicht nur auf die Körperanatomie, sondern zugleich auch auf die Hirnanatomie: Reize, die im linken Ohr dargeboten werden, erfahren ihre sensorische Primärprojektion in der rechten Hirnhemisphäre – derjenigen Hemisphäre, die auch die führende Rolle bei der Steuerung der linken Hand spielt – und Entsprechendes gilt für die rechte Körperseite und ihrer Vertretung in der linken Hirnhemisphäre. Denkbar ist danach, daß der Simon-Effekt nichts weiter als die anatomischen Verschaltungsverhältnisse im auditorischen und motorischen Cortex widerspiegelt.

Zum anderen könnte die Grundlage des Effekts aber auch in der *räumlichen Korrespondenz* von Reizorten und Reaktionsorten liegen. In den kompatiblen Durchgängen ist ein Reiz auf der linken Seite mit einer Reaktion auf der linken Seite zu beantworten, in inkompatiblen Durchgängen erscheint dagegen links ein Reiz, der rechts zu beantworten ist. Prinzipiell ist diese räumliche Korrespondenz von den anatomischen Verhältnissen völlig unabhängig, und sie könnte ebenso gut für den Effekt verantwortlich sein. Allerdings sind diese beiden Faktoren im normalen Simon-Versuch untrennbar konfundiert, denn es ist immer die (anatomisch) rechte bzw. linke Hand, die Reaktionen auf der (räumlich) rechten bzw. linken Seite ausführt. Kritisch muß dagegen sein, was geschieht, wenn die Aufgabe mit überkreuzten Armen zu bearbeiten ist. Dann sollte sich entscheiden, was zählt: die neuroanatomischen oder die räumlichen Verhältnisse.

Das Ergebnis, das dem gleichen Experiment von Simon, Hinrichs und Craft (1970) entnommen ist, läßt an Eindeutigkeit nichts zu wünschen übrig (vgl. Abbildung 9.9): Wird der Reiz auf dem linken Ohr dargeboten, sind Reaktionen auf der linken Seite wesentlich schneller als auf der rechten Seite; wird der Reiz auf dem rechten Ohr dargeboten, gilt das Umgekehrte. Das Muster ist also das gleiche, wie im Ausgangsexperiment, *obwohl* sämtliche Reaktionen mit der anatomisch gegenseitigen Hand ausgeführt wurden. Zwar sind die Reaktionszeiten bei gekreuzten Händen durchweg etwas höher als bei ungekreuzten Händen, aber das Ergebnismuster und die Größenordnung des Simon-Effekts werden durch die Kreuzung der Hände nicht tangiert. Es sind also die räumlichen Korrespondenzbeziehungen zwischen Reizen und Reaktionen, die zählen, und nicht die anatomischen Verschaltungsverhältnisse.

Der Simon-Effekt beruht danach auf der räumlichen Korrespondenz zwischen dem Ort der Reizung und dem Ort der Handlung. Was aber definiert den Ort der Handlung? Bei einem einfachen Tastendruck mag das klar sein, aber bereits bei einer nur geringfügig komplizierteren Handlung wie z.B. dem Einschalten einer Lampe durch Betätigung eines Schalters ist die Antwort nicht ganz so klar. Viele Handlungen, die wir ausführen, haben (mindestens) zwei Komponenten, die räumlich getrennt sein können: Die *Bewegung*, die ausgeführt wird und der *Effekt*, der dadurch bewirkt wird. Die Bewegung, die den Schalter betätigt, findet dort statt, wo der Schalter montiert ist. Der Effekt kann aber an einer ganz anderen Stelle eintreten. Auf den ersten Blick scheint es allerdings, als gäbe es keinen vernünftigen Weg, diese Unterscheidung auf die bisher besprochenen Aufgaben anzuwenden, denn in ihnen fallen Bewegung und Effekt vollkommen zusammen: Die Bewegung besteht darin, daß eine Taste *betätigt wird*, und der dadurch bewirkte Effekt besteht darin, daß die Taste schließlich *betätigt ist*. Beides – das Betätigtwerden und das Betätigtsein – findet natürlich im gleichen Ort statt.

Was aber geschieht, wenn man Bewegung und Effekt räumlich trennt – z.B. derart, daß eine Bewegung auf der rechten Seite stets einen Effekt auf der linken Seite erzeugt und vice versa? Bezieht sich die Korrespondenz zwischen Reiz- und Reaktionsort dann auf den Ort der Bewegung (*räumliche Korrespondenz*) oder auf den Ort des Effekts, der durch die Bewegung bewirkt werden soll (*intentionale Korrespondenz*)? Dieser Frage ist ein Experiment von Hommel (1993) nachgegangen. Hier waren nicht die Arme der Versuchsperson gekreuzt, sondern die Verbindungen zwischen Reaktionen und ihren Effekten. Als Reize dienten wieder hohe und tiefe Töne, die diesmal über links und rechts montierte Lautsprecher dargeboten wurden. Tonhöhe war die relevante Reizdimension, d.h. sie bestimmte die Reaktion. Die Position der Tondarbietung (links versus rechts) war das irrelevante räumliche Merkmal. Die Skizze in Abbildung 9.10 veranschaulicht eine Unterbedingung, in der hohe Töne mit der linken und tiefe Töne mit der rechten Taste zu beantworten waren. Die Besonderheit der Versuchsanordnung bestand darin, daß das Betätigen einer Taste dazu führte, daß auf der Gegenseite eine Lampe aufleuchtete. Das Aufleuchten der Lampe sollte als wahrnehmbarer Handlungseffekt fungieren. Die Überkreuzverbindung zwischen Tasten und Lampen sollte für die räumliche Dissoziierung von Positionen der Handlungen (Tasten) und Positionen der Handlungseffekte (Lampen) sorgen.

Das Experiment wurde mit zwei Versuchspersonengruppen durchgeführt, die unterschiedliche Instruktionen erhielten. In der Kontrollgruppe wurden die Versuchspersonen (Vpn) instruiert, so schnell wie möglich die durch den Ton angezeigte Taste zu betätigen. Die Lampen spielten in dieser Instruktion keine Rolle und wurden nur beiläufig erwähnt. In der Experimentalgruppe verlangte die Instruktion dagegen, bei

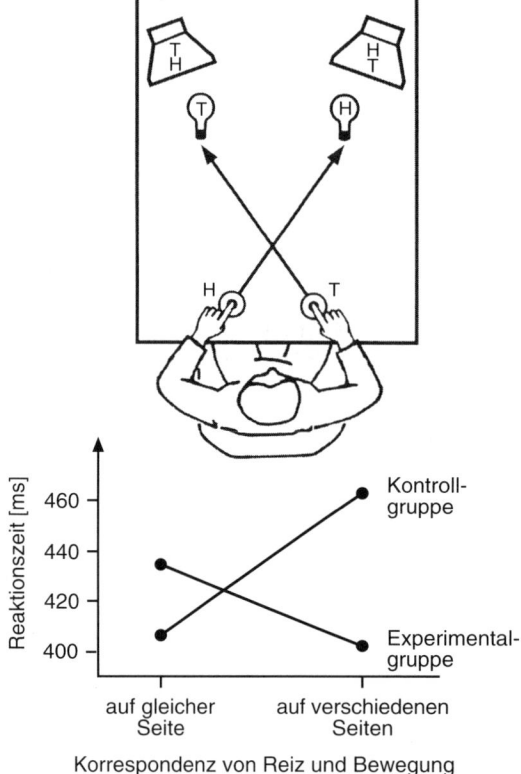

9.10 Skizze zur Illustration des Simon-Effekts in dem Experiment von Hommel (1990, 1993). Oberer Teil: Jede Handlung, die die Vp ausführt, hat eine rechte und eine linke Komponente. Wenn sie die rechte Taste betätigt, ist die Bewegungskomponente der Handlung auf der rechten Seite angesiedelt, die Effektkomponente dagegen auf der linken Seite. Die beiden Versuchsgruppen unterscheiden sich darin, daß die Instruktion in der Kontrollgrupppe die Bewegungskomponente betont, in der Experimentalgruppe dagegen die Effektkomponente. Unterer Teil: Reaktionszeiten für die beiden Versuchsgruppen in Abhängigkeit von der räumlichen Korrespondenz zwischen Reizseite und Bewegungsseite (Reiz und Bewegung auf gleicher Seite versus auf verschiedenen Seiten).

Darbietung eines Tons so schnell wie möglich die entsprechende Lampe anzuschalten
– diesmal unter nur beiläufiger Erwähnung von Händen und Tasten.

Abbildung 9.10 zeigt das Ergebnis für die beiden Gruppen in komprimierter Form.
Für die Kontrollgruppe ist ein gewöhnlicher Simon-Effekt zu erwarten: Bei Korrespondenz zwischen Reiz- und Reaktionsseite sind kürzere Reaktionszeiten zu erwarten
als bei Nichtkorrespondenz. Dies war in der Tat der Fall; es wurde ein normaler
Simon-Effekt beobachtet. In der experimentellen Gruppe sollte sich jedoch entscheiden, ob auch hier nach wie vor die Korrespondenz zwischen Reiz- und Reaktionsort
zählt – oder ob es jetzt die Korrespondenz zwischen dem Ort des Reizes und dem Ort
des Handlungseffekts ist, die die Reaktion begünstigt. Die Ergebnisse zeigen, daß dies
tatsächlich der Fall war. In der experimentellen Gruppe ist nicht mehr der Ort der
Bewegung für die resultierenden Kompatibilitätsverhältnisse ausschlaggebend, sondern der Ort des durch die Bewegung erzeugten *Effekts*. So ist z.B. unter dieser
Instruktion die rechte Hand, die in dem in Abbildung 9.10 skizzierten Beispiel auf tiefe
Töne antwortet, bei Darbietung des Tons im linken Lautsprecher schneller als bei
Darbietung im rechten Lautsprecher. Mit anderen Worten: Reaktionen sind schnell,
wenn räumliche Eigenschaften der Reize mit räumlichen Eigenschaften der Handlungseffekte korrespondieren (obgleich die betreffenden Bewegungen jeweils auf der
nichtkorrespondierenden Seite auszuführen sind), und Reaktionen sind langsam, wenn
keine derartige Korrespondenz zwischen Reizen und Effekten besteht (obgleich die
Bewegungen in diesem Fall auf der Reizseite auszuführen sind).

Zusammenfassend lassen sich aus den Ergebnissen der Untersuchung von Simon-
Aufgaben somit zwei Schlußfolgerungen ableiten, die für die Beantwortung der Ausgangsfrage dieses Abschnitts von Bedeutung sind. Die allgemeine Schlußfolgerung ist
die, daß räumliche Eigenschaften von Reizen in Wahlreaktionsaufgaben auch dann in
die Steuerung der räumlichen Aspekte von Reaktionen eingreifen, wenn sie aufgaben-
irrelevant sind. Die zweite, spezifischere Schlußfolgerung grenzt die Steuerungsebene
ein, auf der diese Effekte zustandekommen. Wir sahen, daß die Ausführung von
Handlungen dann erleichtert ist, wenn räumliche Reizmerkmale räumliche Merkmale
der intendierten Handlungseffekte vorwegnehmen. Dieser Zusammenhang weist darauf hin, daß die zugrundeliegenden Steuerungsprozesse nicht auf der Ebene elementarer sensomotorischer Interaktionsprozesse angesiedelt sein können. Sie müssen sich
vielmehr in einem höheren, kognitiven Repräsentationsmedium abspielen, in dem
Handlungen nicht nur durch räumliche und zeitliche Eigenschaften von Körperbewegungen repräsentiert sind, sondern ebenso durch Eigenschaften der Effekte und Ziele,
die durch diese Bewegungen bewirkt bzw. angestrebt werden.

9.3.2   Gemeinsame Repräsentationen

Wenn man nach einem theoretischen Rahmen zur Erklärung von Kompatibilitätseffekten sucht, kann man zwei Perspektiven einnehmen. Die eine geht vom Reiz aus und
fragt, wie es möglich ist, daß bestimmte Reize bevorzugt bestimmte Reaktionen hervorrufen. Die andere geht von der Reaktion aus und fragt, wie es möglich ist, daß eine
gegebene Reaktion durch bestimmte Reize leichter als durch andere hervorgerufen
werden kann. Antworten auf diese Fragen lassen sich nur schwer finden, wenn man
von den traditionellen theoretischen Rahmenvorstellungen ausgeht, die die Psychologie für die Erklärung des Funktionszusammenhangs zwischen Wahrnehmung und
Handlungssteuerung bereithält. Diese Vorstellungen sind seit jeher von der Idee getra-

gen, daß zwischen den afferenten Prozessen, die der Wahrnehmung zugrunde liegen, und den efferenten Prozessen, auf denen Handlungen beruhen, eine scharfe Grenze gezogen werden muß, und sie nehmen dementsprechend an, daß die Endglieder von Wahrnehmungsprozessen und die Anfangsglieder von Prozessen der Handlungssteuerung getrennt repräsentiert sind. Die Vermittlungsvorgänge, in denen Wahrnehmung und Handlungssteuerung sich gegenseitig berühren, werden im Rahmen dieser Konzeption dann als Prozesse der Zuordnung oder Übersetzung interpretiert: Die Endprodukte der Wahrnehmung werden in die Anfangsprodukte der Handlungssteuerung „übersetzt". Diese Übersetzung ändert aber nichts an der getrennten Repräsentation von Wahrnehmung und Handlung, im Gegenteil: Ein besonderer Übersetzungsprozeß ist notwendig, *weil* die Endglieder der Wahrnehmung und die Anfangsglieder der Handlungssteuerung getrennt repräsentiert sind.

Die räumlichen Kompatibilitätseffekte (und auch einige ähnliche Effekte im zeitlichen Bereich, auf die wir im kommenden Abschnitt eingehen) legen demgegenüber eine andere Konzeptualisierung der Beziehungen zwischen Wahrnehmung und Handlung nahe, die auf der Idee einer gemeinsamen Repräsentation der Endglieder des einen und der Anfangsglieder des anderen Prozeßzusammenhangs beruht. Der entscheidende Grund für diese theoretische Umorientierung ergibt sich aus dem Nachweis der Wirksamkeit eines Ähnlichkeitsprinzips zwischen Wahrnehmung und Handlung. Die räumlichen Kompatibilitätseffekte führen diesen Nachweis im räumlichen Bereich; in den im folgenden zu besprechenden Synchronisationsaufgaben zeigt sich das gleiche im zeitlichen Bereich.

Die Idee der gemeinsamen Repräsentation geht von der Annahme aus, daß im kognitiven System ein Repräsentationsmedium existiert, in dem die Endprodukte von Wahrnehmungsprozessen und die Anfangsglieder von Prozessen der Handlungssteuerung in vergleichbarer Form vertreten sind (*Common-Coding*-Hypothese, vgl. Prinz, 1990; Prinz, Aschersleben, Hommel & Vogt, 1995). In diesem Rahmen läßt sich die Wirksamkeit von Ähnlichkeit zwanglos erklären: Die Darbietung von Reizen aktiviert bestimmte Strukturen in diesem Medium – Strukturen, die zugleich entsprechende Eigenschaften von Reaktionen repräsentieren. Zur Erklärung dieser ähnlichkeitsbedingten Vermittlung ist es nicht erforderlich, daß die Reize reaktionsrelevant sind; ebensowenig bedarf es irgendwelcher besonderer Übersetzungsprozesse. Wenn Reize mit bestimmten (räumlichen) Eigenschaften dargeboten und verarbeitet werden, führt dies zu einer automatischen Aktivierung von Reaktionen mit entsprechenden Eigenschaften.

Wir vermuten, daß diese Induktionsprozesse nicht auf der Ebene elementarer sensomotorischer Mechanismen stattfinden, sondern auf einer kognitiven Repräsentationsebene, auf der Handlungen nicht nur als raum-zeitliche Muster von Körperbewegungen repräsentiert sind, sondern als komplexe Ereigniszusammenhänge, die die Ziele und die Effekte dieser Bewegungsmuster einschließen.

9.4   Zeitliche Steuerung von Handlungen

Die Fragen der zeitlichen Steuerung betreffen das *Wann?* von Handlungen und Handlungselementen. Dazu rechnen einerseits Fragen des internen Timings, d.h. der zeitlichen Abfolge und Anordnung von Handlungen und Handlungselementen untereinander, zum anderen aber auch Fragen des externen Timings, d.h. der Synchronisation von Handlungen mit externen, handlungsunabhängigen Ereignissen.

Um die Kontrollmechanismen zu untersuchen, die der zeitlichen Steuerung von Handlungen zugrunde liegen, bieten sich zunächst einfache, sequentielle Aufgaben wie z. B. das Tapping an. Beim Tapping sollen die Vpn zumeist mit einem Zeigefinger gleichmäßig oder in einem bestimmten vorgegebenen Rhythmus auf eine Taste drücken. Dabei wird der Takt häufig durch ein Metronom vorgegeben, und die Aufgabe der Vpn ist es, ihre Tastendrücke mit den Schlägen des Metronoms zu synchronisieren. Eine solche Synchronisationsaufgabe wurde bereits 1886 von Stevens verwendet und ist schematisch in Abbildung 9.11 dargestellt. Die Vpn hören eine Sequenz von Metronomschlägen oder kurzen Tönen (Klicks) und sollen diese mit einer Sequenz von synchronen Tastendrücken (Taps) begleiten. Nach dieser Synchronisationsphase, die bei Stevens (1886) ebenso wie in vielen späteren Untersuchungen nur dazu dient, eine Sequenz von motorischen Handlungen zu etablieren, wird die zeitliche Steuerung der Tapsequenz in Abwesenheit der Metronomschläge untersucht, d.h. das Metronom wird gestoppt und die Vp soll fortfahren, die gleichen Intervalle wie in der Synchronisationsphase zu produzieren (Continuation-Phase). Gemessen werden dabei vor allem die Intervalle zwischen aufeinanderfolgenden Tastendrücken (Intertap-Intervalle) und/ oder – in der Synchronisations-Phase – die Abweichung des Tastendrucks vom Zeitpunkt, zu dem das Signal präsentiert wird (Asynchronie).

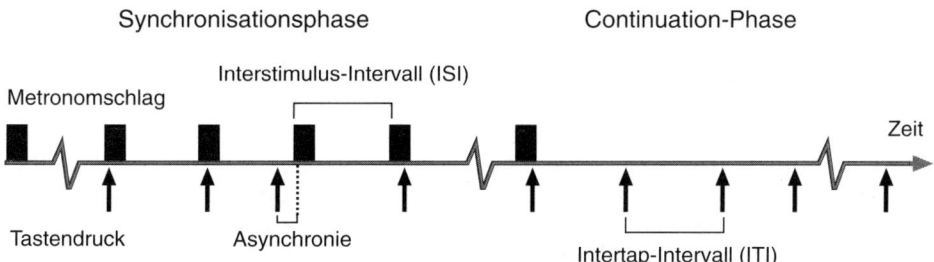

9.11 Sequenz in einer typischen Synchronisationsaufgabe mit anschließender Continuation-Phase.

Mit Hilfe dieser Aufgabe lassen sich unter anderem folgende zwei Fragen untersuchen: 1) Wie *regelmäßig* ist die zeitliche Steuerung von Handlungen? 2) Wie *präzise* erfolgt sie? Zur Beantwortung der zweiten Frage – der wir uns im folgenden zunächst zuwenden wollen – werden die zeitlichen Verhältnisse zwischen Signal und Tastendruck analysiert, während zur Untersuchung der ersten Frage vor allem die Variabilität der Intertap-Intervalle betrachtet wird. Im dritten und letzten Teil dieses Kapitels werden wir uns dann der Frage zuwenden, wie die zeitliche Steuerung von Handlungen erfolgt, wenn der zu produzierende Takt ein nicht-isochroner Rhythmus ist.

Wie präzise erfolgt die zeitliche Steuerung von Handlungen? Einer der ersten, der sich mit der Frage der zeitlichen Präzision von Handlungen in Tapping-Aufgaben auseinandergesetzt hat, war Dunlap (1910). Seine wichtigste Beobachtung dabei war, daß die Vpn in der Synchronisationsphase die Taste im Schnitt um etwa 30 ms zu früh betätigten. Dieser Effekt wurde in vielen nachfolgenden Untersuchungen immer wieder beobachtet und wird als *Synchronisationsfehler* oder *negative Asynchronie* bezeichnet.

Daß dieser Synchronisationsfehler kein Meßartefakt, sondern anscheinend notwendig ist, um bei den Vpn subjektiv den Eindruck zu erzeugen, synchron zu sein, belegen Experimente mit sogenannten Pseudo-Synchronisationsbedingungen, die von Fraisse und Voillaume (1971) und Vos, Helsper und van Krysbergen (1992) durchgeführt wurden. In diesen Experimenten wurde zunächst die übliche Synchronisationsbedingung mit einem akustischen Führungssignal hergestellt. Das Führungssignal wurde jedoch nach ca. 20 Takten abgeschaltet und durch eine akustische Rückmeldung ersetzt, die vom Tastendruck der Vp ausgelöst und ohne Verzögerung präsentiert wurde. Da nun der Tastendruck und das vermeintliche Führungssignal (in Wahrheit die durch die Vp produzierte akustische Rückmeldung) exakt gleichzeitig passierten, wurde also künstlich eine Situation exakter Synchronizität zwischen Klick und Tap hergestellt. Diejenigen Vpn, die über diese Manipulation nicht informiert waren, beschleunigten ihre Taps zunehmend, d.h. sie bemühten sich, die negative Asynchronie zwischen Tap und Klick wieder herzustellen, da sie die tatsächlich vorhandene Synchronizität wohl nicht als solche empfanden. Trainiert man dagegen Vpn, exakte Synchronizität zwischen Klick und Tap herzustellen, indem man ihnen Rückmeldung über ihre Leistung gibt (*knowledge of results*, KR), dann berichten die Vpn, daß sie subjektiv *zu spät* auf die Taste drücken müssen, um die gewünschte, objektive Synchronizität herstellen zu können (Aschersleben, 1996).

Während Dunlap (1910) noch keine Erklärung für das zu frühe Tappen seiner Vpn lieferte, formulierte Paillard (1949) die Idee, daß möglicherweise Unterschiede in den Nervenleitungszeiten die Ursache für die negative Asynchronie sein könnten. Diese Idee wurde von Fraisse (1980) wieder aufgegriffen und von uns zu einer überprüfbaren Hypothese ausformuliert (Prinz, 1992; Aschersleben, 1994). Diese Hypothese nimmt an, daß unser kognitives System Synchronizität nicht auf externer Ebene (in der Klick und Tap stattfinden und *beobachtbar* sind), sondern auf zentraler Ebene herstellt (also im Gehirn, wo Klick und Tap *repräsentiert* sind). Genauer gesagt wird angenommen, daß die zentralen Repräsentationen von Klick und Tap synchronisiert werden. Wenn dies so ist, dann können aufgrund der unterschiedlichen Zeiten, die benötigt werden, um die jeweiligen zentralen Repräsentationen zu errichten, die externen Ereignisse selbst nicht synchron erfolgen. Die Zeit, die verstreicht, um vom Klick am Ohr eine Repräsentation auf zentraler Ebene aufzubauen, ist aufgrund der beteiligten zentralen und peripheren Nervenleitungs- und Verarbeitungszeiten sehr viel kürzer als die Zeit, die verstreicht, um vom Tap (bzw. seiner taktilen und kinästhetischen Rückmeldung) eine zentrale Repräsentation aufzubauen. Schon alleine aus rein anatomischen Gründen ist die Zeitstrecke zwischen Hand und Gehirn größer als zwischen Ohr und Gehirn. Um trotzdem Synchronizität auf zentraler Ebene herstellen zu können, muß der Tap dem Klick vorausgehen (vgl. Abbildung 9.12). Diese Hypothese betont damit die Bedeutung *afferenter* Informationen zur zeitlichen Steuerung von Handlungen.

Wie läßt sich nun eine derartige Hypothese testen? Eine einfache Möglichkeit besteht in der Variation des Intervalls zwischen dem Tap und seiner zentralen Repräsentation. Je länger dieses Intervall ist, desto mehr muß der Tap dem Klick vorausgehen, desto größer sollte also die Asynchronie werden. Eine einfache Möglichkeit, dies zu prüfen, ist folgende: Man bittet die Vpn, nicht mit der Hand, sondern mit dem Fuß, genauer, mit dem großen Zeh zu tappen. Dabei zeigt sich tatsächlich die erwartete Vergrößerung der Asynchronie in der Fußbedingung im Vergleich zur Handbedingung (95 ms versus 50 ms; Aschersleben, 1994; vgl. Abbildung 9.13).

Evidenz dafür, daß diese beobachtete Asynchronie-Differenz von 45 ms zwischen Hand und Fuß tatsächlich auf Unterschiede in peripheren und zentralen Verarbeitungs-

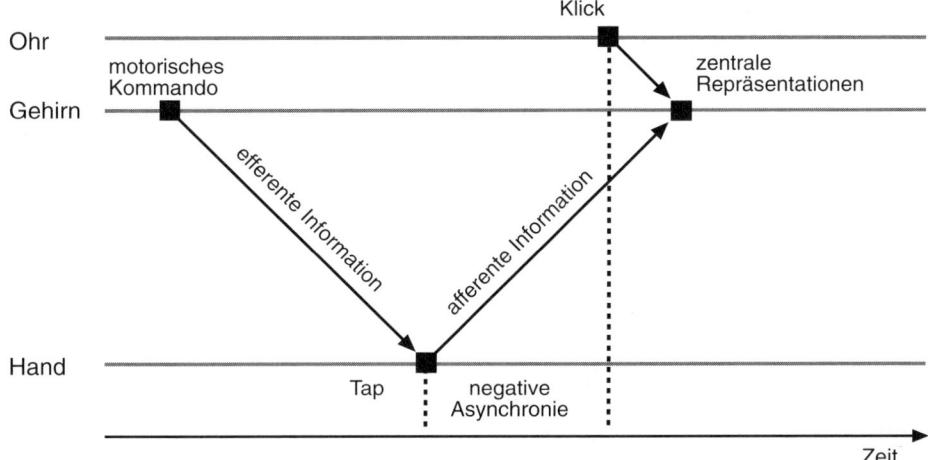

9.12 Illustration einer Hypothese zur Erklärung der negativen Asynchronie in Synchronisations-aufgaben (nach Prinz, 1992).

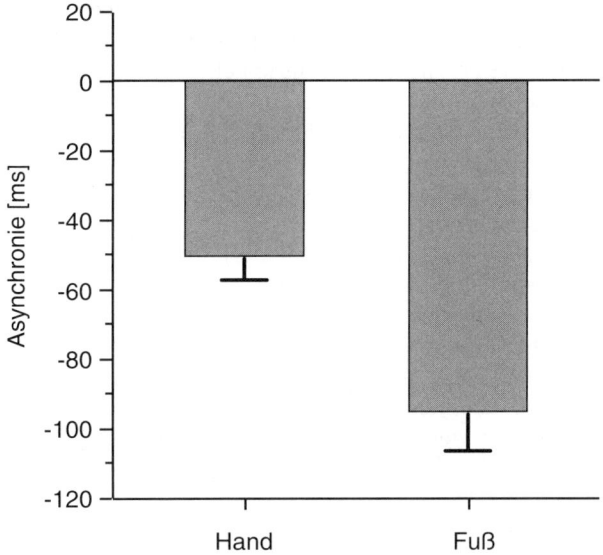

9.13 Mittlere Asynchronie in Abhängigkeit vom Effektor, der die Synchronisationsbewegung ausführt (nach Aschersleben, 1994).

prozessen beruhen könnte, liefern Daten aus EEG-Messungen. Shibasaki, Barrett, Halliday und Halliday (1981) erhoben evozierte Potentiale, während die Vpn mit der Hand oder dem Fuß tappten. Die sogenannte *post-motion frontal negativity*, die als Indikator für kinästhetisches Feedback interpretiert wird, zeigt eine Latenz von 50 ms für die Fuß- im Vergleich zur Handbedingung. Yamaguchi und Knight (1991, 1992) verglichen die Latenz der P3-Komponente im EEG nach taktiler Stimulation des Fußes mit derjenigen nach Stimulation der Hand. Sie beobachteten ebenfalls eine Latenzdifferenz von 50 ms, die sie sowohl auf Unterschiede in der peripheren Übertragung als auch auf corticale Prozesse zurückführen.

Daß für die zeitliche Steuerung beim Synchronisieren die afferenten und nicht die efferenten Informationen wichtig sind, zeigt sich auch in Experimenten von Bard et al. (1991, 1992), in denen Vpn Hand- und Fußtapping (hier ohne externes Führungssignal) synchronisieren sollten. Auch unter dieser Bedingung findet sich erwartungsgemäß, daß der Fuß die Bewegung vor der Hand ausführt. Die interessanten Daten in diesen Untersuchungen sind aber im vorliegenden Zusammenhang diejenigen einer deafferentierten Patientin, einer Patientin also, die aufgrund einer Krankheit keine intakten afferenten Nervenfasern mehr besitzt, während ihre efferenten Fasern aber unbeeinträchtigt sind. Diese Patientin verhält sich in einfachen Reaktionszeitexperimenten (in denen vor allem die efferenten Nervenfasern eine wichtige Rolle spielen) genauso wie gesunde Vpn; in der kritischen Bedingung – der Synchronisationsaufgabe – unterscheidet sich ihr Verhalten aber vollkommen von dem der gesunden Vpn: Sie zeigt die gleichen Daten wie in der Reaktionsbedingung und nicht die übliche Vorverlagerung der Fußbewegung vor der Handbewegung. Bard et al. (1991, 1992) interpretieren diesen Befund als Beleg für die Bedeutung afferenter Informationen beim Synchronisieren.

Eine andere Möglichkeit, das Intervall zwischen dem Tap und seiner zentralen Repräsentation zu manipulieren und damit die oben beschriebene Hypothese zu testen, besteht in der Präsentation zusätzlicher Feedback-Information: Den Vpn wird immer dann, wenn sie die Taste berühren, eine zusätzliche akustische Rückmeldung geben. Wenn das System alle Informationen, die ihm über den Tap zentral zur Verfügung stehen (die frühe akustische und die späte taktil/kinästhetische Rückmeldung) zur Steuerung der Handlung verwendet, so sollte man eine Verringerung der Asynchronie unter Bedingungen mit zusätzlicher akustischer Rückmeldung erwarten, aber kein Verschwinden der Asynchronie. Genau dies ist in entsprechenden Experimenten zu beobachten (Aschersleben & Prinz, 1995; Mates, Radil & Pöppel, 1992).

In allen bisher dargestellten Untersuchungen wurde als abhängige Variable die Tastenberührung verwendet, genauer gesagt, die zeitliche Differenz zwischen dem Tap-Onset (also dem Beginn der Tastenberührung) und dem Klick-Onset (Überblick bei Aschersleben, 1994). Sieht man sich dagegen die gesamte Tapbewegung an (vgl. Abbildung 9.14), wird deutlich, daß bei einer ausschließlichen Analyse des Tap-Onsets viele und möglicherweise sehr relevante Informationen verloren gehen. So läßt sich die Fingerbewegung unter anderem auch nach dem Punkt maximaler Geschwindigkeit, der Amplitude oder nach der Tapdauer auswerten. Gehrke (1994) hat in neueren Experimenten beispielsweise zeigen können, daß die Größe der Asynchronie auch von der Amplitude der Fingerbewegung, also der maximalen Auslenkung des Fingers vor dem Tastendruck abhängt. Dies wird von Gehrke (1994) damit erklärt, daß Tapbewegungen mit einer größeren Amplitude auch mit einer höheren Geschwindigkeit ausgeführt werden. Durch die höhere Geschwindigkeit entsteht eine größere Kraft beim Aufprall des Fingers auf die Taste (die taktile Reizung ist intensiver), wodurch eine größere Anzahl an Sinneszellen in einem stärkeren Maße gereizt werden als beim Tapping mit kleiner Amplitude. Die intensivere Stimulation führt zu einer schnelleren Verfügbarkeit des Taps auf zentraler Ebene. Eine kürzere zeitliche Distanz zwischen Tap und seiner zentralen Repräsentation sollte laut oben dargestellter Hypothese zu einer Verringerung der Asynchronie führen. Genau diesen Zusammenhang beobachtet

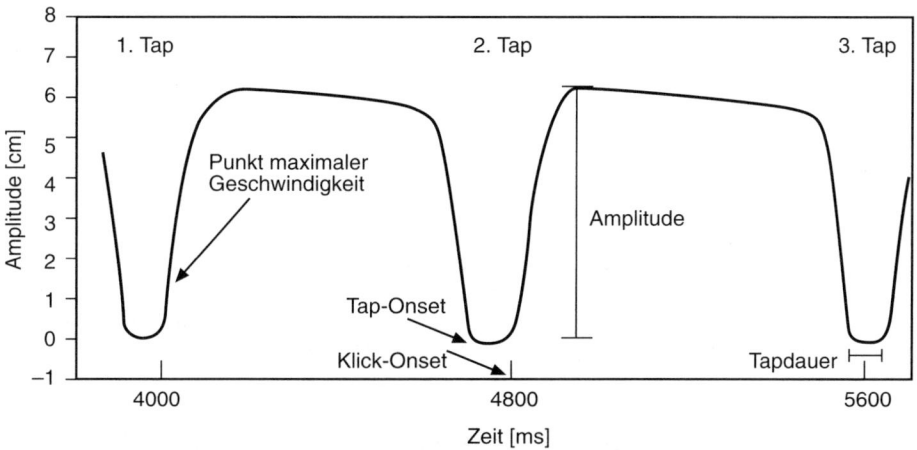

9.14 Typische Tapbewegung (gemessen an der Fingerspitze). Beispiel von drei Taps innerhalb einer längeren Sequenz.

Gehrke (1994): Große Amplituden gehen mit geringeren Asynchronien einher als kleine Amplituden.

Wie regelmäßig erfolgt die zeitliche Steuerung von Handlungen? Die zweite Frage, die wir zu Beginn dieses Kapitels gestellt haben, betrifft die *Regelmäßigkeit* der zeitlichen Steuerung von Handlungen. Die in der Synchronisations- oder Continuation-Phase produzierten Intertap-Intervalle (ITI) weisen immer eine gewisse Variabilität auf. Die Größe dieser Variabilität wird im allgemeinen als Maß für die Regularität des produzierten Verhaltens herangezogen (Überblick z.B. bei Keele, 1986 und Vorberg & Wing, 1994).

Michon (1967) präsentierte z.B. längere Sequenzen von Klicks mit verschiedenen Interstimulus-Intervallen (ISI), zu denen die Vpn synchron tappen sollten. Nach dieser Synchronisationsphase wurde die Klicksequenz gestoppt und die Vpn sollten im gleichen Takt weitertappen (Continuation-Phase). Dabei zeigte sich, daß sich die Variabilität der Intertap-Intervalle (ITI) in der Continuation-Phase nicht von der in der Synchronisationsphase unterschied, dagegen war sie abhängig vom ISI: je größer das ISI, desto größer die Variabilität der ITI. Wing (1977, 1980) und Wing und Kristofferson (1973A, B) haben auf der Grundlage ähnlicher Befunde ein Modell entwickelt, das für viele nachfolgende Modelle im Bereich des Timings als Grundlage diente und daher im folgenden etwas ausführlicher dargestellt werden soll. Es führt die beobachtete Variablität der ITI auf zwei unterschiedliche Quellen zurück: 1) auf die Variabilität einer internen Uhr (der sogenannten *internal clock*), die als zentraler Taktgeber fungiert und 2) auf die Variabilität der Verzögerung, die zwischen der Auslösung des motorischen Kommandos auf zentraler Ebene und der beobachtbaren Bewegung des Fingers liegt, also eine Verzögerung, die durch die zentrale und periphere Übertragung bedingt ist. Dieses Zwei-Komponenten-Modell ist in Abbildung 9.15 illustriert.

Die obere Linie gibt die Initiierungen des motorischen Kommandos durch den zentralen Taktgeber an; das Intervall zwischen zwei Initiierungen ist mit C_j bezeichnet. Nach jeder Initiierung wird eine Verzögerung bis zur Ausführung des Tastendrucks angenommen. Diese Verzögerung entsteht durch die Übertragung des motorischen

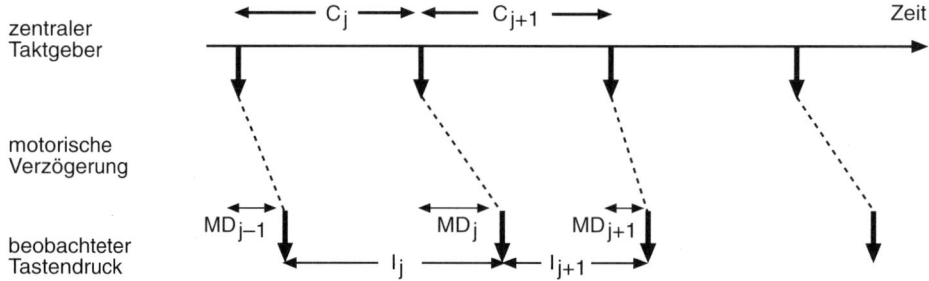

9.15 Zwei-Komponenten-Modell von Wing und Kristofferson (1973a). C = Intervall des zentralen Taktgebers, MD = motorische Verzögerung, I = beobachtetes Intertap-Intervall.

Kommandos (*motor delay*, MD_j). Der (beobachtbare) Tastendruck markiert den Beginn des Intervalls zwischen zwei Taps (I_j). Das aktuelle Intervall (I_j) ergibt sich also aus dem Taktgeber-Intervall (C_j), modifiziert durch die beiden beteiligten motorischen Verzögerungen (MD_j und MD_{j-1}):

$$I_j = C_j + MD_j - MD_{j-1}$$

Unter der Annahme, daß die beteiligten Teilprozesse voneinander unabhängige Zufallsvariablen sind, gilt für die Variabilität der ITI (σ_I^2):

$$\sigma_I^2 = \sigma_C^2 + 2\,\sigma_{MD}^2.$$

In den Daten tatsächlich beobachtbar ist nur die Variabilität der ITI (σ_I^2). Darüber hinaus kann der Wert von σ_{MD}^2 aus den Daten berechnet werden: σ_{MD}^2 entspricht nämlich der Kovarianz aufeinanderfolgender ITI ($\mathrm{cov}\,I_j, I_{j+1}$; eine detaillierte Herleitung dieser Beziehung findet sich bei Vorberg & Wing, 1994).

Wenn die Annahmen des Modells zutreffen, dann sollte die von Michon (1967) und Wing (1977, 1980) beobachtete Zunahme der Variabilität der ITI mit zunehmendem ISI allein aufgrund der Zunahme der Variabilität des zentralen Taktgebers zustande kommen. Die motorische Variabilität sollte dagegen konstant bleiben, da sie unabhängig von dem zu produzierenden Intervall ist. Abbildung 9.16 zeigt, daß dies tatsächlich der Fall ist.

Eine umfassende Weiterentwicklung des Modells wurde kürzlich von Vorberg und Wing (1994) vorgelegt. Es ergänzt unter anderem das Grundmodell um eine einfache Rückkopplungskomponente, so daß es nicht mehr nur auf Daten aus der Continuation-Phase sondern auch auf Situationen mit externem Taktgeber anwendbar wird.

Um auf neurophysiologischer Ebene eine Entsprechung für den zentralen Taktgeber lokalisieren zu können, haben Ivry und Keele (1989) vier Gruppen von Patienten mit unterschiedlichen neurologischen Defiziten untersucht (Parkinson-Patienten, Patienten mit corticalen, cerebellären und peripheren Schäden). Die Leistungen dieser Patienten wurden in zwei Aufgaben analysiert: Zum einen sollten sie einen einfachen Rhythmus tappen, zum anderen wurde die Fähigkeit der Patienten untersucht, Unterschiede in der Dauer von Intervallen wahrzunehmen. Nur die Patienten mit cerebellären Schäden zeigten Defizite sowohl in der Produktion als auch in der Wahrnehmung zeitlicher Intervalle. Die Autoren interpretieren dieses Ergebnis dahingehend, daß zeitliche Kon-

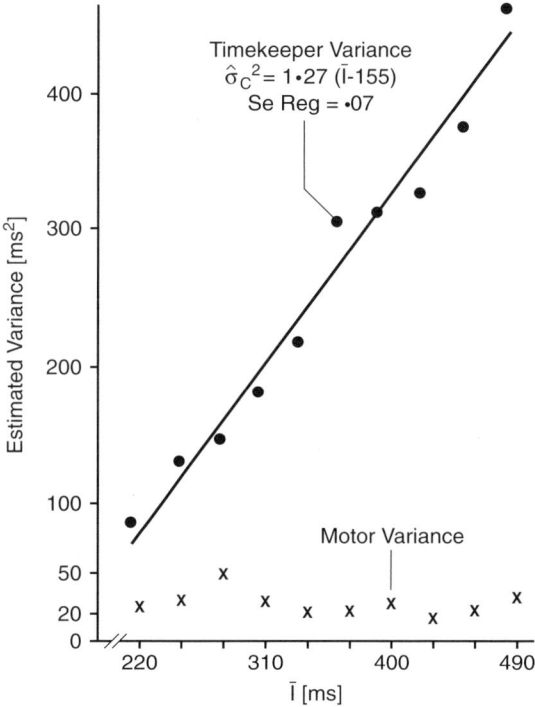

9.16 Geschätzte Varianz des zentralen Taktgebers σ_C^2 und Varianz der motorischen Verzögerung σ_{MD}^2 als Funktion des mittleren Intertap-Intervalls (aus Wing, 1980, reproduziert mit Genehmigung des Verlags).

trolle eine Aufgabe des Cerebellums ist. Darüber hinaus wurde das Wing-Kristofferson-Modell auf die Tapping-Daten angewendet: Die Patienten mit peripheren Schäden zeigen einen deutlich erhöhten Wert in der Varianz der motorischen Verzögerung, während die Schätzung der Varianz des zentralen Taktgebers sich nicht von der der gesunden Kontrollpersonen unterscheidet. Die Patienten mit cerebellären Schäden zeigen dagegen das umgekehrte Bild: Im Vergleich zu den gesunden Kontrollpersonen findet man hier Beeinträchtigungen in der Varianz des zentralen Taktgebers, aber keine signifikanten Unterschiede in der Varianz der motorischen Verzögerung. Diese Ergebnisse sind gut mit dem Zwei-Komponenten-Modell von Wing und Kristofferson (1973A, B) zu vereinbaren.

Wie erfolgt die zeitliche Steuerung von nicht-isochronen, rhythmischen Handlungen? In den bisher dargestellten Untersuchungen ging es um die Produktion einfacher isochroner Rhythmen. Wie sieht es mit der zeitlichen Steuerung von Handlungen aus, wenn Rhythmen zu erzeugen sind, die nicht isochron sind? Dieser Frage wird meist im Zusammenhang mit der Frage nach der Koordination von Bewegungen nachgegangen (Überblick bei Heuer 1994; vgl. auch Abschnitt 5 zur raum-zeitlichen Steuerung von Handlungen). Vpn sollen in diesen Aufgaben entweder einfache (harmonische) Rhythmen oder sogenannte Polyrhythmen (nicht-harmonische Rhythmen) erzeugen. Letztere sind solche Rhythmen, bei denen z.B. die linke Hand nicht nur einen anderen Takt schlägt als die rechte, sondern bei denen zusätzlich das Verhältnis zwischen den Takten der beiden Hände nicht ganzzahlig ist (z.B. 3:2, 4:3, 5:4). Klapp (1979) beobachtete, daß die Leistung der Vpn stark abnimmt, sobald die Perioden der

Rhythmen, die mit beiden Händen geschlagen werden müssen, keine harmonische Beziehung zueinander haben.

Bei der Untersuchung dieser Polyrhythmen lassen sich, vereinfacht gesagt, zwei theoretisch disjunkte Ansätze unterscheiden: der *repräsentationale* Ansatz und der *dynamische* Ansatz. Vertreter des repräsentationalen Ansatzes versuchen, die Befunde auf die Beteiligung symbolischer Repräsentationen zurückzuführen (z.B. motorische Programme mit expliziten Taktgebern), während Vertreter des dynamischen Ansatzes versuchen, die zeitliche Steuerung von motorischen Sequenzen im Sinne von physikalischer Selbstorganisation zu erklären (indem z.B. die Zeit als systemimmanente Eigenschaft angesehen wird).

Der repräsentationale Ansatz. Während für untrainierte Vpn die Erzeugung von Polyrhythmen grundsätzlich schwieriger ist als die einfacher Rhythmen, konnte Shaffer (1981, 1982) zeigen, daß professionelle Pianisten nach extensivem Training auch bei komplexen Polyrhythmen sehr gute Leistungen zeigen. Shaffer (1982) nahm an, daß ein zentraler Taktgeber (*internal clock*) für die Steuerung der Hände verantwortlich ist, und daß es nach langem Training möglich ist, mit Hilfe eines *flexiblen* Taktgebers zeitliche Strukturen für die beiden Hände unabhängig voneinander zu erzeugen. Shaffers Befund der Unabhängigkeit der Hände voneinander nach extensivem Training konnte in nachfolgenden Untersuchungen jedoch nicht repliziert werden (vgl. z.B. Deutsch, 1983; Jagacinski, Marshburn, Klapp & Jones, 1988), weshalb die Idee eines *flexiblen* Taktgebers wieder fallengelassen wurde.

Der Frage, ob die Annahme *eines* zentralen Taktgebers zur Beschreibung der Resultate bei bimanualem Tapping ausreicht, gingen Wing, Church und Gentner (1989) nach. Sie verglichen Bedingungen miteinander, in denen identische Rhythmen entweder mit einer Hand oder mit beiden Händen alternierend erzeugt werden mußten. In der Bedingung, in der mit beiden Händen abwechselnd getappt wurde, war die Varianz der Intervalle zwischen den einzelnen Taps größer als in der einhändigen Bedingung. Bimanuelles Tapping kann also nicht einfach als unimanuelles Tapping mit beiden Händen angesehen werden. Dieses Ergebnis führte Wing et al. (1989) dazu anzunehmen, daß es möglicherweise *zwei gekoppelte* Taktgeber auf zentraler Ebene gibt. Die Ursache für den Unterschied zwischen uni- und bimanuellem Tapping wird von den Autoren damit auf einer zentralen Ebene der Bewegungssteuerung lokalisiert; Heuer (1994) wendet jedoch zu Recht ein, daß der Unterschied zwischen bimanuellen und unimanuellen Aufgaben ebensogut auch auf einer relativ peripheren Ebene der Bewegungssteuerung entstehen kann und die Ergebnisse damit nicht unbedingt im Widerspruch zum ursprünglichen Wing-Kristofferson-Modell stehen (das ja nur einen zentralen Taktgeber postuliert).

Jagacinski et al. (1988), die ebenfalls der Frage nachgingen, ob für bimanuelles Tapping die Annahme *eines* zentralen Taktgebers ausreicht, wendeten verschiedene Modelle auf ihre Daten an und testeten sie gegeneinander. Dabei kamen sie – unter Bezugnahme auf die von Vorberg und Hambuch (1978) erweiterte Version des Wing-Kristofferson-Modells – zu dem Schluß, daß rhythmische Muster in einer *integrierten hierarchischen* Struktur repräsentiert sind. Befunde zum bimanuellen Tapping werden damit von diesen Autoren weiterhin durch die Annahme *eines* zentralen Taktgebers erklärt.

Der dynamische Ansatz. Dieser Ansatz ist dadurch gekennzeichnet, daß nicht die Existenz eines unabhängigen Generators (z.B. des zentralen Taktgebers) gefordert wird, der für eine beobachtete Handlungssequenz verantwortlich ist, sondern es wird angenommen, daß die Steuerung von Bewegungen sich aus allgemeinen Prinzipien ergibt, die selbst keine symbolische Repräsentation innerhalb des Systems haben. Zeitliche Muster entstehen damit spontan und selbstorganisiert, wenn einer oder mehrere der sogenannten Kontrollparameter verändert werden (vgl. synergetische Ansätze, Haken, 1983, 1990; Schöner & Kelso, 1988a, b; für einen Überblick im Zusammenhang mit polyrhythmischem Tapping, s. Peper, Beek & Van Wieringen, 1991).

Das bekannteste Beispiel einer Anwendung der Synergetik auf menschliche Bewegungen ist die dynamische Modellierung rhythmischer Handbewegungen von Haken, Kelso und Bunz (1985). In den zugrundeliegenden Experimenten sollten die Vpn beide Hände rhythmisch entweder symmetrisch (in Phase) oder asymmetrisch (antiphasisch) bewegen (Kelso, 1981). Wenn die Vpn während der Sequenzen die Frequenz ihrer Bewegungen erhöhten, dann zeigte sich in Bedingungen mit asymmetrischen Bewegungen, daß diese ab einer bestimmten Frequenz in symmetrische Bewegungen übergingen. Haken und Mitarbeiter (1985) modellierten diese Handbewegungen – speziell die Phasenübergänge – mit Hilfe eines Systems von nicht-linearen gekoppelten Oszillatoren. Das dynamische Modell, das diese Autoren präsentieren, versucht damit unabhängig von der Biomechanik oder Neurophysiologie der sich bewegenden Gliedmaßen eine einfache abstrakte Beschreibung der globalen Eigenschaften der Bewegung zu liefern.

Kelso und deGuzman (1988) haben die Experimente von Kelso (1981) erweitert, indem sie nicht nur symmetrische und asymmetrische Bewegungen untersuchten, sondern auch Polyrhythmen verwendeten. Dabei sollten die Vpn relative Phasen zwischen rechter und linker Hand von z.B. 4:3, 5:2 oder 2:1 ausführen. Hier zeigte sich, daß die Polyrhythmen (also nicht ganzzahlige Phasenverhältnisse) bei geringeren Frequenzen (langsamen Bewegungen) leicht auszuführen sind, während dies bei höheren Frequenzen praktisch unmöglich wird. Dazwischen beobachteten sie wieder eine Übergangsphase, in der aus den Polyrhythmen relativ plötzlich einfache Rhythmen (mit ganzzahligen Phasenverhältnissen) wurden.

Nachdem in diesem Abschnitt der Schwerpunkt auf die *zeitliche* Steuerung von Handlungen gelegt und dies am Beispiel von Hand- und Fingerbewegungen (sogenannte Tapping-Aufgaben) dargestellt wurde, werden wir im nächsten Abschnitt anhand komplexerer Bewegungen (z.B. Greifen) darstellen, wie die *raum-zeitliche* Steuerung von Handlungen erfolgt.

9.5   Raum-zeitliche Steuerung von Handlungen

Im letzten Abschnitt beschäftigen wir uns damit, wie das *Wie?* komplexerer zielgerichteter Handlungen geregelt wird, d.h. wie räumliche *und* zeitliche Aspekte der Reizinformation genutzt werden, um Form und Verlauf von Bewegungen zu bestimmen. Die Handlungen, die wir hier betrachten, sind durchweg zielgerichtet. Das bedeutet: Sie erschöpfen sich nicht in der Ausführung einer bestimmten Bewegung, sondern die Ausführung dient einem bestimmten intendierten Bewegungseffekt, der erreicht oder mehr oder weniger weit verfehlt werden kann. Diese intendierten Handlungseffekte, die uns bereits in Abschnitt 9.3 begegnet sind, bezeichnen wir im folgenden als Handlungsziele.

Die meisten im Alltagsleben anzutreffenden Bewegungen sind zielgerichtet. Einige davon – wie z.B. das Greifen nach einem Telefonhörer – finden unter gleichbleibenden visuellen Umgebungsbedingungen statt, andere – wie z.B. das Schlagen nach einem Squashball – müssen fortlaufend und sehr kurzfristig den sich ändernden Umgebungsbedingungen angepaßt werden. Sie verlangen visuomotorische Koordination, also den Einbezug visueller Information in die aktuelle Bewegungssteuerung. Im folgenden werden zunächst die beiden Alternativen der Bewegungssteuerung, nämlich die Programmsteuerung und die Regelung, gegeneinander abgegrenzt. Danach wenden wir uns einer Gesetzmäßigkeit zu, die bei zielgerichteten Bewegungen mit Genauigkeitsanforderungen zu beobachten ist (dem Fittsschen Gesetz) und werden schließlich auf die Koordination verschiedener Körperbewegungen beim Greifen eingehen. Den Abschluß bildet ein Unterabschnitt, der zeigt, daß die Fähigkeit zur visuomotorische Koordination ausgesprochen adaptationsfähig ist.

Programmsteuerung und Regelung. Es ist offensichtlich, daß zumindest die eine oder andere zielgerichtete Bewegung – wie das Schlagen nach einem Squashball – nicht mit einem Mechanismus zu bewerkstelligen ist, der allein auf der in Abschnitt 9.3 erörterten Programmsteuerung basiert. Wie bereits erläutert, ist für eine Programmsteuerung kennzeichnend, daß die Bewegung allein durch eine motorische Kommandoabfolge realisiert wird, die *vor* der Bewegung generiert und initiiert worden ist. Bei einem derartigen Mechanismus wäre eine Bewegung nach einem Verspringen des Balles aufgrund von Bodenunebenheiten nicht mehr erfolgreich korrigierbar, weil die entsprechenden Korrekturschleifen gar nicht vorgesehen sind. Dementsprechend wird die Programmsteuerung – wegen des Fehlens rückgekoppelter Schleifen – auch als *open loop*-Steuerung bezeichnet (z.B. Keele, 1968; Jones, 1978).

Daß derartige Korrekturen aber bei zielgerichten Bewegungen oft zu beobachten sind, läßt auf das Einbeziehen visueller Informationen noch während der Ausführung schließen. Mit der Berücksichtigung derartiger Korrekturmöglichkeiten wird ein geschlossener (weil rückgekoppelter) *Regelung*smechanismus der Bewegungssteuerung angenommen (*closed loop*-Steuerung). In einer extremen Variante dieser Vorstellung (z.B. Adams, 1971) gelangt so eine Bewegung zur Ausführung, ohne daß eine Kommandoabfolge aufwendig motorisch vorbereitet wird. Die Bewegung entwickelt sich in direkter Interaktion mit den Umgebungsbedingungen und den visuellen und propriozeptiven Rückmeldungen (Online-Programmierung). Bei andauernden und damit unvorhersehbaren Bewegungsanforderungen ist dies eine zunächst durchaus naheliegende Alternative zur Programmsteuerung.

Programmsteuerung und Regelung wurden lange Zeit als Alternativen und nicht als ergänzende Prozesse angesehen (kritischer Überblick bei Heuer, 1990, Kapitel 3 und Rosenbaum, 1991, Kapitel 3). Es gibt aber auch Vorstellungen, die eine Kombination von Regelungs- und Programmsteuerungsprozessen vorsehen. Bereits auf Woodworth (1899) geht die Annahme zurück, daß die erste Phase einer zielgerichteten Bewegung (*initial impulse*) programmgesteuert erfolgt, während sich das Ende durch eine fortlaufende Kontrollphase (*current control*) auszeichnet. Kennzeichnend für diese Art der Bewegungssteuerung ist, daß während verschiedener Bewegungsphasen ein jeweils vorgegebener Sollwert (z.B. eine Zielposition) mit einem programmgenerierten Istwert (z.B. die momentane Handposition) verglichen wird, was gegebenenfalls zu einer Korrektur der Bewegung Anlaß gibt.

Daß visuelle Information noch während der Ausführung genutzt wird, kann experimentell durch (partielles) Ausblenden dieser Information demonstriert werden. Bei Carlton (1981) verdeckte beispielsweise eine Sichtblende die ersten 0, 25, 50, 75 oder 93 % einer 32 oder 64 cm weiten Zielbewegung. Erst ab 50 % der Wegstreckenabdekkung zeigte sich ein Anstieg sowohl in der Bewegungsdauer als auch in den Fehlern. Die erste Hälfte der Bewegung scheint damit von der verfügbaren visuellen Information unbeeinflußt abzulaufen. Demgegenüber verwendeten Spijkers, Albracht und Lochner (1988, vgl. auch Spijkers, 1993, Experiment 1) eine Versuchsanordnung, in denen mit einer Spezialbrille unter anderem der Blick auf die letzten Teile der Bewegungsstrecke verhindert wurde (Abbildung 9.17). Die Vpn mußten hier einen Stift 2,75 bis 16,75 cm horizontal von einer Startposition zu einer zuvor definierten Zielfläche nach rechts oder links bewegen, was ihnen kurz zuvor durch eine Leuchtdiode angezeigt wurde. Sie konnten im Gegensatz zu Carlton (1981) nachweisen, daß auch in der ersten Hälfte einer Bewegung visuelle Information zur Zielgenauigkeit beiträgt.

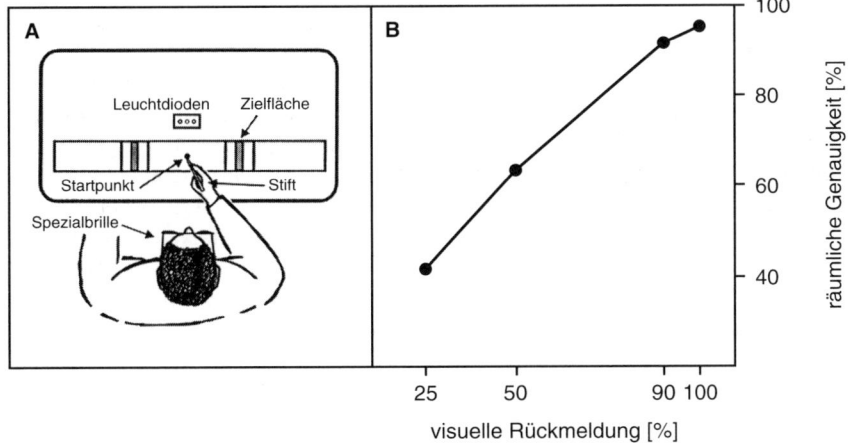

9.17 A: Die Vp bewegt auf eine entsprechende Leuchtdiodenanzeige einen Stift von einer Startposition nach links oder rechts. Durch eine Spezialbrille wird der Blick auf die eigene Handbewegung nach 25, 50, 90 und 100 % der Bewegungsstrecke verwehrt. B: Es zeigt sich, daß die Zielgenauigkeit auch in der ersten Hälfte der Bewegung von der visuomotorischen Rückmeldung abhängt (gemittelt über drei Bewegungsstrecken, nach Spijkers et al., 1988).

Eine weitere Frage ergibt sich daraus, wie schnell während einer Bewegung visuelle Informationen der aktuellen Ziel- und Handposition berücksichtigt werden können. In der oben bereits genannten Versuchsanordnung von Carlton (1981) konnte gezeigt werden, daß sich nach einem abrupten Einblenden visueller Information erste Korrekturen nach ca. 135 ms in den Geschwindigkeits-Zeit- und Beschleunigungs-Zeit-Funktionen abzeichnen. Ein ähnlicher Wert wird von Spijkers und Lochner (1994, ca. 150 ms) berichtet. Kürzere visuomotorische Rückkopplungsschleifen ergeben sich in Versuchsanordnungen, in denen das Ziel während der Bewegung verlagert wird (*double step*-Experimente, Überblick bei Jeannerod, 1994). So wurde bei Paulignan, MacKenzie, Marteniuk und Jeannerod (1990) das Ziel bei Beginn der Bewegung um 10° nach links oder rechts verschoben. Das visuomotorische System reagiert hier mit der Einleitung von entsprechenden Korrekturen bereits 100 ms nach der Zieländerung.

Bei der Steuerung zielgerichteter Bewegungen und den dabei anfallenden visuomotorischen Koordinationen spielt unter anderem der prämotorische und der parietale Cortex eine bedeutende Rolle (Überblick bei Jeannerod, 1994; vgl. Roth, Kapitel 4, in diesem Band). Im ventralen prämotorischen Cortex bei Makaken-Affen konnten beispielsweise Neurone isoliert werden, die nur begleitend zur visuellen Stimulation auf Hand- und Armbewegungen reagieren (Graziano, Yap & Gross, 1994). Des weiteren fanden sich dort richtungssensitive Neurone, die bei zielgerichteten Armbewegungen feuern und auch schon durch visuelle Objekte in der entsprechenden Reichweite aktiviert werden (Gentilucci et al., 1988). Im primären motorischen Cortex gibt es Neuronenpopulationen, die auch die Bewegungsrichtung charakterisieren (Georgopoulos et al., 1986). Mit Hilfe von Einzelzellableitungen im motorischen Cortex von Rhesus-Affen fand Georgopoulos (1990) Evidenz dafür, daß zum einen eine einzelne Zelle an Bewegungen in verschiedene Richtungen beteiligt ist und daß zum anderen eine Bewegung in einer bestimmten Richtung der Aktivation einer ganzen Population von Zellen bedarf. Zur Beschreibung dieser Aktivation hat Georgopoulos (1990) den sogenannten Populationsvektor eingeführt, der die Vektorsumme der einzelnen Zellaktivitäten repräsentiert. Es bedarf also lediglich dieses Populationsvektors, um eine Bewegung zu charakterisieren.

Die Bedeutung des parietalen Cortex für die visuomotorische Koordination konnte Jeannerod (1988) in Patientenstudien nachweisen. Patienten mit posterior-parietalen Läsionen zeigen Defizite bei der Koordination von Hand- und Fingerbewegungen (Abbildung 9.18). Im Gegensatz zur Hand, die ipsilateral zur Läsion liegt und normale Greifbewegungen aufweist, zeigt die Hand kontralateral zur Läsion ein inadäquates Verhalten: Mit visuellem Feedback sind alle Finger gestreckt, wenig Anzeichen für eine Greifbewegung sind bis kurz vor dem Zugreifen zu beobachten. Das Schließen der Finger bleibt unvollständig. In der Bedingung ohne visuelle Rückmeldung ist überhaupt keine Greifbewegung zu beobachten.

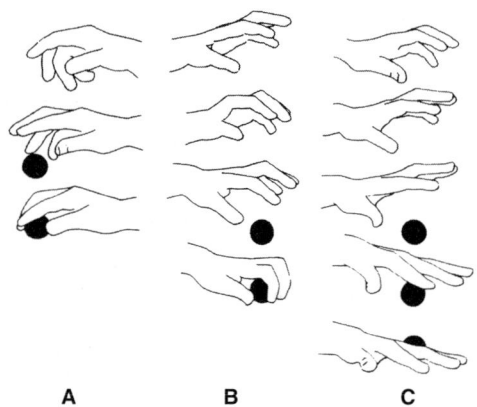

9.18 Greifbewegungen eines Patienten mit Läsionen im posterior-parietalen Cortex. Mit der zur Läsion ipsilateralen Hand sind normale Greifbewegungen auch ohne visuellem Feedback zu beobachten (A). Die von der Läsion betroffene contralaterale Hand zeigt Störungen in der Greifbewegung sowohl in der Bedingung mit visuellem Feedback (B), stärker aber noch in der ohne visuelles Feedback (C). (Aus Jeannerod, 1988, reproduziert mit Genehmigung des Verlags.)

Jeannerod (1994) faßt die neurophysiologischen Befunde dahingehend zusammen, daß die Neurone im prämotorischen (A6) und motorischen Cortex (A4) eher für die Initiierung der Bewegung verantwortlich sind, während die parietalen Neuronenverbände (PP) die Bewegungsausführung überwachen. Wenden wir uns im folgenden einer offen beobachtbaren Gesetzmäßigkeit zu, an der diese Gehirnareale beteiligt sein dürften.

Das Fittssche Gesetz. Eine sehr robuste Gesetzmäßigkeit, die für zielgerichtete Bewegungen gilt, ist unter der Bezeichnung *Fittsches Gesetz* in die Literatur eingegangen (Fitts, 1954; Fitts & Peterson, 1964). Es beschreibt, wie die Ausführungszeit mit den Genauigkeitsanforderungen einer Bewegung zusammenhängt. Ursprünglich wurde es anhand einer Versuchsanordnung entwickelt, in der die Vpn einen Stift zwischen zwei Zielpunkten hin und her bewegen sollten (Abbildung 9.19). In dieser Aufgabe wurde die Bewegungsdistanz d und die Größe des Zielpunktes g systematisch manipuliert. Fitts fand, daß in dieser Aufgabe die Bewegungszeit t (gemessen als Zeit, die benötigt wird, um zwischen den Zielpunkten zu wechseln) von der Bewegungsdistanz und Zielgröße abhängt, und zwar in Form der Gesetzmäßigkeit

$$t = a + b \times \log_2 (2d/g).$$

Dabei sind a und b empirische Konstanten, der Ausdruck $\log_2 (2d/g)$ bestimmt die Genauigkeitsanforderungen und wird auch Schwierigkeitsindex genannt[3]. Ist man beispielsweise bestrebt, die Bewegungszeit t bei gleichbleibender Bewegungsdistanz zu verringern, muß das Ziel vergrößert bzw. damit die geforderte Genauigkeit verringert werden. Umgekehrt kann man bei gleichbleibender Bewegungszeit, aber verringerter Distanz, davon ausgehen, daß die Genauigkeit zunimmt. – Das Fittssche Gesetz scheint für einen weiten Bereich von Bewegungen gültig zu sein, nicht nur für Finger-, Hand- und Armbewegungen, sogar für Zielbewegungen unter einem Mikroskop oder für Bewegungen unter Wasser (Überblick bei Keele, 1986; kritische Aspekte zur Gültigkeit des Fittsschen Gesetzes bei Hancock & Newell, 1985).

Welche Prozeßmechanismen liegen dem Fittsschen Gesetz zugrunde? Eine Erklärung, die allein auf Prozessen der Regelung oder Programmsteuerung basiert, wird heute weitgehend ausgeschlossen. Vielmehr geht man davon aus, daß das Gesetz durch ein Zusammenwirken von Regelungs- und Programmsteuerungsprozessen verursacht ist. Wir wollen hier nicht die verschiedenen Modelle darstellen, die dieses Zusammenwirken beschreiben (neuere Überblicke bei Spijkers, 1993, Kapitel 5; Rosenbaum & Krist, 1994), sondern lediglich als Beispiel das besonders ausgereifte *Modell der optimierten Teilbewegungen* skizzieren (Meyer et al., 1988; Meyer et al., 1990).

Wie die meisten Modelle geht auch dieses Modell davon aus, daß sich Zielbewegungen in mehrere – zumindest aber zwei – Teilphasen zergliedern lassen. Tatsächlich ist diese Vorstellung auch schon in der oben erwähnten Unterscheidung Woodworths vorgesehen, der eine ballistische Anfangs- und eine nachfolgende und feinregulierende Kontrollphase annimmt. Anhaltspunkte für eine Zergliederung der gesamten Bewe-

---

[3] Zwei weitere Anmerkungen zum Fittsschen Gesetz: 1) In dieser Form ist es nur gültig, wenn das Verfehlen der Zielfläche g und damit die Fehleranzahl konstant bleibt. Dies kann zwar durch eine geeignete Instruktion nahegelegt werden, bedarf aber jeweils der Überprüfung. Bei unterschiedlicher Fehleranzahl liegt ansonsten eine Verschiebung des subjektiven Genauigkeitskriteriums vor, was die Gültigkeit des Fittsschen Gesetzes einschränkt. Um diese Einschränkung zu umgehen, kann anstelle der Größe des Zielpunktes g als empirischer Wert auch die Streuung der in der obigen Aufgabe ermittelten Zielendpunkte um deren Mittelwert in die Gleichung eingehen. 2) Die Verwendung des Logarithmus zur Basis 2 ergab sich aus einer bit-orientierten Informationstheorie und erfolgte damit theoriegeleitet. Heute ist diese Verwendung eher historisch zu betrachten, wenngleich es diese Konvention auch heute erlaubt, die Konstanten a und b von verschiedenen Untersuchungen zu vergleichen.

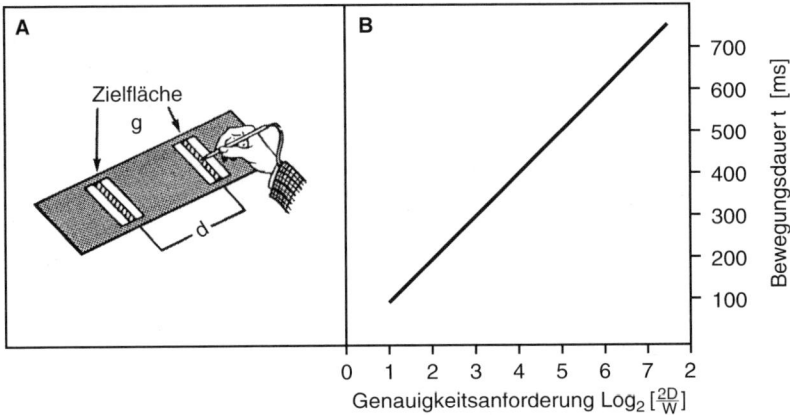

9.19 (A) Die Versuchsanordnung von Fitts (1954): Die Vpn bewegen einen Stift zwischen den Zielflächen hin und her, wobei die Größe der Zielfläche g und die Distanz d variiert wird (nach Fitts, 1954). (B) Die Abhängigkeit der Bewegungszeit von den Genauigkeitsanforderungen entsprechend dem Fittsschen Gesetz.

gung in verschiedene Bewegungsabschnitte kann man unter bestimmten Bedingungen aus kinematischen Analysen gewinnen. In Abbildung 9.20 ist ein typischer Verlauf einer zielgerichteten Bewegung wiedergegeben. Aus der oberen Weg-Zeit-Funktion läßt sich mit der ersten und zweiten Ableitung über die Zeit die Geschwindigkeits-Zeit- und die Beschleunigungs-Zeit-Funktion ermitteln. Die beiden unteren Funktionen decken das Beschleunigungs- und Verzögerungsverhalten auf und machen – wie im dargestellten Fall – zwei Bewegungsabschnitte deutlich. Ein ähnlicher Verlauf findet sich z.B. bei zielgerichteten Handgelenksrotationen (Meyer et al., 1990). Vince (1948) und Carlton (1979) berichten, daß mit der ersten Teilbewegung oft 90% der gesamten Bewegungsstrecke überbrückt wird.

Der Zusammenhang, der im Fittsschen Gesetz beschrieben wird, kommt nun nach Meyer et al. (1988) dadurch zustande, daß das System bestrebt ist, die Dauer der (Teil-) Bewegungen zu optimieren. Die primäre Teilbewegung ist zwar darauf programmiert, die Zielfläche zu treffen, aufgrund von neuromotorischem Rauschen nimmt die Streuung der primären Teilbewegungsendpunkte aber proportional mit der Bewegungsgeschwindigkeit zu. Dieser Zusammenhang ist empirisch nachgewiesen worden (Schmidt, Zelaznik, Hawkins, Frank & Quinn, 1979) und gilt auch für die eventuell nachfolgenden Teilbewegungen. Dadurch wird erklärbar, daß gelegentlich selbst bei einfließenden Korrekturen das Ziel verfehlt wird. Um die Bewegungszeit zu optimieren, kommt es dem Modell zufolge darauf an, einen idealen Kompromiß zwischen den mittleren Dauern der Teilbewegungen zu finden. Würde man die Geschwindigkeit der ersten Teilbewegung zu sehr steigern, erhöhte sich die relative Häufigkeit für nachfolgende Korrekturbewegungen. Andererseits wäre es ineffektiv, für die ersten und nachfolgenden Teilbewegungen mehr Zeit als nötig einzuräumen. Also muß nach diesen Vorstellungen ein Kompromiß in der Wahl der (Teil-)Bewegungszeiten gefunden werden. Erste vielversprechende Ansätze zur weiteren Spezifizierung des Modells der optimierten Teilbewegungen liegen bereits vor (Meyer et al., 1990; Abrams et al., 1990; vgl. auch die kritischen Betrachtungen bei Spijkers, 1993; Spijkers & Lochner, 1994).

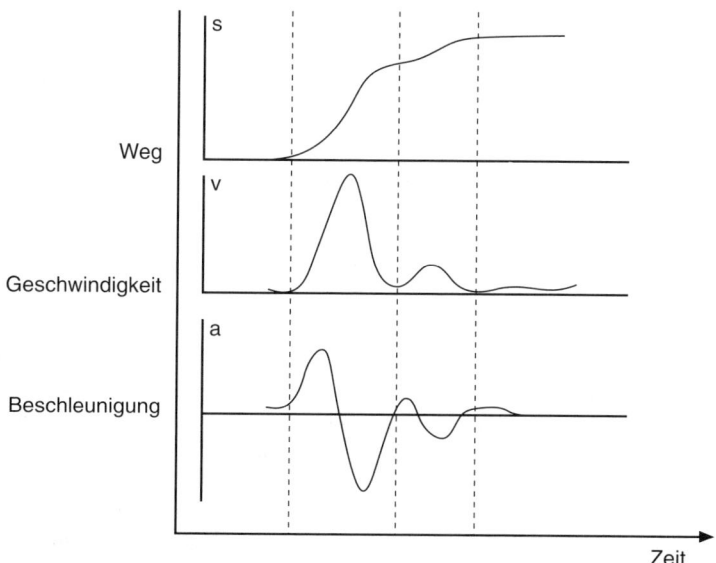

9.20 Beispiel für eine Weg-Zeit-Kurve (oben), eine Geschwindigkeits-Zeit-Kurve (Mitte) und eine Beschleunigungs-Zeit-Kurve (unten) für eine zielgerichtete Bewegung. Die gestrichelten Linien geben den Bewegungsbeginn, das Ende der ersten Teilbewegung und das Ende der Gesamtbewegung an.

Die Koordination verschiedener Körperbewegungen beim Greifen. Bisher ist in diesem Abschnitt die Zielkomponente bei relativ einfachen Bewegungen fokussiert worden. Wenden wir uns nun der Frage zu, wie bei Zielbewegungen die Einzelbewegungen der verschiedenen Körperteile koordiniert werden (Überblick zu Koordinationsproblematik bei Heuer, 1994). Beim Greifen nach einem Objekt wird die Armbewegung, die die Hand in die Zielposition transportiert, zeitlich parallel zu den Fingerbewegungen ausgeführt; letztere sind auf das Objekt gerichtet und öffnen die Hand in Abhängigkeit von der zu umfassenden Objektgröße (Jeannerod, 1981). Dies bedarf der räumlichen und zeitlichen Koordination: Das Öffnen der Finger muß mit dem Punkt zusammenfallen, an dem der Transport der Hand durch die Armbewegung endet. Da anzunehmen ist, daß diese Koordination zentral gesteuert erfolgt, liegt es nahe, nach invarianten Beziehungen zwischen den beiden Teilkomponenten zu suchen. Ein Hinweis dafür liegt vor, wenn die transportierende Armbewegung mit der Greifbewegung der Finger in einem Parameter kovariiert. Bei einer genaueren Analyse der Bewegungsverläufe konnte in der Tat gezeigt werden, daß eine maximale Greiföffnung nach ca. 80% der gesamten Bewegungszeit zu verzeichnen ist, und zwar trotz unterschiedlicher Bewegungsgeschwindigkeiten des Armes und Ausgangsstellungen der Finger (Jeannerod, 1984; Wallace, Weeks & Kelso, 1990). Diese zeitliche Invarianz läßt auf eine funktionale Kopplung der beiden Bewegungskomponenten schließen.

Eine funktionale Kopplung läßt sich auch durch systematische Manipulation der einen Komponente und die dadurch ausgelöste Variation der anderen Komponente nachweisen. In einer Versuchsanordnung von Wing, Turton und Fraser (1986) sollten Vpn nach einem Stock mit normaler und möglichst hoher Geschwindigkeit greifen. Schnellere Geschwindigkeiten sollten in erster Linie Auswirkungen auf die Armbewegungen haben, wirken sich allerdings nicht nur in schnelleren, sondern auch in größeren maximalen Greiföffnungen aus. Nach dem Fittsschen Gesetz geht eine Erhöhung der Armgeschwindigkeit zu Lasten der Zielgenauigkeit, was offensichtlich in der Versuchsanordnung von Wing et al. aber dadurch kompensiert wird, daß die Finger weiter geöffnet werden. Dieses Verhalten dient damit der zu erwartenden Fehlerkorrektur. Wallace und Weeks (1988) konnten diesen Befund dahingehend präzisieren, daß der für die Greifgröße kritische Faktor die Dauer der Bewegung und nicht die Geschwindigkeit ist.

Wenn man auf der anderen Seite die Greifkomponente der Finger systematisch variiert, sollten sich bei funktionaler Kopplung der beiden Komponenten auch Auswirkungen auf die Armbewegung zeigen. Eine einfache Manipulation dieser Art besteht darin, daß man unterschiedlich große Zielobjekte verwendet. Ein kleines Objekt führt nach Marteniuk et al. (1990) dazu, daß die Gesamtbewegungszeit aufgrund einer verlängerten Bremsphase der Transportbewegung zunimmt.

Zusammenfassend ergeben die Befunde, daß beide Komponenten des Greifens, die transportierende Armbewegung und die Griffbewegung der Finger, kinematisch aneinander gekoppelt sind. Andererseits ist diese Kopplung sicherlich nicht starr, was sich schon aus dem Umstand ergibt, daß Zielpunkte sich durch ganz unterschiedliche Bewegungsmuster erreichen lassen, die zum Teil der willkürlichen Kontrolle unterliegen. Dies muß bei der Bewertung der oben genannten Befunde berücksichtigt werden. Bei der Auswahl der an der Bewegungsausführung beteiligten Gliedsegmente ist wahrscheinlich die ein oder andere Kombination günstiger (Rosenbaum & Krist, 1994) – möglicherweise in Abhängigkeit davon, ob sie sich besser koordinieren lassen.

Anpassung der visuomotorischen Koordination nach optischen Verzerrungen. Wir haben bisher die Fähigkeit zur visuomotorischen Koordination als eine Leistung des Systems eingeführt, die es gestattet, visuelle – insbesondere räumliche – Spezifikationen bei zielgerichteten Bewegungen zu berücksichtigen. Diese räumlichen Spezifikationen werden aber nicht „einfach so" durch das visuelle System bereitgestellt, sondern sie sind das Resultat eines lang andauernden und adaptierfähigen Erfahrungsprozesses. Durch ihn wird erst die gesehene räumliche Position mit der kinästhetisch gefühlten Position des Armes oder eines Objekts in Beziehung zueinander gesetzt.

Dies wird recht eindrucksvoll durch die sogenannten Prismen-Adaptationsversuche demonstriert, deren ältesten Experimente in das vorherige Jahrhundert zurückreichen (z.B. Helmholtz, 1866; neuerer Überblick bei Redding & Wallace, 1992): Durch ein Keilprisma, das in einem Brillengestell vor dem Auge montiert wird, kann erreicht werden, daß die wahrgenommene Position eines Objekts von der tatsächlichen Position abweicht. Verwendet man ein Prisma wie in Abbildung 9.21, so erscheinen beispielsweise alle Gegenstände des Gesichtsfeldes nach links von ihrer wirklichen Position verschoben. Was geschieht nun, wenn ein Beobachter versucht, nach dem Objekt zu greifen und wie verändert sich sein Verhalten, wenn er über längere Zeit eine solche Brille trägt?

Zunächst wird er das Zielobjekt verfehlen, insbesondere, wenn man ihm zunächst den Blick auf die eigene Hand verwehrt. Nach einiger Zeit adaptiert das System aber an die veränderten Bedingungen und es wird keine Probleme mehr bereiten, das Objekt zu erfassen (*Adaptationseffekt*). Ja, der Beobachter wird die durch das Prisma erzeugte Verzerrung gar nicht mehr als solche erleben. Dies wird auch deutlich, wenn er nach erfolgter Adaptation die Brille wieder abnimmt: Dann nämlich kommt es für

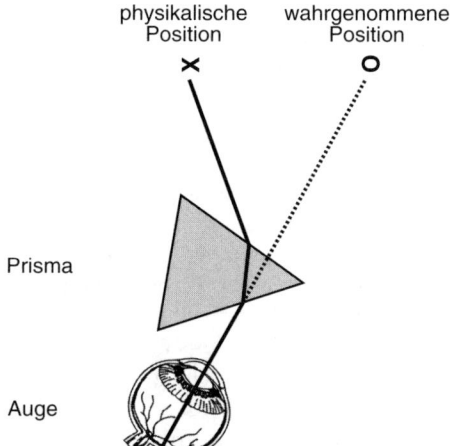

physikalische
Position

wahrgenommene
Position

Prisma

Auge

9.21 Prismatische Verschiebung: Durch
ein Keilprisma weicht die wahrgenommene
von der physikalischen Position eines Objekts ab. Während der prismatischen Adaptation wird die visuell und die kinästhetisch
wahrgenommene Objektposition neu in Beziehung zueinander gesetzt.

einige Zeit zu einem paradoxen Greiffehler in umgekehrter Richtung (*negativer Nach-
effekt*), d.h. ohne Brille zielt sein Griff zunächst auf die Position, die das Objekt mit
Brille eingenommen hätte. Auch hier dauert es einige Zeit, bis sich die paradoxe
Umkehrung wieder verliert.

Adaptation bzw. der Verlust des negativen Nacheffekts stellen sich je nach dem
Grad der optischen Verzerrung nach Stunden, manchmal aber auch erst nach Tagen
oder Wochen ein. Eine besonders extreme Variante der optischen Transformation wird
durch Umkehrbrillen erzeugt: Hier wird durch eine geeignete Spiegelbrille das Gesichtsfeld vertikal vertauscht, d.h. die Welt steht zunächst buchstäblich auf den Kopf.
Auch unter diesen extremen Bedingungen stellt sich nach einigen Tagen eine visuomotorische Adaptation ein; die Vpn sind dann sogar in der Lage, mit der Brille
kleinere Fahrrad- und Skitouren durchzuführen (Kohler, 1951).

Worin besteht der Adaptationsprozeß, der den Beobachter nach einiger Übung in
die Lage versetzt, fehlerfrei nach den scheinbar verschobenen Objekten zu greifen?
Dazu muß man sich klarmachen, daß die projizierte Lage des Zielobjekts auf der
Netzhaut keine unmittelbaren Rückschlüsse auf die Lage des Objekts relativ zum
Körper zuläßt. Der Bezug dieser beiden Informationsquellen wird aber benötigt, um
die Bewegung erfolgreich zu steuern. Er wird hergestellt, in dem neben der retinalen
Information die nichtvisuellen Informationen über die relativen Körperstellungen ein-
bezogen und gegeneinander verrechnet werden.

Auch die nichtvisuellen, kinästhetischen Meldungen von den Sehnen, Muskeln und
Gelenken dienen uns nicht als alleinige Informationsquelle über die Position des
Armes. Da wir unseren Arm und die meisten seiner Bewegungen sehen können,
verfügen wir häufig auch über visuelle Informationen über seine jeweiligen Positionen. Dadurch ist die Möglichkeit gegeben, die gesehene Position und die kinästhetisch
empfundene Position des Armes – oder eines Objekts, das mit ihm in Berührung
kommt – aufeinander zu beziehen. Seit alters her wird die Möglichkeit dieser Koordination zwischen Sehen und Empfinden als entscheidende Voraussetzung unserer Fähigkeit zum räumlichen Sehen interpretiert.

Prinzipiell kann die prismatische Adaptation auf drei Arten vom System umgesetzt
werden: 1) Die aufgrund visueller Information erstellte kognitive Landkarte wird
korrigiert bzw. neu geeicht, bis sie mit der auf kinästhetischer Information errichteten

Landkarte übereinstimmt. 2) Die kinästhetische Landkarte wird so korrigiert, daß sie mit der visuellen Landkarte übereinstimmt. Und 3) ist denkbar, daß nichts dergleichen geschieht und lediglich eine neue Korrelation zwischen gesehener Position und darauf *gerichteten* Bewegungen hergestellt wird, die dafür sorgt, daß der Betrachter, der das Objekt an seiner scheinbaren Position sieht, dennoch auf die tatsächliche Objektposition zeigt.

In dieser letzten Erklärung steht die Umwertung der motorischen Kommandos im Vordergrund, die einem gegebenen visuellen Positionseindruck zugeordnet werden. Für sie spricht erstens, daß sich in lang andauernden Adaptationsexperimenten zunächst das Bewegungsverhalten normalisiert und erst später der Wahrnehmungseindruck. Offenbar ist die Steuerung von Bewegungen nicht auf die bewußt repräsentierten Wahrnehmungsinhalte angewiesen (vgl. Abschnitt 9.2). Zweitens hat sich gezeigt, daß die Eigenbewegung des Betrachters eine wichtige, wenn nicht gar notwendige Voraussetzung für das Zustandekommen von Adaptation ist (Kohler, 1951). Dies zusammen mit der Beobachtung, daß passive Bewegungen (z.B. das Führen der Hand) weit weniger zur Adaptation führen als aktive Bewegungen (z.B. freies Explorieren), läßt den Schluß ziehen, daß die sensorischen und motorischen Konsequenzen *des handelnden Umgangs mit den Reizgegenständen* erst unsere Raumwahrnehmung etablieren. Wolff (1985, 1986) geht noch einen Schritt weiter: Das, was wir im prismatischen Versuch (um)lernen, sind die Gesetzmäßigkeiten, nach denen sich die nach erfolgter Bewegung eintretenden sensorischen Effekte (hier z.B. als Folge der Armbewegungen) *intentional* variieren lassen. Es sind die (invarianten) Beziehungen zwischen Handlungsintentionen und den dann schließlich erreichten Effekten, die sich bei einem erfolgreichen Greifen nach einem Zielobjekt einstellen. Dieser Punkt wird im nachfolgenden Abschnitt aus einer anderen Perspektive konkretisiert.

9.6   Intention und Handlung

Zum Schluß wollen wir eine Frage ansprechen, die wir bisher nicht behandelt haben, obwohl man eigentlich meinen könnte, daß sie in einem psychologischen Kapitel über Mechanismen der Handlungssteuerung ganz an den Anfang gehört. Wir haben nämlich bisher so getan, als hinge die Initiierung und Steuerung von Handlungen ausschließlich von der Information ab, die durch die Reaktionssignale vorgegeben wird. Weitgehend ausgeblendet haben wir die banale Tatsache, daß unsere Handlungen von unseren Intentionen bestimmt werden oder – um es mit einer altmodischen poetischen Floskel zu sagen –, daß es der Wille ist, der die Tat hervorbringt. Daß dies so ist, ist eine unverrückbare Selbstverständlichkeit unserer Alltagspsychologie, mit der wir unser tägliches Leben bestreiten. Warum kommt sie in der wissenschaftlichen Untersuchung nicht vor, und wie könnte man hier mit ihr umgehen?

Wir stoßen hier auf ein Dilemma, das so alt ist wie die Psychologie selbst. Einerseits zeichnet sich die Psychologie gegenüber anderen Wissenschaften dadurch aus, daß sie subjektives Erleben zum Gegenstand hat. Zum subjektiven Erleben zählen natürlich auch die subjektiven Willenserscheinungen, wie sie z.B. in Plänen, Absichten oder Handlungszielen zum Ausdruck kommen. Andererseits ist die Psychologie aber eben deswegen auch stets kritisiert worden, teils mit methodischen, teils mit inhaltlichen Einwänden. Die *methodischen* Einwände, die vor allem seitens der Naturwissenschaften erhoben werden, betreffen die Objektivität und die Meßbarkeit von Erlebnistatbeständen. Da Erlebnisse definitionsgemäß subjektiv sind, sind sie immer nur dem jeweiligen Subjekt zugänglich; sie erfüllen damit nicht das Kriterium der Objektivität, das von wissenschaftlichen Beobachtungen verlangt, daß sie durch andere Personen nachvollzogen und überprüft werden können. Hinzu kommt das Meßproblem: Wie sollte man schon Pläne oder Absichten beschreiben – und wie erst recht sollte man ihre Eigenschaften durch Maß und Zahl ausdrücken?

Gewichtiger sind jedoch die *inhaltlichen* Einwände, die nicht nur von naturwissenschaftlicher Seite erhoben werden, sondern vor allem von Seiten der Philosophie. Sie betreffen die kategoriale Verschiedenheit von Erleben und Verhalten und stellen die prinzipielle Frage, ob es überhaupt denkbar ist, daß in einer naturwissenschaftlichen Erklärung von Verhalten ein Platz geschaffen werden kann, der subjektiven Sachverhalten wie Plänen, Absichten oder Zielen eine *kausale Rolle* zuweist. Wollte man nämlich in eine geschlossene neurobiologische Kausalerklärung einer Verhaltensleistung (in der z.B. von der Aktivität gewisser Hirnareale, Zellverbände und Neurone sowie schließlich gewisser Synapsen, Ionenkanäle oder gar Moleküle die Rede ist) auch ein subjektives Glied einbauen, käme man in eine doppelte Verlegenheit. Erstens wüßte man überhaupt nicht, wo man dieses Glied installieren sollte, und zweitens wüßte man noch viel weniger, wie man sich die kausale Wirkung dieses subjektiven Gliedes auf die nachfolgenden objektiven Glieder der Kette vorstellen sollte. Daß gewisse Merkmale von Ionenkanälen für gewisse Eigenschaften von Synapsen (und damit von Zellen, Zellverbänden usw.) ursächlich sind, können wir uns im Prinzip noch vorstellen – nicht dagegen, was in diesem chemisch-physiologischen Mechanismus etwa ein Willensimpuls kausal ausrichten könnte.

Die Idee der psychischen Kausalität, der unsere Alltagspsychologie so unbekümmert frönt, stellt uns also vor große Probleme, wenn wir sie wörtlich nehmen. Zwischen subjektiv beschreibbaren Erlebnistatbeständen und neurobiologisch beschreibbaren Verhaltensgrundlagen liegt eine kategoriale Kluft, die wir nicht überbrücken können – jedenfalls nicht mit unseren überkommenen Vorstellungen von kausalen Zusammenhängen (vgl. auch Teil V, in diesem Band).

Die experimentelle Forschung, über die wir hier berichtet haben, hat sich diese Einwände zu eigen gemacht – mit der Folge, daß ihr Forschungsprogramm einer methodischen und theoretischen Konzeption folgt, die mit den Überzeugungen der Alltagspsychologie nicht mehr viel gemein hat (vgl. hierzu Eimer, Kapitel 12, in diesem Band). Zum einen hat sie *in methodischer Hinsicht* ihre Vorgehensweise so angelegt, daß die Kriterien der Objektivität und der Meßbarkeit nicht verletzt werden. Für diese Probleme bietet die Praxis der modernen experimentellen Handlungsforschung zwar keine prinzipielle Lösung an, wohl aber einen Weg, sie zu umgehen. Dazu bedient sie sich eines ebenso einfachen wie wirksamen Verfahrens, das sich in vielen Bereichen der Psychologie bewährt hat: Variablen, die man nicht oder nur schwer messen kann, verwendet man nicht als abhängige Variablen (wo Messung unvermeidlich wäre), sondern als unabhängige Variablen, die man experimentell manipuliert. Mit anderen Worten: Wenn man auch nicht ohne weiteres *messen* kann, welche Pläne oder Absichten eine Person verfolgt, kann man sie immerhin gezielt *instruieren* – d.h. ihr *Aufgaben* stellen, in denen sie verschiedene Absichten verfolgen *soll*. Man umgeht also die Formulierung von Meßvorschriften für Erlebnisse dadurch, daß man Meßvorschriften durch Herstellungsvorschriften ersetzt, d.h. durch Vorschriften zur Erzeugung umschriebener Erlebnistatbestände.

Gleichzeitig bemüht sich die experimentelle Forschung, das Verhältnis von Intention und Handlung *in theoretischer Hinsicht* so zu bestimmen, daß den subjektiven

Willenserscheinungen eine Rolle zugewiesen wird, die die metaphysische Falle der psychischen Kausalität umgeht. Hier steht die Forschung vor einem unangenehmen Dilemma: Einerseits muß sie diese Falle vermeiden, wenn sie eine Theorie der Handlungssteuerung entwickeln will, die neurobiologisch anschlußfähig ist. Denn psychische Kausalität sollte man, wie wir sahen, geschlossenen biologischen Erklärungen nicht zumuten. Andererseits muß sie aber auch erklären können, wie Instruktionen und Intentionen wirksam sind, ohne daß psychische Kausalität im Spiel ist. Wie läßt sich z.B. erklären, daß Handlungsabsichten die Ausführung von Handlungen selbst hervorrufen oder beeinflussen können, ohne das Prinzip der psychischen Kausalität in Anspruch zu nehmen? Gibt es einen Ausweg aus diesem Dilemma?

Wir glauben, daß man nur dann beides widerspruchsfrei miteinander verbinden kann, wenn man eine neue Interpretation der Rolle der subjektiven Willenserscheinungen vornimmt. Diese Interpretation, die wir in Abschnitt 9.2 bereits anhand der von Libet berichteten Experimente über den Zusammenhang zwischen objektiver und subjektiver Handlungsinitiierung vorbereitet haben, entfernt sich weit von unserem alltagspsychologischen Vorverständnis und erscheint deshalb auf den ersten Blick unplausibel. Sie schreibt den Willenserscheinungen nicht die Rolle subjektiver *Ursachen* objektiver Handlungen zu, sondern nur noch die Rolle subjektiver *Begleiterscheinungen* irgendwelcher objektiven handlungsverursachenden Prozesse – Prozesse, die sich im Prinzip neurobiologisch beschreiben lassen. Natürlich erklärt diese Annahme noch nicht, wie und warum diese subjektiven Begleiterscheinungen zustandekommen und woher der personale Charakter rührt, der sie von den zugrundeliegenden subpersonalen Prozessen unterscheidet. Das einzige, was sie klärt, ist ihre funktionale Rolle: Sie sind *Begleiter* der eigentlichen verursachenden Prozesse – und nicht die verursachenden Prozesse selbst (vgl. hierzu Prinz, Kapitel 14, in diesem Band; ferner Prinz, im Druck).

Wenn wir die Idee der psychischen Kausalität durch die Idee der psychischen Begleitung ersetzen, ist viel gewonnen. Auf der einen Seite gibt sie Raum für psychologische Funktionstheorien mit geschlossener innerer Kausalität, und sie enthebt uns der Notwendigkeit, uns den Kopf darüber zu zerbrechen, wie subjektive Impulse in objektive Prozesse eingreifen können. Dadurch gewährleistet sie die Anschlußfähigkeit der psychologischen an die neurobiologische Theorie.

Zugleich bietet sie auf der anderen Seite eine Reinterpretation des methodischen Vorgehens der Forschung an: Die Übergänge von Aufgaben zu Absichten oder von Absichten zu Handlungen werden jetzt als funktionale Prozesse mit geschlossener innerer Kausalität verstanden, ohne daß psychische Kausalität im Spiel ist. Das schließt natürlich nicht aus, daß regelmäßig der *Wahrnehmungseindruck* psychischer Kausalität entsteht, wenn einzelne Komponenten dieser Prozesse zur Wahrnehmung gelangen.

Literatur

Abrams, R. A.; Meyer, D. E.; Kornblum, S. *Eye-hand Coordination: Oculomotor Control in Rapid Aimed Limb Movements.* In: *Journal of Experimental Psychology: Human Perception and Performance* 16 (1990) S. 248–267.

Adams, J. A. *A Closed-Loop Theory of Motor Learning.* In: *Journal of Motor Behavior* 3 (1971) S. 111–150.

Anson, J. G. *Memory Drum Theory: Alternative Tests and Explanations for the Complexity Effects in Simple Reaction Time.* In: *Journal of Motor Behavior* 14 (1982) S. 228–246.

Aschersleben, G. *Afferente Informationen und die Synchronisation von Ereignissen.* Frankfurt (Lang) 1994.

Aschersleben, G. *Knowledge of Results and the Timing of Actions.* Eingereicht 1996.

Aschersleben, G.; Prinz, W. *Synchronizing Actions with Events: The Role of Sensory Information.* In: *Perception and Psychophysics* 57 (1995) S. 305–317.

Bard, C.; Paillard, J.; Lajoie, Y.; Fleury, M.; Teasdale, N.; Forget, R.; Lamarre, Y. *Role of the Afferent Information in the Timing of Motor Commands: A Comparative Study with a Deafferent Patient.* In: *Neuropsychologia* 30 (1992) S. 201–206.

Bard, C.; Paillard, J.; Teasdale, N.; Fleury, M.; Lajoie, Y. *Self-Induced vs. Reactive Triggering of Synchronous Hand and Heel Movement in Young and Old Subjects.* In: Requin, J.; Stelmach, G. E. (Hrsg.) *Tutorials in Motor Neuroscience.* Amsterdam (Kluwer). 1991 S. 189–196.

Canic, M. J.; Franks, I. M. *Response Preparation and Latency in Patterns of Tapping Movements.* In: *Human Movement Science* 8 (1989) S. 123–139.

Carlton, L. G. *Control Processes in the Production of Discrete Aiming Responses.* In: *Journal of Human Movement Studies* 5 (1979) S. 115–124.

Carlton, L. G. *Processing Visual Feedback Information for Movement Control.* In: *Journal of Experimental Psychology: Human Perception and Performance* 7 (1981) S. 1019–1030.

Chamberlin, C. J.; Magill, R. A. *Preparation and Control of Rapid, Multisegmented Responses in Simple and Choice Environments.* In: *Research Quarterly for Exercise and Sport* 60 (1989) S. 256–267.

Coles, M. G. H. *Modern Mind-Brain Reading: Psychophysiology, Physiology, and Cognition.* In: *Psychophysiology* 26 (1989) S. 251–269.

De Jong, R.; Coles, M. G.; Logan, G. D.; Gratton, G. *In Search of the Point of No Return: The Control of Response Processes.* In: *Journal of Experimental Psychology: Human Perception and Performance* 16 (1990) S. 164–182.

Deutsch, D. *The Generation of Two Isochronous Sequences in Parallel.* In: *Perception and Psychophysics* 34 (1983) S. 331–337.

Donders, F. C. *On the Speed of Mental Processes.* In: *Acta Psychologica* 30 (1868/1969) S. 412–431.

Dunlap, K. *Reactions on Rhythmic Stimuli, with Attempt to Synchronize.* In: *Psychological Review* 17 (1910) S. 399–416.

Eimer, M. *Stimulus-Response Compatibility and Automatic Response Activation: Evidence from Psychophysiological Studies.* In: *Journal of Experimental Psychology: Human Perception and Performance* 21 (1995) S. 837–854.

Fitts, P. M. *The Information Capacity of the Human Motor System in Controlling Amplitude of Movement.* In: *Journal of Experimental Psychology* 47 (1954) S. 381–391.

Fitts, P. M.; Deininger, R. L. *S-R Compatibility: Correspondence Among Paired Elements Within Stimulus and Response Codes.* In: *Journal of Experimental Psychology* 48 (1954) S. 483–492.

Fitts, P. M.; Peterson, J. R. *Information Capacity of Discrete Motor Responses.* In: *Journal of Experimental Psychology* 67 (1964) S. 103–112.

Fraisse, P. *Les synchronisations sensori-motrices aux rythmes.* In: Requin, J. (Hrsg.) *Anticipation et Comportement.* Paris (CNRS) 1980. S. 233–257.

Fraisse, P.; Voillaume, C. *Les repères du sujet dans la synchronisation et dans la pseudo-synchronisation.* In: *L'Année Psychologique* 71 (1971) S. 359–369.

García-Colera, A.; Semjen, A. *Distributed Planning of Movement Sequences.* In: *Journal of Motor Behavior* 20 (1988) S. 341–367.

Gehrke, J. *Auswirkungen der Manipulation der Bewegungsamplitude bei einer sensumotorischen Synchronisationsaufgabe.* In: Pawlik, K. (Hrsg.) *39. Kongreß der DGfPs.* Hamburg (Telesatz) 1994. S. 197.

Gentilucci, M.; Fogassi, L.; Luppino, G.; Matelli, M.; Camarda, R.; Rizzolatti, G. *Functional Organization of Inferior Area 6 in the Macaque Monkey. I. Somatotopy and the Control of Proximal Movements.* In: *Experimental Brain Research* 71 (1988) S. 475–490.

Georgopoulos, A. P.; Schwartz, A. B.; Kettner, R. E. *Neuronal Population Coding of Movement Direction.* In: *Science* 233 (1986) S. 1416–1419.

Georgopoulos, A. P. *Neurophysiology of Reaching.* In: Jeannerod, M. (Hrsg.) *Attention and Performance XIII.* Hillsdale, NJ (Erlbaum) 1990. S. 227–263.

Glencross, D. J. *Response Complexity and the Latency of Different Movement Patterns.* In: *Journal of Motor Behavior* 5 (1973) S. 95–104.

Graziano, M. S. A.; Yap, G. S.; Gross, C. G. *Coding of Visual Space by Premotor Neurons.* In: *Science* 266 (1994) S. 1054–1057.

Haken, H. *Advanced Synergetics.* Berlin, Heidelberg, New York (Springer) 1983.

Haken, H. *Synergetik. Eine Einführung.* Berlin, Heidelberg New York (Springer) 1990.

Haken, H.; Kelso, J. A. S.; Bunz, H. *A Theoretical Model of Phase Transitions in Human Hand Movements.* In: *Biological Cybernetics* 51 (1985) S. 347–356.

Hancock, P. A.; Newell, K. M. *The Movement Speed-Accuracy Relationship in Space-Time.* In: Heuer, H.; Kleinbeck, U.; Schmidt, K. H. (Hrsg.) *Motor Behavior. Programming, Control, and Acquisition.* Berlin, Heidelberg, New York (Springer) 1985. S. 153–188.

Helmholtz, H. von. *Handbuch der physiologischen Optik.* 3. Aufl. ergänzt u. hrsg. von Nagel, W.; Gullstrand, A.; von Kries, J. Hamburg (Voss) 1909–1911 (1866: 1. Auflage).

Henry, F. M. *Use of Simple Reaction Time in Motor Programming Studies: A Reply to Klapp, Wyatt, and Lingo.* In: *Journal of Motor Behavior* 12 (1980) S. 163–168.

Henry, F. M.; Rogers, D. E. *Increased Response Latency for Complicated Movements and a Memory Drum Theory of Neuromotor Reaction.* In: *Research Quarterly for Exercise and Sport* 31 (1960) S. 448–458.

Heuer, H. *Binary Choice Reaction Time as a Function of the Relationship Between Durations and Forms of Responses.* In: *Journal of Motor Behavior* 16 (1984) S. 392–404.

Heuer, H. *Psychomotorik.* In: H. Spada (Hrsg.) *Lehrbuch Allgemeine Psychologie.* Bern (Huber) 1990. S. 495–559.

Heuer, H. *Koordination.* In: Heuer, H.; Keele, S. W. (Hrsg.) *Enzyklopädie der Psychologie, Serie Kognition, Bd. 3: Psychomotorik.* Göttingen (Hogrefe) 1994. S. 147–222.

Hommel, B. *Quellen der Interferenz beim Simon-Effekt: Eine Untersuchung zur Verwendung räumlicher Information bei der Auswahl und Planung einer einfachen Handlung.* Dissertation (Universität Bielefeld) 1990.

Hommel, B. *Inverting the Simon Effect by Intention: Determinants of Direction and Extent of Effects of Irrelevant Spatial Information.* In: *Psychological Research/Psychologische Forschung* 55 (1993) S. 270–279.

Hommel, B. *Stimulus-Response Compatibility and the Simon Effect: Toward an Empirical Clarification.* In: *Journal of Experimental Psychology: Human Perception and Performance* 21 (1995) S. 764–775.

Hulstijn, W.; Van Galen, G. P. *Programming in Handwriting: Reaction Time and Movement Time as a Function of Sequence Length.* In: *Acta Psychologica* 54 (1983) S. 23–49.

Inhoff, A. W.; Rosenbaum, D. A.; Gordon, A. M.; Campbell, J. A. *Stimulus-Response Compatibility and Motor Programming of Manual Response Sequences.* In: *Journal of Experimental Psychology: Human Perception and Performance* 10 (1984) S. 724–733.

Ivry, R. B.; Keele, S. W. *Timing Functions of the Cerebellum.* In: *Journal of Cognitive Neuroscience* 1 (1989) S. 136–152.

Jagacinski, R. J.; Marshburn, E.; Klapp, S. T.; Jones, M. R. *Tests of Parallel Versus Integrated Structure in Polyrhythmic Tapping.* In: *Journal of Motor Behavior* 20 (1988) S. 416–442.

Jeannerod, M. *Intersegmental Coordination During Reaching at Natural Visual Objects.* In: Long, J.; Baddeley, A. (Hrsg.) *Attention and Performance.* Hillsdale, NJ (Erlbaum) 1981. Bd. 9, S. 153–169.

Jeannerod, M. *The Timing of Natural Prehension Movements.* In: *Journal of Motor Behavior* 16 (1984) S. 235–254.

Jeannerod, M. *The Neural and Behavioural Organization of Goal-Directed Movements.* Oxford (Clarendon Press) 1988.

Jeannerod, M. *Reichen und Greifen. Die parallele Spezifikation visuomotorischer Kanäle.* In: Heuer, H.; Keele, S. W. (Hrsg.) *Enzyklopädie der Psychologie, Serie Kognition, Bd. 3: Psychomotorik.* Göttingen (Hogrefe) 1994. S. 509–574.

Jones, B. *The Role of Efference in Motor Control: A Centralist Emphasis for Theories of Skilled Performance.* In: Landers, D. M.; Christina, R. W. (Hrsg.) *Psychology of Motor Behavior and Sport – 1977.* Champaign, IL (Human Kinetics) 1978. S. 36–58.

Keele, S. W. *Movement Control in Skilled Motor Performance.* In: *Psychological Bulletin* 70 (1968) S. 387–403.

Keele, S. W. *Motor Control.* In: Boff, K. R.; Kaufman, L.; Thomas, J. P. (Hrsg.) *Handbook of Human Perception and Performance.* New York (Wiley) 1986. Bd. 2, S. 30.1–30.60.

Kelso, J. A. S. *On the Oscillatory Basis of Movement.* In: *Bulletin of the Psychonomic Society* 18 (1981) S. 63f.

Kelso, J. A. S.; deGuzman, G. C. *Order in Time: How the Cooperation Between the Hands Informs the Design of the Brain.* In: Haken, H. (Hrsg.) *Neural and Synergetic Computers.* Berlin, Heidelberg, New York (Springer) 1988. S. 180–196.

Klapp, S. T. *Implicit Speech Inferred from Response Latencies in Same-Different Decisions.* In: *Journal of Experimental Psychology* 91 (1971) S. 262–267.

Klapp, S. T. *Syllable-Dependent Pronunciation Latencies in Number Naming: A Replication.* In: *Journal of Experimental Psychology* 102 (1974) S. 1138–1140.

Klapp, S. T. *Doing Two Things at Once: The Role of Temporal Compatibility.* In: *Memory and Cognition* 7 (1979) S. 375–381.

Klapp, S. T.; Erwin, C. I. *Relation Between Programming Time and Duration of the Response Being Programmed.* In: *Journal of Experimental Psychology Human Perception and Performance* 2 (1976) S. 591–598.

Klemmer, E. T. *Time Uncertainty in Simple Reaction Time.* In: *Journal of Experimental Psychology* 51 (1956) S. 179–184.

Klemmer, E. T. *Simple Reaction Time as a Function of Time Uncertainty.* In: *Journal of Experimental Psychology* 54 (1957) S. 195–200.

Kohler, I. *Über Aufbau und Wandlungen der Wahrnehmungswelt.* Wien (Rohrer) 1951.

Kornblum, S. *Dimensional Overlap and Stimulus Relevance in S-R Response and S-S Compatibility.* In: Stelmach, G. E.; Requin, J. (Hrsg.) *Tutorials in Motor Behavior II.* Amsterdam (North-Holland) 1992. S. 743–777.

Leonard, J. A. *Tactual Choice Reactions: I.* In: *Quarterly Journal of Experimental Psychology* 11 (1959) S. 76–83.

Libet, B. *Unconscious Cerebral Initiative and the Role of Conscious Will in Voluntary Action.* In: *Behavioral and Brain Sciences* 8 (1985) S. 529–566.

Libet, B. *Are the Mental Experiences of Will and Self-Control Significant for the Performance of a Voluntary Act?* In: *Behavioral and Brain Sciences* 10 (1987) S. 783–786.

Libet, B. *The Timing of a Subjective Experience.* In: *Behavioral and Brain Sciences* 12 (1989) S. 183–185.

Logan, G. D. *On the Ability to Inhibit Complex Movements: A Stop-Signal Study of Typewriting.* In: *Journal of Experimental Psychology: Human Perception and Performance* 8 (1982) S. 778–792.

Loveless, N. E. *Direction-of-Motion Stereotypes: A Review.* In: *Ergonomics* 5 (1961) S. 357–383.

Marteniuk, R. G.; MacKenzie, C. L. *Information Processing in Movement Organization and Execution.* In: Nickerson, R. S. (Hrsg.) *Attention and Performance.* Hillsdale, NJ (Erlbaum) 1980. Bd. 8, S. 29–57.

Marteniuk, R. G.; Leavitt, J. L.; MacKenzie, C. L.; Athenes, S. *Functional Relationships Between Grasp and Transport Components in a Prehension Task.* In: *Human Movement Science* 9 (1990) S. 149–176.

Mates, J.; Radil, T.; Pöppel, E. *Cooperative Tapping: Time Control Under Different Feedback Conditions.* In: *Perception and Psychophysics* 52 (1992) S. 691–704.

Meyer, D. E., Abrams, R. A., Kornblum, S., Wright, C. E. et al. *Optimality in Human Motor Performance: Ideal Control of Rapid Aimed Movements.* In: *Psychological Review* 95 (1988) S. 340–370.

Meyer, D. E.; Smith, J. E.; Kornblum, S.; Abrams, R. A.; Wright, C. E. *Speed-Accuracy Tradeoffs in Aimed Movements: Toward a Theory of Rapid Voluntary Action.* In: Jeannerod, M. (Hrsg.) *Attention and Performance.* Hillsdale, NJ (Erlbaum) 1990. Bd. 13, S. 173–226.

Michon, J. A. *Timing in Temporal Tracking.* Unveröffentlichte Dissertation, Soesterberg, NL (Institute for Perception) 1967.

Müsseler, J. *Wahrnehmung und Handlungsplanung. Effekte kompatibler und inkompatibler Reize bei der Initiierung und Ausführung von Reaktionssequenzen.* Aachen (Shaker) 1995.

Müsseler, J.; Prinz, W. *Action Planning During the Presentation of Stimulus Sequences: Effects of Compatible and Incompatible Stimuli.* In: *Psychological Research* 59 (1996) S. 48–63.

Neumann, O. *Zur Funktion der selektiven Aufmerksamkeit für die Handlungssteuerung.* In: *Sprache und Kognition* 6 (1987) S. 107–125.

Paillard, J. *Quelques données psychophysiologiques relatives au déclenchement de la commande motrice.* In: *L'Année Psychologique* 48 (1949) S. 28–47.

Paulignan, Y.; McKenzie, C.; Marteniuk, R.; Jeannerod, M. *The Coupling of Arm and Finger Movements During Prehension.* In: *Experimental Brain Research* 79 (1990) S. 431–436.

Peper, C. E.; Beek, P. J.; Van Wieringen, P. C. W. *Bifurcations in Polyrhythmic Tapping: In Search of Farey Principles.* In: Requin, J.; Stelmach, G. E. (Hrsg.) *Tutorials in Motor Neuroscience* Dordrecht (Kluwer) 1991. S. 413–431.

Posner, M. I. *Chronometric Explorations of Mind.* Hillsdale, NJ (Erlbaum) 1978.

Prinz, W. *Wahrnehmung und Tätigkeitssteuerung.* Berlin, Heidelberg, New York (Springer) 1983.

Prinz, W. *A Common Coding Approach to Perception and Action.* In: Neumann, O.; Prinz, W. (Hrsg.) *Relationships Between Perception and Action: Current Approaches.* Berlin, Heidelberg, New York (Springer) 1990b. S. 167–201.

Prinz, W. *Why Don't We Perceive our Brain States?* In: *European Journal for Cognitive Psychology* 4 (1992) S. 1–20.

Prinz, W. *Explaining Voluntary Action: The Role of Mental Content.* In: Machamer, P.; Carrier, M. (Hrsg.) *Philosophy and the Sciences of the Mind.* (im Druck).

Prinz, W.; Aschersleben, G.; Hommel, B.; Vogt, S. *Handlungen als Ereignisse.* In: Dörner, D.; van der Meer, E. (Hrsg.) *Das Gedächtnis: Probleme, Trends, Perspektiven.* Göttingen (Hogrefe) 1995. S. 129–168.

Redding, G. M.; Wallace, B. *Adaptive Eye-Hand Coordination: Implications of Prism Adaptation for Perceptual-Motor Organization.* In: Proteau, L.; Elliott, D. (Hrsg.) *Vision and Motor Control.* Amsterdam (North-Holland) 1992. S. 105–127.

Rosenbaum, D. A. *Human Motor Control.* New York (Academic Press) 1991.

Rosenbaum, D. A.; Krist, H. *Vorbereitung von Bewegungen.* In: Heuer, H.; Keele, S. W. (Hrsg.) *Enzyklopädie der Psychologie, Serie Kognition, Bd. 3: Psychomotorik.* Göttingen (Hogrefe) 1994. S. 3–85.

Rosenbaum, D. A.; Gordon, A. M.; Stillings, N. A.; Feinstein, M. H. *Stimulus-Response Compatibility in the Programming of Speech.* In: *Memory and Cognition* 15 (1987) S. 217–224.

Sanders, A. G. *Psychologie der Informationsverarbeitung.* Bern (Huber) 1971.

Schmidt, R. A. *Motor Control and Learning: A Behavioral Emphasis.* Champaign, IL (Human Kinetics) 1988.

Schmidt, R. A.; Zelaznik, H. N.; Hawkins, B.; Frank, J. S.; Quinn, J. T. *Motor-Output Variability: A Theory for the Accuracy of Rapid Motor Acts.* In: *Psychological Review* 86 (1979) 415–451.

Schöner, G.; Kelso, J. A. S. *A Synergetic Theory of Environmentally Specified and Learned Patterns of Movement Coordination. 1. Relative Phase Dynamics.* In: *Biological Cybernetics* 58 (1988a) S. 71–80.

Schöner, G.; Kelso, J. A. S. *A Synergetic Theory of Environmentally Specified and Learned Patterns of Movement Coordination. 2. Component Oscillator Dynamics.* In: *Biological Cybernetics* 58 (1988b) S. 81–89.

Shaffer, L. H. *Performances of Chopin, Bach, and Bartok: Studies in Motor Programming.* In: *Cognitive Psychology* 13 (1981) S. 326–369.

Shaffer, L. H. *Rhythm and Timing in Skill.* In: *Psychological Review* 89 (1982) S. 109–122.

Shibasaki, H.; Barrett, G.; Halliday, E.; Halliday, A. M. *Cortical Potentials Associated with Voluntary Foot Movement in Man.* In: *Electroencephalography and Clinical Neurophysiology* 52 (1981). S. 507–516.

Simon, J. R.; Rudell, A. P. *Auditory S-R Compatibility: The Effect of an Irrelevant Cue on Information Processing.* In: *Journal of Applied Psychology* 51 (1967) S. 300–304.
Simon, J. R.; Hinrichs, J. V.; Craft, J. L. *Auditory S-R Compatibility: Reaction Time as a Function of Ear-Hand Correspondence and Ear-Response Location Correspondence.* In: *Journal of Experimental Psychology* 86 (1970) S. 97–102.
Smith, G. A. *Studies in Compatibility and a New Model of Choice Reaction Time.* In: Dornic, S. (Hrsg.) *Attention and Performance VI.* Hillsdale, NJ (Erlbaum) 1977. S. 27–48.
Smith, G. A. *Studies of Compatibility and Investigations of a Model of Reaction Time.* Dissertation (University of Adelaide) 1978.
Spijkers, W. *Sehen und Handeln. Die Rolle visueller Information bei zielgerichteten Bewegungen.* Aachen (Shaker) 1993.
Spijkers, W.; Albracht, K.; Lochner, P. M. *Zur Bedeutung des partiellen visuellen Feedback bei diskreten Zielbewegungen.* In: *Zeitschrift für Experimentelle und Angewandte Psychologie* 35 (1988) S. 463–475.
Spijkers, W.; Lochner, P. *Partial Visual Feedback and Spatial End-Point Accuracy of Discrete Aiming Movements.* In: *Journal of Motor Behavior* 26 (1994) S. 283–295.
Sternberg, S.; Knoll, R. L.; Monsell, S.; Wright, C. E. *Motor Programs and Hierarchical Organization in the Control of Rapid Speech.* In: *Phonetica* 45 (1988) S. 175–197.
Sternberg, S.; Monsell, S.; Knoll, R. L.; Wright, C. E. *The Latency and Duration of Rapid Movement Sequences: Comparisons of Speech and Typewriting.* In: Stelmach, G. E. (Hrsg.) *Information Processing in Motor Control and Learning.* New York (Academic Press) 1978. S. 117–152.
Stevens, L. T. *On the Time Sense.* In: *Mind* 11 (1886) S. 393–404.
Thomassen, A. J. W.; Van Galen, G. P. *Handwriting as a Motor Task: Experimentation, Modelling, and Simulation.* In: Summers, J. J. (Hrsg.) *Approaches to the Study of Motor Control and Learning.* Amsterdam (Elsevier) 1992. S. 113–144.
Verwey, W. B. *Buffer Loading and Chunking in Sequential Keypressing.* In: *Journal of Experimental Psychology: Human Perception and Performance* 22 (1996) S. 544–562.
Van Galen, G. P. *Handwriting: Issues for a Psychomotor Theory.* In: *Human Movement Science* 10 (1991) S. 165–191.
Vince, M. A. *Corrective Movements in a Pursuit Task.* In: *Journal of Experimental Psychology* 1 (1948) S. 85–103.
Vorberg, D.; Hambuch, R. *On the Temporal Control of Rhythmic Performance.* In: Requin, J. (Hrsg.) *Attention and Performance VII.* Hillsdale, NJ (Erlbaum) 1978. S. 535–555.
Vorberg, D.; Wing, A. M. *Modelle für Variabilität und Abhängigkeit bei der zeitlichen Steuerung.* In: Heuer, H.; Keele, S. W. (Hrsg.) *Enzyklopädie der Psychologie, Serie Kognition, Bd. 3: Psychomotorik.* Göttingen (Hogrefe) 1994. S. 223–320.
Vos, P. G.; Helsper, E. L.; van Krysbergen, N. *Tracking Simple Rhythms Under Pseudo-Synchronization Conditions.* In: *Proceedings of the Fourth Rhythm Workshop: Rhythm Perception and Production* Bourges, France (1992) S. 37–42.
Wallace, S. A.; Weeks, D. L. *Temporal Constraints in the Control of Prehensive Movement.* In: *Journal of Motor Behavior* 20 (1988) S. 81–105.
Wallace, S. A.; Weeks, D. L.; Kelso, J. A. S. *Temporal Constraints in Reaching and Grasping Behavior.* In: *Human Movement Science* 9 (1990) S. 69–93.
Welford, A. T. *Choice Reaction Time: Basic Concepts.* In: Welford, A.T. (Hrsg.) *Reaction Times.* London (Academic Press) 1980. S. 73–128.
Wing, A. M. *Perturbations of Auditory Feedback Delay and the Timing of Movement.* In: *Journal of Experimental Psychology: Human Perception and Performance* 3 (1977) S. 175–186.
Wing, A. M. *The Long and Short of Timing in Response Sequences.* In: Requin, J.; Stelmach, G. E. (Hrsg.) *Tutorials in Motor Neuroscience.* Amsterdam (Kluwer) 1980. S. 469–485.
Wing, A. M.; Church, R. M.; Gentner, D. R. *Variability in the Timing of Responses During Repetitive Tapping with Alternate Hands.* In: *Psychological Research* 51 (1989) S. 28–37.
Wing, A. M.; Kristofferson, A. B. *Response Delay and the Timing of Discrete Motor Responses.* In: *Perception and Psychophysics* 14 (1973a) S. 5–12.

Wing, A. M.; Kristofferson, A. B. *The Timing of Interresponse Intervals.* In: *Perception and Psychophysics* 13 (1973b) S. 455–460.

Wing, A. M.; Turton, A.; Fraser, C. *Grasp Size and Accuracy of Approach in Reaching.* In: *Journal of Motor Behavior* 18 (1986) S. 245–260.

Wolff, P. *Saccadic Exploration and Perceptual-Motor Learning.* In: *Acta Psychologica* 63 (1986) S. 263–280.

Wolff, P. *Wahrnehmungslernen durch Blickbewegungen.* In: Neumann, O. (Hrsg.) *Perspektiven der Kognitionspsychologie.* Berlin, Heidelberg, New York (Springer) 1985. S. 57–105.

Woodworth, R. S. *The Accuracy of Voluntary Movement.* In: *Psychological Review Monographs Suppl. 13* (1899).

Woodworth, R. S.; Schlosberg, H. *Experimental Psychology.* New York (Holt, Rinehart & Winston) 1954.

Yamaguchi, S.; Knight, R. T. *P300 Generation by Novel Somatosensory Stimuli.* In: *Electroencephalography and Clinical Neurophysiology* 78 (1991) S. 50–55.

Yamaguchi, S.; Knight, R. T. *Effects of Temporal-Parietal Lesions on the Somatosensory P3 to Lower Limb Stimulation.* In: *Electroencephalography and Clinical Neurophysiology: Evoked Potentials* 84 (1992) S. 139–148.

Weiterführende Literatur

Aschersleben, G. *Afferente Informationen und die Synchronisation von Ereignissen.* Frankfurt (Lang) 1994.

Heuer, H.; Keele, S. W. (Hrsg.) *Enzyklopädie der Psychologie, Serie Kognition, Band III: Psychomotorik.* Göttingen (Hogrefe) 1994; hier insbesondere die Beiträge von Heuer, H. (*Koordination*, S. 147–222), Rosenbaum, D. A.; Kirst, H. (*Vorbereitung von Bewegungen*, S. 3–85), Vorberg, D.; Wing, A. M. (*Modelle für Variabilität und Abhängigkeit bei der zeitlichen Steuerung*, S. 223–320) und Jeannerod, M. (*Reichen und Greifen*, S. 509–574).

Hommel, B.; Prinz, W. *Theory of S-R Compatibility.* Amsterdam (Elsevier) 1996.

Keele, S. W. *Motor Control.* In: Boff, K. R.; Kaufman, L.; Thomas, J. P. (Hrsg.) *Handbook of Perception and Human Performance.* New York (Wiley) 1986. Bd. 2, S. 30.1–30.60.

Prinz, W.; Aschersleben, G.; Hommel, B.; Vogt, S. *Handlungen als Ereignisse.* In: Dörner, D.; van der Meer, E. (Hrsg.) *Das Gedächtnis: Probleme – Trends – Perspektiven.* Göttingen (Hogrefe) 1995. S. 129–168.

10. Lernen und Gedächtnis: Mentale Prozesse und Gehirnstrukturen

Thomas Goschke

10.1 Beschreibungsebenen und Grundfragen der Gedächtnisforschung

10.1.1 Angeborenes und erworbenes Verhalten

Das Verhalten von Lebewesen ist auf vielfältige Weise durch vergangene Erfahrungen geprägt. Betrachtet man evolutionsgeschichtliche Zeiträume, so haben die Erfahrungen von Individuen aus hunderttausenden von Generationen ihre genetisch kodierten Spuren in Form artspezifischer angeborener Verhaltensdispositionen hinterlassen. So dürfte sich beispielsweise die Neigung von Fröschen, die Zunge vorschnellen zu lassen, sobald kleine, dunkle, sich bewegende Punkte im Blickfeld erscheinen, deshalb herausgebildet haben, weil es sich bei diesen Punkten in der Umwelt von Fröschen seit jeher um Insekten handelt, deren Verzehr für Frösche vorteilhaft ist. Solche angeborenen Reaktionsweisen können als ein artgeschichtliches Gedächtnis betrachtet werden, das eine Anpassung an stabile, invariante Umweltbedingungen darstellt. Die meisten Lebewesen besitzen allerdings Nervensysteme, die auch durch Erfahrungen während ihrer individuellen Lebensspanne mehr oder weniger dauerhaft modifiziert werden können, was die Grundlage für individuelles Lernen und Gedächtnis bildet. Ein individuelles Gedächtnis stattet Lebewesen mit der Fähigkeit aus, Verhaltensdispositionen aufgrund eigener früherer Erfahrungen zu ändern und in der Zukunft liegende Ereignisse und Konsequenzen des eigenen Verhaltens zu antizipieren. Damit wird es ihnen möglich, dem Überleben und der Reproduktion förderliches Verhalten auch an solche Umweltbedingungen anzupassen, die neuartig oder veränderlich sind und daher nicht durch angeborene Reaktionsdispositionen allein bewältigt werden können.

Die Begriffe Lernen und Gedächtnis umfassen eine große Spannbreite unterschiedlicher Phänomene. Diese reichen von der erfahrungsabhängigen Veränderung einfacher Reiz-Reaktions-Verbindungen, wie sie bereits bei relativ einfachen Organismen wie der Meeresschnecke *Aplysia* nachweisbar sind, bis hin zur menschlichen Fähigkeit, das Klavier- oder Tennisspielen, das kleine Einmaleins, schlechte Gewohnheiten oder die Quantenmechanik zu erlernen und sich an das Gesicht eines Freundes, eine Melodie oder das gestrige Abendessen zu erinnern. Will man das Gemeinsame all dieser Leistungen einfangen, wird man eine entsprechend allgemeine Definition akzeptieren müssen, derzufolge von Gedächtnis immer dann zu sprechen ist, wenn *Erfahrungen zu relativ dauerhaften Veränderungen im Nervensystem eines Organismus führen, die sich in Veränderungen seiner Wahrnehmungs- oder Verhaltensdispositionen sowie – bei höheren Lebewesen – des Erlebens äußern und die im weitesten*

Sinn als Erwerb oder Modifikation von Information oder Wissen betrachtet werden können.[1] Der Begriff *Lernen* umfaßt dabei die Prozesse, die zum Erwerb neuen Wissens oder neuer Fertigkeiten führen, während mit dem Begriff *Gedächtnis* üblicherweise die Produkte des Lernens (also das angeeignete Wissen bzw. die erworbenen Fertigkeiten) bezeichnet werden.

Die fundamentale Bedeutung des Gedächtnisses für nahezu alles Verhalten und Erleben wird wohl am deutlichsten, wenn wir an unsere Fähigkeit denken, uns bewußt an Vergangenes zu erinnern: an den Geruch eines längst verlassenen Zimmers, den Klang einer Stimme, einen Ort unserer Kindheit. Es ist der subjektive Eindruck, durch eine Kette von raum-zeitlich lokalisierten Erlebnissen mit der eigenen Vergangenheit verbunden zu sein, der zentral für unsere personale Identität ist und es uns ermöglicht, unsere eigenen Handlungen dadurch sinnvoll zu machen, daß wir sie in eine kohärente Geschichte integrieren. Und es ist ebendiese Fähigkeit zum bewußten Erinnern, die Patienten mit Amnesien (Gedächtnisverlust) als Folge von Hirnverletzungen eingebüßt haben. Dieser Verlust des bewußten Erinnerungsvermögens läßt die Welt auf ein schmales Gegenwartsfenster zusammenschrumpfen, in das hinein man – wie es der englische Musiker Clive Wearing, der sich nach einer Enzephalitis an nichts mehr erinnern konnte, das länger als einige Minuten zurücklag, beschrieb – in jedem Moment immer wieder aufs neue wie aus einem traumlosen Schlaf erwacht (Baddeley, 1990).

Neben dem bewußten Erinnerungsvermögen gibt es allerdings zahlreiche andere, nicht minder wichtige Formen des Gedächtnisses, die sich primär im Verhalten ausdrücken. Dazu gehört z.B. der Erwerb von Fertigkeiten wie Fahrradfahren oder Klavierspielen. Darüber hinaus hat die Gedächtnisforschung gezeigt, daß Reize, die wir verarbeiten, unser Verhalten, Wahrnehmen und Urteilen zu einem späteren Zeitpunkt beeinflussen können, selbst wenn wir uns nicht bewußt an die Reize selbst erinnern.

Ergebnisse aus der Kognitionspsychologie, der klinischen Neuropsychologie, der Neurophysiologie und Neurobiologie sprechen dafür, daß diese verschiedenen Gedächtnisformen durch jeweils andere Funktionsprinzipien charakterisiert sind und teilweise durch unterschiedliche Gehirnstrukturen vermittelt werden. Dieser Beitrag soll einen Einblick in einige dieser Ergebnisse geben, wobei neben kognitions- und neuropsychologischen Untersuchungen auch theoretische Modelle und methodische Probleme der Gedächtnisforschung diskutiert werden.

10.1.2   Beschreibungsebenen und Erklärungsansätze

Dem Gedächtnis kann man sich auf verschiedenen Beschreibungsebenen nähern, weshalb in der oben vorgeschlagenen Definition ganz bewußt sowohl auf Erleben, Verhalten, Wissen und das Gehirn Bezug genommen wurde. Die aktuelle Gedächtnisforschung ist dabei zunehmend durch das Bemühen gekennzeichnet, psychologische Modelle in Verbindung mit Annahmen über zugrundeliegende Hirnstrukturen zu brin-

---

[1] Aus Platzgründen kann in diesem Beitrag nicht genauer auf die komplexe philosophische Diskussion um die Begriffe Information, Wissen oder Repräsentation eingegangen werden (s. dazu z.B. Eimer, 1990).

gen, und es gibt erste Versuche, die Fülle an empirischen Ergebnissen in umfassende, wenngleich oft noch spekulative Rahmentheorien zu integrieren. Im folgenden sollen psychologische und neurobiologische Zugangsweisen zum Gedächtnis kurz charakterisiert werden.

Psychologische Perspektive. Ein Großteil der *psychologischen* Gedächtnisforschung kann als Fortführung jenes methodologischen Programms betrachtet werden, das Hermann Ebbinghaus (1885) initiierte und in der wohl ersten Monographie der empirischen Gedächtnisforschung dokumentierte. Ebbinghaus demonstrierte in wegweisenden Experimenten, daß Gedächtnisleistungen im Prinzip wie andere Naturphänomene mittels experimenteller Bedingungsvariation und Messung quantifizierbarer Verhaltensdaten untersucht werden können. Um dabei den schwer kontrollierbaren Einfluß individuellen Vorwissens möglichst auszuschalten, versuchte er, anhand des Lernens von Listen sinnloser Silben (z.B. ZEK) allgemeine Gesetzmäßigkeiten des Gedächtnisses zu ermitteln (z.B. die Leichtigkeit, mit der vergessene Information durch erneutes Lernen wieder angeeignet werden kann). Auf ganz ähnliche Weise wird auch in der modernen Gedächtnispsychologie versucht, aus Verhaltensdaten Rückschlüsse auf Funktionsprinzipien des Gedächtnisses zu ziehen (insbesondere den Reaktionszeiten, die Versuchspersonen benötigen, um bestimmte Gedächtnisaufgaben zu lösen und den Fehlern, die sie dabei machen; s. dazu Box 10.1).

Das von Ebbinghaus initiierte methodologische Programm ist nicht unkritisiert geblieben. Insbesondere Bartlett (1932) bezog in seinem Buch *Remembering* eine entschiedene Gegenposition und beschrieb das Erinnern als einen kreativen und *(re)konstruktiven* Prozeß, der entscheidend durch Vorwissen und Schlußfolgerungen beeinflußt wird. Bartlett ließ daher seine Versuchspersonen sinnvolle Geschichten lernen, um genau jene Aspekte des Gedächtnisses zu studieren, die Ebbinghaus so sorgfältig aus seinen Experimenten zu eliminieren versucht hatte. Aus der Beobachtung, daß seine Versuchspersonen den Inhalt der Geschichten beim Reproduzieren an individuelles Vorwissen und kulturelle Voreingenommenheiten anpaßten, schloß Bartlett, daß das Erinnern durch *Schemata* geleitet wird, worunter er organisierte Wissensstrukturen verstand, auf deren Hintergrund neue Informationen interpretiert werden. Bartletts Auffassungen haben ebenso wie die Experimente von Ebbinghaus nachhaltigen Einfluß auf die Gedächtnispsychologie ausgeübt. So begann man in den siebziger Jahren, die Repräsentation von Alltagswissen und den Einfluß individuellen Vorwissens auf das Erinnern zu untersuchen und entwickelte formale Systeme und Computersimulationen zur Modellierung komplexer Wissensstrukturen.

Gegenwärtig ist der überwiegende Teil der Gedächtnispsychologie am Paradigma der *kognitiven Psychologie* orientiert, die sich in den fünfziger Jahren unter dem Einfluß von Informationstheorie, Linguistik und Computerwissenschaft etablierte. Während man zuvor insbesondere in den USA im Rahmen des *Behaviorismus* versucht hatte, sich möglichst auf die Beschreibung gesetzmäßiger Beziehungen zwischen beobachtbaren Reizen und Reaktionen zu beschränken, werden in der Kognitionspsychologie zur Erklärung von Verhalten ausdrücklich auch nicht direkt beobachtbare, hypothetische Prozesse postuliert. Mentale Prozesse wurden nun als *Verarbeitung von Information* betrachtet, Lernen wurde zur *Enkodierung neuer Information*, Gedächtnis zur *Speicherung von Information oder Wissen* und Erinnern zum *Abruf von Information aus einem Speicher*. Das Ziel der Gedächtnispsychologie wird dabei darin gesehen, die komplexe Leistung *Gedächtnis* funktional zu zerlegen, d.h. in einfachere Teilprozesse wie Enkodieren, Speichern und Abrufen oder in Subsysteme

Box 10.1: Mentale Chronometrie als Instrument zur Separierung von Gedächtnisprozessen.

Die Messung der Reaktionszeiten ist eine viel verwendete Methode, um Gedächtnisprozesse zu untersuchen, die sich oft aufgrund ihrer Schnelligkeit der Selbstbeobachtung entziehen. Zur Illustration mögen hier klassische Experimente von Saul Sternberg aus den sechziger Jahren dienen (vgl. auch Kap. 1, Box 1.1). Die Versuchspersonen hatten Listen zu lernen, die ein bis sechs Zahlen enthalten konnten (z. B. 2, 4 oder 3, 6, 5, 4, 9, 1). Anschließend wurde ein Testitem präsentiert (z. B. 4) und die Vp sollte schnellstmöglich eine von zwei Reaktionstasten drücken, je nachdem ob das Testitem in der Liste enthalten war oder nicht. Es zeigte sich, daß die Reaktionszeit linear mit der Anzahl gelernter Items anstieg. Sternberg schloß daraus, daß die Versuchspersonen eine Gedächtnisrepräsentation der Liste sequentiell durchmustern, wobei für jedes Item etwa 40 ms benötigt werden (s. untere Kurve in Abbildung 10.1). In einem nächsten Schritt versuchte Sternberg, zwei Teilprozesse beim Wiedererkennen zu separieren, die *Enkodierung* des Testitems und die eigentliche *Durchmusterung* der gelernten Liste. Dazu variierte er zusätzlich zur Listengröße die Leichtigkeit, mit der die Testitems identifiziert werden konnten. Diese wurden entweder gut lesbar dargeboten oder durch ein überlagertes Muster

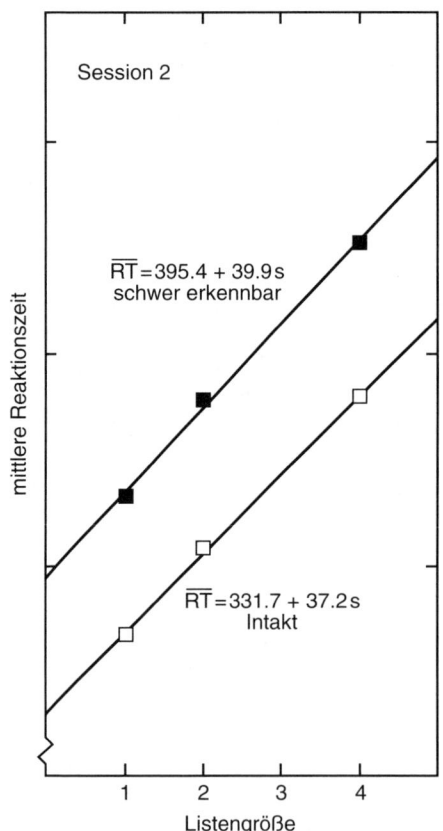

10.1 Ergebnisse des Experiments von Sternberg. Die Punkte stellen gemittelte Reaktionszeiten für das Wiedererkennen als Funktion der Anzahl zu behaltender Items dar. Die Linien stellen Anpassungen linearer Funktionen an die empirischen Werte dar. Die untere Kurve zeigt die Ergebnisse für eine Bedingung, in denen die Testitems gut erkennbar waren, während die obere Kurve die Ergebnisse aus einer Bedingung zeigt, in der die Testitems schwer erkennbar waren. (Aus: Sternberg, 1969.)

schwer erkennbar gemacht. Sternberg formulierte zwei Hypothesen zur Wirkung der Erkennbarkeit. Die erste Hypothese besagt, daß die Erkennbarkeit ausschließlich die Enkodierung des Testitems erschwert, aber keinen Effekt auf den Durchmusterungsprozeß hat. In diesem Fall sollte bei schwer erkennbaren Items die Reaktionszeit einfach um einen konstanten Betrag länger ausfallen als bei gut erkennbaren Items, unabhängig davon, wieviele Items die Liste enthält. Die zweite Hypothese besagt dagegen, daß die Erkennbarkeit auch auf den Prozeß der Durchmusterung wirkt. Wenn dies der Fall wäre, dann sollte aufgrund der erschwerten Erkennbarkeit der Zeitbetrag für die Durchmusterung jedes einzelnen Items größer ausfallen, d.h. für jedes Item werden nun nicht mehr 40 ms benötigt, sondern 40 ms plus den Zeitbetrag, der zu Lasten der erschwerten Erkennbarkeit geht. Als Folge davon sollten in diesem Fall die Reaktionszeiten *stärker* als Funktion der Listengröße ansteigen als bei leicht erkennbaren Items, d.h. die Gerade, die die Reaktionszeiten als Funktion der Listengröße darstellt, sollte steiler werden. Sternbergs Ergebnisse standen in Einklang mit der ersten Hypothese, d.h. bei schwer erkennbaren Testitems waren die Reaktionszeiten um einen konstanten Betrag größer, unabhängig vom Umfang der Lernliste (s. obere Kurve in Abbildung 10.1). Er schloß daraus, daß die Enkodierung und die Durchmusterung tatsächlich zwei separate und sequentiell aufeinanderfolgende Verarbeitungsstufen darstellen. Trotz der Eleganz von Sternbergs Experimenten und der bestechenden Einfachheit des seriellen Stufenmodells läßt sich aber gerade an diesem Beispiel auch demonstrieren, wie schwierig es ist, von Verhaltensdaten eindeutig auf zugrundeliegende mentale Prozesse zu schließen. So wurden bereits wenig später alternative Modelle vorgeschlagen, die die lineare Beziehung zwischen Listengröße und Reaktionszeit auch ohne die Annahme einer seriellen Suche erklären konnten. Tatsächlich war dies sogar mit Modellen möglich, in denen man annahm, daß – in krassem Gegensatz zu Sternbergs Annahmen – die Gedächtnissuche ein *paralleler* Prozeß ist, bei dem ein Testitem simultan mit allen Gedächtnisitems verglichen wird. Der lineare Anstieg der Reaktionszeiten läßt sich dabei durch die Annahme erklären, daß der Vergleichsprozeß um so schneller abläuft, je höher ein Gedächtnisitem *aktiviert* ist, und daß die Aktivierung der einzelnen Items um so niedriger ist, je mehr Items behalten werden müssen.

wie Kurzzeit- und Langzeitgedächtnis aufzuteilen und so ein Bild der *funktionalen Architektur* des Gedächtnisses zu entwickeln.

Neurowissenschaftliche Perspektive. Im Unterschied zur Kognitionspsychologie fragen die Neurowissenschaften in erster Linie nach den neurophysiologischen Grundlagen von Lernen und Gedächtnis. Dahinter steht die Annahme, daß Gedächtnis letztlich auf erfahrungsabhängigen dauerhaften Veränderungen neuronaler Strukturen beruht. So schreibt Wolf Singer (1990, S. 211): »... any activity-dependent process that modifies, in a sufficiently stable and long-lasting way, the excitatory or inhibitory interactions between pairs of neurons could serve as a mechanism of learning, and any long-lasting alteration of inter-cellular communication can be considered an engram.« Auch bei der Frage nach den biologischen Grundlagen des Gedächtnisses kann man verschiedene Beschreibungsebenen unterscheiden. In der Neuropsychologie und Neuroanatomie versucht man, aus dem Studium von Patienten mit umgrenzten Hirnverletzungen sowie neuerdings auch mittels sogenannter funktioneller bildgebender Verfahren (s. unten) Hinweise auf die am Gedächtnis beteiligten Hirnstrukturen zu gewinnen.

Auf elementareren Analyseebenen wird nach den zellulären Mechanismen gefragt, die der Bildung von Gedächtnisspuren zugrunde liegen. Dabei wird vorwiegend im Tierexperiment versucht, die Funktionsweise gedächtnisrelevanter neuronaler Schaltkreise bis hin zur Aktivität einzelner Neurone und den neurochemischen Prozessen der Erregungsübertragung zu ergründen (s. dazu Menzel und Roth, Kapitel 7, in diesem Band).

Das Verhältnis von Neurowissenschaften und Kognitionspsychologie ist oft durch radikale Standpunkte charakterisiert worden. So sind einige Vertreter und Vertreterinnen der Neurowissenschaften und der Philosophie der Überzeugung, daß sich eines Tages psychologische Theorien vollständig auf neurobiologische Theorien reduzieren lassen werden. Auf der anderen Seite war in der Kognitionspsychologie lange die Auffassung weit verbreitet, daß kognitive Prozesse prinzipiell unabhängig von der Frage nach ihrer Realisierung im Gehirn untersucht werden können, so wie die Software eines Computers unabhängig von der Hardware beschrieben werden kann. Im Gegensatz zu beiden Positionen liegt diesem Kapitel die Auffassung zugrunde, daß weder ein einseitiger Reduktionismus noch eine prinzipielle Autonomie der Psychologie fruchtbare Forschungsstrategien darstellen, sondern Fortschritte von einer verstärkten Zusammenarbeit beider Disziplinen zu erwarten sind. Dies gilt insbesondere angesichts der Tatsache, daß trotz beeindruckender Fortschritte der Neurobiologie nach wie vor eine große Kluft zur Gedächtnispsychologie besteht. Während ein Großteil der Gedächtnispsychologie mit bewußten Erinnerungsleistungen oder der Repräsentation komplexer Wissensstrukturen beim Menschen zu tun hat, sind weite Teile der neurobiologischen Gedächtnisforschung mit Konditionierungsprozessen bei Tieren befaßt (s. z.B. Dudai, 1989), und wichtige Einsichten in die zellulären Mechanismen des Lernens wurden aus der Untersuchung der neuronalen Plastizität bei relativ einfachen Lebewesen wie Meeresschnecken gewonnen (Kandel & Hawkins, 1992). Weitere Fortschritte bei der Aufklärung der Mechanismen komplexerer Gedächtnisformen sind insofern am ehesten von einer Koevolution zahlreicher Disziplinen zu erwarten, in deren Verlauf Ergebnisse auf verschiedenen Beschreibungsebenen als Randbedingungen für eine integrative Theoriebildung dienen.

10.1.3   Speicher und Spuren: Gedächtnis als Raum und das Problem der Lokalisation

Das Nachdenken über das Gedächtnis ist wohl durch keine Metapher so nachhaltig geprägt worden, wie durch die Vorstellung vom Gedächtnis als einem *Raum*, in dem Gedächtnisinhalte wie *Objekte* lagern, so wie wir alte Fotos in einem Schuhkarton oder einem gut sortierten Album aufbewahren. Die Geschichte solcher Raum-Metaphern reicht vom Vogelkäfig Platos über den von William James gezogenen Vergleich mit einem Haus bis zu den technischen Analogien unseres Jahrhunderts wie Telefonzentrale, Grammophon, Tonband, Datenbank oder Computerspeicher.

Metaphern haben eine wichtige Funktion in der Wissenschaft, und sei es nur, um grundlegende ungeklärte Fragen zu verdeutlichen und Widerspruch herauszufordern. So ist es auch mit der Vorstellung von Gedächtnisinhalten als lokalisierbaren Entitäten. Um die Angemessenheit dieser Vorstellung beurteilen zu können, müssen wir allerdings zwischen mehreren voneinander unabhängigen Aspekten der Raummetapher unterscheiden. Diese Aspekte können als Antworten auf drei verschiedene Fragen nach der Natur des Gedächtnisses interpretiert werden. Dabei handelt es sich um die

Frage nach den *funktionalen Eigenschaften* von Gedächtnisinhalten, die Frage nach dem *anatomischen Ort*, an dem Gedächtnisinhalte im Gehirn aufzufinden sind, und schließlich die Frage nach der *neuronalen Realisierung* dieser Inhalte, d. h. die Frage, *wie* Gedächtnisspuren neuronal kodiert werden.

Im erstgenannten, funktionalen Sinn wird die Raummetapher unabhängig von der Frage nach dem neuronalen Substrat der Gedächtnisspeicherung verwendet und versinnbildlicht eine weit verbreitete alltagspsychologische Annahme über das Gedächtnis. Diese Annahme besagt, daß das Gedächtnis ein *Speicher* ist, in dem Inhalte so lange unverändert aufbewahrt werden, bis sie wieder abgerufen werden (wobei diese Inhalte je nach theoretischem Hintergrund unter anderem als Ideen, Vorstellungen, Symbole, Propositionen, Merkmale, Konzepte, Wortmarken, Bedeutungen, Schemata, Skripts, Regeln, Prozeduren oder Wissensatome aufgefaßt werden). Erinnern besteht demzufolge darin, daß der Gedächtnisspeicher *durchsucht* wird und Inhalte von einem Ort an einen anderen Ort (z. B. in einen besonderen „Arbeitsspeicher" oder gar ein „Bewußtseinssystem") gebracht und damit für die weitere Verarbeitung oder Handlungssteuerung verfügbar werden. Obwohl diese Vorstellung intuitiv plausibel erscheinen mag, werden wir noch sehen, daß viele empirische Beobachtungen gegen sie sprechen. Das Erinnern scheint weniger im Hervorholen passiv gelagerter, statischer Gedächtnisinhalte aus einem Speicher zu bestehen, sondern eher darauf zu beruhen, daß ein früherer mentaler und/oder neuronaler Zustand mehr oder weniger exakt wiederhergestellt oder *reinstantiiert* wird. Eine solche Reinstantiierung besteht dabei nicht in einer getreuen Kopie einer früheren Erfahrung, sondern wird in hohem Maß vom aktuellen inneren wie äußeren *Kontext* beeinflußt, in dem das Erinnern stattfindet.

In ihrer zweiten Bedeutung betrifft die Raummetapher die Frage nach dem *Wo* des Gedächtnisses und besagt, daß die Speicherung von Gedächtnisinhalten an bestimmten, abgrenzbaren Orten im Gehirn erfolgt (s. auch Menzel und Roth, Kapitel 7, in diesem Band). Eine entschiedene Gegenposition zu dieser Lokalisationsthese hat der Psychologe und Hirnforscher Karl Lashley (1950) bezogen. Lashley führte über mehrere Jahrzehnte Experimente an Ratten und Affen durch, um den anatomischen Ort von Gedächtnisspuren zu finden. Er trainierte die Tiere, bestimmte Aufgaben auszuführen (z. B. Futter in einem Labyrinth finden) und zerstörte entweder vor oder nach dem Lernen Teile des Cortex. Diese Untersuchungen zeigten im wesentlichen, daß die Beeinträchtigung des Lernens vom Ausmaß zerstörten corticalen Gewebes und weniger vom Ort der Läsion abhing. Lashley zog daraus zwei Schlußfolgerungen: Verschiedene corticale Areale sind gleichermaßen für das Lernen geeignet und können sich wechselseitig kompensieren (Äquipotentialitätsthese); Gedächtnisspuren sind nicht in bestimmten Neuronenverbänden lokalisiert, sondern zeigen eher feldähnliche Eigenschaften und sind über den gesamten Cortex verteilt repräsentiert. Lashleys Schlußfolgerungen blieben allerdings nicht unwidersprochen. Unter anderem wurde darauf hingewiesen, daß die verwendeten Aufgaben über verschiedene Sinneskanäle gelöst werden konnten (z. B. kann sich eine Ratte in einem Labyrinth anhand visueller, olfaktorischer und auditorischer Reize orientieren), so daß nach der Zerstörung bestimmter corticaler Areale Information in anderen Arealen hinreichend gewesen sein könnte, um die Aufgabe noch zu lösen. Aus heutiger Sicht ist die Frage nach der Lokalisierbarkeit von Gedächtnisspuren am angemessensten mit einem „ja, aber" zu beantworten. So gibt es zwar einerseits überzeugende Belege dafür, daß bestimmte Hirnstrukturen notwendig für bestimmte Gedächtnisleistungen sind. Wie in späteren Abschnitten noch gezeigt wird, sind aufgrund der neuropsychologischen Untersuchung hirnverletzter Patienten mit Gedächtnisstörungen eine Reihe von Hirnstrukturen identifiziert worden, die notwendig für ein intaktes bewußtes Erinnerungsvermögen zu sein scheinen. Andererseits haben diese Untersuchungen (sowie neuere Studien, in denen die Aktivität einzelner Hirnregionen an gesunden Menschen mit Hilfe funktioneller bildgebender Verfahren sichtbar gemacht wurde; s. Raichle, 1994) aber auch gezeigt, daß es nicht *ein* „Gedächtniszentrum" gibt, sondern daß an Gedächtnisleistungen ein Netzwerk interagierender Strukturen beteiligt ist. Dabei werden verschiedene Gedächtnisformen (s. folgender Abschnitt) offenbar durch jeweils andere Strukturen vermittelt, und umgekehrt scheinen viele (wenn nicht alle) Strukturen des Gehirns plastisch zu sein, d.h. sie können sich als Folge von Erfahrungen verändern. Dies deutet darauf hin, daß es zwar umgrenzte Hirnstrukturen gibt, die notwendig für das Einspeichern neuer Informationen sind, daß aber die Speicherung selbst je nach Art der zu speichernden Information (z.B. visuelle, akustische, taktile Reize) in jeweils unterschiedlichen Hirnarealen erfolgt.

In ihrer dritten Bedeutung betrifft die Raummetapher schließlich die Frage, auf welche Weise Gedächtnisinhalte neuronal repräsentiert werden. In diesem Zusammenhang wird zwischen *lokaler* und *verteilter* (oder distribuierter) Repräsentation unterschieden, wobei es allerdings nicht in erster Linie um den anatomischen Ort der Gedächtnisspeicherung geht, sondern um die Art und Weise, in der Gedächtnisinhalte repräsentiert werden. Die These der lokalen Repräsentation besagt, daß bestimmte Gedächtnisinhalte (z.B. ein vertrautes Gesicht) durch eine kleine Zahl von Neuronen (im Extremfall durch ein einziges Neuron) repräsentiert wird, die für die Kodierung dieses Inhalts spezialisiert sind. Aus heutiger Sicht ist es allerdings sehr viel wahrscheinlicher, daß Gedächtnisspuren *verteilt* repräsentiert werden, d.h. daß sie in einem *Muster von Verbindungen* zwischen einer großen Anzahl von Nervenzellen bestehen, wobei im Prinzip ein und derselbe Neuronenverband an der Speicherung von mehr als einem Inhalt beteiligt sein kann (s. Abschnitt 10.4.2).

Es ist wichtig, im Gedächtnis zu behalten, daß die verschiedenen Aspekte der Raummetapher (Gedächtnisinhalte als Entitäten in einem funktionellen Raum; Gedächtnis als anatomisch lokalisierbarer Ort; lokale Repräsentation von Gedächtnisspuren) prinzipiell unabhängig voneinander sind. So ist insbesondere die Frage, ob Gedächtnisleistungen durch umgrenzte, lokalisierbare Hirnstrukturen vermittelt werden, unabhängig von der Frage, ob die Gedächtnisspuren in einem distribuierten neuronalen Kode repräsentiert werden.

10.2   Eine Taxonomie von Gedächtnisformen

Abbildung 10.2 zeigt eine Taxonomie verschiedener Formen des Gedächtnisses, die einige der gegenwärtig diskutierten Klassifikationen zusammenfaßt und erweitert (z.B. Squire, 1992; Moscovitch, 1994). Eine erste grundlegende Unterscheidung ist die zwischen nicht-assoziativem und assoziativem Lernen. Zum *nicht-assoziativen Lernen* gehören elementare Formen der Verhaltensplastizität wie Habituation und Sensibilisierung (s. Menzel und Roth, Kapitel 7, in diesem Band). Habituation liegt vor, wenn die Reaktion auf einen wiederholt dargebotenen Reiz schwächer wird, und Sensibilisierung liegt vor, wenn die Reaktion auf einen wiederholt dargebotenen Reiz stärker wird. Wichtige Einsichten in die neurophysiologischen Grundlagen des nicht-assoziativen Lernens sind aus dem Studium von Meeresschnecken wie *Aplysia* und *Hermissenda* gewonnen worden (Kandel & Hawkins, 1992; Thompson, 1994).

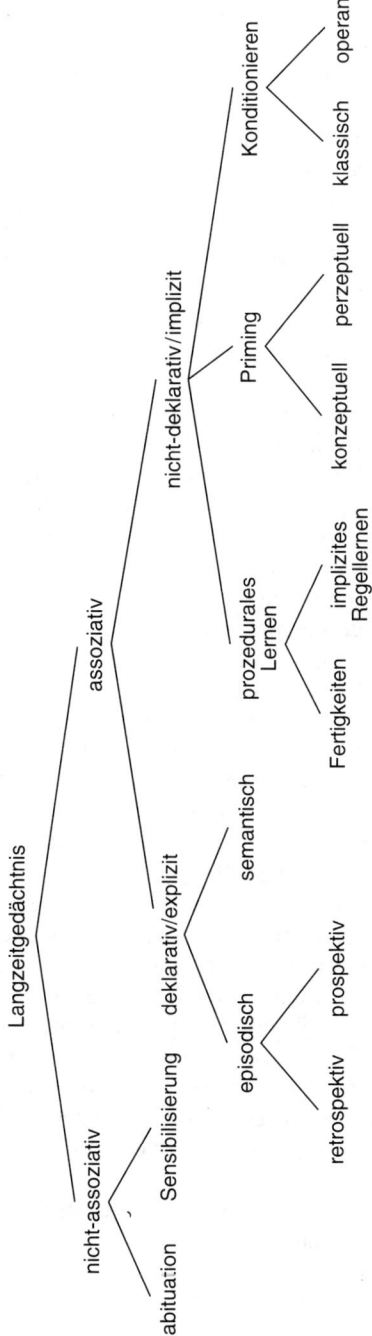

10.2 Eine Taxonomie unterschiedlicher Formen des Langzeitgedächtnisses.

In diesem Kapitel wird es dagegen um Formen des *assoziativen Gedächtnisses* gehen, von dem im allerweitesten Sinn immer dann gesprochen werden kann, wenn aufgrund von Erfahrungen Verbindungen zwischen Reizen oder zwischen Reizen und Reaktionen verändert bzw. neu gebildet werden. Das assoziative Gedächtnis kann selbst wieder in ein deklaratives und ein nicht-deklaratives Gedächtnis unterteilt werden.[2] Als *deklaratives* oder *explizites Gedächtnis* wird das Gedächtnis für Ereignisse und Fakten (z.B. Gesichter, Wörter, Erlebnisse, Melodien) bezeichnet, wobei die abgerufenen Inhalte mit einem subjektiven Eindruck des Erinnerns oder der Bekanntheit verbunden sind und meist sprachlich beschrieben werden können. Innerhalb des deklarativen Gedächtnisses können, einem Vorschlag des Gedächtnispsychologen Endel Tulving zufolge, zwei Teilsysteme unterschieden werden. Das sogenannte *episodische* Gedächtnis enthält Ereignisse in ihrem raum-zeitlichen, autobiographischen Kontext (z.B., daß ich gestern abend im Arbeitszimmer eine Pizza gegessen habe). Dagegen umfaßt das *semantische* Gedächtnis Wissen über die Bedeutung von Wörtern sowie unser allgemeines Faktenwissen über die Welt, von dem wir oft nicht mehr angeben können, wann und wo es erworben wurde (z.B., daß Wale Säugetiere sind). Innerhalb des episodischen Gedächtnisses kann weiter zwischen einem *retrospektiven* Gedächtnis für vergangene Ereignisse und einem *prospektiven*, in die Zukunft gerichteten Gedächtnis für Absichten und auszuführende Handlungen unterschieden werden. Das prospektive Gedächtnis dient dem Behalten von Absichten und Plänen (z.B. auf dem Weg in die Stadt einen Brief einzuwerfen; s. dazu ausführlich Goschke, 1996). Schließlich kann zwischen einem *Langzeitgedächtnis*, in dem Information prinzipiell unbegrenzt lange und in unbewußter Form gespeichert werden kann, und einem *Kurzzeitgedächtnis*, in dem deklarative Information für begrenzte Zeit im Bewußtsein aufrechterhalten wird, unterschieden werden. Das Kurzzeitgedächtnis wird mitunter auch als momentan aktivierter Teil des Langzeitgedächtnisses betrachtet.

Im Gegensatz zum deklarativen umfaßt das *nicht-deklarative* Gedächtnis eine recht heterogene Klasse von Phänomenen, denen im wesentlichen gemeinsam ist, daß sie nicht notwendig mit einer bewußten Erinnerung an Vergangenes verbunden sind, sondern sich im *Verhalten* äußern. Zum nicht-deklarativen Gedächtnis werden einfache Formen des *Konditionierens* gezählt, worunter das Lernen assoziativer Zusammenhänge zwischen Reizen (z.B., daß auf einen Ton eine Berührung folgt) oder zwischen Reaktionen und ihren Konsequenzen (z.B., daß nach dem Drücken eines Hebels ein Ton erklingt) verstanden wird und das sich häufig in Verhaltensgewohnheiten ausdrückt. Eine weitere Form des nicht-deklarativen Gedächtnisses wird als *prozedurales* Gedächtnis bezeichnet. Darunter fällt zum einen der *Erwerb von Fertigkeiten* wie Fahrradfahren oder Klavierspielen, die meist nur schwer sprachlich beschreibbar sind. Zum anderen gehört dazu das sogenannte *implizite Lernen*, worunter das Lernen relativ komplexer *Regelsysteme* verstanden wird, ohne daß explizit nach Regeln gesucht würde und ohne daß die gelernten Regeln verbalisiert werden könnten (z.B. lernen Kinder zu sprechen, ohne grammatische Regeln vermittelt zu bekommen oder diese beschreiben zu können).

Eine in den letzten Jahren viel untersuchte Form des nicht-deklarativen Gedächtnisses ist schließlich das sogenannte *Priming* (Bahnung, Förderung, Erleichterung). Wäh-

---

[2] Einige Autoren (z.B. Birbaumer & Schmidt, 1990, Kapitel 27) verwenden den Begriff des assoziativen Gedächtnisses enger und beschränken ihn auf Prozesse des klassischen und operanten Konditionierens, während sie das hier als deklarativ bezeichnete Gedächtnis als *Wissensgedächtnis* bezeichnen.

rend das prozedurale Lernen ein inkrementeller Prozeß ist, der auf wiederholtem Üben beruht, geht es beim Priming um Nachwirkungen einer *einmaligen* Darbietung eines Reizes auf späteres Verhalten oder Wahrnehmen. Priming zeigt sich etwa darin, daß man ein Wortfragment (z.B. _E__C__N_S) mit höherer Wahrscheinlichkeit ergänzen kann, wenn man das Wort (GEDÄCHTNIS) zuvor gelesen hat. Da solche Primingeffekte auch dann auftreten, wenn man sich nicht bewußt an die Reize erinnert, wird in diesem Zusammenhang auch von *implizitem* (im Gegensatz zum expliziten) Gedächtnis gesprochen.

Ich werde im folgenden auf einige dieser Gedächtnisformen genauer eingehen. Ich beginne mit der Diskussion des Kurzgedächtnisses, werde dann auf das deklarative Langzeitgedächtnis eingehen und schließlich verschiedene Formen des nicht-deklarativen Gedächtnisses beschreiben.

10.3 Kurzzeit- und Arbeitsgedächtnis

10.3.1 Evidenz für ein separates Kurzzeitgedächtnis

Wir verarbeiten jeden Tag eine riesige Zahl von Eindrücken, von denen wir viele über Jahre, mitunter über ein ganzes Leben hinweg behalten und uns problemlos an sie erinnern können. Diese Beobachtung steht in krassem Gegensatz dazu, daß wir bereits kleine Informationsmengen oft schon nach Sekunden oder bei der kleinsten Ablenkung wieder vergessen (z.B. eine Telefonnummer, die wir beim Warten vor der Telefonzelle noch wußten, um dann doch nur vergeblich die Tastatur anzustarren). William James (1890) unterschied dementsprechend zwischen einem *primären* Gedächtnis, das den aktuellen Inhalt unseres Bewußtseins umfaßt, und einem *sekundären* Gedächtnis, in dem Informationen langfristig gespeichert werden und unbewußt bleiben, bis sie wieder abgerufen werden (s. Menzel und Roth, Kapitel 7, in diesem Band).

In den fünfziger Jahren begann man, die Eigenschaften des Kurzzeitgedächtnisses systematisch zu studieren. Dabei wurde mit einer verblüffend einfachen Methode die äußerst fragile Natur dieser Gedächtnisform nachgewiesen. Die Versuchspersonen sollten sich zunächst drei Konsonanten einprägen und hatten danach eine ablenkende Aufgabe auszuführen (z.B. rückwärts zählen). Es zeigte sich, daß unter diesen Bedingungen die Konsonanten bereits nach wenigen Sekunden vergessen wurden (s. Abbildung 10.3). Mit einer ähnlich einfachen, bereits gegen Ende des letzten Jahrhunderts entwickelten Technik läßt sich die begrenzte Kapazität des Kurzzeitgedächtnisses demonstrieren. Dazu liest man Versuchspersonen Listen von zufälligen Zahlen vor, die sie sofort danach in der richtigen Reihenfolge wiederholen sollen. Die meisten Personen können nicht mehr als maximal acht oder neun Zahlen fehlerfrei wiedergeben (diese Obergrenze wird *Gedächtnisspanne* genannt), was George Miller (1956) in einer klassischen Arbeit veranlaßte, von der „magischen Zahl 7, plus oder minus zwei", zu sprechen. Dabei ist es unerheblich, *was* behalten werden soll (z.B. Zahlen, Buchstaben oder Wörter), sofern es sich nur um Informationseinheiten handelt, die aufgrund früherer Erfahrungen vertraut sind (Miller bezeichnete diese als *Chunks*). Die Bedeutung von Chunks läßt sich auf einfache Weise zeigen. Lesen Sie dazu die folgenden Buchstabengruppen jeweils für etwa eine Sekunde und versuchen Sie dann, sie aus dem Gedächtnis zu reproduzieren: *SA TRT LA RDZ DF*. Sollte Ihnen dies

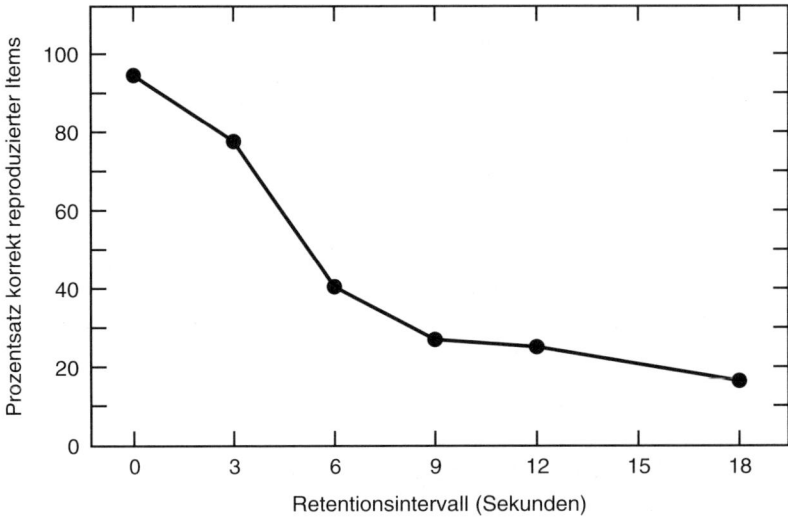

10.3 Vergessen von Konsonanten-Tripeln (z. B. VKL). Eine Ablenkung zwischen Einprägen und Abrufen durch eine Zwischenaufgabe (z. B. rückwärts zählen) führt bereits nach wenigen Sekunden zu einer fast völligen Auslöschung des kurzzeitigen Behaltens. (Aus Murdock, 1961.)

schwierig vorgekommen sein, versuchen Sie es nochmal, indem Sie die Anweisung in der Fußnote unten auf der Seite befolgen![3]

Was diese kleine Demonstration zeigt ist, daß das Kurzzeitgedächtnis nicht unabhängig vom Langzeitgedächtnis ist, sondern durch bereits erworbenes Wissen beeinflußt wird. Daraus ist die wichtige Lehre zu ziehen, daß Gedächtnis*aufgaben* nicht in einer Eins-zu-Eins Beziehung zu Gedächtnis*systemen* stehen, sondern daß an einer Aufgabe verschiedene Systeme beteiligt sein können. Unabhängig von dieser Einschränkung hat sich die grundsätzliche Fruchtbarkeit der Unterscheidung zwischen Kurz- und Langzeitgedächtnis durch zahlreiche weitere Befunde erhärten lassen. Hier sei lediglich beispielhaft auf *Dissoziationen* zwischen dem Kurz- und Langzeitgedächtnis als Folge bestimmter Hirnverletzungen hingewiesen. Ende des letzten Jahrhunderts beschrieb der russische Neurologe Korsakoff Patienten, die als Folge eines Vitamin-B-Mangels aufgrund chronischen Alkoholmißbrauchs und mangelhafter Ernährung Schädigungen unter anderem des medialen Thalamus und der Mammilarkörper des Hypothalamus aufwiesen und an schweren Gedächtnisstörungen litten. Patienten mit der Korsakoff-Krankheit können sich keine neuen Dinge merken und erinnern sich nur schlecht an Ereignisse aus ihrer Vergangenheit. Ganz im Gegensatz dazu haben diese und andere amnestische Patienten oft eine normale Gedächtnisspanne und zeigen auch einen sogenannten *Rezenzeffekt*: Sollen die Patienten eine längere Liste von zuvor gelesenen Wörtern wiedergeben, so können sie sich die zuletzt gelernten Wörter, die vermutlich noch im Kurzzeitgedächtnis waren, normal wiedergeben. Dagegen können sie kaum Wörter vom Anfang der Liste wiedergeben, da diese offenbar nicht ins Langzeitgedächtnis gelangt sind (s. Abbildung 10.4). Während Korsakoff-

---

[3] Ordnen Sie die Buchstaben in Dreiergruppen an, so daß sich die Bezeichnungen bekannter Fernsehanstalten ergeben.

Patienten also ein beeinträchtigtes Langzeit-, aber ein weitgehend intaktes Kurzzeitgedächtnis haben, ist in anderen (allerdings viel seltener auftretenden) Fällen das umgekehrte Muster von Beeinträchtigungen beobachtet worden. So beschrieben Shallice
und Warrington (1970) einen Patienten K. F. mit einem weitgehend intakten Langzeitgedächtnis, der eine Gedächtnisspanne von nur ein oder zwei Elementen hatte und
keinen Rezenzeffekt zeigte.

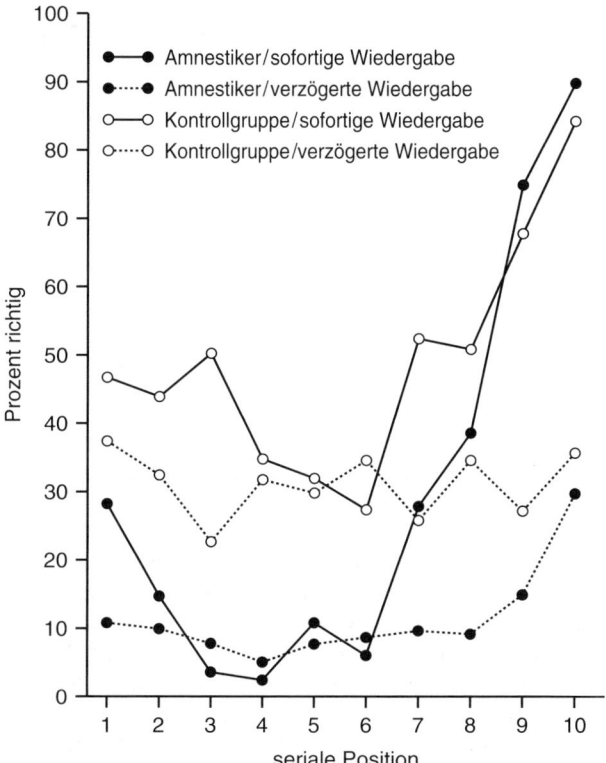

10.4 Unmittelbare und verzögerte freie Reproduktion bei amnestischen Patienten und Kontroll-
patienten. Amnestische Patienten zeigen einen normalen Rezenzeffekt (d.h. besseres Behalten
der zuletzt gelernten Items), aber sie erinnern sich deutlich schlechter als die Kontrollpersonen an
Items, die in der Lernliste weiter zurücklagen. (Modifiziert nach Baddeley & Warrington, 1970.)

Ende der sechziger Jahre wurden mehrere Theorien vorgeschlagen, um die Befunde
zum Kurz- und Langzeitgedächtnis zu integrieren, von denen das wohl einflußreichste
das Mehrspeichermodell von Atkinson und Shiffrin (1968) war (s. Abbildung 10.5). In
diesem Modell wurden drei hintereinandergeschaltete Speicher angenommen: ein sensorischer Speicher, in dem Information aus einer bestimmten Sinnesmodalität für sehr
kurze Zeit (einige 100 ms) aufrechterhalten wird; ein Kurzzeitspeicher mit begrenzter
Kapazität; und ein Langzeitspeicher mit praktisch unbegrenzter Kapazität und Halte-
dauer. Reizinformation gelangt zunächst in den sensorischen Speicher, wo sie schnell
wieder zerfällt, sofern die Person nicht ihre Aufmerksamkeit auf sie richtet. Beachtete
Information gelangt in den Kurzzeitspeicher, wo sie durch aktive Wiederholung (*Re-*

hearsal) aufrechterhalten werden kann, ansonsten aber nach wenigen Sekunden zerfällt oder durch andere Inhalte verdrängt wird. Information, die sich im Kurzzeitspeicher befindet (und nur solche), kann in den Langzeitspeicher übertragen werden, was mit um so höherer Wahrscheinlichkeit geschehen soll, je länger die Information im Kurzzeitgedächtnis verbleibt.

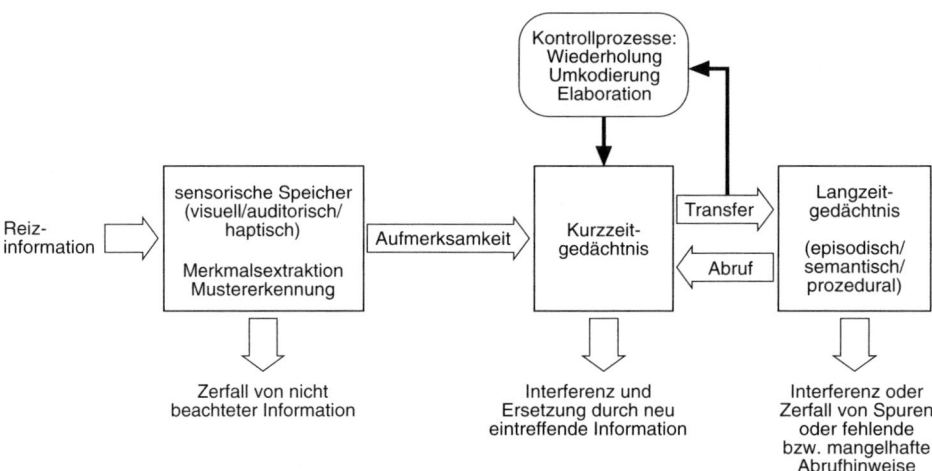

10.5   Skizze des Mehrspeichermodells von Atkinson und Shiffrin (1968).

Obwohl das Mehrspeichermodell zunächst auf elegante Weise zahlreiche Befunde zu integrieren schien, ließ es sich in dieser Form nicht aufrechterhalten. So erwies sich die Annahme, daß die Reproduktionswahrscheinlichkeit von der reinen Verweildauer von Information im Kurzzeitspeicher abhängt, als zu simpel. Schon die Alltagserfahrung zeigt, daß häufige Wiederholung nicht unbedingt zu dauerhaftem Behalten führt. Versuchen Sie z.B. einmal, aus dem Gedächtnis die Vorderseite eines Groschens oder das Layout der Titelseite ihrer Tageszeitung aufzumalen. Die meisten Personen können dies relativ schlecht, obwohl diese Gegenstände viele hundert Mal im Kurzzeitgedächtnis repräsentiert gewesen sein müssen. Auch in mehreren Experimenten fand man, daß die Erinnerungsleistung nicht von der reinen Verweildauer von Information im Kurzzeitgedächtnis abhängt, sondern vielmehr davon, was mit der Information geschieht, während sie im Kurzzeitgedächtnis ist. Statt verschiedene *Speicher* zu unterscheiden, wurden demzufolge verstärkt die *Prozesse* beim Einprägen und Erinnern untersucht (ich komme darauf beim *Ansatz der Verarbeitungstiefe* zurück). Verbunden damit wurde das Kurzzeitgedächtnis häufig nicht mehr als ein struktureller Speicher betrachtet, sondern einfach als der Teil des Langzeitgedächtnisses, der zu einem bestimmten Zeitpunkt hinreichend stark aktiviert ist (s. Anderson, 1996).

Darüber hinaus wurden Zweifel an der Annahme laut, daß das Kurzzeitgedächtnis überhaupt ein *einheitliches* System ist. So zeigte die weitere Untersuchung des bereits erwähnten Patienten K. F., daß dessen extrem schlechtes Kurzzeitgedächtnis in erster Linie akustisch dargebotene Buchstaben oder Zahlen betraf. Dagegen war sein Kurzzeitgedächtnis für visuell präsentierte Reize oder nichtsprachliche Laute deutlich besser (s. Abbildung 10.6). Dies legte die Vermutung nahe, daß es separate Kurzzeitspei-

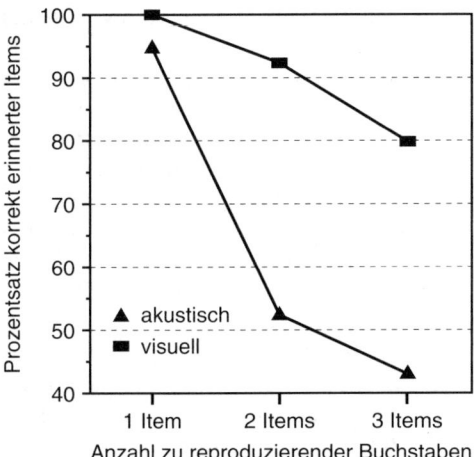

10.6 Reproduktionsleistung des Patienten K. F. für akustisch und visuell dargebotene Buchstaben. Wurde dem Patienten ein einzelner Buchstabe akustisch dargeboten, konnte er diesen praktisch fehlerfrei wiedergeben, aber bereits bei der Darbietung von zwei oder drei Buchstaben zeigte K. F. eine dramatische Beeinträchtigung seines Erinnerungsvermögens. Seine Leistung fiel deutlich besser aus, wenn die Buchstaben visuell dargeboten wurden, was für eine Unterscheidung zwischen auditorischen und visuellen Kurzzeitgedächtnis spricht. (Basiert auf Daten aus Warrington & Shallice, 1969.)

cher für die Aufrechterhaltung von Information aus verschiedenen Sinnesmodalitäten geben könnte.

Gäbe es tatsächlich nur einen kapazitätsbegrenzten Kurzzeitspeicher, dann sollte man eigentlich erwarten, daß in einer Situation, in der dieser Speicher bereits ausgefüllt ist, keine anderen Aufgaben mehr ausgeführt werden können, die ebenfalls die kurzzeitige Aufrechterhaltung von Information erfordern. Um diese Implikation zu überprüfen, führten Alan Baddeley und seine Kollegen und Kolleginnen Experimente durch, in denen die Versuchspersonen bis zu acht Zahlen im Kopf behalten und kontinuierlich laut wiederholen mußten. Gleichzeitig mit dieser Kurzzeitgedächtnisaufgabe sollten sie logische Denkaufgaben lösen, die ebenfalls die kurzzeitige Speicherung von Information erforderten. Erstaunlicherweise führte die Belastung des Kurzzeitspeichers durch die zu behaltenden Zahlen zwar zu einer leichten Erhöhung der Reaktionszeiten bei den Denkaufgaben, aber die Probanden waren nach wie vor in der Lage, die Aufgaben fast fehlerfrei zu lösen. Die Beeinträchtigung fiel also sehr viel geringer aus, als es unter der Annahme eines einheitlichen Kurzzeitspeichers zu erwarten gewesen wäre. Darüber hinaus zeigten andere Studien, daß das Ausmaß, in dem die Leistung in einer Aufgabe durch eine gleichzeitige Belastung des Kurzzeitgedächtnisses beeinträchtigt wird, von der Art der Aufgabe abhängt (z.B. ob es sich um eine sprachliche oder eine räumliche Aufgabe handelt).

10.3.2   Das Modell des Arbeitsgedächtnisses

Um solchen Befunden gerecht zu werden, postulierten Baddeley und seine Arbeitsgruppe statt eines einheitlichen Kurzzeitspeichers ein sogenanntes *Arbeitsgedächtnis*, das aus mehreren Subsystemen besteht: einer *phonologischen Schleife* zur Aufrechterhaltung sprachlicher Information, einer *visuell-räumlichen Komponente* zur Aufrechterhaltung visueller Vorstellungen und einer modalitätsunspezifischen *zentralen Exekutive*, die die Operation der beiden anderen Teilsysteme kontrollieren soll. Das Arbeitsgedächtnis hat die Funktion, Information für mentale Operationen in verschiedenen Aufgaben bereitzuhalten. So könnten Sie beispielsweise den Satz, den Sie gerade lesen, nicht verstehen, wenn Sie nicht etwas wie ein Arbeitsgedächtnis hätten, das an der Stelle, an der Sie jetzt angelangt sind, den Satzanfang noch verfügbar halten würde.

Die Annahme, daß es mehrere separate Systeme für die kurzzeitige Aufrechterhaltung von Information aus unterschiedlichen Sinnesmodalitäten gibt, konnte in den letzten zwanzig Jahren durch zahlreiche Experimente bestätigt werden (Baddeley, 1990). Insbesondere die Existenz einer phonologischen Schleife ist durch eine Reihe von Beobachtungen gut belegt. Für einen phonologischen Speicher spricht beispielsweise, daß ähnlich klingende Wörter (z.B. Haube, Taube, Laute) schlechter behalten werden als unähnliche (z.B. Haube, Tisch, Pferd), was als *phonemischer Ähnlichkeitseffekt* bezeichnet wird. In die gleiche Richtung weist die Beobachtung, daß Personen weniger Wörter kurzzeitig behalten können, wenn man ihnen gleichzeitig Sprachlaute vorspielt, die sie ignorieren sollen (*Effekt unbeachteter Sprache*). Eine solche Beeinträchtigung der Gedächtnisspanne tritt nicht auf, wenn Lärm eingespielt wird, der keine Sprachlaute enthält. Ferner können um so weniger Wörter kurzzeitig behalten werden, je länger sie sind (*Wortlängeneffekt*). Interessanterweise verschwinden sowohl der phonemische Ähnlichkeitseffekt als auch der Wortlängeneffekt, wenn man das innere Sprechen der zu behaltenden Wörter unterbindet, indem man die Versuchspersonen bittet, andauernd ein anderes Wort (z.B. „das") auszusprechen. Das heißt, wenn die zu behaltende Information aufgrund der Blockierung des postulierten phonologischen Speicher in einem anderen, möglicherweise visuellen Format gespeichert werden muß, dann hängt die Behaltensleistung auch nicht länger von Faktoren ab, die selektiv das innere Sprechen beeinflussen.

All diese Effekte sprechen dafür, daß es ein separates System für die Aufrechterhaltung auditorisch dargebotener sprachlicher Information gibt. Baddeley (1990) zufolge besteht dieses System aus zwei Komponenten: einem *phonologischen Speicher*, in dem Sprachlaute aufrechterhalten werden und einem *artikulatorischen Kontrollprozeß*, der das innere Sprechen steuert. Inneres Sprechen besteht darin, daß der Inhalt des phonologischen Speichers vom artikulatorischen Kontrollprozeß ausgelesen und wieder in den Speicher eingespeist wird. Dabei können so viele Wörter aufrechterhalten werden, wie man in etwa zwei Sekunden artikulieren kann (schnell sprechende Personen haben daher meist eine höhere Gedächtnisspanne). Für das innere Sprechen scheint nicht die periphere Sprechmuskulatur erforderlich zu sein, da auch Patienten, bei denen die Kontrolle der Sprechmuskulatur aufgrund von Hirnschädigungen gestört ist, eine normale Gedächtnisspanne, einen phonemischen Ähnlichkeitseffekt und einen Wortlängeneffekt zeigen. Offenbar wird beim inneren Sprechen also ein abstrakteres Sprechprogramm aktiviert.

Neuere Studien mit der Positronen-Emissions-Tomographie, einem funktionellen bildgebenden Verfahren, haben Hinweise auf die mögliche anatomische Lokalisation der beiden Komponenten der phonologischen Schleife erbracht (Box 10.2; s. Überblick bei Frackowiak, 1994).

In einer dieser Untersuchungen sollten die Probanden eine Aufgabe ausführen, bei der allein *inneres Sprechen* ohne Beteiligung des phonologischen Speichers erforderlich war (die Probanden sollten beurteilen, ob zwei visuell dargebotene Buchstaben sich reimen). Es zeigte sich eine erhöhte Aktivierung des im linken Frontalhirn gelegenen Broca-Areals, einer Hirnstruktur, von der seit langem bekannt ist, daß sie eine wichtige Rolle bei der Sprachproduktion spielt (Friederici, 1984). In einer anderen Bedingung mußten die Probanden sechs Konsonanten behalten, eine Aufgabe, die zusätzlich zum inneren Sprechen auch den *phonologischen Speicher* beansprucht. Diese Aufgabe führte im Vergleich zur Reim-Aufgabe zu einer selektiv erhöhten

Box 10.2: Positronen-Emissions-Tomographie als Beispiel eines bildgebenden Verfahrens.

Bei der Positronen-Emissions-Tomographie (PET) wird freiwilligen Versuchspersonen eine radioaktiv markierte Substanz in die Blutbahn injiziert (dies kann z.B. Wasser sein, bei dem ein Teil des Oxygens aus dem radioaktiven Isotop ^{15}O besteht. Da dieses Isotop eine Halbwertszeit von nur etwa 2 min hat, wird dieses Verfahren allgemein als ungefährlich angesehen). Das radioaktive Wasser wird mit dem Blut ins Gehirn transportiert. Die von dort emittierten Teilchen werden mit einem ringförmigen Detektor registriert, und mit Hilfe eines Computers werden die Ursprungsorte der Emission zurückgerechnet. Je stärker ein bestimmter Teil des Gehirns durchblutet ist, um so mehr Teilchen werden von dort emittiert. Unter der Annahme, daß die lokale Durchblutung mit der neuronalen Aktivität korreliert, kann so ein Bild der Aktivitätsverteilung im Gehirn einer wachen Person rekonstruiert werden (Raichle, 1994). Ein Nachteil der Methode besteht darin, daß je nach Verfahren mindestens 40 s lang gemessen werden muß, um ein hinreichend verläßliches Bild zu erhalten, was die Methode ungeeignet macht, um die zeitliche Feinstruktur von Gedächtnisprozessen zu untersuchen. Um dennoch einzelne Teilprozesse in Beziehung zu Hirnstrukturen zu setzen, bedient man sich häufig einer *Subtraktionsmethode*. Die Hirnaktivität in zwei Aufgaben, die sich möglichst nur in einem interessierenden Teilprozeß unterscheiden, werden dabei voneinander subtrahiert. Wenn z.B. die eine Aufgabe das passive Lesen von Wörtern verlangt, während bei einer zweiten Aufgabe zusätzlich das Wort laut ausgesprochen werden soll, dann sollte alle Aktivierung, die durch Prozesse verursacht wird, die beiden Aufgaben gemeinsam sind (visuelle Analyse des Wortes, Aktivierung der Bedeutung usf.), eliminiert werden, wenn das PET-Bild für die erste Aufgabe von dem Bild für die zweite Aufgabe subtrahiert wird. Das resultierende Differenzbild sollte idealerweise nur noch Aktivierung zeigen, die durch Prozesse verursacht wird, die bei der zweiten Aufgabe im Vergleich zur ersten hinzukommen (z.B. Generieren eines Sprechprogramms). Neben dem Problem der zeitlichen Auflösung (sowie anderen Problemen, die die Subtraktionsmethode mit sich bringt), liegt eine weitere Einschränkung bislang darin, daß nur ein Mehr oder Weniger an Aktivität gemessen werden kann, so daß Änderungen in der *Qualität* der Verarbeitung (z.B. der Art der Feuerungsmuster von Neuronen) unentdeckt bleiben. Trotz dieser Einschränkungen haben PET-Messungen zahlreiche interessante Aufschlüsse über die am Gedächtnis beteiligten Hirnregionen erbracht.

Aktivierung in einem Hirnareal im inferioren parietalen Cortex, was in Einklang mit der Beobachtung steht, daß Patienten mit Verletzungen in diesem Bereich eine beeinträchtigte auditorische Gedächtnisspanne aufweisen.

In anderen PET-Studien hat man das kurzzeitige Behalten *visuell-räumlicher* Information untersucht, was Baddeley zufolge ja durch eine separate Komponente des Arbeitsgedächtnisses geleistet werden soll. In der Tat wurden beim kurzzeitigen Behalten *räumlicher Positionen* andere Hirnregionen aktiviert als beim Behalten gesprochener Sprache, wobei diese Regionen überwiegend in der rechten Hemisphäre lagen. Darüber hinaus zeigte sich, daß das Behalten *visueller Objekte* wieder andere, diesmal primär linkshemisphärische Regionen aktivierte (s. Abbildung 10.7).

Das Bild, das diese neueren Untersuchungen vom Arbeitsgedächtnis zeichnen, läßt also unterschiedliche und weit verteilte Netzwerke interagierender neuronaler Systeme

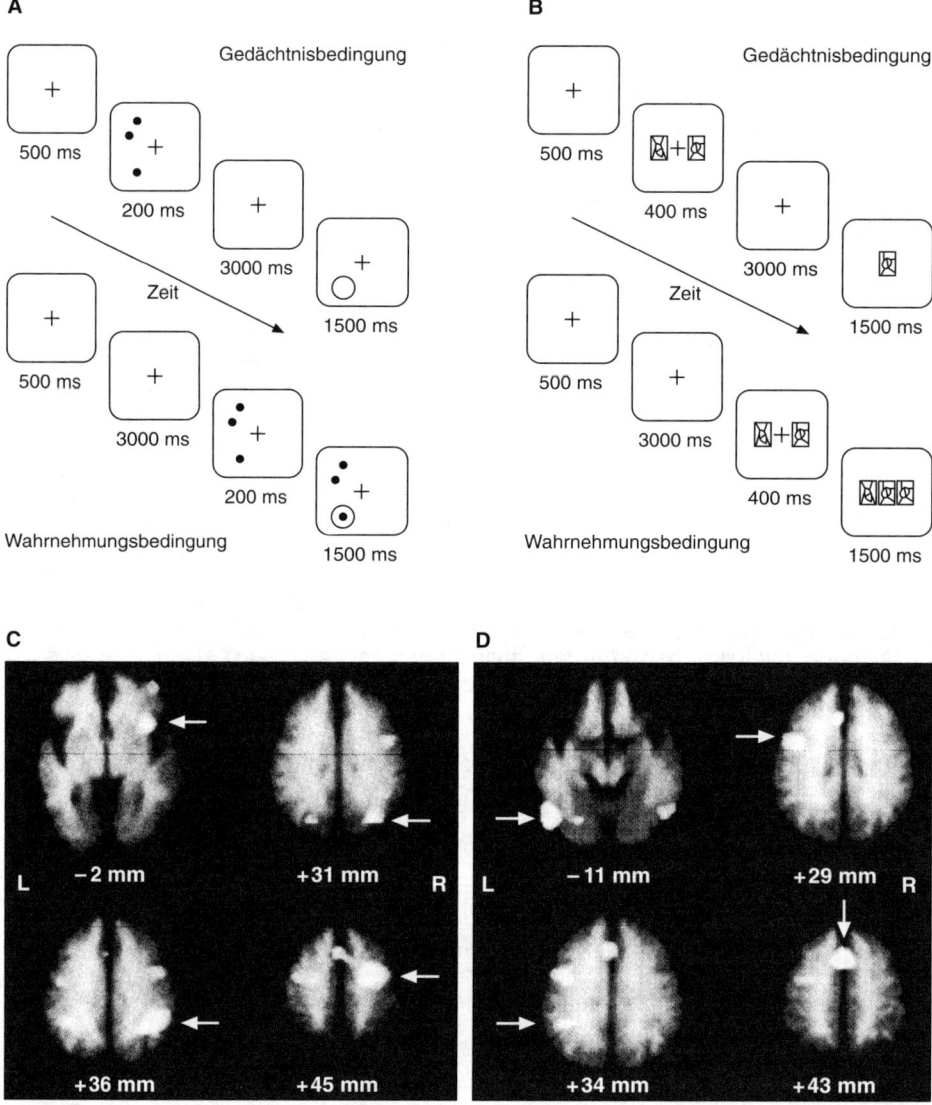

10.7 Aktivierung von Hirnregionen während der Bearbeitung visueller Kurzzeitgedächtnisaufgaben. (A): In der *räumlichen Gedächtnisaufgabe* wurden in jedem Durchgang zunächst drei Punkte für 200 ms dargeboten. Nach einem Intervall von 3 s erschien ein einzelner Kreis, und die Versuchsperson hatte zu entscheiden, ob sich dieser Kreis an einer der Positionen der zuvor gezeigten Punkte befand oder nicht. In einer *räumlichen Wahrnehmungsaufgabe*, die als Kontrollbedingung diente, folgten der erste und der zweite Reiz unmittelbar aufeinander und waren dann simultan sichtbar, so daß es nicht erforderlich war, den ersten Reiz im Arbeitsgedächtnis zu behalten. (B): In der *objektbezogenen Gedächtnisaufgabe* wurden zunächst zwei Objekte für 200 ms gezeigt, die nach 3 sec von einem Testobjekt gefolgt wurden. Diesmal hatte die Versuchsperson zu entscheiden, ob das Testobjekt identisch mit einem der beiden vorher dargebotenen Objekte war. In der *objektbezogenen Wahrnehmungsaufgabe* folgten beide Reize wieder unmittelbar aufeinander, und es gab keine Gedächtnisbelastung. (C): Während die Versuchspersonen diese Aufgaben bearbeiteten, wurden PET-Scans erhoben. Die Abbildung zeigt Orte, in denen die Gehirnaktivität in den Gedächtnisaufgaben im Vergleich zur reinen Wahrnehmungaufgabe statistisch signifikant erhöht waren. Das kurzzeitige Behalten der räumlichen Positionen führte im erkennen, die jeweils für die Aufrechterhaltung von Informationen aus verschiedenen Sinnesmodalitäten spezialisiert sind.

Zentrale Exekutive. Im Gegensatz zum phonologischen und visuell-räumlichen Speicher ist die dritte Komponente des Arbeitsgedächtnisses, die zentrale Exekutive, bislang kaum erforscht worden. Dies ist nicht verwunderlich, da sie im Grunde ein Platzhalter für die nur wenig verstandene menschliche Fähigkeit zur intentionalen, willentlichen Kontrolle mentaler Prozesse ist (s. dazu ausführlich Goschke, 1995; Kuhl, 1995). Insofern ist es auch nicht verwunderlich, daß wir bei der Diskussion des Arbeitsgedächtnisses bislang die Frage ausgeklammert haben, wer oder was dieses System eigentlich steuert. Wenn eine Person beispielsweise eine Liste mit Wörtern hört, beginnt sie (oder ihr Arbeitsgedächtnis) ja nicht reflexhaft damit, Wörter zu wiederholen oder visuelle Vorstellungen aufzubauen; diese Prozesse unterstehen vielmehr bis zu einem gewissen Grad der willentlichen Kontrolle.

Exekutive Kontrollprozesse werden häufig in Zusammenhang mit Funktionen des präfrontalen Cortex gebracht. Während Frontalhirnpatienten oft normale Leistungen in Standard-Intelligenztests zeigen, sind sie bei der Planung und Ausführung nicht automatisierter, willentlicher Handlungssequenzen beeinträchtigt und zeigen erhöhte Ablenkbarkeit und Perseveration im Verhalten (Luria, 1973; Stuss & Benson, 1986). Der präfrontale Cortex scheint darüber hinaus auch spezifisch an bestimmten Gedächtnisleistungen beteiligt zu sein. So zeigten Frontalhirnpatienten trotz normaler Leistungen beim Wiedererkennen von Wortlisten schlechte Leistungen, wenn sie beurteilen sollten, in welcher Reihenfolge Wörter in einer Lernliste vorgekommen waren oder wenn sie Ort und Zeitpunkt erinnern sollten, an dem Ereignisse stattgefunden hatten. Beeinträchtigungen wurden auch bei der Einschätzung der eigenen Gedächtnisleistungen und der Auswahl angemessener Gedächtnisstrategien beobachtet. Der präfrontale Cortex scheint also an der Zuordnung von Ereignissen zu ihrem raum-zeitlichen Kontext und an der strategischen Kontrolle von Gedächtnisprozessen beteiligt zu sein.

Diese Vermutung wird durch die Ergebnisse rezenter PET-Studien unterstützt, in denen die Hirnaktivität während des Einspeicherns und Abrufens neuer Information gemessen wurde (z.B. Fletcher et al., 1995). Während des Enkodierens neuer Information (z.B. Wörter oder Gesichter) waren Regionen im linken präfrontalen Cortex aktiviert, wohingegen beim Abrufen der rechte präfrontale Cortex aktiviert war. Dies steht in Einklang damit, daß sowohl am intentionalen Einprägen als auch am bewußten Abrufen strategische, exekutive Prozesse beteiligt sind, die durch präfrontale Areale vermittelt werden. Warum sich Unterschiede zwischen rechter und linker Hemisphäre ergaben, ist bislang ungeklärt.

Insgesamt ist allerdings über die Funktionsweise der zentralen Exekutive außerordentlich wenig bekannt, was schon daran zu erkennen ist, daß diesem System häufig Fähigkeiten zugeschrieben werden, die kaum weniger Intelligenz erfordern als jene, die man normalerweise *Personen* zuschreibt (z.B. Entscheidung, Planung, Auswahl von Strategien). Das Konzept der zentralen Exekutive bezeichnet daher gegenwärtig

Vergleich zur reinen Wahrnehmungsaufgabe zu einer erhöhten Aktivierung in präfrontalen, parietalen, occipitalen und prämotorischen Regionen der rechten Hemisphäre. (D): Das kurzzeitige Behalten der Objekte führte im Vergleich zur reinen Wahrnehmungsaufgabe zu einer erhöhten Aktivierung in inferotemporalen, parietalen und präfrontalen Regionen der linken Hemisphäre sowie im anterioren Cingulum (s. Abbildung 6B). (Aus Smith & Jonides, 1995.)

eher etwas zu Erklärendes, als daß es selbst etwas erklärt. Weitere Fortschritte sind hier von einer funktionalen Zerlegung exekutiver Prozesse in Teilleistungen zu erwarten, da verschiedene Teile des präfrontalen Cortex offenbar unterschiedliche Exekutivfunktionen vermitteln (Goschke, 1995).

10.4   Deklaratives Gedächtnis

Im folgenden wenden wir uns dem deklarativen Langzeitgedächtnis zu (s. Engelkamp, 1990). Das deklarative Gedächtnis enthält Ereignisse und Fakten und ist dadurch charakterisiert, daß der Abruf von Inhalten mit einem subjektiven Gefühl des Erinnerns oder der Bekanntheit verbunden ist. Ich werde Prozesse des Einprägens und Abrufens erörtern und neuropsychologische Befunde zu Beeinträchtigungen des deklarativen Gedächtnis darstellen.

10.4.1   Bedingungen des Einprägens

Etwa zur gleichen Zeit, als die Arbeitgruppe von Baddeley ihr Modell des Arbeitsgedächtnisses entwickelten, begannen andere Gedächtnisforscher – ebenfalls als Reaktion auf die Probleme des Mehrspeichermodells – verstärkt die *Prozesse* beim Einprägen von Information zu untersuchen. In einem programmatischen Aufsatz formulierten Craik und Lockhart (1972) die These, daß die Gedächtnisleistung entscheidend davon abhängt, in welcher Weise Informationen beim Einprägen verarbeitet werden. Die Autoren führten die Metapher der *Verarbeitungstiefe* ein, um zum Ausdruck zu bringen, daß Reize auf verschiedenen aufeinanderfolgenden Ebenen analysiert werden können, wobei tiefere Verarbeitung zu besseren Behalten führen soll. Um diese Hypothese experimentell zu überprüfen, ließ man Versuchspersonen Wörter (z.B. TASCHE) unter verschiedenen *Orientierungsaufgaben* bearbeiten, durch die die Aufmerksamkeit auf jeweils andere Aspekte der Wörter gelenkt werden sollte. Beispielsweise sollten die Probanden entscheiden, ob Wörter groß oder klein geschrieben waren (strukturelle Verarbeitung), ob sie sich mit einem anderen Wort (z.B. FLASCHE) reimten (phonemische Verarbeitung) oder ob sie in einen Satz paßten (z.B. *Der Mann trug die schwere* ———; semantische Verarbeitung). Semantisch verarbeitete Wörter wurden später besser erinnert als phonemisch verarbeitete, die ihrerseits besser erinnert wurden als graphemisch verarbeitete Wörter. Dies galt unabhängig davon, ob die Probanden einen Gedächtnistest erwarteten oder nicht. Die Autoren zogen daraus den Schluß, daß weder die reine Intention zu lernen noch die Zeitdauer, die Information im Bewußtsein bleibt, sondern vielmehr die Tiefe der Verarbeitung entscheidend für die Behaltensleistung ist.

   Allerdings wurden in der Folgezeit eine Reihe von Problemen des Ansatzes der Verarbeitungstiefe deutlich. So wurde die Annahme einer strikten Hierarchie von Verarbeitungsstufen (strukturell – phonemisch – semantisch) in Frage gestellt, da strukturelle und semantische Aspekte eines Reizes offenbar teilweise parallel verarbeitet werden können und auch unter „oberflächlichen" Orientierungsaufgaben die Bedeutung von Wörtern automatisch verarbeitet zu werden scheint. Es hat sich ferner als schwierig erwiesen, eine logisch unabhängige Definition der Verarbeitungstiefe zu formulieren, so daß die Gefahr einer zirkulären Verwendung besteht: Tiefere Verarbeitung erklärt die bessere Erinnerungsleistung, und die bessere Erinnerungsleistung ist ein Kriterium dafür, daß tiefer verarbeitet worden sein muß. Schließlich wurde gezeigt, daß die Effekte unterschiedlicher Orientierungsaufgaben entscheidend davon abhängen, welche Anforderungen der spätere Gedächtnistest stellt. Sollten Versuchspersonen z.B. in einem Gedächtnistest entscheiden, ob sich Testwörter mit zuvor dargebotenen Wörtern *reimten*, so wurden Wörter, die zuvor phonologisch (also eigentlich „oberflächlich") verarbeitet worden waren, *besser* erinnert als semantisch (also „tief") verarbeitete Wörter. Die Erinnerungsleistung hängt also nicht einseitig von der Verarbeitungstiefe beim Enkodieren, sondern vielmehr davon ab, in welchem Maß in einer Gedächtnisaufgabe beim Enkodieren und Abrufen ähnliche Verarbeitungsprozesse gefordert sind (man hat dies als Prinzip der *transfer-adäquaten Verarbeitung* bezeichnet).

10.4.2 Der Prozeß des Erinnerns

Die Bedingungen beim Abrufen sind also von entscheidender Bedeutung für das Erinnern. Mitunter ist sogar die Auffassung vertreten worden, daß Information im Langzeitgedächtnis überhaupt nicht mehr gelöscht wird und nur deshalb manchmal nicht mehr abrufbar ist, weil keine geeigneten Abrufhilfen (*retrieval cues*) zur Verfügung stehen. Unabhängig davon, ob diese empirisch kaum überprüfbare Annahme zutrifft, steht außer Frage, daß der Gedächtnisabruf entscheidend von der Art und Qualität der verfügbaren Abrufhilfen abhängt. Dies zeigt sich schon daran, daß es normalerweise viel leichter ist, etwas wiederzuerkennen als etwas frei zu reproduzieren. Während beim freien *Reproduzieren* lediglich ein Kontext spezifiziert wird (z.B. „die Wortliste, die vor einer Stunde gelernt wurde"), aufgrund dessen man sich an ein gesuchtes Item (z.B. dem Wort „Apfel") erinnern soll, wird beim *Wiedererkennen* der Kontext zusammen mit dem Testitem selbst („Apfel") als Abrufhilfe dargeboten.

Das Erinnern kann dabei auf recht verschiedene Weise ablaufen. Oft erfolgt der Gedächtnisabruf automatisch und anstrengungslos (z.B. wenn auf die Frage nach dem eigenen Namen die Antwort nach wenigen hundert Millisekunden „ins Bewußtsein springt"). In anderen Fällen gleicht der Gedächtnisabruf eher einem anstrengenden Problemlösevorgang, bei dem man sich schrittweise an den gesuchten Inhalt herantastet (versuchen Sie z.B. einmal, sich daran zu erinnern, was Sie am gleichen Tag vor genau zwei Jahren gemacht haben). Im letztgenannten Fall beeinflussen wir den Prozeß des Gedächtnisabrufs indirekt, indem wir nach zusätzlichen Abrufhinweisen suchen, die dann ihrerseits als Eingabe für einen erneuten automatischen Abrufprozeß dienen. Der Abrufprozeß selbst hat dabei in beiden Fällen eine Reihe von Eigenschaften, die weitergehende Rückschlüsse auf die Funktionsweise des deklarativen Gedächtnis erlauben.

Inhaltsadressierung. Ein hervorstechendes Merkmal des menschlichen Gedächtnisses besteht darin, daß nahezu jeder beliebige Aspekt eines vergangenen Ereignisses zur Erinnerung an das Ereignis führen kann. Man kann durch den Geruch des Meeres, durch eine Melodie, eine Stimme oder den Geschmack einer Frucht an einen Sommerabend erinnert werden. Das gleiche gilt für den Abruf von Fakten und Wissensbeständen: Die Darbietung einiger Hinweisreize oder Beschreibungsmerkmale (z.B. Meuterei, Tango, Schauspieler) führt meist zum Abruf des gesuchten Inhalts (Marlon Brando). Obwohl aus solchen Beobachtungen natürlich nicht direkt auf die Prozesse geschlossen werden kann, die dem Erinnern zugrunde liegen, legen sie doch sehr nahe, daß der Abruf von Inhalten aus dem deklarativen Gedächtnis inhaltsadressiert erfolgt. Man kann diese Form des Abrufs mit der Informationsspeicherung in einem traditionellen Computer kontrastieren. Während im Computer jede einzelne Information an einer bestimmten Adresse gespeichert wird und der Zugriff über diese Adressen erfolgt, beruht inhaltsadressierter Abruf auf der Ähnlichkeit bzw. Assoziiertheit zwischen einem oder mehreren Abrufhinweisen und der gespeicherten Information.

Mustergänzung. Eine weitere Eigenschaft des Gedächtnisabrufs besteht darin, daß unvollständige Muster spontan ergänzt werden (z.B. kann der Anblick der Augen und des Mundes reichen, um die Erinnerung an ein Gesicht sowie eine Fülle assoziierter Informationen wachzurufen).

Fehlertoleranz. Das Gedächtnis ist relativ robust gegenüber verrauschten Informationen. Wird ein Reiz (z.B. ein Gesicht) zunehmend schwerer erkennbar gemacht, so führt dies nicht zu einem abrupten Versagen des Gedächtnisabrufs, sondern zu einem graduellen Leistungsabfall.

Prototypenbildung. Das Gedächtnis tendiert dazu, aus einzelnen Erfahrungen Prototypen zu extrahieren. In einem Experiment, in dem Versuchspersonen eine Anzahl von Punktmustern gezeigt wurde, die alle leichte Abwandlungen ein und desselben Ausgangsmusters waren, meinten die Probanden später, das Ausgangsmuster (den Prototypen) am besten wiederzuerkennen, obwohl gerade der Prototyp in Wirklichkeit nie dargeboten worden war.

Kontextsensitivität. Der Abruf aus dem deklarativen Gedächtnis ist hochgradig kontextsensitiv, d.h. je nach Abrufkontext werden unterschiedliche Informationen zu einer aktuellen Repräsentation integriert (s. Goschke & Koppelberg, 1991). Dies kann anhand des Abrufs von Wissen über Kategorien illustriert werden. Sollten Versuchspersonen schnell entscheiden, ob ein Exemplar (z.B. Kuh) aus einer Kategorie (z.B. Tier) stammt, so benötigten die Personen dafür je nach Kontext unterschiedlich lange. So konnten die Probanden beispielsweise im Kontext „Peter molk das Tier" schneller entscheiden, daß eine „Kuh" ein Tier ist als daß ein „Pferd" ein Tier ist, während es im Kontext „Peter ritt das Tier" umgekehrt war. Offenbar führte das Lesen des Kategoriennamens „Tier" in den beiden unterschiedlichen Kontexten dazu, daß teilweise andere Information über die Kategorie abgerufen und in eine aktuelle Repräsentation integriert wurde. Neben solchen semantischen beeinflussen auch innere Kontexte, was erinnert wird. So kann man sich besser an Dinge erinnern, wenn man beim Abrufen in der gleichen emotionalen Stimmung ist wie beim Lernen (*zustandsabhängiges Gedächtnis;* Goschke, 1996). Diese Kontextsensitivität steht in Einklang mit der eingangs erwähnten Auffassung von Bartlett, daß Gedächtnisinhalte keine fixen, invarianten Strukturen sind, sondern es sich beim Erinnern um einen (re)konstruktiven Prozeß handelt, bei dem ein *früherer Zustand unter dem Einfluß vielfältiger aktueller Kontextbedingungen mehr oder weniger identisch reinstantiiert wird.*

Schnelligkeit. Der Abruf aus dem Gedächtnis ist oft außerordentlich schnell. Obwohl wir die Bedeutungen von einigen zehntausend Wörtern gespeichert haben, können wir die korrekte Antwort auf Fragen wie „Ist die Nachtigall ein Vogel?" normalerweise in weniger als einer Sekunde abrufen.

10.4.3 Parallel-verteilte Netze als Modelle des Gedächtnisabrufs

Um diesen Eigenschaften des Gedächtnisses theoretisch gerecht zu werden, wird vielfach davon ausgegangen, daß der Gedächtnisabruf ein hochgradig parallel ablaufender Prozeß ist, bei dem ein Abrufhinweis gleichzeitig mit einer großen Zahl von Gedächtnisspuren verglichen wird. Soll man entscheiden, ob ein bestimmter Inhalt (z.B. das Wort „Apfel") in einem bestimmten Kontext (z.B. in einer zuvor gelernten Wortliste) vorgekommen ist, so wird dieser Abrufhinweis („Apfel" im Kontext „Wortliste") simultan mit zahlreichen Gedächtnisspuren verglichen, die alle mehr oder weniger stark aktiviert werden, je nachdem wie groß die Übereinstimmung zwischen der Information in der Gedächtnisspur und der Information im Abrufhinweis ist. Man kann sich diesen Vergleichsprozeß anhand einer einfachen Analogie veranschaulichen, indem man sich Gedächtnisspuren als eine riesige Anzahl von Stimmgabeln verschiedener Frequenz vorstellt. Die Darbietung eines Abrufhinweises entspricht dann dem Anschlagen einer Test-Stimmgabel, die alle Stimmgabeln unterschiedlich stark in Schwingungen versetzt, je nachdem, wie ähnlich ihre Frequenz zu der der Test-Stimmgabel ist. Gedächtnisabruf kann in diesem Sinn als „Resonanzprozeß" aufgefaßt werden (Ratcliff, 1978).

Weniger metaphorische Modelle für solche parallelen Abrufprozesse stellen sogenannte *parallel-distribuierte* oder *konnektionistische Netze* dar, die seit einigen Jahren große Beachtung finden und eine Alternative zu traditionellen Speicherkonzeptionen des Gedächtnisses darstellen (Ritter, Martinez & Schulten, 1990; Rumelhart & McClelland, 1986). Diese Modelle werden meist mittels Computersimulationen studiert, aus denen man sich Aufschluß über grundlegende Prinzipien der Informationsverarbeitung in quasi-neuronalen Systemen erhofft. Konnektionistische Netze bestehen aus einer großen Zahl einfacher Verarbeitungseinheiten oder Quasi-Neuronen, die sich wechselseitig über Verbindungen (Konnektionen) aktivieren oder hemmen können (s. Abbildung 10.8A). Jeder Konnektion ist ein Gewicht zugeordnet (das in der neuronalen Analogie der Stärke der synaptischen Verbindung entspricht). Das Gewicht legt fest, in welchem Ausmaß eine Verarbeitungseinheit eine andere beeinflußt, indem Aktivierung, die eine Verarbeitungseinheit von einer anderen erhält, jeweils mit dem zugehörigen Verbindungsgewicht multipliziert wird. Jede Verarbeitungseinheit summiert die bei ihr einlaufende gewichtete Aktivierung zu einem sogenannten Netto-Input, der dann durch eine (meist nichtlineare) Aktivierungsfunktion in einen Ausgabewert transformiert wird. Einzelne Verarbeitungseinheiten stehen meist für relativ elementare Merkmale (z.B. die Kanten und Bögen eines Buchstabens), während komplexere Reize (z.B. ein Wort oder ein Gesicht) als *Muster von Aktivität* über einer größeren Zahl von Einheiten dargestellt werden. Netzwerke können aus mehreren Schichten bestehen, wobei Eingabemuster die Einheiten einer Eingabeschicht aktivieren, die dann ihrerseits sogenannte „verborgene" Einheiten in tieferen Schichten des Netzes aktivieren, bis schließlich eine Schicht von Ausgabeeinheiten erreicht wird, die die Reaktion des Netzes auf die Eingabe repräsentieren (s. Abbildung 10.8B). Aktivierungsmuster über den verborgenen Einheiten können als innere Repräsentation des Eingabemusters interpretiert werden (s. Goschke & Koppelberg, 1991).

Was konnektionistische Netze gedächtnispsychologisch interessant macht, ist ihre Fähigkeit zu lernen. Lernen beruht dabei darauf, daß die Verbindungsgewichte zwischen den Verarbeitungseinheiten gemäß bestimmter Lernregeln modifiziert werden (s. Hinton, 1992). Eine der bekanntesten und einfachsten Lernregeln geht auf einen Vorschlag des Psychologen D.O. Hebb (1949) zurück und besagt im wesentlichen, daß

A

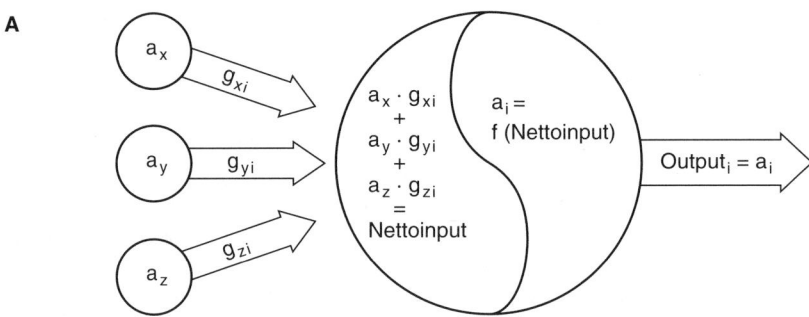

B

Ausgabeeinheiten

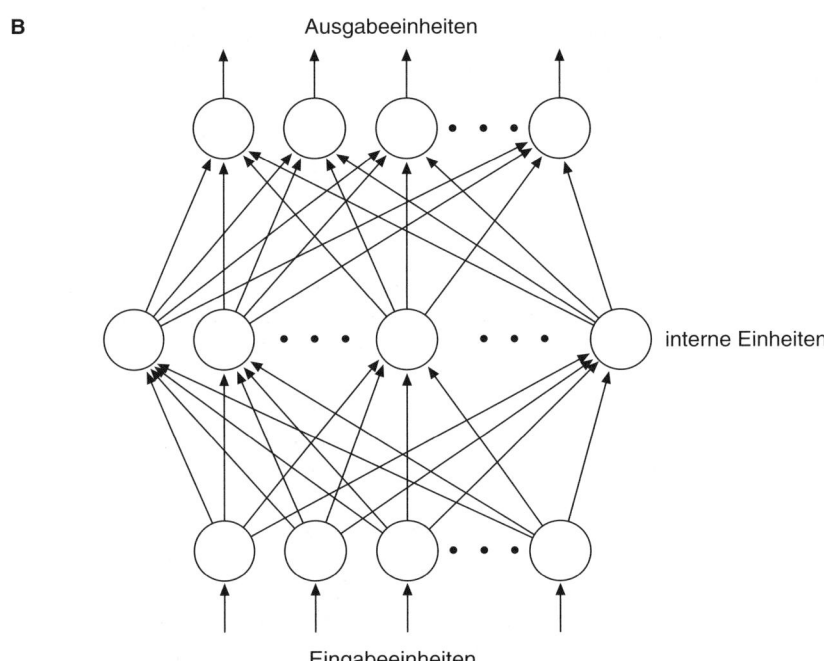

interne Einheiten

Eingabeeinheiten

10.8 Konnektionistische Netze als Modelle des Gedächtnisses. (A): Schematische Darstellung der Funktionsweise eines Verarbeitungselements. Die Aktivation *a* von drei Elementen *x*, *y* und *z* wird an Element *i* geleitet. Die Aktivationswerte werden mit den Konnektionsgewichten g_{xi}, g_{yi} und g_{zi} multipliziert und dann zum Nettoinput aufsummiert. Dieser Nettoinput wird durch eine Funktion *f* in den neuen Aktivationswert der Einheit *i* transformiert und dann als Ausgabewert an andere Elemente weitergesendet. (B): Ein mehrschichtiges Netz. Ausgehend von den Verarbeitungselementen der Eingabeschicht breitet sich die Aktivierung jeweils zur nächsthöheren Schicht aus, bis eine Ebene der Ausgabeeinheiten erreicht wird, die die Reaktion des Netzes auf eine aktuelle Eingabe repräsentieren. (Aus: Rumelhart & McClelland, 1986). (C): Beispiel eines interaktiven Aktivationsmodells. Verschiedene Gruppen von Verarbeitungselementen repräsentieren Klassen von Merkmalen von Tieren. Elemente innerhalb einer Gruppe hemmen sich wechselseitig, während die Pfeile zwischen Elementen verschiedener Gruppen erregende Verbindungen darstellen (hemmende Verbindungen sind nicht dargestellt). Werden einige der Merkmale als Input aktiviert (z. B. „Fleischfresser" und „Meer"), so breitet sich die Aktivierung von diesen Einheiten zu assoziierten Einheiten aus (z. B. zu Hai), während inhibitorisch verbundene Einheiten (z. B. Pflanzenfresser) gehemmt werden. (In Anlehnung an ein Modell von J. L. McClelland, *Retrieving general and specific knowledge from stored knowledge of specifics*. In: *Proceedings of the Third Annual Conference of the Cognitive Science Society*, Berkeley, CA.)

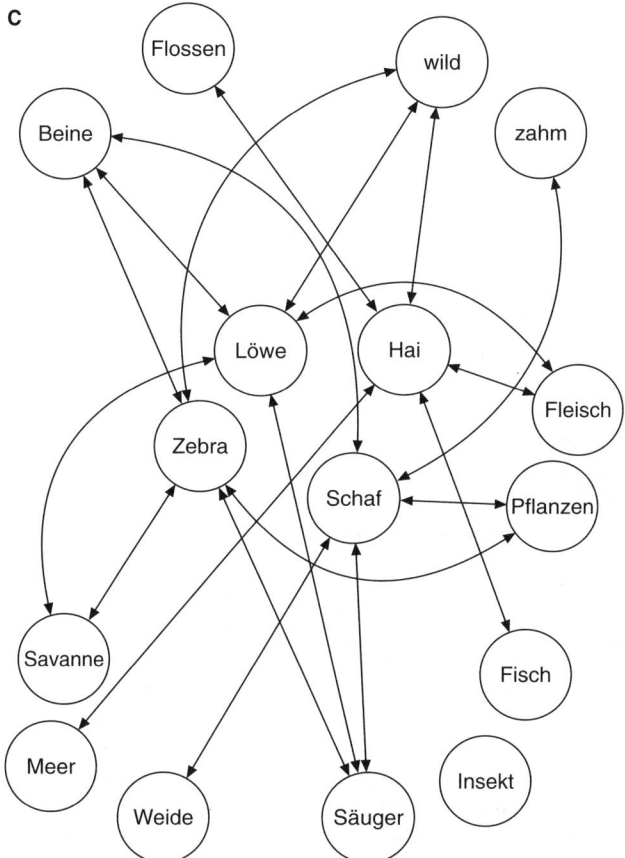

10.8 C

die Verbindung zwischen zwei Verarbeitungselementen in dem Maß verstärkt wird, in dem beide Elemente gleichzeitig erregt werden (s. Flohr, Kapitel 13 sowie Menzel und Roth, Kapitel 7, in diesem Band). Bereits eine so einfache Lernregel führt zu recht erstaunlichen Leistungen wie dem Lernen von Assoziationen zwischen Mustern oder der Extraktion von Regularitäten aus einer Menge von Eingabemustern. Dabei wird das „Wissen", das ein Netz erwirbt, nicht an einem bestimmten Ort abgelegt, sondern ist in dem *Muster der Verbindungsgewichte* repräsentiert, wobei in den gleichen Verbindungsgewichten simultan zahlreiche Assoziationen gespeichert werden können.

    Ebenfalls gedächtnispsychologisch interessant ist der Umstand, daß das Verhalten parallel-distribuierter Netze in einigen Punkten qualitative Ähnlichkeiten mit den oben beschriebenen Eigenschaften des menschlichen Gedächtnisses aufweist. Um dies zu illustrieren, betrachten wir ein sehr simples Netz, das einige Informationen über Tiere speichert (s. Abbildung 10.8C). Verschiedene Verarbeitungselemente repräsentieren dabei Tiere und deren Merkmale (z.B. Name, Wildheit, Lebensraum, Art, bevorzugte Nahrung), wobei in einem realistischeren Modell jedes dieser Merkmale selbst wieder durch ein Netz elementarer Elemente repräsentiert sein könnte. Das Wissen des Netzes ist in den Verbindungen zwischen den Merkmalseinheiten repräsentiert (z.B. besteht

das Wissen über Löwen in den erregenden Verbindungen zwischen der Verarbeitungseinheit für Löwen und den Verarbeitungseinheiten für die Merkmale „wild", „fleischfressend", „in der Savanne lebend" und „vierbeinig"). Merkmale, die sich wechselseitig ausschließen (z. B. „zahm" und „wild"), sind über hemmende Konnektionen
verbunden (die der Übersichtlichkeit halber nicht dargestellt sind). Betrachten wir, was
geschieht, wenn einem solchen Netz einige Merkmale eines Tieres als Eingabe dargeboten werden (z. B. „fleischfressend" und „Savanne"). Die Aktivierung wird sich von
diesen Einheiten zu assoziierten Einheiten ausbreiten, d. h. zunächst werden alle Verarbeitungseinheiten für Tiere aktiviert, die die Merkmale „fleischfressend „ oder „in der
Savanne lebend" besitzen (also Löwen und Zebras). Allerdings werden falsche Kandidaten (die Zebras) recht schnell ausgeschaltet, da sie ein Merkmal („pflanzenfres-
send") besitzen, das durch eines der Eingabemerkmale („fleischfressend") zunehmend
gehemmt wird. Simuliert man das Verhalten eines solchen Netzes, so zeigt sich, daß
sich als Ergebnis der interaktiven Aktivation und Hemmung relativ schnell ein stabiler
Aktivationszustand einpendelt. Dies ist ein Zustand, in dem eine Kombination von
Elementen aktiviert ist, die möglichst konsistent mit den Randbedingungen ist, die
durch das Eingabemuster vorgegeben werden (in unserem Beispiel würden am Ende
nur noch die Einheiten aktiviert sein, die Merkmale eines Löwen repräsentieren). Ein
solcher stabiler Zustand oder *Attraktor* repräsentiert den „abgerufenen" Gedächtnisinhalt, wobei der Abruf selbst als Prozeß der graduellen Erfüllung multipler Randbedingungen (*multiple constraint satisfaction*) beschrieben werden kann.

Dieses einfache Beispiel illustriert bereits einige der oben genannten Eigenschaften
des menschlichen Gedächtnisabrufs. So erfolgt der Abruf von Information *inhaltsadressiert*, d. h. die Darbietung eines Eingabemusters aktiviert direkt ähnliche oder
assoziierte Muster. Ferner tendiert das Netz dazu, unvollständige Eingabemuster zu
vervollständigen (*Musterergänzung*). So führt die Aktivierung einiger Merkmale eines
Löwen dazu, daß nach und nach auch die restlichen Merkmale aktiviert werden, die
nicht im Eingabemuster enthalten waren. Solche Netze sind ferner relativ robust gegen
verrauschte Eingaben und reagieren auf die Darbietung unvollständiger oder fehlerhaf-
ter Muster nicht mit einem abrupten Versagen des Abrufprozesses, sondern zeigen
einen graduellen Leistungsabfall (*Fehlertoleranz*). Darüber hinaus neigen sie zur
spontanen Generalisierung und Prototypenbildung, d. h. nachdem sie eine Anzahl von
Eingabemustern gelernt haben, antworten sie auf ähnliche Muster mit ähnlichen Aus-
gaben, selbst wenn es sich um neue Muster handelt. Schließlich sind verteilte Repräsentationen hochgradig *kontextsensitiv*. So führt ein bestimmtes Eingabemuster (z. B.
das Merkmal „Raubtier") nicht jedesmal zu genau dem gleichen inneren Aktivierungsmuster, sondern je nach Kontext wird die Kategorie „Raubtier" durch ein mehr oder
weniger unterschiedliches Aktivierungsmuster repräsentiert werden.

Trotz starker Vereinfachungen mag diese kurze Darstellung eine gewisse Vorstellung davon vermitteln, wie sich einige grundlegende Eigenschaften des menschlichen
Gedächtnisses aus den Funktionsprinzipien konnektionistischer Netze erklären lassen.
Der Gedächtnisabruf wird dabei nicht als Suche durch eine Liste oder einen Speicher
aufgefaßt, sondern besteht darin, daß die Darbietung eines Abrufhinweises (z. B. eines
Teil eines früher gelernten Musters oder eines assoziierten Musters) zu einem *Aktivierungszustand* führt, der eine mehr oder weniger getreue *Reeinstantiierung* des Zustandes darstellt, der ursprünglich durch das abzurufende Muster ausgelöst wurde.

Den Vorzügen dieser Modelle stehen allerdings gegenwärtig noch eine Reihe
schwerwiegender Probleme gegenüber. So benötigen konnektionistische Netze oft
eine unrealistisch große Zahl von Lerndurchgängen, um neue Muster zu lernen. Ferner

hat sich gezeigt, daß zumindest bestimmte Arten von Netzen zu sogenannter *katastrophaler Interferenz* neigen, d.h. sie „vergessen" eine Menge bereits gelernter Assoziationen praktisch vollständig wieder, sobald sie neue Assoziationen lernen. Der Grund für diese Interferenz liegt einfach darin, daß ein Netzwerk Muster lernt, indem es seine Verbindungsgewichten so ändert, daß diese optimal geeignet sind, um ein bestimmtes Eingabemuster zu reproduzieren, wenn ein Teil des Musters oder ein assoziiertes Muster als Eingabe dargeboten wird. Lernt das Netzwerk nun – nachdem es bereits eine Reihe von Mustern gelernt hat – eine neue Menge von Mustern, ohne daß die alten Muster gleichzeitig auch trainiert werden, so führt dies zwangsläufig dazu, daß eine neue Konfiguration von Verbindungsgewichten gebildet wird, die optimal für die Repräsentation der neuen Muster geeignet ist. Dies hat aber den unerwünschten Nebeneffekt, daß die alte Konfiguration von Verbindungsgewichten verlorengeht: Das Netz „vergißt", was es zuvor gelernt hat. Ob und wie verteilte Gedächtnismodelle das Problem der katastrophischen Interferenz lösen können, wird gegenwärtig kontrovers diskutiert.[4]

10.4.4   Neuropsychologie des deklarativen Gedächtnisses

Gibt es spezifische Hirnstrukturen, die dem deklarativen Gedächtnis zugrunde liegen? Wichtige Erkenntnisse zur Beantwortung dieser Frage sind aus dem Studium amnestischer Patienten gewonnen worden. Amnesien sind hirnorganisch bedingte Störungen des Gedächtnisses, die als Folge von Schädel-Hirn-Traumata, Schlaganfällen, Infektionen wie Enzephalitis oder Degenerationsprozessen wie bei der Alzheimer- und Korsakoff-Krankheit auftreten können. Amnesien können ferner die Folge von Hirnoperationen sein, bei denen Hirngewebe entfernt oder zerstört wird (z.B. bei schweren Fällen von Epilepsie) und können für eine begrenzte Zeit nach Elektrokrampfbehandlungen auftreten. Man spricht von *retrograder Amnesie*, wenn das Gedächtnis für Ereignisse *vor* dem Unfall oder der Operation beeinträchtigt ist, und von *anterograder Amnesie*, wenn die Person sich keine Ereignisse merken kann, die *nach* dem kritischen Zeitpunkt passieren. Meist bleiben einige Erinnerungen erhalten und vollständige Amnesien sind selten. Amnestische Patienten können über eine normale Intelligenz und ein intaktes Kurzzeitgedächtnis verfügen. Je nach Art der Verletzung lassen sich verschiedene Formen von Amnesien unterscheiden, und es wird kontrovers diskutiert, ob diese ein einheitliches Syndrom bilden (s. Kolb & Wishaw, 1996; Markowitsch, 1992).

---

[4] Ein weiteres Problem konnektionistischer Modelle ist das sogenannte *Bindungsproblem*, bei dem es um die Frage geht, wie elementare Merkmale zu Repräsentationen strukturierter Objekte verbunden werden. Sind z.B. in einem Netz Verarbeitungseinheiten für die Merkmale ROT, KREIS, GRÜN und QUADRAT gleichzeitig aktiv, so ist diesem Aktivierungsmuster nicht zu entnehmen, welches der beiden Objekte nun grün oder rot ist. Es hilft dabei nicht weiter, zusätzliche Einheiten für Merkmalskombinationen (z.B. ROT *und* KREIS) einzuführen, da prinzipiell unbegrenzt viele Merkmalskombination möglich sind. Einige Autoren haben aufgrund dieses Problems prinzipiell bezweifelt, daß konnektionistische Netze kognitive Leistungen erklären können (z.B. Fodor & Pylyshyn, 1988; s. Goschke & Koppelberg, 1991, für eine kritische Erwiderung). Auf der anderen Seite gibt es interessante Versuche, das Bindungsproblem zu lösen, indem die Zusammengehörigkeit elementarer Merkmale durch das zeitlich synchronisierte Feuern von Verarbeitungseinheiten kodiert wird (Engel, König & Singer, 1993).

Ein in der Neuropsychologie zu tragischer Berühmtheit gelangter Fall ist der Patient
H. M. Um zunehmend schwerer werdende epileptische Anfälle einzudämmen, wurde
an H. M. 1953 im Alter von 27 Jahren eine Operation vorgenommen, bei der beidseitig
große Teile des anterioren Hippocampus und des Temporallappens entfernt wurden (s.
Abbildung 10.9). Nach der Operation verfügte H. M. über eine normale Intelligenz,
Wahrnehmungs- und Sprachfähigkeit und konnte sich auch weitgehend normal an
Ereignisse erinnern, die längere Zeit vor der Operation stattgefunden hatten (z.B. an
seine Schulzeit). Demgegenüber hatte er aber die Fähigkeit fast vollständig verloren,
neue Ereignisse zu behalten. H. M. war nach wenigen Minuten nicht mehr in der Lage,
sich an Gesichter oder eine Liste von Wörtern zu erinnern, wenn er in der Zwischen-
zeit irgendetwas Ablenkendes tat. Er konnte sich nicht an das erinnern, was am Tag
zuvor passiert war und erkundigte sich beispielsweise bei einem Klinikaufenthalt
immer wieder aufs neue, wo und warum er dort sei. Er selbst beschrieb seinen Zustand
mit den Worten »Jeder Tag steht für sich selbst, egal welche Freude ich hatte oder
welche Sorgen ich verspürte« und sprach davon, immer wieder aufs neue wie aus
einem Traum zu erwachen (Milner, Corkin & Teuber, 1968, S. 216).

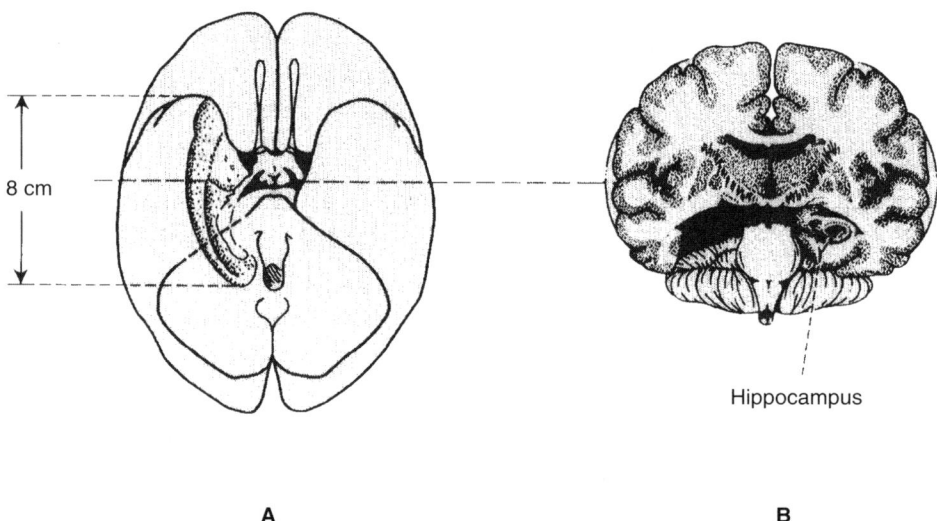

10.9 Ausmaß des Gewebes, das bei der Operation von H.M. im medialen Temporallappen
entfernt wurde. Die Operation war beidseitig, aber in der Abbildung ist eine Seite intakt gezeigt. (A)
Ventrale Ansicht. (B) Schnitt in der angedeuteten Ebene. (Nach Scoville & Milner, 1957.)

Auch Untersuchungen mit anderen Amnestikern sowie Tierexperimente, in denen
gezielt bestimmte Hirnstrukturen zerstört wurden, sprechen dafür, daß Verletzungen
im Bereich des medialen Temporallappens (insbesondere des Hippocampus und benachbarter Areale wie entorhinaler, perirhinaler und parahippocampaler Cortex) sowie
des Dienzephalons (insbesondere des medialen Thalamus, der seinerseits Projektionen
von Teilen des Temporallappens erhält,) zu Beeinträchtigungen des deklarativen, episodischen Gedächtnisses führen (s. Abbildung 10.10; s. auch Roth, Kapitel 4, in
diesem Band). Dagegen bleibt das semantische Gedächtnis nach diesen Verletzungen
oft intakt (die Patienten haben normales Wissen über die Bedeutung von Wörtern und

können allgemeine Wissensfragen normal beantworten). Auch verschiedene nicht-deklarative Formen des Gedächtnisses bleiben weitgehend erhalten (ich komme darauf in Abschnitt 10.5 zurück).

Bei der Interpretation der Folgen von Hirnverletzungen ist zu bedenken, daß sowohl die Beeinträchtigungen als auch die noch intakten Fähigkeiten immer die Funktion der erhaltenen Hirnstrukturen spiegeln. Insofern kann daraus, daß nach der Zerstörung einer bestimmten Struktur eine Gedächtnisleistung ausfällt, nicht einfach geschlossen werden, daß diese Struktur der Sitz dieser Leistung war (um eine etwas krude Analogie zu bemühen, müßte man sonst aus den Verhaltensbeeinträchtigungen, die ein Fernseher zeigt, nachdem man den Stecker herausgezogen hat, schließen, daß Empfangsteil und Bildröhre im Stecker lokalisiert waren; s. auch Box 10.3). Leider sind neuere Befunde mit bildgebenden neuroanatomischen Verfahren an gesunden Versuchspersonen bislang widersprüchlich, was die Beteiligung der genannten Strukturen am expliziten Gedächtnis angeht. Während in einer früheren PET-Studie (Squire et al., 1992) eine relativ erhöhte Aktivierung des (rechten) Hippocampus gefunden worden war, wenn Versuchspersonen zuvor gelesene Wörter reproduzieren sollten, hat sich dieser Effekt in einigen neueren Experimenten (z.B. Buckner et al., 1995) nicht gezeigt. Hier ist allerdings in Erinnerung zu rufen, daß die PET-Methode lediglich die quantitative Ab- oder Zunahme von Hirnaktivität erfaßt, nicht aber qualitative Änderungen (z.B. im Muster der neuronalen Entladungen). Das Ausbleiben einer erhöhten Aktivierung medial-temporaler Regionen muß also nicht notwendig bedeuten, daß diese Regionen nicht am expliziten Gedächtnisabruf beteiligt waren.

Insgesamt können allerdings die neuropsychologischen Befunde zu Amnesien nach Hirnverletzungen als überzeugende Evidenz dafür betrachtet werden, daß medial-temporal/dienzephalische Strukturen notwendig für die Einspeicherung neuer Information ins deklarative Gedächtnis sind.[5] Allerdings scheinen diese Strukturen nicht selbst der anatomische Ort zu sein, an dem Gedächtnisspuren langfristig gespeichert werden. Dafür spricht insbesondere die Beobachtung, daß Amnestiker wie H. M. sich oft besser an weiter zurückliegende Erlebnisse erinnern als an solche, die kurz vor der Verletzung passiert sind. Analoge zeitliche Gradienten bei retrograden Amnesien konnten auch im Tierexperiment nachgewiesen werden. Daß hinreichend weit zurückliegende Gedächtnisinhalte nicht durch Hippocampus-Läsionen beeinträchtigt werden, macht es aber unwahrscheinlich, daß diese Inhalte im Hippocampus selbst gespeichert werden. Es scheint vielmehr so zu sein, daß der Abruf von neuen Information für eine gewisse Zeit von medial-temporalen/dienzephalischen Strukturen abhängt. Während dieser Zeit laufen offenbar *Konsolidierungsprozesse* ab, die zur Bildung permanenter Gedächtnisspuren führen, die dann ohne Beteiligung des medial-temporalen Systems abgerufen werden können.

Solche Konsolidierungsprozesse wurden bereits von Donald Hebb (1949) vermutet, der annahm, daß Informationen im Gehirn einerseits für eine begrenzte Zeit in Form kreisender oder „reverberierender" Aktivität in umgrenzten Neuronenverbänden aufrechterhalten werden kann, während die langfristige Speicherung von Gedächtnisspuren auf dauerhaften strukturellen Veränderungen von synaptischen Verbindungen beruht (auf zellulärem Niveau werden als mögliche Kandidaten für solche Konsolidie-

---

[5] Einige Gedächtnisforscher (z.B. Mishkin & Appenzeller, 1987) schreiben auch der Amygdala, einer dem Hippocampus benachbarten Struktur im limbischen System, eine Rolle beim episodischen Gedächtnis zu, was aber aufgrund neuerer Ergebnisse in Frage gestellt worden ist (Squire, 1992).

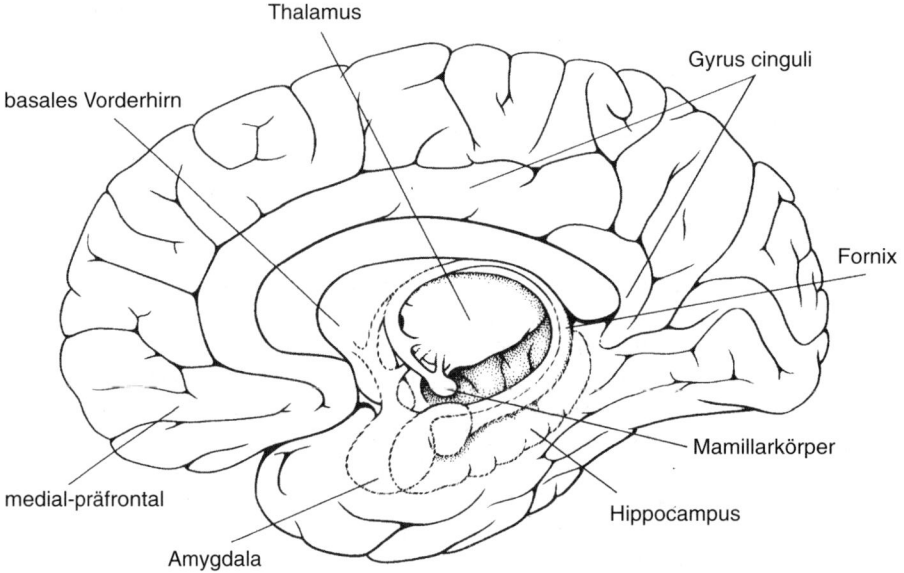

10.10   Einige der Hirnstrukturen, deren Verletzung zu Gedächtnisstörungen führt. (Aus Kolb & Wishaw, 1996.)

rungsprozessen gegenwärtig die sogenannte Langzeitpotenzierung (LTP) bzw. Langzeitdepression (LTD) diskutiert; s. Flohr, Kapitel 13 sowie Menzel und Roth, Kapitel 7, in diesem Band).

Die Bildung dieser strukturellen Veränderungen erfordert Zeit, während der die Gedächtnisspur labil und anfällig für Störungen ist. Während Hebbs spezifische Annahme reverberierender Schaltkreise umstritten ist, spricht vieles für die allgemeinere Annahme, daß Gedächtnisspeicherung auf Veränderungen der synaptischen Erregungsübertragung beruht und diese Änderungen das Ergebnis eines zeitlich erstreckten Konsolidierungsprozesses sind (s. Menzel und Roth, in diesem Band). Für einen solchen Konsolidierungsprozeß spricht unter anderem die Beobachtung, daß die Stabilität von Gedächtnisspuren auch noch *nach* dem eigentlichen Lernvorgang durch verschiedene Einflüsse wie Elektroschocks, die Hemmung der Proteinsynthese, elektrische Reizung, die Blockierung bestimmter Neurotransmitter sowie die Ausschüttung von Hormonen oder Peptiden gefördert oder beeinträchtigt werden kann, wobei die Stärke dieser Effekte mit zunehmendem Zeitabstand von der Lernphase abnimmt (McGaugh, 1989; Thompson, 1994).

Lassen sich Vermutungen darüber anstellen, wo im Gehirn die Inhalte des deklarativen Langzeitgedächtnisses lokalisiert ist? Ich habe bei der Diskussion der Raummetapher in Abschnitt 1.3 bereits angedeutet, daß die simple Vorstellung, daß alle Gedächtnisspuren an einem bestimmten Ort lokalisiert sind, den tatsächlichen Verhältnissen mit großer Wahrscheinlichkeit ebensowenig gerecht wird wie die extreme Gegenthese, derzufolge Gedächtnisinhalte überhaupt nicht lokalisierbar sind, sondern gleichsam holistisch über den gesamten Cortex verteilt repräsentiert werden. Im Gegensatz zu diesen beiden Extrempositionen nehmen heute viele Forscher an, daß der anatomische Ort, an dem permanente Gedächtnisspuren lokalisiert sind, in eben den neocorticalen Arealen zu suchen ist, die auch an der ursprünglichen Verarbeitung der jeweils gespeicherten Information beteiligt waren (s. Menzel und Roth, in diesem Band). Dieser Hypothese zufolge wird beispielsweise Information über die räumliche Position von Objekten in jenen corticalen Arealen gespeichert, die auch während der Wahrnehmung an der Verarbeitung räumlicher Information beteiligt sind, während Information über die Farbe oder die Identität von Objekten in jeweils anderen, für die Verarbeitung von Farb- und Objektinformation zuständigen corticalen Arealen gespeichert wird.

Diese Vermutung wird zum einen durch Untersuchungen an neurologischen Patienten gestützt, die nach umgrenzten Hirnverletzungen teilweise sehr selektive Gedächtnisausfälle für ganz spezifische Information (z.B. Gesichter, Wörter) zeigen. Zum anderen hat sich in neueren PET-Studien gezeigt, daß etwa der Abruf und das Imaginieren von Objekten aus dem Gedächtnis einen Teil jener visuellen Areale des Cortex aktiviert, die auch an verschiedenen Aspekten der Wahrnehmung beteiligt sind. Im Gegensatz dazu wird durch den Gedächtnisabruf verbaler Information (z.B. wenn Versuchspersonen Verben abrufen sollen, die zu vorgegebenen Substantiven passen) ein ganz anderes Netz corticaler Areale aktiviert, die am Verstehen und der Produktion von Sprache beteiligt sind.

Ebenfalls in Einklang mit diesen Befunden stehen Ergebnisse elektrophysiologischer Experimente, die Rösler, Heil und Hennighausen (1995) an der Universität Marburg durchgeführt haben. Die Autoren ließen ihre Versuchspersonen zunächst eine große Zahl von Assoziationen lernen, wobei sie sich entweder räumliche Positionen, Farben oder Substantive merken mußten. In einer späteren Abrufphase hatten die Versuchspersonen sich an die zuvor gelernten Assoziationen zu erinnern, wobei gleichzeitig mit mehreren über die Kopfoberfläche verteilten Elektroden das Elektroenzephalogramm (EEG) abgeleitet wurde. Nach dem Experiment wurde das EEG für jede der drei Abrufbedingungen über eine große Anzahl einzelner Abrufepisoden gemittelt. Man geht dabei davon aus, daß sich durch diese Mittelung zufällige Fluktuationen des EEG wechselseitig auslöschen, so daß die resultierende gemittelte hirnelektrische Aktivität jene Prozesse spiegelt, die spezifisch für die jeweilige experimentelle Bedingung sind (in diesem Fall also den Abruf von Information aus dem Langzeitgedächtnis; man spricht dabei von *ereigniskorrelierten Potentialen*; s. Eimer, Kapitel 8, in diesem Band). Es zeigte sich, daß der Abruf der zuvor gelernten Information mit einer langsamen, mehrere Sekunden andauernden negativen Potentialverschiebung einherging. Solche langsamen Negativierungen lassen auf eine erhöhte neuronale Aktivität in den zugrundeliegenden corticalen Arealen schließen (s. Birbaumer & Schmidt, 1990). Interessanterweise lag das Maximum dieser Negativierung je nach Art der abzurufenden Information über unterschiedlichen Hirnregionen: Beim Abruf räumlicher Information befand es sich über dem parietalen, in der verbalen Bedingung über dem linksfrontalen und in der Farbbedingung über dem rechten occipitalen Cortex. Dieses Befundmuster steht in Einklang mit der Annahme, daß beim Abruf von Information aus dem deklarativen Gedächtnis ein Teil jener corticalen Verarbeitungssysteme (re)aktiviert wird, die auch an der Verarbeitung der jeweiligen Information in der Wahrnehmung beteiligt sind.

Aufgrund der Hinweise darauf, daß verschiedene Aspekte eines Reizes (z.B. Farbe, Form, Ort) in getrennten corticalen Arealen repräsentiert werden, haben einige Forscher die Hypothese formuliert, daß das medial-temporale/dienzephalische System die Funktion haben könnte, die Einzelaspekte neu angelegter neocorticaler Repräsentationen schnell und flexibel zu einem Gesamtperzept „zusammenzubinden". Dieser Vermutung zufolge werden im Hippocampus so etwas wie Indizes oder Zeiger angelegt, die auf die entsprechenden neocorticalen Repräsentationen verweisen. Werden diese

Indizes durch Abrufhinweise aktiviert, führt dies zu einer Reinstantiierung der entsprechenden Merkmalskonfigurationen. Im Lauf der Zeit werden zunehmend direkte Verbindungen zwischen den Einzelaspekten einer komplexen Repräsentation in den neocorticalen Arealen selbst erzeugt, so daß zu ihrer Reinstantiierung der Hippocampus nicht länger erforderlich ist, sondern die Gedächtnisspur *inhaltsadressierbar* geworden ist.

10.5   Nicht-deklaratives Gedächtnis

Im Gegensatz zum deklarativen Gedächtnis zeichnen sich die verschiedenen Formen des nicht-deklarativen Gedächtnisses dadurch aus, daß sie nicht notwendig mit bewußten, verbalisierbaren Erinnerungen verbunden sind und offenbar unabhängig vom medial-temporal/dienzephalischen Gedächtnissystem funktionieren.

10.5.1   Prozedurales Gedächtnis:
Fertigkeitserwerb und Implizites Lernen

Fertigkeitserwerb.   Während es beim deklarativen Gedächtnis darum geht zu erinnern, *daß* etwas geschehen ist (z.B., daß wir gestern mit dem Fahrrad gefahren sind), oder zu wissen, *daß* ein Faktum zutrifft (z.B., daß ein Fahrrad eine Lenkstange hat), geht es beim Fertigkeitserwerb um das Wissen, *wie* man etwas macht (z.B. Fahrrad fahren). Fertigkeiten können motorischer Natur sein (z.B. Klavier spielen oder einen Stab balancieren), sie können perzeptive Leistungen betreffen (z.B. Gitarren-Riffs von Prince und Keith Richards unterscheiden oder einen defekten Motor an seinem Geräusch erkennen), oder sie können sich in kognitiven Fähigkeiten manifestieren (z.B. ein komplexes Puzzle lösen).

Deklaratives Wissen über eine Fertigkeit zu haben und sie ausführen zu können, sind bekanntlich zwei sehr unterschiedliche Dinge. Einen Vortrag über die Gesetze der Dynamik bewegter Körper geben zu können ist keine Garantie dafür, gut Tennis spielen zu können. Umgekehrt muß man keine Differentialgleichungen lösen können, um Weltranglisten-Erster zu werden. Daß der Erwerb von prozeduralen Fertigkeiten unabhängig vom deklarativen Gedächtnis ist, zeigte auch die neuropsychologische Untersuchung des im letzten Abschnitt beschriebenen amnestischen Patienten H. M. Obwohl H. M. als Folge einer beidseitigen Entfernung des Hippocampus die Fähigkeit fast vollständig verloren hatte, sich bewußt an neue Informationen zu erinnern, war er trotzdem in der Lage, sensomotorische Fertigkeiten weitgehend normal zu erlernen (Kolb & Wishaw, 1996). Beispielsweise bat man ihn, eine geometrische Figur nachzuzeichnen, wobei er seine Hand und die Figur nur in einem Spiegel sehen konnte. Seine Leistung in dieser recht schwierigen Aufgabe verbesserte sich durch wiederholtes Üben in gleichem Maß, wie dies bei Versuchspersonen ohne Amnesie der Fall war, obwohl sich H. M. nicht daran erinnern konnte, die Aufgabe jemals zuvor bearbeitet zu haben.

Auch in anderen Untersuchungen wurde gezeigt, daß amnestische Patienten Fertigkeiten lernen können wie das Lesen oder Schreiben von Texten in Spiegelschrift (s. Abbildung 10.11), das Lösen von Puzzles oder eine sensomotorische Verfolgungsaufgabe, bei der man einen Stift möglichst gut in Kontakt mit einem Punkt auf einer

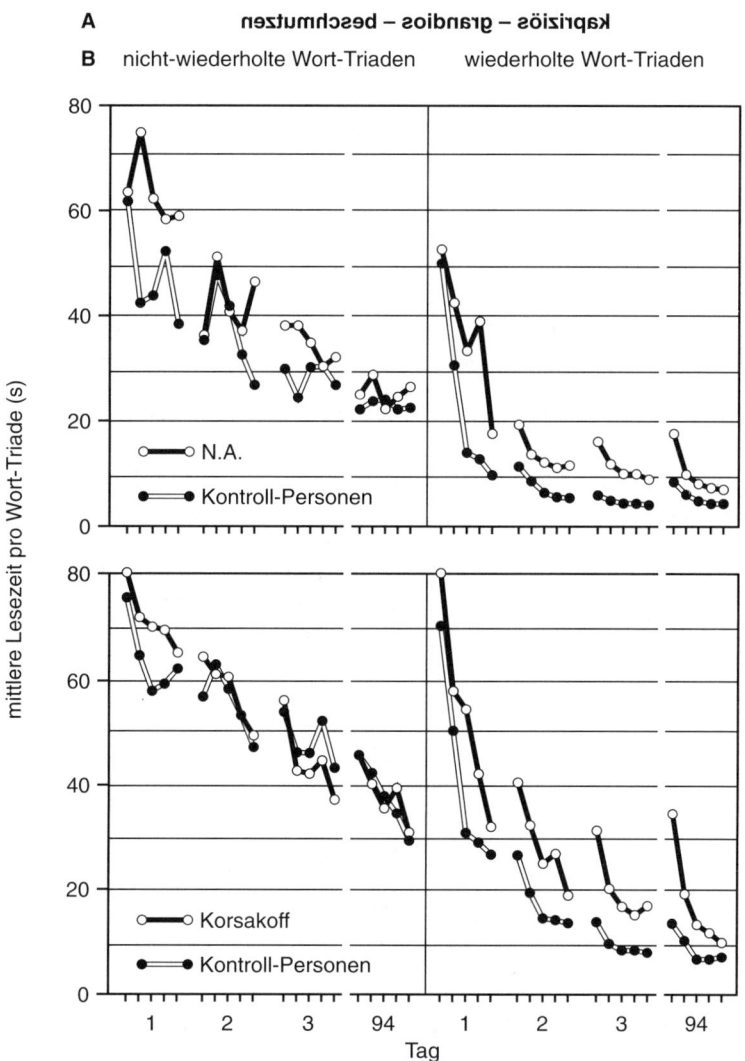

10.11 Erwerb der Fertigkeit, Sätze in Spiegelschrift zu lesen, bei amnestischen und nicht-amnestischen Patienten in drei aufeinanderfolgenden Trainingssitzungen sowie drei Monate später. Amnestiker erwarben die Fähigkeit, spiegelverkehrt dargebotene Wörter zu lesen, ebenso schnell wie nicht-amnestische Probanden. Amnestiker und Kontrollprobanden zeigten bessere Leistungen für wiederholt dargebotene im Vergleich zu neuen Wörtern, wobei die Amnestiker aber weniger von der Wiederholung profitierten. Dies spricht dafür, daß sie zwar prozedurales Wissen über die Fertigkeit erwarben, aber ein beeinträchtigtes Gedächtnis für spezifische dargebotene Wörter hatten. N. A.: Patient N. A. Kontrollpersonen waren bzgl. Alter, Intelligenz und Schulbildung mit N. A. parallelisiert. Die Kontrollprobanden für die Korsakoffpatienten waren Alkoholiker ohne Gedächtnisprobleme. (Aus Cohen & Squire, 1980.)

rotierenden Scheibe halten soll (Kolb & Wishaw, 1996). Sogar der Umgang mit einem einfachen Computerprogramm konnte mit einem gewissen Erfolg trainiert werden, wobei amnestische Patienten allerdings in späteren Phasen des Trainings nicht das

Leistungsniveau gesunder Personen erreichten, was daran gelegen haben dürfte, daß die letzteren im Gegensatz zu den Patienten zunehmend auch deklaratives Wissen erwarben (Glisky & Schacter, 1986). Daß Amnestiker solche Fertigkeiten erwerben können, obwohl sie sich oft nicht einmal mehr daran erinnern können, die Aufgaben jemals ausgeführt zu haben, spricht dafür, daß der graduelle Erwerb von Fertigkeiten unabhängig von den Hirnstrukturen ist, die notwendig für das deklarative Gedächtnis sind.

Implizites Lernen. Beim implizitem Lernen geht es um die Frage, ob Menschen Wissen über komplexere Regelsysteme oder die abstrakte Struktur von Reizen erwerben können, ohne absichtlich nach Regeln zu suchen und ohne daß ihnen die Regeln bewußt werden. Implizites Lernen äußert sich also wie der Erwerb von Fertigkeiten im Verhalten, insbesondere in Leistungsverbesserungen beim Umgang mit regelhaft strukturierten Reizen (s. dazu Buchner, 1992; Goschke, 1996; Hoffmann, 1993; Weinert, 1993).

Einige der ersten Arbeiten zum impliziten Lernen wurden in den sechziger Jahren von Arthur Reber zum Lernen sogenannter *künstlicher Grammatiken* durchgeführt (Überblick bei Reber, 1989). In diesen Experimenten sollten sich die Versuchspersonen zunächst sinnlose Buchstabenfolgen einprägen (z.B. XVCCMT). Ohne daß die Versuchspersonen dies wußten, waren diese Zeichenketten durch ein relativ komplexes Regelsystem, eine sogenannte *finite Grammatik*, erzeugt worden (s. Abbildung 10.12). Nach der Lernphase wurden die Probanden darüber aufgeklärt, daß die Buchstabenketten einer Regel folgten. Ihnen wurden neue Zeichenketten dargeboten, von denen einige durch die gleiche Grammatik erzeugt worden waren, während andere aus den gleichen Buchstaben zusammengesetzt waren, aber nicht durch die Grammatik generiert werden konnten. Die Probanden sollten beurteilen, ob die neuen Zeichenketten grammatikalisch wohlgeformt waren oder nicht. Es zeigte sich, daß die Versuchspersonen dies besser als der Zufall konnten (etwa 70% der Zeichenketten wurden korrekt klassifiziert), obwohl sie das Regelsystem nicht beschreiben konnten und mitunter angaben, sich rein intuitiv entschieden zu haben. Dies wurde als Beleg dafür interpretiert, daß die Versuchspersonen *unbewußtes* Wissen über die *abstrakten* Regeln der Grammatik erworben hatten.

Diese Schlußfolgerung ist allerdings bezweifelt worden, und verschiedene Forscher und Forscherinnen haben die alternative Auffassung vertreten, daß die Probanden in diesen Experimenten vielmehr *bewußtes fragmentarisches* Wissen über die Buchstabensequenzen erwerben (z.B. daß bestimmte Paare oder Tripel von Buchstaben häufiger vorkommen als andere). In der Tat zeigten Perruchet und Pacteau (1990), daß auch Versuchspersonen, denen lediglich *Buchstabenpaare* aus den grammatikalischen Zeichenketten dargeboten wurden und die daher die Regeln der Grammatik gar nicht lernen konnten, später neue Zeichenketten überzufällig korrekt als grammatikalisch klassifizieren konnten. Um die korrekten Grammatikalitätsurteile zu erklären, reicht es also offenbar anzunehmen, daß Wissen über zulässige Buchstabenpaare erworben wird. Andere Untersuchungen haben darüber hinaus gezeigt, daß die Probanden solche Miniaturregeln (z.B. „Nach einem X kommt meist ein T") oft auch verbalisieren können.

Aus der Tatsache, daß Probanden mitunter über bewußtes Wissen verfügen, sollte nun allerdings auch nicht vorschnell der Umkehrschluß gezogen werden, daß es implizites Lernen gar nicht gibt. Es bedarf vielmehr eines zusätzlichen Beweises, daß explizites Wissen auch tatsächlich die Ursache für die Leistung in einer Aufgabe war

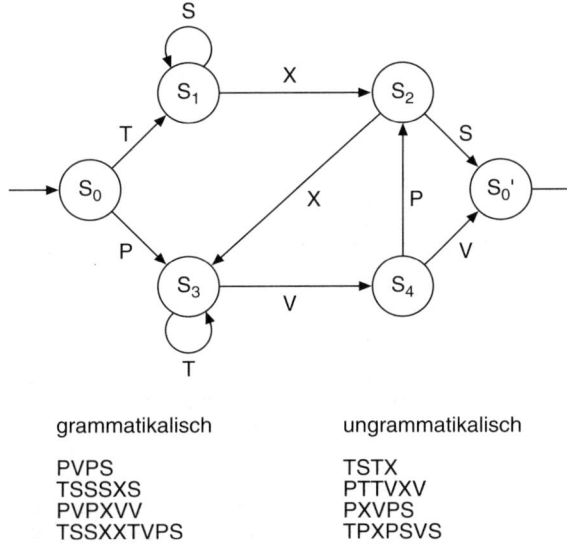

grammatikalisch   ungrammatikalisch

grammatikalisch	ungrammatikalisch
PVPS	TSTX
TSSSXS	PTTVXV
PVPXVV	PXVPS
TSSXXTVPS	TPXPSVS

10.12 Darstellung einer finiten Grammatik und Beispiele für grammatikalische und ungrammatikalische Zeichenketten. Eine finite Grammatik besteht aus einer Anzahl von Knoten, die über gerichtete Pfade miteinander verbunden sind. Jedem Pfad ist ein Zeichen (ein Buchstabe) zugeordnet. Mit einer solchen Grammatik können Zeichenketten erzeugt werden, indem man sich vom Ausgangszustand (S_o) entlang der Pfade durch den Graphen bewegt. Bei jedem Übergang von einem Knoten zu einem anderen wird das am betreffenden Pfad befindliche Symbol ausgegeben, bis man den Endzustand (S_e) erreicht. Sequenzen, die durch die Grammatik generiert werden können, heißen *grammatikalisch*, und eine Menge solcher Sequenzen ist eine von der Grammatik generierte *Sprache*.

und nicht nur parallel mit oder sogar als Folge von implizitem Wissen erworben wurde. In diesem Zusammenhang sind neuere Untersuchungen zum Lernen künstlicher Grammatiken von Knowlton, Ramus und Squire (1992) aus San Diego aufschlußreich: Es zeigte sich, daß amnestische Patienten, die aufgrund ihrer Hirnverletzung Zeichenketten deutlich schlechter bewußt wiedererkannten als Kontrollpersonen, praktisch ebenso gute Grammatikalitätsurteile produzierten wie die Kontrollpersonen (s. Abbildung 10.13). Dies spricht dafür, daß deklaratives Wissen in der Tat *keine* notwendige Bedingung für das Lernen künstlicher Grammatiken ist.

Diese Vermutung wird auch durch Untersuchungen zum impliziten Lernen von *Ereignissequenzen* gestützt, in denen man daran interessiert war, ob Personen unbewußtes Wissen über die regelhafte Abfolge von Ereignissen erwerben können (Nissen & Bullemer, 1987). In diesen Untersuchungen hat man eine *serielle Reaktionsaufgabe* verwendet, in der man den Versuchspersonen eine Abfolge von einfachen Reizen darbietet, z.B. Lichtpunkte, die an einer von vier horizontal angeordneten Positionen auftauchen können. Jeder Position ist eine Reaktionstaste zugeordnet, und die Versuchsperson hat so schnell wie möglich die Taste zu drücken, die der aktuellen Reizposition entspricht. Ist die Abfolge der Reizpositionen durch eine Regel bestimmt (wiederholt sich z.B. immer wieder die gleiche Abfolge von 10 Positionen), so reagieren die Probanden im Lauf der Zeit zunehmend schneller auf die Reize. Eine solche Verkürzung der Reaktionszeiten tritt nicht auf, wenn die Reize zufällig aufeinanderfolgen. Wird unangekündigt von einer regelhaften auf eine Zufallssequenz gewechselt, so

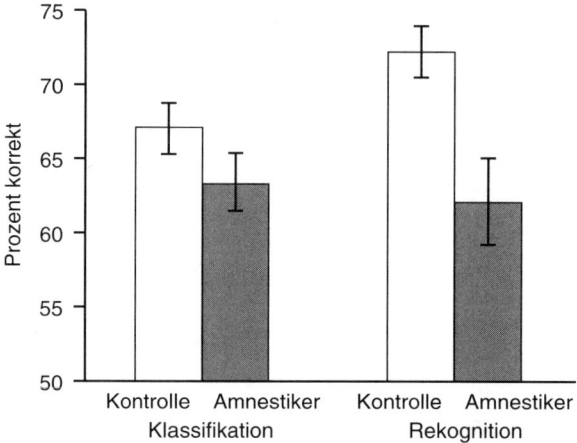

10.13 Mittlere Anzahl korrekter Antworten beim Lernen einer künstlichen Grammatik bei amnestischen Patienten und Kontrollpersonen. Sollten die Patienten beurteilen, ob Zeichenketten in der Lernphase vorgekommen waren oder nicht (Rekognition), so waren sie deutlich schlechter als die Kontrollpersonen. Sollten sie beurteilen, ob die Zeichenketten grammatikalisch waren oder nicht (Grammatikalität), war die Leistung der Patienten annähernd so gut wie die der Kontrollpersonen. (Basiert auf Daten von Knowlton, Ramus & Squire, 1992.)

führt dies darüber hinaus zu einem deutlichen Anstieg der Reaktionszeiten. Diese Effekte zeigen, daß die Leistungsverbesserung bei den regelhaften Sequenzen nicht einfach den Erwerb einer unspezifischen motorischen Fertigkeit spiegeln, sondern darauf beruhen, daß die Probanden spezifisches Wissen über die Abfolge der Reize erworben haben. Interessanterweise waren solche Lerneffekte auch bei Versuchspersonen zu beobachten, die anschließend nicht in der Lage waren, die Sequenzstruktur zu beschreiben oder zu reproduzieren. Darüber hinaus zeigten auch Korsakoff-Patienten mit starken Beeinträchtigungen des bewußten Erinnerungsvermögens weitgehend normale Lerneffekte (s. Abbildung 10.14), was ebenfalls dafür spricht, daß das Lernen sequentieller Strukturen unabhängig vom deklarativen Gedächtnis erfolgen kann. Wie beim Lernen künstlicher Grammatiken wird allerdings auch hier kontrovers diskutiert, wie abstrakt das erworbene Wissen ist. Einige neuere Untersuchungen sprechen dafür, daß beim Sequenzlernen lediglich spezifisches Wissen über Assoziationen zwischen einer begrenzten Zahl aufeinanderfolgender Ereignisse erworben wird, während es bislang keine überzeugenden Belege dafür gibt, daß auch abstraktere sequentielle Strukturen unbewußt gelernt werden können (s. dazu Goschke, 1996; Perruchet, 1994).

Insgesamt gibt es also recht überzeugende Belege dafür, daß Personen als Folge des Umgangs mit regelhaft strukturierten Reizen Leistungsverbesserungen zeigen, die unabhängig vom deklarativen Gedächtnis sind. Allerdings ist zur Zeit ungeklärt, ob auch abstrakte Regeln implizit gelernt werden können oder ob implizites Lernen lediglich auf der Speicherung von konkreten Reizexemplaren oder der Bildung von spezifischen Assoziationen zwischen einzelnen Reizen beruht (s. dazu Goschke, 1996).

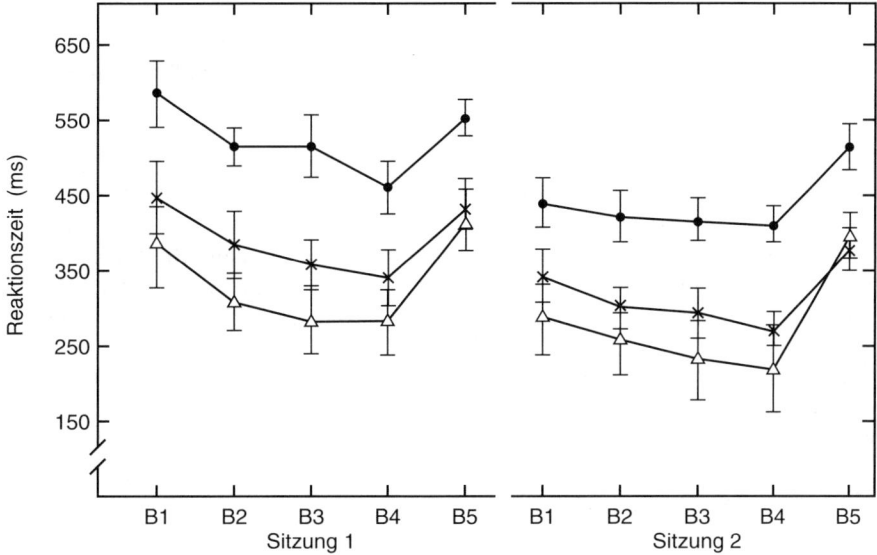

10.14 Mittlere Reaktionszeiten in einer seriellen Reaktionsaufgabe. Ausgefüllte Kreise: Korsakoff-Patienten; X: Alkoholiker; offene Dreiecke: gesunde ältere Personen. In Block 5 jeder Sitzung wurde eine Zufallssequenz dargeboten, in den übrigen Blocks wurde eine sich wiederholende Sequenz präsentiert. (Aus Nissen, Willingham & Bullemer, 1989.)

10.5.2   Konditionieren

Ebenfalls zum nicht-deklarativen Gedächtnis werden einfache Formen des Konditionierens gezählt (s. Menzel und Roth, Kapitel 7, in diesem Band). Als Konditionieren wird die Bildung von Assoziationen zwischen Reizen bzw. zwischen Reaktionen und ihren Konsequenzen bezeichnet. Bei dem von dem russischen Physiologen Pawlow entdeckten *klassischen Konditionieren* wird ein neutraler Reiz (der konditionierte Stimulus CS), der zunächst keine spezifische Reaktion auslöst, mit einem unkonditionierten Reiz (US), der bereits eine spezifische Reaktion auslöst, in enger zeitlicher Nachbarschaft gepaart. Zum Beispiel könnte der CS ein Ton sein, und der US könnte Nahrung sein, die Speichelfluß auslöst. Pawlow beobachtete, daß nach einer Anzahl von Paarungen des CS (Ton) mit dem US (Nahrung) Hunde bereits dann zu speicheln begannen, wenn lediglich der CS, aber noch nicht der US dargeboten wurde (was als konditionierte Reaktion (CR) bezeichnet wird).

Etwa um die gleiche Zeit, als Pawlow die Prinzipien des klassischen Konditionierens an Hunden studierte, untersuchte der amerikanische Psychologe Edward E. Thorndike an Katzen das *instrumentelle* oder *operante Konditionieren*. Thorndike stellte dazu eine Situation her, in der ein Verhalten mit bestimmten Konsequenzen (insbesondere Belohnung oder Bestrafung) verbunden wird. Zum Beispiel setzte er eine Katze in einen Käfig, aus dem sie entkommen konnte, um an Futter zu gelangen, wenn sie einen bestimmten Hebel drückte. Nachdem die Katze zunächst eher zufällig hin und wieder den Hebel betätigte, lernte sie im Lauf der Zeit nach dem Prinzip von Versuch und Irrtum gezielt den Hebel zu betätigen, um dem Käfig zu entkommen. Thorndike formulierte das „Gesetz des Effekts", demzufolge Reiz-Reaktions-Assoziationen, die mit positiven Konsequenzen verbunden sind, verstärkt werden.

Beide Formen des Konditionierens sind intensiv erforscht worden. Dabei studierte man, wie Parameter der Lernsituation (z.B. die Wahrscheinlichkeit, mit der eine Belohnung auf ein Verhalten folgt oder die Zeitdauer zwischen CS und US) das Lernen beeinflussen und versuchte daraus allgemeine, zum Teil mathematisch formulierte Lerngesetze abzuleiten. Neben zahlreichen Detailbefunden bestand ein wichtiges Ergebnis dieser Forschung darin, daß Lebewesen keineswegs Assoziationen zwischen beliebigen Reizen gleich gut erlernen, sondern daß es beträchtliche artspezifische Einschränkungen in bezug darauf gibt, was besonders leicht oder schwer erlernbar ist. Solche angeborenen *Lernbereitschaften* dürften die evolutionäre Bedeutsamkeit bestimmter Reizassoziationen spiegeln. Zum Beispiel assoziieren Ratten einen Zustand der Übelkeit auch noch nach Stunden mit dem Geschmack einer zuvor eingenommenen Nahrung, während es ihnen sehr viel schwerer gelingt, den Geschmack mit einem schmerzhaften Elektroschock in Verbindung zu bringen. Auch bei Menschen können Furchtreaktionen z.B. sehr viel dauerhafter auf Bilder von Spinnen als auf Bilder von Blumen konditioniert werden.

Trotz einer Vielzahl von Experimenten ist gegenwärtig noch immer umstritten, ob Konditionieren bei Menschen auch ohne bewußte Einsicht in die relevanten Zusammenhänge möglich ist oder nicht. Für eine solche Möglichkeit spricht, daß intaktes Konditionieren auch bei amnestischen Patienten nachgewiesen werden konnte, selbst wenn sie sich nicht mehr an die Trainingssitzungen erinnern konnten. Auch im Tierexperiment hat sich gezeigt, daß Hirnstrukturen, die notwendig für das deklarative Gedächtnis sind, keine Voraussetzung für einfache Formen des Konditionierens sind. So konnten Tiere auch nach Entfernung des Hippocampus (und sogar großer Teile des Neocortex) noch konditionierte Reaktionen erwerben. Für die Konditionierung von Reaktionen der Skelettmuskulatur scheint dagegen das Cerebellum eine notwendige Struktur zu sein, während am Erwerb von konditionierten Furchtreaktionen die Amygdala beteiligt zu sein scheint. Diese Beobachtungen stehen in Einklang mit der Vermutung, daß das einfache klassische Konditionieren ein phylogenetisch alter Prozeß ist, der bereits bei einfachen Lebewesen wie Meeresschnecken nachweisbar ist und die fundamentale Bedeutung der Anpassung von Verhalten und emotionalen Reaktionen an die kausale Struktur der Umgebung spiegelt.

Allerdings ist dabei das einfache Konditionieren von komplexeren Formen des Konditionierens zu unterscheiden, insbesondere vom sogenannten *konfiguralen* Lernen (s. dazu Lachnit, 1993). Ein Beispiel für konfigurales Lernen ist das *negative Patterning*. Dabei werden zwei Reize (z.B. CS1, CS2) jeweils mit einer Belohnung gepaart („verstärkt"), wenn sie einzeln dargeboten werden, aber nicht verstärkt, wenn sie zusammen dargeboten werden (CS1 & CS2), was logisch der Verknüpfung des Exklusiven-Oder entspricht. Negatives Patterning liegt vor, wenn die erworbene Reaktion auf die Reizkombination schwächer ist als die Summe der Reaktionen auf die Einzelkomponenten. Diese Verknüpfung kann nicht dadurch gelernt werden, daß einfach direkte Assoziationen zwischen Reizen und Reaktionen gestärkt oder abgeschwächt werden, d.h. der gewünschte Output kann nicht als *lineare Kombination* der Inputs dargestellt werden. Interessanterweise scheint der Hippocampus eine Voraussetzung für konfigurales Lernen zu sein. Nach einer bilateralen Entfernung des Hippocampus blieb zwar das einfache klassische Konditionieren des Lidschlagreflexes bei Hasen intakt, aber die Tiere zeigten kein negatives Patterning mehr. Der Hippocampus scheint also nicht nur am deklarativen Gedächtnis beteiligt zu sein, sondern ganz allgemein notwendig für das Lernen von Reizkonfigurationen bzw. das Lernen kontextabhängiger Assoziationen zu sein (Rudy & Sutherland, 1994; s. auch die Diskussion der Funktion des Hippocampus für das Erlernen *kontextabhängiger* Hinweisreize bei Menzel und Roth, Kapitel 7, in diesem Band).

10.5.3 Priming und implizites Gedächtnis

Eine weitere Form des nicht-deklarativen Gedächtnisses wurde bereits von Ebbinghaus (1885, S. 2) beschrieben, der das bewußte Erinnern an vergangene Ereignisse davon unterschied, daß »... die entschwundenen Zustände ... auch dann noch Beweise ihrer dauernden Nachwirkung (geben), wenn sie selbst gar nicht, oder wenigstens gerade jetzt nicht, ins Bewußtsein zurückkehren.« Ein Jahrhundert später haben Peter Graf und Daniel Schacter (1985) solche unbewußten Nachwirkungen als *implizites Gedächtnis* bezeichnet und damit einem der gegenwärtig am intensivsten untersuchten Phänomene der Gedächtnisforschung zu einem prägnanten Namen verholfen (s. Übersichten bei Perrig, 1990; Roediger, 1990; Schacter, 1987).

Priming. Von implizitem Gedächtnis wird gesprochen, wenn die Darbietung eines Reizes förderliche Effekte auf späteres Verhalten hat, ohne daß man sich bewußt an den Reiz erinnern kann. Während explizites Gedächtnis mit sogenannten *direkten* Gedächtnistests wie dem Wiedererkennen oder Reproduzieren geprüft wird, wird implizites Gedächtnis mit *indirekten* Gedächtnistests untersucht. Dabei werden den Probanden zunächst in einer Expositionsphase Reize (z.B. Bilder oder Wörter) dargeboten, ohne daß sie aufgefordert werden, sich die Reize besonders einzuprägen. In der nachfolgenden Testphase werden die gleichen Reize sowie neue Reize unter erschwerten Wahrnehmungsbedingungen dargeboten. Beispielsweise werden Wortfragmente (-E–Ä–T–I-) oder Wortstämme (GED————) dargeboten, und die Personen sollen diese Fragmente jeweils mit dem ersten Wort ergänzen, das ihnen spontan einfällt. Bei einer anderen Technik werden die Wörter für sehr kurze Zeit (wenige ms) dargeboten, und die Person soll versuchen, sie zu identifizieren. Obwohl die Probanden nicht aufgefordert werden, sich an die Reize aus der Expositionsphase zu erinnern, hat die frühere Darbietung der Reize dennoch einen förderlichen Effekt auf die spätere Verarbeitung. So werden Wortfragmente zuvor gelesener Wörter im Vergleich zu Fragmenten neuer Wörter zum Teil noch nach Stunden häufiger ergänzt, und zuvor dargebotene Wörter werden bei kurzzeitiger Darbietung häufiger korrekt identifiziert (solche fördernden Effekte werden als *Wiederholungs-Priming* bezeichnet).

Das große Interesse, daß solche Primingeffekte auf sich gezogen haben, wurde durch die Beobachtung ausgelöst, daß Primingeffekte offenbar unabhängig vom deklarativen Gedächtnis sind. Ende der sechziger Jahre machten Warrington und Weiskrantz (1970) die erstaunliche Beobachtung, daß amnestische Patienten (u.a. solche mit der Korsakoff-Krankheit sowie ein Patient, bei dem eine temporale Lobektomie vorgenommen worden war) in indirekten Gedächtnistests wie dem Komplettieren von Wortstämmen oder Wortfragmenten ebenso große Primingeffekte wie gesunde Probanden zeigten, obwohl sie die Wörter deutlich schlechter wiedererkannten und reproduzieren konnten (s. Abbildung 10.15). Nachfolgende Untersuchungen haben dies bestätigt und demonstriert, daß Amnestiker in zahlreichen Aufgaben wie der Identifikation kurzzeitig dargebotener Wörter oder dem Erkennen von fragmentierten Bildern intakte Primingeffekte zeigen (Markowitsch, 1992). Die Erfahrungen, die amnestische Patienten machen, werden also keineswegs völlig ausgelöscht, sondern hinterlassen langfristige Spuren im späteren Verhalten, obwohl sie nicht mehr bewußt erinnert

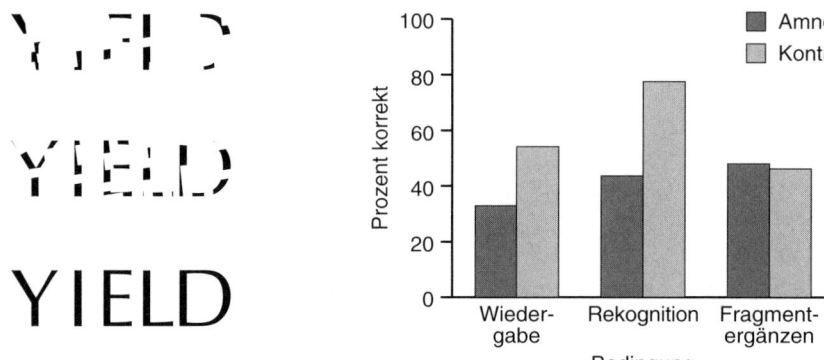

10.15 Ergebnisse der Untersuchung von Warrington und Weiskrantz (1970). Den Probanden wurden in einer Lernphase zunächst eine Reihe von Wörtern dargeboten. In der Testphase zeigten amnestische Patienten deutlich schlechtere Leistungen als Kontrollpersonen, wenn sie die Wörter reproduzieren oder wiedererkennen mußten (explizite Tests). Dagegen zeigten sie ebenso große Primingeffekte wie die Kontrollpersonen in einem impliziten Test, in dem sie Wortfragmente spontan ergänzen sollten. Die linke Hälfte der Abbildung zeigt ein Beispiel für ein solches Wortfragment. (Modifiziert nach Warrington & Weiskrantz, 1970; aus McCarthy & Warrington, 1989.)

werden können. Solche *funktionalen Dissoziationen* zwischen expliziten und impliziten Gedächtnisleistungen nach Hirnverletzungen werden oft als Beleg dafür betrachtet, daß beiden Formen des Gedächtnisses unterschiedliche Gehirnsysteme zugrunde liegen (s. aber Box 10.3).

Auch Untersuchungen mit gesunden Versuchspersonen sprechen dafür, daß Primingeffekte unabhängig von bewußten Erinnerungen sind. In einem viel beachteten Experiment fanden Tulving, Schacter und Stark (1982), daß die Wahrscheinlichkeit, mit der Versuchspersonen Fragmente zuvor dargebotener Wörter korrekt ergänzten, unabhängig davon war, ob sie das jeweilige Wort bewußt wiedererkannten oder nicht. Dies stützte die Vermutung, daß es sich beim bewußten Wiedererkennen und beim impliziten Priming um zwei unabhängige Formen des Gedächtnisses handeln könnte. Wenngleich diese Schlußfolgerung nicht unumstritten ist, erhielt sie weitere Unterstützung durch *funktionale Dissoziationen* zwischen direkten und indirekten Gedächtnistests (s. auch Box 10.4). Beispielsweise hat die Verarbeitungstiefe oder die Aufmerksamkeit während des Lernens unterschiedliche Effekte auf explizite und implizite Gedächtnisformen. Läßt man Versuchspersonen zu jedem Wort einer Liste einen ganzen Satz generieren, so werden diese Wörter später deutlich besser wiedererkannt oder reproduziert als Wörter, die einfach nur gelesen wurden. Umgekehrt führt eine Ablenkung der Aufmerksamkeit beim Lernen (z. B. wenn sie gleichzeitig noch eine andere Aufgabe ausführen müssen wie etwa die, auf bestimmte Töne zu achten) zu deutlich schlechteren Erinnerungsleistungen in direkten Gedächtnistests. In Gegensatz dazu haben Manipulationen der Verarbeitungstiefe und der Aufmerksamkeit meistens keinen oder nur einen geringen Effekt auf das Priming in indirekten Gedächtnistests. Sogar *doppelte Dissoziationen* zwischen direkten und indirekten Gedächtnistests wurden beobachtet, da Variablen, die die Leistung in indirekten Gedächtnistests beeinflussen, umgekehrt meist keine Effekte auf das explizite Gedächtnis haben. Beispielsweise sind implizite Gedächtnisleistungen außerordentlich anfällig für Änderungen der perzeptiven Oberflächenmerkmale der Reize. Bietet man etwa Wörter in der Expositions-

Box 10.3: Funktionale Dissoziationen als Evidenz für multiple Gedächtnissysteme.

Funktionale Dissoziationen zwischen unterschiedlichen Gedächtnisleistungen werden oft als Evidenz für separate Gedächtnissysteme interpretiert. Man kann einfache und doppelte Dissoziationen unterscheiden. Eine einfache Dissoziation liegt vor, wenn eine unabhängige Variable V1 oder eine Läsion in einer bestimmten Gehirnregion G1 einen Effekt auf eine Aufgabe A1 hat (z.B. die Leistung beeinträchtigt), aber keinen Effekt auf eine andere Aufgabe A2 hat (s. Abbildung 10.16A). Eine doppelte Dissoziation liegt vor, wenn eine Variable V1 (oder eine Läsion in G1) die Leistung in der Aufgabe A1, nicht aber in Aufgabe A2 beeinflußt, während eine andere Variable V2 (bzw. eine Läsion in einer anderen Region G2) nur Aufgabe A2, nicht aber A1 beeinflußt. Noch deutlicher liegt der Fall, wenn beide Variablen bzw. Läsionen sogar gegenläufige Effekte auf beide Aufgaben haben (s. Abbildung 10.16B). Insbesondere doppelte Dissoziationen werden als starker Beleg für unterschiedliche Verarbeitungssysteme betrachtet.

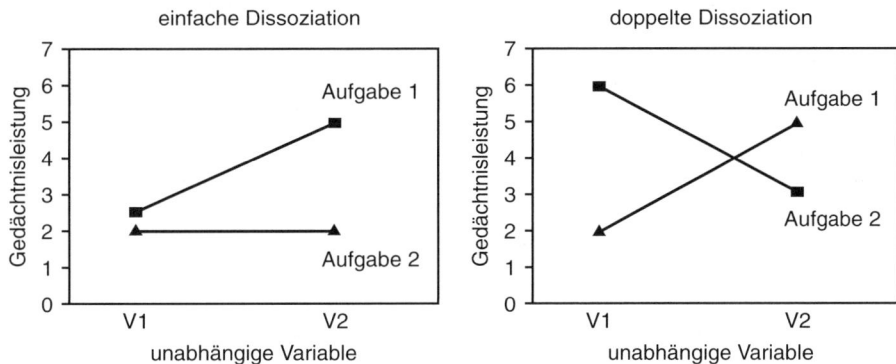

10.16 Schematische Darstellung einer einfachen und einer doppelten funktionalen Dissoziation (s. Text).

Ein Beispiel sind Patienten, die als Folge einer Hirnverletzung nicht mehr in der Lage sind, ihnen vormals bekannte Gesichter wiederzuerkennen oder ihnen Namen zuzuordnen (*Prosopagnosie*). Obwohl diese Patienten beim expliziten Gesichter-Erkennen deutlich beeinträchtigt sind, zeigen sie nichtsdestoweniger Primingeffekte in indirekten Tests. Sollen sie etwa lernen, Gesichter mit Namen zu assoziieren, so lernen sie korrekte Paarungen schneller als inkorrekte. Sollen sie so schnell wie möglich entscheiden, ob zwei Gesichter identisch sind oder nicht, haben sie bei bekannten Gesichtern kürzere Reaktionszeiten als bei unbekannten. Kann aus solchen Dissoziationen geschlossen werden, daß implizites und explizites Wissen über Gesichter in verschiedenen Systemen lokalisiert ist?

Die Psychologin Martha Farah (1994) hat dies jüngst grundsätzlich in Frage gestellt und argumentiert, daß funktionale Dissozationen nicht notwendig auf die Existenz separater Verarbeitungssysteme schließen lassen. Solche Dissoziationen seien vielmehr auch durch Modelle zu erklären, in denen explizite und implizite Leistungen auf der gleichen Information beruhen und diese Information in den gleichen Verarbeitungselementen innerhalb eines einheitlichen Verarbeitungssystems repräsentiert wird. Farah versucht dies anhand von Computersimulationen konnektionistischer Netze (s. Abschnitt 4.3) zu belegen. In einer dieser Simulationen trainierte sie ein Netz zunächst, Gesichtern mit Namen zu assoziieren, wobei die Gesichter und Namen jeweils als distribuierte Aktivierungsmuster über mehreren Verarbeitungseinheiten repräsentiert wurden. Nach dem Training wurde das Netz künstlich „lädiert", indem eine gewisse Anzahl der „Gesichter-Einheiten" entfernt wurde. Das so lädierte Netz war stark in seiner Fähigkeit beeinträchtigt, den gelernten Gesichtern weiterhin korrekte Namen zuzuordnen (was dem mangelnden expliziten Wiedererkennen prosopagnostischer Patienten entspricht). Ähnlich wie die Patienten zeigte das Netz allerdings intakte implizite Leistungen. So lernte es bei erneutem Training korrekte Gesichter-Namens-Paarungen schneller als inkorrekte und reagierte auch in einer Klassifikationsaufgabe schneller auf bekannte als auf unbekannte Gesichter. Dissoziationen zwischen explizitem und impliziten Wissen können also auch durch *quantitative* Beeinträchtigungen einer einheitlichen zugrundeliegenden Repräsentation bedingt sein. Obwohl funktionale Dissoziationen in bedeutender Weise zu unserem Wissen über das Gedächtnis beitragen, dürfte ihre Interpretation noch für geraume Zeit Gegenstand theoretischer Kontroversen bleiben.

phase in Großbuchstaben dar, in der Testphase aber in Kleinschreibung, so wird der Wiederholungs-Primingeffekt bei der tachistoskopischen Wortidentifikation oder dem Fragmentergänzen deutlich reduziert. Eine solche Reduktion des Primingeffekts kann man auch beobachten, wenn zwischen akustischer und visueller Darbietung gewechselt wird. Im Gegensatz dazu hat ein Wechsel der Schreibweise oder der Darbietungsmodalität keine nennenswerten Effekte auf die explizite Erinnerungsleistung.[6]

Implizites Gedächtnis für Emotionen.   Interessanterweise lassen sich implizite Primingeffekte nicht nur bei der Verarbeitung von Wörtern oder Bildern nachweisen, sondern sie können sich auch in emotionalen Präferenzen ausdrücken. Johnson, Kim und Risse (1985) boten Korsakoff-Patienten und Kontrollpersonen Porträts von zwei Männern zusammen mit kurzen Geschichten dar, in denen einer der Männer als freundlich und hilfsbereit und der andere als aggressiv und unsympathisch beschrieben wurde. Ein hoher Prozentsatz der Korsakoff-Patienten gab daraufhin später (zum Teil noch nach einem Jahr) an, den als freundlich beschriebenen Mann sympathischer zu finden. Im Gegensatz zu den Kontrollpersonen, die ihre Präferenzen mit der Beschreibung begründeten, gaben die Patienten überwiegend allgemeine Begründungen („Er sieht nett aus") und konnten sich nur schlecht an die Geschichten erinnern.

Diese Befunde werfen ein interessantes Licht auf klinische Fallberichte über Dissoziationen zwischen Affekten und Erinnerungen nach traumatischen Erlebnissen. So sind mehrere Fälle dokumentiert, in denen Menschen nach einem traumatischen Erleb-

---

[6] Neuere Untersuchungen sprechen dafür, daß es neben *perzeptiven* auch *konzeptuelle* Primingeffekte gibt, die auf der *Bedeutung* von Reizen beruhen. Sollen Versuchspersonen etwa das erste Exemplar einer semantischen Kategorie (z.B. TIER) nennen, das ihnen spontan einfällt (z.B. Löwe), so produzieren sie häufiger solche Exemplare, die bereits zuvor dargeboten wurden, selbst wenn sie sich nicht an diese erinnern. Konzeptuelle Primingeffekte können ebenfalls unabhängig vom deklarativen Gedächtnis auftreten und wurden auch bei amnestischen Patienten beobachtet. Sie scheinen allerdings auf anderen Hirnstrukturen zu beruhen als perzeptive Primingeffekte (z.B. zeigten Alzheimerpatienten normale perzeptive Primingeffekte, aber reduzierte konzeptuelle Primingeffekte (Keane et al., 1991).

Box 10.4: Methodische Probleme bei der Separierung von implizitem und explizitem Gedächtnis.

Ein schwieriges methodisches Problem bei der Untersuchung des impliziten Gedächtnisses ergibt sich daraus, daß die Leistung in einem *indirekten* Gedächtnistest wie dem Ergänzen von Wortfragmenten teilweise auch auf bewußten, intentionalen Erinnerungen beruhen kann. Zum Beispiel können Versuchspersonen das Fragmentergänzen wie einen *direkten* Reproduktionstest auffassen und die Wortfragmente als Hinweisreize verwenden, um sich bewußt an Wörter aus der Expositionsphase zu erinnern. Man kann sich also nicht sicher sein, daß Primingeffekte tatsächlich ein Ausdruck des impliziten Gedächtnisses sind. Ein Vorschlag zur Lösung dieses Problems stammt von Schacter und Graf (1986). In diesem Experiment wurde den Versuchspersonen in der Expositionsphase zunächst eine Liste von Wortpaaren dargeboten. In der Testphase sollten sie Wortstämme ergänzen (z.B. ELE——), die zum Teil mit Wörtern aus der Expositionsphase, aber auch mit anderen Wörtern ergänzt werden konnten. Ergänzen die Versuchspersonen die Wortstämme häufiger mit zuvor gelesenen Wörtern als in einer Bedingung, in der sie die Wörter nicht zuvor gelesen haben, kann man auf einen Primingeffekt schließen: Die Darbietung der Wörter in der Expositionsphase erhöht die Wahrscheinlichkeit, daß sie als Ergänzungen verwendet werden. Die kritische Frage ist nun, ob dieser Primingeffekt *implizites Gedächtnis* spiegelt oder ob er auf dem *absichtlichen und bewußten Erinnern* der Wörter beruht.

Um dies herauszufinden, gaben Schacter und Graf verschiedenen Gruppen von Versuchspersonen unterschiedliche Instruktionen für den Gedächtnistest. Eine Gruppe wurde instruiert, die Wortstämme mit dem ersten Wort zu ergänzen, daß einem in den Sinn kommt, egal ob dies ein Wort ist, das in der Expositionsphase vorkam oder nicht (*indirekte Instruktion*). Die Probanden der anderen Gruppe wurden aufgefordert, die Wortstämme nur mit solchen Wörtern zu ergänzen, die sie zuvor in der Expositionsphase gesehen haben (*direkte Instruktion*). Zusätzlich variierten Schacter und Graf, wie sehr die Versuchspersonen das einzuprägende Material während der Expositionsphase *elaborierten*. Eine Gruppe sollte in der Expositionsphase zu jedem dargebotenen Wortpaar einen Satz generieren, der die Wörter sinnvoll verbindet (*hohe Elaboration*). Der

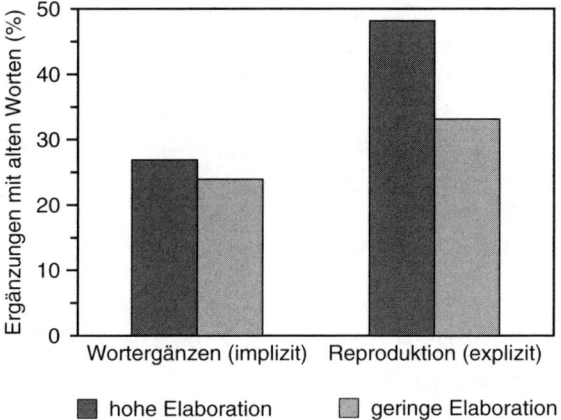

10.17 Anzahl korrekt ergänzter Wortstämme unter einer direkten und einer indirekten Testinstruktion (s. Text für Erläuterungen). (Basiert auf Daten von Schacter & Graf, 1986.)

anderen Gruppe wurden Sätze vorgegeben, in denen die beiden Wörter eines Paares vorkamen, und die Probanden sollten lediglich beurteilen, wie gut die Worte in den Satz passen (*geringe Elaboration*).

Die Ergebnisse dieses Experiments sind in Abbildung 10.17 dargestellt. Unter der *direkten* Testinstruktion führte die hohe Elaboration dazu, daß Wortstämme mit größerer Wahrscheinlichkeit mit zuvor gelesenen Wörtern ergänzt wurden als unter niedriger Elaboration. Wenn die Versuchspersonen sich also bewußt an die zuvor gelesenen Wörter erinnern sollten, fielen ihnen häufiger Wörter aus der Lernphase ein, wenn sie zu diesen Wörtern selber Sätze generiert hatten. Ganz im Gegensatz dazu hatte das Ausmaß der Elaboration unter der *indirekten* Instruktion keinen Effekt auf das Ergänzen der Wortstämme. Diese Dissoziation spricht dafür, daß die Personen unter der indirekten Instruktion nicht versucht haben, sich bewußt an die Wörter zu erinnern, sondern Wortstämme tatsächlich mit dem ersten Wort ergänzten, das ihnen spontan einfiel. Hätten sie versucht, sich bewußt an die Wörter zu erinnern, hätte die Elaboration den gleichen Effekt haben sollen wie unter der direkten Instruktion.

nis (z.B. einem Unfall oder einer Vergewaltigung) eine *psychogene*, d.h. nicht organisch bedingte Amnesie ausbildeten und sich nicht mehr an das auslösende Ereignis erinnern konnten. Diese Personen zeigten allerdings nach wie vor starke emotionale Reaktionen, wenn sie an den Ort des Verbrechens kamen oder Zeichnungen sahen, die in einem bedeutungsvollen Zusammenhang zu der traumatischen Erfahrung standen (Schacter & Kihlstrohm, 1989). Dies steht in Einklang mit Sigmund Freuds Vermutung, daß traumatische Erfahrungen sich indirekt in Symptomen oder affektiven Reaktionen manifestieren können, obwohl die ursprünglich auslösenden Erlebnisse aufgrund ihres schmerzhaften Charakters *verdrängt* werden und vom Bewußtsein ausgeschlossen bleiben. Unabhängig von der Frage, ob solche Dissoziationen durch psychodynamische Verdrängungsprozesse zu erklären sind, gibt es Hinweise darauf, daß das Gedächtnis für die emotionale Bedeutsamkeit von Ereignissen tatsächlich durch andere Hirnstrukturen vermittelt wird als das Gedächtnis für die Ereignisse selbst. Der Neurobiologe LeDoux (1994) kommt aufgrund tierexperimenteller Ergebnisse zu dem Schluß, daß insbesondere die Amygdala (eine Struktur im limbischen System) eine zentrale Rolle bei der Etablierung emotionaler Assoziationen spielt. Daß konditionierte Ängste oft über Monate oder Jahre persistieren und außerordentlich resistent gegenüber Veränderungen durch bewußte Einsichten sind, könnte also daran liegen, daß sie auf einem „impliziten Emotionsgedächtnis" beruhen, das durch Hirnstrukturen vermittelt wird, die unabhängig vom deklarativen Wissensgedächtnis operieren (zur Bedeutung von Emotionen für das Gedächtnis s. auch Goschke, 1996; Menzel und Roth, Kapitel 7, in diesem Band).

10.6   Funktionsmerkmale und Gehirnlokalisation nicht-deklarativer Gedächtnisformen

Die bisherige Darstellung dürfte deutlich gemacht haben, daß das Gedächtnis kein einheitliches Phänomen ist, sondern daß es vielfältige Dissoziationen zwischen impliziten Primingeffekten, prozeduralem Lernen und deklarativem Gedächtnis gibt. Wie lassen sich diese Beobachtungen in eine allgemeine Theorie der funktionalen Architektur des Gedächtnisses integrieren? Und wie läßt sich eine solche Theorie in Zusammenhang bringen mit dem, was über die Lokalisation von Gedächtnisfunktionen im Gehirn bekannt ist? Zum Abschluß möchte ich auf dem Hintergrund neuerer theoretischer Überlegungen die Umrisse eines integrativen Rahmenmodells des Gedächtnisses skizzieren (s. Moscovitch, 1994; Schacter, 1994; Menzel und Roth, in diesem Band).

10.6.1   Funktionsmerkmale des nicht-deklarativen Gedächtnisses

Wir haben gesehen, daß nicht-deklarative Gedächtnisformen eine heterogene Klasse von Phänomenen darstellen, denen zunächst einmal gemeinsam ist, daß sie auch dann intakt bleiben, wenn Hirnstrukturen geschädigt sind, die notwendig für das deklarative Gedächtnis sind. Darüber hinaus weisen die verschiedenen Formen des nicht-deklarativen Gedächtnisses eine Reihe gemeinsamer Funktionsmerkmale auf, die wichtige Randbedingungen für eine Theorie deklarativer und nicht-deklarativer Gedächtnisformen darstellen.

Modalitäts- und Material-Spezifizität.   Implizite perzeptive Primingeffekte sind sehr sensibel gegenüber Änderungen von Oberflächenmerkmalen von Reizen (z.B. der Darbietungsmodalität). Ähnliches gilt für den prozeduralen Erwerb von Fertigkeiten, der ebenfalls auf der Bildung spezifischer, invarianter Reiz-Reaktions-Zuordnungen zu beruhen scheint. Schließlich sprechen auch beim impliziten Lernen neuere Ergebnisse dafür, daß keine abstrakten Regeln, sondern spezifisches Wissen erworben wird, das nur begrenzt auf Situationen transferiert, die zwar den gleichen abstrakten Regeln folgen, aber eine andere Oberflächenstruktur haben. In deutlichem Gegensatz dazu bleibt deklaratives Wissen von Manipulationen der Oberflächenstruktur der Reize weitgehend unbeeinflußt.

Semantische Impenetrabilität.   Perzeptive Primingeffekte werden im Gegensatz zum deklarativen Gedächtnis kaum durch semantische oder konzeptuelle Faktoren wie die Verarbeitungstiefe oder das Ausmaß semantischer Verarbeitung beeinflußt.

Reaktions-Spezifizität.   Implizite Primingeffekte manifestieren sich in relativ starrer Weise in einer Förderung der Verarbeitung in spezifischen Wahrnehmungs- oder Reaktionssystemen (z.B. im besseren Erkennen eines Wortes, einer erhöhten Neigung zu einer bestimmten Reaktionsalternative, einer emotionalen Präferenz). Analog dazu zeigt auch das prozedurale Lernen nur begrenzten Transfer von einer Domäne (z.B. Klavierspielen) auf eine andere (z.B. Cellospielen). Im Gegensatz dazu sind Inhalte des deklarativen Gedächtnisses nicht an spezifische Wahrnehmungs- oder Reaktionssysteme gebunden, sondern in dem Sinn *global verfügbar*, daß sie als Eingabe für alle möglichen Reaktionssysteme dienen können.

Informationale Isolation.   Implizite Reaktionen bleiben isoliert vom Rest des Verarbeitungssystems (z.B. mag ein amnestischer Patient einen Primingeffekt beim Erkennen eines zuvor gesehenen Gesichts zeigen, aber er kann das darin sich äußernde implizite Wissen weder in sein sonstiges Wissen integrieren noch für die intentionale Steuerung von Verhalten nutzen). Dagegen kann deklaratives Wissen prinzipiell in beliebige andere Wissensstrukturen und Gedächtnisinhalte integriert werden (z.B. ein vertrautes Gesicht mit Erinnerungen an gemeinsame Erlebnisse oder den Klang der Stimme).

10.6.2   Input-Module und implizite perzeptive Primingeffekte

Eine gegenwärtig viel diskutierte Erklärung für Dissoziationen zwischen dem deklarativen Gedächtnis und impliziten Primingeffekten besagt, daß Primingeffekte auf Veränderungen in modalitätsspezifischen *Inputmodulen* beruhen, die an der Verarbeitung perzeptiver Information beteiligt sind (Fodor, 1983; Moscovitch, 1994; Schacter, 1994).[7] Input-Module sind *domänenspezifisch*, d.h. sie sind auf die Verarbeitung bestimmter Information spezialisiert (z.B. visuelle Objekte, geschriebene Wörter, Gesichter). Sie sind ferner *informational autonom*, was bedeutet, daß die Verarbeitung innerhalb eines Moduls weitgehend unbeeinflußt von kognitiven Überzeugungen, Erwartungen oder Intentionen abläuft. Input-Module erzeugen *prä-semantische Repräsentationen* der strukturellen Merkmale von Reizen, wobei diese Repräsentationen noch nicht in Kontakt mit episodischem oder semantischem Wissen getreten sind, das einem amodalen *konzeptuellen* Gedächtnissystem zugeschrieben wird. Beispielsweise liefert ein Modul für die Objekterkennung eine Repräsentation der strukturellen Merkmale eines Objekts (wie Größe, Anordnung von Winkeln und Kanten, Farbe), die noch keine Information über die Zugehörigkeit des Objekts zu einer semantischen Kategorie (Tiere, Möbel) enthält. Oder ein Wortform-Modul erzeugt Repräsentationen der graphemischen Eigenschaften von Wörtern, die noch keine Information über die Bedeutung der Wörter enthält. Für die Annahme, daß Inputmodule strukturelle Eigenschaften von Objekten unabhängig vom Zugriff auf konzeptuelle Repräsentationen verarbeiten, spricht, daß es Patienten mit bestimmten Hirnverletzungen gibt, die zwar in der Lage sind, Wörter zu lesen, aber deren Bedeutung nicht mehr verstehen. Andere Patienten können strukturelle Eigenschaften von Objekten verarbeiten und z.B. entscheiden, ob es sich bei einem unter verschiedenen Blickwinkeln dargebotenen Objekt um ein und dasselbe handelt, aber den Namen oder die Funktion des Objektes nicht mehr angeben (s. Kolb & Wishaw, 1996).

Implizite perzeptive Priming-Effekte lassen sich auf dem Hintergrund dieser Überlegungen dadurch erklären, daß die Verarbeitung eines Reizes neuronale Strukturen in corticalen sensorischen Input-Modulen verändert und eine „perzeptive Spur" hinterläßt, so daß der gleiche Reiz bei erneuter Darbietung schneller oder effizienter verarbeitet werden kann. Die Annahme, daß Primingeffekte auf Veränderungen in präsemantischen modalitätsspezifischen Input-Modulen beruhen, steht in Einklang mit der oben beschriebenen Modalitäts-, Material- und Reaktionsspezifität sowie der semantischen Impenetrabilität von perzeptiven Primingeffekten. Inzwischen liegen auch er-

---

[7] Die folgenden Überlegungen beruhen auf der Annahme unterschiedlicher Gedächtnis*systeme*. Eine alternative Auffassung besagt, daß sich Dissoziationen zwischen verschiedenen Gedächtnisformen auch innerhalb eines *einheitlichen* Gedächtnissystems dadurch erklären lassen, daß sie jeweils andere Verarbeitungs*prozesse* erfordern. Zwischen beiden Auffassungen ist allein aufgrund von Verhaltensdaten kaum zu entscheiden, da die gleichen Befunde meist sowohl durch die Annahme unterschiedlicher Prozesse in einem Gedächtnissystem als auch durch die Annahme unterschiedlicher Gedächtnissysteme (mit jeweils anderen Prozeßcharakteristiken) erklärt werden können. Insofern kommt den in diesem Kapitel diskutierten neuropsychologischen Ergebnissen eine besondere Bedeutung zu, da sie zusätzliche unabhängige Belege für die Annahme separater Gedächtnissysteme liefern (s. dazu auch Box 10.3).

ste direktere Belege für diese Vermutung vor. Squire et al. (1992; s. auch Buckner et al., 1995) maßen in einer PET-Studie die cerebrale Durchblutung, während Versuchspersonen Wortstämme mit den ersten Wörtern ergänzten, die ihnen spontan einfielen. Handelte es sich um Stämme von Wörtern, die zuvor in einer Expositionsphase bereits dargeboten worden waren, so zeigte sich im Vergleich zu einer Baseline-Bedingung, in der nicht zuvor dargebotene Wortstämme ergänzt wurden, eine *geringere* cerebrale Durchblutung im extrastriaten occipitalen Cortex. Die Autoren interpretieren dies als Hinweis darauf, daß sich in dem genannten Areal ein System für die Verarbeitung der strukturellen Eigenschaften visuell dargebotener Wörter befindet und daß bei der Verarbeitung von Wortstämmen bereits dargebotener Wörter weniger neuronale Aktivität erforderlich war, um diese zu komplettieren.

10.6.3   Output-Module und prozedurales Lernen

Wenn perzeptive Input-Module durch die Verarbeitung von sensorischer Information modifiziert werden können, liegt es nahe anzunehmen, daß prozedurales Lernen ganz analog auf Änderungen in Output-Modulen beruht, die an der Ausführung von Fertigkeiten beteiligt sind. Zu dieser Hypothese paßt die Beobachtung, daß Parkinson- und Huntington-Patienten, die pathologische Veränderungen und Funktionsstörungen in Hirnstrukturen aufweisen, die an der Bewegungskontrolle beteiligt sind (Basalganglien, Neostriatum), deutliche Beeinträchtigungen beim prozeduralen Lernen zeigen (Butters, Heindel & Salmon, 1990). Im Gegensatz dazu hatten diese Patienten in expliziten Gedächtnistests wie dem Wiedererkennen bessere Leistungen als Amnestiker und zeigten auch intakte perzeptive Primingeffekte. Dies spricht nicht nur für eine Dissoziation zwischen deklarativem und prozeduralem Gedächtnis, sondern auch für die Unabhängigkeit von erfahrungsabhängigen Veränderungen in Input- und Output-Modulen.

Daß Hirnstrukturen, die für die motorische Steuerung verantwortlich sind, am prozeduralen Lernen beteiligt sind, wird auch durch eine neuere PET-Studie belegt (Grafton et al., 1992). Es wurden mehrere PET-Scans erhoben, während die Probanden lernten, nach und nach einen Stift möglichst lange in Kontakt mit einem Zielpunkt auf einer rotierenden Scheibe zu halten. Um den Effekt der *Ausführung* der motorischen Handlung zu bestimmen, wurden die Scans während der Verfolgung des Zielreizes mit denen aus einer Kontrollbedingung verglichen, in der die Versuchspersonen den Punkt auf der Scheibe lediglich mit den Augen verfolgen sollten. Es zeigte sich eine relative Erhöhung der Hirnaktivität in einem Netzwerk, das motorische Areale (den Motorcortex, das supplementär-motorische Areal, den linken Pulvinarkern des Thalamus, Teile der Basalganglien und des Cerebellums) sowie visuelle Areale im Occipitalcortex einschloß. Um den spezifischen Effekt des *Lernens* der Fertigkeit zu ermitteln, wurden die Scans, die nacheinander im Verlauf des Übens erhoben worden waren, untereinander verglichen. Der stärkste Zuwachs an Aktivierung während des Lernens zeigte sich im linken Motorcortex, im linken supplementär-motorischen Areal und im linken Thalamus. Die Autoren sehen dies als Beleg dafür an, daß dem Erwerb einer Fertigkeit Veränderungen in einem Teil der Hirnregionen zugrunde liegen, die auch an der Ausführung der Fertigkeit beteiligt sind.

10.7   Gedächtnis und Bewußtsein

Verschiedene nicht-deklarative Gedächtnisformen sind also unabhängig von den Hirn-strukturen, die dem deklarativen Gedächtnis zugrunde liegen und werden offenbar durch Veränderungen in Hirnregionen vermittelt, die auch an der ursprünglichen Ver-arbeitung der relevanten Information bzw. der Ausführung einer Fertigkeit beteiligt sind. Dies können je nach Aufgabe ganz unterschiedliche Input- oder Output-Systeme sein. Die Veränderungen, die nicht-deklarativen Formen des Lernens in diesen Input- und Output-Systemen zugrunde liegen, drücken sich dabei im wesentlichen in Pri-mingeffekten bei der Wahrnehmung oder Reaktionsselektion aus.

Im Gegensatz dazu versetzt die Fähigkeit zur Speicherung deklarativen Wissens Lebewesen in die Lage, innere Repräsentationen einzelner, raum-zeitlich lokalisierter Erfahrungen zu bilden sowie allgemeines Wissen über die Welt *unabhängig von der unmittelbaren Verhaltenssteuerung* und *unabhängig von der direkten Modifikation von Wahrnehmungs- oder Reaktionsbereitschaften* zu speichern. Das so erworbene Wissen kann dann zu einem *späteren* Zeitpunkt zur Auswahl und Steuerung einer potentiell unbegrenzten Zahl von Verhaltensweisen genutzt werden (s. auch Neumann, 1990; Prinz, 1983). Wir haben gesehen, daß für ein intaktes deklaratives Gedächtnis Strukturen im medialen Temporallappen (Hippocampus) und Dienzephalon (medialer Thalamus) notwendig zu sein scheinen, wobei diese Strukturen offenbar eine zeitab-hängige Rolle spielen und möglicherweise die Konsolidierung von langzeitigen Ge-dächtnisspuren in verschiedenen corticalen Arealen vermitteln.

Diese Überlegungen führen uns am Ende dieses Beitrags zu der vielleicht schwie-rigsten Frage einer funktionsanalytischen Betrachtung des Gedächtnisses. Die Annah-me, daß am deklarativen Gedächtnis spezifische Hirnstrukturen beteiligt sind, die von denen verschieden sind, die nicht-deklarative Gedächtnisformen vermitteln, mag zwar funktionale Dissoziationen zwischen Gedächtnisformen erklären, läßt aber die Frage unbeantwortet, warum bestimmte Formen des Gedächtnisses mit dem subjektiven, qualitativen Bewußtsein des Sich-Erinnerns verbunden sind und andere nicht. Diese Frage hat zwei Aspekte. Erstens kann gefragt werden, warum und kraft welcher Eigenschaften *irgendwelche* Hirnprozesse mit subjektiven qualitativen Erfahrungen verbunden sind (Bieri, 1992; Eimer, Kapitel 12 sowie Flohr, Kapitel 13, in diesem Band). Die Existenz solcher qualitativen Zustände einmal vorausgesetzt, kann zwei-tens gefragt werden, wie die spezifische Bewußtseinsqualität des *Erinnerns* (im Ge-gensatz zu der des Wahrnehmens oder Vorstellens) entsteht.

Als Antwort auf diese Fragen haben einige Gedächtnisforscher ein besonderes System postuliert, das für die Entstehung bewußter Repräsentationen verantwortlich sein soll. Schacter (1989) spricht ausdrücklich von einem *conscious awareness system*, in das Information aus Input-Modulen gelangen müsse, um bewußt zu werden. Es ist allerdings fraglich, ob durch die Annahme eines Bewußtseinssystems mehr geleistet wird, als dem Problem einen neuen Namen zu geben. Die Annahme eines Bewußt-seinssystems ist darüber hinaus mit dem Argument kritisiert worden, daß es keine Hinweise für die Existenz eines höchsten Integrationszentrums im Gehirn gibt, in dem alle Informationen zusammenlaufen würden. Einzelaspekte von Wahrnehmungen und Erinnerungen scheinen vielmehr in einem weit verteilten Netz separater Strukturen repräsentiert zu werden (Damasio, 1989; Dennett, 1991). Es ist daher vorgeschlagen worden, daß Bewußtheit möglicherweise nicht an ein bestimmtes *System* gebunden ist, sondern vielmehr eine Eigenschaft bestimmter neuronaler *Zustände* sein könnte. Beispielsweise ist vermutet worden, daß neuronale Erregungsmuster für eine gewisse Zeit stabil, kohärent oder synchronisiert bleiben müssen, um bewußt zu werden (s. Flohr, Kapitel 13, in diesem Band; Crick & Koch, 1990). Obwohl dies eine interessante Hypothese ist, ist bislang ungeklärt, ob sich die neuronalen Repräsentationen, die unbewußten Primingeffekten zugrunde liegen, tatsächlich in diesem Sinn qualitativ von denen unterscheiden, die mit einem bewußten Eindruck des Erinnerns verbunden sind (s. dazu auch Box 10.3).

Wir sind damit am Ende unseres Streifzugs durch einige Gebiete der experimental- und neuropsychologischen Gedächtnisforschung angelangt. Obwohl wir ohne Zweifel inzwischen einiges über die Funktionsprinzipien und zugrundeliegenden Gehirnstrukturen verschiedener Formen des Gedächtnisses wissen, so dürfte doch auch deutlich geworden sein, daß die Forschung der letzten zwei Jahrzehnte ein sehr viel komplexeres und differenzierteres Bild von der funktionalen und neuronalen Architektur des Gedächtnisses zeichnet, als es einfache Speichermetaphern oder Computeranalogien nahelegen. Das Gedächtnis ist ein dynamisches System, an dem zahlreiche Teilsysteme beteiligt sind und das multiple Gedächtnisformen umfaßt, die jeweils anderen Funktionsprinzipien genügen und denen andere Konfigurationen von Hirnregionen zugrunde liegen. Gerade die im letzten Abschnitt angesprochene Frage nach dem Zusammenhang von Gedächtnis und Bewußtsein macht in besonderer Weise deutlich, daß noch einige „Kopfarbeit" erforderlich sein wird, um zu verstehen, wie aus der Aktivität unseres Gehirns so etwas wie bewußte Erinnerungen entstehen.

Literatur

Anderson, J. R. *Kognitive Psychologie* (2. Aufl.). Heidelberg (Spektrum Akademischer Verlag) 1996.

Atkinson, R. C.; Shiffrin, R. M. *Human Memory: A Proposed System and its Control Processes.* In: Spence, K. (Hrsg.) *The Psychology of Learning and Motivation.* New York (Academic Press) 1968 Bd. 2, S. 89–195.

Baddeley, A. D. *Human Memory. Theory and Practice.* Boston (Allyn & Bacon) 1990.

Baddeley, A. D.; Warrington, E. *Amnesia and the Distinction Between Long- and Short-Term Memory.* In: *Journal of Verbal Learning and Verbal Behavior* 9 (1970) S. 176–189.

Bartlett, F. C. *Remembering.* Cambridge (Cambridge University Press) 1932.

Bieri, P. *Was macht Bewußtsein zu einem Rätsel?* In: *Spektrum der Wissenschaft* (Oktober 1992) S. 48–56.

Birbaumer, N.; Schmidt, R. F. *Biologische Psychologie.* Berlin, Heidelberg, New York (Springer) 1990.

Buchner, A. *Implizites Lernen.* Weinheim (Psychologie Verlags Union) 1993.

Buckner, R. L.; Petersen, S. E.; Ojemann, J. G.; Miezin, F. M.; Squire, L. R.; Raichle, M. E. *Functional Anatomical Studies of Explicit and Implicit Memory Retrieval Tasks.* In: *Journal of Neuroscience* 15 (1995) S. 12–29.

Butters, N.; Heindel, W. C.; Salmon, D. P. *Dissociation of Implicit Memory in Dementia: Neurological Implications.* In: *Bulletin of the Psychonomic Society* 28 (1990) S. 359–366.

Cohen, N. J.; Squire, L. R. *Preserved Learning and Retention of Pattern-Analyzing Skill in Amnesia: Dissociation of Knowing how and Knowing that.* In: *Science* 210 (1980) S. 207–209.

Craik, F. I. M.; Lockhart, R. S. *Levels of Processing: A Framework for Memory Research.* In: *Journal of Verbal Learning and Verbal Behavior* 11 (1972) S. 671–684.

Crick, F.; Koch, C. *Towards a Neurobiological Theory of Consciousness.* In: *Seminars in the Neurosciences* 2 (1990) S. 263–275.

Damasio, A. R. *Time-locked Multiregional Retroactivation: A Systems-Level Proposal for the Neural Substrates of Recall and Recognition.* In: *Cognition* 33 (1989) S. 25–62.

Dennett, D. C. *Consciousness Explained.* Boston (Little & Brown) 1991.

Dudai, Y. *The Neurobiology of Memory.* New York (Oxford University Press) 1989.

Ebbinghaus, H. *Über das Gedächtnis.* Leipzig (Duncker & Humblot) 1885.

Eimer, M. *Informationsverarbeitung und mentale Repräsentation.* Berlin, Heidelberg, New York (Springer) 1990.

Engel, A. K.; König, P.; Singer, W. *Bildung repräsentationaler Zustände im Gehirn.* In: *Spektrum der Wissenschaft* (September 1993) S. 42–47.

Engelkamp, J. *Das menschliche Gedächtnis.* Göttingen (Hogrefe) 1990.

Farah, M. *Neuropsychological Inference with an Interactive Brain: A Critique of the „Locality“ Assumption.* In: *Behavioral and Brain Sciences* 17 (1994) S. 43–104.

Fletcher, P. C.; Frith, C. D.; Grasby, P. M.; Shallice, T.; Frackowiak, R. S. J.; Dolan, R. J. *Brain Systems for Encoding and Retrieval of Auditory-Verbal Memory.* In: *Brain* 118 (1995) S. 401–416.

Fodor, J. A. *The Modularity of Mind.* Cambridge, MA (MIT) 1983.

Fodor, J. A.; Pylylshyn, Z. W. *Connectionism and Cognitive Architecture: A Critical Analysis.* In: *Cognition* 28 (1988) S. 3–71.

Frackowiak, R. S. J. *Functional Mapping of Verbal Memory and Language.* In: *Trends in Neuroscience* 17 (1994) S. 109–115.

Friederici, A. *Neuropsychologie der Sprache.* Stuttgart (Kohlhammer) 1984.

Glisky, E. L.; Schacter, D. L. *Computer Learning by Memory-Impaired patients: Acquisition and Retention of Complex Knowledge.* In: *Neuropsychologia* 24 (1986) S. 313–328.

Goschke, T. *Wille und Kognition. Zur funktionalen Architektur der intentionalen Handlungssteuerung.* In: Kuhl, J.; Heckhausen, H. (Hrsg.) *Enzyklopädie der Psychologie, Serie IV, Bd. 4: Motivation, Volition und Handlung.* Göttingen (Hogrefe) 1995. S. 583–663.

Goschke, T. *Gedächtnis und Emotion: Affektive Bedingungen des Einprägens, Behaltens und Vergessens.* In: Albert, D.; Stapf, K.-H. (Hrsg.) *Enzyklopädie der Psychologie Bd. II/4: Gedächtnis.* Göttingen (Hogrefe) 1996. S. 603–692.

Goschke, T. *Gedächtnis für Absichten.* Göttingen (Hogrefe) 1996.

Goschke, T. *Implicit learning and Unconscious Knowledge: Mental Representation, Computational Mechanisms, and Brain Structures.* In: Lamberts, K.; Shanks, D. (Hrsg.) *Knowledge, Concept and Categories.* London (University College London Press). 1996.

Goschke, T.; Koppelberg, D. *The Concept of Representation and the Representation of Concepts in Connectionist Models.* In: Ramsey, W.; Rumelhart, D.; Stich, S. (Hrsg.) *Philosophy and Connectionist Theory.* Hillsdale, NJ (Erlbaum) 1991. S. 129–162.

Graf, P.; Schacter, D. A. *Implicit and Explicit Memory for New Associations in Normal and Amnesic Subjects.* In: *Journal of Experimental Psychology: Learning, Memory, and Cognition* 11 (1985) S. 501–518.

Grafton, S. T.; Mazziotta, J. C.; Presty, S.; Friston, K. J.; Frackowiak, R. S. J.; Phelps, M. E. *Functional Anatomy of Human Procedural Learning Determined With Regional Cerebral Blood Flow and PET.* In: *Journal of Neuroscience* 12 (1992) S. 2542–2548.

Hebb, D.O. *The Organization of Behavior.* New York (Wiley) 1949.

Hinton, G.E. *How Neural Networks Learn from Experience.* In: *Scientific American* 267 (1992) S. 104–109.

Hoffmann, J. *Unbewußtes Lernen – eine besondere Lernform?* In: *Psychologische Rundschau* 44 (1993) S. 75–89.

James, W. *Principles of Psychology.* New York (Holt) 1890.

Johnson, M. K.; Kim, J. K.; Risse, G. *Do Alcoholic Korsakoff's Syndrome Patients Acquire Affective Memories?* In: *Journal of Experimental Psychology: Learning, Memory, and Cognition* 11 (1985) S. 22–36.

Kandel, E. R.; Hawkins, R. D. *The Biological Basis of Learning and Individuality.* In: *Scientific American* 267 (1992) S. 52–60.

Keane, M. M.; Gabrieli, J. D.; Fennema, A. C.; Growdon, J. H.; Corkin, S. *Evidence for a Dissociation Between Perceptual and Conceptual Priming in Alzheimer's Disease.* In: *Behavioral Neuroscience* 105 (1991) S. 326–342.

Knowlton, B. J.; Ramus, S. J.; Squire, L. R. *Intact Artificial Grammar Learning in Amnesia: Dissociation of Classification Learning and Explicit Memory for Specific Instances.* In: *Psychological Science* 3 (1992) S. 172–179.

Kolb, B.; Wishaw, I. Q. *Neuropsychologie.* Heidelberg (Spektrum Akademischer Verlag) 2. Aufl. 1996.

Kuhl, J. *Wille und Freiheitserleben. Formen der Selbststeuerung.* In: Kuhl, J.; Heckhausen, H. (Hrsg.) *Enzyklopädie der Psychologie Serie IV, Bd. 4: Motivation, Volition und Handlung.* Göttingen (Hogrefe) 1995.

Lachnit, H. *Assoziatives Lernen und Kognition.* Heidelberg (Spektrum Akademischer Verlag) 1993.

Lashley, K. S. *In Search of the Engram.* In: *Symposia of the Society for Experimental Biology* 4 (1950) S. 454–482.

Luria, A. R. *The Working Brain.* London (Penguin) 1973.

Markowitsch, H. J. *Neuropsychologie des Gedächtnisses.* Göttingen (Hogrefe) 1992.

McGaugh, J. L. *Involvement of Hormonal and Neuromodulatory Systems in the Regulation of Memory Storage.* In: *Annual Review of Neurosciences* 12 (1989) S. 255–287.

Miller, G. A. *The Magical Number Seven, Plus or Minus Two: Some Limits on our Capacity for Information Processing.* In: *Psychological Review* 63 (1956) S. 81–97.

Milner, B.; Corkin, S.; Teuber, H.-L. *Further Analysis of the Hippocampal Amnesic Syndrome: 14-Year Follow-Up of H. M.* In: *Neuropsychologia* 6 (1968) S. 215–234.

Mishkin, M.; Appenzeller, T. *The Anatomy of Memory.* In: *Scientific American* 256 (1987) S. 62–71.

Moscovitch, M. *Memory and Working with Memory: Evaluation of a Component Process Model and Comparison with Other Models.* In: Schacter, D.; Tulving, E. (Hrsg.) *Memory Systems 1994* Cambridge, MA (MIT) 1994. S. 269–310.

Murdock, B. B., Jr. *The Retention of Individual Items.* In: *Journal of Experimental Psychology* 62 (1961) S. 618–625.

Neumann, O. *Visual Attention and Action.* In: Neumann, O.; Prinz, W. (Hrsg.) *Relations Between Perception and Action. Current Approaches.* Berlin, Heidelberg, New York (Springer) 1990. S. 227–267.

Nissen, M. J.; Bullemer, P. *Attentional Requirements of Learning: Evidence from Performance Measures.* In: *Cognitive Psychology* 19 (1987) S. 1–32.

Nissen, M. J.; Willingham, D.; Hartman, M. *Explicit and Implicit Remembering: When is Learning Preserved in Amnesia?* In: *Neuropsychology* 27 (1989) S. 341–352.

Perrig, W. J. *Implizites Wissen. Eine Herausforderung für die Kognitionspsychologie.* In: *Schweizerische Zeitschrift für Psychologie* 49 (1990) S. 234–249.

Perruchet, P. *Learning from Complex Rule-Governed Environments: On the Proper Functions of Nonconscious and Conscious Processes.* In: Umilta, C.; Moscovitch, M. (Hrsg.) *Attention & Performance XV: Conscious and Nonconscious Information Processing.* Cambridge, MA (MIT Press) 1994. S. 811–835.

Perruchet, P.; Pacteau, C. *Synthetic Grammar Learning: Implicit Rule Abstraction or Explicit Fragmentary Knowledge?* In: *Journal of Experimental Psychology: General* 119 (1990) S. 264–275.

Peterson, L. R.; Peterson, M. J. *Short-Term Retention of Individual Verbal Items.* In: *Journal of Experimental Psychology* 58 (1959) S. 193–198.

Petersen, S. E.; Fox, P. T.; Snyder, A. Z.; Raichle, M. *Activation of Extrastriate and Frontal Cortical Areas by Visual Words and Word-Like Stimuli.* In: *Science* 249 (1990) S. 1041–1044.

Prinz, W. *Wahrnehmung und Tätigkeitssteuerung.* Berlin, Heidelberg, New York (Springer) 1983.

Raichle, M. E. *Bildliches Erfassen von kognitiven Prozessen.* In: *Spektrum der Wissenschaft* Juni 1994. S. 56–63.

Ratcliff, R. *A Theory of Memory Retrieval.* In: *Psychological Review* 85 (1978) S. 59–108.

Reber, A. S. *Implicit Learning and Tacit Knowledge.* In: *Journal of Experimental Psychology General* 118 (1989) S. 219–235.

Roediger, H. L. *Implicit Memory. Retention Without Remembering.* In: *American Psychologist* 45 (1990) S. 1043–1056.

Rudy, J. W.; Sutherland, R. J. *The Memory-Coherence Problem, Configural Associations, and the Hippocampal System.* In: Schacter, D. L.; Tulving, E. (Hrsg.) *Memory Systems 1994.* Cambridge, MA (MIT) 1994. S. 119–146.

Rumelhart, D. E.; McClelland, J. L.; The PDP Research Group *Parallel Distributed Processing: Explorations in the Microstructure of Cognition.* Bd. 1. Cambridge MA (MIT) 1986.

Schacter, D. L. *Implicit Memory: History and Current Status.* In: *Journal of Experimental Psychology: Learning, Memory, and Cognition* 13 (1987) S. 501–518.

Schacter, D. L. *On the Relation Between Memory and Consciousness: Dissociable Interactions and Conscious Experience.* In: Roediger, H. L.; Craik, F. I. (Hrsg.) *Varieties of Memory and Consciousness.* Hillsdale, NJ (Erlbaum) 1989. S. 355–390.

Schacter, D. L. *Priming and Multiple Memory Systems: Perceptual Mechanisms of Implicit Memory.* In: Schacter, D. L.; Tulving, E. (Hrsg.) *Memory Systems 1994.* Cambridge, MA (MIT). S. 233–268.

Schacter, D. L.; Graf, P. *Effects of Elaborative Processing on Implicit and Explicit Memory for New Associations.* In: *Journal of Experimental Psychology: Learning, Memory, and Cognition* 12 (1986) S. 432–444.

Schacter, D. L.; Kihlstrom, J. F. *Functional Amnesia.* In: Boller, F.; Grafman, J. (Hrsg.) *Handbook of Neuropsychology.* Amsterdam (Elsevier) 1989 Bd. 3, S. 209–232.

Scoville, W. B.; Milner, B. *Loss of Recent Memory after Bilateral Hippocampal Lesions.* In: *Journal of Neurology, Neurosurgery and Psychiatry* 20 (1957) S. 11–21.

Shallice, T.; Warrington, E. K. *Independent Functioning of Verbal Memory Stores: A Neuropsychological Study.* In: *Quarterly Journal of Experimental Psychology* 22 (1970) S. 261–273.

Singer, W. *Ontogenetic Self-Organization and Learning.* In: McGaugh, J. L.; Weinberger, N. M.; Lynch, G. (Hrsg.) *Brain Organization and Memory: Cells, Systems, and Circuits.* New York (Oxford University Press) 1990. S. 211–233.

Smith, E. E.; Jonides, J. *Working Memory in Humans: Neuropsychological Evidence.* In Gazzaniga, M. (Hrsg.) *The Cognitive Neurosciences.* Cambridge, MA (MIT) 1995. S. 1009–1020.

Squire, L. R. *Memory and the Hippocampus: A Synthesis from Findings with Rats, Monkeys, and Humans.* In: *Psychological Review* 99 (1992) S. 195–231.

Squire, L. R.; Ojemann, J. G.; Miezin, F. M.; Peterson, S. E.; Videen, T. O.; Raichle, M. E. *Activation of the Hippocampus in Normal Humans: A Functional Anatomical Study of Memory.* In: *Proceedings of the National Academy of Sciences, USA* 89 (1992) S. 1837–1841.

Sternberg, S. *Memory-Scanning: Mental Processes Revealed by Reaction-Time Experiments.* In: *American Scientist* 57 (1969) S. 421–457.

Stuss, D. T.; Benson, D. F. *The Frontal Lobes.* New York (Raven Press) 1986.

Thompson, R. F. *Das Gehirn.* Heidelberg (Spektrum Akademischer Verlag) 1994.

Tulving. E.; Schacter, D. L.; Stark, H. A. *Priming Effects in Word-Fragment Completion are Independent of Recognition Memory.* In: *Journal of Experimental Psychology: Learning, Memory and Cognition* 8 (1982) S. 336–342.

Warrington, E. K.; Shallice, T. *The Selective Impairment of Auditory Verbal Short-Term Memory.* In: *Brain* 92 (1969) S. 885–896.

Warrington, E. K.; Weiskrantz, L. *Amnesic Syndrome: Consolidation of Retrieval?* In: *Nature* 228 (1970) S. 629–630.

Weinert, S. *Spracherwerb und implizites Lernen.* Bern (Huber) 1992.

Weiterführende Literatur

Baddeley, A. D. *Human Memory. Theory and Practice.* Boston (Allyn & Bacon) 1990.

Berry, D. C.; Dienes, Z. *Implicit Learning. Theoretical and Empirical Issues.* Hillsdale, NJ (Erlbaum) 1993.

Dudai, Y. *The Neurobiology of Memory.* New York (Oxford University Press) 1989.

Engelkamp, J. *Das menschliche Gedächtnis.* Göttingen (Hogrefe) 1990.

Goschke, T. *Implicit Learning and Unconscious Knowledge: Mental Representation, Computational Mechanisms, and Brain Structures.* In: Lamberts, K.; Shanks, D. (Hrsg.) *Knowledge, Concept and Categories.* London (University College London Press) 1996.

Markowitsch, H. J. *Neuropsychologie des Gedächtnisses.* Göttingen (Hogrefe) 1992.

Rumelhart, D. E.; McClelland, J. L. The PDP Research Group. *Parallel Distributed Processing: Explorations in the Microstructure of Cognition.* Bd. 1. Cambridge, MA (MIT) 1986.

Schacter, D. L.; Tulving, E. (Hrsg.) *Memory Systems 1994.* Cambridge, MA (MIT) 1994.

Squire, L. *Memory and Brain.* New York (Oxford University Press) 1987.

Teil V
Kognition, Gehirn und Bewußtsein:
Ein Diskussionsforum

Die folgenden vier Kapitel sind kürzer als die bisherigen. Sie sollen nicht als systematische Abhandlungen verstanden werden, sondern als Beiträge und Zwischenrufe zu einer Diskussion, deren Ursprünge inzwischen mehr als 2 000 Jahre zurückreichen. Das Thema dieser Diskussion berührt Fragen, die wir bisher ausgeklammert haben: die Fragen nach der Beziehung zwischen kognitiven Prozessen und Bewußtseinsvorgängen und – schwieriger noch – zwischen Gehirnprozessen und Bewußtseinsvorgängen. Diese Fragen sind es, die oft als die eigentlichen Kernfragen in dem problematischen Beziehungsgefüge zwischen Gehirnfunktionen und kognitiven Leistungen angesehen werden – übrigens nicht nur von Philosophen und Psychologen, sondern auch von vielen Neurobiologen. Was ist Bewußtsein? Unter welchen Bedingungen entsteht es? Kann man Bewußtseinserscheinungen neurobiologisch erklären, d.h. sie ohne Rest auf neurobiologisch beschreibbare Prozesse zurückführen?

Vier verschiedene Perspektiven kommen zu Wort. In Kapitel 11 beschreibt Ansgar Beckermann, welche Fragen und Probleme sich aus der Sicht der Philosophie ergeben, wenn man den Versuch unternimmt, mentale Phänomene neurobiologisch zu erklären. In Kapitel 12 begründet Martin Eimer, warum die experimentelle Psychologie das „Gehirn-Bewußtseins-Problem" ausklammern kann – und ausklammern muß, wenn sie erfolgreich sein will. In Kapitel 13 skizziert Hans Flohr eine neurochemische Hypothese über die Grundlagen bestimmter Bewußtseinserscheinungen. Dem stellt in Kapitel 14 Wolfgang Prinz eine Hypothese entgegen, die die Entstehung von Bewußtsein aus dem psychohistorischen Prozeß der Ich-Konstitution heraus erklärt. Daß zu ein und demselben Gegenstandsbereich so unterschiedliche Hypothesen vertreten werden können, wirft ein bezeichnendes Licht auf den Stand dieser Diskussion: sie dürfte noch lange nicht zu Ende sein.

11. Können mentale Phänomene neurobiologisch erklärt werden?

Ansgar Beckermann

Was im Kopf eines Menschen vorgeht, das heißt, was die Neurobiologie über die Funktionsweise des Gehirns und des ZNS herausbekommt, interessiert den Philosophen hauptsächlich deshalb, weil er sich von diesen Ergebnissen Fortschritte bei der Lösung eines der ältesten Probleme der Philosophie erhofft – Fortschritte bei der Lösung des Leib-Seele-Problems. Für den Philosophen lautet die zentrale Frage deshalb, ob uns die Neurobiologie helfen kann, das mentale Leben von Menschen und höheren Tieren zu verstehen – in dem Sinne, in dem uns die Physik geholfen hat, das Wesen der Wärme und des Magnetismus zu verstehen, und in dem uns die organische Chemie und die Physiologie geholfen haben, Vorgänge wie Wachstum, Fortpflanzung und Vererbung zu verstehen. Schließlich haben die Neurowissenschaften in den letzten Jahren erhebliche Fortschritte gemacht. Vielleicht ist jetzt also der Zeitpunkt gekommen, an dem es der Neurobiologie gelingt, eines der größten Rätsel der Menschheit einer Lösung näherzubringen, indem sie zeigt, wie mentale Phänomene durch neuronale Prozesse realisiert sind, wie diese Phänomene neurobiologisch erklärt werden können.

Gegen diese optimistische (manche würden wohl eher sagen: pessimistische) Auffassung ist jedoch von Philosophen und Wissenschaftlern immer wieder eingewandt worden, daß die Dinge im Bereich des Mentalen gänzlich anders liegen und daß sich mentale Phänomene daher jeder naturalistischen Erklärung grundsätzlich entziehen. Können die inzwischen immer schneller wachsenden Ergebnisse in der Neuroanatomie und Neurophysiologie die Frage entscheiden helfen, wer in diesem Streit recht hat? Auf diesen Punkt werde ich am Ende dieses Aufsatzes zurückkommen. Zunächst müssen jedoch zwei Vorfragen geklärt werden:

1. Was heißt es eigentlich, mentale Phänomene zu erklären? Unter welchen Bedingungen könnten wir zu Recht behaupten, das mentale Leben von Menschen neurobiologisch erklärt zu haben?
2. Welche Gründe sprechen in den Augen der Skeptiker grundsätzlich gegen die Möglichkeit, mentale Phänomene naturalistisch zu erklären?

11.1 Wann wären mentale Phänomene neurobiologisch erklärt?

Wenn man im Hinblick auf diese Frage zu einer angemessenen Antwort kommen will, ist es von entscheidender Bedeutung, zwei grundsätzlich verschiedene Erklärungsprojekte voneinander zu unterscheiden: die *Erklärung von Ereignissen* auf der einen und die *Erklärung von Eigenschaften und Fähigkeiten* auf der anderen Seite.

Ereignis-Erklärungen sind Antworten auf Fragen wie „Was war die Ursache für diesen Autounfall?", „Warum wurde dieses Stück Stahl rotglühend?" oder „Warum fühlte Hans einen stechenden Schmerz in seinem Fuß?" Solche Antworten könnten z. B. so aussehen: „Eine regennasse Fahrbahn im Zusammenhang mit der Tatsache, daß der Fahrer zu viel Whisky getrunken hatte", „Weil es auf eine Temperatur von 800° C erhitzt wurde" und „Weil er am Strand auf eine Muschel getreten war". Bei Ereignis-Erklärungen geht es also darum, die *Ursachen* für das zu erklärende Ereignis *e* anzugeben: Bedingungen, die zusammen mit anderen Bedingungen für das Auftreten von *e hinreichend* und die unter den gegebenen Bedingungen für *e* auch *notwendig* waren.

Wenn es um Erklärungen dieser Art ginge, wären mentale Phänomene also genau dann neurobiologisch erklärt, wenn sich für jedes mentale Ereignis *e* (jeden Schmerz, jeden Gedanken, jeden Wunsch usw.) hinreichende und unter den gegebenen Bedingungen auch notwendige neuronale Bedingungen *n* angeben ließen, also Bedingungen, für die gilt: Immer wenn die Bedingungen *n* realisiert sind, tritt ein Ereignis vom Typ *e* auf, und unter den gegebenen Bedingungen wäre *e* nicht aufgetreten, wenn *n* nicht stattgefunden hätte. Erklärungen dieser Art (Erklärungen, die ich im folgenden *schwache Erklärungen* nennen werde) würden – obwohl sie für sich genommen außerordentlich interessant wären – den Philosophen jedoch nicht befriedigen. Denn ihn interessiert in erster Linie die Frage, ob mentale Phänomene auf irgendeine Weise mit physischen Phänomenen *identifiziert* oder auf solche Phänomene *reduziert* werden können.[1] Und auf diese Frage geben kausale Ereignis-Erklärungen keine Antwort. Denn natürlich können mentale Phänomene auch dann von physischen Phänomenen kausal abhängig sein, wenn sie selbst weder mit physischen Phänomenen identifiziert noch auf solche Phänomene reduziert werden können.

Meines Wissens war R. Cummins (1983, S. 1–27) der erste, der mit Nachdruck darauf hingewiesen hat, daß es noch einen weiteren Erklärungstyp gibt, der in der wissenschaftlichen Praxis eine mindestens ebenso große Rolle spielt wie der Typ der kausalen Ereignis-Erklärung. In vielen Wissenschaften geht es weniger um die Ursachen von Ereignissen als vielmehr um Antworten auf Fragen wie „Worauf beruht die Härte von Diamanten oder die Reinigungsfähigkeit von Seifen?", „Worauf beruht die Fähigkeit von Computern, in Sekundenbruchteilen Millionen von Berechnungen durchzuführen?", „Wie schaffen es Zugvögel, den Weg in ihre Winterquartiere zu finden?" oder „Wie schafft es unser Organismus, eine relativ konstante Kerntemperatur von ca. 37° C aufrechtzuerhalten?" Antworten auf solche Fragen nennt Cummins *Eigenschafts-Erklärungen*. Denn in ihnen geht es darum zu erklären, worauf die Eigenschaften eines Gegenstandes *beruhen*, was an einem Gegenstand dazu führt, daß er eine bestimmte Eigenschaft *F* hat.

Many scientific theories are not designed to explain changes [or events – A. B.] but are rather designed to explain properties. The point of what I call a property theory is to explain the properties of a system not in the sense in which this means „Why did S acquire P?" or „What caused S to acquire P?" but, rather, „What is it for S to instantiate P?" or „In virtue of what does S have P?"... Many of the most pressing and puzzling scientific questions are questions about properties, not about changes. We know a lot about what causes pain, but there is no very good theory of how pain is instantiated. Good property theories are wonderfully satisfying: we know how temperature is instantiated, how inheritance is instantiated, how electricity is instantiated, how solubility is instantiated (Cummins, 1983, S. 14f)

---

[1] Zum hier einschlägigen Begriff von „Reduktion" s. Beckermann 1992a, b.

Der Unterschied zwischen Ereignis- und Eigenschafts-Erklärungen beruht also darauf, daß man im Hinblick auf die Eigenschaften (oder Zustände) eines Gegenstandes zwei ganz verschiedene Fragen stellen kann. Man kann fragen, was dazu führte, daß der Gegenstand eine Eigenschaft bekam, die er vorher nicht hatte, d.h., was die *Ursache* dieser Veränderung war, und man kann fragen, worauf diese Eigenschaft *beruht*, d.h., aufgrund welcher Umstände er diese Eigenschaft hat.

Betrachten wir z.B. die Farbeigenschaften chemischer Verbindungen (vgl. dazu Glöckner, 1973, S. 136ff). Die Farbigkeit dieser Substanzen beruht darauf, daß sie einen Teil des Spektrums des sichtbaren Lichts absorbieren. (Werden alle Teile des Spektrums in gleicher Weise absorbiert, erscheint die Substanz grau oder schwarz.) Die Absorption entsteht dadurch, daß durch die Energie von auffallendem Licht Elektronen in einen höheren Energiezustand versetzt werden. Bei organischen Farbstoffen kommen in diesem Zusammenhang nur die π-Elektronen mesomerer Bindungssysteme in Frage. Intensiv gefärbte chemische Verbindungen sind darüber hinaus dadurch charakterisiert, daß sie zwei Arten von Gruppen enthalten: 1. ungesättigte Atomgruppen, die als Elektronenakzeptoren dienen können (diese werden Chromophore genannt); 2. Atomgruppen mit freien Elektronenpaaren, die als Elektronendonatoren dienen und die eine Farbverstärkung bewirken, ohne selbst eine farbgebende Wirkung zu besitzen (Auxochrome). Zwischen Mesomerie und Farbwirkung besteht folgende Beziehung: Organische Farbstoffe absorbieren Licht nur dann im sichtbaren Bereich, wenn sie mindestens drei mesomeriefähige konjugierte Doppelbindungen enthalten. Über die konjugierten Doppelbindungen hinweg kann die Auxochrom-Gruppe dem Chromophoren Elektronen liefern. Der Valenzausgleich tritt besonders leicht ein, wenn eine der Gruppen ionogen und eine neutral ist, das Farbstoffmolekül also als Ion vorliegt.

Nehmen wir als Beispiel das auch als Säure-Base-Indikator bekannte Phenolphthalein (Glöckner, 1973, S. 141f). Diese Substanz besitzt nicht immer die gleiche Farbe; vielmehr wird das bei einem pH-Wert < 8 farblose Phenolphthalein im alkalischen Bereich durch Öffnung des Laktonringes in ein mesomeriefähiges Anion von violettroter Farbe verwandelt (Abb. 11.1).

Ich habe dieses Beispiel gewählt, weil sich an ihm die beiden genannten Fragetypen sehr gut veranschaulichen lassen. Zum einen kann man fragen: Was ist die Ursache für

farblos   **pH < 8**   **pH > 8**   **rot**

11.1 Bei einem pH-Wert < 8 wird das ansonsten farblose Phenolphthalein durch Öffnung des Laktonrings in ein mesomeriefähiges Anion von violettroter Farbe verwandelt.

die Farbveränderung dieser zuvor farblosen Probe Phenolphthalein? Zum anderen kann man aber auch fragen: Woran liegt es (was ist verantwortlich dafür), daß die Lösung violettrot ist? Als Antwort auf die erste Frage muß das Ereignis angegeben werden, das die Farbveränderung bewirkt hat, die Ursache dieser Veränderung – also: das Hinzugeben der Base. Was aber kann man als Antwort auf die zweite Frage anführen?

Das Beispiel macht klar, daß die angemessene Antwort hier darin besteht, daß man versucht, die zu erklärende Eigenschaft auf die *Mikrostruktur* des betreffenden Stoffs zurückzuführen. Hier geschieht das dadurch, daß man erstens die Struktur angibt, die Phenolphthaleinmoleküle bei einem pH-Wert > 8 besitzen, und daß man zweitens zeigt, daß Moleküle mit dieser Struktur bestimmte Bereiche des sichtbaren Lichts absorbieren, da in ihnen bestimmte Elektronen durch entsprechende Lichtquanten in einen höheren Energiezustand versetzt werden.

Eigenschafts-Erklärungen haben also im allgemeinen eine *mereologische* Struktur. Das heißt, in ihnen nimmt man auf die *Teile* eines Systems S und auf deren *Anordnung* Bezug und zeigt, daß jedes System, das aus den gleichen Teilen besteht, die in der gleichen Weise angeordnet sind, daß also jedes System mit derselben Mikrostruktur wie S alle die Merkmale aufweist, durch die die zu erklärende Eigenschaft F charakterisiert ist. Cummins zufolge kann man Eigenschafts-Erklärungen in Form eines deduktiven Schlusses darstellen:

(EIG$_1$) (i)   Für alle x gilt: wenn x aus den Teilen $C_1, ..., C_n$ besteht, die in der Weise O angeordnet sind, d.h. wenn x die Mikrostruktur $[C_1, ..., C_n; O]$ besitzt, dann hat x die Eigenschaft F.

(ii) S hat die Mikrostruktur $[C_1, ..., C_n; O]$.

(iii) S hat die Eigenschaft F.

Dieses Schema ist allerdings zu ungenau, denn es läßt den Status des Gesetzes (i) völlig offen. Es macht aber einen großen Unterschied, ob dieses Gesetz selbst nicht weiter erklärbar ist, so daß seine Geltung nur durch die Beobachtung entsprechender empirischer Korrelationen festgestellt werden kann, oder ob es möglich ist, aus den allgemein geltenden Naturgesetzen abzuleiten, daß Systeme mit der Mikrostruktur $[C_1, ..., C_n, O]$ alle für die Eigenschaft F charakteristischen Merkmale besitzen. Denn dieser Unterschied markiert genau den Unterschied zwischen emergenten und reduzierbaren Eigenschaften (Beckermann, 1992b, 1996). Nur im zweiten Fall kann man daher wirklich von einer Erklärung der Eigenschaft F sprechen oder sagen, daß das System S diese Eigenschaft *aufgrund* der Mikrostruktur $[C_1, ..., C_n; O]$ hat bzw. daß die Eigenschaft F im System S durch diese Mikrostruktur *realisiert* ist. Wirkliche Eigenschafts-Erklärungen werden daher durch die im folgenden Schema (EIG$_2$) zusammengefaßten beiden Bedingungen besser charakterisiert als durch das Cumminsche Schema (EIG$_1$):

(EIG$_2$) (i)   Es kann aus den allgemein geltenden Naturgesetzen abgeleitet werden, daß Systeme mit der Mikrostruktur $[C_1, ..., C_n, O]$ alle für die Eigenschaft F charakteristischen Merkmale besitzen.

(ii) S hat die Mikrostruktur $[C_1, ..., C_n, O]$.

Im Hinblick auf die Ausgangsfrage dieses Abschnitts ergibt sich damit die folgende Antwort:

(NE)   Ein mentales Phänomen (eine mentale Eigenschaft, ein mentaler Zustand) *m* in
        einem Organismus *X* ist genau dann (im *starken* Sinn) neurobiologisch erklärt,
        wenn
        a) gezeigt werden kann, daß Organismen, die über ein Zentralnervensystem
            verfügen, das in der Weise *O* organisiert ist, alle für das mentale Phäno-
            men *m* charakteristischen Merkmale besitzen und
        b) *X* über ein Zentralnervensystem verfügt, das in der Weise *O* organisiert
            ist.

11.2   Was spricht gegen die Möglichkeit, mentale Phänomene neurobiologisch zu erklären?

Die beiden wichtigsten Merkmale, die in den Augen der Skeptiker grundsätzlich gegen
die Möglichkeit sprechen, mentale Phänomene neurobiologisch bzw. allgemein: naturalistisch zu erklären, sind der *intentionale* und der *qualitative* Charakter dieser Phänomene. Um zu verstehen, was damit gemeint ist, ist es sinnvoll, sich zunächst einen
groben Überblick über die verschiedenen Arten mentaler Phänomene zu verschaffen.
Dabei ist es inzwischen allgemein üblich, zwei große Gruppen zu unterscheiden:
intentionale Zustände (*propositional attitudes*) und Empfindungen (*sensations*).[2]
   Intentionale Zustände (wie Glauben, Wünschen, Hoffen, Fürchten etc.) sind dadurch gekennzeichnet, daß sie *auf etwas gerichtet* sind: »In der Vorstellung ist etwas
vorgestellt, in dem Urteile etwas anerkannt oder verworfen, in der Liebe geliebt, in
dem Hasse gehaßt, in dem Begehren begehrt, usw.« (Brentano, 1924, S. 124)
   Diese »intentionale (...) Inexistenz eines Gegenstandes«, diese »Beziehung auf
einen Inhalt, die[se] Richtung auf ein Objekt (...), oder die[se] immanente Gegen-
ständlichkeit« wird seit Brentano als *Intentionalität* bezeichnet. Bei Brentano sieht es
allerdings so aus, als sei ein Phänomen intentional, wenn es einen Gegenstand in einer
bestimmten nicht räumlichen Weise als Objekt in sich enthält. Heute ist man sich
dagegen weitgehend einig darüber, daß die Intentionalität von Wünschen, Überzeugungen usw. nicht darin besteht, daß sie eine schwer begreifliche Relation zu (möglicherweise nicht einmal existierenden) Gegenständen beinhalten, sondern darin, daß sie
Wahrheits- bzw. Erfüllungsbedingungen haben. Dies drückt sich typischerweise darin
aus, daß wir bei der Zuschreibung intentionaler Zustände „daß"-Sätze verwenden –
z. B. wenn wir Hans eine bestimmte Überzeugung zuschreiben, indem wir sagen „Hans
glaubt, daß es morgen regnen wird". Grundsätzlich können bei jedem intentionalen
Zustand somit zwei Aspekte unterschieden werden: die Art des Zustandes (Glauben,
Wünschen, Hoffen etc.) und sein – in „daß"-Sätzen formulierter – intentionaler Gehalt,
d. h. das, was geglaubt, gewünscht oder gehofft wird.

---

[2] Vergleiche zur folgenden Charakterisierung dieser Unterscheidung besonders McGinn 1982, S. 7ff.
Der Terminus „Empfindung" ist wegen seiner delikaten Geschichte in der deutschsprachigen Wahrnehmungsforschung an dieser Stelle möglicherweise etwas unglücklich; in der philosophischen Fach-
literatur ist er allerdings schwer verzichtbar, da er sich inzwischen als Übersetzung des entsprechenden englischen Ausdrucks *„sensation"* vollständig durchgesetzt hat. Um Mißverständnissen
vorzubeugen, genügt vielleicht der Hinweis, daß „Empfindung" in der philosophischen Literatur
inzwischen ein Fachterminus für phänomenale Zustände ist, also für alle mentalen Zustände, für die
ihr qualitativer Gehalt (s. unten) entscheidend ist.

Zu den *Empfindungen* sollen körperliche Empfindungen wie Schmerzen, Kitzel oder Übelkeit ebenso gehören wie Wahrnehmungseindrücke – etwa der Eindruck einer bestimmten Farbe, der Klang einer lauten Trompete oder der Geschmack einer reifen Birne. Zwischen diesen beiden Gruppen von Empfindungen gibt es zwar eine Reihe von Unterschieden; trotzdem ist es sinnvoll, sie zusammenzufassen. Denn alle Empfindungen sind auf den ersten Blick im wesentlichen durch ihre *phänomenalen* Eigenschaften definiert. Für Empfindungen ist ihr *qualitativer Gehalt* charakteristisch, d.h. *das, was man empfindet oder fühlt, wenn man eine solche Empfindung hat; die Art, wie es ist, eine solche Empfindung zu haben* (Nagel, 1974).

Offenbar sind intentionale Zustände, anders als Empfindungen, nicht so sehr durch spezifische phänomenale Qualitäten charakterisiert. Bei diesen Zuständen ist vielmehr das Verhalten von Personen von entscheidender Bedeutung. Man kann nicht die Absicht haben, ein Auto zu kaufen, ohne zumindest die Tendenz zu haben, das zu tun, was zum Erwerb eines Autos notwendig ist. Und wenn man feststellen will, ob eine Person die Überzeugung hat, daß es draußen kalt ist, fährt man in der Regel am besten, wenn man darauf achtet, ob sie sich warm anzieht, wenn sie nach draußen geht. Auch Empfindungen sind oft mit einem charakteristischen Verhalten verbunden. Wer Schmerzen hat, krümmt und windet sich in typischer Weise; er stöhnt, weint oder schreit; und er versucht, seine Schmerzen zu bekämpfen, indem er sich auf die Lippen beißt oder ins Bad geht und sich ein Aspirin holt. Trotzdem scheint dieses Verhalten nicht das Entscheidende. Ein perfekter Schauspieler kann dieses Verhalten so täuschend echt nachmachen, daß wir glauben mögen, er habe tatsächlich Schmerzen. Dennoch fehlt ihm das Entscheidende: Er *fühlt* den Schmerz nicht; dem Zustand, in dem er sich befindet, fehlt der typische qualitative Charakter. Und genau darin, d.h. in der Tatsache, daß sich Empfindungen nicht in Verhalten erschöpfen, scheint der Hauptgrund für die Schwierigkeit zu liegen, diese mentalen Phänomene naturalistisch zu erklären.

Diese Schwierigkeit ist von J. Levine (1983, S. 354–358) exemplarisch so formuliert worden. Wenn man die beiden Aussagen

(1)   Schmerz ist das Feuern von C-Fasern, und
(2)   Temperatur ist die mittlere kinetische Energie der Moleküle eines Gases

miteinander vergleicht, dann zeigt sich bei näherer Untersuchung ein entscheidender Unterschied. Auf der einen Seite ist es nämlich in einem bestimmten Sinn *undenkbar*, daß in einem Gas die mittlere kinetische Energie der Moleküle 6.21×10^{-21} Joule beträgt, das Gas aber nicht die Temperatur von 300 K hat, während es auf der anderen Seite sehr wohl denkbar zu sein scheint, daß in meinem Körper die C-Fasern feuern, ich aber keinen Schmerz empfinde. Nach Levine liegt dies daran, daß die Aussage (2) *vollständig explanatorisch* ist, die Aussage (1) dagegen nicht. Was ist damit gemeint?

Wenn man uns fragen würde, was wir mit dem Ausdruck Temperatur[3] meinen, dann würden wir wahrscheinlich antworten:

---

[3] Für das richtige Verständnis dieser Argumentation ist es wichtig zu sehen, daß mit „Temperatur" hier eine objektive Eigenschaft von Gasen, Flüssigkeiten und festen Stoffen gemeint ist und nicht die Sinnesempfindung der Wärme und Kälte, die durch diese objektive Eigenschaft in uns hervorgerufen werden.

(2')   Temperatur ist die Eigenschaft von Körpern, die in uns bestimmte Wärme- bzw. Kälteempfindungen hervorruft, die dazu führt, daß die Quecksilbersäule in Thermometern, die mit diesen Körpern in Berührung kommen, steigt oder fällt, die bestimmte chemische Reaktionen auslöst, und so weiter.

Mit anderen Worten: Wir würden Temperatur durch ihre *kausale Rolle* charakterisieren. Der Grund für den explanatorischen Charakter von (2) ist daher

... that our knowledge of chemistry and physics makes intelligible how it is that something like the motion of molecules could play the causal role we associate with heat. Furthermore, antecedent to our discovery of the essential nature of heat, its causal role, captured in statements like (2'), *exhausts our notion of it.* Once we understand how this causal role is carried out there is nothing more we need to understand. (Levine, 1983, S. 357; Hervorhebung A. B.)

Mit der Aussage (1) ist es auf den ersten Blick ähnlich. Denn auch mit dem Ausdruck „Schmerzen" assoziieren wir eine bestimmte kausale Rolle. Schmerzen werden durch die Verletzung von Gewebe verursacht, sie führen dazu, daß wir schreien oder „Aua!" sagen, sie bewirken, daß wir in Zukunft die schmerzauslösende Situation vermeiden, usw. Auch die Aussage (1) erklärt also das Phänomen Schmerz, indem sie uns sagt, welcher neuronale Zustand Träger der entsprechenden kausalen Rolle ist. Der entscheidende Unterschied ist jedoch, daß sich die Bedeutung von „Schmerz" nicht in einer kausalen Rolle erschöpft.

However, there is more to our concept of pain than its causal role, there is its qualitative character, how it feels; and what is left unexplained by the discovery of C-fiber firing is *why pain should feel the way it does*! For there seems to be nothing about C-fiber firing which makes it naturally „fit" the phenomenal properties of pain, any more than it would fit some other set of phenomenal properties. Unlike its functional role, the identification of the qualitative side of pain with C-fiber firing (...) leaves the connection between it and what we identify it with completely mysterious. One might say, it makes the way pain feels into merely a brute fact. (ebd.)

Der wesentliche Grund dafür, daß die Aussage (1) nicht vollständig explanatorisch ist, ist also, daß a) die Bedeutung des Ausdrucks „Schmerz" außer einer kausalen Rolle auch einen qualitativen Aspekt umfaßt und daß man b) allein mit den Mitteln der Physik, Chemie und Neurobiologie *unmöglich zeigen kann*, daß es sich für einen Organismus in der für Schmerzen charakteristischen Weise *anfühlt*, wenn seine C-Fasern feuern. Ja, es scheint außerhalb der Reichweite jeder möglichen Naturwissenschaft zu zeigen, daß sich das Feuern von C-Fasern auf irgendeine Weise anfühlt (vgl. dazu auch Broad, 1925; Stephan, 1993). Vor dem Hintergrund der im letzten Abschnitt vorgetragenen Überlegungen zum Begriff der naturalistischen Erklärung kann man dieses Ergebnis verallgemeinernd so formulieren: Es scheint unmöglich, Empfindungen naturalistisch zu erklären, weil Empfindungen mit ihrem qualitativen Charakter ein Merkmal haben, das physische Zustände nicht besitzen können bzw. von dem mit naturwissenschaftlichen Mitteln niemals gezeigt werden kann, daß physische Zustände dieses Merkmal besitzen (vgl. Bieri, 1992).

Wenn das so ist, dann scheint die Situation für intentionale Zustände jedoch günstiger. Denn diese mentalen Zustände sind, wie gesagt, weniger durch bestimmte phänomenale Qualitäten, sondern eher durch die Art charakterisiert, in der sie unser Verhalten beeinflussen. Intentionale Zustände sind daher vielleicht besser naturalistisch erklärbar als Empfindungen. Allerdings: Auch intentionale Zustände besitzen einen Aspekt, der in diesem Zusammenhang zu Problemen führt. Denn bei ihrer Zuschreibung spielen Prinzipien der Rationalität eine Rolle, für die ebenfalls im Bereich des Physischen kein Platz zu sein scheint. Wenn wir einer Person bestimmte Wünsche und Überzeugungen zuschreiben, dann geht es uns auch darum, das Verhalten dieser Person als *sinnvoll* zu verstehen, indem wir zeigen, daß es für diese Person (bei den Wünschen und Überzeugungen, die sie hat) *rational* ist, so zu handeln, wie sie es tut. Aus diesem Grunde können wir Personen nur intentionale Zustände zuschreiben, die auch im Verhältnis zueinander rational sind, d.h. die insgesamt ein kohärentes und konsistentes Muster von Einstellungen bilden. Nur wenn wir diese Standards der Rationalität anlegen, kann uns der Nachweis gelingen, daß eine Einstellung oder ein Verhalten sinnvoll ist. Rationalitätserwägungen dieser Art scheinen aber nur im Bereich des Mentalen möglich. Bei der Charakterisierung der Zustände unseres ZNS oder unseres Körpers spielen solche Erwägungen normalerweise keine Rolle. Wie bei den Empfindungen ihr phänomenaler Charakter scheint es also bei den intentionalen Zuständen das mit ihnen untrennbar verbundene Element von Rationalität unmöglich zu machen, diese Zustände naturalistisch zu erklären.

11.3   Kann die Neurobiologie dennoch helfen, mentale Phänomene naturalistisch zu erklären?

Angesichts der Batterie der im letzten Abschnitt ins Feld geführten Argumente mag es völlig aussichtslos erscheinen, weiter nach einer starken neurobiologischen Erklärung mentaler Phänomene zu suchen. Aber dies sollte uns erstens natürlich nicht davon abhalten, weiter nach schwachen Erklärungen zu suchen. (Und solche Erklärungen zu finden, wäre ebenfalls ein beträchtlicher Erfolg.) Und zweitens: Man sollte die Flinte niemals zu früh ins Korn werfen. Manchmal erschließt sich die *Möglichkeit* einer naturalistischen Erklärung erst, wenn man das Funktionieren eines komplexen Systems richtig verstanden hat. In der Geschichte der Wissenschaften gab es dafür immer wieder beeindruckende Beispiele. Seit der Antike galt es etwa als unmöglich, die charakteristischen Merkmale des *Lebens* (Selbsterhaltung, Wachstum, Reproduktion, zielgerichtetes Verhalten usw.) naturalistisch zu erklären. Zur Erklärung dieser Merkmale wurden deshalb immer wieder nicht-naturalistische Entitäten postuliert – die Seele, aristotelische Formen oder der *élan vital*. Erst zu Beginn der Neuzeit wurde unter anderem von Descartes versuchsweise eine naturalistische Gegenposition vertreten. Doch erst die Ergebnisse der modernen Molekularbiologie verhalfen uns zu einem – zumindest weitgehend – adäquaten naturalistischen Verständnis der Phänomene des Lebens. Zu ihrer Zeit außerordentlich plausible a priori-Argumente gegen die Möglichkeit, Leben zu erklären, wurden also durch den Fortschritt der Wissenschaften widerlegt.

Warum sollte es also – trotz aller gegenteiligen Argumente – unmöglich sein, daß ein umfassendes Verständnis der Struktur und des Funktionierens unseres ZNS eines Tages auch zu einer adäquaten naturalistischen Erklärung unseres mentalen Lebens führt? Schließlich kann es gar keinen Zweifel geben, daß auch in diesem Bereich der Naturwissenschaften in den letzten Jahren beeindruckende Fortschritte erzielt wurden. Und a priori-Argumenten gegen die Möglichkeit einer solchen Erklärung sollte man, wie schon gesagt, angesichts der Tatsache, daß solche Argumente in anderen Wissenschaftsbereichen durch die Entwicklung der Forschung einfach überholt wurden, keine allzu große Bedeutung beimessen.

Wenn man allerdings die konkreten Ergebnisse der empirischen Forschung betrachtet, scheint eine neurobiologische Erklärung mentaler Phänomene im Augenblick doch noch in weiter Ferne zu liegen. Traditionell beruhte das Wissen um den Zusammenhang zwischen Gehirnfunktionen und mentalen Zuständen fast ausschließlich auf Untersuchungen darüber, wie bestimmte geistige Phänomene durch die Schädigung oder Zerstörung bestimmter Teile des Gehirns oder ZNS ganz oder teilweise beeinträchtigt werden. Grundlage solcher Untersuchungen bildeten beim Menschen z.B. Gehirnschäden, die durch Unfälle und Kriegsverwundungen oder durch Schlaganfälle und Tumore verursacht wurden. Typisch ist in diesem Zusammenhang die Untersuchung von Paul Broca im Jahre 1865, der bei der Obduktion eines vor seinem Tode an einer Aphasie leidenden Patienten entdeckte, daß ein bestimmter Teil des Cortex dieses Patienten – die später nach ihrem Entdecker benannte Brocasche Area – zerstört war. Bei Tieren wurden manchmal auch bestimmte Teile des Gehirns chirurgisch entfernt, um die entstehenden Folgen genau beobachten zu können (Flourens, Munk).

Was kann mit Untersuchungen dieser Art gezeigt werden? Auf den ersten Blick nur sehr wenig. Denn selbst wenn es gelingt, eindeutig nachzuweisen, daß die Schädigung oder der Ausfall bestimmter Gehirnregionen unweigerlich die Beeinträchtigung oder den Ausfall bestimmter mentaler Leistungen nach sich zieht, zeigt dies nur, daß in diesen Regionen Gehirnprozesse ablaufen, die für die entsprechenden mentalen Leistungen *notwendig* sind. Es sagt nichts aus über die *Art* dieser Prozesse; es kann daher auf gar keinen Fall zeigen, daß diese Prozesse diese mentalen Leistungen in dem oben erläuterten Sinn erklären; ja es zeigt nicht einmal, daß diese Prozesse hinreichende Bedingungen für diese Leistungen darstellen.

Kann man mit Hilfe neuerer Verfahren mehr zeigen? Ja und nein. Bildgebende Verfahren wie das Lassensche Verfahren zur Darstellung des corticalen Blutflusses oder das PET-Scanning führen auch nicht zu viel aussagekräftigeren Ergebnissen. Alle diese Verfahren sind im wesentlichen dazu geeignet festzustellen, in welchen Regionen des Gehirns bei bestimmten mentalen Phänomenen eine höhere Aktivität vorliegt. So läßt sich mit den genannten Verfahren z.B. zeigen, daß eine erhöhte Aktivität im Occipitallappen des Cortex feststellbar ist, wenn eine Person ein bewegtes Objekt mit den Augen verfolgt; daß beim Zuhören die Aktivität über dem Temporallappen zunimmt; daß Bewegungen mit einer Erhöhung der Aktivität im motorischen Cortex korreliert sind, usw. Alle diese Ergebnisse gehen zwar einerseits deutlich über das hinaus, was mit Hilfe der Erforschung von Läsionsfolgen festgestellt werden kann. Denn sie zeigen im günstigsten Fall tatsächlich *alle* Regionen des Cortex, die bei einer bestimmten Leistung benötigt werden. Andererseits sagen sie aber genauso wenig über die spezifischen neuronalen Prozesse aus, auf denen diese Leistung beruht. Denn auch sie zeigen nur, *wo* (und im günstigsten Fall auch *wann*) etwas stattfindet, aber nicht, *was* stattfindet. Insofern bringen auch sie uns einer wirklichen Erklärung der entsprechenden Phänomene noch nicht viel näher. Vielmehr bringen sie uns in eine Situation, die vielleicht mit der vergleichbar ist, daß wir die Funktionsweise eines Computers erklären sollen *allein* aufgrund der Information, *wann* und *in welchen Teilen* des Computers bei bestimmten Aufgaben die elektrische Aktivität besonders hoch ist.

In gewisser Weise gilt das auch für mit dem EEG ermittelte ereigniskorrelierte Potentiale. Denn aus diesen kann man zwar erschließen, daß mit einem bestimmten Ereignis tatsächlich ein spezifischer neuronaler Prozeß korreliert ist. In gewissem Maße läßt sich sogar die räumliche und zeitliche Struktur dieses Prozesses erschließen. Aber der Prozeß selbst bleibt wieder unsichtbar. Wir wissen, daß etwas vorgeht, wo es sich abspielt, wann es sich abspielt, aber wir wissen immer noch nicht, was sich im einzelnen abspielt. Grundsätzlich scheint also das Problem zu bestehen, daß es aufgrund der überaus komplexen Struktur des Gehirns außerordentlich schwierig ist, die neuronalen Prozesse und Mechanismen, die bestimmten mentalen Phänomenen zugrunde liegen, so genau zu beschreiben, daß es möglich wird, diese Phänomene durch diese Prozesse im starken Sinne zu erklären.

Möglicherweise führen hier stärker ins Detail gehende Methoden – etwa Einzel- und Multizellableitungen – wenigstens ein Stück weiter. Immerhin konnten Hubel und Wiesel ihre bahnbrechenden Ergebnisse mit Hilfe dieser Methoden erreichen – Ergebnisse, die meiner Meinung nach einen wichtigen Schritt in die erforderliche Richtung darstellen. Warum? In erster Linie deshalb, weil sie zeigen, daß bei der Verarbeitung der von der Retina bzw. dem Corpus geniculatum laterale kommenden Signale in der primären Sehrinde Orientierungssäulen eine entscheidende Rolle spielen, deren Zellen im wesentlichen dann reagieren, wenn die Reize auf der entsprechenden Region der Retina von Kanten einer bestimmten Orientierung hervorgerufen werden. Dies ist deshalb von großer Bedeutung, weil man solchen Kantendetektoren eine klare funktionale Bedeutung bei der Analyse des auf der Retina ankommenden Bildes zuschreiben kann. Wenn es darum geht, aus einem (zweidimensionalen) Bild die (dreidimensionale) Szene zu rekonstruieren, die zu diesem Bild geführt hat, ist es nämlich sinnvoll, in einem ersten Schritt die zentralen Bildelemente herauszuarbeiten. Und dabei kommt gerade der Entdeckung von Kanten eine entscheidende Bedeutung zu. Allerdings ist auch dies nicht mehr als ein erster Schritt. Wie die in der primären Sehrinde enthaltenen Informationen so weiter verarbeitet werden, daß etwa Repräsentationen der wahrgenommenen Umweltszene entstehen, ist, soweit ich weiß, ziemlich unklar. Außerdem enthalten die Ergebnisse von Hubel und Wiesel auch nicht den kleinsten Hinweis darauf, wie der qualitative Aspekt visueller Eindrücke neurobiologisch erklärt werden könnte.

Dies gilt sicher auch für einen zweiten – für sich genommen äußerst interessanten – Ansatz: die Untersuchungen zur zeitlichen Synchronisation corticaler Zellen, wie sie etwa von Eckhorn und Bauer in Marburg und von der Arbeitsgruppe von Wolf Singer am MPI für Hirnforschung in Frankfurt/M. durchgeführt werden. Auch hier besteht der interessante Punkt darin, daß dieser Synchronisation eine funktionale Bedeutung bei bestimmten mentalen Leistungen zugeschrieben werden kann. Christoph von der Malsburg z.B. hat die Auffassung vertreten, daß durch die Synchronisation verschiedener Feature-Detektoren möglicherweise die Merkmale zusammengebunden werden, die jeweils zu einem wahrgenommenen Objekt gehören (in diesem Sinne auch Engel, König & Singer, 1993). Und Wolf Singer nimmt an, daß dieser Synchronisation auch eine wichtige Aufgabe bei der Trennung von Figur und Hintergrund zukommen könnte. Ebenso wie bei den von Hubel und Wiesel entdeckten Orientierungssäulen handelt es sich allerdings auch hier nur um einen kleinen Teilaspekt des offenbar sehr komplexen Geschehens, das der visuellen Wahrnehmung zugrunde liegt. Von einer adäquaten neurobiologischen Erklärung zumindest von Wahrnehmungsphänomenen sind wir also auch nach diesen Untersuchungen noch meilenweit entfernt. Und dies gilt um so mehr, als die kritischen Aspekte *Rationalität* und *phänomenale Qualitäten* noch gar nicht in das Blickfeld dieser Untersuchungen getreten sind.

Steht es also doch schlecht um die Aussichten auf eine adäquate neurobiologische Erklärung unseres mentalen Lebens? Ich denke, diese Frage läßt sich im Augenblick noch nicht beantworten. Klar ist nur, daß wir trotz aller Erfolge der Neurowissenschaften zum gegenwärtigen Zeitpunkt von einer solchen Erklärung noch weit entfernt sind. Und klar ist auch, daß wir nicht viel weiter kommen werden, wenn die entscheidenden

Aspekte *Rationalität* und *phänomenale Qualitäten* nicht explizit thematisiert werden. Ich möchte deshalb noch kurz auf eine Theorie eingehen, die in den letzten Jahren von Hans Flohr entwickelte wurde, da diese Theorie mit dem expliziten Anspruch auftritt, gerade den qualitativen Charakter des Bewußtseins zu erklären (Flohr, 1992, 1994; zum Problem der Erklärung des Merkmals der Rationalität s. Beckermann, 1990b, 1991).

Flohr geht bei seinen Überlegungen von der Feststellung aus, daß wir zwar in vielen Fällen wissen, unter welchen Bedingungen sich Bewußtsein verändert oder ausfällt (z.B. durch Psychopharmaka, Narkose, Sauerstoffmangel, Verletzungen des Hirnstammes und cortikale Läsionen), daß es aber bisher nicht gelungen ist, diese Daten auf einen gemeinsamen Nenner zu bringen. Das heißt, wir wissen nicht, *warum* unter bestimmten physiologischen Bedingungen Bewußtsein auftritt und unter anderen fehlt. Im Hinblick auf die Frage nach einer möglichen neurobiologischen Erklärung von Bewußtsein muß man daher zwei Teilprobleme unterscheiden: ein empirisches und ein theoretisches oder konzeptionelles Teilproblem. Bei dem empirischen Teilproblem geht es darum herauszufinden, unter welchen neurophysiologischen Bedingungen Bewußtsein auftritt, d. h. welche dieser Bedingungen (einzeln) notwendig und (zusammen) hinreichend für Bewußtsein sind. Bei dem theoretischen Teilproblem dagegen geht es um ein Verständnis dieses Zusammenhangs, d.h. um die Frage, *warum* das so ist. Flohr trifft hier also eine Unterscheidung, die genau der oben eingeführten Unterscheidung zwischen schwachen und starken neurobiologischen Erklärungen von Bewußtsein entspricht.

Empirisch konzentriert sich Flohr auf die Tatsache, daß auch sogenannte NMDA-Antagonisten wie Phencyclidin und Ketamin Bewußtseinsstörungen bzw. Bewußtlosigkeit verursachen. *Warum ist das so?* Flohrs Antwort auf diese entscheidende theoretische Frage läßt sich – stark verkürzend – so zusammenfassen: 1) Nicht blockierte NMDA-Kanäle verleihen den entsprechenden Synapsen eine Hebb-Charakteristik, d.h. die synaptischen Verbindungen werden bei gleichzeitiger prä- und postsynaptischer Aktivität verstärkt. Nicht blockierte NMDA-Kanäle ermöglichen damit die Bildung neuronaler Assemblies. 2) Das Gewicht von Synapsen mit nicht blockierten NMDA-Kanälen kann sehr schnell verändert werden. Im Effekt ergibt sich also: 3) Nicht blockierte NMDA-Kanäle ermöglichen die schnelle Bildung und Auflösung neuronaler Assemblies. Genau dieser Effekt ist für Flohr die entscheidende Bedingung für die Entstehung bewußter mentaler Zustände. Denn er geht, was die theoretische Analyse des Problems angeht, von drei zusätzlichen Annahmen aus: 4) Neuronale Assemblies sind Repräsentationen. 5) Einige dieser Repräsentationen können als Metarepräsentationen aufgefaßt werden. Und 6) Bewußtsein – auch phänomenales Bewußtsein – beruht im wesentlichen auf der Fähigkeit des Organismus, Metarepräsentationen zu bilden, d.h. Repräsentationen, die sich auf die eigenen mentalen Zustände beziehen.

Ohne Zweifel gibt es in dieser Argumentation eine ganze Reihe von kritischen Punkten, und es ist daher in meinen Augen mehr als zweifelhaft, daß es Flohr wirklich gelungen ist, den qualitativen Charakter von Empfindungszuständen neurobiologisch zu erklären (vgl. hierzu Beckermann, 1994; die Grundzüge einer alternativen Theorie finden sich in Beckermann, 1995). Aber das ist nicht entscheidend. Entscheidend ist vielmehr, daß in der Flohrschen Theorie empirische und theoretische Analysen konsequent miteinander verknüpft werden und daß in den theoretischen Teil auch einschlägige philosophische Ansätze angemessen integriert sind. Es ist gerade die Pointe der Flohrschen Theorie, daß sie versucht, eine Brücke zu schlagen zwischen der empiri-

schen Tatsache, daß NMDA-Antagonisten Bewußtseinsstörungen und Bewußtlosigkeit verursachen, und der philosophischen Annahme, daß Bewußtsein genau dann
vorliegt, wenn ein Organismus über Metarepräsentationen verfügt.[4]

Eine Antwort auf die Frage, ob bzw. inwieweit mentale Phänomene neurobiologisch
erklärt werden können, wird sich meiner Meinung nach nur finden lassen, wenn die
empirische Forschung genau in dieser Weise noch ein ganzes Stück weiter vorangetrieben wird.

Literatur

Beckermann, A. *Zur Logik der Identitätstheorie.* In: Pasternack, G. (Hrsg.) *Philosophie und
Wissenschaften.* Frankfurt/M. (Peter Lang) 1990a. S. 87–110.

Beckermann, A. *Monismus – Herausforderung an die Philosophie.* In: *Aus Forschung und
Medizin (Schering)* 5/1 (1990b) S. 25–32.

Beckermann, A. *Der endgültige Todesstoß für den Repräsentationalismus? – Eine Replik auf
Andreas Kemmerlings Artikel ,Mentale Repräsentationen'.* In: *Kognitionswissenschaft* 2
(1991) S. 91–98.

Beckermann, A. *Introduction – Reductive and Nonreductive Physicalism.* In: Beckermann, A.;
Flohr, H.; Kim, J. (Hrsg.) *Emergence or Reduction?* Berlin, New York (de Gruyter) 1992a.
S. 1–21.

Beckermann, A. *Supervenience, Emergence, and Reduction.* In: Beckermann, A.; Flohr, H;
Kim, J. (Hrsg.) *Emergence or Reduction?* Berlin, New York (de Gruyter) 1992b. S. 94–118.

Beckermann, A. *Metarepräsentationen und phänomenale Zustände.* In: Lenk, H.; Poser, H.
(Hrsg.) *Neue Realitäten – Herausforderung der Philosophie. XVI. Deutscher Kongreß für
Philosophie. Vorträge und Kolloquien.* Berlin (Akademie Verlag) 1994. S. 236–245.

Beckermann, A. *Visuelle Informationsverarbeitung und phänomenales Bewußtsein.* In:
Metzinger, T. (Hrsg.) *Bewußtsein – Beiträge aus der Gegenwartsphilosophie.* Paderborn
(Schöningh) 1995. S. 663–679.

Beckermann, A. *Eigenschafts-Physikalismus.* In: *Zeitschrift für Philosophische Forschung* 50
(1996). S. 3–25.

Beckermann, A.; Flohr, H.; Kim, J. (Hrsg.) *Emergence or Reduction?* Berlin, New York (de
Gruyter) 1992.

Bieri, P. *Was macht Bewußtsein zu einem Rätsel?* In: *Spektrum der Wissenschaft* (Okt. 1992) S.
48–56.

Brentano, F. *Psychologie vom empirischen Standpunkt.* (Hrsg. Kraus, O.) Leipzig (Meiner)
1924.

Broad, C. D. *The Mind and Its Place in Nature.* London (Allen & Unwin) 1925.

Cummins, R. *The Nature of Psychological Explanation.* Cambridge, MA (MIT) 1983.

Engel, A. K.; König, P.; Singer, W. *Bildung repräsentationaler Zustände im Gehirn.* In:
Spektrum der Wissenschaft (Sept. 1993) S. 42–47.

Flohr, H. *Qualia and Brain Processes.* In: Beckermann, A.; Flohr, H.; Kim, J. (Hrsg.) *Emergence or Reduction?* Berlin, New York (de Gruyter) 1992. S. 220–238.

Flohr, H. *Die physiologischen Bedingungen des Bewußtseins.* In: Lenk, H.; Poser, H. (Hrsg.)
*Neue Realitäten – Herausforderung der Philosophie. XVI. Deutscher Kongreß für Philoso-
phie. Vorträge und Kolloquien.* Berlin (Akademie Verlag) 1994. S. 222–235.

---

[4] Für das Verständnis der Flohrschen Argumentation ist es wichtig zu wissen, daß die z.B. von D.
Rosenthal (vgl. etwa Rosenthal 1986) vertretene metarepräsentationalistische Analyse von Bewußtsein in der Tat eine der wichtigsten Bewußtseinstheorien darstellt, die zur Zeit in der Philosophie des
Geistes diskutiert werden. Darin daß Flohr sich gerade auf diesen Ansatz stützt, liegt möglicherweise
aber auch die größte Schwäche seiner Theorie; denn man kann mit guten Gründen die Auffassung
vertreten, daß die metarepräsentationalistische Analyse von Bewußtsein ihrerseits den phänomenalen
Charakter von Empfindungen nicht nur nicht erklärt, sondern völlig außer acht läßt.

Glöckner, W. (Hrsg.) *Fischer Kolleg Chemie*. Frankfurt/M. (Fischer) 1973.
Levine, J. *Materialism and Qualia: The Explanatory Gap*. In: *Pacific Philosophical Quarterly* 64 (1983) S. 354–361.
McGinn, C. *The Character of Mind*. Oxford (Oxford University Press) 1982.
Nagel, Th. *What is it like to be a bat?* In: *Philosophical Review* 83 (1974) S. 435–450.
Rosenthal, D. *Two Concepts of Consciousness*. In: *Philosophical Studies* 94 (1986) S. 329–359.
Stephan, A. *C.D. Broad's a priori-Argument für die Emergenz phänomenaler Qualitäten*. In: Lenk, H.; Poser, H. (Hrsg.) *Neue Realitäten – Herausforderung der Philosophie. Sektionsbeiträge I zum XVI. Deutschen Kongreß für Philosophie*. Berlin (1993). S. 176–183.

Weiterführende Literatur

Beckermann, A. *Eigenschafts-Physikalismus*. In: *Zeitschrift für Philosophische Forschung* 50 (1996). S. 3–25.
Bieri, P. (Hrsg.) *Analytische Philosophie des Geistes*. Königstein/Ts. (Hain) 1993.
Block, N. (Hrsg.) *Readings in Philosophy of Psychology, 2 Bde*. London (Methuen) 1980.
Churchland, P. M. *Matter and Consciousness* (Neuaufl.). Cambridge, MA (MIT) 1988.
Guttenplan, S. (Hrsg.) *A Companion to the Philosophy of Mind*. Oxford (Blackwell) 1994.
McGinn, C. *The Character of Mind*. Oxford (Oxford University Press) 1982.
Lycan, W. G. (Hrsg.) *Mind and Cognition*. Oxford (Blackwell) 1990.

12. Kognitive Psychologie, Neurobiologie und das „Gehirn-Bewußtsein-Problem"

Martin Eimer

Jeder von uns weiß, daß zwischen geistigen Prozessen und Vorgängen im Gehirn ein enger Zusammenhang besteht: Damit Wahrnehmungen oder Denkprozesse, Absichten und Wünsche, Erinnerungen oder Emotionen zustande kommen, müssen gleichzeitig immer auch bestimmte Gehirnprozesse ablaufen. Gäbe es kein Gehirn, könnte es auch keine geistigen Prozesse geben. Obwohl niemand daran zweifelt, daß Gehirnprozesse und mentale Vorgänge aufs engste gekoppelt sind, stellt uns die Frage, wie dieser Zusammenhang genauer zu beschreiben ist, vor große Probleme. Können geistige Prozesse vollständig auf die ihnen zugrundeliegenden Gehirnprozesse zurückgeführt werden? Lassen sich geistige Prozesse auf diese Weise vollständig erklären?

In den Beiträgen dieses Buches geht es um den Zusammenhang von kognitiven Prozessen – Wahrnehmung und Aufmerksamkeit, Gedächtnis und Verhaltenssteuerung – und Gehirnvorgängen. Was wissen wir heute über das Verhältnis von Kognition und Gehirn? Es hat sich gezeigt, daß trotz zahlreicher Fortschritte noch viele Fragen ungeklärt, viele Zusammenhänge unverstanden sind. Worauf könnte dies zurückzuführen sein? Zweifellos handelt es sich bei kognitiven Prozessen wie auch bei Gehirnprozessen um außerordentlich komplexe Phänomene. Deshalb ist es nicht überraschend, daß es im Hinblick auf die Beziehung zwischen Gehirn und Kognition mehr offene Fragen als eindeutige Antworten gibt. Trotzdem besteht Zuversicht, daß künftige Fortschritte in der Psychologie und Neurobiologie uns zu einem tieferen Verständnis von kognitiven Prozessen und Gehirnvorgängen führen werden. Eines Tages sollten wir in der Lage sein, kognitive Prozesse zu erklären, indem wir auf die ihnen zugrundeliegenden Gehirnprozesse verweisen.

Es gibt allerdings warnende Stimmen, die diese optimistische Zukunftsperspektive für eine Illusion halten. Anstatt anzunehmen, daß sich uns mit weiteren Erkenntnisfortschritten in der Psychologie und Neurobiologie der Zusammenhang zwischen Kognition und Gehirn Schritt für Schritt enthüllen wird, sind diese Skeptiker davon überzeugt, daß wir den Zusammenhang zwischen geistigen Prozessen und Gehirnvorgängen niemals vollständig verstehen werden. Das Argument, das für diese pessimistische Prognose ins Feld geführt wird, lautet kurzgefaßt etwa so: Das wesentliche Merkmal geistiger Prozesse und damit auch der zentrale Gegenstand der Psychologie ist das bewußte Erleben. Das Bewußtsein ist jedoch der Naturwissenschaft und damit auch der naturwissenschaftlichen Gehirnforschung aus prinzipiellen Gründen entzogen. Aus diesem Grunde werden wir die Frage nach dem Zusammenhang von Gehirnprozessen und bewußten geistigen Zuständen auch in Zukunft nicht befriedigend beantworten können.

In diesem Beitrag soll diese skeptische Argumentation genauer überprüft und untersucht werden, auf welche Weise kognitive Psychologen und Neurobiologen damit umgehen. Zunächst wird dargestellt, wie in der heutigen Forschung der Zusammenhang zwischen kognitiven Prozessen und Gehirnvorgängen beschrieben und an welcher Stelle hier die Frage nach der Beziehung von Gehirn und Bewußtsein aufgeworfen wird. Dann wird gefragt, was genau unter kognitiven Prozessen zu verstehen ist. Es wird sich herausstellen, daß die kognitive Psychologie hier eine andere Antwort gibt als die Psychologie des Alltags: In der kognitiven Psychologie wird der Erlebnisaspekt des Mentalen systematisch ausgeklammert. Zu zeigen wird sein, auf welche Weise und warum dies geschieht. Fazit der Untersuchung: Für die naturwissenschaftlich betriebene Erforschung des Zusammenhangs von Gehirn und Kognition stellt sich ein „Problem des Bewußtseins" nicht.

12.1   Kognitive Prozesse und Gehirnvorgänge

Fassen wir die oben kurz skizzierte skeptische Argmentation zunächst einmal etwas genauer ins Auge. Gehirnprozesse werden mit naturwissenschaftlichen Methoden untersucht und in der Sprache von Neurophysiologie, Chemie oder Physik beschrieben. Dies trifft für das Mentale als Gegenstandsbereich der Psychologie sicherlich nicht ohne weiteres zu. Zeichnet sich die Psychologie nicht gerade dadurch aus, daß hier nicht allein von physischen Zuständen und Prozessen, von Reizen und Verhalten, sondern zusätzlich und vor allem auch vom subjektiven, bewußten Erleben die Rede ist? Wenn dies zutrifft, ergibt sich aber ein grundlegendes Problem: Wer nach dem Zusammenhang von Kognition und Gehirn, von Psychologie und Biologie fragt, möchte psychologische Beschreibungen bewußter geistiger Zustände mit naturwissenschaftlichen Erkenntnissen über Gehirnvorgänge in Beziehung setzen. Bewußtes Erleben spielt jedoch in den Beschreibungen von Gehirnprozessen keine Rolle. Damit wird die grundsätzliche Frage aufgeworfen, wie auf der Grundlage von neurophysiologischen Prozessen überhaupt subjektives Erleben entstehen kann. Wenn wir diese Frage nicht befriedigend beantworten können, wird es uns auch nicht gelingen, geistige Prozesse vollständig unter Bezugnahme auf die ihnen zugrundeliegenden Gehirnprozesse zu erklären.

Wir haben es hier mit einer modernen Variante des Leib-Seele-Problems zu tun. Die Existenz eines „Gehirn-Bewußtsein-Problems" wurde bereits im 19. Jahrhundert erkannt. So schreibt z.B. der Physiologe Emil Du Bois-Reymond:

Welche denkbare Verbindung besteht zwischen bestimmten Bewegungen bestimmter Atome in meinem Gehirn einerseits, andererseits den für mich ursprünglichen, nicht weiter definierbaren, nicht wegzuleugnenden Tatsachen: Ich fühle Schmerz, fühle Lust; ich schmecke Süßes, rieche Rosenduft, höre Orgelton, sehe Roth ... Es ist eben durchaus und für immer unbegreiflich, wie es einer Anzahl von Kohlenstoff-, Wasserstoff-, Stickstoff- usw. Atomen nicht sollte gleichgültig sein, wie sie liegen und sich bewegen ... Es ist in keiner Weise einzusehen, wie aus ihrem Zusammensein Bewußtsein entstehen könne.

Um verstehen zu können, welche Rolle dieses „Gehirn-Bewußtsein-Problem" für die künftige Erforschung des Zusammenhangs von Gehirn und Kognition spielt, muß zunächst untersucht werden, von welcher Art die Prozesse und Zustände sind, die in der heutigen kognitiven Psychologie untersucht werden. Trifft es überhaupt zu, daß hier vor allem das subjektive, bewußte Erleben zum Gegenstand gemacht wird?

Für die behavioristisch orientierte Psychologie in der ersten Hälfte dieses Jahrhunderts stand allein das beobachtbare menschliche Verhalten und dessen Beziehung zur Reizumwelt im Mittelpunkt. Bewußte mentale Zustände und Prozesse gehörten nicht zum Gegenstandsbereich der behavioristischen Psychologie – ein „Gehirn-Bewußt-sein-Problem" wurde dementsprechend nicht aufgeworfen. Im Gegensatz zum Beha-viorismus beschränkt sich die zeitgenössische kognitive Psychologie nicht auf die Untersuchung offenen Verhaltens. Im Mittelpunkt des Interesses stehen heutzutage *kognitive* Zustände und Prozesse – interne Vorgänge, die der Wahrnehmung, dem Denken, Problemlösen, Erinnern oder Entscheiden zugrunde liegen. Kognitive Prozes-se werden dabei meist als *Informationsverarbeitungsprozesse* beschrieben. Im Verlauf solcher Prozesse wird Information aufgenommen, integriert, gespeichert, selegiert oder bewertet, Handlungsziele werden ausgewählt und bestimmte Verhaltensweisen aktiviert. Das Zusammenspiel zahlreicher kognitiver Prozesse ist dafür verantwortlich, daß menschliches Verhalten situationsangemessen und zielgerichtet abläuft. Kognitive Prozesse tragen also zur adaptiven Verhaltenssteuerung bei. Prozesse der Informati-onsverarbeitung dürfen weder mit beobachtbarem Verhalten noch mit Gehirnvorgän-gen verwechselt werden. Es handelt sich hier zunächst um hypothetische Prozesse, die zur Erklärung komplexer Verhaltensleistungen postuliert werden, und zwar vor allem dann, wenn deren biologischen Grundlagen noch weitgehend im dunkeln liegen.

Welche Rolle spielen Gehirnprozesse bei der Erklärung kognitiver Leistungen? Der Zusammenhang zwischen Kognition und Gehirn wird im Zuge von *Instantiierungser-klärungen* hergestellt (vgl. Beckermann, Kapitel 11, in diesem Band). Zunächst beob-achten wir bei Menschen oder auch Tieren situationsangemessenes, zielgerichtetes Verhalten. Aufgrund dieser Beobachtungen schreiben wir den Lebewesen bestimmte kognitive Leistungen (z.B. eine funktionierende Wahrnehmung oder die Fähigkeit zu schlußfolgerndem Denken) zu. Von diesen Fähigkeiten wiederum nehmen wir an, daß sie auf einfacheren kognitiven Prozessen (elementaren Prozessen der Informationsver-arbeitung) beruhen. Die Existenz dieser Prozesse wird erklärt, indem gezeigt wird, wie sie im Gehirn realisiert sind (vgl. dazu auch Cummins, 1983; Eimer, 1990). Die Frage nach dem Zusammenhang von Gehirnprozessen und kognitiven Prozessen, von Neu-robiologie und kognitiver Psychologie stellt sich hier also als die Frage nach der Realisierung elementarer kognitiver Prozesse im Gehirn. Kognition wird erklärt, in-dem kognitive Leistungen auf ihre *Instantiierungsbasis* im Gehirn zurückgeführt wer-den.

12.2   Alltagspsychologie und kognitive Psychologie

Bislang wurde von kognitiver Psychologie gesprochen, ohne daß dabei an irgendeiner Stelle vom Bewußtsein die Rede war. Welche Rolle spielt das bewußte Erleben im Rahmen des zuvor skizzierten kognitiv-psychologischen Forschungsprogramms? An welcher Stelle, auf welche Weise wird hier ein „Gehirn-Bewußtsein-Problem" aufge-worfen?

Wie bereits erwähnt, werden in der kognitiven Psychologie Leistungen wie „Wahr-nehmung", „Erinnern", „Problemlösen" oder „Lernen" beschrieben. Dies trifft nicht nur für die wissenschaftlich betriebene kognitive Psychologie zu. Auch in der Psycho-logie des Alltags wird auf solche Leistungen Bezug genommen, wenn das Verhalten anderer Personen erklärt wird: Jemand verhält sich auf bestimmte Weise, weil er etwas wahrgenommen oder erkannt hat, weil er etwas glaubt oder wünscht, sich an etwas erinnert. Das Vokabular, in dem die Gegenstände der kognitiven Psychologie be-schrieben werden, entstammt zum überwiegenden Teil der Alltagspsychologie.

Wenn wir nach dem Stellenwert des bewußten Erlebens in der kognitiven Psychologie fragen, ist es sinnvoll, zunächst einmal zu untersuchen, welche Rolle das Bewußtsein in der Alltagspsychologie spielt. Wenn im Alltag von „Wahrnehmung", „Erinnerung" oder „Entscheidung" die Rede ist, werden geistige Zustände postuliert, die durchaus Gegenstand der bewußten Erfahrung sein können. Wenn eine Person ihre Wahrnehmungseindrücke beim Betrachten eines Sonnenuntergangs beschreibt, nimmt sie offenkundig auf ihr bewußtes Erleben Bezug. Gleichzeitig sind diese alltagspsychologischen Begriffe aber auch eng mit beobachtetem Verhalten verbunden. Ich schreibe einer Person mangelhafte Sehfähigkeit oder ein außerordentliches Gedächtnis zu, weil sie sich auf eine bestimmte Art und Weise verhält. In der Alltagspsychologie lassen sich also zwei Aspekte des Mentalen unterscheiden – der Verhaltensaspekt und der Erlebnisaspekt. Zum einen stehen mentale Zustände in einem engen Zusammenhang mit beobachtbarem Verhalten. Zum anderen zeichnen sie sich dadurch aus, daß sie einer Person bewußt zugänglich sein können.

Finden sich diese beiden Aspekte des Mentalen in gleicher Weise auch in der wissenschaftlich betriebenen kognitiven Psychologie? Diese Frage läßt sich nicht ohne weiteres beantworten, weil die aus der Alltagspsychologie entnommenen Begriffe im Rahmen kognitiv-psychologischer Erklärungen unterschiedliche Rollen spielen können. Auf der einen Seite steht die *intentionale kognitive Psychologie*. Hier werden Zustände wie Meinungen, Wünsche, Ziele oder Pläne unmittelbar zur Verhaltenserklärung herangezogen. So fragt z.B. die Motivationspsychologie nach dem Zustandekommen situationsangemessenen Verhaltens aufgrund der aktuellen Bedürfnislage, antizipierter Ziele und der wahrgenommenen Möglichkeit, diese Ziele in der gegebenen Situation zu realisieren. Auf der anderen Seite steht die *sub-personale kognitive Psychologie*, von der bereits im vorangegangenen Abschnitt im Zusammenhang mit Instantiierungserklärungen die Rede war. Hier spielen Meinungen, Wünsche und andere aus der Alltagspsychologie vertrauten Begriffe keine vergleichbare Rolle. Wie bereits erwähnt, werden Verhaltensleistungen in der sub-personalen kognitiven Psychologie unter Bezugnahme auf Informationsverarbeitungsprozesse erklärt. Diese laufen in der Regel mit hoher Geschwindigkeit ab und sind dem subjektiven Zugang weitgehend entzogen. Als Beispiel seien hier elementare Leistungen der Wahrnehmung (die Trennung zwischen Figur und Grund, die Berechnung räumlicher Tiefe oder diverse Konstanzphänomene) oder des Erinnerns (ultrakurz-, kurz- oder langfristige Speicherung, Gedächtnisabrufprozesse) genannt.

Wenn die sub-personale kognitive Psychologie sich ausschließlich mit Prozessen beschäftigt, die sich nicht auf der Ebene des Bewußtseins abspielen, scheint sich für sie die Frage nach der Rolle des subjektiven Erlebens erst gar nicht zu stellen. Weniger klar ist dies im Falle der intentionalen kognitiven Psychologie: Motive, Bedürfnisse, Ziele oder Willensentscheidungen können dem Bewußtsein ja durchaus zugänglich sein. Spielt dieser Erlebnisaspekt in den Erklärungen der intentionalen kognitiven Psychologie aber eine Rolle? Solange Meinungen, Wünsche, Bedürfnisse oder Ziele zum Zwecke der Handlungserklärung zugeschrieben werden, ohne daß dabei irgendwelche Annahmen über das subjektive Erleben ins Spiel kommen, stellt sich das „Gehirn-Bewußtsein-Problem" auch für die intentionale kognitive Psychologie nicht. Dies ist in aller Regel der Fall: So hat z.B. die Motivationspsychologie keinerlei Schwierigkeit, die Existenz und Verhaltenswirksamkeit unbewußter Willensprozesse und anderer nicht bewußter mentaler Zustände anzuerkennen. Die Tatsache, daß mentale Zustände mit subjektivem Erleben einhergehen können, wird in den Erklärungen der intentionalen kognitiven Psychologie zumeist gar nicht erwähnt. Es werden hier zwar mentale Zustände postuliert, die auch Gegenstand der subjektiven Erfahrung sein können –, der Erlebnisaspekt selbst spielt für die Erklärung jedoch keine Rolle.

12.3   Operationale Definitionen in der sub-personalen kognitiven Psychologie

Fassen wir die bisherigen Überlegungen kurz zusammen: Weder in der intentionalen kognitiven Psychologie noch in der sub-personalen kognitiven Psychologie wird das bewußte Erleben selbst zum Gegenstand der Untersuchung gemacht oder zur Verhaltenserklärung herangezogen. Also sollte sich ein „Gehirn-Bewußtsein-Problem" für die gemeinsamen Bemühungen von kognitiven Psychologen und Neurobiologen eigentlich nicht stellen. In diesem Abschnitt soll untersucht werden, wie es der kognitiven Psychologie eigentlich gelingt, den Erlebnisaspekt des Mentalen, der laut Auskunft der Alltagspsychologie eng mit Prozessen der Wahrnehmung, des Denkens oder Erinnerns verbunden ist, als Untersuchungsgegenstand auszuklammern. Dazu soll im folgenden ein kurzer Blick auf die Forschungspraxis der kognitiven Psychologie – genauer: der sub-personalen kognitiven Psychologie – geworfen werden.

Wenn in der sub-personalen kognitiven Psychologie eine kognitive Leistung zum Gegenstand der Untersuchung gemacht wird, muß diese Leistung auf eine Art und Weise beschrieben werden, die experimentell kontrollierte Messungen möglich macht. Die kognitive Leistung wird im Rahmen des jeweils gewählten experimentellen Paradigmas *operational definiert*. Damit verändert sich aber die alltagspsychologische Bedeutung von „Wahrnehmung", „Denken" oder „Erinnern". Solche operationalen Um- oder Neudefinitionen eines Untersuchungsgegenstands bleiben häufig unbemerkt, weil sie meist nicht mit einem entsprechenden Wechsel der verwendeten Begriffe einhergehen.

Um dieses Vorgehen zu verdeutlichen, soll nun ein exemplarischer Fall betrachtet werden. Unter der Überschrift „räumliche Aufmerksamkeit" wird untersucht, wie bestimmte Verhaltensmaße (Reaktionsgeschwindigkeit, Entdeckungsleistung) dadurch beeinflußt werden, daß Reize an erwarteten (beachteten) oder an unerwarteten (nicht beachteten) Positionen dargeboten werden. Es zeigt sich z.B., daß die Reaktionen auf Reize an beachteten Orten schneller sind als die Reaktionen auf Reize an nicht beachteten Orten. Um diesen experimentell beobachteten Verhaltenseffekt zu erklären, werden Prozesse der selektiven Aufmerksamkeit postuliert. Diese sind dafür verantwortlich, daß Reize an beachteten Positionen schneller, effektiver oder gründlicher verarbeitet werden als Reize an nicht beachteten Positionen (vgl. dazu Eimer, Kapitel 8, in diesem Band).

In welchem Zusammenhang steht die so definierte Aufmerksamkeit mit dem, was wir im Alltag intuitiv unter Aufmerksamkeit verstehen würden? Es scheint, als hätte diese operationale Definition von Aufmerksamkeit nur noch wenig mit dem alltäglichen Aufmerksamkeitskonzept zu tun. Die Frage „Was ist Aufmerksamkeit?" findet in dieser speziellen experimentellen Situation eine andere Antwort als im intuitiven Alltagsverständnis. Entscheidend ist dabei, daß im Gegensatz zum alltäglichen Begriff von Aufmerksamkeit der Erlebnisaspekt für den experimentalpsychologischen Aufmerksamkeitsbegriff keinerlei Rolle spielt. Während im Alltag Aufmerksamkeitsphänomene eng mit Veränderungen des bewußten Erlebens in Verbindung gebracht werden, äußert sich die Aufmerksamkeit der sub-personalen kognitiven Psychologie in experimentell hervorgerufenen Verhaltenseffekten, die beschrieben werden, ohne daß dabei subjektives Erleben ins Spiel gebracht werden müßte.

In dieser Hinsicht unterscheidet sich die kognitiv-psychologische „Aufmerksamkeit" im übrigen auch grundsätzlich von der „klassischen" Aufmerksamkeitsforschung, wie sie um die Jahrhundertwende von Wilhelm Wundt oder William James betrieben wurde. Für diese Autoren steht eindeutig der Erlebnisaspekt im Vordergrund – die Wirkung der Aufmerksamkeit manifestiert sich laut Wundt und James vor allem in der deutlichen oder klareren Präsenz von beachteten Reizen im Bewußtsein. Hier zeigt sich, daß das Ausblenden des subjektiven Erlebens im Zuge von operationalen Definitionen keineswegs ein Wesensmerkmal der psychologischen Forschung an sich ist, sondern vielmehr charakteristisch für die experimentelle kognitive Psychologie, wie sie heute betrieben wird.

Wie gelingt es der sub-personalen kognitiven Psychologie also, das subjektive Erleben auszuklammern? Kognitive Leistungen werden im Kontext bestimmter experimenteller Situationen operational definiert, wobei der Erlebnisaspekt vollständig eliminiert wird. Während die Alltagspsychologie Verhalten und Erleben in gleicher Weise als Aspekte des Mentalen ansieht, wird als Folge solcher operationaler Definitionen allein der Verhaltensaspekt zum Gegenstand der Untersuchung.

12.4 Die Perspektive des Beobachters: Erste Person und Dritte Person

Der Nutzen, der mit der zuletzt skizzierten Strategie einhergeht, ist offensichtlich: Wenn bewußtes Erleben bei der Beschreibung kognitiver Leistungen keine Rolle spielt, wird das von Du Bois-Reymond aufgezeigte „Gehirn-Bewußtsein-Problem" erst gar nicht aufgeworfen. Kognitive Leistungen werden als experimentell induzierte Verhaltensmodulationen beschrieben. Diese wiederum werden unter Bezugnahme auf Informationsverarbeitungsprozesse erklärt, deren hirnphysiologische Grundlage zu identifizieren Aufgabe der Neurowissenschaften ist. Wenn wir auch derzeit noch weit davon entfernt sind, kognitive Leistungen auf diese Weise vollständig erklärt zu haben, so steht doch nicht zu erwarten, daß wir im Zuge eines so betriebenen Forschungsprojekts mit prinzipiell unlösbaren Problemen konfrontiert werden.

Es gibt allerdings kritische Geister, denen der in der Alltagspsychologie verankerte Erlebnisaspekt des Mentalen teuer ist und die sich mit dem Ausschluß des subjektiven Erlebens aus dem Gegenstandskatalog der kognitiven Psychologie nicht abfinden wollen. Diese Kritiker machen darauf aufmerksam, daß mit dem Verzicht darauf, das Bewußtsein selbst zum Forschungsgegenstand zu machen, die Untersuchung des Zusammenhangs von Gehirn und Kognition ihre eigentliche Pointe verloren hat. Ist es nicht gerade die Suche nach den materiellen Grundlagen des menschlichen Bewußtseins, die den Forschergeist seit jeher fasziniert hat? Sollte diese Suche angesichts künftig anstehender tieferer Einsichten in die Funktionsweise des Gehirns nicht mit doppelter Anstrengung vorangetrieben werden? Sollte man sich dem „Gehirn-Bewußtsein-Problem" nicht besser stellen und im Rahmen interdisziplinärer Projekte an seiner Lösung arbeiten, anstatt ihm einfach auszuweichen?

Fragen wie diese zeigen, daß das zuvor skizzierte Forschungsprogramm selbst im Erfolgsfalle in bestimmter Weise unbefriedigend zu bleiben scheint. Nehmen wir an, wir hätten vollständig geklärt, welche hirnphysiologischen Vorgänge den zuvor beschriebenen Verhaltenseffekten der selektiven Aufmerksamkeit zugrunde liegen. Im Beitrag *Wahrnehmung und Aufmerksamkeit* (Kap. 8, in diesem Band) wird geschildert, daß auf der Suche nach diesen Grundlagen bereits einige erste Antworten gefunden worden sind. Doch selbst wenn die biologischen Mechanismen der selektiven Aufmerksamkeit komplett beschrieben sind, bliebe eine Frage unbeantwortet – die Frage nämlich, wie die sich verhaltende Person die Situation und ihr Agieren in dieser Situation erlebt. Läßt die naturwissenschaftlich orientierte Erforschung des Mentalen also etwas Entscheidendes aus? Der Philosoph Thomas Nagel gibt in einem berühmt gewordenen Aufsatz (1974) eben dieser Befürchtung Ausdruck. Nagel fragt, ob wir wissen können, wie es ist, eine Fledermaus zu sein, und kommt zu dem Schluß, daß uns ein solches Wissen auch bei vollständiger Kenntnis von Anatomie und Physiologie der Fledermaus unerreichbar bleibt. Andere Philosophen sind zu einem ähnlichen Urteil gekommen (z.B. Searle, 1980; Jackson, 1982). Alle Argumente laufen letztendlich auf eine einfache Feststellung hinaus: Die Beschreibung des subjektiven Erlebens und die naturwissenschaftliche Beschreibung des Menschen und seines Verhaltens unterscheiden sich im Hinblick auf die jeweils eingenommene *Beobachterperspektive*. Wenn es um Bewußtseinsphänomene geht, ist die Beschreibungsperspektive notwendigerweise die der Ersten Person: *Ich selbst* bin das Subjekt meiner Empfindungen und Erlebnisse. Naturwissenschaftliche Beschreibungen setzen dagegen ebenso notwendigerweise einen intersubjektiv überprüfbaren Zugang zum Gegenstand der Beobachtung voraus – die hier eingenommene Perspektive ist die der Dritten Person. Mit diesem Unterschied in der Beobachterperspektive geht ein Unterschied in der Art der Beschreibungen einher. Eine Darstellung des Zusammenhangs von Gehirn und Kognition, die aus der Perspektive der Dritten Person entwickelt worden ist, erscheint deshalb als unvollständig, weil hier die Perspektive der Ersten Person vollständig ausgeklammert bleiben muß. Die Klage, daß die naturwissenschaftliche Erforschung des Zusammenhangs von Gehirn und Kognition das subjektive Erleben unerklärt läßt, ist also nichts anderes als Klage darüber, daß die Perspektive der Dritten Person nicht gleichzeitig auch die Erste-Person-Perspektive umfaßt.

12.5   Kognitive Psychologie als Naturwissenschaft

Welche Konsequenzen ergeben sich aus den in diesem Beitrag angestellten Überlegungen für die kognitive Psychologie und die Erforschung des Zusammenhangs von Gehirn und Kognition? Zuerst ist festzustellen, daß das Verschwinden des subjektiven Erlebens aus dem Gegenstandsbereich der kognitiven Psychologie keinesfalls Zufall oder kurzfristige Forschungsstrategie ist. Das Ausklammern des Erlebnisaspekt des Mentalen ist vielmehr eine *notwendige Voraussetzung* dafür, daß die Psychologie im Zusammenspiel mit anderen Neurowissenschaften die biologischen Grundlagen kognitiver Leistungen aufklären kann. Wenn dies das Ziel der kognitiv-psychologischen Forschung ist, muß die kognitive Psychologie als Naturwissenschaft betrieben werden. In diesem Fall darf eine andere Perspektive als die der Dritten Person gar nicht gewählt werden, da jede Naturwissenschaft diese Perspektive einnehmen muß. Also kann der aus der Perspektive der Ersten Person beschriebene Erlebnisaspekt des Mentalen prinzipiell kein Gegenstand naturwissenschaftlich orientierter psychologischer Forschung sein[1].

Ist das Bewußtsein also überhaupt kein Thema für die kognitive Psychologie? Natürlich wird auch die naturwissenschaftlich betriebene Psychologie zur Kenntnis nehmen, daß einige der von ihr untersuchten kognitiven Leistungen mit bewußtem Erleben einhergehen. Wenn es aber solche Korrelationen zwischen bewußtem Erleben, kognitiven Prozessen und Gehirnvorgängen gibt, könnte es sich lohnen, diese Korrelationen systematisch zu untersuchen. Dabei stellt sich allerdings die Frage, wie sich das Vorhandensein, die Identität oder der Zeitverlauf von subjektiven Erlebnissen überhaupt feststellen läßt. Korrelationen zwischen Gehirnvorgängen und subjektivem Erleben lassen sich nur dann beschreiben, wenn es für beide Phänomene objektiv überprüfbare Identifikationskriterien gibt. Anders ausgedrückt: Um Korrelationen zwischen Gehirnprozessen und Bewußtseinsvorgängen feststellen zu können, müßte auch das subjektive Erleben der naturwissenschaftlichen Perspektive zugänglich gemacht werden. Nehmen wir an, dieses Problem wäre gelöst, und wir hätten festgestellt, daß alle Gehirnprozesse, die mit bewußtem Erleben einhergehen, eine gemeinsame Eigenschaft besitzen. Dann wäre in bestimmter Weise die Frage nach dem Zusammenhang von Gehirn und Bewußtsein beantwortet: Es wäre gezeigt, daß Bewußtsein stets mit dem Auftreten von Gehirnprozessen vom Typ X verknüpft ist (vgl. dazu Flohr, Kapitel 13, in diesem Band). Nun könnte gefragt werden, welche *Funktion* dem bewußten Erleben zukommt: Spielt es eine Rolle für das kausale Geschehen im Gehirn und für die kognitive Kontrolle des Verhaltens, daß einige Gehirnvorgänge mit Bewußtsein einhergehen und andere nicht? Und wenn ja, wie läßt sich diese besondere Rolle des bewußten Erlebens genauer beschreiben?

Aber selbst dann, wenn wir Antworten auf solche Fragen gefunden hätten, könnte man immer noch beklagen, daß wir nicht verstehen können, *warum* systematische Korrelationen zwischen bestimmten Gehirnprozessen und bewußtem Erleben bestehen (vgl. dazu Bieri, 1992). Kognitive Psychologen und Neurowissenschaftler werden einen solchen Einwand als wenig fruchtbar abtun. Niemand bestreitet, daß es einen grundsätzlichen Unterschied zwischen der Perspektive der Dritten und der Ersten Person gibt. Dieser Unterschied äußert sich genau darin, daß wir über die Beschreibung korrelativer Zusammenhänge zwischen Gehirnprozessen und subjektivem Erleben nicht hinauskommen. Aus diesem Grunde gibt es aber auch jenseits solcher Korrelationen keine weitere Frage, die sich überhaupt sinnvoll stellen läßt.

Als Fazit bleibt festzuhalten, daß sich das „Gehirn-Bewußtsein-Problem" für die kognitive Psychologie und die mit den Grundlagen mentaler Prozesse befaßte Neurobiologie nicht stellt, weil – anders als in der Alltagspsychologie – in der kognitiven Psychologie der Erlebnisaspekt des Mentalen systematisch ausgeblendet wird. Die kognitive Psychologie tut auch gut daran, so zu verfahren: Diese Selbstbeschränkung ist notwendig, um einen im naturwissenschaftlichen Sinne objektiven Beobachterstandpunkt einnehmen zu können. Indem die kognitive Psychologie das bewußte Erleben ausblendet, kann sie Beschreibungen kognitiver Leistungen und Prozesse liefern, deren Grundlagen im Gehirn von der Neurobiologie gesucht werden können. Natürlich bestreitet niemand, daß manche dieser Prozesse mit bewußtem Erleben korreliert sind und daß derartige Korrelationen einer genaueren Untersuchung wert sind. Würde die kognitive Psychologie jedoch ihr Hauptaugenmerk auf die Beschreibung subjektiver

---

[1] Aus diesem Grunde fände z.B. die am subjektiven Erleben interessierte Aufmerksamkeitsforschung eines Wundt oder James im Rahmen eines interdisziplinären Projekts „Gehirn und Kognition" nicht ohne weiteres Platz.

Erlebnistatbestände richten, hätte sie sich selbst von vornherein um die Möglichkeit gebracht, im Zusammenspiel mit der Neurobiologie und anderen Naturwissenschaften die Zusammenhänge von Gehirn und Kognition erforschen zu können.

Literatur

Bieri, P. *Was macht Bewußtsein zu einem Rätsel?* In: *Spektrum der Wissenschaft* 10 (1992) S. 48–56.

Cummins, R. *The Nature of Psychological Explanation.* Cambridge, MA (MIT) 1983.

Du Bois-Reymond, E. *Über die Grenzen des Naturerkennens.* In: *Vorträge über Philosophie und Gesellschaft.* Hamburg (Meiner) 1974.

Eimer, M. *Informationsverarbeitung und mentale Repräsentation.* Berlin, Heidelberg, New York (Springer) 1990.

Jackson, F. *Epiphenomenal Qualia.* In: *Philosophical Quarterly* 32 (1982) S. 127–136.

Nagel, T. *What Is It Like to Be a Bat?* In: *Philosophical Review* 83 (1974) S. 435–450.

Searle, J. *Minds, Brains, and Programs.* In: *Behavioral and Brain Sciences* 3 (1980) S. 417–458.

Weiterführende Literatur

Crick, F. *Was die Seele wirklich ist. Die naturwissenschaftliche Erforschung des Bewußtseins.* München (Artemis & Winkler) 1994.

Dennett, D.C. *Consciousness Explained.* Boston (Little & Brown) 1991.

Gadenne, V.; Oswald, M. *Kognition und Bewußtsein.* Berlin, Heidelberg, New York (Springer) 1991.

Marcel, T.; Bisiach, E. (Hrsg.) *Consciousness in Contemporary Science.* Oxford (Clarendon Press) 1988.

13. Ignorabimus?

Hans Flohr

In seinem Vortrag *Über die Grenzen des Naturerkennens*, den er 1872 auf der 45. Versammlung deutscher Naturforscher und Ärzte in Leipzig hielt, sagte der Neurophysiologe Emil Du Bois-Reymond (1916):

> Es tritt nunmehr an irgendeinem Punkt der Entwicklung des Lebens auf Erden, den wir nicht kennen, und auf dessen Bestimmung es hier nicht ankommt, etwas Neues, bis dahin Unerhörtes auf, etwas wiederum, gleich dem Wesen von Materie und Kraft, und gleich der ersten Bewegung Unbegreifliches (...). Dies neue Unbegreifliche ist das Bewußtsein. Ich werde jetzt, wie ich glaube, in sehr zwingender Weise dartun, daß nicht allein bei dem heutigen Stande unserer Kenntnis das Bewußtsein aus seinen materiellen Bedingungen nicht erklärbar ist, was wohl jeder zugibt, sondern daß es auch der Natur der Dinge nach aus diesen Bedingungen nie erklärbar sein wird.

Er beendete den Vortrag mit der ebenso skeptischen wie apodiktischen Prognose: „ignorabimus". Mit Bewußtsein meint Du Bois-Reymond diejenigen Phänomene, die in der einschlägigen Diskussion als phänomenale Zustände, Qualia oder auch als *raw feels* bezeichnet werden: die uns unmittelbar gegebenen, erlebten, subjektiven, „inneren" Zustände, in seinen Worten, die »für mich nicht weiter definierbaren, nicht wegzuleugnenden Tatsachen ›Ich fühle Schmerz, fühle Lust, fühle warm, fühle kalt; ich schmecke Süßes, rieche Rosenduft, höre Orgelton, sehe Rot‹ und (die) ›ebenso unmittelbar daraus fließende Gewißheit ›Also bin ich‹‹ «.

Derartige subjektive Zustände, so Du Bois-Reymond, lassen sich *grundsätzlich* nicht als Manifestationen der Tätigkeit des Gehirns verstehen. Selbst eine zukünftige, vollständige (von ihm als „astronomische" bezeichnete) Kenntnis aller in einem bewußten Gehirn ablaufenden physikalischen Prozesse kann nicht zu einer Erklärung dieser Phänomene führen:

> Im Besitze dieser Kenntnisse stünden wir vor ihnen wie heute als vor einem völlig Unvermittelten. Die astronomische Kenntnis des Gehirns, die höchste, die wir davon erlangen können, enthüllt uns darin nichts als bewegte Materie. Durch keine zu ersinnende Anordnung oder Bewegung materieller Teilchen aber läßt sich eine Brücke ins Reich des Bewußtseins schlagen (...). Die neben den materiellen Vorgängen im Gehirn einhergehenden geistigen Vorgänge entbehren also für unseren Verstand des zureichenden Grundes.

Diese Argumentation war sehr wirkungsvoll. Sie hat im Grunde alle Versuche, Bewußtseinsphänomene als natürliche Phänomene, d.h. als Produkt der Tätigkeit des Gehirns zu erklären, paralysiert. Auch in der modernen Philosophie des Geistes spielt sie, als sogenanntes „absent-qualia-Argument", eine dominierende Rolle. Dabei ist sie um einen wesentlichen Gedanken erweitert worden: Auch eine Charakterisierung des Gehirns als *informationsverarbeitendes System* läßt einen Schluß auf das Vorhandensein von Bewußtsein nicht zu. Auch dann, wenn wir natürlichen oder künstlichen informationsverarbeitenden Systemen bestimmte *kognitive* Fähigkeiten zuschreiben, folgt daraus nicht, daß solche Systeme Bewußtsein haben müssen. Kein physikalischer, funktionaler oder *computationaler* Zustand, in dem sich solche Systeme befinden könnten, stellt eine hinreichende Bedingung für das Auftreten von Bewußtsein dar. Alle denkbaren Zustände sind logisch kompatibel mit der Annahme, daß Bewußtsein nicht vorhanden ist. Wir können uns überhaupt keinen physikalischen oder computationalen Zustand *vorstellen*, der hinreichend für das Auftreten von Bewußtseinsphänomenen *wäre*. Auch sehr leistungsfähige kognitive Systeme können Zombies sein.

Diese skeptische Position ist allerdings heute nicht mehr unbestritten. Das Phänomen Bewußtsein ist wieder zu einem Thema der Neurowissenschaften geworden. Und es sieht so aus, als ob jetzt neuartige Ansätze erkennbar wären, die zu einer naturalistischen Erklärung von Bewußtseinsphänomenen führen könnten. Dafür sind zwei Gründe wesentlich, ein theoretischer und ein empirischer. Der *theoretische* Grund dafür ist, daß das absent-qualia-Argument in seiner oben dargestellten, erweiterten Form erfolgreich in Frage gestellt werden kann. Die Annahme, daß *jede* Art von Informationsverarbeitung ohne Bewußtsein denkbar ist, ist wahrscheinlich falsch. *Bestimmte* Informationsverarbeitungsprozesse führen, so das Gegenargument, notwendigerweise zu inneren Zuständen, die identisch sind mit phänomenalen Ereignissen. Mit anderen Worten, Hypothesen über eine Instantiierungserklärung von Bewußtseinsphänomenen, sind denkmöglich (Flohr, 1991, 1992, 1994a, b; Shoemaker, 1975, 1981). Die *empirischen* Gründe dafür ergeben sich daraus, daß heute begründete Vermutungen dazu möglich sind, durch welche Klasse von physiologischen Prozessen Bewußtsein erzeugt wird. Die Analyse von Zuständen von Bewußtlosigkeit wie Anästhesie, Schlaf oder Koma führt zu der Annahme, daß Bewußtlosigkeit nicht durch eine globale Störung der Hirntätigkeit bedingt ist, sondern durch den Ausfall bestimmter Informationsverarbeitungsprozesse. Diese sind identifizierbar und können physiologisch charakterisiert werden (Flohr, 1991, 1992, 1994a, b). Ich möchte diese beiden Gründe im folgenden erläutern.

13.1   Metarepräsentationen und phänomenales Bewußtsein

Informationsverarbeitende Systeme, die *repräsentationale* Zustände bilden können, können unter bestimmten Bedingungen nicht nur externe Gegebenheiten (d.h. Gegenstände und Ereignisse in der Außenwelt) repräsentieren, sondern ebenso ihre eigenen internen Zustände. Sie können ein *Selbstmodell* (Metzinger, 1993) entwickeln, d.h. eine Repräsentation, die ein abstraktes Konstrukt des Subjekts instantiiert – einer Instanz, die das Medium des Erfahrens und der Ausgangspunkt des Handelns ist. Solche Systeme können selbstreferentielle Repräsentationen ausbilden, d.h. Repräsentationen, die Aussagen über den *Zustand* des fiktiven Ich enthalten. Sie können daher propositionale Einstellungen, wie Meinungen und Überzeugungen über ihren eigenen Zustand realisieren. Sie können sich unter bestimmten Voraussetzungen zu dem entwickeln, was Daniel Dennett (1978) als ein *n-order intentional system* bezeichnet oder was Georges Rey (1983, 1988) ein *recursive believer system* nennt, zu Systemen, die bestimmte Meinungen über sich selbst, über ihren aktuellen internen Zustand besitzen.

Solche selbstreferentiell repräsentationalen Systeme entwickeln *Subjektivität* in einem gewissen Sinn: Sie haben *Vorstellungen* über ihren eigenen Zustand. Diese Form von Subjektivität entspricht aber nicht oder nur zum Teil unseren Intuitionen von dem, was Bewußtseinszustände eigentlich sind. Ich möchte diese Form von Subjektivität daher zunächst als schwache Subjektivität bezeichnen. Starke Subjektivität im Sinne unserer Intuitionen haben Systeme nur dann, wenn sie etwas „erleben", „fühlen", „empfinden", so wie Du Bois-Reymond das umschrieben hat. Und das scheint intuitiv mehr zu sein als nur ein *Wissen* über sich selbst, mehr als nur ein selbstreferentielles kognitives Ereignis. Unsere Intuition dazu, was diese Zustände genau sind, ist allerdings begrifflich merkwürdig unscharf. Viel mehr, als daß es sich „irgendwie anfühlt", daß es „irgendwie ist", sich in einem solchen Zustand zu befinden, kann man darüber nicht aussagen. Diese Zustände sind, wie Du Bois-Reymond bemerkt, »nicht weiter definierbar, (aber) nicht wegzuleugnen«. Es kann daher sein, daß die gesamte ignorabimus-Argumentation nicht auf klaren Begriffen und stringenten Argumenten beruht, sondern lediglich auf Intuitionen über die Natur der Qualia, und diese könnten ganz oder teilweise falsch sein. Die Schwäche der Du Bois-Reymondschen Argumentation wird hier sichtbar: Obwohl wir Bewußtseinszustände nicht genau definieren können, scheinen wir genau zu wissen, was sie *nicht* sein können.

Die entscheidende Frage ist daher, ob die hier getroffene, vorläufige Unterscheidung zwischen schwacher und starker Subjektivität überhaupt möglich ist. Was genau würde es bedeuten zu fordern, daß über das Haben einer schwachen Form von Subjektivität hinaus noch etwas zu erklären ist – nämlich das, was „starke" subjektive Zustände darüber hinaus kennzeichnet. Ist die Überzeugung, sich in einem bestimmten inneren Zustand zu befinden, noch nicht dasselbe, wie sich – sozusagen tatsächlich – in einem solchen zu befinden? Ist das „Haben" von Schmerzen nicht dasselbe, wie die Überzeugung, Schmerzen zu haben? Könnte ein Beobachter zwischen einem System, das meint, in einem Schmerzzustand zu sein und einem System, das „echte" Schmerzen hat, unterscheiden? Könnte dieser Unterschied, wenn er überhaupt möglich wäre, Unterschiede im Verhalten dieser beiden Systeme *bewirken*? Könnte er zu verschiedenen sprachlichen Berichten, die diese Systeme über ihren internen Zustand geben, führen? Könnte er zu verschiedenen Ergebnissen bei der Introspektion führen? Könnte ein System selbst diese Unterscheidung treffen – oder ginge ein Turing Test, den es mit sich selbst anstellt, immer so aus, daß es von der Realität phänomenaler Zustände überzeugt ist? Könnte ein System, das die Überzeugung entwickelt hat, in einem Schmerzzustand zu sein, herausfinden, daß diese Überzeugung eigentlich falsch ist? Und umgekehrt – könnte ein System, das „echte" Schmerzen hat, gleichzeitig überzeugt sein, nicht in einem Schmerzzustand zu sein?

Offenbar, so scheint es, können Zustände, die (nur) die Merkmale schwacher Subjektivität besitzen, in *jeder Hinsicht* die kausale Rolle spielen, die wir der starken Subjektivität zuschreiben. Zustände schwacher Subjektivität sind hinreichend für das Auftreten aller derjenigen Wirkungen, die Bewußtseinszustände kennzeichnen – einschließlich der Entstehung introspektiver Überzeugungen. Eine Unterscheidung zwischen starker und schwacher Subjektivität ist daher sinnlos. Wenn jedoch schwache Subjektivität hinreichend ist, folgt daraus, daß Bewußtseinsphänomene unter bestimmten Voraussetzungen entstehen *müssen* (Flohr, 1994 b). Sie entstehen in selbstreferentiell aktiven, repräsentationalen Systemen immer dann, wenn die repräsentationale Aktivität einen bestimmten Umfang erreicht: nämlich den, der zur Bildung eines repräsentationalen Zustandes führt, der die Überzeugung implementiert, daß sich das System in einem bestimmten inneren Zustand befindet. Unter diesen Bedingungen ist es *nicht* möglich, daß Qualia nicht auftreten. Subjektive Zustände sind kognitive Ereignisse. Bewußtsein ist das notwendige Resultat *bestimmter* Informationsverarbeitungsprozesse.

13.2   Mentale Repräsentationen

Die Neurowissenschaften haben ein Konzept entwickelt, wie mentale Repräsentationen durch das Gehirn realisiert sein könnten: das von D.O. Hebb vorgeschlagene Konzept der *cell assemblies* (Hebb, 1949, 1958). Als *assembly* bezeichnete Hebb eine Gruppe von Neuronen, die präferentiell miteinander verbunden sind und daher eine kohärente Aktivität aufweisen. *Assemblies* sind die *Zeichen*, mit denen das Gehirn arbeitet. Voraussetzung für die Bildung solcher *assemblies* innerhalb eines Netzwerkes von Neuronen ist die Existenz bestimmter *plastischer* Synapsen, die man heute als Hebb-Synapsen bezeichnet. Als Synapsen werden bekanntlich die Kontaktstellen zwischen den Nervenzellen bezeichnet. An dieser Kontaktstelle wird ein elektrisches Signal in ein chemisches Signal, d.h. eine bestimmte Menge Transmittersubstanz umgewandelt. Die Transmittersubstanz wirkt auf Rezeptoren in der Membran des nachgeschalteten Neurons und erzeugt dort wiederum ein elektrisches Signal. Synapsen haben eine bestimmte Transferfunktion, ein bestimmtes „Gewicht". Vom Gewicht der einzelnen Synapse hängt es ab, wie sich ein Signal in einem Netzwerk von Neuronen ausbreitet, d.h. wie es „verarbeitet" wird. Die Informationsverarbeitung im Nervensystem ist eine Funktion der synaptischen Gewichte; ihr Muster stellt das „Programm" dar, nach dem dieses Netz arbeitet.

Die von Hebb postulierten Synapsen haben ein *veränderliches, aktivitätsabhängiges* Gewicht. Das aber heißt, daß das gesamte Netz nicht nach einem festen Programm arbeitet, sondern daß ein Programm entsteht, während und weil die Neurone aktiv sind. Derartige Netze sind daher nicht (nur) einem konventionellen, algorithmisch gesteuerten Rechner vergleichbar, sondern eher dem Programmierer eines Rechners, d.h. einem System, das diese Algorithmen *erzeugt*. Hebb nahm eine einfache Regel an, nach der eine Synapse ihr Gewicht ändert: Sie wird verstärkt, wenn sie erfolgreich aktiviert wird, d.h. wenn prä- und postsynaptische Aktivität koinzidieren. Präsynaptische Aktivierung heißt dabei, daß Transmitter freigesetzt wird; postsynaptische Aktivierung heißt, daß das nachgeschaltete Neuron feuert, also elektrische Impulse aussendet. Eine postsynaptische Aktivierung bis zu der Schwelle, an der das Neuron Aktionspotentiale produziert, erfolgt nur, wenn gleichzeitig zahlreiche Synapsen an dieser Stelle aktiv sind. Die postsynaptische Aktivierung tritt nur dann ein, wenn gleichzeitig Impulse über verschiedene, auf dieses Neuron konvergierende Bahnen eintreffen, d.h. wenn das Neuron von mehreren gleichzeitig aktiven anderen Neuronen aktiviert wird. Ein solcher Fall tritt z.B. ein, wenn zwei äußere Ereignisse zusammen auftreten, verschiedene Neurone innerhalb des neuronalen Netzwerkes erregen und diese Neurone, wie dies in einem diffus verdrahteten Netz der Fall ist, irgendwo auf ein drittes Neuron konvergieren. Die Koinzidenz der Ereignisse wird „entdeckt" und führt zu einer Verstärkung der koinzident aktivierten Synapsen. Das nachgeschaltete Neuron repräsentiert danach den Zusammenhang zweier Ereignisse. Tritt später nur eines der beiden Ereignisse ein, so kann jetzt dieses Einzelereignis allein eine Aktivierung des postsynaptischen Neurons auslösen. Es hat sich ein assoziatives Gedächtnis gebildet.

Hebbs zweite Idee war, daß die Neurone der Großhirnrinde sämtlich diffus, direkt oder indirekt durch plastische Synapsen vom Hebb-Typ miteinander verbunden sind. In einem derartigen Netz wird jedes Aktivitäts*muster* zu einer Reorganisation der Netzwerkarchitektur führen. Die Hebb-Regel bewirkt, daß diejenigen Verbindungen verstärkt werden, die koinzident feuernde Neurone miteinander verbinden. Das wiederum führt zu einem positiven Rückkoppelungsprozeß, durch den sich diese Neurone gegenseitig in ihrer Aktivität verstärken. Es bildet sich eine Gruppe von Neuronen, die koordiniert arbeitet. Ein derartiges *assembly* repräsentiert also das Auftreten einer bestimmten Erregungskonfiguration innerhalb des Nervensystems und – wenn diese durch ein strukturiertes äußeres Ereignis verursacht wird – eine bestimmte Reizkonfiguration. Das *assembly* repräsentiert dann das Auftreten bestimmter, zusammenhängender Merkmale in einer äußeren Struktur als isomorphe interne Struktur. *Ursächlich* für die Bildung des *assemblies* ist die Koinzidenz von Erregungen an verschiedenen Orten des neuronalen Netzes. Ursache dafür sind die *relationalen Eigenschaften* der Merkmale äußerer Ereignisse. Das *assembly* bildet diese Beziehungen ab: Relationale Eigenschaften von Ereignissen in der Außenwelt werden in relationalen Eigenschaften der Elemente des Netzwerkes abgebildet. Nach Hebb ist *das* eine Repräsentation. *Assemblies* sind nun nicht nur abgespeicherte Information; sie bilden die für die Verarbeitung aller nachfolgenden Inputs verantwortliche Struktur. Die Verarbeitung nachfolgender Reizkonfigurationen ist von den „Erfahrungen" des Netzwerkes abhängig. Dabei zeigt sich dann, daß dieses Netzwerk bestimmte kognitive Fähigkeiten erworben hat. Es reagiert anders, wenn die nachfolgende Stimuluskonfiguration mit der ersten identisch ist. Es kann feststellen, ob sie mit ihr teilweise übereinstimmt, d.h. ob sich äußere Ereignisse ähnlich sind. Dieses Netz kann Klassifizierungen vornehmen und Konzepte bilden. In solchen *assemblies* können Zusammenhänge aller Art zwischen Einzelereignissen repräsentiert werden: kausale Beziehungen, logische Zusammenhänge, räumliche Beziehungen, wie die Zugehörigkeit zweier Elemente zu einer ganzheitlichen Form. Die Signalverarbeitung in diesem von Erfahrungen geprägten Netzwerk ist von den durch den Koinzidenzdetektor entdeckten Regularitäten, die in der Außenwelt herrschen, bestimmt.

Es war von Hayeks (1952) Idee, daß der von Hebb postulierte Koinzidenzdetektoralgorithmus, wenn er oft genug betätigt wird, zu einem *kohärenten* System von Repräsentationen der Außenwelt führt, in dem dann alle eingehenden Signale nach assoziativen Gesetzen verarbeitet werden. Häufige Interaktionen mit der Umwelt produzieren ein System von Repräsentationen der Umwelt innerhalb des Netzes, das dann den internen Prozessen eine Ordnung gibt, die der, die in der Außenwelt herrscht, entspricht. Die zeitliche und räumliche Gliederung von Zuständen und Ereignissen in der Außenwelt korrespondiert mit isomorphen internen Ereignisabläufen. Interne Zustände sind Zeichen für externe Gegebenheiten. Das System respektiert Gesetzmäßigkeiten, die es in der Außenwelt entdeckt hat. Die inneren Zustände des Systems stehen in kausalen Beziehungen zu äußeren Zuständen, die ihrerseits in einem Kontext von Relationen zu anderen externen Zuständen stehen. Die inneren Zustände des Systems stehen ihrerseits zu anderen inneren Zuständen in gesetzmäßigen Beziehungen, die durch die synaptischen Gewichte bestimmt sind. Für diese internen Beziehungen sind die externen Relationen *ursächlich*. Es bildet sich ein isomorphes System interner relationaler Eigenschaften, *weil* externe relationale Eigenschaften existieren. Ursache für die Verarbeitungsprozesse in einem Netz mit einer derartigen Geschichte sind daher die Zusammenhänge, in denen der repräsentierte externe Zustand steht. Das aber heißt, daß für den Verlauf von Informationsverarbeitungsprozessen in diesem Netz der repräsentationale *Gehalt* der Repräsentate ursächlich ist. Die Ideen Hebbs und von Hayeks implizieren, ohne daß das von ihnen selbst in seiner vollen Tragweite erkannt wurde, ein Konzept, wie ein *semantisches System*, d.h. eine signalverarbeitende Struktur, die den repräsentationalen Gehalt interner Zustände und die sich daraus ergebenden Transformationsregeln „kennt" und respektiert, *ohne Instruktion* entstehen kann. Das Entscheidende an dieser Idee ist, daß hier ein Mechanismus, die Hebb-Regel, zur

Selbstorganisation einer Netzwerkarchitektur führt, die kognitive Kapazitäten besitzt. Die Existenz kognitiver Systeme wird *naturalistisch* erklärt. Repräsentationen werden *realistisch* interpretiert, d.h. der intentionale Gehalt ist kein Epiphänomen sondern kausal wirksam.

Eine wichtige Erweiterung der Ideen Hebbs stammt von v.d. Malsburg (1981). Er nahm an, daß die Bildung von cell *assemblies* nicht nur ein Prozeß ist, der der dauernden Speicherung von Informationen dient, sondern daß es schon bei normalen, raschen Signalverarbeitungsprozessen zur Bildung von *assemblies* kommt. Er vermutete, zunächst ohne physiologische Gründe, daß die von Hebb postulierten plastischen Modifikationen der synaptischen Effizienz außerordentlich rasch, d.h. innerhalb von 100–200 ms ablaufen könnten, wobei keine dauerhaften, sondern transiente Veränderungen resultieren. Diese Annahme hat zu einer radikalen Änderung unseres Verständnisses der Arbeitsweise des Nervensystems geführt. Die Leistungen des Nervensystems sind in dieser Sicht nicht das Resultat einer reflexartigen Signalverarbeitung durch ein starres, bereits vorprogrammiertes Netz, wie sich das schon Descartes vorgestellt hat, sondern das Produkt von Selbstorganisationsprozessen in einem dynamischen System, das die computationale Architektur immer erst generiert.

13.3   Der NMDA-Rezeptor als molekularer Koinzidenzdetektor

Hebbs Konzept hat durch unsere Erfahrungen mit sogenannten neuronalen Netzen eine erhebliche Unterstützung erfahren. Derartige Netze können *lernen*, und im Prinzip können sie das „von selbst", ohne Instruktion. Es ist bisher keineswegs klar, in welchem Umfang kognitive Fähigkeiten in solchen Netzen auf diese Weise generiert werden können. Aber *im Prinzip* scheint festzustehen, daß kognitive Strukturen tatsächlich durch *Selbstorganisation* entstehen können. Noch wichtiger als diese Erfahrung war vielleicht die Entdeckung, daß es im Gehirn tatsächlich einen besonderen Synapsentyp gibt, der sowohl die von Hebb, wie die von v.d. Malsburg postulierten plastischen Eigenschaften besitzt (Abbildung 13.1). Die sogenannte NMDA-Synapse scheint eine exakte Implementierung dieser Prinzipien zu sein.

Es erscheint daher gerechtfertigt anzunehmen, daß dieser Synapsentyp die oben skizzierte funktionelle Rolle bei der Entstehung repräsentationaler Zustände auch tatsächlich spielen könnte. Allerdings muß betont werden, daß die tatsächliche Bedeutung dieser Synapsen für die zentralnervöse Informationsverarbeitung derzeit keineswegs restlos geklärt ist. Insbesondere ist die Annahme, daß die NMDA-Synapse dem von v.d. Malsburg postulierten Synapsentyp entspricht, zur Zeit noch eine Spekulation.

Diese Synapse unterscheidet sich in einigen Eigenschaften von allen anderen bisher bekannten Synapsentypen. In ihr ist ein Rezeptor, d.h. eine Bindungsstelle für ein Transmittermolekül mit einem Ionenkanal, der für Ca^{2+}-, Na^+- und K^+-Ionen permeabel ist, gekoppelt (Abbildung 13.2). Dieser Ionenkanal wird normalerweise durch ein Magnesium-Ion blockiert. Er öffnet sich unter zwei Bedingungen. Erstens muß die Präsynapse aktiv sein, d.h. es muß Transmitter ausgeschüttet werden; zweitens muß die Kanalblockade aufgehoben werden. Das geschieht, wenn die postsynaptische Membran bis auf etwa $-35mV$ *depolarisiert* wird. Bei dieser Spannung wird das Mg-Ion entfernt. Diese Eigenschaften qualifizieren die NMDA-Synapse als Hebb-Synapse. Sie wird nur dann aktiviert, wenn prä- und postsynaptische Aktivität koinzidieren.

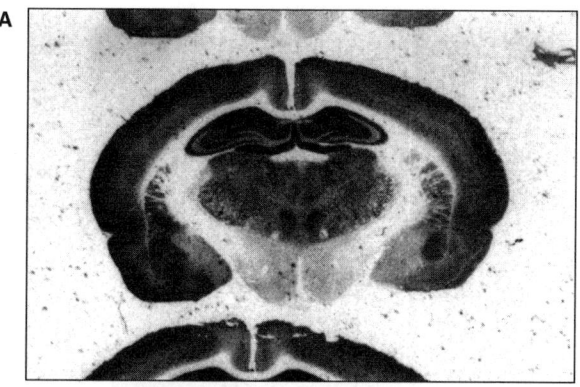

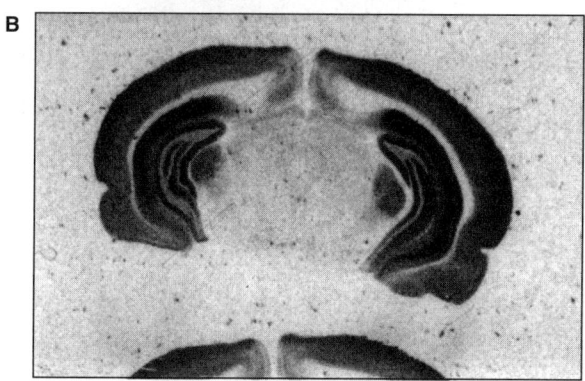

13.1 Regionale Verteilung der NMDA-Synapse im Zentralnervensystem der Ratte. Der NMDA-Rezeptor wurde mit einem radioaktiven Liganden (MK 801) markiert. Die Bindungsstellen innerhalb des Gehirns wurden mit Hilfe der Autoradiographie dargestellt. Man erkennt, daß innerhalb des Cortex eine hohe Dichte von NMDA-Synapsen vorliegt.

Der NMDA-Kanal ist für Na^+- und Ca^{2+}-Ionen durchlässig. Dadurch kontrolliert die Synapse *verschiedene Formen* von synaptischer Plastizität, die entweder, im Sinne von v.d. Malsburg schnell auftreten und von kurzer Dauer sind, oder im Sinne von Hebb zu dauerhaften Modifikationen führen. Die für die Öffnung des Kanals notwendige Depolarisierung der postsynaptischen Membran wird dann erreicht, wenn benachbarte exzitatorische Synapsen aktiviert werden. Sobald die Aktivierungsschwelle erreicht wird, wird die NMDA-Synapse zusätzlich angeschaltet und die Wirkung der schon aktiven, exzitatorischen Synapsen auf die postsynaptische Membran verstärkt. In einem Netzwerk von diffus miteinander verknüpften Neuronen werden dadurch alle diejenigen Verbindungen verstärkt, die gleichzeitig aktiv sind. Unter den gleichzeitig aktiven Neuronen wird sich ein positiver Rückkopplungsprozeß ausbilden, der die Aktivitäten aller beteiligten Neurone weiter erhöht. Dadurch werden diese Zellen zu einem Verband von Neuronen zusammengeschaltet, ihre Aktivität wird koordiniert.

Ca^{2+} ist ein Ion, das als sogenannter *second messenger* fungiert. In der Nervenzelle löst es eine Reihe, bisher nicht restlos bekannter Reaktionen aus, die die Effizienz der auf dem Neuron endenden Synapsen auf verschiedene Weise erhöht. Eine der Wirkungen des Ca^{2+}-Ions besteht darin, daß ein Enzym, die NO-Synthase, aktiviert wird.

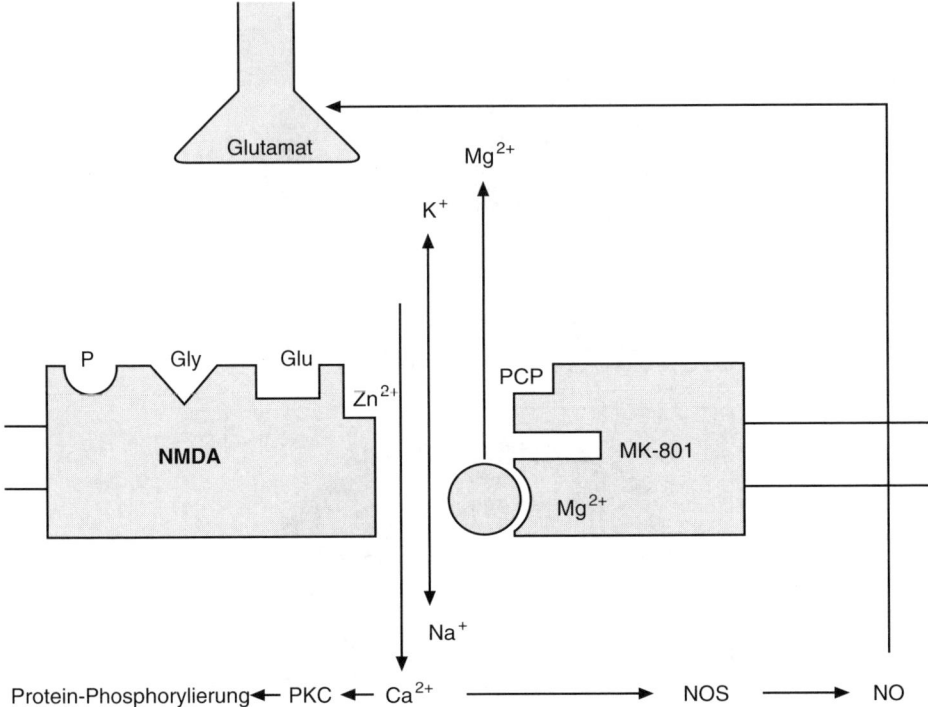

13.2 Schematische Darstellung des NMDA-Rezeptor-Kanalkomplexes. Der Ionenkanal wird unter zwei Bedingungen aktiviert: erstens muß Glutamat freigesetzt werden und an den entsprechenden Rezeptor binden; zweitens muß die postsynaptische Membran, in die der Kanal eingelagert ist, bis zu −35mV vordepolarisiert sein. Dadurch wird die Blockade des Kanals durch ein Magnesium-Ion aufgehoben. Der Kanal ist dann für Na⁺- und Ca²⁺-Ionen durchlässig. Ca²⁺ hat verschiedene intrazelluläre Wirkungen. Es aktiviert das Enzym NO-Synthase (NOS) und löst die Produktion des retrograd wirkenden Botenstoffes NO aus. Dieser erhöht die präsynaptische Transmitterfreisetzung. Darüber hinaus beeinflußt Ca²⁺ wahrscheinlich den Phosphorylierungsgrad von Kanalproteinen und verschiedenen cytosolischen Proteinen. Dadurch wird die Erregbarkeit der postsynaptischen Membran erhöht und die Effizienz der Synapse dauerhaft verstärkt.

Dieses Enzym katalysiert die Produktion des Gases Stickoxid (NO). Dieses Gas dient als retrograder Botenstoff; es diffundiert in den extrazellulären Raum und modifiziert in der Präsynapse diejenigen Mechanismen, die für die Transmitterfreisetzung verantwortlich sind. Die Wirksamkeit der Präsynapse wird verstärkt.

Die beiden skizzierten Mechanismen lösen relativ rasche Veränderungen der synaptischen Effektivität im Sinne von v.d. Malsburg aus. Ca²⁺ hat darüber hinaus wahrscheinlich weitere Wirkungen, die zu einer Änderung der postsynaptischen Wirkung exzitatorischer Transmitter führen und langsamer eintretende und länger anhaltende Modifikationen bedingen.

Diese Beschreibung der NMDA-Synapse ist erheblich vereinfacht. Wesentlich für das folgende ist nur, daß diese Synapse das Hebbsche Koinzidenzdetektorprinzip auf *verschiedene* Weise realisiert. Sie kontrolliert deshalb die Entstehung verschiedener Formen von *assemblies*. Der Depolarisierungsgrad der postsynaptischen Membran bestimmt den Beginn der Bildung von *assemblies* und die Geschwindigkeit, mit der neue *assemblies* gebildet werden. Davon hängt der Umfang und auch die Komplexität repräsentationaler Strukturen, die innerhalb vorgegebener Zeitspannen entstehen können, ab. Die Einschaltung von NMDA-Synapsen innerhalb bereits existierender permanenter *assemblies* wird die Aktivierung des gesamten Komplexes beschleunigen. Die Verbindung verschiedener *assemblies* zu großen, komplexen Strukturen wird durch die Aktivierung dieser Synapsen ermöglicht. Die NMDA-Synapse ist daher dasjenige Element, das den Umfang der *repräsentationalen Aktivität* des Gehirns bestimmt. Von ihr hängt die Zahl der pro Zeit generierten und aktivierten repräsentationalen Zustände ab, ebenso wie der Komplexitätsgrad, den diese erreichen. Die Bildung derartiger repräsentationaler Strukturen wird hier als ein Selbstorganisationsprozeß eines neuronalen Netzes, das als ein dynamisches System funktioniert, aufgefaßt. Repräsentationen höherer Ordnung werden sich automatisch entwickeln, wenn die repräsentationale Aktivität einen bestimmten Umfang erreicht und mit einer hohen Geschwindigkeit abläuft. Unter dieser Bedingung werden derartige Systeme auch selbstreferentielle Repräsentationen entwickeln. Die Entstehung derartiger Metarepräsentationen ist daher ebenfalls nur eine Frage der Produktionsrate von *assemblies*. Repräsentationale Zustände, die schwache Subjektivität im oben skizzierten Sinne realisieren, entwickeln sich bei hoher Aktivität *notwendigerweise*. Die Geschwindigkeit, mit der plastische Veränderungen an der NMDA-Synapse ablaufen, wäre demnach, sofern ein bestimmter Schwellenwert erreicht wird, *hinreichende Bedingung* für die Entstehung von schwacher Subjektivität. Bewußtsein *ist* eine Funktion des Aktivierungsgrades der NMDA-Synapse (Flohr, 1991, 1992, 1994 b).

13.4   Bewußtlosigkeit

Bewußtlosigkeit kann ganz verschiedene Ursachen haben: Schlaf, Verletzungen des Hirnstammes, Anästhesie, Sauerstoffmangel, epileptische Krämpfe, Elektroschock. Zu den anästhetisch wirksamen Substanzen gehören zahlreiche Stoffe von unterschiedlicher chemischer Beschaffenheit wie Xenon, Lachgas, Äther, Alkohole, Barbiturate, Steroide oder Ketamin. Die *primären* molekularen und zellulären Wirkungen all dieser Ursachen von Bewußtlosgkeit sind zweifellos unterschiedlich. Diese Wirkungen sind zum Teil gut bekannt. Aber es ist bisher nicht gelungen zu erklären, welche dieser Wirkungen für den Verlust des Bewußtseins *relevant* sind und warum sie das sind.

Bewußtlosigkeit ist nicht immer durch eine globale Störung aller Funktionen des Nervensystems gekennzeichnet. Je nach spezieller Ursache können zahlreiche Reflexe und auch kognitive Leistungen intakt sein. Das Bewußtsein kann relativ selektiv ausgeschaltet werden. Offenbar ist es keine *globale* Funktion des gesamten Zentralnervensystems, sondern an eine bestimmte Subklasse von Hirnprozessen gebunden, deren Ausschaltung allein hinreicht, um Bewußtlosigkeit zu erzeugen.

Nach der oben skizzierten Hypothese können diese Prozesse identifiziert werden: Bewußtsein ist das Produkt der repräsentationalen Aktivität des Cortex; diese ist wiederum durch den Aktivierungsgrad des corticalen NMDA-Systems bestimmt. Die verschiedenen Ursachen von Bewußtlosigkeit haben demnach einen gemeinsamen Nenner: Sie stören *diesen* Informationsverarbeitungsprozeß *direkt* oder *indirekt*.

Aus dieser Annahme lassen sich empirisch nachprüfbare Aussagen ableiten:

1)   Es muß im Prinzip zwei verschiedene Zustände geben, die durch Bewußtlosigkeit charakterisiert sind: Erstens, eine generelle *Depression* des NMDA-Systems, in der die mit Bewußtsein identischen repräsentationalen Strukturen nicht entstehen

können. Zweitens, eine *Hyperaktivierung* dieses Systems, die in einer generalisierten Überschreitung der Aktivierungsschwelle des NMDA-Kanals besteht. Dieser Zustand hätte einen der *spreading depression* vergleichbaren Effekt, die Bildung neuer *assemblies*, und die Aktivierung schon bestehender Neuronenverbände wäre nicht möglich.

2)   Die selektive Ausschaltung des NMDA-Systems muß immer Bewußtlosigkeit erzeugen.

3)   Es muß sich nachweisen lassen, daß alle nicht direkt auf das NMDA-System wirkenden Ursachen von Bewußtlosigkeit eine *indirekte* Wirkung auf dieses System haben.

Diese Annahmen werden in der Tat durch zahlreiche empirische Beobachtungen gestützt. Zu denjenigen Ursachen von Bewußtlosigkeit, die möglicherweise durch eine Hyperaktivierung des NMDA-Systems wirken, gehören generalisierte Krampfanfälle, Elektroschock und – wahrscheinlich – die cerebrale Hypoxie. Eine der unmittelbaren Folgen des Sauerstoffmangels besteht in einer massiven Ausschüttung des exzitatorischen Transmitters Glutamat. Diese führt zu einer diffusen Depolarisierung der postsynaptischen Membranen und zur Öffnung der NMDA-Kanäle. Zu denjenigen Faktoren, die über eine *Depression* des NMDA-Systems wirken, gehören einerseits die erwähnten Läsionen der Formatio reticularis des Hirnstamms und andererseits die meisten Anästhetika.

Seit den klassischen Untersuchungen von Bremer, Moruzzi und Magoun in den dreißiger bis sechziger Jahren ist bekannt, daß Läsionen der Formatio reticularis des Hirnstammes zu komatösen Zuständen führen. Diese experimentellen Befunde sind seither durch zahlreiche klinische Beobachtungen bestätigt worden.

Die Hirnrinde erhält ihre Signale von den Sinnesorganen auf zwei verschiedenen Wegen (Abbildung 13.3). Spezifische Afferenzen werden in den Kerngebieten des Thalamus umgeschaltet und erreichen dann die jeweiligen primären Projektionsgebiete der Hirnrinde. Unspezifische Afferenzen erreichen die Hirnrinde über die Formatio reticularis. Diese Struktur umfaßt ein Netzwerk von Nervenzellen, das Zuflüsse von fast allen sensorischen Systemen erhält. Die von den Sinnesorganen zur Hirnrinde ziehenden Bahnen geben Kollateralen an die Formatio reticularis ab. Die Formatio reticularis sendet ihrerseits aufsteigende Bahnen zum gesamten Cortex (ARAS). Diese Fasern üben eine *generell aktivierende* Wirkung auf die Neurone der Hirnrinde aus. Es ist bekannt, daß Läsionen dieses Systems zu typischen Bewußtseinsstörungen führen. Eine beidseitige Schädigung der Formatio reticularis führt zum *Koma*, einem alle Qualitäten umfassenden Verlust des Bewußtseins. Eine partielle Schädigung der Formatio oder einzelner aufsteigender Bahnen erzeugt ein Neglect-Syndrom, d.h. eine *fokale* Bewußtseinsstörung, die darin besteht, daß bestimmte Bewußtseins*inhalte* nicht mehr entstehen können.

Im Rahmen der hier dargestellten Hypothese lassen sich diese Bewußtseinsstörungen als Wegfall der depolarisierenden Wirkung des ARAS auf die postsynaptische Membran der exzitatorischen Cortexneurone interpretieren (Flohr, 1991, 1992). Bei einem Ausfall des *arousal*-Systems werden die Arbeitsbedingungen des NMDA-Systems verändert, die von der Aktivierung der NMDA-Synapse abhängigen plastischen Prozesse verlaufen verlangsamt oder werden unterbunden. Die für Bewußtseinsphänomene hinreichende Produktionsrate für *assemblies* wird nicht erreicht.

Der Nachweis, daß die Wirkung aller anästhetisch wirksamen Substanzen im Rahmen dieser Hypothese erklärbar ist, ist kürzlich versucht worden (Flohr, 1995). Dabei

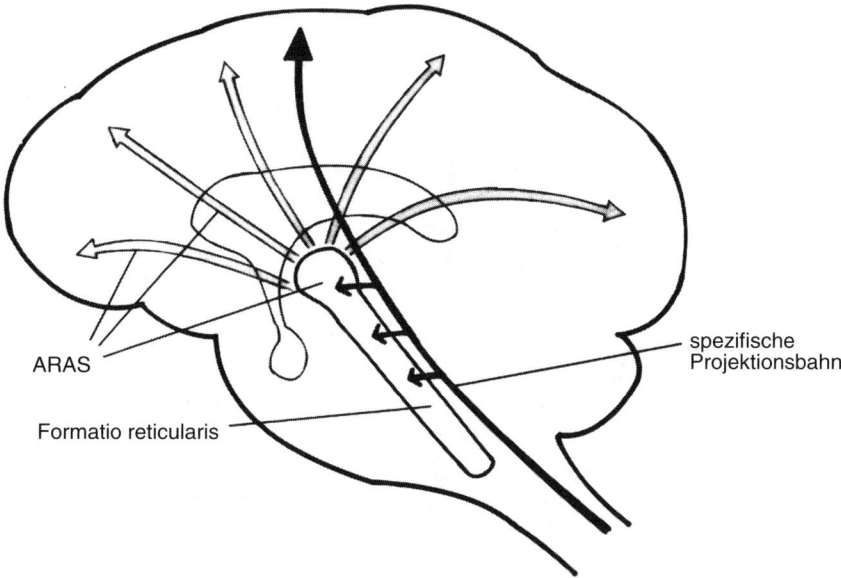

13.3 Spezifische und unspezifische Afferenzen zum Cortex. ARAS: Aszendierendes retikuläres Aktivierungssystem.

ergibt sich, daß es in der Tat möglich ist, die Wirkung aller bekannten Anästhetika entweder als direkte oder als indirekte Störung der Funktion des NMDA-Systems zu *erklären* (Abbildung 13.4).

Der NMDA-Rezeptor-Kanalkomplex kann pharmakologisch auf *verschiedene* Weise beeinflußt und in seiner Funktion blockiert werden. Am besten untersucht sind drei Substanzklassen:

1) sogenannte *non-kompetitive NMDA-Antagonisten* binden an verschiedene Rezeptoren innerhalb des Kanals und blockieren diesen. Zu diesen Substanzen gehören Ketamin und Phencyclidin.
2) sogenannte *kompetitive NMDA-Antagonisten* blockieren selektiv den Glutamatrezeptor der NMDA-Synapse und verhindern die Öffnung des Kanals.
3) *NO-Synthasehemmer* hemmen das Enzym NO-Synthase und verhindern die Bildung von NO und die Modifikation der Präsynapse.

Diese Substanzen besitzen ganz verschiedene Angriffspunkte; gemeinsam ist ihnen nur, daß sie die plastischen Funktionen der NMDA-Synapse unterbinden. *Für alle diese Substanzen ist nachgewiesen, daß sie anästhetisch wirksam sind.* Zu den non-kompetitiven NMDA-Antagonisten gehören verschiedene, seit langem bekannte Narkosemittel wie Ketamin, Phencyclidin, Memantin u. a.. Die durch diese Stoffe erzeugte Anästhesie unterscheidet sich von anderen Narkoseformen. Sie ist durch einen fast selektiven Verlust des Bewußtseins charakterisiert; andere Funktionen des Nervensystems bleiben dabei – im Gegensatz zu anderen Narkoseformen – weitgehend erhalten. Es scheint, daß in diesem Zustand ausschließlich »die höheren assoziativen Funktionen des Gehirns gehemmt werden« (Domino & Luby, 1981). Aus diesem Grunde werden die zur Gruppe der non-kompetitiven NMDA-Antagonisten gehörenden Sub-

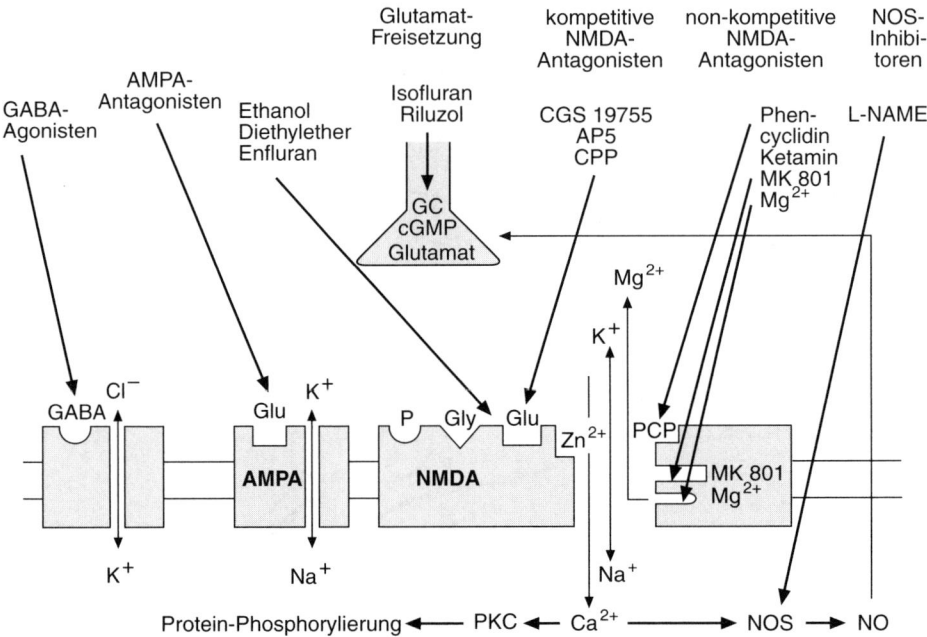

13.4 Die NMDA-Synapse als Zielorgan für anästhetisch wirksame Substanzen. Dargestellt ist die NMDA-Synapse mit ihrem Rezeptor und Kanalanteil sowie benachbarte Rezeptor-Kanalkomplexe (AMPA, GABA), die die Arbeitsbedingungen des NMDA-Kanals beeinflussen. Die Funktion des NMDA-Rezeptor-Kanalkomplexes kann auf verschiedene Weise pharmakologisch modifiziert werden. Non-kompetitive NMDA-Antagonisten (Phencyclidin, Ketamin, MK 801, Mg^{2+}) blockieren den Kanal und verhindern sowohl den Na^+- wie den Ca^{2+}-Einstrom. Kompetitive NMDA-Antagonisten (CGS 19755, AP5, CPP) blockieren den Glutamatrezeptor. Für die Aktivierung des Rezeptors durch Glutamat ist die Bindung von Glycin an einen Glycinrezeptor (Gly) notwendig. Die Wirkung dieses Cofaktors wird durch Ethanol, Diethylether und durch Enfluran blockiert. NOS-Inhibitoren hemmen das Enzym NO-Synthase und verhindern die Bildung des Botenmoleküls NO. Die dem NMDA-Rezeptor benachbarten AMPA- und GABA-Rezeptoren kontrollieren die Spannung der postsynaptischen Membran. Der Transmitter GABA führt zu einer Hyperpolarisierung, die Aktivierung des AMPA-Rezeptors durch Glutamat führt zu einer Depolarisierung. GABA-Agonisten und AMPA-Antagonisten bedingen eine Inaktivierung des NMDA-Rezeptor-Kanalkomplexes. Die präsynaptische Freisetzung von Glutamat kann pharmakologisch z. B. durch Riluzol gehemmt werden. Ähnlich wirken Isofluran und Halothan. Alle aufgeführten Substanzen besitzen eine nachgewiesene anästhetische Wirkung (modifiziert nach Flohr, 1995).

stanzen auch als *dissoziative* Anästhetika bezeichnet. In niedrigen Dosen erzeugen sie schwere Bewußtseinsstörungen. Charakteristisch sind Halluzinationen, Illusionen und Denkstörungen, die an schizophrene Zustände erinnern. Das Zeit- und Raumerleben ist verändert. Typisch ist ein verändertes Körperschema.

Die meisten der gebräuchlichen dissoziativen Anästhetika interagieren nicht nur mit einem Rezeptor innerhalb des NMDA-Kanals, sondern auch mit weiteren Komponenten des Nervensystems. Im Prinzip könnten daher auch diese Nebeneffekte für die anästhetische Wirksamkeit dieser Substanzen verantwortlich sein. Es gibt allerdings gute Gründe anzunehmen, daß das nicht der Fall ist. Vieles spricht dafür, daß die anästhetische Wirkung dieser Stoffe allein auf die Blockade des NMDA-Kanals zurückzuführen ist. *Alle* Substanzen, die sich mit hoher Affinität an den Kanalrezeptor binden, sind anästhetisch wirksam (Scheller et al., 1989). Die anästhetische Wirksamkeit korreliert dabei positiv mit der Affinität der einzelnen Substanzen für den Kanal-rezeptor (Perkins & Morrow, 1992; Koek et al., 1989). Es gibt hochselektive non-kompetitive NMDA-Antagonisten, wie MK 801, die die erwähnten Nebeneffekte nicht haben, aber stark anästhetisch wirken (Daniell, 1990; Irifune et al., 1992; Scheller et al., 1989; Perkins & Morrow, 1992; Löscher et al., 1991; Koek et al., 1988). Die Kanalblockade durch die non-kompetitiven NMDA-Antagonisten kann durch spezifi-sche NMDA-Agonisten wie NMDA oder Glycin wieder aufgehoben werden. Diese Substanzen aktivieren den NMDA-Rezeptorkomplex und beeinflussen die Kinetik der Kanalöffnung. Die Öffnungs*dauer* des Kanals wird verlängert. Dadurch wird die Dissoziation der non-kompetitiven NMDA-Antagonisten beschleunigt und die Dauer der Kanalblockade verkürzt. Derartige spezifische NMDA-Agonisten haben eine *ant-agonistische* Wirkung auf den anästhetischen Effekt der non-kompetitiven NMDA-Antagonisten (Irifune et al., 1992).

Aus diesen Beobachtungen lassen sich drei wichtige Schlüsse ziehen:

1) Ein funktionierendes NMDA-System ist *notwendige Bedingung* für das Vorhan-densein von Bewußtseinszuständen.
2) Alle diejenigen neurophysiologischen Prozesse, die nach einer selektiven Inakti-vierung des NMDA-Systems im Zentralnervensystem noch ablaufen können, sind zusammengenommen *nicht hinreichend* für das Vorhandensein von Bewußtsein.
3) Wird das pharmakologisch ausgeschaltete NMDA-System durch selektive NMDA-Agonisten reaktiviert, so wird der anästhetische Zustand aufgehoben. Durch die Wiederzuschaltung der NMDA-Synapsen entsteht ein physiologischer Zustand, der *hinreichend* für das Vorhandensein von Bewußtsein ist. Das NMDA-System und die von ihm vermittelten Informationsverarbeitungsprozesse sind daher *konstitutiv* für Bewußtsein.

In der Gruppe der kompetitiven NMDA-Antagonisten sind mehrere anästhetisch wirk-same Stoffe bekannt (CGS 19755, AP5, CPP). Ihre Wirkung hängt von ihrer Affinität für den Glutamatrezeptor ab. Die NO-Synthasehemmer sind bisher hinsichtlich ihrer anästhetischen Potenzen nicht systematisch untersucht. Für eine dieser Substanzen (L-NAME) wurde jedoch kürzlich nachgewiesen, daß sie eine derartige Wirksamkeit besitzt (Johns et al., 1992).

Für eine Reihe weiterer Anästhetika ist ebenfalls bekannt, daß sie – neben anderen Wirkungen auf das Zentralnervensystem – offenbar eine direkte Wirkung auf den NMDA-Rezeptor-Kanalkomplex haben. Zu diesen Substanzen gehören Äther, Alko-hole, Enfluran und Halothan. Diese Substanzen greifen in die Funktion der Synapse auf verschiedene Weise ein; sie hemmen entweder die Wirkung von Glutamat auf den Rezeptor oder ändern die Kinetik des Kanals und damit den Ca^{2+}-Einstrom. Manche, besonders wirksame Anästhetika wie Halothan, interagieren multipel mit dem Rezep-tor-Kanalkomplex.

Eine große Zahl von anästhetisch stark wirksamen Substanzen gehört in die Gruppe der sogenannten $GABA_A$-Agonisten. Diese Pharmaka verstärken die Wirkung inhibi-torischer Interneurone, indem sie die Wirkung des Transmitters GABA auf seinen Rezeptor verstärken. Diese Rezeptoren sind den NMDA-Rezeptoren benachbart. Ihre Aktivierung löst an der postsynaptischen Membran eine Hyperpolarisierung aus. In diese Stoffgruppe gehören verschiedene Barbiturate, Benzodiazepine und Steroide. Die anästhetische Wirkung dieser Substanzen kann als *indirekte* Wirkung auf den NMDA-Rezeptor-Kanalkomplex erklärt werden. Wie oben dargestellt, ist eine der beiden Bedingungen für die Aktivierung dieses Komplexes eine hinreichende Depolarisierung der postsynaptischen Membran. Durch die von $GABA_A$-Agonisten bewirkte Hyperpolarisierung werden daher die Arbeitsbedingungen des NMDA-Rezeptor-Kanalkomplexes verändert. Seine Aktivierung wird erschwert oder unterbunden; der für die Beseitigung der Mg^{2+}- Blockade notwendige Depolarisierungsgrad wird nicht oder verzögert erreicht.

Antagonisten exzitatorischer Interneurone sowie Stoffe, die die Freisetzung exzitatorischer Transmitter hemmen, sollten eine ähnliche Wirkung auf den Depolarisierungsgrad der postsynaptischen Membran und daher auch anästhetische Potenzen haben. Das ist in der Tat der Fall. NBQX, ein selektiver Antagonist des glutamatergen AMPA-Rezeptors, der dem NMDA-Rezeptor benachbart ist, besitzt eine ausgeprägte anästhetische Wirksamkeit. Verschiedene volatile Anästhetika wirken durch eine Hemmung der Glutamatfreisetzung. Dazu gehören Isofluran und Halothan, zwei gebräuchliche Narkosemittel.

13.5   Non ignorabimus

Es sieht demnach so aus, als ob sich in absehbarer Zeit herausstellen könnte, daß Du Bois-Reymonds Prognose falsch ist. Sein entscheidendes Argument, kein denkbarer, wie auch immer beschaffener physikalischer Zustand könne hinreichende Bedingung für das Auftreten von Bewußtseinsphänomenen sein, trifft nicht zu. Es *ist* denkbar, daß Bewußtsein das Produkt bestimmter computationaler Prozesse ist. Über die physiologischen Mechanismen, die diesen Prozessen zugrunde liegen, lassen sich Hypothesen formulieren, die mit unserem derzeitigen Wissen über die physiologischen Bedingungen des Bewußtseins nicht im Widerspruch stehen. Die Konturen einer Instantiierungserklärung sind deutlich erkennbar. Vieles spricht daher dafür, Du Bois-Reymonds skeptische Prognose durch eine optimistische zu ersetzen.

Literatur

Daniell, L. C. *The Non-Competitive N-Methyl-D-Aspartate Antagonists, MK 801 Phencyclidine and Ketamine Increase the Potency of General Anesthetics.* In: *Pharmacology of Biochemical Behavior* 36 (1990) S. 111–115.

Dennett, D. C. *Conditions of Personhood.* In: Dennett, D. C. *Brainstorms.* Cambridge, MA (MIT; Bradford Books) 1978. S. 267–285.

Domino, E. F.; Luby, E. D. *Abnormal Mental States Induced by Phencyclidine as a Model of Schizophrenia.* In: Domino, E. F. (Hrsg.) *PCP (Phencyclidine): Historical and Current Perspectives.* Ann Arbor (NPP Books) 1981. S. 401–418.

Du Bois-Reymond, E. *Über die Grenzen des Naturerkennens.* Leipzig (Veit & Co.) 1916.

Flohr, H. *Brain Processes and Phenomenal Consciousness. A New and Specific Hypothesis.* In: *Theory and Psychology* 1 (1991) S. 245–262.

Flohr, H. *Qualia and Brain Processes.* In: Beckermann, A.; Flohr H.; Kim, J. (Hrsg.) *Emergence or Reduction?* Berlin (de Gruyter) 1992. S. 220–238.

Flohr, H. *Denken und Bewußtsein.* In: Fedrowitz, J.; Matejovski, D.; Kaiser, G. (Hrsg.) *Neuroworlds.* Frankfurt, New York (Campus) 1994a. S. 335–352.

Flohr, H. *Die physiologischen Bedingungen des Bewußtseins.* In: Lenk, H.; Poser, H. (Hrsg.) *Neue Realitäten – Herausforderung der Philosophie.* Berlin (Akademie-Verlag) 1994b. S. 222–235.

Flohr, H. *An Information Processing Theory of Anaesthesia.* In: *Neuropsychologia* 33 (1995)
S. 1169–1180.

Hayek, F. H. von *The Sensory Order – An Inquiry into the Foundations of Theoretical Psychology.* London (Wiley & Kegan Paul) 1952.

Hebb, D. O. *The Organization of Behavior.* New York (Wiley) 1949.

Hebb, D. O. *A Neuropsychological Theory.* In: Koch, S. (Hrsg.) *Psychology – A Study of Science.* New York (McGraw Hill) 1958. Bd. 1, S. 622–643.

Irifune, M.; Shimizu, T.; Nomoto, M.; Fukuda, T. *Ketamine-Induced Anesthesia Involves the N-Methyl-D-Aspartate Receptor Channel Complex in Mice.* In: *Brain Research* 596 (1992) S. 1–9.

Johns, R.A.; Moscicki, J.C.; DiFazio, C.A. *Nitric Oxide Synthase Inhibitor Dose Dependently and Reversibly Reduces the Threshold for Halothane Anesthesia.* In: *Anesthesiology* 77 (1992) S. 779–784.

Koek, W.; Woods, J. H.; Winger, G. D. *MK 801, A Proposed Non-Competitive Antagonist of Excitatory Amino Acid Neurotransmission, Produces Phencyclidine-Like Behavioral Effects in Pigeons, Rats and Rhesus Monkeys.* In: *Journal of Pharmacological Experimental Therapy* 245 (1988) S. 969–974.

Koek, W; Colpaert, F. C.; Woods, J.; Kamenka, J. *The Phencyclidine (PCP) Analog N-[1-(2-Benzo (B) Thiophenyl) Cyclohexyl] Piperidine Shares Cocaine-Like but not Other Characteristic Behavioral Effects with PCP, Ketamine and MK 801.* In: *Journal of Pharmacological Experimental Therapy* 250 (1989) S. 1019–1027.

Löscher, W.; Fredow, G.; Ganter, M. *Comparison of Pharmacodynamic Effects of the Non-Competitive NMDA Receptor Antagonists MK 801 and Ketamine in Pigs.* In: *European Journal of Pharmacology* 192 (1991) S. 377–382.

Malsburg, C. von der *The Correlation Theory of Brain Function.* In: *Internal Report 81-2,* Dept. of Neurobiology, Max-Planck-Institute for Biophysical Chemistry, Göttingen 1981.

Metzinger, T. *Subjekt und Selbstmodell.* Paderborn (Schöningh) 1993.

Perkins, W. J.; Morrow, D. R. *Correlation Between Anesthetic Potency and Receptor Binding Constant for Non-Competitive N-Methyl-D-Aspartate Receptor Antagonists.* In: *Anesthesiology* 77 (1992) A 742.

Rey, G. *A Reason for Doubting the Existence of Consciousness.* In: Davidson, R. J.; Schwartz, G. E.; Shapiro, D. (Hrsg.) *Consciousness and Self-Regulation. Advances in Research and Theory.* New York (Plenum Press) 1983. Bd. 3, S. 1–39.

Rey, G. *A Question About Consciousness.* In: Otto, H. R.; Tuedio, J. (Hrsg.) *Perspectives on Mind.* Dordrecht, Boston (D. Reidel) 1988. S. 5–24.

Scheller, M. S; Zornow, M. H.; Fleischer, J. E.; Shearman, G. T.; Greber, T. F. *The Non-Competitive N-Methyl-D-Aspartate Receptor Antagonist, MK 801, Profoundly Reduces Volatile Anesthetic Requirements in Rabbits.* In: *Neuropharmacology* 28 (1989) S. 677–681.

Shoemaker, S. *Functionalism and Qualia.* In: *Philosophical Studies* 27 (1975) S. 291–315.

Shoemaker, S. *Absent Qualia Are Impossible – A Reply to Block.* In: *Philosophical Review* 90 (1981) S. 581–589.

Weiterführende Literatur

Beckermann, A.; Flohr, H.; Kim, J. (Hrsg). *Emergence or Reduction? Essays on the Prospects of Non-Reductive Physicalism.* Berlin, New York (de Gruyter) 1992.

Clark, A. *Associative Engines. Connectionism, Concepts and Representational Change.* Cambridge, MA (MIT) 1993.

Fedrowitz, J.; Matejovski, D.; Kaiser, G. (Hrsg.) *Neuroworlds. Gehirn – Geist – Kultur.* Frankfurt (Campus) 1994.

Flohr, H. *Die physiologischen Bedingungen des Bewußtseins.* In: Lenk, H.; Poser, H. (Hrsg.) *Neue Realitäten – Herausforderungen der Philosophie.* Berlin (Akademie-Verlag) 1994.

Johnson-Laird, P. N. *The Computer and the Mind.* Cambridge, MA (Harvard University Press) 1988.

Kandel, E. R.; Schwartz, J. H.; Jessel, T. *Principles of Neural Science* (3. Aufl.). Amsterdam (Elsevier) 1991.

Lloyd, D. *Simple Minds.* Cambridge, MA (MIT) 1989.

McGinn, C. *The Problem of Consciousness.* Cambridge, MA (Blackwell) 1991.
Metzinger, T. *Subjekt und Selbstmodell.* Paderborn (Schöningh) 1993.
Nagel, T. *The View From Nowhere.* Oxford, New York (Oxford University Press) 1986.
Roth, G. *Das Gehirn und seine Wirklichkeit.* Frankfurt/M. (Suhrkamp) 1994.
Searle, J. R. *The Rediscovery of the Mind.* Cambridge, MA (MIT) 1992.

14. Bewußtsein und Ich-Konstitution

Wolfgang Prinz

Daß in der wissenschaftlichen Diskussion über die Natur des Bewußtseins und über die Beziehungen zwischen Bewußtseinsvorgängen und Hirnprozessen immer wieder einmal ein *Ignorabimus!*-Ruf erschallt, ist verwunderlich und beunruhigend. Sollen wir wirklich glauben, daß wir hier auf prinzipielle Grenzen der wissenschaftlichen Erklärungsmöglichkeiten stoßen? Natürlich kann man grundsätzlich nicht ausschließen, daß es derartige Grenzen gibt. Bevor wir aber diese weitreichende Schlußfolgerung ziehen, sollten wir uns zuvor sorgfältig vergewissern, ob wirklich schon alle Erklärungsmöglichkeiten ausgeschöpft sind, die die Wissenschaft zu bieten hat.

Was „die Bewußtseinsfrage" angeht – einen ganzen Komplex von Fragen, die sich auf die Natur von Bewußtseinserscheinungen, auf ihre Funktionsgrundlagen und ihre Rolle beziehen –, sind in der Tat noch einige Erklärungsoptionen offen, und zwar solche, die genuin psychologischer Natur sind. Für die herkömmliche *mind-brain*-Debatte ist nämlich charakteristisch, daß sie überwiegend zwischen Philosophen und Neurobiologen geführt wird. Die Philosophen richten ihren professionellen Blick auf die Bewußtseinserscheinungen und fragen sich (und die Neurobiologie), wie das Gehirn es wohl fertigbringen könnte, diese Erscheinungen zu erzeugen. Die Neurobiologen richten ihren professionellen Blick umgekehrt auf die Struktur und Funktion von Gehirnprozessen und fragen sich (und die Philosophie), wie die Tätigkeit dieses Organs in Bewußtseinserscheinungen münden könnte.

Vielleicht scheitern diese Fragen deshalb, weil die Kluft zwischen Geist und Gehirn viel zu tief und zu breit ist, als daß sie sich in einem einzigen Schritt überbrücken ließe. Vielleicht ergeben sich neue Chancen für eine erfolgreiche Überbrückung dann, wenn unterwegs noch ein zusätzlicher Stützpfeiler eingezogen wird. Vermittelnde Funktion könnte er womöglich dann übernehmen, wenn er weder in der Sprache des Geistes noch in der Sprache des Gehirns formuliert wird, sondern in einer dritten Sprache, die sich in diese beiden Sprachen übersetzen läßt. Diese dritte Sprache müßte sich dazu eignen, Strukturen und Prozesse zu charakterisieren, die auf der einen Seite den Bewußtseinserscheinungen zugrunde liegen und zugleich auf der anderen Seite durch Gehirnprozesse realisiert werden. Um es in einem Bild zu sagen: Zwei Personen, die deshalb nicht miteinander reden können, weil die eine nur Englisch, aber nicht Französisch und die andere nur Französisch, aber nicht Englisch sprechen kann, können dennoch miteinander ins Gespräch kommen, wenn sie beide eine dritte Sprache sprechen – Esperanto, Latein oder auch Deutsch.

Mit der dritten Sprache, von der hier die Rede ist, meine ich die Sprache der theoretischen Psychologie, d.h. die Begrifflichkeit, die die Psychologie verwendet, um kognitive Leistungen theoretisch zu rekonstruieren (vgl. hierzu Eimer, Kapitel 12, in diesem Band). Diese Perspektive ist es, aus der ich im folgenden einen Blick auf die Frage richte, wie Bewußtseinserscheinungen entstehen und welche Rolle ihnen im kognitiven System zukommt. Meine Überlegungen werden im Grunde die Form einer psychohistorischen Spekulation annehmen, in deren Mittelpunkt die Rekonstruktion der naturgeschichtlichen Voraussetzungen und der kulturgeschichtlichen Bedingungen der *Konstitution des Ich* steht (Abschnitt 14.3).

Zuvor sage ich mich von zwei Dogmen los, die ich für falsch halte und die die Klärung der hier anstehenden Fragen nach meiner Überzeugung mehr behindert als gefördert haben (Abschnitt 14.1), und ich begründe, warum ich glaube, daß die Frage nach der Natur des Bewußtseins nur durch eine Aufklärung des kognitiven Status des Ich gelöst werden kann (Abschnitt 14.2). Im Anschluß an den zentralen Abschnitt, der die Skizze des Erklärungsansatzes enthält (Abschnitt 14.3), schließe ich mit einer Bemerkung über den Unterschied zwischen explizitem und implizitem Ich (Abschnitt 14.4).

14.1   Falsche Dogmen

14.1.1   Bewußtseinsnaturalismus

Unter Bewußtseinsnaturalismus verstehe ich die vor allem in der Neurobiologie verbreitete Auffassung, daß Bewußtsein eine Qualität ist, die von Gehirnen produziert wird. Wer immer dieses Dogma akzeptiert (stillschweigend oder ausdrücklich), legt sich auf ein Forschungsprogramm fest, das an drei Leitfragen orientiert ist: 1) Welche Tiere besitzen Gehirne, die mit dieser Fähigkeit ausgezeichnet sind? Nur Menschen? Nur Primaten? Nur Säugetiere? usw. 2) Welche Strukturen und Prozesse in diesen Gehirnen sind für die Ausbildung von Bewußtsein kritisch? Corticale Strukturen im Vorderhirn? Cortical-subcorticale Schaltkreise unter Einbeziehung des Thalamus und des Hippocampus? Modulationsprozesse an Synapsen? usw. 3) Unter welchen Bedingungen produzieren diese Strukturen und Prozesse Bewußtsein, und unter welchen Bedingungen nicht? Unter allen Umständen? Im Anschluß an Orientierungsreaktionen? Nicht bei hoch überlernten Tätigkeiten? usw. Darüber hinaus möchte man noch gern eine vierte Frage stellen, die allerdings innerhalb dieses Forschungsprogramms kaum diskutiert wird: 4) Wie hängen die einzelnen Eigenschaften von Bewußtseinserscheinungen mit einzelnen Eigenschaften dieser Strukturen und Prozesse im Gehirn zusammen? Anders formuliert: Sind die Gehirnprozesse nur *Träger* von Bewußtseinserscheinungen – oder stellen sie zugleich deren konkrete *inhaltliche Grundlage* dar?

Das bewußtseinsnaturalistische Dogma ist so alt wie die moderne Gehirnforschung selbst. Seine bis heute markanteste Formulierung erhielt es durch Carl Vogt, einen Naturforscher und Philosophen des mittleren 19. Jahrhunderts, der sich in der Rolle eines materialistischen Bürgerschrecks gefiel. Vogts populären Vorträgen wird der Satz zugeschrieben, daß die Gedanken zum Gehirn in demselben Verhältnis stehen wie die Galle zur Leber oder der Urin zu den Nieren: Das eine ist das Organ, das andere sein Produkt (um nicht zu sagen: sein Sekret). Ganz ähnlich versichert uns der amerikanische Gegenwartsphilosoph John Searle, daß das Gehirn die Milch des menschlichen Bewußtseins absondert – was immer das heißen mag. Subtrahiert man aus diesen Floskeln die auf Wirkung bedachte Polemik und reduziert sie auf ihren gedanklichen Kern, ist das, was bleibt, nichts anderes als die Grundüberzeugung des Bewußtseinsnaturalismus: Bestimmte Gehirnprozesse erzeugen Bewußtseinserscheinungen, und zwar in dem Sinne, daß diese Gehirnprozesse notwendige und hinreichende Grundlage für das Auftreten dieser Bewußtseinserscheinungen sind.

Das Bewußtsein kann ... nur durch die Biologie erklärt werden« – so dekretierte noch kürzlich der amerikanische Neurobiologe Gerald Edelman in einem Interview (Edelman, 1995), ein Satz, der sich als Leitsatz des Bewußtseinsnaturalismus lesen läßt und der das Arbeitsmodell der modernen neurobiologischen Forschung auf den Begriff bringt. Sie lebt von der Hoffnung, daß es eines Tages gelingen wird, die Trägerprozesse von Bewußtsein eindeutig zu identifizieren. Die von Flohr (1995, und Kapitel 13, in diesem Band) vorgelegte Theorie ist ein prägnantes Beispiel für diesen Forschungsansatz.

Andererseits lebt sie aber zugleich auch mit der Befürchtung, daß dieses Projekt scheitern und am Ende doch wieder zu einem neuen *Ignorabimus!* führen könnte. Die Ambivalenz zwischen Hoffnung und Befürchtung hat kürzlich Hubert Markl in einer Gedenkrede zum 100. Todestag Hermann von Helmholtz' wie folgt formuliert:

Es bleibt ... unseren Glaubensvorstellungen anheim gestellt, ob wir davon überzeugt sind, daß letztlich auch das Rätsel unserer subjektiven inneren Erfahrung, unseres Denkens, Fühlens, Wünschens und unserer Willensentscheidung ... dem Ansturm des naturwissenschaftlichen Forschens, dem Zugriff der Methoden der >Physik des Lebendigen< erliegen. Oder ob Physik und Chemie, Physiologie und Biophysik zwar am Ende aller Eigenschaften und Leistungen der Körperlichkeit aller Lebewesen ... erklären mögen, dann aber immer noch etwas bleibt, was wir ... eigentlich als das Allerwichtigste, nämlich das uns einzig zweifelsfrei Sichere erkennen, die Existenz unseres bewußten Selbst: unreduzierbar auf physische Wirklichkeit .... Mag auch sein, daß wir niemals eine endgültig abschließende Antwort darauf finden können, ob die eine oder andere Ansicht der Dinge richtig ist. (Markl, 1995)

Wie aber, wenn das Dogma des Bewußtseinsnaturalismus falsch wäre und das Forschungsprogramm, das auf ihm aufbaut, deshalb die falschen Fragen stellt? Eine radikale Kritik stellt den Bewußtseinsnaturalismus insgesamt in Frage. Sie geht oft mit der Ablehnung jeglicher Form von naturwissenschaftlicher Erklärung von Bewußtseinserscheinungen einher und läuft häufig auf die Begründung einer dualistischen Position hinaus. In diesem prinzipiellen und radikalen Sinn stelle ich den Bewußtseinsnaturalismus hier keineswegs zur Disposition.

Eine weniger radikale Kritik stellt dagegen nur die starke Version der bewußtseinsnaturalistischen Position in Frage – die Überzeugung nämlich, daß Gehirnprozesse die notwendige *und hinreichende* Grundlage von Bewußtseinserscheinungen bilden. Dies ist die Kritik, die ich mir im folgenden zu eigen mache. Das heißt, ich bin sehr wohl davon überzeugt, daß die Ausbildung von Bewußtsein an bestimmte neurobiologische Bedingungen als *notwendige* Voraussetzung gebunden ist. Ich bin aber zugleich davon überzeugt, daß diese Bedingungen nicht *hinreichend* sind, um die Ausbildung von Bewußtsein zu erklären. Vielmehr müssen nach meiner Überzeugung für eine hinreichende Erklärung neben bestimmten neurobiologischen Voraussetzungen auch bestimmte gesellschaftlich-politische Bedingungen veranschlagt werden. Mit anderen Worten: Die Entstehung von Bewußtsein kann nicht rein naturgeschichtlich erklärt werden, sondern erfordert eine Verbindung von naturgeschichtlichen und kulturgeschichtlichen Erklärungsansätzen.

14.1.2   Bewußtseinsfundamentalismus

Als Bewußtseinsfundamentalismus möchte ich eine Position bezeichnen, die für Teile der philosophischen bzw. philosophisch inspirierten Diskussion über Natur und Funktion des Bewußtseins charakteristisch ist und die in gewisser Weise das spiegelbildliche Gegenstück zum Naturalismus der Biologie bildet. Das bewußtseinsfundamentalistische Dogma lehrt, daß Bewußtseinserscheinungen fundamentale Gegebenheiten sind, zu denen wir unmittelbaren, unvermittelten Zugang haben – im Unterschied zu Erscheinungen der äußeren Welt, die uns durch Wahrnehmungsprozesse vermittelt sind. Unsere Bewußtseinserscheinungen – unsere Gedanken, Gefühle, Absichten – sind uns unmittelbar zugänglich, und deshalb haben sie für unsere Erkenntnis sogar einen höheren Rang als die Erscheinungen der Außenwelt: sie sind, wie es in dem oben zitierten Ausschnitt der Rede Hubert Markls zum Gedenken Hermann von Helmholtz' heißt »... eigentlich das allerwichtigste, nämlich, daß uns einzig zweifelsfrei Sichere. ...« Bewußtseinserscheinungen haben danach eine höhere erkenntnistheoretische Dignität als die Erscheinungen der Außenwelt. Sie stellen das ursprüngliche Fundament aller Erkenntnis dar. Denn in ihnen wird sich das Subjekt seiner eigenen geistigen Tätigkeit inne, statt – wie z.B. in der Wahrnehmung der Außenwelt – irgendwelchen äußeren Objekten fremd gegenüberzustehen.

Dieses Dogma ist vor allem durch Descartes' Lehre befördert worden, daß als einziger unbezweifelbarer Verankerungspunkt für eine Theorie der menschlichen Erkenntnis nur das reflexive Selbstbewußtsein des Geistes – das *Cogito* – in Betracht kommen kann. Descartes war der Überzeugung, daß der Zugang zu den eigenen Bewußtseinstatsachen ein Prozeß von viel einfacherer Struktur ist als der Zugang zur Außenwelt. Beim Zugang zum eigenen Bewußtsein ist das Psychische gleichsam bei sich selbst; es muß nicht irgendwelchen physischen Sachverhalten gegenübertreten, die ihm wesensfremd sind. Dementsprechend ist das, was wir über unsere psychischen Vorgänge wissen, stets notwendigerweise wahr: Es ist ein Vorgang des Innewerdens des wirklichen Sachverhalts selbst, und keineswegs ein Abbildungs- und Transformationsvorgang, bei dem man die Frage nach der Beziehung zwischen wirklichem und wahrgenommenem Sachverhalt sinnvoll stellen könnte.

Was aber, wenn auch dieses Dogma falsch wäre und wenn es unzulässig wäre, die Struktur unserer Bewußtseinsinhalte ohne weiteres mit der Struktur der Prozesse zu identifizieren, die sie erzeugen? Dann würden wir, wenn wir nach den Beziehungen zwischen Bewußtseinserscheinungen und Gehirnprozessen fragen, vielleicht abermals eine Frage stellen, die zu weit greift und sich in dieser Form nicht beantworten läßt. Falls es nämlich Gründe gibt, die bewußtseinsfundamentalistische Doktrin zu bezweifeln, daß Bewußtseinserscheinungen die ihnen zugrundeliegenden kognitiven Prozesse direkt widerspiegeln, wäre es erforderlich, nicht nur zwei, sondern drei Instanzen zu unterscheiden. Man müßte dann zwischen Bewußtseinserscheinungen, kognitiven Prozessen und Gehirnprozessen unterscheiden und hätte die Ausgangsfrage nach der Beziehung zwischen Bewußtsein und Gehirn in zwei Teilfragen aufzuspalten: die nach der Beziehung zwischen kognitiven Prozessen und ihrer bewußten Repräsentation und die nach der Realisierung kognitiver Prozesse durch Gehirnprozesse.

Für eine grundsätzliche Auseinandersetzung mit dem bewußtseinsfundamentalistischen Dogma ist hier kein Raum (vgl. Lutz, 1992; Mead, 1934; Prinz, im Druck a, b; Wilkes, 1988). Für den gegenwärtigen Zweck mag es ausreichend sein festzustellen, daß sich die moderne psychologische Forschung längst von diesem Dogma verabschiedet hat und dazu übergegangen ist, Berichte, die Personen über ihre Bewußtseinserscheinungen geben, genauso zu behandeln wie Berichte, die sie über Vorgänge in der Außenwelt geben: als Berichte über die *Wahrnehmung* ihrer kognitiven Prozesse, und keineswegs als Berichte über diese Prozesse selbst.

Nach diesem Arbeitsmodell stehen die Bewußtseinserscheinungen zu den zugrundeliegenden kognitiven Prozessen in genau dem gleichen indirekten Vermittlungsverhältnis wie die Wahrnehmungseindrücke, die wir über die Außenwelt haben, zur Außenwelt selbst: Hier wie da enthalten die Bewußtseinseindrücke nur eine hochgradig selektive und kategorial überformte Repräsentation einzelner Aspekte der zugrundeliegenden Verarbeitungsprozesse – und keineswegs eine Repräsentation dieser Prozesse selbst.

Der Status der Bewußtseinserscheinungen ist jetzt ein ganz anderer: Sie sind nicht die kognitiven Prozesse selbst, deren Realisierung durch das Gehirn erklärt werden muß, sondern Produkte einer *Interpretation* dieser Prozesse. Nimmt man hinzu, daß das kategoriale Gerüst für diese Interpretation nicht von jedem Individuum neu entwickelt, sondern aus der kulturellen Umgebung übernommen wird, wird deutlich, daß die Abdankung des Bewußtseinsfundamentalismus zu einem ähnlichen Ergebnis führt wie die Abdankung des (starken) Bewußtseinsnaturalismus: Sie schafft Raum für die Einbeziehung gesellschaftlich-kultureller Faktoren in Theorien über die Konstitution von Bewußtsein.

14.1.3 Fazit

Diesen zusätzlichen Erklärungsraum haben wir dadurch gewonnen, daß wir die Beziehung zwischen Bewußtseinserscheinungen und Gehirnprozessen in zwei Teilbeziehungen aufgelöst haben. Die eine ist eine Instantiierungsbeziehung; sie betrifft die Realisierung von (verborgenen) kognitiven Prozessen durch das Gehirn – und damit die Beziehung zwischen zwei verschiedenen Ebenen der Beschreibung eines Systems, das kognitive Leistungen erbringt. Die andere ist eine Wahrnehmungsbeziehung; sie betrifft das Verhältnis zwischen (verborgenen) kognitiven Prozessen und den mit ihnen verbundenen Bewußtseinserscheinungen. Diese Beziehung ist der Ort, an dem soziale Konstruktionsprozesse wirksam werden können.

14.2 Allgegenwart des Ich

Daß wir uns vom Bewußtseinsfundamentalismus verabschieden, bedeutet nicht, daß wir einer Wissenschaft das Wort reden, die Bewußtseinserscheinungen überhaupt nicht mehr zur Kenntnis nimmt. Im Gegenteil: Daß wir sie jetzt anders verstehen – nicht als unmittelbare Korrelate von Gehirnprozessen, sondern als Ergebnisse einer kulturell vermittelten Interpretation der Resultate von kognitiven Prozessen –, bedeutet ja keineswegs, daß sie wissenschaftlich unergiebig sind.

Wie also läßt sich die allgemeine Struktur von Bewußtseinserscheinungen charakterisieren? Wir wollen uns dieser Frage nicht durch eine vergleichende Diskussion verschiedener Definitionen nähern (vgl. dazu Marcel, 1988; Natsoulas, 1978a, b; Wilkes, 1988), sondern durch Rückgriff auf eine klassische Autorität der phänomenanalytisch fundierten Psychologie und der psychologisch fundierten Philosophie. Der österreichische Philosoph Franz Brentano legte 1874 eine Untersuchung zur Grundlegung der Psychologie vor, in der er sich ausführlich mit der Natur psychischer Phänomene und der Abgrenzung zwischen psychischen und physischen Phänomenen auseinandersetzte (Brentano 1874/1924). Dabei entwickelte er die Lehre von den psychischen Akten, die zugleich eine Lehre über die Struktur elementarer Bewußtseinstatsachen ist.

In diesem Buch erörtert Brentano die Natur psychischer Akte über viele Seiten hinweg an einem denkbar einfachen Beispiel: Was geschieht eigentlich, wenn wir einen Ton hören? Nach Brentanos Analyse sind dann in einem einzigen psychischen Akt zwei Inhalte miteinander verwoben: Der *Ton*, den wir hören und die Tatsache, daß wir ihn *hören*. Allerdings sind diese beiden Inhalte nicht in gleicher Weise repräsentiert: Der Ton ist das primäre Objekt des Hörens; ihn können wir im psychischen Akt direkt beobachten. Das Hören selbst ist dagegen (etwas paradox formuliert) das sekundäre Objekt des Hörens. Von ihm sagt Brentano, daß es im psychischen Akt nicht beobachtet werden kann, wohl aber in ihm zu Bewußtsein gelangt: »Die Töne, die wir hören, können wir beobachten, das Hören der Töne können wir nicht beobachten; denn nur im Hören der Töne wird das Hören selbst mit erfaßt.« (1874/1924, S. 181)

Bewußtseinserscheinungen – für Brentano ein Synonym für psychische Akte – zeichnen sich demnach durch ihren zweifachen Inhalt aus: Sie enthalten den Gegenstand, auf den sie sich richten (Ton) und die Art und Weise, in der dieser Gegenstand gegeben ist (Hören), wobei, wie wir modern sagen würden, der Gegenstand (das primäre Objekt) *explizit*, die Art seiner Gegebenheit (das sekundäre Objekt) dagegen *implizit* bewußt ist.

Man kann diese Analyse – über Brentano hinaus – noch einen Schritt weiter treiben – und muß es wohl auch, wenn man die Struktur psychischer Akte wirklich erschöpfend charakterisieren will. Wenn nämlich zutrifft, daß im Hören eines Tons nicht nur der Ton, sondern auch das Hören implizit enthalten ist, dann muß auch das Subjekt des Hörens – mein Ich – in abermaliger Verschachtelung im Akt enthalten sein. Denn das Hören ist nicht vorstellbar ohne ein Subjekt, das hört (ebensowenig wie vorstellbar wäre, daß es gar kein Objekt gäbe, das gehört würde).

In diesem Sinne ist das Subjekt des Aktes in jedem psychischen Akt implizit gegenwärtig. Die psychischen Akte einer Person *unterscheiden* sich nach ihren sekundären Objekten (sie hört, sieht, denkt, glaubt, hofft, befürchtet, fühlt, daß etwas der Fall ist) oder natürlich auch nach ihren primären Objekten (sie hört einen Ton, ein Geräusch, eine Stimme) –, aber sie *gleichen* sich darin, daß in allen Akten im Hintergrund das gleiche Subjekt anwesend ist. Wenn ich einen Ton höre, ist das Hören *mein* Hören, wenn ich über etwas nachdenke, sind es *meine* Gedanken, und wenn ich etwas tun will, ist es *mein* Wille, dessen ich gewahr werde. Mit anderen Worten: Mein Ich ist in meinen Bewußtseinserscheinungen implizit anwesend; es bildet die gemeinsame Klammer, durch die meine psychischen Akte zusammenhängen.

Dem entspricht, daß die bewußte Repräsentanz einer Situation genau dann endet, wenn das Ich sich aus ihr verabschiedet. Der klassische Fall, an dem man dies verdeutlichen kann, ist die Art und Weise, in der wir unsere Umgebung wahrnehmen, wenn wir etwa während eines Spaziergangs in ein Gespräch verwickelt werden, das unsere ganze Aufmerksamkeit beansprucht. Unsere bewußte Wahrnehmung ist dann ganz auf den Inhalt des Gesprächs und auf die Gesprächssituation selbst konzentriert; dies sind, um mit Brentano zu sprechen, die primären Objekte, auf die unser implizit anwesendes Ich sich richtet. Nur sie sind es, die wir dementsprechend bewußt wahrnehmen. Andere Merkmale der Situation – der Weg, den wir begehen und die Szenerie, die wir dabei durchschreiten – nehmen wir nicht mit Bewußtsein zur Kenntnis. Natürlich kann kein

Zweifel daran bestehen, daß diese Informationen *verarbeitet* werden, denn andernfalls wäre nicht zu erklären, daß wir, obwohl tief im Gespräch versunken, voll in der Lage sind, unsere Schritte umgebungsgerecht zu steuern. Die Verarbeitung erzeugt aber keine *bewußte* Repräsentation, d.h. keine Repräsentation, die auf das implizit anwesende Ich bezogen ist (vgl. z.B. Prinz, 1983).

Diese Beobachtungen führen zu der Schlußfolgerung, daß die *Bezogenheit auf ein implizit anwesendes Ich* offensichtlich die konstituierende Bedingung für die Ausbildung bewußter Repräsentationen darstellt: Zur bewußten Repräsentation gelangen Sachverhalte dann, wenn (bzw. dadurch, daß) sie in ihrer Beziehung zum Ich repräsentiert werden.

Diese These ist für die weiteren Überlegungen von entscheidender Bedeutung. Sie hat gegenüber vielen anderen bewußtseinstheoretischen Maximen einen entscheidenden Vorzug. Sie kann nämlich nicht nur erklären, unter welchen Bedingungen Bewußtsein entsteht, sondern auch, warum die Bewußtseinserscheinungen so sind, wie sie sind. Die implizite Anwesenheit des Ich bildet nicht nur die *Entstehungsgrundlage* für das *Auftreten* bewußter Repräsentationen, sondern auch die *inhaltliche Grundlage* für ihre *Beschaffenheit*. Mit anderen Worten: Die Qualität der Bewußtheit *entsteht* nicht nur *dann, wenn* die Bedingung der impliziten Gegenwart des Ich erfüllt ist, sondern sie *besteht* auch *darin, daß* diese Bezogenheit auf das Ich als ein zentrales Merkmal im Inhalt der Repräsentation in Erscheinung tritt. Diese inhaltliche Beziehung legt klar, daß der bewußte Charakter von Repräsentationen sich unmittelbar aus ihrer Bezogenheit auf das Ich ergibt (im Grunde mit ihr zusammenfällt) – und daß nicht etwa umgekehrt Ich-Bezogenheit aus einer (irgendwie anders fundierten) Bewußtheit resultiert.

Wenn dies zutrifft, müssen alle Fragen, die sich auf die Natur und Funktion des Bewußtseins beziehen, in Fragen nach der Natur und Funktion des implizit anwesenden Ich überführt werden, und die Frage nach der Geschichte des Bewußtseins wird zu der Frage nach der Konstituierung des impliziten Ich[1].

14.3 Konstitution des Ich

Der Gedanke, das eine Theorie des Bewußtseins zugleich eine Theorie des Ich sein muß, ist keineswegs neu. Er findet sich in verschiedenen Ausprägungen in einflußreichen modernen Bewußtseinstheorien wie z.B. in Edelmans Konzept der *higher-order consciousness* (Edelman, 1989, Kapitel 11), in Dennetts Theorie des Ich als eines narrativen Zentrums (Dennett, 1990, 1992) oder zuletzt in Metzingers Theorie des Selbstmodells (Metzinger, 1993). Der gleiche Gedanke ist ferner implizit in allen

---

[1] Allerdings darf die Bewußtseinskonzeption, die den folgenden Überlegungen zugrunde liegt, nicht mit anderen Konzeptionen verwechselt werden, die Bewußtsein als reflexives Selbstbewußtsein definieren. Das definierende Merkmal unserer Bewußtseinskonzeption besteht in der *impliziten Anwesenheit des Ich* in der Repräsentation von Ich-fremden Sachverhalten – und nicht in der expliziten Repräsentation des Ich oder Ich-naher Inhalte (vgl. hierzu Abschnitt 14.4). Natürlich wird eine vollständige Bewußtseinstheorie auch erklären müssen, wie Selbstbewußtsein – explizite bewußte Ich-Repräsentation also – möglich ist und von welcher Art das Subjekt ist, das bei derartig expliziter Ich-Repräsentation implizit anwesend ist. Allerdings ist dies ein Spezialproblem, dessen Lösung nicht am Anfang, sondern am Ende einer umfassenden Bewußtseinstheorie stehen kann.

Definitionsansätzen enthalten, die – in der Nachfolge des Philosophen Ludwig Wittgenstein – davon ausgehen, daß die Perspektive der ersten Person für Bewußtseinserscheinungen konstitutiv ist (Ich-Perspektive im Gegensatz zu Er-Sie-Es-Perspektive; z.B. Marcel, 1988; vgl. Eimer, Kapitel 12, in diesem Band). Allerdings unterscheiden sich die Überlegungen dieser Autoren zum Teil sehr grundlegend darin, welche Prozesse sie für die Konstitution des Ich verantwortlich machen und wie sie das Verhältnis zwischen Ich-Konstitution und Bewußtheit bestimmen. Die Konzeption, die ich im folgenden skizziere, greift eine Reihe von Überlegungen dieser Autoren auf, setzt aber das Gesamtpuzzle anders zusammen als jeder einzelne dieser Autoren es getan hat.

Im folgenden skizziere ich ein psychohistorisches Szenario, das dazu bestimmt ist, die Konstitution des Ich zu rekonstruieren. Seinen Ausgangspunkt bestimme ich (ähnlich wie Edelman und Metzinger) idealtypisch wie folgt: Wir betrachten ein Lebewesen vom kognitiven Organisationsniveau von Primaten, und zwar in einem Ausgangszustand, in dem symbolische Kommunikation und Repräsentation noch keine nennenswerte Rolle spielen. Mit Hilfe von Edelmans Theorie des primären Bewußtseins läßt sich ein grobes Bild der kognitiven Leistungsfähigkeit derartiger Organismen zeichnen, zugleich aber auch ein Bild der Grenzen ihrer Leistungsmöglichkeiten.

Auf der Haben-Seite können wir diesen Lebewesen – verkürzt gesagt – die Fähigkeit zuschreiben, die verhaltensrelevanten Implikationen der jeweils aktuellen Reizsituation zu bewerten. Die Bewertung erfolgt auf der Grundlage komplexer Algorithmen, die in langfristigen Lernprozessen entstanden sind. Weitere Algorithmen sorgen dafür, daß die Ergebnisse dieser Bewertungen gegen die aktuellen Prioritäten des Lebewesens abgeglichen werden und daß dieser Abgleich in Handlungsentscheidungen umgesetzt wird. So komplex die Berechnungen sein mögen, die der Verhaltenssteuerung zugrunde liegen, unterliegen sie doch der prinzipiellen Beschränkung der Kopplung an die jeweils aktuelle Situation: Sie nehmen ihren Ausgang von der aktuellen Reizinformation, und sie bewerten Handlungsoptionen, die sich auf die aktuelle Situation beziehen. Keine bzw. kaum eine Rolle spielen demgegenüber Prozesse, die symbolische Repräsentation voraussetzen wie z.B. die Vergegenwärtigung vergangener oder die Planung zukünftiger Ereignisse.

Vor dem Hintergrund dieses (idealtypisch vereinfachten) Leistungsprofils läßt sich die These, die im folgenden begründet und plausibel gemacht werden soll, wie folgt formulieren: Ich-bezogene Repräsentationsmodi können sich aus dieser (zunächst Ichlosen) Ausgangssituation dann entwickeln, wenn 1) die Fähigkeit zunimmt, wahrgenommene und vergegenwärtigte Information nebeneinander zu verarbeiten (*Duale Repräsentation*) und 2) Erklärungsmodelle ausgebildet sind, die das Auftreten von Vergegenwärtigungen auf personale Instanzen zurückführen (*Personale Attribution*).

Die erste dieser beiden Voraussetzungen betrifft die *Naturgeschichte* der Verhaltenssteuerung und ihrer Realisierung des Gehirns, die zweite dagegen die *Kulturgeschichte* der Spezies *homo sapiens*. Im folgenden elaboriere ich diese These im Hinblick auf die kognitiven und die dynamischen Grundlagen der Ich-Konstitution.

14.3.1 Kognitive Grundlagen: Gedanken

Duale Repräsentation.   Wir erweitern jetzt den Lebenshorizont unseres hypothetischen Organismus um einen entscheidenden Schritt, indem wir annehmen, daß der soziale Verband, in dem er lebt, einfache Formen *symbolischer Kommunikation* entwickelt. Für den ersten Schritt reicht es aus, wenn wir ihn lediglich bei der Rezeption symbolischer Kommunikation betrachten. Soweit diese Mitteilungen sich auf Sachverhalte beziehen, die außerhalb des aktuellen Wahrnehmungshorizonts des Rezipienten liegen, wird er sie nur verstehen können, wenn er über die Fähigkeit verfügt, kommunikationsinduzierte *Vergegenwärtigungen* (= Repräsentationen von abwesenden Sachverhalten) auszubilden –, und zwar so, daß sie für die Handlungssteuerung in der aktuellen Situation unschädlich sind. Die Fähigkeit zur Ausbildung von Vergegenwärtigungen hat also zwei Seiten: Einerseits bietet sie die Grundlage für eine Entkopplung von der aktuellen Situation (Edelman: *freedom from the present*). Andererseits darf diese Entkopplung aber keineswegs vollständig sein. Die Inhalte der Vergegenwärtigung dürfen die Inhalte der aktuellen Wahrnehmung nicht ersetzen; deren handlungssteuernde Wirkung muß vielmehr voll erhalten bleiben.

Die gleichzeitige Verarbeitung von vergegenwärtigten *neben* wahrgenommenen Inhalten macht deshalb eine tiefgreifende Umorganisation der bis dahin zur Verfügung stehenden Verarbeitungsarchitektur erforderlich. Erforderlich ist jetzt eine Architektur, die zwischen Vordergrund- und Hintergrundverarbeitung unterscheidet und die es erlaubt, vorübergehend vergegenwärtigte Information im Vordergrund zu verarbeiten und gleichzeitig im Hintergrund die Verarbeitung der aktuellen Wahrnehmungsinformation fortzusetzen –, jedenfalls so weit, daß elementare Grundfunktionen intakt bleiben wie z.B. die Orientierungsreaktion (= Entdeckung überraschender Information) oder die Bewegungssteuerung.

Den Repräsentationsmodus, der mit dieser neuen Organisation der Informationsverarbeitung verbunden ist, will ich im folgenden als *duale Repräsentation* bezeichnen. Darunter verstehe ich die Fähigkeit, wahrgenommene Inhalte und vergegenwärtigte Inhalte *nebeneinander* und *funktional getrennt* zu unterhalten. Die Trennung stellt sicher, daß zwischen Wahrgenommenem und Vergegenwärtigtem jederzeit unterschieden werden kann und daß vor allem die aktuelle Handlungskontrolle unter der Regie der aktuell wahrgenommenen Information verbleibt. Außerdem sichert die Trennung der beiden Repräsentationsbereiche die Möglichkeit, Vordergrund- und Hintergrundverarbeitung jeweils nach Bedarf zu verteilen.[2]

Über die neurobiologische Realisierung der dualen Repräsentationsarchitektur soll hier nicht spekuliert werden. Wichtig ist lediglich, daß sie das kognitive Organisationspotential der mit ihr ausgestatteten Lebewesen in vieler Hinsicht erweitert.[3] Eine dieser Erweiterungen ist die Geburt des Ich.

Gedankenattribution. Wir haben bisher nur Vergegenwärtigungen betrachtet, die durch die Rezeption sprachlicher Mitteilungen angestoßen werden und insofern von

---

[2] Daß die Ausbildung von Vergegenwärtigungen *neben* Wahrnehmung eine duale Repräsentationsarchitektur voraussetzt, muß nicht notwendigerweise bedeuten, daß ohne eine derartige Architektur Vergegenwärtigungen überhaupt nicht ausgebildet werden können. Duale Repräsentation ist nämlich nur dann erforderlich, wenn Vergegenwärtigungen „in der Arbeitszeit" des Systems erzeugt werden sollen, d.h. während das System mit der aktuellen Situation on-line verkoppelt ist. Ist es jedoch abgekoppelt, können Vergegenwärtigungen erzeugt werden, ohne Schaden anzurichten: Träumen können möglicherweise auch solche Lebewesen, die nicht über ein duales Repräsentationssystem verfügen.

[3] Eine andere wichtige Erweiterung des kognitiven Organisationspotentials betrifft die Möglichkeit der Generierung umfassender Modelle von Ereignis- und Handlungszusammenhängen, d.h. von organisierten Realitätsausschnitten. Derartige Modelle können sich dann entwickeln, wenn vergegenwärtigte Information räumlich, zeitlich oder semantisch integriert werden. Einmal etabliert, dienen sie dann als Bezugsrahmen für die Einordnung der jeweils aktuellen Situation.

außen induziert sind. Sobald eine duale Repräsentationsarchitektur ausgebildet ist, bietet sie aber auch Raum für die handlungsunschädliche Erzeugung systeminduzierter Vergegenwärtigungen wie z.B. Gedanken, Erinnerungen oder Phantasien. Der Kürze halber verwende ich im folgenden den Ausdruck *Gedanken* stellvertretend für alle systeminduzierten Vergegenwärtigungen.

Gedanken unterscheiden sich von den von außen induzierten Vergegenwärtigungen in einem wichtigen Merkmal. Das Auftreten von Vergegenwärtigungen, die durch sprachliche Mitteilungen angestoßen sind, ist stets von der Wahrnehmung einer Kommunikationshandlung begleitet, die in der aktuellen Situation stattfindet, d.h. es gibt stets eine Person, die aktuell wahrnehmbar ist, und diese Person ist die Quelle einer Mitteilung über einen Sachverhalt, der lediglich zu vergegenwärtigen ist. Wenn dagegen systeminduzierte Gedanken auftreten, fehlt ein entsprechendes Gegenstück in der aktuellen Situation, so daß sie nicht ohne weiteres auf eine personale Quelle zurückgeführt werden können, die in der aktuellen Situation lokalisiert ist. Hier entsteht ein Interpretationsproblem: Wie können die Gedanken mit der aktuellen Situation verknüpft werden? Woher kommen sie, und welche Instanzen erzeugen sie? Es ist naheliegend, auch hier personale Quellen für die auftretenden Vergegenwärtigungen verantwortlich zu machen – Quellen, die in der aktuellen Situation wirksam sind.

Die Konstituierung solcher Quellen kann in verschiedener Form erfolgen. Eine mögliche Lösung besteht darin, das Auftreten von Gedanken auf die *Stimmen* von Göttern, Priestern oder Königen zurückzuführen – auf Stimmen personaler Autoritäten also, von denen angenommen wird, daß sie in der aktuellen Wahrnehmungssituation unsichtbar gegenwärtig sind. Eine andere Lösung lokalisiert die Quelle der Gedanken dagegen in einer eigenständigen personalen Instanz, die an den Körper des Akteurs selbst gebunden ist (z.B. in ihm wohnt): dem *Ich*.

Diese beiden Lösungen des Attributionsproblems unterscheiden sich in vielerlei Hinsicht: historisch, politisch und psychologisch. *Historisch* dürfte die erste deutlich älter als die zweite Lösung sein. Der Übergang zwischen den beiden Lösungen und der mit ihnen verbundenen Mentalitäten ist Gegenstand der spekulativen Bewußtseinstheorie des amerikanischen Psychohistorikers Julian Jaynes (1976). Folgt man Jaynes, ist dieser Übergang in historischer Zeit geschehen: zwischen Ilias und Odyssee. In der Ilias ist nach Jaynes die Geistesverfassung der Protagonisten durchweg, wie er sich ausdrückt, bicameral strukturiert. Das heißt, die Gedanken, Gefühle und Absichten, die in ihnen auftauchen, stammen nicht von ihnen selbst, sondern von Göttern, die sie ihnen eingeben. Anders in der Odyssee: Odysseus verfügt über ein Ich, und dieses Ich ist es, das denkt und handelt. Jaynes ist der Überzeugung, daß das einheitliche Bewußtsein des Odysseus erst entstehen konnte, als die bicamerale Struktur zusammenbrach und das Ich die Nachfolge der Götter antrat. Auch wenn man bezweifelt, daß sich die Geistesverfassung der mediterranen Kriegerelite in der kurzen Spanne zwischen Ilias und Odyssee so tiefgreifend verändert haben soll, ist dennoch nicht unplausibel, daß wir es hier mit einem literarischen Nachklang einer psychohistorischen Entwicklung zu tun haben, die (jedenfalls in diesem Teil der Welt) dazu führte, daß das Ich die göttlichen Stimmen ablöste. In anderen Teilen der Welt mag diese Entwicklung später oder aber auch überhaupt nicht eingetreten sein.[4]

Daß ferner die *politischen* Implikationen der beiden Lösungen sehr unterschiedlich sind, liegt auf der Hand. Gesellschaften, deren Akteure ihre Gedanken den Stimmen weltlicher oder überweltlicher Autoritäten zuschreiben, werden dazu neigen, Priester- und Adelseliten auszubilden, die für sich die Rolle natürlicher Autoritäten bzw. authentischer Interpreten solcher Autoritäten in Anspruch nehmen und daraus die Legitimation zur Ausübung von Herrschaft ableiten. In dem Maße, in dem das Ich an die Stelle der Götter tritt, werden diese Eliten obsolet, und autoritäre Konstruktionen werden durch Organisationsformen abgelöst, die die Legitimität ihres Handelns in den personalen Ich-Kernen ihrer Akteure verankern (vgl. hierzu Abschnitt 14.3.2).

Ein wichtiger *psychologischer* Unterschied besteht schließlich darin, daß die Entwicklung eines Ich-Konzepts die Voraussetzung dafür schafft, daß Individuen in der Lage sind, sich (und andere) als zeitlich überdauernde personale Instanzen zu konzipieren. Einmal konstituiert, ist das Ich in jedem Vergegenwärtigungsvorgang als implizite personale Quelle gegenwärtig, und ähnlich wie es immer der gleiche Körper ist, der in jeder Wahrnehmungssituation anwesend ist, ist es in der Regel auch die gleiche Ich-Instanz, die in diesem Körper wohnt und über Zeit und Situationen hinweg mit sich selbst identisch bleibt.

Daß das *Ich als Quelle der Gedanken* konstituiert wird, bedeutet, daß es nicht Bestandteil der Gedanken selbst ist, sondern außerhalb steht – eine Instanz, auf die die Gedanken bezogen sind.[5] Damit begegnen wir im Bereich der Gedanken genau dem gleichen Grundmuster, das wir zuvor unter Brentanos Anleitung für den Bereich der Wahrnehmung ausgemacht haben. Allerdings sehen wir jetzt, daß dieses Grundmuster dort nicht fundamental, sondern abgeleitet ist. Zunächst entwickelt sich die implizite Gegenwart des Ich im Kontext der Interpretation der Herkunft von Gedanken, und erst in einem zweiten Schritt wird dieses so konstituierte Ich auch in gleicher Weise im Bereich der Wahrnehmung wirksam. Ermöglicht wird seine Allgegenwart eben dadurch, daß es nicht als Bestandteil der vergegenwärtigten oder wahrgenommenen Inhalte konstituiert wird, sondern als eine Repräsentations- und Steuerungsinstanz, die diesen Inhalten gegenübersteht.

---

[4] Überhaupt wird man sich den historischen Übergang von den Stimmen externer Autoritäten zu der Stimme des internen Ich natürlich nicht so vorzustellen haben, daß ganze Kulturen in bestimmten Zeiträumen von der einen in die andere Geistesverfassung kippen. Sehr viel realistischer dürfte die Auffassung sein, daß dieser Wechsel im Attributionsmodus zunächst auf der Ebene der Führungseliten eintritt – und zwar mit der politischen Folge, daß diese Eliten daraufhin zu verhindern versuchen werden, daß der ich-förmige Attributionsmodus in den gesellschaftlichen Schichten um sich greift, die unter ihrer Führung stehen. Anders formuliert: Ein realistisches Modell des psychohistorischen Übergangs zwischen den beiden Attributionsmodi wird annehmen müssen, daß dieser Übergang für verschiedene Gesellschaftsschichten zeitversetzt erfolgt und daß er dort, wo er stattfindet, politische Mechanismen in Gang setzt, die darauf ausgerichtet sind, seine Weitergabe „nach unten" so weit wie möglich zu verhindern. In modernen westlichen Gesellschaften ist dieser Prozeß am unteren Ende angekommen (im Prinzip jedenfalls – vielleicht zum ersten Mal in der Geschichte der Menschheit überhaupt). Darüber, wann er in den Führungseliten in den Kulturen unserer Vorfahren begonnen hat – ob vor 300 000, 30 000 oder 3 000 Jahren –, soll hier nicht spekuliert werden.

[5] Diese Bezogenheit der Gedanken auf das Ich kann im übrigen aktiven oder passiven Charakter tragen. Gefühle, Stimmungen oder auch Ideen, von denen jemand besessen ist, haben den Charakter von Widerfahrnissen. Willensimpulse oder zielgerichtete Überlegungen haben demgegenüber den Charakter von aktiv gesteuerten Vorgängen, in denen das Ich nicht nur als Repräsentationszentrum, sondern auch als Steuerungszentrum in Erscheinung tritt (vgl. Abschnitt 14.3.2).

14.3.2   Dynamische Grundlagen: Pläne

Handlungsziele sind eine Unterklasse von Vergegenwärtigungen, die psychologisch ebenso wie politisch von besonderer Bedeutung sind. Aus der psychologischen Tatsache, daß Handlungsziele an der Steuerung von Handlungen beteiligt sind, ergibt sich zugleich ein besonderes politisches Interesse an ihrer Erklärung und Bewertung – sowie an der Regulierung von gesellschaftlichen Konventionen zur Handlungserklärung und -bewertung. Die Einbeziehung von Handlungszielen in den Prozeß der Ich-Konstitution führt zur Ausbildung eines Ich, das nicht nur als Repräsentations- und Gedankenzentrum fungiert, sondern zugleich auch als Entscheidungs- und Steuerungszentrum für Handlungen.

Um diese Überlegung verständlich zu machen, gehen wir noch einmal auf das Ausgangsszenario zurück, in dem wir einen idealtypischen Organismus betrachten, der noch nicht über die Fähigkeit zur dualen Repräsentation verfügt. Wie wir schon sahen, beruht seine Verhaltenssteuerung darauf, daß er eingehende Information laufend auf ihre Verhaltensrelevanz hin bewertet, und zwar auf der Grundlage komplexer Algorithmen, die dafür Sorge tragen, daß in dem Bewertungsprozeß seine gespeicherten Lernerfahrungen umfassend berücksichtigt werden. Unklar ist aber geblieben, wie aktuelle Bedürfnisse in einem derartigen Organismus installiert sein können. Die landläufigen motivationspsychologischen Vorstellungen versagen hier. Wenn keine duale Repräsentation möglich ist, gibt es keine Möglichkeit, Ziele auszubilden, d.h. explizite Vergegenwärtigungen von Sollzuständen zu unterhalten, die *neben* die Wahrnehmung der aktuellen Situation treten. Noch weniger besteht die Möglichkeit, Bedürfnisse als Motive zu interpretieren, d.h. als gerichtete Zustände eines Ich.

Die einzige Möglichkeit besteht darin, die Bedürfnisse in der aktuellen Wahrnehmungssituation wirksam werden zu lassen – dadurch nämlich, daß bedürfniskonforme Handlungsanreize in der aktuellen Situation selbst zur Wahrnehmung gelangen. Auf diese Weise wird die Wahrnehmung gleichsam dynamisiert: Die Wahrnehmungsinhalte sind mit Valenzen ausgestattet, die ihre jeweilige Eignung zur Befriedigung aktueller Bedürfnisse spezifizieren: Speisen sind verlockend, Partner attraktiv, Rivalen widerwärtig, Freßfeinde bedrohlich. Der Organismus ist Kräften ausgesetzt, die in der Außenwelt ansetzen und auf ihn einwirken, und sein Verhalten ist das Resultat des Spiels dieser Kräfte.

Duale Repräsentation.   Die Situation ändert sich grundlegend, sobald die Fähigkeit der dualen Repräsentation ausgebildet ist. Neben das Spiel der Kräfte tritt jetzt das Spiel der Gedanken – und mit ihm die Fähigkeit, *Ziele* auszubilden und aufrechtzuerhalten, die nicht in der aktuellen Wahrnehmungssituation lokalisiert sind, sondern neben und getrennt von ihr repräsentiert werden. Es ist offensichtlich, daß die Fähigkeit zur Implementierung von Zielen völlig neue Möglichkeiten zur bedürfnisgerechten Steuerung von Handlungen bietet, weil sie die Repräsentation von Zielen abkoppelt von der Repräsentation der aktuellen Wahrnehmungssituation – mit der Folge, daß bedürfnisgesteuerte Zielsetzungen auch unabhängig von der aktuellen Wahrnehmungssituation aufrechterhalten und verhaltenswirksam werden können.

Duale Repräsentation schafft somit die Grundlage für einen neuartigen Mechanismus der bedürfniskonformen Handlungssteuerung, der auf dem Vergleich von wahrgenommenen Ist-Zuständen mit explizit repräsentierten Soll-Zuständen beruht und in der Lage ist, Handlungen so zu planen, daß sie eine Annäherung von Ist- an Soll-Zustände bewirken. Wie dieser Mechanismus funktioniert, kann hier nicht im einzelnen erörtert werden. Für den gegenwärtigen Zusammenhang kommt es nicht darauf an, *wie* Handlungsziele in Handlungen umgesetzt werden (vgl. hierzu Müsseler et al., Kapitel 9, in diesem Band), sondern nur darauf, *daß* Vergegenwärtigungen von Zielzuständen ausgebildet werden und *daß* sie verhaltenswirksam sind.[6]

Zielattribution. Wenn Ziele Handlungen steuern, ist die Frage, woher die Ziele kommen, mehr als ein nur psychologisch interessantes Attributionsproblem. Sie ist eine Frage von höchster politischer Brisanz, denn die Antwort entscheidet darüber, wo die eigentlichen Ursachen des Handelns von Personen liegen – und damit auch darüber, wie die gesellschaftlichen Sanktions- und Gratifikationssysteme einzurichten sind, die darauf einwirken, daß dieses Handeln sich im Spielraum der jeweiligen Normen bewegt.

Natürlich tritt das Attributionsproblem auch hier nur dann auf, wenn Handlungsziele ausgebildet werden, die nicht durch andere Akteure in kommunikativen Akten vorgegeben werden: in diesen Fällen bedarf es ja keiner attributiven Ergänzung, weil die personale Quelle der Zielvorgabe in der aktuellen Situation wahrnehmbar ist. Ein Attributionsproblem entsteht auch hier nur dann, wenn Zielrepräsentationen auftauchen, die nicht von außen induziert sind.

Im Prinzip sind die Lösungen für dieses Problem hier die gleichen wie zuvor – mit dem Unterschied, daß die politischen Implikationen hier noch schärfer zutage treten als dort und mit der Folge, daß das Interesse an einer gesellschaftlichen Regulierung der betreffenden Attributionsgewohnheiten hier wesentlich deutlicher ausgeprägt ist: schließlich geht es hier nicht nur um Gedanken, sondern um Handlungen. Die eine (ältere) Lösung führt die Entstehung von Handlungszielen auf den Willen von unsichtbar anwesenden personalen oder quasi-personalen Autoritäten zurück, auf äußere Instanzen also, die dem Akteur auf die ein oder andere Weise *eingeben*, was zu tun ist und kraft ihrer Autorität *Gehorsam* verlangen.[7] Die andere (neuere) Lösung führt die Entstehung von Handlungszielen dagegen auf das Ich zurück, eine in jeder Wahrnehmungssituation anwesende innere Instanz, die eigenständig *entscheidet*, was sie tut, so daß Gehorsam durch *Autonomie* abgelöst wird.

Kulturen (bzw. Eliten; vgl. Anm. 4), in denen das Ich an die Stelle von Göttern oder Königen tritt, konstituieren damit also nicht nur ein kognitives Gedankenzentrum, sondern auch ein dynamisches Handlungszentrum – ein Zentrum also, das Handlungsziele setzt und auf dieser Grundlage Handlungen plant und steuert. Aufgrund seiner Doppelrolle als kognitives und dynamisches Zentrum ist das Ich zugleich das Integrationszentrum für die psychische und physische Tätigkeit der Person. Dem entspricht,

---

[6] Mit der Entwicklung eines neuen Mechanismus der Handlungssteuerung, der auf der Auswertung von Diskrepanzen von Ist- und Soll-Werten beruht, muß übrigens keineswegs verbunden sein, daß der ältere Mechanismus, der auf der Dynamisierung der wahrgenommenen Situation beruht, verschwindet oder auch nur an Bedeutung verliert. Vorstellbar ist z.B., daß unmittelbare bedürfnisgerechte Reaktionen auf aktuelle Situationsmomente nach wie vor durch den älteren Mechanismus vermittelt werden, während der neuere Mechanismus die längerfristige, situationsentkoppelte Handlungsplanung besorgt.

[7] In Betracht kommen hierfür nicht nur Götter, Priester, Könige oder Ahnen, sondern auch andere Naturerscheinungen, denen Intentionen zugeschrieben werden (insbesondere Tiere, aber auch Pflanzen oder Steine). Die Zuschreibung von Intentionen ist dabei nicht notwendigerweise gleichbedeutend mit der Zuschreibung von dualer Repräsentation: Diese Instanzen müssen nicht notwendigerweise wahrnehmen können, was der Fall ist. Sie müssen lediglich wollen können, daß etwas Bestimmtes der Fall sein soll.

daß in einigen theoretischen Ansätzen eine wichtige Funktion des Bewußtseins in der Integration von Verhalten gesehen wird (z. B. Allport, 1988).

Ebenso wie das kognitive Ich ist das dynamische Ich in den betreffenden psychischen Akten nicht explizit, sondern nur implizit anwesend: Eine Person, die Handlungen plant oder Handlungsentscheidungen trifft, ist in der Regel „ganz bei der Sache", genauso wie dann, wenn sie etwas beobachtet oder über etwas nachdenkt. Auch hier ist die implizite Anwesenheit des Ich konstitutiv für die bewußte Qualität der betreffenden Akte: Die Sache, bei der die planende Person ist, existiert nicht an und für sich selbst, sondern als eine Sache, die von ihr betrieben wird –, und genau in diesem Sinne ist sie bewußt.

14.3.3   Ich-Pathologie

Allerdings kann der Prozeß der Ich-Konstitution im Einzelfall auch andere Wege gehen – Wege, die als pathologisch gelten. Wir sprechen hier allerdings nicht von exotischen Attributionsgewohnheiten fremder Kulturen, die sich von den unsrigen so nachhaltig unterscheiden, daß wir sie als pathologisch empfinden, sondern ausschließlich von abweichenden Entwicklungen, die einzelne Individuen innerhalb eines gegebenen normativen Attributionsrahmens nehmen können. Zwei Beispiele mögen genügen, um das Gemeinte anzudeuten.

Ein erstes Beispiel, das in diesen Zusammenhang gestellt werden kann, ist die Ausbildung von Wahnsymptomen bei verschiedenen psychotischen Erkrankungen, besonders bei Schizophrenien. Folgt man der in den letzten Jahren entwickelten Schizophrenietheorie des Londoner Psychiaters Chris Frith (1992; Frith & Done, 1988), lassen sich diese Symptome nach genau dem gleichen Grundmuster erklären, das auch in Jaynes' Konzept des bicameralen Geistes enthalten ist: Wahnpatienten leiden darunter, daß sie außerstande sind, die Herkunft ihrer Ideen nach dem konventionellen Attributionsschema zu erklären, das die Quellen der Ideen im Ich lokalisiert. Sie verfügen gewissermaßen über kein Ich, das sie als implizite Quelle ihrer Gedanken erleben und sind deshalb darauf angewiesen, die Gedanken, die ihnen kommen, auf andere Weise zu erklären.[8]

Ein anderes Beispiel nicht normgerechter Ich-Konstitution liefert das in letzter Zeit auch in der populärpsychologischen Presse ausführlich diskutierte Syndrom der multiplen Persönlichkeit. Von multiplen Persönlichkeiten ist dann die Rede, wenn in einer Person zwei oder mehr voneinander relativ unabhängige Persönlichkeiten ausgebildet sind, die in sich integriert und strukturiert sind und von denen jede eine Art eigenes Leben führt (vgl. Confer & Ables, 1983; Stern, 1984). So bizarr sich dieses Syndrom auf dem Hintergrund unseres modernen Persönlichkeitskonzepts ausmacht[9], so nahtlos fügt es sich in die theoretische Vorstellung ein, daß das Ich nicht als ein fundamentales Naturphänomen anzusehen ist, sondern als ein kulturelles Artefakt, das in einem gesellschaftlich gesteuerten Attributionsprozeß zustandekommt. Die Einheitlichkeit

---

[8] Das geschieht typischerweise dadurch, daß zum einen Gedanken auf personale Quellen zurückgeführt werden, die unsichtbar anwesend sind (Angehörige, Ärzte, historische Personen, Außerirdische), und zum anderen dadurch, daß Wirkungsmechanismen konstruiert werden, über die die von diesen Quellen ausgehenden Gedanken übertragen werden (Stimmen, Visionen, aber auch Strahlen, Drähte und technische Kommunikationseinrichtungen wie Telefone, Funkgeräte oder Computer).

und Konsistenz des Ich ist somit keine natürliche Notwendigkeit, sondern lediglich eine kulturelle Üblichkeit, und wenn Individuen besonderen Entwicklungs- und Lebensbedingungen ausgesetzt sind, mag es durchaus sein, daß sie andere als die üblichen Attributionsmuster entwikeln – z.b. solche, die mehrere unabhängige Attributionsquellen für ihre Gedanken unterscheiden.

Das bedeutet allerdings keineswegs notwendigerweise, daß in diesen beiden Fällen die Ursache für die ungewöhnliche Entwicklung notwendigerweise in einer Störung des Attributionsprozesses liegen muß. Denn die Tatsache, daß die Störung in ungewöhnlichen Attributionen zum Ausdruck kommt, sagt über die Verursachung der Störung nichts Eindeutiges aus. Die Ursache kann in einer Störung Attributionsprozesse selbst liegen, sie kann aber ebensogut auf eine Störung der neurobiologischen Prozesse zurückgehen, auf denen die Fähigkeit zur dualen Repräsentation beruht. Es sind eben biologische *und* gesellschaftliche Bedingungen, die in die Ich-Konstitution eingehen, und wenn sie anders als gewohnt verläuft, können die Ursachen dafür in beiden Bereichen liegen.

14.4   Explizites Ich

Aus all dem folgt: Das Ich ist eine Erfindung zur Lösung eines Attributionsproblems. Es wird zunächst als Quelle systeminduzierter Vergegenwärtigungen konstituiert. Sobald es in dieser Rolle konstituiert ist, bildet seine implizite Anwesenheit in allen psychischen Akten die funktionale und auch die inhaltliche Grundlage für den bewußten Charakter ihrer Repräsentanz.

Das Ich wird sozial konstruiert, d.h. konkret im sozialen Austausch erzeugt. Diese Austauschprozesse spielen sich in einem kulturell genormten Interpretationsrahmen ab, der die Sozialisation der Individuen steuert. Der Interpretationsrahmen schreibt den Individuen eine ich-förmige Organisation ihrer mentalen Struktur zu, d.h. ein kognitives und dynamisches Zentrum.

Die sozialisationswirksame Vermittlung eines derartigen Interpretationsangebots kann auf verschiedene Weise erfolgen. Die elementarsten Vermittlungsmechanismen stützen sich auf unmittelbare *face-to-face*-Interaktionen im mikrosozialen Bereich und sind nicht einmal notwendigerweise an sprachlicher Kommunikation gebunden. Wenn in einer gegebenen sozialen Gruppierung sämtliche sozialen Akteure den Umgang miteinander so organisieren, daß sie ich-förmige Organisation bei allen Kommunikationspartnern voraussetzen, trifft jeder Akteur – auch jeder neu hinzutretende – auf eine

---

[9] Das gilt nicht in gleichem Maße für die Theorie der postmodernen Persönlichkeit, die sich von modernen Konzepten durch die wesentlich stärkere Betonung der Pluralität der Person unterscheidet (vgl. z.B. Gergen, 1990; Glass, 1993; Keupp, 1994; Welsch, 1990). Theorien der postmodernen Persönlichkeit reagieren auf die Beobachtung, daß sich die gesellschaftlichen Verhältnisse extrem differenzieren, so daß homogene Lebensentwürfe und -verläufe kaum mehr gelingen. Die Vielfalt der Lebensstile, Arbeitsformen, Konsumchancen oder sozialen Kontakte erfordert im Gegenteil Subjekte, die Pluralitäten und Ambivalenzen ertragen. Die Autoren unterscheiden sich zwar darin, ob sie bedauern oder begrüßen, daß es ein „mit sich selbst identisches Ich" nicht mehr gibt, allerdings hält niemand diese Entwicklung für pathologisch – und niemand vertritt die Auffassung, daß das Konzept der postmodernen Persönlichkeit mit dem pathologischen Konzept der multiplen Persönlichkeit zusammenfällt. Dennoch: Die Analogie ist auffällig.

Situation, in der durch das Handeln der anderen eine ich-förmige Rolle für ihn bereitgehalten wird. In einer solchen Situation wird es nicht lange dauern, bis die Fremdzuschreibung von sozial konstruierten Eigenschaften zur Selbstzuschreibung führt und die Person sich die ihr zugeschriebene Ich-Rolle zu eigen macht.[10]

Komplexere Vermittlungsmechanismen stützen sich demgegenüber auf sprachlich gebundene Diskurse im makrosozialen Bereich. Zu nennen ist hier zunächst der Diskurs des psychologischen Common Sense, d.h. der alltagspsychologischen Konstrukte, die Kulturen oder Sprachgemeinschaften verwenden, um das Verhalten ihrer Akteure zu erklären. So operiert z.B. die moderne Alltagspsychologie mit einer Theorie der menschlichen Persönlichkeit, dessen Kern ein explizites, lebenslänglich identisches Ich bildet – ein Ich, das als organisatorischer Kern aller Erfahrungen und Handlungen fungiert. Ebenso einschlägig sind die Diskurse der Moral und des Rechts (vgl. Prinz, 1996b). In diesen Diskursen wird persönliche Verantwortung von Akteuren für ihr Handeln daraus konstruiert, daß ihr Ich als autonome Quelle von Handlungsentscheidungen konzipiert wird. Für all diese Diskurse gilt, daß in ihnen die dynamischen Grundlagen des Ich deutlich stärker als die kognitiven Grundlagen thematisiert werden – eine Schwerpunktsetzung, die verständlich ist, wenn man bedenkt, daß ihre primäre gesellschaftliche Diskussion darauf ausgerichtet ist, einen Rahmen für gesellschaftliche Mechanismen der Handlungskontrolle zu liefern.

Den Abschluß dieser Überlegungen sollen zwei Gedankenspiele bilden. Sie beziehen sich beide auf die klassische Frage, ob oder wie weit andere Lebewesen als Menschen über eine ich-förmige mentale Organisation verfügen und damit über Bewußtsein:

1) Entwickelt sich bei Tieren Bewußtsein in dem Maße, in dem wir es ihnen zuschreiben? Würde z.B. mein Hund eine ich-förmige Organisation ausbilden, wenn ich ihn so behandele, als hätte er eine?

Hinter diesem Gedankenspiel verbirgt sich die Frage, ob das Angebot einer expliziten Ich-Konzeption *hinreichend* ist für die Ausbildung einer ich-förmigen mentalen Organisation. Aufgrund unserer psychohistorischen Skizze müssen wir diese Frage mit Nein beantworten – jedenfalls so lange wir nicht annehmen, daß auch die zweite hierfür notwendige Voraussetzung bei Hunden ausgebildet ist, nämlich die Fähigkeit zur dualen Repräsentation.

2) Können Menschen zu bewußtlosen Zombies werden, wenn ihnen alle Interaktionen und Diskurse vorenthalten werden, die explizite Angebote für die Ausbildung einer ich-förmigen mentalen Struktur enthalten?

Diese Frage beantwortet die Theorie mit Ja, denn sie nimmt an, daß ohne sozial vermittelte Attributionen weder ich-förmige Organisation noch Bewußtsein entsteht. Danach scheint es, als wäre es wohl möglich, daß Menschen bewußtlos leben, nicht aber, daß Tiere Bewußtsein entwickeln. Zombies mag es geben, aber Bambi und Lassie und Flipper bleiben wohl auf immer eine schöne Illusion.

---

[10] Vielleicht wird dieser Prozeß zusätzlich dadurch unterstützt, daß eine analoge Selbstanwendung der Interpretation des Verhaltens anderer Personen stattfindet – derart, daß eine Person nach längerer Interaktion dazu übergeht, auch sich selbst so zu verstehen, wie sie andere Personen schon zu einem früheren Zeitpunkt verstanden hat: als ich-förmig organisierte Subjekte.

Literatur

Allport, A. *What concept of consciousness?* In: Marcel, A. J.; Bisiach, E. (Hrsg.) *Consciousness in Contemporary Science.* Oxford (Clarendon Press) 1988. S. 159–182.

Brentano, F. *Psychologie vom empirischen Standpunkt* Bd. 1. Leipzig (Meiner) 1874/1924, Erstausgabe 1874.

Confer, W. N.; Ables, B. S. *Multiple Personality: Etiology, Diagnosis, and Treatment.* New York (Human Sciences Press) 1983.

Dennett, D. C. *The Origin of Selves.* Bericht Nr. 14/1990 der Forschungsgruppe *Kognition und Gehirn* am ZiF, Universität Bielefeld 1990.

Dennett, D. C. *The Self as the Center of Narrative Gravity.* In: Kessel, F. S.; Cole, P. M.; Johnson, D. L. (Hrsg.) *Self and Consciousness: Multiple Perspectives.* Hillsdale, NJ (Erlbaum) 1992. S. 103–115.

Edelman, G. M. *The Remembered Present: A Biological Theory of Consciousness.* New York (Basic Books) 1989.

Edelman, G. M. *Warum ist die Seele im Gehirn nicht zu finden, Professor Edelman?* In: *FAZ Magazin* 811 (1995) S. 54–55.

Flohr, H. *An Information Processing Theory of Anaesthesia.* In: *Neuropsychologia* 33 (1995) S. 1169–1180.

Frith, C. D. *The Cognitive Neuropsychology of Schizophrenia.* Hillsdale, NJ (Erlbaum) 1992.

Frith, C. D.; Done, D. J. *Towards a Neuropsychology of Schizophrenia.* In: *British Journal of Psychiatry,* 153 (1988) S. 437–443.

Gergen, K. J. *Die Konstruktion des Selbst im Zeitalter der Postmoderne.* In: *Psychologische Rundschau* 41 (1990) S. 191–199.

Glass, J. M. *Shattered Selves.* Ithaca, London (Cornell University Press) 1993.

Jaynes, J. *The Origin of Consciousness in the Breakdown of the Bicameral Mind.* Boston, MA (Houghton Mifflin) 1976.

Keupp, H. (Hrsg). *Zugänge zum Subjekt. Perspektiven einer reflexiven Sozialpsychologie.* Frankfurt/M. (Suhrkamp) 1994.

Lutz, C. *Culture and Consciousness: A Problem in the Anthropology of Knowledge.* In: Kessel, F. S.; Cole, P. M.; Johnson, D. (Hrsg.) *Self and Consciousness: Multiple Perspectives.* Hillsdale, NJ (Erlbaum) 1992. S. 64–87.

Marcel, A. J. *Phenomenal Experience and Functionalism.* In: Marcel, A. J.; Bisiach, E. (Hrsg.) *Consciousness in Contemporary Science.* Oxford (Clarendon Press) 1988. S. 121–158.

Markl, H. *Physik des Lebendigen.* Vortrag auf der Festveranstaltung zum 100. Todestag von Hermann v. Helmholtz, Sept. 1994, Humboldt-Universität zu Berlin. Abdruck in: *Alexander-von-Humboldt-Magazin* 65 (1995) S. 3–24.

Mead, G. H. *Mind, Self, and Society.* Chicago (Chicago University Press) 1934.

Metzinger, T. *Subjekt und Selbstmodell. Die Perspektivität phänomenalen Bewußtseins vor dem Hintergrund einer naturalistischen Theorie mentaler Repräsentationen.* Paderborn (Schöningh) 1993.

Natsoulas, T. *Consciousness.* In: *American Psychologist* 33 (1978a) S. 906–914.

Natsoulas, T. *Toward a Model for Consciousness in the Light of Skinner's Contribution.* In: *Behaviorism* 6 (1978b) S. 139–175.

Prinz, W. *Wahrnehmung und Tätigkeitssteuerung.* Berlin (Springer) 1983.

Prinz, W. *Explaining Voluntary Action: The Role of Mental Content.* In: Machamer, P.; Carrier, M. (Hrsg.) *Philosophy and the Sciences of the Mind.* Pittsburgh (University Press) (1996a).

Prinz, W. *Freiheit oder Wissenschaft?* In: Foppa, K.; von Cranach, M. (Hrsg.) *Willensfreiheit als psychologisches Problem.* Heidelberg (Asanger) (1996b).

Searle, J. R. *Intentionality – An Essay in the Philosophy of Mind.* Cambridge (Cambridge University Press) 1983.

Stern, C. R. *The Etiology of Multiple Personalities.* In: *The Psychiatric Clinic of North Ameri-ca, Vol. 7: Symposium on Multiple Personality.* Philadelphia (Saunders) 1984. S. 149–160.

Welsch, W. *Ästhetisches Denken.* Stuttgart (Reclam) 1990.

Wilkes, K. V. —, *Yishì, Duh, Um, and Consciousness.* In: Marcel, A. J.; Bisiach, E. (Hrsg.) *Consciousness in Contemporary Science.* Oxford (Clarendon Press) 1988. S. 16–41.

Autorenverzeichnis

Gisa Aschersleben, geb. 1961, studierte Psychologie in Bielefeld und Braunschweig (Diplom 1986). Von 1987 bis 1991 war sie Wissenschaftliche Mitarbeiterin am Lehrstuhl für Psychologie der Technischen Universität München und betreute dort unter anderem ein software-ergonomisches Projekt. Seit 1991 ist sie Wissenschaftliche Mitarbeiterin am Max-Planck-Institut für psychologische Forschung in München (Promotion 1993) und arbeitet dort in der Abteilung Kognitionspsychologie auf dem Gebiet des Wahrnehmungs-Handlungs-Zusammenhangs. Der Schwerpunkt ihrer Arbeit liegt in Fragen der zeitlichen Steuerung von Handlungen.
Ausgewählte Veröffentlichungen:
Afferente Informationen und die Synchronisation von Ereignissen. Frankfurt 1994.
Autorin in Fachzeitschriften und Sammelbänden von Untersuchungen zur Software-Ergonomie, zur zeitlichen Steuerung von Handlungen sowie zur Aufmerksamkeit.

Ansgar Beckermann, geb. 1945, Studium der Philosophie, Mathematik und Soziologie in Hamburg und Frankfurt/M.; 1974 Promotion in Frankfurt/M.; 1978 Habilitation in Osnabrück. Professor für Philosophie von 1982 bis 1992 an der Universität Göttingen, von 1992 bis 1995 an der Universität Mannheim, seit 1995 an der Universität Bielefeld. Von 1988 bis 1994 einer der drei Koordinatoren des interdisziplinären DFG-Schwerpunktprogramms „Kognition und Gehirn"; leitete im Rahmen dessen mit dem Neurobiologen Prof. Flohr (Bremen) das Projekt *Emergenz und psychophysisches Problem.*
Ausgewählte Veröffentlichungen:
Gründe und Ursachen, Kronberg 1977.
Descartes' metaphysischer Beweis für den Dualismus – Analyse und Kritik, Freiburg 1986.
Analytische Handlungstheorie, Bd. 2: Handlungserklärungen (Hrsg.), Frankfurt/M. 1985². *Emergence or Reduction? – Essays on the Prospects of Nonreductive Physicalism* (mit H. Flohr und J. Kim), Berlin, New York 1992.
Aufsätze in Fachzeitschriften und Sammelbänden, insbesondere zur Handlungstheorie, zum Leib-Seele-Problem und zur Erkenntnistheorie.

Martin Eimer, geb. 1959, Studium der Biologie in Münster, Studium der Psychologie und Philosophie in Bielefeld. 1989 Promotion in Bielefeld; 1995 Habilitation in München. Seit 1990 Wissenschaftlicher Assistent am Institut für Psychologie der Ludwig-Maximilians-Universität München.
Ausgewählte Veröffentlichungen:
Konzepte von Kausalität, Bern 1987.
Informationsverarbeitung und mentale Repräsentation, Berlin 1990.

In Fachzeitschriften und Sammelbänden veröffentliche psychophysiologische Untersuchungen zur Aufmerksamkeit, sensomotorischen Vorgängen und zu impliziten und expliziten Lernvorgängen.

Andreas K. Engel studierte Medizin und Philosophie in Saarbrücken, München und Frankfurt. Die Promotion erfolgte 1987 mit einer am Münchner Max-Planck-Institut für Psychiatrie durchgeführten Arbeit über morphologische und biochemische Veränderungen an regenerierenden Nervenzellen. Seit 1987 als wissenschaftlicher Mitarbeiter in der Neurophysiologischen Abteilung des Frankfurter Max-Planck-Instituts für Hirnforschung tätig, wo er sich mit der Reizverarbeitung im Sehsystem höherer Wirbeltiere beschäftigt. Anfang 1995 Habilitation für das Fach Physiologie und Verleihung einer Privatdozentur durch den Fachbereich Humanmedizin der Universität Frankfurt. Neben seinen physiologischen Forschungen arbeitet er über philosophische Probleme der Kognitionswissenschaft. Seit 1996 setzt er seine Arbeiten als Heisenberg-Stipendiat der Deutschen Forschungsgemeinschaft am Frankfurter Max-Planck-Institut fort.
Ausgewählte Veröffentlichungen:
Gray, C. M.; König, P.; Engel, A. K.; Singer, W.: Oscillatory responses in cat visual cortex exhibit inter-columnar synchronization which reflects global stimulus properties. In: *Nature* 338 (1989) 334–337.
Engel, A. K.; König, P.; Kreiter, A. K.; Singer, W.: Interhemispheric synchronization of oscillatory neuronal responses in cat visual cortex. In: *Trends in Neurosciences* 15 (1992) 218–226.
Munk, M. H. J.; Roelfsema, P. R.; König, P.; Engel, A. K.; Singer, W.: Role of reticular activation in the modulation of intracortical synchronization. In: *Science* 272 (1996) 271–274.
König, P.; Engel, A. K.; Singer, W.: Integrator or coincidence detector? The role of the cortical neuron revisited. In: *Trends in Neurosciences* 19 (1996) 130–137.

Hans Flohr studierte Medizin und Psychologie. Promotion 1964 mit einer Arbeit über Lipoproteide des Nervensystems, Habilitation 1969 mit einer Untersuchung über den Zusammenhang zwischen Funktion und Durchblutung des Nervensystems. 1971 Berufung auf eine Professur für Physiologie an der Universität Bonn; seit 1975 vertritt er Neurobiologie an der Universität Bremen. Direktor am Institut für Hirnforschung der Universität Bremen. Schwerpunkte: Neurophysiologische Grundlagen von Lernen und Gedächtnis sowie von Bewußtseinsprozessen.
Ausgewählte Veröffentlichungen:
Lesion-Induced Neuronal Plasticity in Sensorimotor Systems (mit W. Precht), Berlin, New York 1981.
Synergetics of the Brain (Hrsg. mit E. Basar et al.), Berlin, New York 1983.
Post-Lesion Neural Plasticity, Berlin, New York 1988.
Emergence or Reduction? Essays on the Prospects of Nonreductive Physicalism (mit A. Beckermann und J. Kim), Berlin 1992.

Ernst Florey, geb. 1927, promovierte 150 an der Universität Graz zum Dr. phil. Nach Forschungsaufenthalten am California Institute of Technology in Pasadena, an der Universität Würzburg und am Montreal Neurological Institute (McGill University) übernahm er 1956 eine Professur für allgemeine und vergleichende Physiologie an der University of Washington in Seattle. Seit 1969 ist er Professor für Neurophysiologie und für Geschichte der Naturwissenschaften an der Universität Konstanz. Neben zahlreichen Originalpublikationen und Buchbeiträgen veröffentlichte er mehrere Bücher, darunter *Introduction to General and Comparative Animal Physiology,* 1966, 1968; *Tierphysiologie,* 1970, 1975; *Nervous Inhibition,* 1961; *Comparative Aspects of Neuropeptide Function* (mit G. Stefano), 1992; und *Das Gehirn – Organ der Seele?* (mit O.Breidbach) 1993.

Thomas Goschke, geb. 1958, Studium der Psychologie und Philosophie an der Ruhr-Universität Bochum, Diplom 1987, Promotion 1992 (Osnabrück). Seit 1993 Wissenschaftlicher Assistent an der Universität Osnabrück. Mitglied der Forschungsgruppe Mind and Brain am Zentrum für interdisziplinäre Forschung (ZiF) in Bielefeld 1990; Mitglied des Cognitive Science Lab der FU Berlin. Arbeitsschwerpunkte: Handlungssteuerung und Repräsentation von Handlungsabsichten; implizites Lernen regelhafter Strukturen und Erwerb unbewußten Wissens; Modellierung von Lern- und Gedächtnisprozessen in konnektionistischen Netzen. Forschungsarbeiten zu philosophischen Problemen der Kognitionswissenschaft und zur Willenspsychologie.
Ausgewählte Veröffentlichungen:
Wille und Kognition. In: *Enzyklopädie der Psychologie, Bd. C/IV/4: Motivation, Volition und Handlung,* Göttingen 1995.
The Representation of Intentions (mit J. Kuhl), In: *Journal of Experimental Psychology: Learning, Memory, and Cognition* 19 (1993).
Implicit Learning and Unconscious Knowledge. In: Lamberts, K.; Shanks, D. (Hrsg.) *Knowledge, Concept and Categories,* London 1996.
Gedächtnis für Absichten, Göttingen 1996.
Gedächtnis und Emotion. In: *Enzyklopädie der Psychologie Bd. C/II/4: Gedächtnis.* Göttingen 1996.

Sabine Maasen, geb. 1960, studierte von 1979 bis 1986 Soziologie, Psychologie und Linguistik in Bielefeld. Von 1987 bis 1990 Mitarbeiterin in einem Forschungsprojekt „Zur Lage der Geisteswissenschaften 1957–1987". Von 1990 bis 1994 wissenschaftliche Assistentin der Forschungsgruppe „Biological Foundations of Human Culture" am Zentrum für Interdisziplinäre Forschung (ZiF) in Bielefeld. Seit 1994 Forschungsreferentin am Max-Planck-Institut für Psychologische Forschung in München; Promotion 1996 an der Universität Bielefeld. Arbeitsschwerpunkte und Veröffentlichungen liegen in den Bereichen Wissens- und Wissenschaftssoziologie, Verwissenschaftlichung des Alltagswissens sowie Diskursanalyse.

Randolf Menzel, geb. 1940, studierte von 1960–1965 Biologie, Chemie und Physik in Frankfurt und Tübingen. 1967 Promotion in Zoologie bei Prof. Lindauer (Universität Frankfurt); 1971 Habilitation an der TH Darmstadt; 1972 Professor für Zoologie an der TH Darmstadt. Seit 1976 Professor für Zoologie an der Freien Universität Berlin. Direktor des Instituts für Tierphysiologie und Leiter der Abteilung für Neurobiologie. Seit 1993 Mitglied der Berlin-Brandenburgischen Akademie der Wissenschaften. Forschungsarbeiten über die neuronalen Grundlagen von Lernen, Gedächtnis und Farbensehen bei der Honigbiene.

Jochen Müsseler, geb. 1954, studierte in Duisburg, Berlin und Bochum Sozialwissenschaften und Psychologie (Diplom 1981 in Bochum). Danach tätig an den Universitäten in Bochum, Bielefeld und München als wissenschaftlicher Angestellter auf den

Gebieten der Allgemeinen Psychologie und der Psycholinguistik (Promotion 1986 in Bielefeld, Habilitation 1995 in München). Seit 1996 Mitarbeiter am Max-Planck-Institut für psychologische Forschung in München. Sein Arbeitsschwerpunkt dort umfaßt den Grenzbereich von Wahrnehmungs- und Handlungssteuerungsprozessen.
Ausgewählte Veröffentlichungen:
Aufmerksamkeitsverlagerungen und Relativität, München 1987.
Computer und Schriftspracherwerb, Opladen 1993 (Hrsg., mit W. Hofmann und H. Adolphs).
Wahrnehmung und Handlungsplanung, Aachen 1995.
Des weiteren Autor in Fachzeitschriften und Sammelbänden von Untersuchungen zur visuellen Aufmerksamkeit und Handlungssteuerungsprozessen sowie zu psycholinguistischen Fragestellungen und zur ergonomischen Gestaltung von Benutzeroberflächen.

Wolfgang Prinz, geb. 1942, studierte Psychologie, Philosophie und Zoologie an der Universität Münster (Abschluß 1966 mit dem Diplom in Psychologie). 1966–1975 Wissenschaftlicher Assistent am Lehrstuhl für Kognitionspsychologie der Ruhr-Universität Bochum. 1970 Promotion zum Dr.phil an der Abteilung für Philosophie, Pädagogik, Psychologie der Ruhr-Universität Bochum. 1975–1990 Ordentlicher Professor für Psychologie an der Universität Bielefeld (Lehrstuhl für Allgemeine Psychologie); dort u.a. als Wissenschaftlicher Direktor am Zentrum für Interdisziplinäre Forschung (ZiF) der Universität Bielefeld tätig (1982–1989). Seit 1990 Ordentlicher Professor für Psychologie an der Ludwig-Maximilians-Universität München (Lehrstuhl für Psychologie und Philosophie) und Direktor am Max-Planck-Institut für Psychologische Forschung, München. Schwerpunkte: Experimentelle Analyse kognitiver Leistungen (Wahrnehmung, Aufmerksamkeit, Handlungssteuerung), Geschichte der Psychologie und ihre Beziehungen zu den Neurowissenschaften und zur Philosophie; Intentionalität und Bewußtsein.
Ausgewählte Veröffentlichungen:
Wahrnehmung und Tätigkeitssteuerung, Berlin, Heidelberg 1983.
Cognition and Motor Processes (Hrsg., mit A.F. Sanders), Berlin, New York 1984.
Language Perception and Production (mit A. Allport et al.), London 1987. *Relationships Between Perception and Action: Current Approaches* (Hrsg., mit O. Neumann) Berlin, New York 1990.
Die sogenannten Geisteswissenschaften: Innenansichten und *Die sogenannten Geisteswissenschaften: Außenansichten* (mit P. Weingart), Frankfurt/M. 1990 bzw. 1991.
Wahrnehmung. In: *Enzyklopädie der Psychologie* (Hrsg., mit B. Bridgeman) Göttingen 1994.
The Theory of S-R Compatibility (Hrsg., mit B. Hommel) Amsterdam 1996.
Herausgeber von Sammelbänden und Autor bzw. Mitautor zahlreicher selbständiger Publikationen, Beiträge in Fachzeitschriften, Sammelbänden und Enzyklopädien.

Gerhard Roth, geb. 1942, studierte Philosophie, Germanistik und Musikwissenschaften in Münster und Rom. 1969 Promotion zum Dr. phil. in Münster. 1969–1974 Biologiestudium in Münster und an der University of California, Berkeley. 1974 Promotion in Zoologie zum Dr.rer.nat. 1970–1975 Lehrbeauftragter für Philosophie der Naturwissenschaften (Gesamthochschule/Universität Paderborn). Seit 1976 Professor für Verhaltensphysiologie im Studiengang Biologie an der Universität Bremen. Direktor am Institut für Hirnforschung und Leiter des Zentrums für Kognitionswissenschaften der Universität Bremen. Schwerpunkte: Anatomische und physiologische

Grundlagen der visuellen Verhaltenssteuerung bei Wirbeltieren (insbesondere Amphibien), Entwicklungsneurobiologie der Amphibien, Kognitive Neurobiologie und Neurophilosophie.

Ausgewählte Veröffentlichungen:

Visual Behavior in Salamanders. Studies of Brain Function. Berlin, New York 1987.

Das Gehirn und seine Wirklichkeit. Kognitive Neurobiologie und ihre philosophischen Konsequenzen. Frankfurt 1996⁵.

Das Geist-Gehirn-Problem aus der Sicht der Hirnforschung und eines nicht-reduktionistischen Physikalismus (mit H. Schwegler), In: *Ethik und Sozialwissenschaften 6* (1995).

Evolution der Nervensysteme und Sinnesorgane (mit M. Wullimann), In: Dudel, J. et al. (Hrsg.) *Neurowissenschaft* Heidelberg 1996.

Eckart Scheerer, Prof. Dr., 1961–1966 Studium der Psychologie und Philosophie in Tübingen, Wien und Bochum; Promotion (1970) und Habilitation (1978) an der Ruhr-Universität Bochum. 1970–1979 Wissenschaftlicher Assistent an der Ruhr-Universität Bochum. Seit 1979 Professor mit dem Schwerpunkt „Menschliche Informationsverarbeitung und Kognition" an der Universität Oldenburg. Forschungsaufenthalte: 1971–1973 an der University of Rochester, Rochester, NY; 1984/85 am Zentrum für Interdisziplinäre Forschung (ZiF) der Universität Bielefeld, mit dem Projekt *Perception and Action.* 1989/90 Leiter des Projekts *Mind and Brain* im ZiF. Schwerpunkte: Historische und theoretische Grundlagen der Kognitionsforschung, Kognitive Neuropsychologie.

Wolfgang Walkowiak, geb. 1952. Biologiestudium an der Universität Bonn, Promotion 1978. Anschließend Assistent am Zoologischen Institut in Bonn. 1987 Habilitation und Verleihung der Venia legendi für Zoologie. 1989 Berufung als Universitätsprofesser für Zoologie an die Universität zu Köln. Sein wissenschaftliches Interesse gilt den neuronalen Grundlagen der akustischen Kommunikation von Amphibien und Säugetieren.

Ausgewählte Veröffentlichungen:

The Evolution of the Amphibian Auditory System (mit B. Fritzsch et al.), New York 1988.

Ein Bildatlas zur Evolution, Physiologie und Morphologie. Das statoakustische Organ (mit G. Reiss et al.), Hannover 1989.

Neural Correlates of the Recognition of Pulsed Sound Signals in the Grass Frog. In: *Journal of Comparative Physiology* A155 (1984).

Acoustic Communication in the Fire-Bellied Toad: An Integrative Neurobiological Approach. In: *Eth. Ecol. Evol.* 4 (1992).

Sensory Motor Interfacing in Acoustic Behavior of Anurans (mit H. Luksch), In: *American Zoologist* 34 (1994).

Index

L

M

Bildnachweise

1.1: Cecilie Dressler/Nord-Süd-Verlag; **4.1**: Entnommen aus: Fischbach, G. D. Mind and Brain. In: Scientific American, Sept. 1992 (verändert). Abdruck mit freundlicher Genehmigung von Clement Fox, Wayne State University, © Williams and Wilkins Co.; **4.2**: Gehirn und Nervensystem, 1985; **4.3**: Entnommen aus: Kandel, Schwartz, Jessel, Essentials of Neural Sciences, Appleton & Lange 1995. Abdruck mit freundlicher Genehmigung von Appleton & Lange; **4.5**: Entnommen aus: Kandel, Schwartz, Jessel, Essentials of Neural Sciences, Appleton & Lange 1995. Abdruck mit freundlicher Genehmigung von Appleton & Lange; **4.6**: Entnommen aus: Kandel, Schwartz, Jessel, Essentials of Neural Sciences, Appleton & Lange 1995. Abdruck mit freundlicher Genehmigung von Appleton & Lange; **4.7A**: Entnommen aus: Sheperd, G.M., Neurobiologie. Springer Verlag Heidelberg, 1993 (verändert). Abdruck mit freundlicher Genehmigung des Springer Verlags; **4.7B**: Entnommen aus: Kandel, Schwartz, Jessel, Essentials of Neural Sciences, Appleton & Lange 1995. Abdruck mit freundlicher Genehmigung von Appleton & Lange; **4.8**: Entnommen aus: Kandel, Schwartz, Jessel, Essentials of Neural Sciences, Appleton & Lange 1995. Abdruck mit freundlicher Genehmigung von Appleton & Lange; **4.11**: Entnommen aus: Nieuwenhuys, R.J., Voogd, J., van Huijzen, C., Das Zentralnervensystem des Menschen. Springer Verlag Berlin, 1991. Abdruck mit freundlicher Genehmigung von R.J. Nieuwenhuys (verändert); **4.12**: Entnommen aus: Nieuwenhuys, R.J., Voogd, J., van Huijzen, C., Das Zentralnervensystem des Menschen. Springer Verlag Berlin, 1991. Abdruck mit freundlicher Genehmigung von R.J. Nieuwenhuys (verändert); **4.13A, B**: Entnommen aus: Nieuwenhuys, R.J., Voogd, J., van Huijzen, C., Das Zentralnervensystem des Menschen. Springer Verlag Berlin, 1991. Abdruck mit freundlicher Genehmigung von R.J. Nieuwenhuys (verändert); **4.15**: Entnommen aus: Nieuwenhuys, R.J., Voogd, J., van Huijzen, C., Das Zentralnervensystem des Menschen. Springer Verlag Berlin, 1991. Abdruck mit freundlicher Genehmigung von R.J. Nieuwenhuys (verändert); **4.16**: Entnommen aus: Nieuwenhuys, R.J., Voogd, J., van Huijzen, C., Das Zentralnervensystem des Menschen. Springer Verlag Berlin, 1991. Abdruck mit freundlicher Genehmigung von R.J. Nieuwenhuys; **4.17**: Entnommen aus: Nieuwenhuys, R.J., Voogd, J., van Huijzen, C., Das Zentralnervensystem des Menschen. Springer Verlag Berlin, 1991. Abdruck mit freundlicher Genehmigung von R.J. Nieuwenhuys; **4.18**: Entnommen aus: Nieuwenhuys, R.J., Voogd, J., van Huijzen, C., Das Zentralnervensystem des Menschen. Springer Verlag Berlin, 1991. Abdruck mit freundlicher Genehmigung von R.J. Nieuwenhuys; **4.20**: Entnommen aus: Nieuwenhuys, R.J., Voogd, J., van Huijzen, C., Das Zentralnervensystem des Menschen. Springer Verlag Berlin, 1991. Abdruck mit freundlicher Genehmigung von R.J. Nieuwenhuys (verändert); **4.22B**: Entnommen aus: Nieuwenhuys, R.J., Voogd, J., van Huijzen, C., Das Zentralnervensystem des Menschen. Springer Verlag Berlin, 1991. Abdruck mit freundlicher Genehmigung von R.J. Nieuwenhuys (verändert); **4.23**: Entnommen aus: Kandel, Schwartz, Jessel, Essentials of Neural Sciences, Appleton & Lange 1995. Abdruck mit freundlicher Genehmigung von Appleton & Lange; **4.25**: Entnommen aus: Kandel, Schwartz, Jessel, Essentials of Neural Sciences, Appleton & Lange 1995. Abdruck mit freundlicher Genehmigung von Appleton & Lange (verändert); **5.1**: Abdruck mit freundlicher Genehmigung von MIT Press, Cambridge, Mass.; **5.2**: Mit freundlicher Genehmigung von A.K. Engel, MPI für Hirnforschung; **5.3A**: Entnommen aus: Kandel, Schwartz, Jessel, Essentials of Neural Sciences, Appleton & Lange 1995. Abdruck mit freundlicher Genehmigung von Appleton & Lange; **5.3B**: Entnommen aus: Wässle, H., 1993, Das Auge als Fenster zum Gehirn, Jahrbuch der Max-Planck-Gesellschaft, S. 24 (verändert). Mit freundlicher Genehmigung von H. Wässle; **5.4**: Entnommen aus: Wehner, R., Gehring, W., Zoologie, Georg Thieme Verlag Stuttgart, 1990. Abdruck mit freundlicher Genehmigung des Thieme Verlags; **5.5A**: Entnommen aus: Peichl, L., Prinzipien der Bildverarbeitung, in: Biologie in unserer Zeit 22/1 (1992) S. 47; **5.5B**: Wässle, H., Boykott, B.B., Functional Architecture of the Mammalian Retina. In: Physiological Reviews 71 (1991). Abdruck mit freundlicher Genehmigung von H. Wässle; **5.6**: Entnommen aus: Wässle, H., 1993, Das Auge als Fenster zum Gehirn, Jahrbuch der Max-Planck-Gesellschaft, S. 27 (verändert). Abdruck mit freundlicher Genehmigung von H. Wässle; **5.7**: Entnommen aus: Klinke, R., Silbernagel, S., Lehrbuch der Physiologie, Georg Thieme Verlag Stuttgart, 1994. Abdruck mit freundlicher Genehmigung des Georg Thieme Verlags; **5.8A**: Entnommen aus: Klinke, R., Silbernagel, S., Lehrbuch der Physiologie, Georg Thieme Verlag Stuttgart, 1994. Abdruck mit freundlicher Genehmigung des Georg Thieme Verlags; **5.8B**: Entnommen aus: Kandel, Schwartz, Jessel, Essentials of Neural Sciences, Appleton & Lange 1995. Abdruck mit freundlicher Genehmigung von Appleton & Lange; **5.9**: Entnommen aus: Reichert, H., Neurobiologie, Georg Thieme Verlag, Stuttgart, 1990 (verändert). Abdruck mit freundlicher Genehmigung des Georg Thieme Verlags; **5.10A**: Entnommen aus: Mishkin, Appenzeller, The Anatomy of Memory. ©1990 Scientific American, Inc.; **5.10B**: Abdruck mit freundlicher Genehmigung von A.K. Engel, MPI für Hirnforschung; **5.10C**: Entnommen aus: Merigan, W.H., Maunsell, J.H.R., How Parallel are the Primate Visual Pathways. In: Annual Review of Neuroscience 16 (1993) (verändert); **5.11**: Entnommen aus: Zeki, S.M., The Visual Image in Mind and Brain. ©1992 Scientific American, Inc.; **5.12**: Abdruck mit freundlicher Genehmigung von A.K. Engel, MPI für Hirnforschung; **5.13**: Abdruck mit freundlicher Genehmigung von A.K. Engel, MPI für Hirnforschung; **5.14**: Abdruck mit freundlicher Genehmigung von A.K. Engel, MPI für Hirnforschung; **6.1**: Entnommen aus: Zenner, H.P., Hören. Physiologie, Biochemie, Zell- und Neurobiologie. Georg Thieme Verlag, Stuttgart, 1994. Abdruck mit freundlicher Genehmigung des Georg Thieme Verlags; **6.5A**: Hudspeth, A.J., How hearing happens: mechanoelectrical transduction and adaptation by hair cells of the vertebrate internal ear. In: Sensory transduction: Proceedings of the 22nd Göttingen Neurobiology Conference. Hrsg. von N. Elsner und H. Breer. Thieme Verlag, Stuttgart, 1994; Abdruck mit freundlicher Genehmigung des Georg Thieme Verlags; **6.6**: Entnommen aus: Zenner, H.P., Hören. Physiologie, Biochemie, Zell- und Neurobiologie. Georg Thieme Verlag, Stuttgart, 1994. Abdruck mit freundlicher Genehmigung des Georg Thieme Verlags; **6.7**: Entnommen aus: Bierbaumer und Schmidt, 1990, Biologische Psychologie, S. 204. Abdruck mit freundlicher Genehmigung des Springer-Verlags; **6.9B**: Entnommen aus: Sheperd, G.M., Neurobiologie. Springer Verlag Heidelberg, 1993 (verändert). Abdruck mit freundlicher Genehmigung des Springer Verlags; **6.10**: Entnommen aus: Creutzfeld,O.D., Cortex Cerebri: Leistung, strukturelle und funktionelle Organisation der Hirnrinde. Springer Verlag Heidelberg, 1983. Abdruck mit freundlicher Genehmigung des Springer Verlags. 1983; **7.12**: Entnommen aus: Kandel, Schwartz, Jessel, Essentials of Neural Sciences, Appleton & Lange 1995. Abdruck mit freundlicher Genehmigung von Appleton & Lange; **7.13**: Entnommen aus: Kandel, Schwartz, Jessel, Essentials of Neural Sciences, Appleton & Lange 1995. Abdruck mit freundlicher Genehmigung von Appleton & Lange; **9.18**: Jeannerod, M., The Neural and Behavioural Organization of Goal-Directed Movements. Clarendon Press Oxford, 1988. Abdruck mit freundlicher Genehmigung von Oxford University Press; **10.1**: Entnommen aus: Sternberg, S., Memory Scanning. In: American Scientist 57 (1969); **10.3**: Entnommen aus: Murdock, B.B. Jr., The retention of individual items. In: Journal of Experimental Psychology 62 (1961). Abdruck mit freundlicher Genehmigung der American Psychological Association; **10.4**: Baddeley, Warrington, E., Amnesia and the Distinction between long- and short-term Memory. In: Journal of Verbal Learning and Verbal Behaviour 9 (1970); **10.5**: Atkinson, Shifrin, Human Memory. In: Spence, K. (Hrsg.), The Psychology of Learning and Motivation Bd. II, 1968; **10.6**: Warrington, E.K., Shallice, T.,Independant functioning of Verbal Memory. In: Quarterly Journal of Experimental Psychology 22 (1970). Abdruck mit freundlicher Genehmigung der Experimental Psychology Society; **10.7**: Entnommen aus: Gazzaniga, The Cognitive Neurosciences, MIT Press, 1995. Abdruck mit freundlicher Genehmigung von MIT Press; **10.9**: Scoville, Milner, Loss of Recent Memory. In: Journal of Neurology, Neurosurgery and Psychiatry 20 (1957); **10.10**: Entnommen aus: Kolb, Whishaw, Human Neuropsychology, 3. Auflage 1993. Mit freundlicher Genehmigung von W.H. Freeman and Company © 1993; **10.11**: Cohen, N.J., Squire, L.R., Preserved Learning and Retention. In: Science 210 (1980). Abdruck mit freundlicher Genehmigung der American Association for the Advancement of Science (AAAS); **10**.13: Knowlton, Ramus, Squire, Intact artificial Grammar Learning in Amnesia. In: Psychological Science 3 (1992). Abdruck mit freundlicher Genehmigung der American Psychological Society (APS); **10.14**: Entnommen aus: Nissen, Willingham und Hartman, Explicit and Implicit remembering. In: Neuropsychologia, S. 341, Abb. 1, 1989. Abdruck mit freundlicher Genehmigung von Elsevier Science Ltd., U.K.; **10.15**: Warrington und Weiscrantz, 1970; **10.17**: Schacter, Graf, Effects of Elaborative Processing. In: JEP: Learning, Memory and Cognition 12 (1986). Abdruck mit Genehmigung der American Psychological Association (APA).